U0332232

临床疾病中医辨证施治与康复

主编 焦素杰 李林洁 王爱霞 赵文平 李超 刘慧 周晓静

上海科学普及出版社

图书在版编目（CIP）数据

临床疾病中医辨证施治与康复／焦素杰等主编. —上海：上海科学普及出版社，2022.12
ISBN 978-7-5427-8351-6

Ⅰ.①临… Ⅱ.①焦… Ⅲ.①辨证论治②中医学–康复医学 Ⅳ.①R241②R247.9

中国版本图书馆CIP数据核字（2022）第245274号

统　　筹　张善涛
责任编辑　陈星星　黄　鑫
整体设计　宗　宁

临床疾病中医辨证施治与康复

主编　焦素杰　李林洁　王爱霞　赵文平

李　超　刘　慧　周晓静

上海科学普及出版社出版发行

（上海中山北路832号　邮政编码200070）

http://www.pspsh.com

各地新华书店经销　　山东麦德森文化传媒有限公司印刷

开本　787×1092 1/16　印张 30.25　插页 2　字数 774 400

2022年12月第1版　　2022年12月第1次印刷

ISBN 978-7-5427-8351-6　定价：128.00元

本书如有缺页、错装或坏损等严重质量问题
请向工厂联系调换

联系电话：0531-82601513

前言
Foreword

中医学是研究人体生理、病理，以及疾病的诊断、防治、保健的一门学科，其萌芽于远古社会，至宋金元时期进入了快速发展阶段，时至今日，已有数千年的悠久历史。中医学是中华民族在与疾病长期斗争的过程中积累的宝贵财富，其有效的实践与丰富的知识蕴含着深厚的科学内涵，是中华民族优秀文化的重要组成部分，为人类健康做出了不可磨灭的贡献。随着人们生活水平的不断提高、健康意识的不断增强，中医学在诊疗难治性疾病、原因未明疾病、体质性疾病及身心性疾病方面越来越具有独特的优势。因此，了解和掌握中医学的基础知识和临床治疗技能，丰富临床诊疗手段，提高疗效尤为重要。为此，我们结合历史文化发展中的中医精粹及现代前沿科研成果，特编写了《临床疾病中医辨证施治与康复》一书。

本书首先系统地阐述了中医学的基础理论知识，包括中医学说、中医病因与病机等内容；然后重点介绍了神经科、心血管科等各科室常见疾病的临床辨证治疗，包括疾病的病因病机、诊断与鉴别诊断、辨证论治、预后转归等方面；最后介绍了常见疾病的康复治疗。本书结构层次清楚，资料翔实，简明实用，紧密结合临床实践的实用性，把握学科进展和诊治水平的先进性。本书可供中医各科的临床医师及从事中医教学、科研的工作者参考，对临床医师综合分析问题和解决问题能力的提高有很强的指导作用。

鉴于编者的临床经验及编书风格迥异，加之时间仓促，书中存在的疏漏或不妥之处，恳请广大读者批评指教。

《临床疾病中医辨证施治与康复》编委会

2022 年 9 月

目 录
Contents

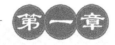

中医学说

第一节 阴阳学说

阴阳学说是中国古代朴素的对立统一理论,它认为阴和阳两个对立统一的方面,贯穿于一切事物之中,是一切事物运动和发展变化的根源及其规律。

阴阳是宇宙中相互关联的事物或现象对立双方属性的概括。凡是运动的、外向的、上升的、温热的,无形的,明亮的、兴奋的都属于阳。相对静止的、内守的、下降的、寒冷的、有形的、晦暗的、抑制的都属于阴。

一方面阴阳双方是通过比较而分阴阳;如60 ℃的水,同10 ℃的水相比,当属阳,但同100 ℃的水相比则属阴。因此,单一事物就无法定阴阳;另一方面,阴阳之中复有阴阳,如昼为阳,夜属阴,而白天的上午属阳中之阳,下午则属阳中之阴,黑夜的前半夜为阴中之阴,后半夜为阴中之阳。但是必须注意任何事物都不能随意分阴阳,不能说寒属阳,热属阴,也不能说女属阳,男属阴,必须按照阴和阳所特有的属性来一分为二才是阴阳。

阴阳学说的基本内容概括为以下五个方面。

一、阴阳交感

阴阳交感是指阴阳二气在运动中互相感应而交合的过程,阴阳交感是万物化生的根本条件。在自然界,天之阳气下降,地之阴气上升,阴阳二气交感,形成云、雾、雷、电、雨、露,生命得以诞生,从而化生出万物。在人类,男女媾精,新的生命个体诞生,人类得以繁衍。如果阴阳二气在运动中不能交合感应,新事物和新个体就不会产生。

二、阴阳对立制约

对立即相反,如上与下,动与静,水与火,寒与热等。阴阳相反导致阴阳相互制约。如温热可以驱散寒气,冰冷可以降低高温,水可以灭火,火可以使水沸腾化气等,温热与火属阳,寒冷与水属阴,这就是阴阳对立相互制约。阴阳双方制约的结果,使事物取得了动态平衡。

三、阴阳互根互用

阴阳互根是指一切事物或现象中相互对立着的阴阳两个方面,具有相互依存,互为根本的关系,即阴和阳任何一方都不能脱离另一方而单独存在。每一方都以相对的另一方的存在为自己存在的前提和条件;如热为阳,寒为阴,没有热也就无所谓寒,没有寒也就无所谓热。阴阳互用是指阴阳双方不断地资生,促进和助长对方;如藏于体内的阴精,不断地化生为阳气,保卫于体表的阳气,使阴精得以固守于内,即阴气在内,是阳气的根本,阳气在外是阴精所化生的。

四、阴阳消长平衡

阴阳消长平衡是指对立互根的双方始终处于一定限度内的,彼此互为盛衰的运动变化之中,致阴消阳长或阳消阴长等。包括以下四种类型。

(一)此长彼消

这是制约较强造成的,如热盛伤阴,寒盛伤阳皆属此类。

(二)此消彼长

这是制约不及所造成的,如阴虚火旺,阳虚阴盛皆属此类。

(三)此长彼亦长

这是阴阳互根互用得当的结果。如补气以生血,补血以养气。

(四)此消彼亦消

这是阴阳互根互用不及所造成的,如气虚引起血虚,血虚必然气虚,阳损及阴,阴损及阳等。

阴阳平衡,指对立互根的阴阳双方,总是在一定限度内、在一定条件下维持着相对的动态平衡。

五、阴阳相互转化

阴阳相互转化指对立互根阴阳双方在一定条件下可以各自向其相反的方面发生转化。即阳可转为阴,阴可转为阳,气血转化,气精转化,寒热转化等,一般都产生于事物发展变化的"物极"阶段,即所谓"物极必反"。阴阳消长是一个量变的过程,而阴阳转化是在量变基础上的质变。

(周晓静)

第二节　五　行　学　说

五行学说也属古代哲学范畴,是以木、火、土、金、水五种物质的特性及其"相生"和"相克"规律来认识世界,解释世界和探求宇宙规律的一种世界观和方法论。所谓五行是指木、火、土、金、水五种物质及其运动变化。

一、五行特性

(一)木的特性

"木曰曲直","曲"屈也,"直"伸也。曲直即是指树木的枝条具有生长柔和,能曲又能直的特性。因而引申为凡具有生长、升发、条达、舒畅等性质或作用的事物均归属于木。

（二）火的特性

"火曰炎上"，"炎"是焚烧、热烈之义，"上"是上升。"炎上"是指火具有温热上升的特性。因而引申为凡具有温热、向上等特性或作用的事物，均归属于火。

（三）土的特性

"土爰稼穑"，"爰"通"曰"，"稼"即种植谷物，"穑"即收割谷物。"稼穑"泛指人类种植和收获谷物的农事活动。因而引申为凡具有生化、承载、受纳等性质或作用的事物，均归属于土。

（四）金的特性

"金曰从革"，"从"，由也，说明金的来源，"革"即变革，说明金是通过变革而产生的。自然界现成的金属极少，绝大多数金属都是由矿石经过冶炼而产生的。冶炼即变革的过程，故曰"金曰从革"。因而凡具有沉降、肃杀、收敛等性质或作用的事物，都归属于金。

（五）水的特性

"水曰润下"，"润"即潮湿、滋润、濡润，"下"即向下，下行，"润下"是指水滋润下行的特点。故引申为凡具有滋润、下行、寒凉、闭藏等性质或作用的事物皆归属于水。

二、自然界五行结构系统

自然界五行结构系统见表1-1。

表 1-1　自然界五行结构系统

五行	五音	无味	无色	五化	五方	五季	五气
木	角	酸	青	生	东	春	风
火	徵	苦	赤	长	南	夏	暑
土	宫	甘	黄	化	中	长夏*	湿
金	商	辛	白	收	西	秋	燥
水	羽	咸	黑	藏	北	冬	寒

＊长夏指农历六月份

三、人体五行结构系统

人体五行结构系统见表1-2。

表 1-2　人体五行结构系统

五行	五脏	五腑	五官	形体	情志	五声	变动	五神	五液	五华
木	肝	胆	目	筋	怒	呼	握	魂	泪	爪
火	心	小肠	舌	脉	喜	笑	忧	神	汗	面
土	脾	胃	口	肉	思	歌	哕	意	涎	唇
金	肺	大肠	鼻	皮	悲	哭	咳	魄	涕	毛
水	肾	膀胱	耳	骨	恐	呻	栗	志	唾	发

人体五行结构系统统构成了中医脏象学说的理论构架。

四、五行的生克制化规律

(一)五行相生

五行相生是五行之间递相资生、促进的关系,是事物运动变化的正常规律。其次序为木生火、火生土、土生金、金生水、水生木、木生火。

(二)五行相克

五行相克是五行之间递相克制、制约关系,是事物运动变化的正常规律。其次序为木克土、土克水、水克火、火克金、金克木、木克土。

五行相生关系又称为"母子关系",任何一行都存在"生我"和"我生"两方面的关系。"生我者为母","我生者为子"。五行相克关系又称为"所胜""所不胜"关系,"克我"者为"所不胜","我克者"为"所胜"。

(三)五行制化

五行制化是指五行之间生中有制,制中有生,递相资生制约以维持其整体的相对协调平衡的关系。如木克土,土生金,金克木,说明木克土,而土生金,金反过来再克木,维持相对平衡关系。水克火,水生木,木生火。说明水既克火,又间接生火,以维持相对协调平衡的关系。

五、五行乘侮和母子相及

(一)五行相乘

五行相乘是五行中的某一行对被克者的另一行过度克制,从而致事物与事物之间失去了正常的协调关系,其原因是克我者一行之气过于强盛或我克者一行之气本气虚弱。如生理状态下,木克土;在病理状态下,即出现木乘土,原因有木旺乘土或土虚木乘。

五行相乘规律与五行相克的次序完全一致,但意义不同,前者是病理状态,后者是生理状态。

(二)五行相侮

五行相侮是五行中某一行对原来克我者的一行反向克制,从而使事物间失去了正常的协调关系。其原因是我克者一行之气过于强盛或克我者一行之气本身虚弱。如生理状态下,木克土;在病理状态下,即出现土侮木。五行相侮规律与五行相克规律相反,是一种病理状态。

(三)母子相及

1.母病及子

母行异常影响到子行,结果母子两行均异常。

2.子病犯母

子行异常影响到母行,结果母子两行均异常。

(周晓静)

第三节　藏　象　学　说

藏象学说是通过对人体的生理、病理现象的观察,研究人体脏腑等的生理功能、病理变化及其相互关系的学说。

一、内脏的分类及其区别

内脏的分类及其区别见表1-3。

表1-3　内脏的分类及其区别

类别	内容	生理功能特点	形态特点
五脏	心,肝,脾,肺,肾	藏精化气生神 藏精气而不泻 满而不能实	主要为实体性器官
六腑	胆,胃,大肠,小肠,膀胱,三焦,心包络	传化物而不藏 实而不能满 以通降为用	多为管腔性器官
奇恒之腑	脑,髓,骨,脉,胆,女子胞(精室)	藏精气而不泻, 不传化物。 除胆外,无表里关系。 除胆外,无阴阳五行配属关系	形态中空有腔 相对密闭

二、五脏

(一)心的主要生理功能及病理表现

(1)心主血脉是指心气推动血液在脉中运行,流注全身,发挥营养和滋润作用。心主血脉的前提条件是心行血,指心气维持心脏的正常搏动,推动血液在脉中运行;心生血,是指心火将水谷精微"化赤"生血;心主脉,是指脉道的通畅,血液在脉中的正常运行,形成脉象。心主血脉的生理表现,主要从以下四个方面观察。面色红黄隐隐,红润光泽;舌质淡红;脉象和缓有力,节律均匀,一息四至;虚里搏动(指心尖)和缓有力,节律均匀,其动应手。其病理表现:心气虚,心血虚,血脉空虚可导致心悸不安,面色苍白或萎黄,舌质淡白,脉细弱微,虚里心悸不安;心血淤,心血阻滞,可出现心绞痛症状,面色灰暗,唇青舌紫,脉结、代、促、涩,虚里闷痛。

(2)心藏神主要是指心具有主宰人体五脏六腑,形体官窍的一切生理活动和人体精神意识思维活动的功能。而精神意识思维活动主要体现在五神,即神、魂、魄、意、志。五志,即喜、怒、忧、思、悲。五神五志又分属五脏,但主宰是心。中医学中有心(属五脏)和脑(属奇恒之腑)等概念,但以心概脑。心主神志的生理表现,主要是精神饱满,反应灵敏。其病理表现如下。①心不藏神:反应迟钝,健忘,神志亢奋,烦躁不安,失眠,谵语多梦。②神志衰弱:神志不合,萎靡不振;神志错乱和癫狂等,后者属现代医学重型精神病范畴。

(二)肺的主要生理功能及病理表现

(1)肺主宣发指肺气向上升宣,向外布散。其生理作用如下。①通过呼吸运动,排除人体内浊气;②通过人体经脉气血运行,布散由脾转输而来的水谷精微,津液于全身,内至五脏六腑,外达肌腠皮毛;③宣发卫气,调节腠理开合,排泄汗液,并发挥抗邪作用。病理表现为肺失宣发:恶寒发热、自汗或无汗、胸闷、咳喘、鼻塞、流清涕,属现代医学上感范畴。

(2)肺主肃降指肺气向下通降或使呼吸道保持洁净,其生理作用:①通过呼吸运动,吸入自然界清气。②通过经脉气血运行,将肺吸入清气和由脾而来的水谷精微,津液下行布散。③通过咳嗽等反射性保护作用,肃清呼吸道内过多的分泌物,以保持其清洁。其病理表现:肺气上逆,肺失肃降,胸闷,咳喘。

(3)肺主气,司呼吸:肺主气指肺具有主持呼吸之气,一身之气的功能概括。肺司呼吸,指肺具有呼浊吸清,实现机体内外气体交换的功能。其生理作用如下。①吸入自然界的清气,促进人体气的生成,营养全身。②呼出体内浊气。排泄体内废物,调节阴阳平衡。③调节人体气机的升降出入运动。其病理表现:胸闷,咳喘,呼吸不利,呼吸微弱。

(4)肺主通调水道指肺主宣发肃降功能对体内水液的输布排泻起着疏通和调节作用。水道指人体内水液运行的通道。肺主通调水道其生理作用主要是调节体内水液代谢的平衡。机制主要是肺主宣发使津液向外,向上散布,濡养脏腑、器官、腠理、皮毛,呼浊和排汗,将部分水分和废物排除人体外。肺主肃降,使津液下行布散,濡养人体,使代谢后水液下行布散至膀胱,通过膀胱的气化作用生成尿液。其病理表现:肺通调失职可出现痰饮水肿。

(5)肺朝百脉,助心行血:肺朝百脉指全身血液通过经脉聚会于肺并进行气体交换,再输布于全身。肺气宣发肃降具有协助心脏、助心行血、促进血液运动的作用。其病理表现:肺气虚,血脉瘀滞,肺气宣降失调,胸闷,心悸,咳喘,唇青舌紫。

(6)肺主治节指肺具有协助心脏对机体各个脏腑组织器官生理活动的治理调节作用,是肺的生理功能的概括。

(三)脾的主要生理功能及病理表现

(1)脾主运化水谷指脾对饮食物的消化,化为水谷精气,以及对其的吸收、转输和散精作用。其生理机制:①脾协助胃消磨水谷。②脾协助胃和小肠把饮食物化为水谷精微。③吸收水谷精微转输到心肺,经肺气宣发肃降而布散全身经脉、气血运行布散全身。其病理表现:主要表现为食欲缺乏,腹胀,便溏,四肢倦怠无力,少气懒言,面色萎黄,舌质淡白。

(2)脾主运化水液指脾对水液的吸收、转输、布散作用。其生理机制:①脾吸收津液。②将津液转输到肺,通过肺的宣降而布散全身,起濡养作用,转输到肾,膀胱,经膀胱的气化作用而形成尿液。其病理表现:脾虚失运而致水液停滞,表现为水湿、痰饮、水肿、带下、泻泄。

(3)脾主升清指脾具有将水谷精微等营养物质吸收并上输入心肺头目。化生气血以营养全身的功能。其病理表现:①升清不及可出现眩晕,腹胀,便溏,气虚的表现。②中气下陷,腹部胀坠,内脏下垂,如胃下垂,脱肛,子宫下垂等。

(4)脾主统血指脾有统摄血液在脉内运行,不使其逸出脉外的作用。其病理表现如下。脾不统血表现有脾气虚,出血,崩漏,尿血,便血,皮下出血等。

(四)肝的主要生理功能及病理表现

(1)肝主藏血指肝具有贮藏血液、调节血量、防止出血的生理功能。其病理表现如下。①机体失养:如头目失养,视力模糊,夜盲,目干涩,眩晕;筋脉失养:肢体拘急,麻木,屈伸不利;胞宫失养:月经后期,量少,闭经,色淡,清稀。②血证:肝血虚,肝火旺盛,热迫血行。③肝肾阴虚:肝阳上亢,阳亢生风,眩晕,上重下轻,头胀痛,四肢麻木。④月经过多,崩漏。

(2)肝主疏泄指肝具有疏通、宣泄、升发、调畅气机等综合生理功能,其病理表现如下。疏泄不及:气郁,气滞,胸胁、乳房、少腹胀痛。疏泄太过:气逆,面红目赤,心烦易怒,头目胀痛。气滞则血瘀,胸胁刺痛,痛经,闭经。气滞则水停,鼓胀水肿。肝失疏泄还可引起肝脾不调、肝胃不和致腹胀,恶心,呕吐,嗳气,返酸。肝胆气郁则口苦,恶心,呕吐,黄疸等。肝气郁结:闷闷不乐,多疑善虑,喜太息。肝气上逆,情志亢奋,急躁易怒,失眠多梦。肝失疏泄可引起气血不和,冲任失调,经带胎产异常,不孕不育。

(五)肾的主要生理功能及病理表现

(1)肾藏精是指肾具有封藏精气、促进人体生长发育和生殖功能,以及调节机体的代谢和生殖活动的作用。

肾精包括先天之精和后天之精。先天之精指禀受于父母的生殖之精,后天之精即水谷精微和脏腑之精,二者之间的关系是后天之精依赖于先天之精活力资助,才能不断化生,先天之精依赖于后天之精的培育充养。肾精可化生肾气,肾气有助于封藏肾精。肾中精气按其功能类别可划分为肾阴、肾阳。肾阴是指肾中精气对各脏腑组织器官起滋养濡润作用的生理效应。肾阳指肾中精气对各脏腑组织器官起推动温煦作用的生理效应。其病理表现:①肾中精气不足,可导致生长发育障碍,生殖繁衍能力减弱,发生某些遗传性或先天性疾病。②肾阴阳失调,肾阳虚可致虚寒证,肾阴虚可致虚热证。

(2)肾主水液指肾主持和调节人体的水液代谢平衡。人体代谢水液经三焦下行归肾,肾将含废物成分多的水液下注膀胱。通过肾及膀胱气化作用而排出体外,以维持体内水液代谢的平衡。其病理表现:肾气(阳)虚(肾气不化)可致气化失常,导致水液代谢障碍,津液停滞,尿少,痰饮水肿,癃闭;津液流失(肾气不固),尿频,尿多。

(3)肾主纳气指肾具有摄纳肺所吸入的清气,以防止呼吸表浅的作用。病理表现:呼吸表浅微弱,呼多吸少,动辄气喘。

三、六腑

(一)胆的生理功能

(1)藏泻精汁助消化。

(2)主决断,指胆在精神意识活动中具有准确判断作出决定的作用。

(二)胃的生理功能

(1)主受纳,腐熟水谷:指胃具有接受容纳饮食物,消化饮食物成为食糜,吸收水谷精微和津液的功能。

(2)胃主通降,以通降为和:指胃气下行降浊特点而言,主要是指胃受纳水谷并将食糜下传入小肠的作用,同时也概括了胃气协助小肠将食物残渣下传入大肠协助大肠传化糟粕的功能。

(三)小肠的生理功能

(1)主受盛化物,指小肠具有接受由胃下降的食糜并将其进一步消化,化为水谷精微的功能。

(2)主分清别浊,指小肠将食糜进一步分别为水谷精微,津液和食物残渣,剩余水分的功能。

(四)大肠的生理功能

主传化糟粕,具有接受食物残渣,吸收水分,将食物残渣化为粪便,排除大便的功能。

(五)膀胱的主要生理功能

膀胱的主要生理功能是贮藏津液排泄小便。

(六)三焦的概念及生理功能

三焦的概念其一是指脏腑的外围组织,是分布于胸腹腔的大腑,又称孤腑,其主要功能如下。①通行元气:元气通过三焦而至五脏六腑,推动和激发各脏腑生理功能活动。②决渎行水:具有疏通水道,通行水液的功能,是水液、津液运行输布的道路。

三焦的概念其二是指人体上中下三个部位及其相应脏腑功能的概括。上焦指横膈以上,即心、肺、心包络、头面部、上肢。中焦指横膈以下脐以上,包括脾、胃、肝脏等。下焦指脐以下,包括肝、肾、大小肠、膀胱、精室、子女胞、下肢。其中肝按功能特点可划归下焦,按部位分类划归中焦。三焦的主要生理功能:"上焦如雾",指上焦心肺布散全身津液,营养周身的作用,如同雾露弥散一样。"中焦如沤",是指中焦脾胃消化饮食物,吸收水谷精微,津液的作用,如同酿酒一样。"下焦如渎",是指胃、大肠、小肠,膀胱传导糟粕,排泻废物作用,如同沟渠必需疏通流畅。

四、脏与脏之间的关系

(一)心和肺

心和肺主要表现在气血互根互用。肺主气司呼吸,生成宗气,主宣降,肺朝百脉,助心行血,促进心主血脉的生理功能。心行血,肺脏得养,血为清气载体而布散全身,促进肺主宣降的生理功能。

(二)心和脾

心和脾主要表现在血液的化生、运行上的相辅相成。脾运化水谷精微,则心血充盈。心脏化赤生血,则脾得血养。脾主统血,防止血逸脉外,心气维持心脏的正常搏动,推动血行脉中。

(三)心和肝

心和肝主要反映在血液运行,精神活动的相辅相成。心气维持心脏的正常活动;肝主疏泄则气机条畅,促进血液运行,肝主藏血,调节人体部分血量,有助于血液的正常运行。在精神活动方面,心藏神,产生和主宰人的精神活动,调节人体脏腑生理功能,肝主疏泄,调畅人的精神情志活动,肝藏魂,主谋虑。

(四)心和肾

心和肾主要表现在心肾相交。肾阴上济于心,以滋心阴,则心火不亢,心火下降于肾,以温肾阳,则肾水不寒。

(五)肺与脾

肺与脾主要表现在气的生成,津液输布代谢的协同作用。脾为生气之源,脾主运化水谷精微功能旺盛,则水谷精气来源充足。肺为主气之枢,肺在自然界中吸入清气和脾主运化水谷精气,合称宗气。肺的宣降作用推动全身气血正常运行。在代谢方面,脾主运化水液,上输布于肺,经肺的宣降而输布全身,肺主宣降,通调水道,防止内湿痰饮。

(六)肺与肝

肺与肝主要表现在气机升降协调,气血运行的协同作用。肺主肃降,肝主升发,升降相因,则气机协调,肺朝百脉助心行血,促进气血运行,肝主疏泄,气机条畅,促进血液运行,肝主藏血,调节血量,有助于血液的正常运行。

(七)肺与肾

肺与肾主要表现在水液代谢,呼吸运动。脏阴互资的协同作用。肾主水液,升清降浊,肺主宣发肃降,通调水道,维持水液代谢平衡。肺司呼吸,肺主气,肾主纳气,摄纳肺从自然界吸入之清气,防止呼吸表浅,肾阴是一身阴液之根本,肾阴充养肺阴,肺主肃降下输清气,水谷精气,滋养肾阴。

(八)肝与脾

肝与脾主要表现在对饮食物消化。血液的生成运行方面的协同作用:"土得木而达",脾属土,肝属木,肝主疏泄,气机条畅,促进脾纳腐运化,促进脾升胃降,疏泄胆汁,进入小肠,有助消化。"木赖土以培之",脾胃功能健旺,气血生化有源,促进肝藏血,藏魂。脾主运化水谷精微,气血生成有源,肝主疏泄,气机条畅,促进血液运行,肝主藏血,调节血量。脾主统血,防止血逸脉外。

(九)肝与肾

肝与肾主要表现在肝肾同源。肝藏血,肾藏精,精血同源于水谷精微,且精血互化。

(十)脾与肾

脾与肾主要表现在水液代谢中的协同作用(见前述)和先后天的资生促进作用。肾阳温煦脾阳,脾运化水谷精微充养肾精。

由于六腑是以传化物为其生理特点,故六腑之间的相互关系主要体现于饮食物的消化吸收和排泻过程中的相互联系和密切配合。

五脏与六腑之间的关系,实际上就是阴阳表里的关系,由于脏属阴,腑属阳,脏为里,腑为表,一脏一腑,一阴一阳,一里一表,相互配合,并有经脉相互络属,从而构成脏腑之间的密切联系。

(焦素杰)

第四节 经 络 学 说

经络是经脉和络脉的总称,是人体运行全身气血,联络脏腑形体官窍,沟通上下内外的通道。经络学说是研究人体经络系统的组织结构,生理功能,病理变化及其与脏腑形体官窍,气血津液等相互关系的学说,是中医理论体系的重要组成部分。

一、经络系统

经脉是人体气血循行的主要通道,经脉包括十二正经,奇经八脉和十二经别。经脉有固定的循行路线,且循行部位一般较深,多纵行分布于人体上下。十二正经包括手、足三阴经和手、足三阳经。奇经包括督脉、任脉、冲脉、带脉、阴跷脉、阳跷脉、阴维脉、阳维脉,十二经别是十二经脉的较大分支,起于四肢,循行于脏腑深部,上出于颈项浅部。

络脉也是经脉的分支,但多无一定的循行路径,纵横交错,网络全身,多布于人体浅表。络脉有别络,浮络和孙络之分,其中别络的主要功能是加强相为表里的两条经脉之间在体表的联系。

经脉外连经筋和皮部,经脉络脉内络属脏腑,联系全身的组织、器官,散布于体表各处,同时深入体内,连属各个脏腑。经络的基本生理功能是运行全身气血,营养脏腑组织,联络脏腑器官,沟通上下内外,感应传导信息,调节功能平衡。

二、十二经脉

(一)经脉的命名与分布

经脉的命名主要是根据阴阳、手足、脏腑三个方面而定的。人体各部位按阴阳分类,脏为阴,腑为阳,内侧为阴,外侧为阳,手经循于上肢,足经循于下肢。阴经属脏,循行于四肢内侧,阳经属腑,循行于四肢外侧。

十二经脉命名及分布规律见表1-4。

表1-4　十二经脉命名及分布规律

			（前）	（中）	（后）
十二经脉	阴经	手	肺	心包	心
	（内侧）	太阴	厥阴	少阴
	足	脾	肝	肾
	阳经	手	大肠	三焦	小肠
	（外侧）	阳明	少阳	太阳
	足	胃	胆	膀胱

(二)走向规律

手之三阴,从胸走手;手之三阳,从手走头;足之三阳,从头走足;足之三阴,从足走腹胸。阴经向上,阳经向下。

(三)交接规律

阴阳经交于四肢末端,阳经交于头面部,阴经交于内脏,即手三阴经与手三阳经交于上肢末端,手三阳经与足三阳经交于头面部,足三阳经与足三阴经交于下肢末端,足三阴经与手三阴经交于内脏。

(四)表里关系

主要与脏腑的表里关系有关,如手太阴肺经,属肺络大肠,手阳明大肠经,属大肠络肺,其特点是四肢内外侧相对的两条经互为表里。如手太阴肺经分布于上肢内侧前部,手阳明大肠经分布于上肢外侧前部。

(五)流注次序

手太阴肺经示指端,手阳明大肠经鼻翼旁,足阳明胃经足大趾端,足太阴脾经心中,手少阴心经小指端,手太阳小肠经目内眦,足太阳膀胱经足小指端,足少阴肾经胸中,手厥阴心包经无名指端,手少阳三焦经目外眦,足少阳胆经足大趾,足厥阴肝经肺中交于手太阴肺经。

三、奇经八脉

奇经八脉是督、任、冲、带、阴跷、阳跷、阴维、阳维脉的总称。其主要功能是可加强十二经脉之间的联系,调节十二经脉气血,参与肝、肾、女子胞、脑、髓等重要脏器生理功能。其中督脉为阳脉之海,总督一身之阳经。任脉为阴脉之海,总督一身之阴经,冲脉为血海,调节十二经脉气血。

（焦素杰）

第五节　气血津液学说

一、气

气是构成人体和维持人体生命活动最基本的物质。

(一)气的生成来源

先天之精气:是指肾中精气,来源于父母生殖之精。后天之精气:来源于饮食物,经脾胃化生之水谷精气和来源于自然界经肺吸入之清气。

(二)气的生理作用

气具有推动人体各脏腑组织器官生理功能的作用。气可促进精血、津液的化生,输布及其功能活动。

(三)气机

气机指气的运动。脏腑的气机规律:心气主降,肺气主宣发肃降,脾气主升,肝主升发,肾气主升,六腑都主降。气机失调的主要表现形式有气滞(郁)、气逆、气陷、气闭、气脱等。

(四)气的分类

1.元气(原气)

元气是人体中最基本,最重要的根源于肾的气,其生成依赖于肾中精气所化生和水谷精气的充养,其分布形式是发源于肾,以三焦为通道,输布于全身。其主要生理功能:①推动人体生长发育和生殖。②促进和调节各脏腑、经络、组织生理功能活动。③决定体质强弱,具有抗病能力。

2.宗气

宗气是指由肺吸入之清气和脾胃化生之水谷精气汇集于胸中结合而成。在一定程度上是心肺功能的代表。其分布积聚于胸中,贯注于心肺。向上出于肺,循喉咙而走息道,向下注入丹田,并注入足阳明之气街(相当于腹股沟部位)而下行于足,其贯入心者经心脏入脉,在胸中推动气血的运行。其主要生理功能:①走息道司呼吸。②贯心脉而行气血。③与人体视听言动等功能相关。

3.营气

营气是行于脉中、具有营养作用之气。由于营气行于脉中化生为血,营气和血可分而不可离,故常称"营血",营气和卫气相对而言。营气在脉中,卫气在脉外,在外者属阳,在内者属阴,故又称营阴。其生成主要由脾胃运化之水谷精气中的精纯柔和部分所化生,其主要功能是化生血液,营养全身。

4.卫气

卫气是行于脉外之气,由脾胃化生水谷精气中剽疾滑利部分所化生。卫气行于脉外,白昼依赖体表手足三阳经脉,由头面部别行布散至肢端而不还流。夜晚从肾开始,依相克次序在五脏中运行。其主要生理功能:①护卫肌表抗御外邪。②启闭汗孔,调节体温。③温养脏腑,润养皮毛。④维持人体"昼精而夜瞑"的生理状态。

二、血

血是运行于脉中而循环流注于全身的富有营养和滋润作用的红色液体,是构成人体和维持人体生命活动的基本物质之一。其生成依赖于水谷精微化血,津液化血,精髓化血,与脾、胃、心、肝、肾密切相关。血行于脉中,运行于全身,环周不休,有节律的流动。心气充沛是维持血循的基本动力。肺朝百脉,助心行血和宗气的推动作用;肝主疏泄,促进血的运行和调节血量作用;脾主统血作用等是血循的基本条件。血的主要功能是润养和滋润全身,且血液是神志活动的主要物质基础。

11

三、津液

津液是人体一切正常水液的总称。在机体内除血液之外,其他所有的液体均属津液范畴,包括各脏腑组织的内在体液及其正常的分泌物。津液来源于饮食物。其生成、输布、排泻,与脾主运化水液,肾主水液,肺主通调水道,肝主疏泄,胃主纳腐,小肠分清别浊,大肠主津,膀胱贮藏津液,排泻小便,三焦的决渎功能等密切相关。其中与脾肺肾关系最为密切,而以肾最为重要。其排泄方式有汗、呼气、尿、粪。津液的生理功能:津液经孙脉络渗入血脉中化为血液滋润和濡养全身,通过排泄代谢废物而调节阴阳平衡,津液还是气之载体之一。

四、气血之间的关系

(一)气对血的作用

气为血之帅,是气对血的生成循行中的主导作用而言,对气的生血、行血、摄血作用的概括。气能生血是指水谷精微是血液生成的主要物质来源。气化作用是血液生成的动力。气能行血是指气的推动和温煦作用是血循行的动力。气能摄血是指气的固摄作用具有防止血逸脉外的功能。

(二)血对气的作用

血为气之母,是指血为气的物质基础和依附根源而言,是血能载气,血能养气的概括。血能载气是指血为气的载体,气依附于血,才不致浮散脱失,血能养气是指血不断为脏腑组织功能活动提供营养,血足则气充。

五、津血之间的关系

津血之间的关系主要表现在津血同源,即同源于水谷精微,主要依赖于脾胃功能活动所化生,津和血之间可以互相转化。

六、气与津液的关系

气与津液的关系主要表现在气能生津,气能推动和激发脾胃功能,有助于脾胃运化水谷精微,津液源于水谷精气,故气是津液生成的物质基础和动力。气能行津,指气的运动变化是津液输布排泻的动力。气能摄津,是指气的固摄作用控制着津液的排泄。

(刘 猛)

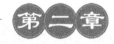

中医病因与病机

第一节 病　　因

病因是指能影响和破坏人体阴阳相对平衡协调状态,导致疾病发生的各种原因,又称致病因素。病因学说是研究致病因素的致病性质和特点,以及引起疾病后的典型临床表现的学说。病因学说的特点是辨证求因和审因论治。

在中医学术发展过程中,历代医家从不同的角度,对病因提出了不同的分类方法。

"淫生六疾"。秦国名医医和提出的"六气致病"说,被称为病因理论的创始。如《左传·昭公六年》:"六气,曰阴、阳、风、雨、晦、明也⋯⋯阴淫寒疾,阳淫热疾,风淫末疾,雨淫腹疾,晦淫惑疾,明淫心疾。"

阴阳分类。《内经》以阴阳为总纲,对病因进行分类。《素问·调经论》:"夫邪之生也,或生于阴,或生于阳。其生于阳者,得之风雨寒暑;其生于阴者,得之饮食居处,阴阳喜怒。"《内经》将病因明确分为阴阳两大类,将来自自然界气候异常变化,多伤人外部肌表的,归属于阳;将饮食不节,居处失宜,起居无常,房事失度,情志过极,多伤人内在脏腑精气的,归属于阴。

三种致病途径。东汉时期张仲景以外感六淫为病因,脏腑经络分内外,将病因与发病途径相结合进行研究。《金匮要略·脏腑经络先后病脉证》:"千般疢难,不越三条:一者,经络受邪入脏腑,为内所因也;二者,四肢九窍,血脉相传,壅塞不通,为外所中也;三者,房室、金刃、虫兽所伤。以此详之,病由都尽。"张仲景的病因分类法,对后世影响极大,并沿用了相当长的时间。如晋代葛洪《肘后备急方·三因论》:"一为内疾,二为外发,三为它犯。"

三因分类。宋代陈无择在《金匮要略》的基础上明确提出了"三因学说"。认为六淫邪气侵犯为外所因,七情所伤为内所因,饮食劳倦、跌仆金刃及虫兽所伤等为不内外因。由于陈氏比较全面地概括了各种致病因素,分类也比较合理,故对宋以后的病因研究起到了很大的推动作用。《三因极一病证方论》:"六淫,天之常气,冒之则先自经络流入,内合于脏腑,为外所因;七情,人之常性,动之则先自脏腑郁发,外形于肢体,为内所因;其如饮食饥饱,叫呼伤气,尽神度量,疲极筋力,阴阳违逆,乃至虎狼毒虫,金疮躄踒折,疰忤附着,畏压溢溺,有悖常理,为不内外因。"

致病因素多种多样,诸如气候异常、疠气传染、七情内伤、饮食失宜、劳逸失度、持重努伤、跌仆金刃、外伤及虫兽所伤等,均可成为病因而导致疾病的发生。

在疾病发展过程中,原因和结果是相互作用的,某一病理阶段中的结果,可能会成为下一个阶段的致病因素,即病理产物可成为病因。如痰饮、瘀血是脏腑气血机能失调所形成的病理产物,当其形成后,又可导致新的病理变化而成为新的病因。

一、六淫

(一)六淫的基本概念

1.六淫

六淫是指风、寒、暑、湿、燥、火六种外感性致病因素的总称。"淫",有太过和浸淫之意。六淫可以理解为六气太过,或是令人发病的六气。六淫之名,首见于《三因极一病证方论》,可能是由医和的"淫生六疾"和《素问·至真要大论》的"风淫于内""热淫于内""湿淫于内""火淫于内""燥淫于内""寒淫于内"概括而来。

2.六气

六气是指风、寒、暑、湿、燥、火六种正常的气候变化。《素问·至真要大论》的"六气分治",是指一岁之内,六气分治于四时。六气是万物生长变化的最基本条件,也是人体赖以生存的必要条件。六气对人体是无害的,六气一般不致病。《素问·宝命全形论》:"人以天地之气生,四时之法成。"

3.六气转化为六淫的条件

六气异常变化:六气太过或不及,六气变化过于急骤,非其时而有其气,或"至而不至",或"至而太过",或"至而不及"等。正气不足:六气异常,若逢人体正气不足,抵抗力下降,就会侵犯人体,引起疾病发生而成为致病因素。

(二)六淫致病的共同特点

(1)六淫致病多与季节气候和居处环境有关。六淫为六气的太过或不及,而六气变化,有一定的季节性,所以,六淫致病与季节有关。如春季多风病,夏季多暑病,长夏多湿病,秋季多燥病,冬季多寒病。因六淫致病与时令气候变化有关,故又称"时令病"。此外,久居湿地或长期水中作业,则易患湿病;而长期高温环境下作业,则易患燥热或火邪为病。

(2)六淫邪气既可单独侵袭人体而致病,也可两种或两种以上共同侵犯人体而致病。如风寒感冒、湿热泄泻、暑湿感冒等为两种邪气共同致病,痹证则为风寒湿三邪相并侵犯人体而致病。

(3)六淫邪气侵犯人体后,病证的性质可随病情的发展和体质的不同,而发生转化。如病情发展,寒邪入里化热,湿郁化火,暑湿日久化燥伤阴等。而体质不同,病性也可从阳化热,或从阴化寒。

(4)六淫邪气侵犯人体的途径为肌表或口鼻,因邪从外来,多形成外感病,故六淫又有"外感六淫"之称。

(三)六淫邪气各自的性质和致病特点

1.风

风虽为春季主气,但四季皆可有风,故风邪引起的疾病虽以春季为多,但其他季节亦均可发生。风邪的性质和致病特点如下。

(1)风为阳邪,其性开泄,易袭阳位:风性主动,具有升发向上的特性,所以风属于阳邪。其性开泄,是指风邪侵犯人体,留滞体内,易引起腠理疏泄开张,表现出汗出恶风的症状。阳位是指头面部,因风邪具有升发向上的特性,所以风邪侵袭,常伤及人体的头面部,出现头昏头沉、鼻塞流涕、咽痒咳嗽等症状。

《素问·风论》:"风气藏于皮肤之间,内不得通,外不得泄。腠理开则洒然寒,闭则热而闷。"《素问·太阴阳明论》:"故犯贼风虚邪者,阳先受之","伤于风者,上先受之"。

(2)风性善行而数变:"善行",是指风邪致病具有病位游移、行无定处的特性。例如,风邪偏盛所致的痹证,以游走性关节疼痛,痛无定处为特点,风邪为主引起的痹证又称为"行痹"或"风痹"。"数变",是指风邪致病具有变幻无常和发病迅速的特性,如风疹就有皮肤红斑发无定处,此起彼伏,瘙痒难忍的特点。另外,由风邪所致的外感疾病,一般也多有发病急、传变快的特点。

《素问·风论》:"风者,善行而数变。"《景岳全书·卷十二》:"风气胜者为行痹。盖风者善行而数变,故其为痹,则走注历节,无有定所,是为行痹,此阳邪也。"

(3)风为百病之长:是指风邪为六淫病邪中最主要和最常见的致病因素。寒、暑、湿、燥、火诸邪多依附于风而侵犯人体,风邪为外邪致病的先导。另外,风邪致病可以全兼其他五邪,如兼寒为风寒,兼暑为暑风,兼湿为风湿,兼燥为风燥,兼火为风火,而其他五邪则不可全兼。

《素问·风论》:"风者,百病之长也。至其变化,乃为他病也。无常方,然致有风气也。"

《临证指南医案·卷五》:"盖六气之中,惟风能全兼五邪,如兼寒曰风寒,兼暑曰暑风,兼湿曰风湿,兼燥曰风燥,兼火曰风火。盖因风能鼓荡此五气而伤人,故曰百病之长也。其余五气,则不能互相全兼。"

2.寒

寒为冬季主气,寒邪致病多见于严冬。但盛夏之时人们贪凉饮冷,所以也容易受到寒邪侵袭。

寒邪为病有内寒与外寒之分。内寒是指阳气不足,温煦功能减退,寒由内生的病理变化。外寒指寒邪侵犯人体,寒从外来的病理变化。外寒又分为伤寒和中寒。伤寒是指寒邪损伤肌表,郁遏卫阳的病理变化;中寒是指寒邪直接侵犯脏腑,伤及脏腑阳气的病理变化。外寒与内寒既有区别,又有联系。阳虚内寒之体,容易感受外寒;而外来寒邪侵入机体,日久不散,又能损伤阳气,导致内寒。

寒邪的性质及致病特点如下。

(1)寒为阴邪,易伤阳气:寒为自然界阴气盛的表现,故其性属阴。阴阳之间存在着对立制约的关系,若阴阳处于正常状态,能够相互制约,则机体阴阳平衡。

若阴寒偏盛,对阳气的制约加强,就会损伤阳气,引起阳气不足。故《素问·阴阳应象大论》说"阴胜则阳病"。例如,外寒侵袭肌表,卫阳被遏,就会出现恶寒;寒邪直中脾胃,损伤脾胃阳气,就会出现脘腹冷痛,呕吐,腹泻等症;若心肾阳虚,寒邪直中少阴,就会出现恶寒,手足厥冷,下利清谷,小便清长,精神萎靡,脉微细等症。

(2)寒性凝滞:凝滞,凝结、阻滞之意。气血津液之所以能运行不息,通畅无阻,全赖一身阳和之气的温煦推动。阴寒之邪侵袭人体,损伤阳气,就会影响气血运行,导致气血阻滞不通,不通则痛,故寒邪伤人多见疼痛症状。例如,寒邪偏盛所致的痹证,以关节剧烈疼痛为特点,寒邪为主引起的痹证又称为"痛痹""寒痹"。

《素问·痹论》:"寒气胜者为痛痹。"寒邪侵犯肌表会出现全身疼痛,寒邪直中脾胃会出现脘腹冷痛。

《素问·举痛论》:"经脉流行不止,环周不休。寒气入经而稽迟,泣(通涩)而不行,客于脉外则血少,客于脉中则气不通,故卒然而痛。"《素问·痹论》:"痛者,寒气多也,有寒故痛也。"

（3）寒性收引：收引,收缩牵引之意。寒性收引是指寒邪侵袭人体,会引起气机收敛,腠理、经络、筋脉收缩挛急。

《素问·举痛论》:"寒则气收。"例如,寒邪侵袭肌表,腠理闭塞,卫阳被遏不得宣泄,就会出现无汗发热;寒客血脉,则气血凝滞,血脉挛缩,可见头身疼痛,脉紧;寒客经络关节,经脉拘急收引,则可使肢体屈伸不利,或冷厥不仁。

3.暑

暑为夏季的主气,为火热之气所化。《素问·五运行大论》:"在天为热,在地为火,其性为暑。"

暑邪致病有明显的季节性,《素问·热论》:"先夏至日者为病温,后夏至日者为病暑。"

暑邪的性质及致病特点如下。

（1）暑为阳邪,其性炎热：暑为火热之气所化,具有酷热之性,火热属阳,故暑为阳邪。炎热是指温热上炎,所以暑邪伤人,多出现一系列阳热症状,如壮热、脉象洪大等。暑邪上扰于面,出现面赤;扰乱心神,出现心烦,甚则神昏。

（2）暑性升散,耗气伤津：暑为阳邪,阳性升发,暑邪侵犯人体,直入气分,可致腠理开泄,迫津外泄,所以暑邪侵犯人体可引起大汗出。汗为津液所化,汗出过多,则耗伤津液,津液亏损,可出现口渴喜饮、尿赤短少等。由于津能载气,在大量汗出的同时,气随汗泄,引起气虚,可出现气短乏力、声低懒言等。

（3）暑多夹湿：是指暑邪侵犯人体容易兼夹湿邪。盛夏之季,气候炎热,雨水较多,热蒸湿动,湿邪弥漫,故暑邪为病,常兼夹湿邪侵犯人体。其临床表现,除发热,心烦,口渴喜饮等暑邪致病的症状外,常兼见四肢困倦,胸闷呕恶,脘痞腹胀,大便溏泻不爽等湿阻症状。

4.湿

湿为长夏主气。夏秋之交,阳热下降,水气上腾,氤氲熏蒸,潮湿弥漫,故湿邪致病多见于长夏季节。另外,久居湿地、涉水淋雨或长期水下作业,也易罹患湿病。

湿邪为病,有内湿与外湿之分。内湿是指脾失健运,水湿停聚,湿由内生所形成的病理变化。外湿则多由气候潮湿,居处潮湿,湿邪侵袭人体,湿从外来所致的病理变化。

外湿和内湿虽有不同,但在发病过程中常相互影响。伤于外湿,湿邪困脾,健运失职则易形成内湿;而脾阳虚损,水湿不化,也易招致外湿的侵袭。

湿邪的性质及致病特点如下。

（1）湿为阴邪,易阻遏气机,损伤阳气：湿性类水,水为阴之征兆,故湿为阴邪。湿为有形之邪,侵及人体,留滞于脏腑经络,最易阻遏气机,使气机升降失常,经络阻滞不畅。湿邪侵犯人体,弥漫三焦。上焦气机不畅,可出现胸闷不适;中焦气机不畅,则见恶心呕吐,脘痞腹胀;下焦气机不畅,则见小便短涩,大便不爽等。由于湿为阴邪,阴胜则阳病,故其侵犯人体,最易损伤阳气。脾为阴土,喜燥而恶湿,故湿邪外感,留滞体内,常先困脾,而使脾阳不振,运化无权,水湿停聚,发为腹泻、尿少、水肿、腹水等。

（2）湿性重浊：重,沉重或重着之意。湿性重是指湿邪侵犯人体,可引起带有沉重感的症状。如头重如裹,周身困重,四肢酸懒沉重等。湿邪偏盛所致的痹证,以关节疼痛重着为特点,湿邪为主引起的痹证又称为"着痹"或"湿痹"。浊,秽浊或混浊之意。湿性浊是指湿病患者的分泌物、排泄物多秽浊不清。如面垢眵多、大便溏泻、下痢黏液脓血、小便浑浊、妇女白带过多、湿疹浸淫流水等。

（3）湿性黏滞：黏滞即黏腻停滞。湿性黏滞主要表现在两个方面：一是指湿病患者分泌物、排泄物的排出多黏滞不爽，如小便不畅，大便不爽等。二是指湿邪为病多缠绵难愈，病程较长或反复发作，如湿痹、湿疹、湿温等。

（4）湿性趋下，易袭阴位：阴位是指二阴和下肢。湿性类水，水曰润下，湿邪有趋下的特性，故湿邪为病多见下部的症状。如淋浊、带下、泻痢等病证，多由湿邪下注所致。

5.燥

燥为秋季主气。秋气当令，天气敛肃，空气中缺乏水分濡润，因而出现秋凉而劲急干燥的气候。

由于燥邪兼夹的邪气不同，所以燥病有温燥、凉燥之分。初秋之时，有夏末之余热，燥与温热相合侵犯人体，则多见温燥病证；深秋之季，有近冬之寒气，燥与寒邪相合侵犯人体，故多见凉燥病证。

燥邪的性质及致病特点如下。

（1）燥性干涩，易伤津液：燥邪为干涩之邪，故外感燥邪最易耗伤人体的津液，造成阴津亏虚的病变。津液受损，滋润濡养功能减退，肌表孔窍失养，可见口鼻干燥，咽干口渴，皮肤干涩，毛发不荣，小便短少，大便干结等症。

（2）燥易伤肺：肺外合皮毛，开窍于鼻；肺为娇脏，喜润而恶燥。燥邪伤人，多从口鼻而入，燥与肺又同属金令，故燥邪袭人最易伤及肺脏，出现干咳少痰，或痰液胶黏难咯，或痰中带血，以及喘息胸痛等症。

6.火

火、热、温三者均为阳盛所生，故火热温经常并称。

火、热、温性质相同，程度有别。热为温之渐，火为热之极；热多属外淫，如风热、暑热、湿热之类；火多由内生，如心火上炎、肝火亢盛、胃火上炎之类。火热为病亦有内外之分，属外感者，多是直接感受温热邪气之侵袭；属内生者，多由脏腑阴阳气血失调，阳气亢盛而成。

火热邪气的性质和致病特点如下。

（1）火热为阳邪，其性炎上：火热之性，燔灼焚焰，升腾向上，故属于阳邪。火热伤人，多见高热、恶热、汗出、脉洪数等症。因其炎上，故火热阳邪常可上炎扰乱神明，出现心烦失眠，狂躁妄动，神昏谵语等症。火热病证，也多表现在人体的头面部位，如心火上炎出现口舌生疮，肝火上炎出现目赤肿痛，胃火上炎出现齿龈肿痛。

（2）火热易伤津耗气：伤津是指损伤津液。火热之邪，侵袭人体，迫津外泄，消灼阴液，使人体阴津耗伤，出现口渴喜饮，咽干舌燥，小便短赤，大便秘结等津伤之症。耗气是指损伤气。火热之邪，侵袭人体，阳热亢盛，"壮火食气"，所以火热之邪易于损伤气，出现气短乏力，懒言声低。

（3）火热易生风动血：生风又称动风，是指以动摇不定症状为主要临床表现的病理变化。火热之邪侵袭人体，燔灼肝经，劫耗阴液，筋脉失养，致肝风内动，称为"热极生风"，临床表现为高热，神昏谵语，四肢抽搐，目睛上视，颈项强直，角弓反张等。动血是指引起出血，火热之邪侵入血中，迫血妄行，灼伤脉络，可引起各种出血，如吐血、衄血、便血、尿血、皮肤发斑及妇女月经过多、崩漏等。

（4）火热易致肿疡：火热之邪入于血分，聚于局部，腐蚀血肉，致血腐肉烂，可发为痈肿疮疡。《医宗金鉴·外科心法要诀》："痈疽原是火毒生。"

（5）火热易扰心神：火热与心相应，心藏神，故火热邪气侵犯人体，易扰乱心神，引起神志不安，烦躁，或谵妄发狂，或昏迷等。

二、疠气

（一）疠气的概念
疠气是一类具有强烈传染性的外感病邪。疠气又称瘟疫之气、疫气、乖戾之气等。

（二）疠气的致病特点
发病急骤、病情较重、症状相似，传染性强、易于流行。

（三）疫疠发生与流行的因素
（1）气候因素：自然气候的反常变化，如久旱、酷热、湿雾瘴气等。
（2）环境和饮食：如空气、水源，或食物受到污染。
（3）没有及时做好预防隔离工作。
（4）社会影响。

三、内伤七情

（一）内伤七情的概念
七情是指喜、怒、忧、思、悲、恐、惊七种情志活动，是人体对客观事物的反映。正常的情志活动一般不会引起疾病，而突然、剧烈或长期持久的情志刺激，超过了人体的正常生理活动范围，使人体气机紊乱，脏腑阴阳气血失调，就会导致疾病的发生，而成为致病因素。

七情致病首先影响内脏，引起内脏的病变，是造成内伤病的主要致病因素，故称内伤七情。

（二）七情与内脏气血的关系
人体的情志活动与内脏有密切的关系，情志活动是以五脏精气为物质基础的。《素问·阴阳应象大论》说："人有五脏化五气，以生喜怒悲忧恐。"心在志为喜，肝在志为怒，脾在志为思，肺在志为忧，肾在志为恐。所以，五脏功能正常，情志活动就正常，五脏功能异常，情志活动就出现异常。当情志变化成为致病因素时，便会直接损伤内脏，引起内脏的病变。如"怒伤肝""喜伤心""思伤脾""忧伤肺""恐伤肾"。

气血是情志活动的物质基础，气血正常，情志活动就正常，气血异常，情志活动也会异常。如《素问·调经论》说："血有余则怒，不足则恐。"当情志变化成为致病因素时，就会影响气血，导致气血失常。

（三）内伤七情致病特点
1. 直接伤及内脏
七情与五脏有着密切的关系，所以七情内伤致病便会直接损伤内脏，影响脏腑功能。如《素问·明阳应象大论》所说的"怒伤肝""喜伤心""思伤脾""忧伤肺""恐伤肾"等。

尽管不同的情志刺激对内脏有不同的影响，但人体是一个有机的整体，各种情志刺激都与心有关，心是五脏六腑之大主，为精神之所舍，为七情发生之处，所以情志刺激首先伤及心神，心神受损可涉及其他脏腑。

心主血脉，心主藏神；肝主藏血，肝主疏泄，促进气血运行，调畅情志活动；脾主运化，是气机升降的枢纽，为气血生化之源，故情志所伤的病证，以心、肝、脾三脏为多见。

2.影响脏腑气机

(1)怒则气上:是指过度愤怒可使肝气横逆上冲。临床见面红目赤,头胀头痛,呕血咯血,甚则昏厥卒倒。

(2)喜则气缓:包括缓和紧张情绪和引起心气涣散两个方面。在正常情况下,喜能缓和紧张情绪,使营卫通利,心情舒畅。当暴喜过度,成为病因时,可使心气涣散,神不守舍,出现精神不集中,甚则失神狂乱等症状。

(3)悲则气消:是指过度悲伤,可使肺气耗伤出现气短神疲,乏力声低懒言等。

(4)恐则气下:是指恐惧过度,可引起肾气不固,气泄以下,可见二便失禁,骨酸痿软,手足厥冷,遗精等。

(5)惊则气乱:是指突然受惊,可导致心无所倚,神无所归,虑无所定,惊慌失措。

(6)思则气结:是指思虑、焦虑过度,可伤神损脾导致气机郁结。思发于脾而成于心,故思虑过度既可耗伤心血,也会影响脾气,引起心脾两虚,出现心悸、健忘、失眠、多梦、纳呆、乏力、脘腹胀满、便溏等。

3.情志异常波动

情志异常波动可使病情加重,或使病情恶化。

四、饮食劳逸

(一)饮食失宜

饮食是人类生存和维持健康的必要条件。若饮食失宜,饥饱失常,饮食不洁,或饮食偏嗜便会影响人体生理功能,使气机紊乱或正气损伤,从而引起疾病的发生。饮食物的消化吸收主要与脾胃的功能有关,所以饮食失宜主要损伤脾胃,导致脾胃升降失常,又可聚湿、生痰、化热或变生它病。

1.饥饱失常

饮食应以适量为宜,长期的饥饱失常可引起疾病发生。过饥则摄食不足,气血生化之源匮乏,久之则气血衰少,正气虚弱,抵抗力降低,易于产生疾病。过饱则饮食摄入过量,超过了脾胃的消化、吸收和运化能力,可导致饮食物阻滞,脾胃损伤,出现脘腹胀满,嗳腐泛酸,厌食,吐泻等食伤脾胃病证。因小儿脏腑娇嫩,脾胃之气较成人为弱,故过饱引起的病证,更多见于小儿。婴幼儿食滞日久还可以酿成疳积,出现手足心热、心烦易哭、脘腹胀满、面黄肌瘦等症。经常饮食过量,还可影响气血流通,使筋脉瘀滞,引起痢疾或痔疮。过食肥甘厚味,易于化生内热,甚至引起痈疽疮毒等病证。

2.饮食不洁

进食不洁,可引起多种疾病,出现腹痛、吐泻、痢疾等。

3.饮食偏嗜

饮食适宜,才能使人体获得较为全面的营养。若有所偏嗜,过寒过热,或五味偏嗜,则可导致阴阳失调而发生疾病。

(1)饮食偏寒偏热:如多食生冷寒凉,可损伤脾胃阳气,导致寒湿内生,引起腹痛泄泻等症;若偏食辛温燥热,引起胃肠积热,可引起口渴、腹满胀痛、便秘或酿成痔疮。

(2)饮食五味偏嗜:五味与五脏,各有其亲和性。《素问·至真要大论》说:"夫五味入胃,各归所喜攻,酸先入肝,苦先入心,甘先入脾,辛先入肺,咸先入肾。"

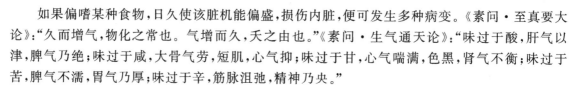

如果偏嗜某种食物,日久使该脏机能偏盛,损伤内脏,便可发生多种病变。《素问·至真要大论》:"久而增气,物化之常也。气增而久,夭之由也。"《素问·生气通天论》:"味过于酸,肝气以津,脾气乃绝;味过于咸,大骨气劳,短肌,心气抑;味过于甘,心气喘满,色黑,肾气不衡;味过于苦,脾气不濡,胃气乃厚;味过于辛,筋脉沮弛,精神乃央。"

《素问·五藏生成篇》:"多食咸,则脉凝泣而变色;多食苦,则皮槁而毛拔;多食辛,则筋急而爪枯;多食酸,则肉胝皱而唇揭;多食甘,则骨痛而发落。"

(二)劳逸所伤

适度的劳动和锻炼有助于气血流通和脾胃的运化,有增强体质、强身去病的作用。必要的休息,可以消除疲劳,恢复体力,有利于健康。所以,《素问》提出了既要"不妄作劳",又要"常欲小劳"的养生之道。若长时间的过度劳累,或过度安逸,影响脏腑功能和气血运行,就会成为致病因素而使人发病。

1.过劳

过劳是指过度劳累,包括劳力过度、劳神过度和房劳过度三个方面。

(1)劳力过度是指较长时间的体力劳动太过。劳力过度则伤气,久之则气少力衰,神疲消瘦。《素问·举痛论》的"劳则气耗"和《素问·宣明五气篇》的"久立伤骨,久行伤筋",即指此而言。

(2)劳神过度是指较长时间的脑力劳动太过。由于脾在志为思,而心主血藏神,所以劳神过度,可耗伤心血,损伤脾气,引起心脾两虚,出现心神失养的心悸,健忘,失眠,多梦及脾不健运的纳呆,乏力,腹胀,便溏等。

(3)房劳过度是指较长时间的性生活不节,房事过度。由于肾为封藏之本,主藏精,主生殖,所以房劳过度会耗泄肾精,引起腰膝酸软,眩晕耳鸣,精神萎靡,性功能减退,遗精,早泄,或阳痿等。

2.过逸

过逸是指长时间不进行身体活动,过度安闲。适当的身体活动,可以增强脾胃运化功能,使气血生化有源,并促进气血运行。若长期不从事体育锻炼,不仅影响脾胃运化,导致气血乏源,还可影响气血运行,使气血郁滞不畅。气血是构成人体和维持生命活动的基本物质,气血失和,便可继发多种疾病。

五、痰饮瘀血

(一)痰饮

1.痰饮的概念

痰饮是水液代谢障碍形成的病理产物。一般以较稠浊的为痰,清稀的为饮。痰可分为有形之痰和无形之痰。有形之痰是指咯吐出来有形可见的痰液。无形之痰是指瘰疬、痰核和停滞在脏腑经络等组织中而未见咯吐痰液的病证。饮形成后停留于人体的局部,因其停留的部位及症状不同而有不同的名称,如《金匮要略》的"痰饮""悬饮""溢饮""支饮"等。

2.痰饮的形成

痰饮是水液代谢障碍形成的病理产物,水液代谢是一个复杂的生理过程,与肺、脾、肾、三焦以及肝、膀胱等脏腑的功能活动有关。由于肺主宣降,通调水道,敷布津液;脾主运化,运化水液;肾阳主水液蒸化;三焦为水液代谢之道路,所以水液代谢与肺、脾、肾及三焦的关系尤为密切。若外感六淫、内伤七情或饮食劳逸等致病因素侵犯人体,使肺、脾、肾及三焦等脏腑气化功能失常,影响及水液代谢,引起水液代谢障碍,便可形成痰饮。

3.痰饮的病证特点

痰饮形成之后,由于停滞的部位不同,病证特点也各不相同。阻滞于经脉的,可影响气血运行和经络的生理功能。停滞于脏腑的,可影响脏腑的功能和气的升降。

痰的病证特点:痰滞在肺,可见喘咳咳痰;痰阻于心,影响及心血,则心血不畅,可见胸闷胸痛;影响及心神,若痰迷心窍,则可见神昏、痴呆;若痰火扰心,则可见狂乱;痰停于胃,胃失和降,可见恶心呕吐,胃脘痞满;痰在经络筋骨,则可致瘰疬痰核,肢体麻木,或半身不遂,或成阴疽流注等;痰浊上犯于头,可致头晕目眩;痰气交阻于咽,则形成咽中如有物阻,吐之不出,咽之不下的"梅核气"。

饮的病证特点:饮在肠间,则肠鸣沥沥有声;饮在胸胁,则胸胁胀满,咳唾引痛;饮在胸膈,则胸闷、咳喘,不能平卧,其形如肿;饮溢肌肤,则见肌肤水肿,无汗,身体疼重。

(二)瘀血

1.瘀血的概念

瘀血是指血行不畅,或停滞于局部,或离经之血积存体内不能及时消散所形成的病理产物。

2.瘀血的形成

由于血液运行与五脏、气、津液、温度等很多因素有关,所以引起瘀血的原因也是较为复杂的。主要有以下五个方面。

(1)气虚引起血瘀:气为血帅,血液的运行必须依赖着气的推动作用。气虚行血无力,血行迟缓而瘀滞。

(2)气滞引起血瘀:气停留阻滞于局部,不能行血,血液因之而停滞,从而形成瘀血。

(3)血寒引起血瘀:血液得温则行,遇寒则凝。寒性凝滞,侵入血中,则血行迟缓或停滞于局部,形成瘀血。

(4)血热引起血瘀:热入血中,灼伤津液,使得血行迟缓,形成瘀血。或热邪损伤血络,迫血妄行,引起出血,而形成瘀血。

(5)外伤引起血瘀跌扑损伤:造成血离经脉,积存于体内不得消散而形成瘀血。

3.瘀血病证的共同特点

(1)疼痛:其性质多为刺痛,痛处固定不移,拒按,夜间痛甚。

(2)肿块:外伤肌肤局部,可见青紫肿胀;淤积于体内,久聚不散,则可形成癥积,按之有痞块,固定不移。

(3)出血:血色多呈紫暗色,并夹有血块。

(4)望诊方面:久瘀可见面色黧黑,肌肤甲错,唇甲青紫,舌质暗紫,舌边尖部有瘀点、瘀斑。

(5)脉象多见细涩、沉弦或结代等。

4.瘀血的病证特点

瘀血的病证特点因瘀阻的部位和形成瘀血的原因不同而异。常见者为瘀阻于心,影响心主血脉,可见心悸,胸闷胸痛,口唇指甲青紫;瘀血攻心,影响心神,可致发狂;瘀阻于肺,可见胸痛,咳血;瘀阻胃肠,可见呕血,大便色黑如漆;瘀阻于肝,可见胁痛痞块;瘀阻胞宫,可见少腹疼痛,月经不调,痛经,闭经,经色紫暗成块,或见崩漏;瘀阻肢体末端,可成脱骨疽;瘀于肢体肌肤局部,可见局部肿痛青紫。

(庄　建)

第二节 病　机

　　病机即疾病发生、发展与变化的机制。疾病过程极其复杂,牵涉局部和全身的各个层次,对病机的研究也可以从不同的层面和角度进行,从而形成多层次的病机理论。

　　第一层次为基本病机。包括邪正盛衰、阴阳失调、精气血津液失常。第二层次是从脏腑、经络等某一系统来研究疾病的发生、发展、变化和结局的基本规律。如脏腑病机、经络病机等。第三层次是研究某一类疾病的发生、发展、变化和结局的基本规律,如六经病机、卫气营血病机和三焦病机等。第四层次是研究某一种病证的发生、发展、变化和结局的基本规律。如感冒的病机、哮证的病机、痰饮的病机、疟疾的病机等。第五层次是研究某一种症状的发生、发展、变化的病机。如疼痛的病机、发热的病机、健忘的病机等。本节仅讨论基本病机。

一、基本病机

　　基本病机是指机体对于致病因素侵袭所产生的最基本的病理变化,是病机变化的一般规律。基本病机主要包括邪正盛衰、阴阳失调和精气血津液的病理变化,内生"五邪"是在上述病变基础上产生的常见病理状态,有重要临床意义,故一并介绍。

(一)邪正盛衰

　　邪正盛衰是指在疾病过程中,机体的抗病能力与致病邪气之间相互斗争中所发生的盛衰变化。

　　邪气侵犯人体后,正气和邪气即相互发生作用,一方面是邪气对机体的正气起着损害作用;另一方面是正气对邪气的抗御、驱除作用,及正气的康复功能。邪正双方不断斗争的态势和结果,不仅关系着疾病的发生,而且直接影响着疾病的发展和转归,同时也决定病证的虚实变化。从一定意义上来说,疾病过程就是邪正斗争及其盛衰变化的过程。

　　1.邪正盛衰与虚实变化

　　在疾病过程中,正气和邪气这两种力量不是固定不变的,而是在其不断斗争的过程中,发生力量对比的消长盛衰变化。一般地说,正气增长而旺盛,则促使邪气消退;反之,邪气增长而亢盛,则会损耗正气。随着体内邪正的消长盛衰变化,形成了疾病的虚实病机变化。

　　(1)虚实病机。《素问·通评虚实论》说:"邪气盛则实,精气夺则虚。"虚和实是相比较而言的一对病机概念。

　　实指邪气盛,是以邪气亢盛为矛盾主要方面的一种病理状态。虽然邪气强盛,而正气未衰,能积极与邪抗争,故正邪相搏,斗争剧烈,反应明显,临床上出现一系列病理性反映比较剧烈的、有余的证候,并表现相应的典型的症状,称为实证。

　　实证常见于体质壮实的患者外感六淫和疠气致病的初期和中期,或由于湿、痰、水饮、食积、气滞、瘀血等引起的内伤病证。常见壮热、狂躁、声高气粗、腹痛拒按、二便不通、脉实有力、舌苔厚腻等;而内伤病实证则表现为痰涎壅盛、食积不化、水湿泛滥、气滞瘀血等各种病变。

　　虚指正气不足,是以正气虚损为矛盾主要方面的一种病理反映。亦即机体的正气虚弱,防御能力和调节能力低下,对于致病邪气的斗争无力,而邪气已退或不明显,故难以出现邪正斗争剧烈的病理反映,临床上表现一系列虚弱、衰退和不足的证候,称为虚证。

虚证多见于素体虚弱,精气不充;或外感病的后期,以及各种慢性病证日久,耗伤人体的精血津液,正气化生无源;或因暴病吐利、大汗、亡血等使正气随津血而脱失,以致正气虚弱,或阴阳偏衰。临床上,虚证常见神疲体倦、面色无华、气短、自汗、盗汗,或五心烦热,或畏寒肢冷,脉虚无力等表现。

(2)虚实变化:邪正的消长盛衰,不仅可以产生比较单纯的虚或实的病理变化,而且在某些病程较长、病情复杂的疾病中,还会出现虚实之间的多种变化,主要有虚实错杂、虚实转化及虚实真假。

虚实错杂:指在疾病过程中,邪盛和正虚同时存在的病理状态。邪盛正伤,或疾病失治、误治,以致病邪久留,损伤人体正气;或因虚体受邪,正气无力祛邪外出;或本已正虚,又兼内生水湿、痰饮、瘀血等病理产物凝结阻滞,都可形成正虚邪实的虚实错杂病变。细分之下,虚实错杂又有虚中夹实和实中夹虚两种情况。

虚中夹实:是指病理变化以正虚为主,又兼有实邪为患的病理状态。如临床上的脾虚湿滞证,由于脾气不足,运化无权,而致湿邪内生,阻滞中焦。临床上既有属脾气虚弱的神疲肢倦、饮食少思、食后腹胀、大便不实等症状,又兼见属湿滞病变的口黏、脘痞、舌苔厚腻等表现。

实中夹虚:指病理变化以邪实为主,又兼有正气虚损的病理状态。如在外感热病发展过程中,由于热邪伤阴,可形成邪热炽盛、阴气受伤的病证。临床表现既有高热气粗、心烦不安、面红目赤、尿赤便秘、苔黄脉数等实热见症,又兼见口渴引饮、气短心悸、舌燥少津等阴气不足症。

另外,从病位来分析虚实错杂的病机,尚有表里、上下等虚实不同的错杂证候,如表实里虚、里实表虚、上实下虚、下实上虚等。

虚实转化:指在疾病过程中,由于邪气伤正,或正虚而邪气积聚,发生病机性质由实转虚或因虚致实的变化。

虚实真假:指在某些特殊情况下,疾病的临床表现可见与其病机的虚实本质不符的假象,主要有真实假虚和真虚假实两种情况。

真实假虚:是指病机的本质为"实",但表现出"虚"的临床假象。一般是由于邪气亢盛,结聚体内,阻滞经络,气血不能外达所致,故真实假虚又称为"大实有羸状"。如热结胃肠的里热炽盛证,一方面有大便秘结、腹痛硬满、谵语等实热症状,同时因阳气被郁,不能四布,而见面色苍白、四肢逆冷、精神委顿等状似虚寒的假象。再如小儿食积而出现的腹泻,妇科瘀血内阻而出现的崩漏下血等,也属此类。

真虚假实:是指病机的本质为"虚",但表现出"实"的临床假象。一般是由于正气虚弱,脏腑经络之气不足,推动、激发功能减退所致,故真虚假实证又称为"至虚有盛候"。如脾气虚弱,运化无力,可见脘腹胀满、疼痛(但时作时减)等假实征象。再如老年或大病久病,因气虚推动无力而出现的便秘(大便不干不硬,但排泄无力),也属此类。

总之,在疾病的发生和发展过程中,病机的虚和实是相对的。由实转虚、因虚致实和虚实夹杂,常常是疾病发展过程中的必然趋势。因此,在临床上不能以静止的、绝对的观点来对待虚和实的病机变化,而应以动态的、相对的观点来分析虚和实的病机。特别在有虚实真假的特殊情况时,必须透过现象看本质,才能不被假象所迷惑,真正把握住疾病的虚实变化。

2.邪正盛衰与疾病转归

在疾病的发生、发展过程中,由于邪正双方的斗争,其力量对比不断发生消长盛衰的变化,这种变化对疾病转归起着决定性的作用。一般而论,正胜邪退,疾病趋向于好转和痊愈;邪胜正衰,则疾病趋向于恶化,甚则导致死亡;若邪正力量相持不下,则疾病趋向迁延或慢性化。

(1)正胜邪退:是指在疾病过程中,正气奋起抗邪,正气渐趋强盛,而邪气渐趋衰减,疾病向好转和痊愈方向发展的一种病理变化,也是在许多疾病中最常见的一种转归。这是由于患者的正气比较充盛,抗御病邪的能力较强,或因为邪气较弱,或因及时、正确的治疗,邪气难以进一步发展,进而促使病邪对机体的侵害作用消失或终止,精气血津液等的耗伤和机体的脏腑、经络等组织的病理性损害逐渐得到康复,机体的阴阳两个方面在新的基础上又获得了相对平衡,疾病即告痊愈。

(2)邪胜正衰:是指在疾病过程中,邪气亢盛,正气虚弱,机体抗邪无力,疾病向恶化、危重,甚至向死亡方面转归的一种病理变化。这是由于机体的正气虚弱,或由于邪气的炽盛,或因失于治疗,或治疗不当,机体抗御病邪的能力日趋低下,不能制止邪气的侵害作用,邪气进一步发展,机体受到的病理性损害日趋严重,则病情因而趋向恶化和加剧。若正气衰竭,邪气独盛,脏腑经络及精血津液的生理功能衰惫,阴阳离决,则机体的生命活动亦告终止。例如,在外感病过程中,"亡阴""亡阳"等证候的出现,即是正不敌邪,邪胜正衰的典型表现。

(3)邪正相持:指在疾病过程中,机体正气不甚虚弱,而邪气亦不亢盛,则邪正双方势均力敌,相持不下,病势处于迁延状态的一种病理过程。此时,由于正气不能完全祛邪外出,因而邪气可以稽留于一定的部位,病邪既不能消散,亦不能深入传变,故又称为"邪留"或"邪结"。一般说来,邪气留结之处,即是邪正相搏,病理表现明显之所。疾病随邪留部位的不同而有不同的临床表现。

若正气大虚,余邪未尽,或邪气深伏伤正,正气无力驱尽病邪,致使疾病处于缠绵难愈的病理过程,称为正虚邪恋。正虚邪恋,可视为邪正相持的一种特殊病机,一般多见于疾病后期,且是多种疾病由急性转为慢性,或慢性病久治不愈,或遗留某些后遗症的主要原因之一。

(二)阴阳失调

阴阳失调是由于邪气侵犯人体导致阴阳失去平衡协调而出现的阴阳偏胜、偏衰、互损、格拒、亡失等一系列病理变化。同时,阴阳失调又是脏腑、经络、营卫等相互关系失调及气机升降出入运动失常的概括。本节着重讨论阴阳失调的阴阳偏胜、阴阳偏衰、阴阳互损、阴阳格拒、阴阳亡失机制。

1.阴阳偏胜

阴阳偏胜是指人体阴阳双方中的某一方的病理性亢盛状态,属"邪气盛则实"的实证。

阳邪侵入人体,机体阴气与之相搏,邪胜则病成,可形成阳偏胜;阴邪侵入人体,机体阳气与之抗争,邪胜则病成,可形成阴偏胜。机体的精气血津液代谢失常,"邪"自内生,亦可分阴阳两类,如内寒内湿属阴而内火内热属阳,从而表现为阴偏胜或阳偏胜的病理变化。《素问·阴阳应象大论》说:"阳胜则热,阴胜则寒。"明确地指出了阳偏胜和阴偏胜病机的临床表现特点。

阴阳是相互制约的,一方偏胜必然制约另一方而使之虚衰。阳偏胜伤阴可引起阳盛兼阴虚,进而发展为阴虚的病变;阴偏胜伤阳可导致阴盛兼阳虚,进而发展为阳虚的病变。所以《素问·阴阳应象大论》又说"阳胜则阴病,阴胜则阳病",指出了阳偏胜或阴偏胜的必然发展趋势。

(1)阳偏胜:即是阳盛,是指机体在疾病过程中,所出现的一种阳气病理性偏盛,功能亢奋,机体反应性增强,热量过剩的病理状态。一般地说,其病机特点多表现为阳盛而阴未虚的实热证。

形成阳偏胜的主要原因:多由于感受温热阳邪,或虽感受阴邪,但从阳化热,也可由于情志内伤,五志过极而化火;或因气滞、血瘀、食积等郁而化热所致。总之,邪从外来则多因感受阳邪;"邪"自内生,则多与气机郁结化火有关。

阳气的病理性亢盛,则以热、动、燥为其特点,故阳气偏胜可见壮热、烦渴、面红、目赤、尿黄、便干、苔黄、脉数等症。如果病情发展,阳热亢盛且明显耗伤机体阴气,病则从实热证转化为实热兼阴亏证,若阴气大伤,病可由实转虚而发展为虚热证。

(2)阴偏胜:即是阴盛,是指机体在疾病过程中所出现的一种阴气病理性偏盛,功能抑制,热量耗伤过多,病理性代谢产物积聚的病理状态。一般地说,其病机特点多表现为阴盛而阳未虚的实寒证。

形成阴偏胜的主要原因:多由于感受寒湿阴邪,或过食生冷,寒邪中阻等,机体阳气难以与之抗争而致阴气的病理性亢盛。阴气的病理性亢盛,则以寒、静、湿为其特点,如形寒、肢冷、蜷卧、舌淡而润、脉迟等,即是阴气偏胜的具体表现。由于阴寒内盛多伤阳气,故在阴偏胜时,常同时伴有程度不同的阳气不足,形成实寒兼阳虚证,若阳气伤甚,病可由实转虚,发展为虚寒证。

2.阴阳偏衰

阴阳偏衰是指人体阴阳双方中的一方虚衰不足的病理状态,属"精气夺则虚"的虚证。

阴气或阳气的某一方减少或功能减退时,则不能制约对方而引起对方的相对亢盛,形成"阳虚则阴盛""阳虚则寒"(虚寒)"阴虚则阳亢""阴虚则热"(虚热)的病理变化。

(1)阳偏衰:即是阳虚,是指机体阳气虚损,功能减退或衰弱,代谢减缓,产热不足的病理状态。一般地说,其病机特点多表现为机体阳气不足,阳不制阴,阴气相对偏亢的虚寒证。

形成阳偏衰的主要原因:多由于先天禀赋不足,或后天失养,或劳倦内伤,或久病损伤阳气所致。人体阳气虚衰,突出地表现为温煦、推动和兴奋功能减退。

由于阳气的温煦功能减弱,因而人体热量不足,难以温暖全身而出现寒象,见畏寒肢冷等症。由于阳气的推动作用不足,经络、脏腑等组织器官的某些功能活动也因之而减退,加之温煦不足,则血液凝滞,脉络缩蜷,津液停滞而成水湿痰饮。由于兴奋作用减弱,可见精神不振,喜静萎靡症状。以上便是"阳虚则寒"的主要机制。阳虚则寒,虽也可见到面色㿠白、畏寒肢冷、脘腹冷痛、舌淡、脉迟等寒象,但还有喜静蜷卧、小便清长、下利清谷、脉微细等虚象。所以,阳虚则寒与阴胜则寒,不仅在病机上有区别,而且在临床表现方面也有不同:前者是虚而有寒;后者是以寒为主,虚象不明显。

阳气不足一般以脾肾阳虚衰常见,亦可发于五脏六腑,如心阳、肺阳、肝阳、脾阳、胃阳和肾阳等,皆可出现虚衰病变。肾阳为诸阳之本,"五脏之阳气,非此不能发",所以肾阳虚衰(命门之火不足)在阳气偏衰的病机中占有极其重要的地位。阳气一般由精血津液中属阳的部分化生,尤其以精血为主要化生之源;故精血大伤,可致阳气化生无源而虚衰,阳不制阴,发为虚寒性病证。

(2)阴偏衰:即是阴虚,是指机体阴气不足,阴不制阳,导致阳气相对偏盛,功能虚性亢奋的病理状态。一般地说,其病机特点多表现为阴气不足,阳气相对偏盛的虚热证。

形成阴偏衰的主要原因:多由于阳邪伤阴,或因五志过极,化火伤阴,或因久病伤阴所致。阴偏衰时,主要表现为凉润、抑制与宁静的功能减退,从而出现虚热、失润及虚性亢奋的症状。所谓阴虚则热,即是指阴气不足,不能制阳,阳气相对亢盛,从而形成阴虚内热、阴虚火旺和阴虚阳亢等多种表现。如五心烦热、骨蒸潮热、面红升火、消瘦、盗汗、咽干口燥、舌红少苔、脉细数等,即是阴虚则热的表现。阴虚则热与阳胜则热的病机不同,其临床表现也有所区别:前者是虚而有热;后者是以热为主,虚象并不明显。

阴气不足一般以肾阴亏虚为主,亦可见于五脏六腑,如肺阴、脾阴、胃阴、心阴、肝阴和肾阴,皆可发生亏虚的病变。肾阴为诸阴之本,"五脏之阴气,非此不能滋",所以肾阴不足在阴偏衰的病机中占有极其重要的地位。阴气一般由精血津液中属阴的部分化生,尤其以津液为主要化生之源,故阳热亢盛,必耗津液而致阴气不足,而津液大伤,又可致阴气化生无源而亏虚,阴不制阳,发为虚热性病证。

3.阴阳互损

阴阳互损是指在阴或阳任何一方虚损的前提下,病变发展影响及相对的一方,形成阴阳两虚的病机。在阴虚的基础上,继而导致阳虚,称为阴损及阳;在阳虚的基础上,继而导致阴虚,称为阳损及阴。阴阳双方之间本来存在着相互依存、相互资生、互为化源和相互为用的关系,一方亏虚或功能减退,不能资助另一方或促进另一方的化生,必然导致另一方的虚衰或功能减退。如唐代王冰注《素问·四气调神大论》说:"阳气根于阴,阴气根于阳,无阴则阳无以生,无阳则阴无以化。"

(1)阴损及阳:是指由于阴精或阴气亏损,累及阳气生化不足或无所依附而耗散,从而在阴虚的基础上又导致了阳虚,形成了以阴虚为主的阴阳两虚病理状态。例如肝阳上亢一证,其病机主要为肝肾阴虚,水不涵木,阴不制阳的阴虚阳亢,但病情发展,亦可进一步耗伤肝肾精血,影响肾阳化生,继而出现畏寒、肢冷、面色㿠白、脉沉细等肾阳虚衰症状,转化为阴损及阳的阴阳两虚证。

(2)阳损及阴:是指由于阳气虚损,无阳则阴无以生,从而在阳虚的基础上又导致了阴虚,形成以阳虚为主的阴阳两虚病理状态。例如肾阳亏虚、水泛为肿一证,其病机主要为阳气不足,气化失司,水液代谢障碍,津液停聚而水湿内生,溢于肌肤所致。但其病变发展,则又可因阳气不足而导致阴气化生无源而亏虚,出现日益消瘦,烦躁升火,甚则阳升风动而抽搐等肾阴亏虚之征象,转化为阳损及阴的阴阳两虚证。

4.阴阳格拒

阴阳格拒是在阴阳偏盛基础上由阴阳双方相互排斥而出现寒热真假病变的一类病机,包括阴盛格阳和阳盛格阴两方面。阴阳相互格拒的机制,在于阴阳双方的对立排斥,即阴或阳的一方偏盛至极,壅遏于内,将另一方排斥格拒于外,迫使阴阳之间不相维系,从而出现真寒假热或真热假寒的复杂病变。如明代虞抟《医学正传》说:"假热者,水极似火,阴证似阳也……此皆阴盛格阳,即非热也。""至若假寒者,火极似水,阳证似阴也……亦曰阳盛格阴也。"

(1)阴盛格阳:又称格阳,是指阴寒偏盛至极,壅闭于内,逼迫阳气浮越于外而相互格拒的一种病理状态。阴寒内盛是疾病的本质,由于排斥阳气于外,可在原有面色苍白、四肢逆冷、精神萎靡、畏寒蜷卧、脉微欲绝的阴气壅盛于内表现的基础上,又出现面红、烦热、口渴、脉大无根等假热之象,故称其为真寒假热证。

(2)阳盛格阴:又称格阴,是指阳热偏盛至极,深伏于里,阳气被遏,郁闭于内,不能外达于肢体而将阴气排斥于外的一种病理状态。阳盛于内是疾病的本质,但由于格阴于外,可在原有壮热、面红、气粗、烦躁、舌红、脉数大有力等邪热内盛表现的基础上,又现四肢厥冷、脉象沉伏等假寒之象,故称为真热假寒证。

5.阴阳亡失

阴阳的亡失包括亡阴和亡阳两类,是指机体的阴气或阳气突然大量地亡失,导致生命垂危的一种病理状态。

(1)亡阳是指机体的阳气发生突然大量脱失,而致全身功能严重衰竭的一种病理状态。

一般地说,亡阳多由于邪气太盛,正不敌邪,阳气突然脱失所致;也可因汗出过多、吐、利无度,津液过耗,阳随阴泄,阳气外脱;或由于素体阳虚,劳伤过度,阳气消耗过多所致;亦可因慢性疾病,长期大量耗散阳气,终至阳气亏损殆尽,而出现亡阳。

阳气暴脱,多见大汗淋漓、心悸气喘、面色苍白、四肢逆冷、畏寒蜷卧、精神萎靡、脉微欲绝等生命垂危的临床征象。

(2)亡阴是指由于机体阴气发生突然大量消耗或丢失,而致全身功能严重衰竭的一种病理状态。

一般地说,亡阴多由于热邪炽盛,或邪热久留,大量煎灼津液,或逼迫津液大量外泄而为汗,以致阴气随之大量消耗而突然脱失。也可由于长期大量耗损津液和阴气,日久导致亡阴者。

阴气脱失多见手足虽温而大汗不止、烦躁不安、心悸气喘、体倦无力、脉数疾躁动等危重征象。

亡阴和亡阳,在病机和临床征象等方面,虽然有所不同,但由于机体的阴和阳存在着互根互用的关系,阴亡,则阳无所依附而散越;阳亡,则阴无以化生而耗竭。故亡阴可以迅速导致亡阳,亡阳也可继而出现亡阴,最终导致"阴阳离决,精气乃绝",生命活动终止而死亡。

综上所述,阴阳失调的病机,是以阴阳的属性,阴和阳之间所存在着的对立制约、互根互用以及相互消长、转化等理论,来阐释、分析、综合机体病变的机制。因此,阴阳失调的各种病机,并不是固定不变的,而是随着病情的进退和邪正盛衰等情况的改变而变化,在阴阳的偏胜和偏衰之间,亡阴和亡阳之间,都存在着内在的密切联系。

(三)气血失常

1.气的失常

气的失常主要包括两个方面:一是气的生化不足或耗散太过,形成"气虚"的病理状态。二是气的运动失常,出现气滞、气逆、气陷、气闭或气脱等"气机失调"的病理变化。

(1)气虚指一身之气不足及其功能低下的病理状态。

气虚的原因:主要由于先天禀赋不足,或后天失养,或肺脾肾的功能失调而致气的生成不足。也可因劳倦内伤,久病不复等,使气过多消耗而致。

气虚的共同症状特点:劳累后加重,休息后减轻。气虚的常见临床表现:精神委顿、倦怠乏力、眩晕、自汗、易于感冒、面色㿠白、舌淡、脉虚等症状。偏于元气虚者,可见生长发育迟缓,生殖功能低下等症;偏于宗气虚者,可见动则心悸、呼吸气短等症。营卫气虚和脏腑、经络气虚的病机,则各有特点,临床表现亦各有不同。

(2)气机失调是指气的升降出入失常而引起的气滞、气逆、气陷、气闭、气脱等病理变化。

气滞:指气的流通不畅,郁滞不通的病理状态。

气滞主要由于情志抑郁,或痰、湿、食积、热郁、瘀血等的阻滞,影响到气的流通;或因脏腑功能失调,如肝气失于疏泄、大肠失于传导等,皆可形成局部或全身的气机不畅或郁滞,从而导致某些脏腑、经络的功能障碍。气滞一般属于邪实为患,但亦有因气虚推动无力而滞者。

气滞的共同特点不外闷、胀、疼痛。气滞的病理表现有多个方面:气滞于某一经络或局部,可出现相应部位的胀满、疼痛。气滞则血行不利,津液输布不畅,故气滞甚者可引起血瘀、津停,形成瘀血、痰饮水湿等病理产物。由于肝升肺降、脾升胃降,在调整全身气机中起着极其重要的作用,故脏腑气滞以肺、肝、脾胃为多见。肺气壅塞,见胸闷、咳喘;肝郁气滞,见情志不畅、胁肋或少腹胀痛;脾胃气滞,见脘腹胀痛,休作有时,大便秘结等。因气虚而滞者,一般在闷、胀、痛方面不如实证明显，并兼见相应的气虚征象。

气逆：指气升之太过，或降之不及，以脏腑之气逆上为特征的一种病理状态。

气逆多由情志所伤，或因饮食不当，或因外邪侵犯，或因痰浊壅阻所致，气逆于上，以实为主，亦有因虚而气机上逆者。

气逆最常见于肺、胃和肝等脏腑。在肺，则肺失肃降，肺气上逆，发为咳逆上气。在胃，则胃失和降，胃气上逆，发为恶心、呕吐、嗳气、呃逆。在肝，则肝气上逆，发为头痛头胀，面红目赤，易怒等症。由于肝为刚脏，主动主升，而又为藏血之脏，因此，在肝气上逆时，甚则可导致血随气逆，或为咯血、吐血，乃至壅遏清窍而致昏厥。

气陷：指气的上升不足或下降太过，以气虚升举无力而下陷为特征的一种病理状态。

气陷多由气虚病变发展而来，尤与脾气的关系最为密切。若素体虚弱，或病久耗伤，致脾气虚损，清阳不升，或中气下陷，从而形成气虚下陷的病变。

气陷的病理变化，主要有"上气不足"与"中气下陷"两方面。①"上气不足"，主要指上部之气不足，头目失养的病变。一般由于脾气虚损，升清之力不足，无力将水谷精微上输于头目，致头目失养，可见头晕、目眩、耳鸣等症。②"中气下陷"，指脾气虚损，升举无力，气机趋下，内脏位置维系无力，而发生某些内脏的位置下移，形成胃下垂、肾下垂、子宫脱垂、脱肛等病变。

气闭：即气机闭阻，外出严重障碍，以致清窍闭塞，出现昏厥的一种病理状态。

气闭多由情志刺激，或外邪、痰浊等闭塞气机，使气不得外出而闭塞清窍所致。

气闭的临床所见，有因触冒秽浊之气所致的闭厥，突然精神刺激所致的气厥，剧痛所致的痛厥，痰闭气道之痰厥等，其病机都属于气的外出突然严重受阻，而陷于清窍闭塞，神失所主的病理状态。气闭发生急骤，以突然昏厥，不省人事为特点，多可自行缓解，亦有因闭不复而亡者。其临床表现，除昏厥外，随原因不同而伴相应症状。

气脱：即气不内守，大量向外亡失，以致功能突然衰竭的一种病理状态。

气脱多由于正不敌邪，或慢性疾病，正气长期消耗而衰竭，以致气不内守而外脱；或因大出血、大汗等气随血脱或气随津泄而致气脱，从而出现功能突然衰竭的病理状态。气脱可见面色苍白、汗出不止、目闭口开、全身瘫软、手撒、二便失禁、脉微欲绝或虚大无根等症状。

2.血的失常

血的失常，一是因血液的生成不足或耗损太过，致血的濡养功能减弱而引起的血虚；二是血液运行失常而出现的血瘀、出血等病理变化。

（1）血虚是指血液不足，血的濡养功能减退的病理状态。

失血过多，新血不能生成补充；或因脾胃虚弱，饮食营养不足，血液生化乏源；或因血液的化生功能障碍；或因久病不愈，慢性消耗等因素而致营血暗耗等，均可导致血虚。脾胃为气血生化之源；肾主骨生髓，输精于肝，皆可化生血液，故血虚的成因与脾胃、肾的关系较为密切。

全身各脏腑、经络等组织器官，都依赖于血的濡养而维持其正常的生理功能，所以血虚就会出现全身或局部的失荣失养，功能活动逐渐衰退等虚弱证候。血虚者气亦弱，故血虚除见于滋荣的证候外，多伴气虚症状，常见面色淡白或萎黄、唇舌爪甲色淡无华、神疲乏力、头目眩晕、心悸不宁、脉细等临床表现。

心主血、肝藏血，血虚时心、肝两脏的症状比较多见。心血不足常见惊悸怔忡、失眠多梦、健忘、脉细涩或歇止等心失血养的症状。肝血亏虚见两目干涩、视物昏花，或手足麻木、关节屈伸不利等症。若肝血不足，导致冲任失调，又可出现妇女经少，月经愆期，闭经诸症。

（2）血运失常：血液运行失常出现的病理变化，主要有血瘀和出血。

血瘀：是指血液的循行迟缓，流行不畅，甚则血液停滞的病理状态。

血瘀主要表现为血液运行郁滞不畅，或形成淤积，可以为全身性病变，亦可瘀阻于脏腑、经络、形体、官窍的某一局部，从而产生不同的临床表现。但无论病在何处，均易见疼痛，且痛有定处，甚则局部形成肿块，触之较硬，位置比较固定，如肿块生于腹内，称为"癥积"。另外，唇舌紫暗以及舌有瘀点、瘀斑，皮肤赤丝红缕或青紫，肌肤甲错，面色黧黑等，也是血液瘀滞的征象。

导致血瘀的病机，主要有气虚、气滞、痰浊、瘀血、血寒、血热等，此处只介绍血寒。

血寒是指血脉受寒、血流滞缓乃至停止不行的病理状态。多因外感寒邪，侵犯血分，形成血寒；亦可因阳气失于温煦所致。

血寒的临床表现除见一般的阴寒证候外，常见血脉瘀阻而引起的疼痛，和手足、爪甲、皮肤及舌色青紫等表现。若寒凝心脉，心脉血气痹阻，可发生真心痛；寒凝肝脉，肝经血气瘀滞，可见胁下、少腹、阴部冷痛，或妇女痛经、闭经等。寒阻肌肤血脉，则见冻伤等症。寒瘀互结酿毒于内，可生癥积。

出血：是指血液逸出血脉的病理状态。逸出血脉的血液，称为离经之血。若此离经之血不能及时消散或排出，蓄积于体内，则称为瘀血。瘀血停积体内，又可引起多种病理变化。若突然大量出血，可致气随血脱而引起全身功能衰竭。

导致出血的病机主要有血热、气虚、外伤及瘀血内阻等。此处仅叙述血热。

血热，即热入血脉之中，使血行加速，脉络扩张，或迫血妄行而致出血的病理状态。血热多由于热入血分所致，如温邪、疠气入于血分，或其他外感病邪入里化热，伤及血分。另外，情志郁结，五志过极化火，内火炽盛郁于血分，或阴虚火旺，亦致血热。

血热病变，除一般热盛的证候外，由于血行加速，脉络扩张，可见面红目赤，肤色发红，舌色红绛，经脉异常搏动等症状。血热炽盛，灼伤脉络，迫血妄行，常可引起各种出血，如吐血、衄血、尿血、皮肤斑疹、月经提前量多等。心主血脉而藏神，血热则心神不安，可见心烦，或躁扰不安，甚则神昏、谵语、发狂等症。血热的临床表现，以既有热象，又有动血为其特征。

因为血液主要由营气和津液组成，热入血脉不仅可以耗伤营气、津液而致血虚，而且可由热灼津伤，使其失去润泽流动之性，变得浓稠，乃至干涸不能充盈脉道，血液运行不畅而为瘀。

3.气血失调

（1）气滞血瘀：指因气的运行郁滞不畅，导致血液运行障碍，继而出现血瘀的病理状态。

气滞血瘀的形成多因情志内伤、抑郁不遂、气机阻滞而致血瘀。肝主疏泄而藏血，肝气的疏泄作用在气机调畅中起着关键作用，因而气滞血瘀多与肝失疏泄密切相关，与心肺也有关。

临床上多见胸胁胀满疼痛，瘕聚、癥积等病证。肺主气，调节全身气机，辅心运血，若邪阻肺气，宣降失司，日久可致心、肺气滞血瘀，而见咳喘、心悸、胸痹、唇舌青紫等表现。

气滞可导致血瘀，血瘀必兼气滞。由于气滞和血瘀互为因果，多同时并存，常难以明确区分孰先孰后。如闪挫外伤等因素，就是气滞和血瘀同时形成。但无论何种原因所致的气滞血瘀，辨别气滞与血瘀的主次则是必要的。

（2）气虚血瘀：指因气对血的推动无力而致血行不畅，甚至瘀阻不行的病理状态。

气虚血瘀的形成较多见于心气不足、运血无力而致的血行不畅，甚至瘀阻不行的病理状态。

临床表现常见于惊悸怔忡、喘促、水肿及气虚血滞的肢体瘫痪、痿废。另外，老年人多血瘀，且多气虚，故气虚血瘀病机在老年病中具有重要意义。

（3）气不摄血：指由于气虚不足，统摄血液的生理功能减弱，血不循经，逸出脉外，而导致各种出血的病理状态。

气不摄血的形成主要由于脾主统血功能失司，和心、肝、肺、肾、胃等脏腑功能不足有关。

临床表现见于咯血、吐血、紫斑、便血、尿血、崩漏等症，兼见面色不华、疲乏倦怠、脉虚无力、舌淡等气虚的表现。

（4）气随血脱：指在大量出血的同时，气也随着血液的流失而急剧散脱，从而形成气血并脱的危重病理状态。

各种大失血皆可导致气随血脱，较常见的有外伤失血、呕血和便血，或妇女崩中，产后大出血等因素。血为气之载体，血脱则气失去依附，故气亦随之散脱而亡失。

临床上此症多表现为精神萎靡、眩晕或晕厥、冷汗淋漓、四末不温，或有抽搐，或见口干，脉芤或微细。

（5）气血两虚：即气虚和血虚同时存在的病理状态。

气血两虚多因久病消耗，气血两伤所致；或先有失血，气随血耗；或先因气虚，血化障碍而日渐衰少，从而形成气血两虚。气血两虚，则脏腑经络、形体官窍失之濡养，各种功能失之推动及调节，故可出现不荣或不用的病证。

临床上主要表现为肌体失养及感觉运动失常的病理征象，如面色淡白或萎黄、少气懒言、疲乏无力、形体瘦怯、心悸失眠、肌肤干燥、肢体麻木，甚至感觉障碍、肢体萎废不用等。

（四）津液代谢失常

津液代谢是一个复杂的生理过程，必须由多个脏腑的相互协调才能维持正常，诸如肺的宣发和肃降，脾的运化转输，肾与膀胱的蒸腾汽化，三焦的通调，以及肝的疏泄功能都参与其中，以肺、脾、肾三脏的作用尤为重要，而其核心是气对津液的作用。因此，气的运动及其维持的气化过程，调节着全身的津液代谢。

因此，如果肺、脾、肾等有关脏腑生理功能异常，气的升降出入运动失去平衡，气化功能失常，均能导致津液生成、输布或排泄的失常，包括津液不足及津液在体内滞留的病理变化。

1.津液不足

津液不足，是指津液在数量上的亏少，进而导致内则脏腑，外而孔窍、皮毛，失于濡润、滋养，而产生一系列干燥枯涩的病理状态。

导致津液不足的原因主要有三方面：一是热邪伤津，如外感燥热之邪，灼伤津液；或邪热内生，如阳亢生热、五志化火等耗伤津液。二是丢失过多，如吐泻、大汗、多尿及大面积烧伤等，均可损失大量津液。三是生成不足，如体虚久病，脏腑气化功能减退，可见津液生成不足。另外，慢性疾病耗伤津液，亦致津液亏耗。

伤津常见于吐、泻之后。如夏秋季节，多有饮食伤中而致呕吐、泄泻或吐泻交作，损失大量津液者，如不及时补充，可出现目陷、螺瘪、尿少、口干舌燥、皮肤干涩而失去弹性；甚则见目眶深陷、啼哭无泪、小便全无、精神委顿、转筋等症。严重者，因血中津少而失其滑润流动之性，气随津泄而推动无力，血液运行不畅，而见面色苍白、四肢不温、脉微欲绝的危象。另外，炎夏、高热、多汗也易伤津，常见口渴引饮、大便燥结、小便短少色黄；气候干燥季节，常见口、鼻、皮肤干燥等均属于伤津为主的临床表现。

伤液见于热病后期或久病伤阴，所见到的形瘦骨立，大肉尽脱，肌肤毛发枯槁，或手足震颤、肌肉瞤动、唇裂、舌光红无苔或少苔，则属于脱液的临床表现。必须指出，津和液本为一体，伤津和脱液,在病机和临床表现方面虽有区别亦有联系。

一般而论,伤津主要是丢失水分,伤津未必脱液;脱液不但丧失水分,更损失精微营养物质,故脱液必兼津伤。从病情轻重而论,脱液重于伤津,可以说津伤乃液脱之渐;液脱乃津伤之甚。津易伤亦易补充,而液一般不易损耗,一旦亏损则较难恢复。但津伤可暴急发生而突然陷于气随津泄,甚至气脱的重危证候,则又非脱液可比。

2.津液输布排泄障碍

津液的输布和排泄是津液代谢中的两个重要环节。二者虽有不同,但其结果都能导致津液在体内不正常的停滞,成为内生水湿痰饮等病理产物的根本原因。

(1)津液的输布障碍:是指津液得不到正常的转输和布散,导致津液在体内环流迟缓,或在体内某一局部发生滞留。因而津液不化,可致水湿内生,酿痰成饮。引起津液输布障碍的原因很多,如肺失宣发和肃降,津液不得正常布散;脾失健运,运化水液功能减退,可致水饮不化;肝失疏泄,气机不畅,气滞津停;三焦的水道不利,不仅直接影响津液的环流,而且影响津液的排泄,凡此均致津液输布障碍而生痰饮水湿之患。上述多种成因中,以脾气的运化功能障碍具有特殊意义。因脾主运化,不仅对津液的输布起重要作用,而且在津液的生成方面具主导作用。脾失健运不但使津液的输布障碍,而且水液不归正化,变生痰湿为患。故《素问·至真要大论》说:"诸湿肿满,皆属于脾。"

(2)津液的排泄障碍:主要是指津液转化为汗液和尿液的功能减退,而致水液潴留体内,外溢于肌肤而为水肿。津液化为汗液,有赖肺气的宣发功能;津液化为尿液,有赖肾气的蒸化功能。肺和肾的功能减弱,虽然均可引起水液潴留,发为水肿,但肾气的蒸化作用失常则起着主导作用。这是因为,肾阳肾阴为五脏阴阳之本,能推动和调节各脏腑的输布和排泄水液功能,而且水液主要是通过尿液而排泄的。

湿浊困阻:多由脾虚运化功能减退,津液不能转输布散,聚为湿浊。湿性重浊黏滞,易于阻遏中焦气机,而见胸闷、脘痞、呕恶、腹胀、便溏、苔腻等症。

痰饮凝聚:多因脾、肺等脏腑功能失调,津液停而为饮,饮凝成痰。痰随气的升降,无处不到,病及脏腑经络,滞留于机体的不同部位而有多种的病理变化和多变的临床表现。饮停之部位比较局限,如停于胸胁的"悬饮",饮留于肺的"支饮"等。

水液潴留:多由肺、脾、肾、肝等脏腑功能失调,气不行津,津不化气,津液代谢障碍,潴留于肌肤或体内,发为水肿或腹水。

3.津液与气血关系失调

(1)水停气阻:指津液代谢障碍,水湿痰饮停留导致气机阻滞的病理状态。

因水湿痰饮皆有形之邪,易阻碍气的运行,即导致了水停气阻的形成。

其临床表现因水液停蓄的部位不同而异。如水饮阻肺,肺气壅滞,宣降失职,可见胸满咳嗽,喘促不能平卧;水饮凌心,阻遏心气,则可见心悸、心痛;水饮停滞中焦,阻遏脾胃气机,可致清气不升,浊气不降,而见头昏困倦,脘腹胀满,纳化呆滞;水饮停于四肢,则可使经脉气血阻滞,故除见水肿外,尚可见肢体沉重胀痛等临床表现。

(2)气随津脱:主要指津液大量丢失,气失其依附而随津液之外泄出现暴脱亡失的病理状态。

气随津脱多由高热伤津,或大汗伤津,或严重吐泻耗伤津液等所致。吐下之余,定无完气。

频繁而大量的呕吐、泄泻,皆可使气随津液的耗伤而脱失,出现面色苍白,神昏晕厥,汗出不止,目闭口开手撒,甚则二便失禁,脉微欲绝等症。

（3）津枯血燥：主要指津液亏乏枯竭，导致血燥虚热内生或血燥生风的病理状态。

因高热伤津，或烧伤引起津液损耗，或阴虚痨热，津液暗耗，均会导致津枯血燥。

临床表现为心烦、鼻咽干燥、肌肉消瘦，皮肤干燥，或肌肤甲错、皮肤瘙痒或皮屑过多、舌红少津等临床表现。

（4）津亏血瘀：主要指津液耗损导致血行瘀滞不畅的病理状态。

因高热、烧伤，或吐泻、大汗出等因素，致使津液大量亏耗，则血量减少，血液循行滞涩不畅，从而发生血瘀之病变。

临床表现除见原有津液不足的表现外，还出现舌质紫绛，或有瘀点、瘀斑，或见斑疹显露等症。

（5）血瘀水停：指因血脉瘀阻导致津液输布障碍而水液停聚的病理状态。

血中有津、脉外之津液可从脉络渗入血中，血瘀则津液环流不利；另外，血瘀必致气滞，也导致津停为水，故血瘀常伴水停。

临床上表现为心阳亏虚、运血无力、血脉瘀阻，除见心悸、气喘、口唇爪甲青紫、舌有瘀点或瘀斑，甚则胁下痞块等症外，亦见下肢、面目水肿，即属此候。

（五）内生"五邪"

内生"五邪"是指在疾病的发展过程中，由于脏腑经络及精气血津液的功能失常而产生的化风、化寒、化湿、化燥、化火等病理变化。因病起于内，又与风、寒、湿、燥、火外邪所致病证的临床征象类似，故分别称为"内风""内寒""内湿""内燥"和"内火"，统称为内生"五邪"。

1.风气内动

（1）概念：风气内动即是"内风"。由于"内风"与肝的关系较为密切，故又称肝风内动或肝风。

（2）形成和表现：内风是指疾病发展过程中，主要因为阳盛，或阴虚不能制阳，阳升无制，出现动摇、眩晕、抽搐、震颤等类似风动的病理状态。《素问·至真要大论》说："诸暴强直，皆属于风。""诸风掉眩，皆属于肝。"即指明了内风的临床表现，不仅与外风为病相类似，而且指出了与肝的密切关系。

风气内动：主要是体内阳气亢逆变动所致。《临证指南医案》指出："内风乃身中阳气之变动。"内风的病机，主要有肝阳化风、热极生风、阴虚风动、血虚生风等。

肝阳化风：多由于情志所伤，肝气郁结，郁久化火而亢逆，或暴怒伤肝，肝气亢逆，或操劳过度，耗伤肝肾之阴，阴虚不能制阳，水亏不得涵木，肝阳因之浮动不潜，升而无制，亢逆之阳气化风，形成风气内动。在肝阳上亢表现的基础上，可见筋惕肉瞤、肢麻震颤、眩晕欲仆，甚则口眼㖞斜、半身不遂。严重者，则因血随气升而发卒然厥仆。

热极生风：又称热甚动风。多见于热性病的极期，由于火热亢盛，化而为风，并因邪热煎灼津液，伤及营血，燔灼肝经，筋脉失其柔顺之性，而出现痉厥、抽搐、鼻翼翕动、目睛上吊等临床表现，常伴有高热、神昏、谵语。

阴虚风动：多见于热病后期，津液和阴气大量亏损，或由于久病耗伤，津液及阴气亏虚所致。主要病机是津液枯竭，阴气大伤，失其凉润柔和之能，既对筋脉失之滋润，又不能制阳而致阳气相对亢盛，因而产生筋挛肉瞤、手足蠕动等动风症状，并见低热起伏、舌光少津、脉细如丝等阴竭表现。

血虚生风：多由于生血不足或失血过多，或久病耗伤营血，肝血不足，筋脉失养，或血不荣络，则虚风内动。临床见肢体麻木不仁，筋肉跳动、甚则手足拘挛不伸等症。

另外,并非所有内风病证的病位皆为肝,如小儿慢脾风,其病机主要在于脾土虚败。

2.寒从中生

(1)概念:寒从中生又称"内寒",是指机体阳气虚衰,温煦气化功能减退,虚寒内生,或阴寒之气弥漫的病理状态。

(2)形成及表现:因先天禀赋不足,阳气素虚,或久病伤阳,或外感寒邪,过食生冷,损伤阳气,以致阳气虚衰。阳气虚衰,不能制阴祛寒,故阴寒内盛。一般表现为阳热不足,温煦失职,虚寒内生,可见面色苍白,畏寒喜热,肢末不温,舌质淡胖,苔白滑润,脉沉迟弱或筋脉拘挛,肢节痹痛等症。内寒的病机主要与脾肾阳虚有关。脾为气血生化之源,脾阳能达于肌肉四肢。肾阳为人身阳气之根,能温煦全身脏腑形体。故脾肾阳气虚衰,则温煦失职,最易表现虚寒之象,尤以肾阳虚衰为关键。故《素问·至真要大论》说:"诸寒收引,皆属于肾。"阳气虚衰,则蒸化水液的功能减退或失司,水液代谢障碍,从而导致病理产物的积聚或停滞,形成水湿、痰饮等。故《素问·至真要大论》说:"诸病水液,澄彻清冷,皆属于寒。"临床多见尿频清长,涕唾痰涎稀薄清冷,或大便泄泻,或水肿等,多由阳气不足,蒸化无权,津液不能正常输布代谢所致。

阳气虚衰,不能温煦血脉,反生内寒以收引血脉,血脉收缩则血流迟缓不畅,重者可致血液停积于血脉和脏腑之中,形成瘀血。临床可见痛处固定,遇寒加重。

"内寒"与"外寒"之间区别:"内寒"的临床特点主要是虚而有寒,以虚为主;"外寒"的临床特点是以寒为主,亦可因寒邪伤阳而兼虚象。两者之间的主要联系:寒邪侵犯人体,必然会损伤机体阳气,而最终导致阳虚;而阳气素虚之体,则又因抗御外邪能力低下,易感寒邪而致病。

3.湿浊内生

(1)概念:湿浊内生又称"内湿",是指由于脾的运化功能和输布津液的功能障碍,从而引起湿浊蓄积停滞的病理状态。由于内生之湿多因脾虚,故又称为脾虚生湿。

(2)形成及表现:内湿的产生,多因过食肥甘,嗜烟好酒,恣食生冷,内伤脾胃,致使脾失健运不能为胃行其津液,或喜静少动,素体肥胖,情志抑郁,致气机不利,津液输布障碍,聚而成湿所致。因此,脾的运化失职是湿浊内生的关键。

脾主运化有赖于肾阳的温煦气化。因此,内湿不仅是脾阳虚津液不化而形成的病理产物,在肾阳虚衰时,亦必然影响及脾之运化而导致湿浊内生。反之,由于湿为阴邪,湿胜则可损伤阳气,故湿浊内困,久之必损及脾阳肾阳,而致阳虚湿盛之证。另外,湿浊可以聚而为痰,留而为饮,积而成水,变生多种病患。

湿性重浊黏滞,多阻遏气机,故其临床表现常可随湿邪阻滞部位的不同而异。如湿邪留滞经脉之间,则见头闷重如裹,肢体重着或屈伸不利,故《素问·至真要大论》说:"诸痉项强,皆属于湿。"湿犯上焦,则胸闷咳嗽;湿阻中焦,则脘腹胀满、食欲缺乏、口腻或口甜、舌苔厚腻;湿滞下焦,则腹胀便溏、小便不利;水湿泛溢于皮肤肌腠,则发为水肿。故《素问·六元正纪大论》说:"湿胜则濡泄,甚则水闭胕肿。"湿浊虽可阻滞于机体上、中、下三焦的任何部位,但仍以湿阻中焦脾胃为多。

此外,外感湿邪与内生湿浊在其形成方面虽然有所区别,但二者亦常相互影响。湿邪外袭每易伤脾,脾失健运又滋生内湿。故临床所见,脾失健运,内湿素盛之体,易外感湿邪而发病。

4.津伤化燥

(1)概念:津伤化燥又称"内燥",是指机体津液不足,人体各组织器官和孔窍失其濡润,而出现干燥枯涩的病理状态。

（2）形成及表现：因久病伤阴耗液，或大汗、大吐、大下，或亡血失精导致阴亏津少，以及某些热性病过程中的热盛伤阴耗津等所致。由于津液亏少，不足以内溉脏腑，外润腠理孔窍，从而燥邪便由内而生，故临床多见干燥不润等病变。所以《素问·阴阳应象大论》说："燥胜则干。"

内燥病变可发生于各脏腑组织，以肺、胃及大肠为多见。内燥因津液枯涸，失去滋润濡养作用所致。津液枯涸则阴气化生无源而虚衰，阴虚则阳相对偏亢则生内热，故内燥常伴虚热证的表现。临床常见肌肤干燥不泽，起皮脱屑，甚则皲裂，口燥咽干唇焦，舌上无津，甚或光红龟裂，鼻干目涩少泪，爪甲脆折，大便燥结，小便短赤等症。如以肺燥为主，还兼见干咳无痰、甚则咯血；以胃燥为主时，可见食少、舌光红无苔；若系肠燥，则兼见便秘等症。故金代刘完素《素问玄机原病式·六气为病》说："诸涩枯涸，干劲皲揭，皆属于燥。"

5.火热内生

（1）概念：火热内生又称"内火"或"内热"，是指由于阳盛有余，或阴虚阳亢，或由于气血郁滞，或由于病邪郁结而产生的火热内扰，功能亢奋的病理状态。

（2）形成：主要包括阳气过盛化火、邪郁化火、五志过极化火、阴虚火旺四个方面的因素形成的。

阳气过盛化火：阳气过盛，功能亢奋，必然使物质的消耗增加，以致伤阴耗津。此种病理性的阳气过亢则称为"壮火"，中医学又称为"气有余便是火"。

邪郁化火：邪郁化火包括两方面的内容：一是外感六淫病邪，在疾病过程中，皆可郁滞而从阳化热化火，如寒郁化热、湿郁化火等。二是体内的病理性代谢产物（如痰、瘀血、结石等）和食积、虫积等，亦能郁而化火。邪郁化火的主要机制，实质上是由于这些因素导致人体之气的郁滞，气郁则生热化火。

五志过极化火：又称为"五志之火"。多指由于情志刺激，影响了脏腑精气阴阳的协调平衡，造成气机郁结或亢逆。气郁日久则可化热，气逆自可化火，因之火热内生。如情志内伤，抑郁不畅，则常能导致肝郁气滞，气郁化火，发为肝火；而大怒伤肝，肝气亢逆化火，亦可发为肝火。

阴虚火旺：此属虚火。多由于津液亏虚，阴气大伤，阴虚不能制阳，阳气相对亢盛，阳亢化热化火，虚热虚火内生。

（3）表现：内生火热，主要有心火、肝火、相火（肾火）及胃火等证，其临床表现则随其发病机制和病位的差异而各有不同。凡阳盛、邪郁化热化火及五志化火，多为实热实火，可见高热，烦渴，面红目赤，尿赤，便干，唇舌生疮等。若阴虚内热多见全身性的虚热征象，如五心烦热、骨蒸潮热、面部烘热、消瘦、盗汗、咽干口燥、舌红少苔、脉细数无力等；阴虚火旺，多集中于机体某一部位的火热征象，如虚火上炎所致的牙痛、齿衄、咽痛、升火颧红等。

二、疾病传变

传变是指疾病在机体脏腑经络组织中的传移和变化。从本质上讲，即是疾病在其发展过程中的不同时间和不同层次上人体脏腑经络及精气血津液等各种病理改变的复杂联系和变化。疾病传变，就是阐明疾病过程中各种病理变化的演变、发展规律。

（一）疾病传变的形式

疾病传变，不外两种形式：一是病位的传移，二是病性的变化。

1.病位传变

病位即疾病所在的部位。人是一个有机的整体，机体的表里之间、内脏之间，均有经络相互沟通联络，气血津液循环贯通。因此，某一部位的病变，可以向其他部位波及扩展，从而引起该部位发生病变，这就是病位的传变。常见的病位传变包括表里之间与内脏之间的传变，而外感病和内伤病的传变又各有特点。

《素问·阴阳应象大论》说："邪风之至，疾如风雨，故善治者治皮毛，其次治肌肤，其次治筋脉，其次治六腑，其次治五脏。治五脏者半死半生也。"说明了掌握疾病传变规律，实施早期治疗的重要性。

(1)表里出入：表与里是一个相对的概念，所指的病变部位并不是固定的。以整体而言，则病在皮肤、毛窍、肌肉、经络等为外属表，在脏腑、骨髓等组织器官为内属里。如以皮毛与经络相对而言，则皮毛属表，经络属里；以三阴三阳经而言，则三阳经为表，三阴经为里；以脏与腑相对而言，则腑为表，脏为里。

由于疾病表里的传变，意味着病邪的表里出入变化，故疾病的表里传变，亦称邪之表里出入。

表病入里：亦即表邪入里，指外邪侵袭人体，首先停留于机体的肌肤卫表层次，而后内传入里，病及脏腑的病理传变过程。常见于外感疾病的初期或中期，是疾病向纵深发展的反映。多由于机体正气受损，抗病能力减退，正气不能制止病邪的致病作用，病邪得以向里发展，或因邪气过盛，或因失治、误治等因素，以致表邪不解，迅速传变入里而成。如外感风寒证，可出现恶寒、发热、无汗等寒邪在表病变。若在表的风寒之邪不解，可由肌表而内传入里，影响肺、胃功能，发展为高热、口渴、喘咳、便秘等症，此即由表寒证转化成了里热病变。

里病出表：是指病邪原本位于脏腑等在里层次，而后由于正邪斗争，病邪由里透达于外的病理传变过程。如温热病变，内热炽盛，见高热、烦渴、胸闷、咳逆等症，继则汗出而热邪外解，脉静身凉，症状缓解，或热病疹等透发于外，以及伤寒三阴病变转化为三阳病变等，均属里病出表之病理过程。

人体表里是相对的，而且是多层次的。所以，病变在表里出入的传变中，可以有介于表里之间的阶段，即半表半里。伤寒的少阳病机，温病的邪伏募原病机，都称为半表半里，皆出现介于表与里之间的见证，其发展趋势既可达表也可入里，此为其特点。

(2)外感病传变：一般而论，外感病发于表，发展变化过程是自表入里、由浅而深的传变。故外感病基本是表里传变，但内传入里后，亦见脏腑间的传变。不同的外感病，其病位传变的形式又有所区别，主要有六经传变、卫气营血和三焦传变。

六经传变：六经指三阴、三阳，实即十二经脉。六经传变是指疾病的病位在六经之间的相对转移。东汉张机的《伤寒杂病论》，在《内经》所论外感热病的传变规律的基础上，创立了"六经传变"理论。六经传变，实际上是对伤寒热病六个不同发展阶段的病变规律和本质的概括。

经脉是运行气血的通路，能"内属于腑脏，外络于肢节"，把人体各部的组织器官联结成一个有机的整体。因而也成为病邪传播转移的通路和病理变化反应的部位。特别是十二经脉，是经络系统的主干、核心部分，也成为外感病传变的重要途径。

六经由表入里传变的基本形式是由阳入阴，即先太阳、阳明、少阳，而后太阴、少阴、厥阴的六个层次，说明阳气由盛而衰，疾病由轻到重的发展过程。反之，由阴出阳，则说明正气由衰而盛，疾病由重到轻的好转过程。若正气不支，邪气亢盛，也可不经阳经而直接侵犯阴经，称为直中三阴，其中以直中少阴为多。六经的具体传变形式尚有阴阳经传变、表里经传变、手足经传变等。

另外,由于经脉与脏腑有属络关系,所以六经病变实际上与相应的脏腑功能失常有关。

三焦传变:是指病变部位循上、中、下三焦而发生传移变化。此三焦是人体上、中、下部位的划分,也是诸气与水液上下运行的通路,因而也可作为病位转移的途径。温病的三焦传变,是对温热病三个不同发展阶段的病变规律和本质的阐释,由部位三焦的概念延伸而来。

三焦传变是温病的主要传变形式。温热病邪,多自口鼻而入,首先侵犯上焦肺卫。病邪深入,则从上焦传入中焦脾胃,再入下焦肝肾。这是疾病由浅入深,由轻而重的一般发展过程,故称为顺传。如果病邪从肺卫直接传入心包,病情发展恶化,超越了一般传变规律,故称为逆传。即如吴瑭所说:“肺病逆传,则为心包。上焦病不治,则传中焦,胃与脾也;中焦病不治,即传下焦,肝与肾也。始上焦,终下焦”(《温病条辨·卷二》)。疾病之所以顺传和逆传,主要取决于正邪双方力量的对比和病邪的性质。若疾病好转向愈,则可由下焦向上焦传变。

卫气营血传变:是指温热病过程中,病变部位在卫、气、营、血四个阶段的传移变化。卫分是温病的初期阶段,病位在肺卫;气分为温病的中期,病位在胃、肠、脾及肺、胆;营分是温病的严重阶段,病位在心包及心;血分属温病的晚期,病位在肝、肾及心。

卫气营血传变,一般从卫分开始,发展传为气分,再入营分,而血分。反映病邪由浅入深,病势由轻而重的发展过程,称为“顺传”。若邪入卫分后,不经过气分阶段,而直接深入营分或血分,称为“逆传”,反映了传变过程渐进与暴发之不同。

此外,卫气营血传变,还有初起即不见卫分阶段,而径入气分、营分者;亦有卫分证未罢,又兼见气分证而致“卫气同病”者;或气分证尚存,同时出现营分、血分证而成“气营两燔”“气血两燔”者;更有严重者为邪热充斥表里,遍及内外,出现卫气营血同时累及的局面。

(3)内伤病传变:内伤病是内脏遭到某些病因损伤所导致的一类疾病。因此,内伤病的基本病位在脏腑。

人体是以脏腑为核心的有机整体,脏腑之间在生理上密切相关,在病理上则可通过经络、精气血津液等的相互影响,以及位置相邻,而在脏腑之间发生传变。所以,内伤病的基本传变形式是脏腑传变。另外,脏腑与形体官窍之间,在生理上相互联系,在病理上亦相互影响,故内伤病也可在脏腑与形体官窍之间传变。

脏与脏传变:即指病位传变发生于五脏之间,这是内伤病最主要的病位传变形式。

五脏之间通过经络相互联系,在生理功能上密切相关而又协调平衡,在精气血津液的生化、贮藏、运行、输布等方面存在相互依存、相互为用又相互制约的关系。因而,某一脏的病变,常常影响到他脏而发生传变。例如心与肺、心与脾、心与肝、心与肾之间,其病变都可以相互影响。心与肺同居上焦胸中,心主血脉,肺主气,而宗气“贯心脉而行呼吸”。所以,疾病在心与肺的两脏之间的传变,主要是心血与肺气病变的相互影响。临床上,心运血功能失常,可以导致肺气郁滞,宣降失司,而见咳喘不得平卧。肺病日久,吸清呼浊功能异常,气病及血,可致肺气胀满,心血瘀阻,发生心悸、胸闷、口唇爪甲青紫等症。另外,心与脾之间,主要是心血、心神与脾气运化病变的相互影响;心与肝之间,主要是心血与肝血、心神与肝失疏泄情志病变的相互影响;心与肾之间,主要是心肾阴阳不交与精血亏损病变的相互影响。于此可知,由于两脏之间生理功能的联系各不相同,所以其病理传变情况也各不一样。

脏与腑传变:是指病位传变发生于脏与腑之间,或脏病及腑,或腑病及脏。其具体传变形式则是按脏腑之间表里关系而传。如《素问·咳论》说:“五脏之久咳,乃移予六腑。脾咳不已,则胃受之……肺咳不已,则大肠受之。”这是由于心与小肠、肝与胆、脾与胃、肺与大肠、肾与膀胱等表里相合脏腑之间,有经脉直接属络,从而使病气得以相互移易。如肺与大肠表里相合,脏腑气化相通,大肠得肺肃降之气而后传导排便。若肺气壅滞于上,肃降失职,则可致大肠腑气不通而发生便秘;而大肠实热,积滞不通,亦反过来影响肺气的肃降,从而发生气逆喘咳。故肺病可传至大肠。大肠病又可累及于肺。如心火移热于小肠;小肠有热,循经上熏于心;脾运失职,影响胃的受纳与和降;食滞于胃,导致脾失健运等,均为脏腑表里相传的疾病传变。

应当指出,脏腑表里相合关系的传变,并不是脏与腑之间病位传变的唯一形式,如肝气横逆犯胃;寒凝肝脉导致小肠气滞等,虽是由脏传腑,但不属于表里相合传变。

腑与腑传变:即是指病变部位在六腑之间发生传移变化。六腑生理功能各有不同,但都参与饮食物的受纳、消化、传导和排泄,以及水液的输送与排泄,并始终维持着虚实更替的动态变化。若其中某一腑发生病变,则势必影响及另一腑,导致其功能失常。如大肠传导失常,腑气不通,下游闭塞,则可导致胃气上逆,出现嗳气、呕恶等症状;若胃中湿热蕴结,熏蒸于胆,则又可引起"胆热液泄",而出现口苦、黄疸等症。可以看出,任何一腑的气滞或气逆,均可破坏六腑整体"实而不能满""通而不宜滞"的生理特性,从而使病变部位在六腑中发生相应的传变。

形脏内外传变:包括病邪通过形体而内传相关之脏腑,及脏腑病变影响形体。

外感病邪侵袭肌表形体,由经脉传至脏腑,是内伤病发作、加重的重要原因。如风寒之邪侵袭肌表,客于皮毛,然后内合于肺。至于其内合于肺的机制,则是"外内合邪"。因已有过食寒凉生冷饮食,损伤脾胃阳气,手太阴肺经起于中焦(相当于胃的中脘部),胃寒阳衰,可通过经脉影响于肺,而致肺阳不足,宣发失职,若再有风寒之邪外袭,则因肺阳虚衰,卫外功能减退,因而客肺而发生咳嗽、喘促等病变。

某些形体组织的病变,久则可按五脏所合关系,从病变组织传入于本脏,而发展为内伤病证。反之,病变可由脏腑传至经脉,亦可反映于体表。如《灵枢·邪客》说:"肺心有邪,其气留于两肘。"说明心肺有病亦会通过其所属经脉,并在其循行的形体肌表部位反映出来,而出现胸痛、两臂内痛等症。临床上,五脏病变通过经络和精气血津液等影响及五体和官窍,亦是常见现象。

2.病性转化

(1)寒热转化:指疾病过程中,病机性质由寒转化为热,或由热转化为寒的病理变化,实际是由阴阳的消长和转化所致。

由寒化热是指病证的性质本来属寒,继而又转变成热性的病理过程。

寒证有实寒证与虚寒证,而热证亦有实热证与虚热证。临床所见,由寒化热主要有两种形式:一是实寒证转为实热证,以寒邪化热入里为常见。如太阳表寒证,疾病初起恶寒重,发热轻,脉浮紧,以后继则出现阳明里热证,而见壮热,不恶寒反恶热,心烦口渴,脉数。另外,阴邪内聚,也可从热而化,转化为实热证。如哮喘病开始不发热,咳嗽,痰稀而白;继则转见发热,咳嗽,胸痛,痰黄而黏稠,即表示病性已由寒而化热。二是虚寒证转化为虚热证。这是基于"阳损及阴"的道理,在阴阳互损病机中已有论及。

至于实寒证转化为虚热证,因为寒邪难以直接伤阴,则少有直接转化者。但若实寒证化热,日久亦可伤阴而转化为虚热证。虚寒证转化为实热证,亦有所见,可因重感于邪、邪郁化热、过用辛热药物等因素所致。

由热转寒是指病证的性质本来属热,继而转变成为寒性的病理过程。

由热转寒主要有三种形式:一是实热证转化为虚寒证,一般因伤阳所致。如外感高热患者,由于大汗不止,阳从汗脱;或因吐泻过度,阳随津脱,病机就由实热转为虚寒的亡阳危证,出现冷汗淋漓、体温骤降、四肢厥冷、面色苍白、脉细微欲绝等症。又如内伤便血患者,初起便血鲜红,肛门灼热,口干舌燥,大便秘结或不爽。若日久不愈;血去正伤,阳气虚衰,继则转见血色紫暗或色淡,脘腹隐痛,痛时喜按喜温,并见畏寒肢冷,大便清溏,则表明其病性已由热而转寒。二是实热证转化为实寒证。比如风湿热邪痹阻肢体关节的热痹证,或因治疗用药,或素体阳虚,可热去而从寒化为风寒湿邪痹阻的寒痹证。三是虚热证转化为虚寒证,机制为"阴损及阳",见阴阳互损病机。

至于虚热证转化为实寒证,则较为少见。如果虚热证转化为虚寒证,因阴邪内聚,或感受寒邪,亦可发展为实寒证。

(2)虚实转化:疾病过程中,正邪双方处于不断的斗争和消长之中,当正邪双方力量对比发生变化,则疾病的虚实性质亦会发生转变,或由实而转虚,或因虚而致实。

由实转虚:指疾病或病证本来是以邪气盛为矛盾主要方面的实性病变,继而转化为以正气虚损为矛盾主要方面的虚性病变的过程。

由实转虚的机制,主要在于邪气过于强盛,正不敌邪,正气耗损所致。此外,因失治、误治等原因,致使病程迁延,虽邪气渐去,然正气已伤,则亦可由实转虚。如外感暑热病邪,可因迫津外泄而大汗,气随津泄而脱失,病从暑热内盛证较快地转为实热兼阴虚证,进而发展为阴虚证,再为亡阴证,出现面色淡白、精神萎靡、汗出肢温、口渴喜饮、脉细而数等症,若出现冷汗淋漓、四肢发凉、脉微欲绝,则为亡阳证。又如,肝火上炎证的眩晕,日久则火盛伤阴而发展为肝肾阴虚的病变。

因虚致实:指病证本来是以正气亏损为矛盾主要方面的虚性病变,转变为邪气盛较突出的病变过程。

因虚致实的机制,多由于脏腑功能减退,气化不行,以致全身气血津液等代谢障碍,从而产生气滞、水饮、痰浊、瘀血等病理变化;或因正虚病证,复感外邪,邪盛则实。如心肾阳气亏虚的心悸气喘,可因病情突然变化而发生水饮泛溢,上凌心肺,肺气闭塞,出现怔忡不宁、端坐喘息、胸中憋闷欲死的危急证候。又如肺肾两虚的哮证,肺卫不固,复感风寒,哮喘复发,而见寒邪束表、痰涎壅肺的实证。因虚致实的转变,正虚方面仍然存在,只不过实性病机占突出地位而已。

(二)影响疾病传变的因素

1.体质因素

体质主要从两方面对疾病的传变发生作用。一是在较大程度上影响正气之强弱,从而影响发病与传变的迟速。如素体盛者,一般不易感受病邪,一旦感邪则发病急速,但传变较少,病程亦较短暂;素体虚者,则易于感邪,且易深入,病势较缓,病程缠绵而多传变。二是在邪正相争过程中,对病邪的"从化"具有重要的决定作用。一般而论,素体阳盛者,则邪多从火化,疾病多向阳热实证演变;素体阴盛者,则邪多从寒化,疾病多向寒实或虚寒等证演变。例如,同为湿邪,阳热之体得之,则湿从阳而化热,形成"湿热";若阴寒之体得之,则湿从阴而寒化,成为"寒湿"。

2.病邪因素

病邪是影响疾病传变的重要因素,在传变的迟速及病位、病性的传变方面都受到邪气的影响。传变的迟速与邪气的性质直接相关。如外感六淫病邪,一般阳邪传变较快,特别是火(热)邪、风邪、暑邪;阴邪传变较慢,特别是湿邪黏滞而较少传变。疠气则传变急速。湿、痰、水饮及瘀血内生,传变一般迟于外邪。另外,邪盛则传变较快,邪微则传变缓慢。

各种不同的病邪,其伤人的途径不同,病位传变的路径亦有较大的差异。外感病因以表里传变为主,伤寒多六经传变,而温病多卫气营血、三焦传变。内伤病因主要是脏腑传变,亦可表里相及。疠气致病力强,则各有相对特殊的传变途径。外伤对疾病的传变也有重要影响。病邪从化主要由体质因素决定,但病性的变化与病邪的属性亦有一定联系。如燥为阳邪,较易从热而化;湿为阴邪,较易从寒而化。

3.地域因素和气候因素

地域因素的长期作用,形成不同地理环境人群的体质特征和疾病谱的差异,同时亦影响疾病的传变。比如,居处高燥地域的人群,感邪后较易化热、化燥,伤阴耗津;而居处卑湿之地者,病变较易化湿,伤气伤阳。时令气候对疾病的影响颇大,其中包括对疾病传变的影响。比如,在冬春寒冷季节,寒哮一证,容易出现外寒入里引动内饮而发病,发生表里的传变;而阳盛之躯,则可因寒邪外束腠理,阳气不得发越而暴亢,乃至化火生风,发生厥仆之变,此又属脏腑经络的传变。

4.生活因素

主要包括情志、饮食、劳逸等,主要是通过对正气发生作用而影响疾病的传变进程。概而言之,良好的心情,合理的饮食,劳逸得当使疾病趋向好转康复。相反,恶劣的心境,饮食不当以及劳逸失度则使疾病发展生变。如狂证患者,可因情志刺激,导致气郁化火,挟痰上蒙心窍,使病情加重或引起复发;肾气本亏的患者,可因惊恐重伤精气而发生阳痿等病变。饮食对脾胃、胆、大小肠病证传变的关系尤为密切,且通过对水谷运化、气血生化的影响而对疾病传变发生作用。

此外,正确的治疗、护理,则可及时阻断、中止疾病的发展和传变,或使疾病转危为安,以至痊愈。反之,若用药不当,或失治、误治,护理不当则可损伤人体正气,并助长邪气,以至变证叠起,坏证丛生,甚至预后不良。

(李　超)

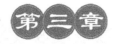

中医辨证基础

第一节　辨证的基本要求

一、全面分析病情

完整收集真实的四诊材料,参考现代物理和实验室检查,这是全面分析病情,取得正确辨治结果的客观依据。片面的或不真实的四诊材料,往往是误诊、误治的原因。内科病证是复杂多变的,有时其临床显现的脉症,也不免有假象,有的假在脉象上,有的假在症状上,有的假在舌象上,故临诊时应仔细鉴别和辨识。如果四诊不全,便得不到全面、确切的资料,辨证分析就难准确,容易发生误诊。

中医学的整体观,是全面分析病情,指导内科临床辨证的重要思想方法。整体观在内科临床上的具体应用,可从人体本身与自然环境对人体疾病的影响两方面来说明。因为人体的形体、官窍和经络,都与脏腑息息相关,内外相通,彼此联系。人体一旦发生疾病,不论局部和全身,都会出现病理反应,即局部的病可以影响全身,全身的病可以反映于某一局部;内部的病可以表现于外,外部的病也可传变入里;情志变化更可以影响内脏功能,内脏的病变也可以引起情志活动的异常。所以临证时既要诊察局部,也要审察全身;既要诊察"神",也要审察"形",两者不可偏废。

证候的表现常受体质的影响,这也是运用整体观指导辨证时,应重视的内容。因为每个患者的禀赋有虚实强弱之别、体质有阴阳寒热之分,因此虽患同一疾病,其临床表现则不尽相同,治疗用药亦当有所差别。他如患者的年龄、性别、职业、工作条件等,与某些疾病之发生,也有一定关系,辨证时均应注意。

自然界对人体疾病的影响,包括四时气候与地理环境,也是属于中医整体观的内容,在全面分析病情,进行临床辨证时,对这些条件必须给予重视。例如,春夏两季,气候偏温,阳气升发,人体腠理因而疏松开泄,对风寒表证,则不宜过用辛温发散之品,以免开泄太过,耗气伤阴;秋冬之季,气候偏冷,阴旺阳衰,人体腠理致密,阳气潜藏于内,若病非大热,就应慎用苦寒之品,以免伤阳。再如,对同样风寒表证之治疗,在北方严寒地区,辛温药量则可加重,而在南方温热地区,辛温药量就宜减轻,或改用轻淡宣泄之品。以上说明气候和地理环境与疾病的表现和治疗都有其一定的关系。

此外，由于中医学和西医学的理论体系不同，在临床上经常可以遇到一些经西医学检查诊断，并无阳性结果的疾病，这些疾病有的较为难治，而中医对此辨治，则常可收到良好疗效。也可看到一些经中医辨证论治认为治愈的病例，而用西医学的化验检查，则认为并未真正治愈的病例。对待这类病例，则应尊重客观，既要参考化验检查的结果，又要重视中医辨证的依据，扬长补短，尽可能地全面分析病情，使辨证更趋准确。

综上，整体观在内科临床辨证上的应用，实际上就是因人、因地、因时制宜。因人制宜，是指在辨证时，不宜孤立地只看到病证，还必须重视到患者的整体和不同患者的特点。因时、因地制宜，是指诊治疾病时，不仅要重视人的特点，还要看到自然环境对人体疾病的影响。此外，对化验检查结果，也应参考。只有从整体观念出发，全面考察问题，分析问题，善于因人、因时、因地制宜，才能取得比较符合实际的辨证。

二、掌握病证的特点和变化

内科病证都有各自的临床特点和变化规律，以便有别于他科病证。因此，在辨证时掌握不同类别病证的特点和变化，也是非常重要的环节。

中医内科病证大体可分为外感疾病（包括伤寒和温病）和内伤杂病两大类，两者各有不同的病因病机、临床、证候及发展演变的特点。外感疾病，主要根据六经、卫气营血和三焦来进行辨治；内伤杂病主要以脏腑的病因病机来指导辨证论治。这样，就将伤寒温病、内伤杂病的病因、发病、病机变化和临床特点，有了详细而明确的区分。

（一）六经病证的特点和变化

六经病证是指《伤寒论》中六经所属脏腑病机变化表现于临床的各种证候。它包括太阳、阳明、少阳、太阴、少阴、厥阴等，反映了伤寒 6 种不同的病位、病性、病机和病势归类及证候特点，并作为辨证的依据。凡寒邪在表，或者表邪入里化热，且属正盛邪实的太阳、阳明、少阳，均为阳证，治疗当以祛邪为主；凡病位入里，且属正虚抗病力减弱的太阴、少阴和厥阴均为阴证，治疗当以扶正为主。

伤寒的病因，以人体感受寒邪为主，以皮毛肌腠为入侵途径，循经脉由表而里，传至脏腑。其病机变化，为六经及其所系脏腑受寒邪侵袭，由表入里，由阳转阴，故其临床特点，病初必见伤寒表证，寒邪入里化热，则转为里实热证。在伤寒日久不愈，正虚阳衰的情况下，则多传肝脾肾三脏，出现腹满自利、但欲寐、厥逆等一系列损阳伤正的病机反映。

由于六经各系一定的脏腑，故各经病证常会累及其所系的脏腑，反映出脏腑的证候。如太阳经受病之初，多表现为太阳经证。当表邪不解，影响到太阳腑的时候，就会出现蓄水证或蓄血证。当寒邪入里，又可因人体正气的强弱而有不同的变化。正气衰弱则病由实转虚，可出现累及心肾的少阴病；正气盛则病转实，而出现病在胃肠的阳明病。因此，六经病证实际上就是六经所系脏腑在病理条件下，反映于临床的证候。

六经病证既然是脏腑经络病机变化的临床反映，故一经的病证，常会涉及另一经，从而出现传变、合病和并病。一般认为，"传"是指病情随着一定的趋向发展；"变"是指病情在某些特殊条件下起着性质的转变。疾病的传变与否，常取决于 2 个主要因素：一为邪正消长的力量比较，一为治疗处理的得当与否。如自表而里，由阳而阴，这是一般邪胜正衰的传变规律；若在正胜邪退的情况下，则病势能由里达表，由阴出阳。

合病和并病，都是不能单独用一经的病证来归纳的复杂证候。凡2经或3经的证候同时在一个患者身上出现者，称为"合病"。《伤寒论》中有太阳阳明合病、太阳少阳合病、阳明少阳合病和三阳合病4种。凡一经的病证未罢，又出现另一经的证候者，称为"并病"，《伤寒论》中有太阳阳明并病和太阳少阳并病两种。

此外，还有因误治之后、正气太虚、病情恶化危重者，称为"坏病"。《伤寒论》中特别提出了"观其脉证，知犯何逆，随证治之"的论述，作为诊治"坏病"的原则。

（二）卫气营血病证的特点及其变化

卫气营血是人体感受四时不同温热病邪所引起的多种急性温热病过程中的四种阶段的总称。温病临床分类繁多，有以季节气候定名，有以四时主气定名，也有以发病或流行特点而定名。尽管临床分类众多，但就其病变性质而论，一般可归纳为温热和湿热两大类。温邪入侵人体的途径，系由口鼻而入，循卫气营血而分属于上、中、下三焦所属脏腑。其病机变化，主要由于温邪入侵卫、气、营、血后，最易化火灼伤津液，耗血动血，故其临床特点是化热最速，极易产生一系列火炽伤阴等病机反映，它包括卫分、气分、营分、血分等4个不同阶段的证候。卫分是温病的初期阶段，病位主要在肺卫；气分为温病的中期，乃温邪由表入里，病情渐重，病位在肺、胃、脾、胆、肠，高热为其主症；营分乃温邪更为深入，致津液耗伤，病位主要是心与心包，为温病的较重阶段，身热夜甚，时有谵昏为其主症；温邪进入血分，其主症为高热出血，神志受扰，病位在心、肝、肾，属温病晚期的严重阶段。

卫、气、营、血证候的传变过程，一般多从卫分开始，按由卫-气-营-血的演变发展，称为"顺传"。它反映出病邪由表入里、由浅而深；病情由轻而重、由实而虚的传变过程。临床观察表明，这与西医学关于急性传染病的由前驱期-症状明显期-极期-衰竭期的演变程序是基本一致的。

由于患者体质强弱及其反应状态的不同，致病温邪类别有异，常可出现"逆传"的证候。所谓"逆传"，是指邪入卫分后，不经过气分阶段，而直接深入营分和血分。实践证明，"逆传"是一种特殊临床类型，它和"顺传"过程中出现的营分、血分证候，在内脏病变的本质上无明显差异，临床脉证也基本相同，其主要区别在于传变过程的渐进性与暴发性的不同。

卫气营血证候的传变无固定形式，有初起不见卫分病证而径见气分或营分病证者；有的卫分证未罢，又兼见气分证而致"卫气同病"者；也有气分证尚存，同时出现营分证或血分证者，称"气营两燔"；更有严重者，邪热充斥表里，遍及内外，出现卫气营血同时累及的局面。不过卫气营血的证候传变，病在卫气，病情较浅较轻；病入营血，病情较深较重。不过其浅深轻重的程度是相对的，所以临证时则应详细观察，避免贻误诊治。

（三）脏腑病证的特点及其变化

脏腑、经络、气血是中医学独特的生理系统，是构成人体的一个有密切联系的整体。病理情况下表现的脏腑病证，是致病因素导致的脏腑病机变化，反映于临床的不同证候。以脏腑议病辨证，始见于《内经》"风论""痹论""痿论"和"咳论"诸篇，以后《金匮要略》《备急千金要方》《中藏经》渐有发展，至钱乙《小儿药证直诀》的"五脏辨证"、张元素的《脏腑标本药式》问世后，相继有以脾胃立论的、以主命门立说的、以专温肾和养阴等各学派的兴起，逐渐形成了用脏腑寒热虚实来分析疾病发生和演变的学术主张，充实和奠定了脏腑病证的理论基础，其辨证论治的规律性也逐步被认识和总结出来。中华人民共和国成立以来，通过广泛的临床、教学和科研实践，对脏腑病证的理论和证治研究，又有了一定的进展。从20世纪60年代始，全国中医药院校各版教材，已将脏腑病证列为内科学的总论，被公认为指导中医内科临床的基本理论之一。

脏腑病证的范围较广，所以临床表现的证候极为复杂。就其病因而言，虽然多属内伤杂病的范畴，有时亦兼外感，或由外感演变而成。以内伤而论，既有七情、劳伤、起居饮食等不同，又有彼此的夹杂参合，故病机变化也较复杂。不过以脏腑病证分类，就能执简驭繁，纲举目张，从而认识疾病的本质。

从病因与脏腑病证的病机关系分析，由七情、劳伤致病的，必耗气伤阴，多先伤心、肝、肾三脏，在临床上多表现为抑郁不快、心烦不安、失眠梦遗、倦怠乏力、饮食减少、心悸气短等为特征的证候；由饮食失节致病的，或为食滞，或属湿热，或属虚寒，多先损伤脾胃，出现胃纳呆滞、脘腹痞满，或大便溏泻等为特征的证候；若起居无常，寒暖失调，则外邪易乘之而入，肺卫首当其冲，或感于肺，或为皮毛所受，即出现鼻塞咳嗽、恶风发热等为特征的表证。

由于脏腑之间有互为表里和五行生克的生理关系，所以在疾病演变过程中，反映出来的病机变化和证候，多具有一定规律和范围。如心之生理功能主要主血脉和神志，小肠与心互为表里，因此在病理条件下，反映在临床上的证候，就离不开血脉运行障碍、情志思维活动异常和心移热于小肠的证候，其病证范围则以心悸、心痛、健忘、失眠、癫狂、昏迷、吐血、衄血、舌疮、梦遗、尿血等为常见；肝之生理功能是主疏泄和藏血，司全身筋骨关节之屈伸，胆与肝互为表里，在病理条件下，主要表现为情志异常、惊恐、血失所藏的证候，其病证范围则以中风、眩晕、头痛、痉、痫、昏厥、积聚、吐血、衄血、惊恐、不寐、耳鸣、耳聋、疝气、麻木、颤证等为常见；脾胃的生理功能主要为主受纳和运化水谷，其病理表现则为水谷消化吸收的失调，其病证范围主要表现为泄泻、黄疸、胃脘痛、呕吐、呃逆、水肿、鼓胀、痰饮、吐血、便血等；肺的生理功能为主气司呼吸，肺与大肠互为表里，故病理表现主要为气机出入升降的失常，其病证范围以感冒、咳嗽、哮喘、肺痈、肺痨、肺痿、肺胀、咳血、失音、胸痛等为常见；肾的主要生理功能为主藏精，为生殖发育之源，主水液以维持体内津液之平衡，与膀胱互为表里，在病理情况下，则反映为精气津液失调，其病证范围以消渴、痿、水肿、喘、尿血、淋浊、癃闭、小便失禁、遗精、阳痿、腰痛、耳鸣、耳聋等为常见。

由于脏腑的生理功能是与经络密切联系的，因此不少经络病证的证候，常常通过脏腑的病机变化反映出来，如肝经的主要见证为巅顶头痛、两胁痛、目赤、面青等，以五脏病机分析，则可概括为肝气化火和肝阳上亢的实证；如以经络病机分析，因肝之经脉布胁肋，连目系，下颊环喉，会于巅，故上述诸症之出现，均与经络循行部位有密切关系。因此，各种内科杂病，既是脏腑的不同证候，也包括经络病机变化反映在临床上的不同证候。

由于气血既是脏腑功能的反映，又是脏腑活动的产物，因此，人体病机变化无不涉及气血。因气血来源于脾胃，出入升降治节于肺，升发疏泄于肝，帅血贯脉而周行于心，统摄于脾，故脏腑一旦受病，就直接或间接地反映出气血的病机变化，出现不同气血的病证。

痰湿既是脏腑病机变化的产物，也是脏腑病证的临床表现，又是直接或间接的致病因素。痰为湿之变，湿则分为外湿和内湿。外湿是六淫之邪，多由体表肌肤侵入，浅则伤及皮肉筋脉，流注关节，深则可入脏腑，脾阳素虚者易从寒化，胃热之体易从热化；过用寒凉易于寒化，妄加温燥易于热化。内湿多因饮食不节，恣食酒醴、肥甘，损伤脾胃，运化失调，水失敷布，内聚为患，或为泄泻，或为肿满，或为饮邪，或为痰阻。此即《素问·至真要大论篇》所说"诸湿肿满，皆属于脾"的病机。

由此可见，脏腑的病证多与气血痰湿的运行和代谢障碍密切相关，气血痰湿的病理表现，又是脏腑病证的直接体现。

三、明析辨证与辨病的关系

病和证都是人体阴阳平衡失调,出现了病机变化的临床反映。它不仅是概括一组症状的综合征,而且是反映内外致病因素作用于机体后,表现的不同特征、性质和病理机转。因此,病和证都是对人体在病理情况下,概括其病因、病位、病机、病性、病势,以及邪正消长、阴阳变化的临床综合诊断。

中医学的辨证论治,既讲辨证,也讲辨病。汉代张仲景《伤寒论》是一部论述辨证论治的典籍。《金匮要略》则是论述辨病的专著,其中的中风、疟疾、肺痈、消渴、肠痈等篇,开辨病论治之先河。

辨证与辨病是密切相关的。一方面,疾病的本质和属性,往往是通过"证"的形式表现于临床的,所以"证"是认识疾病的基础,辨"证"即能识"病";另一方面,"病"又是"证"的综合和全过程的临床反映,只有在辨"病"的基础上,才能对辨脉、辨证和论治等一系列问题,进行较全面的讨论和阐述。具体地说,"辨证"多属反映疾病全过程中某一阶段性的临床诊断;"辨病"则较多反映疾病全过程的综合诊断。不过"病"和"证"的区别,还不能简单地全部用疾病的"全程"和"阶段"来解释。因为古代不少的病,如黄疸、咳嗽、水肿等,现在看来乃属一种症状。同样,一些古代的证,如痉、脱等,今日已逐渐发展成为单独的疾病。

"病"和"证"的关系,还表现在同一疾病可以出现不同的"证",不同的疾病也可以出现相同的"证"。前者称"同病异证",后者称"异病同证"。这里的"证",不是指病程阶段不同而出现不同的"证",主要是与致病病因和人的体质差异的结果。如感冒一病,有因风寒袭表和风热上犯的差异,而有风寒表证和风热表证的不同,同属风寒袭表,由于体质差异,又有表实证与表虚证之别。又如在痢疾、泄泻、淋证等不同病的某一阶段,均可出现"下焦湿热"的相同证候。在治疗处理上,前者"病"虽同而"证"不同,则治疗不同;后者"病"虽异,而"证"相同,故治疗相同。此即所谓"同病异治"和"异病同治"。

虽然"病"和"证"的关系如此密切,但在具体临床上还必须熟练掌握好辨证,才能更好地达到辨病的目的。古人为此创造了丰富多彩的辨证方法,如八纲辨证、六经辨证、卫气营血辨证,以及脏腑辨证、气血津液辨证、病因辨证等。它们都是从不同的角度和不同的高度,反映疾病共性的规律性认识,是从具体的疾病中概括和总结出来的,又反过来指导对疾病的辨证。

四、周密观察,验证诊断

收集四诊材料,全面分析病情,根据疾病的特点和变化,进行辨证和辨病,从而立法、选方、遣药,但辨证论治正确与否尚需用治疗效果来验证。若其辨证论治收到预期疗效,则表示辨证论治正确无误。临床上,由于受到认识水平和技术水平的限制,部分地或全部地修改原有的辨证结果和论治方法,也是常见的。因为一些疑难的或临床表现不典型的病例,往往需要经过深入和系统的动态观察,才能得到正确的辨证。如呕吐一证,既可起于外感,又可发于内伤,起于外感又有因寒因热的不同,发于内伤则有气滞和湿浊之别。不论外感内伤,呕吐乃胃气上逆所导致。而胃气上逆又不仅限于胃腑本身的病,有时也可由肝气横逆而引起,或肾气衰败而导致。这些鉴别和辨证,都必须进行全面地动态地观察,才能辨识出来。若初察患者之吐,非由外感引起,乃发于情绪不舒之后,症又见胁痛胀满、吞酸嗳气、脉弦,先辨为肝气犯胃的呕吐,遣以疏肝和胃之方药,药后仅胁痛胀满、吞酸嗳气之症稍缓,而呕吐未平,且出现小便不利、面足浮肿,脉转细弦而缓,追问病史,以往曾有反复浮肿、腰痛头昏之候。按此详察分析,其吐虽与肝气不疏有关,但致吐之由乃是肾气衰败、浊邪上干所致,可改用疏肝益肾、化浊和胃之法。系统地进行动态观察,随证施治,不断验证辨证,这样才有可能得到符合临床实际的正确辨证。

此外,必须强调指出,对急症和重危病例,如卒中昏迷或急性中毒的患者,在四诊材料一时无法全面收集之前,则当及时提出应急的"急则治其标"的辨证和诊断,迅速采取有效的治疗措施,及早进行必要的处理,切不可只顾于辨证和诊断细节问题的纠缠,置患者于侧而不进行必要的抢救,以致贻误时机。

(王爱霞)

第二节　辨证的一般原则

辨证的过程就是诊察、辨析和处理疾病的过程。这一过程中,医师要熟练掌握中医学的系统理论和诊疗方法,包括掌握和运用辨证的一般原则,才能辨证确切,处理得当。这些原则,概括起来就是:分主次,辨真假,审标本,别虚实。

一、分清证的主次,注重主证转化

对于内科一个具体的病证,在诊疗时,应从其临床表现的复杂证候群中,首先辨明其主证,抓住其主证,这是辨证中的关键所在。判断主证,不能单从症状出现的多少和明显与否来决定,而是要侧重于病因病机的分析比较,何种证能反映病机本质,对病情发展起关键作用,其即是主证。例如,某些黄疸患者,病情比较复杂,既有胁痛、抑郁等肝郁的见症,又有倦怠、纳呆、腹满、泄泻等脾虚症状,甚至还有其他见症。若按病机分析,抓住脾虚为其主证,治以调理脾胃为主,随证加减,往往可使各种症状好转。而另一些患者则表现为胁痛剧烈、眩晕、口苦、易怒、失眠,虽见其他一二兼证,但按病机分析,应以肝郁化火为主证,治以疏肝清热为主,就有可能收到预期效果。因此,辨明主证,抓住主证,即能抓住主要矛盾,就有助于确定主要和次要的治法方药。

同时,必须注意,作为主证并不是始终不变的。在一定条件下,寒证可以转化为热证,热证可以转化为寒证;虚证可以转化为实证,实证可以转化为虚证。然而证的转化,是以一定因素作为条件的,包括体质、气候、饮食、情志、药物等各种因素。在密切观察证情变化中,医者尤应注意观察病证转化的条件,作为分析判断的参考。例如,一些肺痨患者,初期多表现为阴虚内热,或骨蒸潮热,烦躁失眠,干咳痰血等,经过一段较长时间养阴清热之后,一部分患者治愈或好转,有一部分患者可转化为虚寒证,出现畏寒肢冷、气短自汗、便溏、阳痿等。这是由于病程过久,正气受损,阳气衰微,或因用药失当,过用寒凉,削伐元阳之气。这些因素都是导致主证转化的条件,必须充分注意观察,若主证一旦转化,就应及时采取相应的治疗措施。

在观察分析证的转化过程中,必须分清主次。有的是主证发生了根本的转化,有的则是非主证发生了转化,变成了主要矛盾。如溃疡病,症见胃脘隐痛、胀满不舒、嗳气吐清涎、喜按喜暖且得温而缓、便溏溲清、脉濡而缓,此乃脾胃虚寒之证,治宜温中散寒,但在治疗过程中,出现吐血便血、胃腹胀痛加剧、脉转滞涩,此乃主证遂成寒凝血瘀,治当改以温阳祛瘀之法。又如素有饮证,风热外加,出现高热烦渴、脉洪大、喜冷饮,此乃气分高热为其主证,当以清热生津为法,挫其热势。但病后不久,热邪方退,由于风热引动饮邪,出现喘息不得卧、痰涎稀白而多、脉转沉,此乃宿饮诱发所致,治当改用肃肺涤饮之法。以上举例,说明在注意证的转化时,也要分清主次。

二、辨明寒热真假,抓住病证本质

在临床诊断过程中,典型证候较易认识,但不典型的证候也为数不少,有时一些症状还互相矛盾,甚至出现假象,最常见的就是寒热的真假,即所谓"真寒假热""真热假寒""阴盛格阳""阳盛格阴",由此而不容易明确病证的本质。在这种情况下,必须克服片面性和表面性,要从极其复杂的综合征中,透过现象看本质,分清真假,辨明主次。要做到这一点,首先应抓住关键性证候,不要被假象所迷惑。有时假象很多,而反映本质的症状或体征只有一两个,但唯此才是主要的依据。一般说来,舌脉之象最具辨别寒热真假的参考价值。虚寒的脉象迟而无力,舌质淡嫩而湿润;实热的脉象数而有力,舌质干红而苔燥。但问诊也不可忽视,从四诊合参之中,寻找主要依据。例如寒证,口不渴而喜热饮,畏寒蜷卧,虽身热不欲去衣,舌淡白湿润,脉象重按无力,虽有其他假热的症状,只要抓住上述脉症,就可以判为寒证。其次,要全面分析各种因素,包括从体质、年龄、病史、病程、饮食、情志、服药史等去找线索,进行详细的比较,才能辨明其寒热的真假。现将寒热真假鉴别诊断列表 3-1 如下。

表 3-1 寒热真假鉴别诊断

鉴别点	真寒假热,阴证似阳	真热假寒,阳证似阴
寒热	身虽热,但欲近衣	身寒,反不欲近衣
渴饮	口虽渴,但不欲饮,或喜热饮	口不甚渴,但喜冷饮
面色	面虽赤,但色嫩,见于两颧	面色虽晦,但目光有神
神态	虽烦躁,但形瘦神靡	虽神昏,但有谵语、躁动
红肿	身虽肿,但无红热	身虽无肿,但见红热
四肢	四肢虽热,但身前不热	四肢厥冷,但身前灼热
小便	小便虽利,但清而不浊	小便虽长,但卓尔不清
大便	大便虽结,但少而不热	大便虽利,但量多而臭
脉象	脉虽大,但按之不实	脉虽沉,但按之有力
舌质	舌虽红,但润滑	舌虽淡,但少津
舌苔	苔虽厚,但色不黄	舌虽薄,但色多黄

三、详审病证标本,掌握先后逆从

审察病证之标本,以定治法之先后逆从,这是辨证的重要内容。《素问·标本病传论篇》曾这样强调:"知标本者,万举万当,不知标本,是谓妄行。"所谓标,就是疾病表现于临床的标志和现象;所谓本,就是发生疾病的根本。疾病的标本不是固定不变的,它往往随具体疾病和具体患者各有不同。以病因而论,引起疾病发生的病因为本,所表现于外的各种临床征象是标;以病变部位而论,原发病变部位为本,继发病变部位是标;以症状本身而论,原发症状是本,继发症状是标;以病之新旧而论,旧病是本,新病是标。病证虽多,但总不离标本,一切复杂的证候,都可以分析出它的标本,即透过其现象分析其本质,从而确立正确的辨证和实施合理的治疗。

病证的标本审明之后,治疗上的原则,先治其本或先治其标,不是千篇一律的,当视具体病情的轻重缓急而定。一般而论,在本病急、本病重的情况下,固然是先治其本;不过在标病急、标病重的情况下,则又须先治其标,或者标本同治。但是,由于标本是可逆的,是可互相影响的,所以治标也可以达到治本,治本也可以达到治标。如临床治疗上的扶正以祛邪,治本即所以治标;祛邪而扶正,治标即所以治本。由此可知,病证之标本,本可以及标,标也可以及本,因而在治疗上,也可以本病治标,标病治本,就是这个道理。

审明标本,定出先后处理的原则之后,采用"逆治"或"从治"就不难掌握了。所谓"逆""从",即治疗上的正治与反治之法。"正治",即"逆治"之法,是采取与证候相反的药性来矫正其偏胜的临床表现,也就是一般所说的"寒者热之,热者寒之,虚者补之,实者泻之",以热治寒,以寒治热,以补对虚,以泻对实,证药完全相反的治法。而"反治",即"从治"之法,则是采取与证候(指某些假象)相同的药性来矫正其偏胜的临床表现,也就是我们一般所说的"寒因寒用,热因热用,通因通用,塞因塞用",以热治热,以寒治寒,以泻治通,以补治塞,证药完全相反的治法。如以呕吐一证为例,既可起于脾虚运化失权,也可因于食物中毒而发。前者脾虚是本,呕吐是标,当采用正治之法,以治其本,用补脾和胃之剂以止其呕吐;后者邪毒犯胃为本,呕吐是标,当采用反治之法,以治其本,用催吐、下泻之剂,使其再吐再泻,以求其邪毒完全排出,达到止吐止泻。这说明根据中医学的整体观,运用于临床,详审病证的标本,掌握治法的先后逆从,确能将理法方药统一起来,使辨证和治疗更能符合实际。

四、识别邪正虚实,合理施以补泻

辨邪正虚实是对病邪和正气消长与病情发展演变关系的客观估价和分析,也是临床辨证的重要原则之一。它对于疾病的诊断是否正确,治疗处理是否得当,都有十分重要的意义。

"虚"是精气亏损而不足,"实"是邪气盛而有余,故虚是正虚,实是邪实。"实"是指致病因素、病理产物所导致的较为强烈的病理反应;"虚"是指人体防御能力、代偿能力或修复能力不足的病机情况。两者之间互相影响,不能截然分开。邪气盛则正气受到郁遏或损耗,导致正气亦虚,因而邪气愈盛则正气愈虚的情况较为常见。识别虚实,一般不外辨表里之虚实,阴阳之虚实,气血的虚实,脏腑的虚实。凡外感之病多有余,内伤之病多不足。不过常见的虚证中多夹有实,实中多兼有虚,临证时,应详细识别。

从邪正虚实的关系上看,正气的充沛,有赖于全身脏腑经络功能的正常运转,如肺气的肃降、心血的循行、肝气的条达、脾胃的运化、肾气的气化、经络的流通等,如果外邪内袭,破坏了这种运转功能,便出现病态。不解除这种破坏,便不能恢复脏腑经络的正常功能。张从正曾说:"邪未去,而不可言补,补之则适足以资寇。"因此对于正气受损的虚证,要特别注意有无实邪为患,如夹有实邪,单纯用补法,疗效往往不够理想。对这类患者的补泻,多主张"以通为补"或"通补兼施",达到"邪去则正自安"的效果。如部分心痛、心悸患者,虽然临床上表现为一派虚象,仍然要以祛瘀除痰为主治,适当配合补法,疗效更好。当然也有以虚证为主,需用扶正之补法者。如有些长期发热的心痛、心悸患者,多数先由痰瘀而致阴虚或阳虚,在适当时期,还须用养阴益气或扶阳之法,才能达到退热开痹止痛的效果;若仍以大剂祛瘀清热,攻伐寒凉之品,往往症虽减而复发,正气更虚而邪气更实。因此,只有辨清虚实,才能合理施以补泻,收到预期的治疗效果。

(王爱霞)

第三节　辨证论治的步骤

内科辨证论治的具体步骤,从临床实用出发,一般可归纳为诊察、议病、辨性、定位、求因、明本、立法、选方、遣药及医嘱等10个方面。

一、诊察

诊察就是四诊合参,审察内外,通过望、闻、问、切四诊对患者作周密观察和全面了解,既要了解患者的病史和临床表现,又要了解外在环境对疾病发生、发展的可能影响。将诊察所得,进行分析归纳,运用从外测内、见症推病、以常衡变的方法,来判断患者的病情,以此作为辨证立法、处方用药的依据。这是辨证论治的第1步,也是最重要的一个环节。

四诊资料是否搜集恰当,是否切合病情,与辨证准确与否有着密切关系。因此,在进行四诊时,不但要做到全面系统,还要做到重点突出,详而有要,简而不漏。既要防止无目的的望,不必要的闻,又要避免当问不问和应切未切等缺失,使四诊资料更好地为辨证提供必要依据。

二、议病

议病即辨明病证,包括辨清疾病类别在内,临床上有显著特征的疾病,一般较易辨识,但对于某些复杂疾病,必须通过对病因病机的深入分析,周密鉴别,甚至通过试探性、诊断性治疗,方能最终识别与确定病证。

三、辨性

辨性即是辨别病证的性质。疾病的发生,根本在于邪正斗争引起的阴阳失调,故病性无非阴阳的偏盛偏衰,阳盛则热,阴盛则寒,故病性具体表现在寒热属性上。而虚实是邪正消长盛衰的反映,也是构成病变性质的一个重要方面。寒热虚实是一切病变中最基本的性质,各种疾病均不离于此。由于基本病变是虚实寒热,所以治疗的总原则,就是补虚、泻实、清热、温寒。辨清病变性质的目的,在于对病证有一个基本的认识,治疗上有一个总的原则,故辨识病证性质是辨证中的一项重要内容。

四、定位

定位指判定病变部位。定位是辨证论治中至关重要的问题。因为病位不同,病证性质随之不同,治疗措施也就不同。定位一般包括:表里定位,多用于外感疾病;脏腑、经络定位,多用于杂病;气血定位,通常杂病要分气分病、血分病,温病要辨清卫、气、营、血与三焦。这些定位方法或简或繁,各有其适用范围,有时需结合应用。其中的脏腑定位,不单广泛应用于杂病,外感疾病也常有应用,脏腑定位涉及的病变范围较广,定位也比较具体。现代中医学家方药中在其所著的《辨证论治研究七讲》一书中,将有关脏腑辨证的内容,结合其临床实践加以归纳,提出了从7个方面进行脏腑定位的方法:①根据脏腑归属部位及所属经络循行部位,从临床表现特点进行定位。②从各脏腑功能特点进行定位。③从各脏腑在体征上的特点进行定位。④从各脏腑与季节气候的特殊联系进行定位。⑤从各脏腑与病因方面的关系和影响来进行定位。⑥从各脏腑与体型、体质、年龄、性别的关系和影响进行定位。⑦从发病时间及临床治疗经过上的特点进行定位。这7个方面是相互联系的，临证时必须四诊合参，综合分析，才可能使定位符合实际。

五、求因

求因就是审证求因。它是辨证的进一步深化，是根据患者一系列具体证候，包括对患者症状、体征的四诊所得和某些化验检查结果，加以综合分析，求得疾病的症结所在，为临床治疗提供确切依据。这里所求的"因"，其含义有广义和狭义两个方面。广义之"因"，包括对病因、病机和病情进行全面的分析和了解，也就是从临床一系列具体征象中，分析确定其病因是什么？病在何经何脏，其病机和发展演变如何，务使其分析所得的辨证、辨病，能切合病情的实际。狭义之"因"，乃是根据患者的临床表现，辨明其具体病因，掌握病因，针对病因，从根本上治疗疾病。临证时不仅要明确广义的"因"，而且要明确具体的"因"，这样才能达到真正审证求因的目的。

六、明本

"治病求本"是诊治疾病的根本原则。无论针对病因治疗或针对病机治疗都必须遵循这一原则。而这里所说的"明本"，是指在分析发病的病理机转中，根据疾病的发生、发展、变化的全过程，来探求哪一个脏腑或哪一种病机变化在其中起主导作用，为治病求本提供先决条件。例如，患者在剧烈吐泻或慢性腹泻后，出现拘急痉挛，谓之土虚木乘，则脾虚为本，肝风为标，当以实脾为主，佐以平肝解痉。又如在温病过程中发生肝风内动，或热极生风者，应凉肝息风，通过凉泻肝热而平息肝风；若系肾阴受损，不能涵养肝木，又宜滋阴息风，通过滋肾养肝而平息其风。两者均以风为标，但前者以热盛为本，而后者以阴虚为本。"明本"是针对病机而"求因"的具体化，它使病机的主次以及因果关系得到明确，是确定治法的可靠依据。

七、立法

立法就是确立治疗方法。它是根据辨证的结果而确立的。每一种证候都有相应的治法，如肝火犯肺的咳嗽，采用清肝肃肺的治法；脾虚痰湿的咳嗽，采用健脾化痰的治法。治则是对疾病提出治疗处理的原则，而治法乃是针对具体病证实施的治疗方法。治则指导治法，治法体现治则，这便是两者的辩证关系。

八、选方

选方是依据所确立的治法而选用适当的方剂。方剂是针对证候、治法而设，具有固定的组成配伍，有其一定的适用范围。因此，要选择好恰当的方剂，必须熟悉方剂的组成、方义和药物配伍关系及其适用范围。

方剂是前人临床经验的总结，是历代医家在有关学术理论指导下，和对某些病证认识的基础上所创制的。我们应该重视、继承、运用它，并在前人的基础上不断发展和创新。刘完素《素问病机气宜保命集·本草论第九》："用方不对病，非方也；剂不瀹疾，非剂也。"因此，临床上要防止杂药凑合，有法无方的弊病。当然，也有不拘成方，随证遣药，而法度井然者。在临床实践中，两者都必须不断总结和提高。

九、遣药

遣药是在选定方剂的基础上,随证加减药物。由于病证的复杂多变,很难有一定的成方与具体病情完全吻合。所以,应根据病证的兼夹情况和照顾疾病的次要矛盾适当加减药物。这是对方剂的灵活应用,使之更能贴切病情。

十、医嘱

医嘱主要包括服药注意事项和将息调养事宜。如某些药物的先煎后下、药物的具体服法、饮食宜忌,以及情志劳逸、房事调摄等,以便消除不利于康复的因素,使治疗更好发挥作用,促使疾病早日痊愈。

以上诊察、议病、辨性、定位、求因、明本 6 个方面的内容,属于辨证的范围,是辨证论治中的"理";立法、选方、遣药与医嘱,则是论治的具体体现。这样,便构成了辨证论治的理法方药的统一。只是为了叙述方便和利于学习、掌握,才分为 10 个具体的步骤和方面,在临床应用时,并不是绝对按这样的顺序,有时相互并用或结合运用。例如,诊察是搜集临床资料的阶段,是辨证论治的前提,但在诊察过程中,实际已涉及议病、辨性、定位、求因、明本,彼此之间又有着紧密不可分割的联系。所以,在临床上不必拘泥于这种格式和先后次序,可以根据具体病情和自己的熟练程度,灵活运用。

（王爱霞）

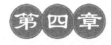

中医诊断方法

第一节 望 诊

望诊是医师运用视觉观察患者的神色形态、局部表现,舌象、分泌物和排泄物色质的变化来诊察病情的方法。望诊应在充足的光线下进行,以自然光线为佳。

一、全身望诊

全身望诊主要是望患者的精神、面色、形体、姿态等,从而对病性的寒热虚实,病情的轻重缓急,形成总体的认识。

(一)望神

神广义是指高度概括的人体生命活动的外在表现,狭义是指神志、意识、思维活动。望神即是通过观察人体生命活动的整体表现来判断病情。

1.得神

得神多见精力充沛,神志清楚,表情自然,言语正常,反应灵敏,面色明润含蓄,两目灵活明亮,呼吸顺畅,形体壮实,肌肉丰满等。

2.少神

少神多见于神气不足,精神倦怠,动作迟缓,气短懒言,反应迟钝,面色少华等。

3.失神

失神多见于神志昏迷,或烦躁狂乱,或精神萎靡;目睛呆滞或晦暗无光,转动迟钝;形体消瘦,或全身水肿;面色晦暗或鲜明外露;还可见到呼吸微弱,或喘促鼻扇,甚则猝然仆倒,目闭口开,手撒遗尿,或搓空理线,寻衣摸床等。

4.假神

假神多见大病、久病、重病之人,精神萎靡,面色暗晦,声低气弱,懒言少食,病未好转,突然见精神转佳,两颊色红如妆,语声清亮,喋喋多言,思食索食等。也称"回光返照""残灯复明"。

(二)望色

望色是指通过观察皮肤色泽变化以了解病情的方法。能了解脏腑功能状态和气血盛衰、病邪的性质及邪气部位。

1.常色

正常的面色与皮肤色,包括主色与客色。

(1)主色:终生不变的色泽。

(2)客色:受季节、气候、生活和工作环境、情绪及运动的因素影响所致气色的短暂性改变。

2.病色

病色包括五色善恶与五色变化。五色善恶主要通过色泽变化反映出来,明润光泽而含蓄为善色;晦暗枯槁而显露为恶色。五色变化主要表现有青、赤、黄、白、黑五色,主要反映主病、病位、病邪性质和病机。

(1)青色:主寒证、痛证、惊风、血瘀。

(2)赤色:主热。

(3)黄色:主湿、虚、黄疸。

(4)白色:主虚、寒,失血。

(5)黑色:主肾虚、水饮、瘀血。

(三)望形体

形体指患者的外形和体质。

1.胖瘦

胖瘦主要反映阴阳气血的偏盛偏衰的状态。

2.水肿

面浮肢肿而腹胀为水肿证;腹胀大如裹水,脐突、腹部有青筋是臌胀之证。

3.瘦瘪

大肉消瘦,肌肤干瘪,形肉已脱,为病情危重之恶病质。小儿发育迟缓,面黄肌瘦,或兼有胸廓畸形,前囟迟闭等,多为疳积之证。

(四)望动态

动态指患者的行、走、坐、卧、立等体态。

1.动静

阳证、热证、实证者多以动为主;阴证、寒证、虚证者多以静为主。

2.咳喘

呼吸气粗,咳嗽喘促,难于平卧,坐而仰首者,是肺有痰热,肺气上逆之实证;喘促气短,坐而俯首,动则喘甚,是肺虚或肾不纳气;身肿心悸,气短咳喘,喉中痰鸣,多为肾虚水泛,水气凌心射肺之证。

3.抽搐

抽搐多为动风之象。手足拘挛,面颊牵动,伴有高热烦渴者,为热盛动风。伴有面色萎黄,精神萎靡者为血虚风动;手指震颤蠕动者,多为肝肾阴虚,虚风内动。

4.偏瘫

猝然昏仆,不省人事,偏侧手足麻木,运动不灵,口眼㖞斜,为中风偏枯。

5.痿痹

关节肿痛,屈伸不利,沉重麻木或疼痛者多是痹证;四肢痿软无力,行动困难,多是痿证。

二、局部望诊

局部望诊是对患者的某些局部进行细致的观察,而了解病情的方法。

(一)望头面

头部过大过小均为异常,多由先天不足而致;囟门陷下或迟闭,多为先天不足或津伤髓虚;面肿者,或为水湿泛溢,或为风邪热毒;腮肿者,多为风温毒邪,郁阻少阳;口眼㖞斜者,或为风邪中络,或为风痰阻络,或为中风。

(二)望五官

1.望眼

眼部内应五脏,可反映五脏的情况。其中目眦血络属心,白睛属肺,黑睛属肝,瞳子属肾,眼胞属脾。望眼主要包括望眼神、色泽、形态的变化以了解人体气血盛衰的变化。

2.望耳

耳主要反映肾与肝胆情况。

3.望鼻

鼻主要反映肺与脾胃的情况。

4.望口唇

口唇主要反映脾胃的情况。

5.望齿龈

齿龈主要反映肾与胃的情况。

(三)望躯体

见瘿瘤者,为肝气郁结,气结痰凝;见瘰疬者,为肺肾阴虚,虚火灼津,或感受风火时毒,郁滞气血;项强者,为风寒外袭,经气不利,或为热极生风;鸡胸者,多为先天不足,或为后天失养;腹部深陷,多为久病虚弱,或为新病津脱;腹壁青筋暴露者,多属肝郁血瘀。

(四)望皮肤

主要观察皮肤的外形变化及斑疹、痘疮、痈疽、疔疖等情况。

(五)望毛发

主要为色泽、分布及有无脱落等情况。

三、望排出物

望排出物包括望排泄物和分泌物。如痰、涎、涕、唾,呕吐物,大小便等,通过观察性状、色泽、量的多少等辨别疾病的寒热虚实,脏腑的盛衰和邪气的性质。

四、望小儿指纹

望小儿指纹适用于3岁以内的小儿,与成人诊寸口脉具有相同的诊断意义。小儿指纹是手太阴肺经的分支,按部位可分为风、气、命三关。示指第一节为风关,第二节为气关,第三节为命关。正常指纹为红黄隐隐于示指风关之内。其临床意义可概括为纹色辨寒热,即红紫多为热证,青色主惊风或疼痛,淡白多为虚证;淡滞定虚实,即色浅淡者为虚证,色浓滞者为实证;浮沉分表里,即指纹浮显者多表证,指纹深沉者多为里证;三关测轻重,即指纹突破风关,显至气关,甚至显于命关,表明病情渐重,若直达指端称为"透关射甲",为临床危象。

五、望舌

舌诊对了解疾病本质,指导辨证论治有重要意义。

望舌时应注意光线充足,以自然光线为佳。患者应自然伸舌,不可太过用力。并注意辨别染苔。正常舌象可概括为淡红舌、薄白苔,即舌质淡红明润,胖瘦适中,柔软灵活;舌苔薄白均匀,干湿适中,不黏不腻,揩之不去。

(一)望舌质

1.舌色

(1)淡白舌:舌色红少白多,色泽浅淡,多为阳气衰弱或气血不足,为血不盈舌,舌失所养而致。主虚证、寒证。

(2)红舌:舌色鲜红或正红,多由热邪炽盛,迫动血行,舌之血脉充盈所致。主热证。

(3)绛舌:舌色红深,甚于红舌。主邪热炽盛,主瘀。

(4)青紫舌:色淡紫无红者为青舌,舌深绛而暗是紫舌,二者常常并见。青舌主阴寒,瘀血;紫舌主气血壅滞,瘀血。

2.望舌形

(1)老嫩:舌质粗糙,坚敛苍老,主实证或热证,多见于热病极期;浮胖娇嫩,或边有齿痕,主虚证或寒证,多见于疾病后期。

(2)胖瘦:舌体肥大肿胀为胖肿舌,舌体瘦小薄瘪为瘦瘪舌。

(3)芒刺:舌乳头增生、肥大高起,状如草莓星点,为热盛之象。

(4)裂纹:舌面有裂沟,深浅不一,浅如划痕,深如刀割,常见于舌面的前半部及舌尖侧,多因阴液耗伤。

(5)齿印:舌边有齿痕印记称为齿痕舌,多属气虚或脾虚。

(6)舌疮:以舌边或舌尖为多,形如粟粒,或为溃疡,局部红痛,多因心经热毒壅盛而成。

(7)舌下络脉:舌尖上卷,可见舌底两侧络脉,呈青紫色。若粗大迂曲,兼见舌有瘀斑瘀点,多为有瘀血之象。

3.望舌态

(1)痿软:舌体痿软无力,伸卷不灵,多为病情较重。

(2)强硬:舌体板硬强直,活动不利,言语不清,称舌强。

(3)震颤:舌体震颤抖动,不能自主。常因热极生风或虚风内动所致。

(4)㖞斜:舌体伸出时,舌尖向左或向右偏斜,多为风中经络,或风痰阻络而致。

(5)卷缩:舌体卷缩,不能伸出,多为危重之证。

(6)吐弄:舌体伸出,久不回缩为吐舌。舌体反复伸出舐唇,旋即缩回为弄舌,为心脾经有热所致。

(7)麻痹:舌体麻木,转动不灵称舌麻痹。常见于血虚风动或肝风挟痰等证。

(8)舌纵:舌体伸出,难以收回称舌纵,多属危重凶兆。

(二)望舌苔

1.苔质

(1)厚薄:透过舌苔能隐约见到舌质者为薄,不见舌质者为厚。苔质的厚薄可反映病邪的浅深和轻重。苔薄者多邪气在表,病轻邪浅;苔厚者多邪入脏腑,病较深重。由薄渐厚,为病势渐增;由厚变薄,为正气渐复。

(2)润燥:反映津液之存亡。苔润表示津液未伤;太过湿润,水滴欲出者为滑苔,主脾虚湿盛或阳虚水泛。苔燥多为津液耗伤,或热盛伤津,或阴液亏虚。舌质淡白,口干不渴,或渴不欲饮,多为阳虚不运,津不上承。

(3)腐腻:主要反映中焦湿浊及胃气的盛衰情况。颗粒粗大,苔厚疏松而厚,易于刮脱者,称为腐苔,多为实热蒸化脾胃湿浊所致;颗粒细小,状如豆腐渣,边缘致密而黏,中厚或糜点如渣,多为湿热或痰热所致;苔厚,刮之不脱者,称为腻苔,多为湿浊内蕴,阳气被遏所致。

2.苔色

(1)白苔:多主表证、寒证、湿证。

(2)黄苔:多主里证、热证。黄色越深,热邪越重。

(3)灰苔:多主痰湿、里证。

(4)黑苔:主里证,多见于病情较重者。苔黑干焦而舌红,多为实热内炽;苔黑燥裂,舌绛芒刺,为热极津枯;苔薄黑润滑,多为阳虚或寒盛。

3.苔形

舌苔布满全舌者为全苔,分布于局部者为偏苔,部分剥脱者为剥苔。全苔主痰湿阻滞;偏苔,多属肝胆病证;苔剥多处而不规则称为花剥苔,主胃阴不足;小儿苔剥,状如地图者,多见于虫积;舌苔光剥,舌质绛如镜面,为肝肾阴虚或热邪内陷。

(周晓静)

第二节 闻 诊

闻诊是通过听声音和嗅气味来诊察疾病的方法。

一、听声音

(一)声音

实证和热证,声音重浊而粗、高亢洪亮、烦躁多言;虚证和寒证,声音轻清、细小低弱,静默懒言。

(二)语言

1.谵语

神志不清,语无伦次,语意数变,声音高亢。多为热扰心神之实证。

2.郑声

神志不清,声音细微,语多重复,时断时续。为心气大伤,精神散乱之虚证。

3.独语

喃喃自语,喋喋不休,逢人则止。属心气不足之虚证,或痰气郁结清窍阻蔽所致。

4.狂言

精神错乱,语无伦次,不避亲疏。多为痰火扰心。

5.言謇

舌强语謇,言语不清。多为中风证。

(三)呼吸

1.呼吸

呼吸主要与肺肾病变有关。呼吸声高气粗而促,多为实证和热证;呼吸声低气微而慢,多为虚证和寒证。呼吸急促而气息微弱,为元气大伤的危重证候。

2.气喘

呼吸急促,甚则鼻翼翕动,张口抬肩,难以平卧,多为肺有实邪或肺肾两虚所致。

3.哮

呼吸时喉中有哮鸣音。哮证有冷热之别,多时发时止,反复难愈,多为缩痰内状,或外邪所诱发。

4.上气

气促咳嗽,气逆呕呃。多为痰饮内停,或阴虚火旺,气道壅塞而致。

5.太息

时发长吁短叹,以呼气为主。多为情志抑郁,肝不疏泄。

(四)咳嗽

有声无痰为咳,有痰无声为嗽,有痰有声为咳嗽。暴咳声哑为肺实;咳声低弱而少气,或久咳喑哑,多为虚证。

(五)呕吐

胃气上逆,有声有物自口而出为呕吐,有声无物为干呕,有物无声为吐。虚证或寒证,呕吐来势徐缓,呕声低微无力;实证或热证,呕吐来势较猛,呕声响亮有力。

(六)呃逆

气逆于上,自咽喉出,其声呃呃,不能自主,俗称"打呃"。虚寒者,呃声低沉而长,气弱无力;实热者,呃声频发,高亢而短,响而有力。

二、嗅气味

(一)口气

酸馊者是胃有宿食;臭秽者,是脾胃有热,或消化不良;腐臭者,可为牙疳或内痈。

(二)汗气

汗有腥膻味为湿热蕴蒸;腋下汗臭者,多为狐臭。

(三)痰涕气味

咳唾浊痰脓血,味腥臭者为肺痈;鼻流浊涕,黄稠有腥臭为肺热鼻渊。

(四)二便气味

大便酸臭为肠有积热;大便溏薄味腥为肠寒;失气奇臭为宿食积滞;小便臭秽黄赤为湿热;小便清长色白为虚寒。

(五)经带气味

白带气味臭秽,多为湿热;带下清稀腥膻多为虚寒。

(周晓静)

第三节 问 诊

问诊包括询问一般情况、主诉、既往史、个人生活史、家族史并围绕主诉重点询问现在证候等。

一、问寒热

(1)恶寒发热:恶寒与发热同时出现,多为外感病初期,是表证的特征。

(2)但寒不热:多为里寒证。新病畏寒为寒邪直中;久病畏寒为阳气虚衰。

(3)但热不寒:高热不退,为壮热,多为里热炽盛;按时发热,或按时热盛为潮热(日晡潮热者,为阳明腑实证;午后潮热,入夜加重,或骨蒸痨热者,为阴虚)。

(4)寒热往来:恶寒与发热交替而发,为正邪交争于半表半里,见于少阳病和疟疾。

二、问汗

主要诊察有是否汗出,汗出部位、时间、性质、多少等。

(1)表证辨汗:表实无汗,多为外感风寒;表证有汗,为表虚证或表热证。

(2)里证辨汗:汗出不已,动则加重者为自汗,多因阳气虚损,卫阳不固;睡时汗出,醒则汗止为盗汗,为阴虚内热;身大热大汗出,为里热炽盛,迫津外泄;汗热味咸,脉细数无力,为亡阴证;汗凉味淡,脉微欲绝者,为亡阳证。

(3)局部辨汗:头汗可因阳热或湿热;半身汗出者,多无汗部位为病侧,可因痰湿或风湿阻滞,或中风偏枯;手足心汗出甚者,多因脾胃湿热,或阴经郁热而致。

三、问疼痛

(一)疼痛的性质

新病疼痛,痛势剧烈,持续不解而拒按者为实证;久病疼痛,痛势较轻,时痛时止而喜按者为虚证。

(二)疼痛的部位

头痛,痛连项背,病在太阳经;痛在前额或连及眉棱骨,病在阳明经;痛在两颞或太阳穴附近,为少阳经病;头痛而重,腹满自汗,为太阴经病;头痛连及脑齿,指甲微青,为少阴经病;痛在巅顶,牵引头角,气逆上冲,甚则作呕,为厥阴经病。胸痛多为心肺之病。常见于热邪壅肺、痰浊阻肺、气滞血瘀,肺阴不足及肺痨、肺痈、胸痹等证。胁痛,多与肝胆病关系密切,可见于肝郁气滞、肝胆湿热、肝胆火盛、瘀血阻络及水饮内停等病证。脘腹痛,其病多在脾胃。可因寒凝、热结、气滞、血瘀、食积、虫积、气虚、血虚、阳虚所致。喜暖为寒,喜凉为热,拒按为实,喜按为虚。腰痛,或为寒湿痹证,或为湿热阻滞,或为瘀血阻络,或为肾虚所致。四肢痛,多见于痹证。疼痛游走者,为行痹;剧痛喜暖者,为寒痹;重着而痛者,为湿痹;红肿疼痛者,为热痹。足跟或胫膝酸痛为气血亏虚,经气不利常见。

四、问饮食口味

主要问食欲好坏,食量多少,口渴饮水,口味偏嗜,冷热喜恶,呕吐与否等情况,以判断胃气有无及脏腑虚实寒热。

五、问睡眠

主要有失眠与嗜睡。不易入睡,或睡而易醒不能再睡,或睡而不酣,易于惊醒,甚至彻夜不眠者为失眠,为阳不入阴,神不守舍所致。时时欲睡,眠而不醒,精神不振,头沉困倦者为嗜睡,多见于痰湿内盛、困阻清阳、阳虚阴盛或气血不足。

六、问二便

主要了解二便的次数、便量、性状、颜色、气味以及便时有无疼痛、出血等方面。

七、问小儿及妇女

(一)问小儿

主要应了解出生前后的情况,及预防接种和传染病史与传染病接触史,小儿常见致病因素有易感外邪、易伤饮食、易受惊吓等。

(二)问妇女

应了解月经的初潮、月经周期、行经天数、经量、经色、经质、末次月经,或痛经、带下、妊娠、产育以及有无经闭或绝经年龄等情况。

(于菲菲)

第四节　切　　诊

一、脉诊的部位和方法

脉诊的常用部位是手腕部的寸口脉,并分为寸、关、尺三部。通常以腕后高骨为标记,其内侧为关,关前(腕侧)为寸,关后(肘侧)为尺。其临床意义大致为左手寸候心、关候肝胆,右手寸候肺、关候脾胃,两手尺候肾。

以中指定关位,示指切寸位,环指(无名指)切尺位。诊脉时用轻力切在皮肤上称为浮取或轻取;用力不轻不重称中取;用重力切按筋骨间称为沉取或重取。诊脉时,医师的呼吸要自然均匀,以医师正常的一呼一吸的时间去计算患者的脉搏数。切脉的时间必须在50秒以上。

二、正常脉象

正常脉象:三部有脉,沉取不绝,一息4至(每分钟70~80次),不浮不沉,不大不小,从容和缓,流畅有力。临床所见斜飞脉、反关脉均为脉道位置的变异,不属于病脉。

三、常见病脉及主病

(一)浮脉

1.脉象

轻取即得,重按反减;举之有余,按之稍弱而不空。

2.主病

主表证,为卫阳与邪气交争,脉气鼓动于外而致。也见于虚证,多因精血亏损,阴不敛阳或气虚不能内守,脉气浮散于外而致。内伤里虚见浮脉,为虚象严重。

(二)洪脉

1.脉象

脉形宽大,状如波涛,来盛去衰。

2.主病

气分热盛。证属实证,乃邪热炽盛,正气抗邪有力,气盛血涌,脉道扩张而致。

(三)大脉

1.脉象

脉体阔大。但无汹涌之势。

2.主病

邪盛病进,又主正虚。根据脉之有力与无力,辨别邪正的盛衰。

(四)沉脉

1.脉象

轻取不应,重按始得。

2.主病

里证。里实证可见于气滞血瘀、积聚等,为邪气内郁,气血困阻,阳气被遏,不能浮应于外而致,多脉沉而有力按之不衰。里虚证,为气血不足,阳气衰微,不能运行营气于脉外所致,多脉沉无力。

(五)弱脉

1.脉象

轻取不应,重按应指细软无力。

2.主病

气血不足,元气耗损。阳气衰微鼓动无力而脉沉。阴血亏虚,脉道空豁而脉细无力。

(六)迟脉

1.脉象

脉来缓慢,一息脉动不足四至。

2.主病

寒证。脉迟无力,为阳气衰微的里虚寒证。脉迟有力,为里实寒证。

(七)缓脉

1.脉象

一息四至,应指徐缓。

2.主病

湿证、脾虚,亦可见正常人。

(八)结脉

1.脉象

脉来缓中时止,止无定数。

2.主病

主阴盛气结,寒痰瘀血,气血虚衰。实证者脉实有力,迟中有止,为实邪郁遏,心阳被抑,脉气阻滞而致。虚证者脉虚无力,迟中有止,为气虚血衰,脉气不相顺接所致。

(九)数脉

1.脉象

脉来急促,一息五至以上(每分钟90次以上)。

2.主病

热证。若数而有力,多因邪热鼓动,气盛血涌,血行加速而致。数而无力,多因精血亏虚、虚阳外越、致血行加速、脉搏加快。

(十)促脉

1.脉象

往来急促,数而时止,止无定数。

2.主病

实证多为阳盛热实或邪实阻滞,见脉促有力。前者因阳热亢盛,迫动血行而脉数,热灼阴津,津血衰少,致急行血气不相接续,故脉有歇止。后者由气滞、血瘀、痰饮、食积等有形之邪阻闭气机,脉气不相接续而致;虚证多为脏气衰败,可见脉促无力。多因阴液亏耗,真元衰惫,气血不相接续而致。

(十一)虚脉

1.脉象

举之无力,按之空虚,应指软弱。

2.主病

虚证,多见于气血两虚。因气虚则血行无力,血少则脉道空虚而致。

(十二)细脉

1.脉象

脉细如线,应指明显,按之不绝。

2.主病

主气血两虚,诸虚劳损;又主伤寒、痛甚及湿证。虚证因营血亏虚,脉道不充,血运无力而致。实证因暴受寒冷或疼痛,则脉道拘急收缩,细而弦紧。湿邪阻遏脉道,则见脉象细缓。

(十三)代脉

1.脉象

脉来迟缓力弱,时发歇止,止有定数。

2.主病

虚证多脉代而无力,良久不能自还,为脏气衰微,脉气不复所致。实证多脉代而有力,多为痹证、痛证、七情内伤、跌打损伤等邪气阻遏脉道,血行涩滞而致。

(十四)实脉

1.脉象

脉来坚实,三部有力,来去俱盛。

2.主病

实证。乃邪气亢盛,正气不衰,正邪剧烈交争,气血涌盛,脉道坚满而致。若虚证见实脉则为真气外越之险候。

(十五)滑脉

1.脉象

往来流利,应指圆滑,如盘走珠。

2.主病

痰饮、食积、实热。为邪正交争,气血涌盛,脉行通畅所致。脉滑和缓者,可见于青壮年的常脉和妇人的孕脉。

(十六)弦脉

1.脉象

形直体长,如按琴弦。

2.主病

肝胆病、诸痛、痰饮、疟疾。弦为肝脉,以上诸因致使肝失疏泄,气机失常,经脉拘急而致;老年人脉象多弦硬,为精血亏虚,脉失濡养而致。此外,春令平脉亦见弦象。

(十七)紧脉

1.脉象

脉来绷紧有力,屈曲不平,左右弹指,如牵绳转索。

2.主病

寒证、痛证、宿食。乃邪气内扰,气机阻滞,脉道拘急紧张而致。

(十八)濡脉

1.脉象

浮而细软。

2.主病

主诸虚,又主湿。

(十九)涩脉

1.脉象

脉细行迟,往来艰涩不畅,如轻刀刮竹。

2.主病

气滞血瘀,伤精血少,痰食内停。

四、按诊

按诊是医师用手直接触摸或按压患者某些部位,以了解局部冷热、润燥、软硬、压痛、肿块或其他异常变化,从而推断疾病部位、性质和病情轻重等情况的一种诊病方法。

(1)按胸胁:主要了解心、肺、肝的病变。

(2)按虚里:虚里位于左乳下心尖冲动处,反映宗气的盛衰。

（3）按脘腹：主要检查有无压痛及包块。腹部疼痛，按之痛减，局部柔软者为虚证；按之痛剧，局部坚硬者为实证。

（4）按肌肤：主要了解寒热、润燥、肿胀等内容。肌肤灼热为热证，清冷为寒证。

（5）按手足：诊手足的冷暖，可判断阳气的盛衰。

（6）按俞穴：通过按压某些特定俞穴以判断脏腑的病变。

（于菲菲）

第五章

中医治则与治法

第一节 治疗原则

治则是治疗疾病时所必须遵循的基本原则。它是在整体观念和辨证论治精神指导下而制定的治疗疾病的准绳,对临床立法、处方等具有普遍的指导意义。

治法与治则有别,治法是在一定治则指导下制定的针对疾病与证候的具体治疗大法、治疗方法和治疗措施。其中治疗大法是针对一类相同病机的证候而确立的,如汗、吐、下、和、清、温、补、消法等八法,其适应范围相对较广,是治法中的较高层次。治疗方法却是在治疗大法限定范围之内,针对某一具体证候所确立的具体治疗方法,如辛温解表、镇肝熄风、健脾利湿等,它可以决定选择何种治疗措施。治疗措施,是在治法指导下对病证进行治疗的具体技术、方式与途径,包括药治、针灸、按摩、导引、熏洗等。

治则与治法二者既有区别,又有联系。治则是治疗疾病时指导治法的总原则,具有原则性和普遍性意义;治法是从属于一定治则的具体治疗大法、治疗方法及治疗措施,其针对性及可操作性较强,较为具体而灵活。如从邪正关系来探讨疾病,则不外乎邪正盛衰,因而扶正祛邪就成为治疗的基本原则。在这一总原则的指导下,根据不同的虚证而采取的益气、养血、滋阴、扶阳等治法及相应的治疗手段就是扶正这一治则的具体体现;而在不同的实证中,发汗、清热、活血、涌吐、泻下等治法及采取的相应的治疗手段就是祛邪这一治则的具体体现。

治则与治法的运用,体现出了原则性与灵活性的结合。由于治则统摄具体的治法,而多种治法都从属于一定的治则。因此,治疗上就可执简驭繁,既有高度的原则性,又有具体的可操作性与灵活性。

治病求本,是指在治疗疾病时,必须辨析出疾病的病因病机,抓住疾病的本质,并针对疾病的本质进行治疗。故《素问·阴阳应象大论》说:"治病必求于本。"病因病机是对疾病本质的抽象认识,因其涵盖了病因、病性、病位、邪正关系、机体体质及机体反应性等,因而是疾病本质的概括。故"求本",实际上就是辨清病因病机,确立证候。治病求本是整体观念与辨证论治在治疗观中的体现,是中医学治疗疾病的主导思想。

临床实际操作中,对外感性疾病,着重病因的辨析;对内伤性疾病,则注重病机的辨析。如头痛病,既有因感受六淫邪气,如风寒、风热、风湿、风燥、暑湿等所致者,又有因机体自身代谢失调而产生气虚、血虚、瘀血、痰浊、肝阳上亢、肝火上炎等病理变化而发者。外感性头痛,辨清了病因,则能确立证候而施治,如风寒者以辛温散之,风热者以辛凉解之,风湿者用辛燥之品,风燥者宜辛润之药,暑湿者当芳香化湿。内伤性头痛,一般难以找到确切的病因,因而必须辨明病机,据病机确立证候,然后论治:属气虚者当补气,血虚者当补血,瘀血者当活血,痰浊者宜化痰,肝阳上亢者当平肝潜阳,肝火上炎者宜清肝泻火。

疾病的外在表现与其内在本质一般是统一的,但有时候是不完全一致的,因而透过临床表现探求疾病的本质,即病因病机,是十分重要的。治病求本是治疗疾病的主导思想,而正治与反治、治标与治本、扶正与祛邪、调整阴阳、调理精气血津液、三因制宜等,则是受此主导思想支配和指导的治疗原则。

一、正治与反治

在错综复杂的疾病过程中,病有本质与征象一致者,有本质与征象不一致者,故有正治与反治的不同。

正治与反治,是指所用药物性质的寒热、补泻效用与疾病的本质、现象之间的从逆关系而言。即《素问·至真要大论》所谓"逆者正治,从者反治"。

(一)正治

正治是指采用与疾病的证候性质相反的方药以治疗的一种治疗原则。由于采用的方药与疾病证候性质相逆,如热证用寒药,故又称"逆治"。

正治适用于疾病的征象与其本质相一致的病证。实际上,临床上大多数疾病的外在征象与其病变本质是相一致的,如热证见热象、寒证见寒象等,故正治是临床最为常用的治疗原则。正治主要包括以下几种。

1.寒者热之

寒证热之是指寒性病证出现寒象,用温热方药来治疗。即以热药治寒证。如表寒证用辛温解表方药,里寒证用辛热温里的方药等。

2.热者寒之

热证寒之是指热性病证出现热象,用寒凉方药来治疗。即以寒药治热证。如表热证用辛凉解表方药,里热证用苦寒清里的方药等。

3.虚则补之

虚则补之是指虚损性病证出现虚象,用具有补益作用的方药来治疗。即以补益药治虚证。如阳虚用温阳的方药,阴虚用滋阴方药,气虚用益气的方药,血虚用补血的方药等。

4.实则泻之

实则泻之是指实性病证出现实象,用攻逐邪实的方药来治疗。即以攻邪泻实药治实证。如食滞用消食导滞的方药,水饮内停用逐水的方药,瘀血用活血化瘀的方药,湿盛用祛湿的方药等。

(二)反治

反治是指顺从病证的外在假象而治的一种治疗原则。由于采用的方药性质与病证中假象的性质相同,故又称为"从治"。

反治适用于疾病的征象与其本质不完全吻合的病证。由于这类情况较少见,故反治的应用相对也较少。究其实质,用药虽然是顺从病证的假象,却是逆反病证的本质,故仍然是在治病求本思想指导下针对疾病的本质而进行的治疗。反治主要包括以下内容。

1.热因热用

即以热治热,是指用热性药物来治疗具有假热征象的病证。它适用于阴盛格阳的真寒假热证。如格阳证中,由于阴寒充塞于内,逼迫阳气浮越于外,故可见身反不恶寒,面赤如妆等假热之象,但由于阴寒内盛是病本,故同时也见下利清谷,四肢厥逆,脉微欲绝,舌淡苔白等内真寒的表现。因此,当用温热方药以治其本。

2.寒因寒用

即以寒治寒,是指用寒性药物来治疗具有假寒征象的病证。它适用于阳盛格阴的真热假寒证。如热厥证中,由于里热盛极,阳气郁阻于内,不能外达于肢体起温煦作用,并格阴于外而见手足厥冷,脉沉伏之假寒之象。但细究之,患者手足虽冷,但躯干部却壮热而欲掀衣揭被,或见恶热、烦渴饮冷、小便短赤、舌红绛、苔黄等里真热的征象。这是阳热内盛,深伏于里所致。其外在寒象是假,里热盛极才是病之本质,故须用寒凉药清其里热。

3.塞因塞用

即以补开塞,是指用补益药物来治疗具有闭塞不通症状的虚证。适用于因体质虚弱,脏腑精气功能减退而出现闭塞症状的真虚假实证。如血虚而致经闭者,由于血源不足,故当补益气血而充其源,则无须用通药而经自来。又如肾阳虚衰,推动蒸化无力而致的尿少癃闭,当温补肾阳,温煦推动尿液的生成和排泄,则小便自然通利。再如脾气虚弱,出现纳呆、脘腹胀满、大便不畅时,是因为脾气虚衰无力运化所致,当采用健脾益气的方药治疗,使其恢复正常的运化及气机升降,则症自减。因此,以补开塞,主要是针对病证虚损不足的本质而治。

4.通因通用

即以通治通,是指用通利的药物来治疗具有通泻症状的实证。适用于因实邪内阻出现通泄症状的真实假虚证。一般情况下,对泄泻、崩漏、尿频等症,多用止泻、固冲、缩尿等法。但这些通泄症状出现在实性病证中,则当以通治通。如食滞内停,阻滞胃肠,致腹痛泄泻,泻下物臭如败卵时,不仅不能止泄,相反当消食而导滞攻下,推荡积滞,使食积去而泄自止。又如瘀血内阻,血不循经所致的崩漏,如用止血药,则瘀阻更甚而血难循其经,则出血难止,此时当活血化瘀,瘀去则血自归经而出血自止。再如湿热下注而致的淋证,见尿频、尿急、尿痛等症,以利尿通淋而清其湿热,则症自消。这些都是针对邪实的本质而治。

正治与反治相同之处,都是针对疾病的本质而治,故同属于治病求本的范畴;其不同之处在于:正治适用于病变本质与其外在表现相一致的病证,而反治则适用于病变本质与临床征象不完全一致的病证。

二、治标与治本

标与本是相对而言的,标本关系常用来概括说明事物的现象与本质,在中医学中常用来概括病变过程中矛盾的主次先后关系。

作为对举的概念,不同情况下标与本之所指不同。如就邪正而言,正气为本,邪气为标;就病机与症状而言,病机为本,症状为标;就疾病先后言,旧病、原发病为本,新病、继发病为标;就病位而言,脏腑精气病为本,肌表经络病为标等。

掌握疾病的标本,就能分清主次,抓住治疗的关键,有利于从复杂的疾病矛盾中找出和处理其主要矛盾或矛盾的主要方面。在复杂多变的疾病过程中,常有标本主次的不同,因而治疗上就有先后缓急之分。

（一）缓则治本

缓则治其本，多用在病情缓和，病势迁延，暂无急重病状的情况下。此时必须着眼于疾病本质的治疗。因标病产生于本病，本病得治，标病自然也随之而去。如痨病肺肾阴虚之咳嗽，肺肾阴虚是本，咳嗽是标，故治疗不用单纯止咳法来治标，而应滋养肺肾以治本，本病得愈，咳嗽也自然会消除；再如气虚自汗，则气虚不摄为本，出汗为标。单用止汗，难以奏效，此时应补气以治其本，气足则自能收摄汗液。另外，先病宿疾为本，后病新感为标，新感已愈而转治宿疾，也属缓则治本。

（二）急则治标

病证急重时的标本取舍原则是标病急重，则当先治、急治其标。标急的情况多出现在疾病过程中出现的急重、甚或危重症状，或卒病而病情非常严重时。如病因明确的剧痛，可先缓急止痛，痛止则再图其本。又如水臌患者，就原发病与继发病而言，臌胀多是在肝病基础上形成，则肝血瘀阻为本，腹水为标，如腹水不重，则宜化瘀为主，兼以利水；但若腹水严重，腹部胀满，呼吸急促，二便不利时，则为标急，此时当先治标病之腹水，待腹水减退，病情稳定后，再治其肝病。又如大出血患者，由于大出血会危及生命，故不论何种原因的出血，均应紧急止血以治标，待血止，病情缓和后再治其病本。

另外，在先病为本而后病为标的关系中，有时标病虽不危急，但若不先治将影响本病整个治疗方案的实施时，也当先治其标病。如心脏病的治疗过程中，患者得了轻微感冒，也当先将后病感冒治好，方可使先病即心脏病的治疗方案得以实施。

（三）标本兼治

当标本并重或标本均不太急时，当标本兼治。如在热性病过程中，热盛伤津耗阴，津液与阴气受损，凉润作用减退而致肠燥便秘不通，此时邪热内结为本，津液与阴气受伤为标，治当泻热攻下与滋阴增液通便同用；又如脾气虚衰运化失职，水湿内停，此时脾气虚衰是本，水湿内停为标，治可补脾与祛湿同用；再如素体气虚，抗病力低下，反复感冒，如单补气则易留邪，纯发汗解表则易伤正，此时治宜益气解表。以上均属标本兼治。

总之，病证之变化有轻重缓急、先后主次之不同，因而标本的治法运用也就有先后与缓急、单用或兼用的区别，这是中医治疗的原则性与灵活性有机结合的体现。区分标病与本病的缓急主次，有利于从复杂的病变中抓住关键，做到治病求本。

三、扶正与祛邪

正邪相搏中双方的盛衰消长决定着疾病的发生、发展与转归，正能胜邪则病退，邪能胜正则病进。因此，治疗疾病的一个基本原则，就是要扶助正气，祛除邪气，改变邪正双方力量的对比，使疾病早日向好转、痊愈的方向转化。

（一）扶正祛邪的概念

扶正，即扶助正气，增强体质，提高机体的抗邪及康复能力。适用于各种虚证，即所谓"虚则补之。"而益气、养血、滋阴、温阳、填精、补津以及补养各脏的精气阴阳等，均是扶正治则下确立的具体治疗方法。在具体治疗手段方面，除内服汤药外，还可有针灸、推拿、气功、食疗、形体锻炼等。

祛邪，即祛除邪气，消解病邪的侵袭和损害、抑制亢奋有余的病理反应。适用于各种实证，即所谓"实则泻之。"而发汗、涌吐、攻下、消导、化痰、活血、散寒、清热、祛湿等,均是祛邪治则下确立的具体治疗方法。其具体使用的手段也同样是丰富多样的。

(二)扶正祛邪的运用

扶正与祛邪两者相互为用,相辅相成,扶正增强了正气,有助于机体祛除病邪,即所谓"正胜邪自去";祛邪则在邪气被祛的同时,减免了对正气的侵害,即所谓"邪去正自安"。扶正祛邪在运用上要掌握好以下原则:①攻补应用合理,即扶正用于虚证,祛邪用于实证。②把握先后主次:对虚实错杂证,应根据虚实的主次与缓急,决定扶正祛邪运用的先后与主次。③扶正不留邪,祛邪不伤正。具体运用如下。

1.单独运用

(1)扶正:适用于虚证或真虚假实证。扶正的运用,当分清虚证所在的脏腑经络等部位及其精气血津液阴阳中的何种虚衰,还应掌握用药的峻缓量度。虚证一般宜缓图,少用峻补,免成药害。

(2)祛邪:适用于实证或真实假虚证。祛邪的运用,当辨清病邪性质、强弱、所在病位,而采用相应的治法。还应注意中病则止,以免用药太过而伤正。

2.同时运用

扶正与祛邪的同时使用,即攻补兼施,适用于虚实夹杂的病证。由于虚实有主次之分,因而攻补同时使用时亦有主次之别。

(1)扶正兼祛邪:即扶正为主,辅以祛邪。适用于以正虚为主的虚实夹杂证。

(2)祛邪兼扶正:即祛邪为主,辅以扶正。适用于以邪实为主的虚实夹杂证。

3.先后运用

扶正与祛邪的先后运用,也适用于虚实夹杂证。主要是根据虚实的轻重缓急而变通使用。

(1)先扶正后祛邪:即先补后攻。适应于正虚为主,机体不能耐受攻伐者。此时兼顾祛邪反能更伤正气,故当先扶正以助正气,正气能耐受攻伐时再予以祛邪,可免"贼去城空"之虞。

(2)先祛邪后扶正:即先攻后补。适应于以下两种情况:一是邪盛为主,兼扶正反会助邪;二是正虚不甚,邪势方张,正气尚能耐攻者。此时先行祛邪,邪气速去则正亦易复,再补虚以收全功。总之,扶正祛邪的应用,应知常达变,灵活运用,据具体情况而选择不同的用法。

四、调整阴阳

阴阳失去平衡协调是疾病的基本病机,对此加以调治即为调整阴阳。调整阴阳,即指纠正疾病过程中机体阴阳的偏盛偏衰,损其有余、补其不足,恢复人体阴阳的相对平衡。

(一)损其有余

损其有余,即"实则泻之",适用于人体阴阳中任何一方偏盛有余的实证。

1.泻其阳盛

"阳胜则热"的实热证,据阴阳对立制约原理,宜用寒凉药物以泻其偏盛之阳热,此即"热者寒之"之意。若在阳偏盛的同时,由于"阳胜则阴病",每易导致阴气的亏减,此时不宜单纯地清其阳热,而须兼顾阴气的不足,即清热的同时,配以滋阴之品,即祛邪为主兼以扶正。

2.损其阴盛

"阴胜则寒"的实寒证,宜用温热药物以消解其偏盛之阴寒。此即"寒者热之"之意。若在阴偏盛的同时,由于"阴胜则阳病",每易导致阳气的不足,此时不宜单纯地温散其寒,还须兼顾阳气的不足,即在散寒的同时,配以扶阳之品,同样是祛邪为主兼以扶正之法。

(二)补其不足

补其不足,即"虚则补之",适用于人体阴阳中任何一方虚损不足的病证。调补阴阳,又有据阴阳相互制约原理的阴阳互制的调补阴阳及据阴阳互根原理的阴阳互济的调补阴阳。阴阳两虚者则宜阴阳并补。

1.阴阳互制之调补阴阳

当阴虚不足以制阳而致阳气相对偏亢的虚热证时,治宜滋阴以抑阳,即唐·王冰所谓"壮水之主,以制阳光"(《素问·至真要大论》注语),《素问·阴阳应象大论》称为"阳病治阴"。这里的"阳病"指的是阴虚则阳气相对偏亢,治阴即补阴之意。

当阳虚不足以制阴而致阴气相对偏盛的虚寒证时,治宜扶阳以抑阴,即王冰所谓"益火之源,以消阴翳"(《素问·至真要大论》注语)。《素问·阴阳应象大论》称为"阴病治阳"。这里的"阴病"指的是阳虚则阴气相对偏盛,治阳即补阳之意。

2.阴阳互济之调补阴阳

对于阴阳偏衰的虚热及虚寒证的治疗,明·张介宾还提出了阴中求阳与阳中求阴的治法,他说:"善补阳者,必于阴中求阳,则阳得阴助而生化无穷;善补阴者,必于阳中求阴,则阴得阳升而泉源不竭"(《景岳全书·新方八阵》)。此即阴阳互济的方法。即据阴阳互根的原理,补阳时适当佐以补阴药谓之阴中求阳,补阴时适当佐以补阳药谓之阳中求阴。其意是使阴阳互生互济,不但能增强疗效,同时亦能限制纯补阳或纯补阴时药物的偏性及不良反应。如肾阴虚衰而相火上僭的虚热证,可用滋阴降火的知柏地黄丸少佐温热的肉桂以阳中求阴,引火归原,即是其例。

3.阴阳并补

对阴阳两虚则可采用阴阳并补之法治疗。但须分清主次而用,阳损及阴者,以阳虚为主,则应在补阳的基础上辅以滋阴之品;阴损及阳者,以阴虚为主,则应在滋阴的基础上辅以补阳之品。

应当指出,阴阳互济之调补和阴阳并补两法,虽然用药上都是滋阴、补阳并用,但主次分寸不同,且适应的证候有别。

4.回阳救阴

此法适用于阴阳亡失者。亡阳者,当回阳以固脱;亡阴者,当救阴以固脱。由于亡阳与亡阴实际上都是一身之气的突然大量脱失,故治疗时都要兼以峻剂补气,常用人参等药。

此外,对于阴阳格拒的治疗,则以寒因寒用,热因热用之法治之。阳盛格阴所致的真热假寒证,其本质是实热证,治宜清泻阳热,即寒因寒用;阴盛格阳所致的真寒假热证,本质是寒盛阳虚,治宜温阳散寒,即热因热用。

总之,运用阴阳学说以指导治疗原则的确定,其最终目的在于选择有针对性的调整阴阳之措施,以使阴阳失调的异常情况复归于协调平衡的正常状态。

五、调理精气血津液

精气血津液是脏腑经络功能活动的物质基础,生理上各有不同功用,彼此之间又相互为用。因此,病理上就有精气血津液各自的失调及互用关系失调。而调理精气血津液则是针对以上的失调而设的治疗原则。

（一）调精

1.填精

填精补髓用于肾精亏虚,此精指的是具有生殖、濡养、化气、生血、养神等功能的一般意义的精,包括先天之精和后天水谷之精。精之病多以亏虚为主,主要表现为生长发育迟缓,生殖功能低下或不能生育,及气血神的生化不足等,可以补髓填精之法治之。

2.固精

固精之法用于滑精、遗精、早泄,甚至精泄不止的精脱之候。其总的病机均为肾气不固,故治当补益肾气以摄精。

3.疏利精气

精之病尚见于阴器脉络阻塞,以致败精、浊精郁结滞留,难以排出;或肝失疏泄,气机郁滞而致的男子不排精之候。治当疏利精气,通络散结。

（二）调气

1.补气

用于较单纯的气虚证。由于一身之气的生成,源于肾所藏先天之精化生的先天之气(即元气),脾胃化水谷而生的水谷之精所化之气,以及由肺吸入的自然界清气。因此,补气多为补益肺、脾、肾。又由于卫气、营气、宗气的化生及元气的充养多与脾胃化生的水谷之气有关,故尤为重视对脾气的补益。

2.调理气机

用于气机失调的病证。气机失调的病变主要有气滞、气逆、气陷、气闭、气脱等。治疗时气滞者宜行气,气逆者宜降气,气陷者宜补气升气,气闭者宜顺气开窍通闭,气脱者则宜益气固脱。

调理气机时,还须注意顺应脏腑气机的升降规律,如脾气主升,肝气疏泄升发,常宜畅其升发之性;胃气主通降,肺气主肃降,多宜顺其下降之性。

（三）调血

1.补血

用于单纯的血虚证。由于血源于水谷精微,与脾胃、心、肝、肾等脏腑的机能密切相关。因此补血时,应注意同时调治这些脏腑的机能,其中又因"脾胃为后天之本""气血生化之源",故尤为重视对脾胃的补养。

2.调理血运

血运失常的病变主要有血瘀、出血等,而血寒是血瘀的主要病机,血热、气虚、瘀血是出血的主要病机。治疗时,血瘀者宜活血化瘀,因血寒而瘀者宜温经散寒行血;出血者宜止血,且须据出血的不同病机而施以清热、补气、活血等法。

（四）调津液

1.滋养津液

用于津液不足证。其中实热伤津,宜清热生津。

2.祛除水湿痰饮

用于水湿痰饮证。其中湿盛者宜祛湿、化湿或利湿;水肿或水臌者,宜利水消肿;痰饮为患者,宜化痰逐饮。因水液代谢障碍,多责之肺、脾、肾、肝,故水湿痰饮的调治,从脏腑而言,多从肺、脾、肾、肝入手。

(五)调理精气血津液的关系

1.调理气与血的关系

由于气血之间有着互根互用的关系,故病理上常相互影响而有气病及血或血病及气的病变,结果是气血同病,故需调理两者的关系。

气虚生血不足,而致血虚者,宜补气为主,辅以补血,或气血双补;气虚行血无力而致血瘀者,宜补气为主,辅以活血化瘀;气滞致血瘀者,行气为主,辅以活血化瘀;气虚不能摄血者,补气为主,辅以收涩或温经止血。

血虚不足以养气,可致气虚,宜补血为主,辅以益气;但气随血脱者,因"有形之血不能速生,无形之气所当急固"(清·程国彭《医学心悟》),故应先益气固脱以止血,待病势缓和后再进补血之品。

2.调理气与津液的关系

气与津液生理上同样存在互用的关系,故病理上也常相互影响,因而治疗上就要调理两者关系的失常。

气虚而致津液化生不足者,宜补气生津;气不行津而成水湿痰饮者,宜补气、行气以行津;气不摄津而致体内津液丢失者,宜补气以摄津。而津停而致气阻者,在治水湿痰饮的同时,应辅以行气导滞;气随津脱者,宜补气以固脱,辅以补津。

3.调理气与精关系

生理上气能疏利精行,精与气又可互相化生。病理上气滞可致精阻而排出障碍,治宜疏利精气;精亏不化气可致气虚,气虚不化精可致精亏,治宜补气填精并用。

4.调理精血津液的关系

"精血同源",故血虚者在补血的同时,也可填精补髓;精亏者在填精补髓的同时,也可补血。"津血同源",病理上常有津血同病而见津血亏少或津枯血燥,治当补血养津或养血润燥。

六、三因制宜

"人以天地之气生",指人是自然界的产物,自然界天地阴阳之气的运动变化与人体是息息相通的,因此人的生理活动、病理变化必然受着诸如时令气候节律、地域环境等因素的影响。患者的性别、年龄、体质等个体差异,也对疾病的发生、发展与转归产生一定的影响。因此,在治疗疾病时,就必须根据这些具体因素作出分析,区别对待,从而制定出适宜的治疗方法,即所谓因时、因地和因人制宜。这也是治疗疾病所必须遵循的一个基本原则。

(一)因时制宜

根据时令气候节律特点,来制定适宜的治疗原则,称为"因时制宜"。因时之"时"一是指自然界的时令气候特点,二是指年、月、日的时间变化规律。《灵枢·岁露论》说:"人与天地相参也,与日月相应也。"因而年月季节、昼夜晨昏时间因素,既可影响自然界不同的气候特点和物候特点,同时对人体的生理活动与病理变化也带来一定影响,因此,就要注意在不同的天时气候及时间节律条件下的治疗宜忌。

以季节而言,由于季节间的气候变化幅度大,故对人的生理病理影响也大。如夏季炎热,机体当此阳盛之时,腠理疏松开泄,则易于汗出,即使感受风寒而致病,辛温发散之品亦不宜过用,以免伤津耗液或助热生变。至于寒冬时节,人体阴盛而阳气内敛,腠理致密,同是感受风寒,则辛温发表之剂用之无碍;但此时若病热证,则当慎用寒凉之品,以防损伤阳气。即如《素问·六元正纪大论》所说:"用寒远寒,用凉远凉,用温远温,用热远热,食宜同法。"即用寒凉方药及食物时,当避其气候之寒凉;用温热方药及食物时,当避其气候之温热。又如暑多夹湿,故在盛夏多注意清暑化湿;秋天干燥,则宜轻宣润燥等。

以月令而言,《素问·八正神明论》说:"月始生,则血气始精,卫气始行;月郭满,则血气实,肌肉坚;月郭空,则肌肉减,经络虚,卫气虚,形独居。"并据此而提出"月生无泻,月满无补,月郭空无治,是谓得时而调之"的治疗原则。即提示治疗疾病时须考虑每月的月相盈亏圆缺变化规律,这在针灸及妇科的月经病治疗中较为常用。

以昼夜而言,日夜阴阳之气比例不同,人亦应之。因而某些病证,如阴虚的午后潮热,湿温的身热不扬而午后加重,脾肾阳虚之五更泄泻等,也具有日夜的时相特征,亦当考虑在不同的时间实施治疗。针灸中的"子午流注针法"即是根据不同时辰而有取经与取穴的相对特异性,是择时治疗的最好体现。

(二)因地制宜

根据不同的地域环境特点,来制定适宜的治疗原则,称为"因地制宜"。不同的地域,地势有高下,气候有寒热湿燥、水土性质各异。因而,在不同地域长期生活的人就具有不同的体质差异,加之其生活与工作环境、生活习惯与方式各不相同,使其生理活动与病理变化亦不尽相同,因地制宜就是考虑这些差异而实施治疗。

如我国东南一带,气候温暖潮湿,阳气容易外泄,人们腠理较疏松,易感外邪而致感冒,且一般以风热居多,故常用桑叶、菊花、薄荷一类辛凉解表之剂;即使外感风寒,也少用麻黄、桂枝等温性较大的解表药,而多用荆芥、防风等温性较小的药物,且份量宜轻。而西北地区,气候寒燥,阳气内敛,人们腠理闭塞,若感邪则以风寒居多,以麻黄、桂枝之类辛温解表多见,且份量也较重。

也有一些疾病的发生与不同地域的地质水土状况密切相关,如地方性甲状腺肿、大骨节病、克山病等地方性疾病。因而治疗时就必须针对疾病发生在不同的地域背景而实施适宜的治疗方法与手段。

(三)因人制宜

根据患者的年龄、性别、体质等不同特点,来制定适宜的治疗原则,称为"因人制宜"。不同的患者有其不同的个体特点,应根据每个患者的年龄、性别、体质等不同的个体特点来制定适宜的治则。如清·徐大椿《医学源流论》指出:"天下有同此一病,而治此则效,治彼则不效,且不惟无效,而及有大害者,何也?则以病同人异也。"

1.年龄

年龄不同,则生理功能、病理反应各异,治宜区别对待。如小儿生机旺盛,但脏腑娇嫩,气血未充,发病则易寒易热,易虚易实,病情变化较快。因而,治疗小儿疾病,药量宜轻,疗程多宜短,忌用峻剂。青壮年则气血旺盛,脏腑充实,病发则由于邪正相争剧烈而多表现为实证,可侧重于攻邪泻实,药量亦可稍重。而老年人生机减退,气血日衰,脏腑机能衰减,病多表现为虚证,或虚中夹实。因而,多用补虚之法,或攻补兼施,用药量应比青壮年少,中病即止。

2.性别

男女性别不同,各有其生理、病理特点,治疗用药亦当有别。妇女生理上以血为本,以肝为先天,病理上有经、带、胎、产诸疾及乳房、胞宫之病。月经期、妊娠期用药时当慎用或禁用峻下、破血、重坠、开窍、滑利、走窜及有毒药物;带下以祛湿为主;产后诸疾则应考虑是否有恶露不尽或气血亏虚,从而采用适宜的治法。男子生理上则以精气为主,以肾为先天,病理上精气易亏而有精室疾病及男性功能障碍等特有病证,如阳痿、阳强、早泄、遗精、滑精以及精液异常等,宜在调肾基础上结合具体病机而治。

3.体质

因先天禀赋与后天生活环境的不同,个体体质存在着差异,一方面不同体质有着不同的病邪易感性,另一方面,患病之后,由于机体的体质差异与反应性不同,病证就有寒热虚实之别或"从化"的倾向。因而治法方药也应有所不同:偏阳盛或阴虚之体,当慎用温热之剂;偏阴盛或阳虚之体,则当慎用寒凉之品;体质壮实者,攻伐之药量可稍重;体质偏弱者,则应采用补益之剂。

三因制宜的原则,体现了中医治疗上的整体观念及辨证论治在应用中的原则性与灵活性,只有把疾病与天时气候、地域环境、患者个体诸因素等加以全面的考虑,才能使疗效得以提高。

(焦素杰)

第二节 治疗方法

一、汗法

汗法亦称解表法,即通过开泄腠理,促进发汗,使表证随汗出而解的治法。

(一)应用要点

汗法不仅能发汗,凡欲祛邪外出,透邪于表,畅通气血,调和营卫,皆可酌情用之。临床常用于解表、透疹、祛湿和消肿。

1.解表

通过发散,以祛除表邪,解除恶寒发热、鼻塞流涕、头项强痛、肢体酸痛、脉浮等表证。由于表证有表寒、表热之分,因而汗法又有辛温、辛凉之别。辛温用于表寒,以麻黄汤、桂枝汤、荆防败毒散为代表;辛凉用于表热证,以桑菊饮、银翘散等为代表。

2.透疹

通过发散,以透发疹毒。如麻疹初起,疹未透发,或难出而透发不畅,均可用汗法透之,使疹毒随汗透而散于外,以缓解病势。透疹之汗法,一般用辛凉,少用辛温,且宜选用具有透疹功能的解表药组成。如升麻葛根汤、竹叶柳蒡汤。尚需注意者,麻疹虽为热毒,宜于辛凉清解,但在初起阶段,应避免使用苦寒沉降之品,以免疹毒冰伏,不能透达。

3.祛湿

通过发散,以祛风除湿。故外感风寒而兼有湿邪,以及风湿痹证,均可酌用汗法。素有脾虚蕴湿,又感风寒湿邪,内外相会,风湿相搏,发为身体烦疼,并见恶寒发热无汗、脉浮紧等表证,法当发汗以祛风湿,兼以燥湿健脾,宜用麻黄加术汤。如有湿郁化热之象,症见一身尽疼、发热、日晡加剧者,则法当宣肺祛风、渗湿除痹,如麻黄杏仁薏苡甘草汤之类。

4.消肿

通过发散,既可逐水外出而消肿,更能宣肺利水以消肿。故汗法可用于水肿实证而兼有表证者。对于风水恶风、脉浮、一身悉肿、口渴、不断出汗而表有热者,为风水夹热,法当发汗退肿,兼以清热,宜越婢汤或越婢加术汤,如与五皮饮合方,疗效更佳。对于身面浮肿、恶寒无汗、脉沉小者,则属少阴虚寒而兼表证,法当发汗退肿,兼以温阳,宜用麻黄附子甘草汤加减。

(二)注意事项

1.注意不要过汗

运用汗法治疗外感热病,要求达到汗出热退,脉静身凉,以周身微汗为度,不可过汗和久用。发汗过多,甚则大汗淋漓,则耗伤阴液,可致伤阴或亡阳。张仲景在《伤寒论》中说:"温服令一时许,遍身杂杂微似有汗者益佳,不可令如水流漓,病必不除。"他强调汗法应中病即止,不必尽剂,同时对助汗之护理也甚重视。凡方中单用桂枝发汗者,要求啜热粥或温服以助药力,若与麻黄、葛根同用者,则一般不需啜热粥或温服。乃因药轻则需助,药重则不助,其意仍在使发汗适度。

2.注意用药峻缓

使用汗法,应视病情轻重与正气强弱而定用药之峻缓。一般表虚用桂枝汤调和营卫,属于轻汗法;而表实用麻黄汤发泄郁阳,则属于峻汗法。此外尚有麻桂各半汤之小汗法,以及桂二麻一汤之微汗法等。使用汗法,还应根据时令及体质而定峻缓轻重。暑天炎热,汗之宜轻,配用香薷饮之类;冬令严寒,汗之宜重,酌选麻黄汤之类。体质虚者,汗之宜缓,用药宜轻;体质壮实,汗之可峻,用药宜重。

3.注意兼杂病证

由于表证有兼杂证候的不同,汗法又当配以其他治法。如兼气滞者,当理气解表,用香苏散之类;兼痰饮者,当化饮解表,用小青龙汤之类。尤需注意的是,对于虚人外感,务必照顾正气,采用扶正解表之法。兼气虚者,当益气解表,如用参苏饮、人参败毒散;兼阳虚者,当助阳解表,如用麻黄附子细辛汤;兼血虚者,当养血解表,如用葱白七味饮;兼阴虚者,当滋阴解表,如用加减葳蕤汤。

4.注意不可妄汗

《伤寒论》中论述不可汗的条文甚多,概括起来就是汗家、淋家、疮家、衄家、亡血家、咽喉干燥、尺中脉微、尺中脉迟,以及病在里者,均不可汗。究其原因,或是津亏,或是血虚,或是阳弱,或兼热毒,或兼湿热,或种种因素兼而有之,故虽有表证,仍不可单独使用辛温发汗,必须酌情兼用扶正或清热等法。此外,对于非外感风寒之发热头痛,亦不可妄汗。

二、清法

清法亦称清热法,即通过寒凉泄热的药物和措施,使邪热外泄,消除里热证的治法。其内容十分丰富,应用也很广泛。

(一)应用要点

1.清热生津

温病出现高热烦躁、汗出蒸蒸、渴喜冷饮、舌红苔黄、脉洪大等症,是热入气分,法当清热生津,常用白虎汤之类;如正气虚弱,或汗多伤津,则宜白虎加人参汤;温病后期,余热未尽,津液已伤,胃气未复,又宜用竹叶石膏汤一类,以清热生津、益气和胃。

2.清热凉血

温病热入营血,症见高热烦躁、谵语神昏、全身发斑、舌绛少苔、脉细而数,或因血热妄行,引起咯血、鼻衄及皮下出血等,均宜清热凉血。如营分热甚用清营汤,血分热甚用犀角地黄汤,血热发斑用化斑汤等。

3.清热养阴

温病后期,伤津阴虚,夜热早凉,热退无汗;或肺痨阴虚,午后潮热,盗汗咳血,均宜清热养阴。如温病后期,伤阴虚热,用青蒿鳖甲汤之类;虚劳骨蒸,用秦艽鳖甲散之类。

4.清热解暑

暑热证,发热多汗、心烦口渴、气短倦怠,舌红脉虚;或小儿疰夏,久热不退,均宜清热解暑,或兼益气生津。如用清络饮解暑清热,用清暑益气汤消暑补气,用生脉散加味治疗暑热而致之气阴两虚等。

5.清热解毒

热毒诸证,如丹毒、疔疮、痈肿、喉痹、痄腮,以及各种疫证、内痈等,均宜清热解毒。如疔毒痈肿用五味消毒饮;泻实火、解热毒用黄连解毒汤;解毒、疏风、消肿,则用普济消毒饮等。

6.清热除湿

湿热为患,当以其病性病位不同而选用适当方药。如肝胆湿热用龙胆泻肝汤,湿热黄疸用茵陈蒿汤,湿热下痢用香连丸或白头翁汤等。

7.清泻脏腑

脏腑诸火,均宜清热泻火。如心火炽盛,见烦躁失眠、口舌糜烂、大便秘结,甚则吐衄者,用大黄泻心汤以清心火;心移热于小肠,兼见尿赤涩痛者,用导赤散泻心火兼清小肠;肝胆火旺,见面目红赤、头痛失眠、烦躁易怒、胸胁疼痛、便结尿黄者,用龙胆泻肝汤清泻肝胆;胃火牙痛,见口唇溃痛,用清胃散泻胃火;肺热咳嗽,用泻白散清肺火;肾虚火亢,见潮热、盗汗、遗精者,用知柏地黄汤泻肾火等。

(二)注意事项

1.注意真热假热

使用清法,必须针对实热之证而用,勿为假象所迷惑,对于真寒假热,尤须仔细辨明,以免误用清法,造成严重后果。正如《医学心悟》指出:"有命门火衰,浮阳上泛,有似于火者;又有阴盛格阳假热之证,其人面赤狂躁,欲坐卧泥水中;或数天不大便,或舌黑而润,或脉反洪大,峥峥然鼓击于指下,按之豁然而空者;或口渴欲得冷饮而不能下;或因下元虚冷,频饮热汤以自救。世俗不识,误投凉药,下咽即危矣。此不当清而清之误也。"

2.注意虚火实火

使用清法,又须分清外感与内伤、虚火与实火。外感多实,内伤多虚,病因各异,治法迥别。外感风寒郁闭之火,当散而清之;湿热之火,则渗而清之;燥热之火,宜润而清之;暑热伤气虽因感邪而致,仍应补而清之。对于内伤七情,火从内发者,应针对引起虚火的不同病因病机分别处治。气虚者补其气;血虚者养其血;其阴不足而火上炎者,当壮水之主;真阳虚衰而虚火上炎者,又宜引火归原。

3.注意因人而清

使用清法,还须根据患者体质之强弱以酌其轻重。对体虚者,不可清之过重,以免反伤正气,甚则产生变证。一般而论,壮实之体,患了实热之证,清之稍重;若本体虚,脏腑本寒,饮食素少,肠胃虚弱,或产后、病后之热证,亦宜轻用。倘清剂过多,则治热未已,而寒生矣。故清法之投,当因人而用。

4.注意审证而清

火热之证,有微甚之分,故清法亦有轻重之别。药轻病重,则难取效;病轻药重,易生变证。

凡大热之证,清剂太微,则病不除;微热之证,而清剂太过,则寒证即至。但不及犹可再清,太过则常会引起病情的变化。所以临证之时,必须审证而清。

由于热必伤阴,进而耗气,因此尚须注意清法与滋阴、补气法的配合应用。一般清火泻热之药,不可久用,热去之后,即配以滋阴扶脾益气之药,以善其后。

三、下法

下法亦称泻下法,即通过通便、下积、泻实、逐水,以消除燥屎、积滞、实热及水饮等证的治法。

(一)应用要点

下法的运用甚为广泛。由于病有寒热,体有强弱,邪有兼杂,因而下法又有寒下、温下、润下及逐水之别。

1.寒下

里实热证,见大便燥结、腹满疼痛、高热烦渴;或积滞生热,腹胀而痛;或肠痈为患,腑气不通;或湿热下痢,里急后重特甚;或血热妄行、吐血衄血;或风火眼病等。凡此种种,均宜寒下。常用寒性泻下药,如大黄、芒硝、番泻叶等。应当根据不同的病机性质来选方,如阳明胃家实用大承气汤;阳明温病,津液已伤,用增液承气汤;肠痈用大黄牡丹皮汤;吐血用三黄泻心汤。

2.温下

脾虚寒积,见脐下硬结、大便不通、腹隐痛、四肢冷、脉沉迟;或阴寒内结,见腹胀水肿、大便不畅,皆可温下。常以温阳散寒的附子、干姜之类与泻药并用,如温脾汤、大黄附子汤;也有酌选巴豆以温逐寒积的,如备急丸。

3.润下

热盛伤津,或病后津亏,或年老津涸,或产后血虚而便秘,或长期便结而无明显兼证者,均可润下。常选用清润滑肠的五仁汤、麻仁丸等。

4.逐水

水饮停聚体内,或胸胁有水气,或腹肿胀满,或水饮内停且腑气不通,凡脉症俱实者,皆可逐水。常选十枣汤、舟车丸、甘遂通结汤等。

(二)注意事项

1.注意下之时机

使用下法,意在祛邪,既不宜迟,也不可过早,总以及时为要。只要表解里实,选用承气诸剂,釜底抽薪,顿挫邪势,常获良效。临床每见通便二三次后,高热递退,谵语即止,舌润津复。如邪虽陷里,尚未成实,过早攻下,则邪正相扰,易生变证。如伤寒表证未罢,病在阳也,下之则会转为结胸;或邪虽入里,而散漫于三阴经络之间,尚未结实,若攻下之,可成痞气。然而临床若拘于"下不厌迟"和"结粪方下"之说,以致邪气入里成实,医者仍失时不下,可使津液枯竭,攻补两难,甚则势难挽回。故吴又可在《温疫论》中强调指出:"大凡客邪贵乎早逐,乘人气血未乱,肌肉未消,津液未耗,患者不至危殆,投剂不至掣肘,愈后亦易平复……勿拘于下不厌迟之说。"他又说:"承气本为逐邪,而非专为结粪而设也。如必俟其粪结,血液为热所搏,变证迭起,是犹酿痈贻害,医之过也。"

2.注意下之峻缓

使用下法逐邪,当度邪之轻重,察病之缓急,以定峻下缓下。如泻实热多用承气汤,但因热结之微甚而有所选择:大承气用于痞满燥实兼全者,小承气用于痞满燥而实轻者,调胃承气则用于燥实而痞满轻者。泻剂之剂量亦与峻缓有关。一般量多剂大常峻猛,量少剂小则缓和。此外泻下之峻缓,尚与剂型有关,攻下之力,汤剂胜于丸散,如需峻下,反用丸剂,亦可误事;如欲缓下,则宜丸剂,如麻仁丸之用于脾约证等。

3.注意分清虚实

实证当下,已如前述。虚人禁下,古籍早有明文,诸如患者阳气素微者不可下,下之则哕;患者平素胃弱,亦不可下,下之则易出变证。对这些虚人患病,又非下不可,则当酌选轻下之法,或选润导之法,或选和下之法;亦可采取先补而后攻,或暂攻而随后补。此皆辨虚人之下,下之得法之需也。

四、消法

消法亦称消导或消散法,即通过消导和散结,使积聚之实邪逐渐消散的治法。消法应用广泛,主要包括化食、磨积、豁痰、利水等几个方面。

(一)应用要点

1.化食

化食为狭义之消法,亦称消食法,即用消食化滞的方药以消导积滞。适用于因饮食不节,食滞肠胃,以致食欲缺乏厌食,上腹胀闷,嗳腐呕吐,舌苔厚腻等症。一般多选保和丸、楂曲平胃散之类。如病情较重,腹痛泄泻,泻下不畅,苔厚黄腻,多属食滞兼有湿热,又宜选用枳实导滞丸之类,以消积导滞、清利湿热;脾虚而兼食滞者,则宜健脾消导,常用枳术丸之类。

2.磨积

就气积之治疗而言,凡脾胃气滞,均宜行气和胃,如胃寒气滞,疼痛较甚者,用良附丸;如兼火郁,则用越鞠丸;肝郁气滞,宜行气疏肝,一般多用柴胡疏肝散;兼见血瘀刺痛者,加用丹参饮等。

就血积之治疗而言,则须视血瘀之程度而酌选活血、行血及破血之法。

(1)活血:是以调节寒热偏胜为主,辅以活血之品,以促进血液运行。如寒凝血瘀之痛经,用温经汤加减;温病热入营血兼有瘀滞,用清营汤加减等。

(2)行血:是以活血为主,配以行气之品,以收通畅气血、宣痹止痛之效。如用失笑散治真心痛及胸胁痛。

(3)破血:是以破血逐瘀为主,或与攻下药并用,以攻逐瘀血、蓄血及癥块,常用血府逐瘀汤、桃核承气汤、大黄土鳖虫丸等。

3.豁痰

由于肺为贮痰之器,故豁痰则以治肺为主。而脾为生痰之源,故化痰常兼治脾。风寒犯肺,痰湿停滞,宜祛风化痰,如用止嗽散、杏苏散;痰热相结,壅滞于肺,又宜清热化痰,如用清气化痰丸;痰湿内滞,肺气上逆,则宜祛痰平喘,偏寒者用射干麻黄汤,兼热者用定喘汤;脾虚而水湿运化失权,聚而生痰,痰湿较显者用二陈汤。

4.利水

利水一法,既应区别水停之部位,又须辨明其性质。如水饮内蓄,其在中焦者,为渴为呕,为下利,为心腹痛,症状多端,一般可用茯苓、白术、半夏、吴茱萸等为主药;其在下焦者,虚冷则温而导之,如肾气丸;湿热则清而泄之,如八正散。水饮外溢者,必为浮肿,轻则淡渗利湿,重则从其虚实而施剂。阴水宜温利之方,如实脾散;阳水宜清利之剂,如疏凿饮子等。

(二)注意事项

1.注意辨清病位

由于病邪郁滞之部位有在脏、在腑、在气、在血、在经络等不同,消散之法亦应按其受病部位之不同而论治,用药亦须使其直达病所,则病处当之,收效较快,且不致诛伐无辜。

2.注意辨清虚实

消法虽不及下法之猛烈,但总属攻邪之法,务须分清虚实,以免误治。如脾虚水肿,土衰不能制水而起,非补土难以利水;真阳大亏,肾衰不能主水而肿,非温肾难消其肿。他如脾虚失运而食滞者,气虚津停而酿痰者,肾虚水泛而饮停者,血枯乏源而经绝者,皆非消导所可行,如妄用或久用之,则常会导致变证的发生。

五、补法

补法亦称补益法,即通过补益人体的阴阳气血,以消除各种不足证候,或扶正以祛邪,促使病证向愈的治法。

(一)应用要点

补法的内容十分丰富,其临床应用甚为广泛,但究其大要,主要包括以下几个方面。

1.补气

气虚为虚证中常见的证候,但有五脏偏重之不同,故补气亦有补心气、补肺气、补脾气、补肾气、补肝气等不同法则。尚须指出的是,因少火生气,血为气之母,故补气中应区别不同情况,配以助阳药和补血药,则收效更佳。

2.补血

血虚临床亦甚常见,若出现头晕目眩,心悸怔忡,月经量少,色淡,面唇指甲淡白失荣,舌淡脉细等症,当用补血之法,方如四物汤等。因气为血帅,阳生阴长,故补血须不忘补气。

3.补阴

阴虚亦为虚证中常见之证候,其表现也很复杂,故补阴之要点重在分清病位,方能药证相对,收效显著。如不分清阴虚之所在,用滋肝阴之一贯煎去补肺阴,用养胃阴之益胃汤去补肾阴,缺乏针对性,势必影响效果。

4.补阳

阳虚的临床表现,主要为畏寒肢冷,冷汗虚喘,腰膝酸软,腹泻水肿,舌胖而淡,脉沉而迟等症,当用补阳之法,常选右归丸治肾阳虚,理中汤治脾阳虚,桂枝甘草汤治心阳虚等,都要注重分清病位。

(二)注意事项

1.注意兼顾气血

气血皆是人体生命活动的物质基础,气为血帅,血为气母,关系极为密切,气虚可致血虚,血虚可致气虚。故治气虚常兼顾补血,如补中益气汤之配用当归;治血虚又常注重补气,如当归补血汤之重用黄芪。至于气血两亏者,自应气血双补。

2.注意调补阴阳

阴和阳在整个病机变化过程中,可分不可离。一方虚损,常可导致对方的失衡。例如肾阴虚久则累及肾阳,肾阳虚也可累及肾阴,常形成阴损及阳或阳损及阴的肾阴阳两虚。因此,不仅对肾阴阳两虚治以阴阳双补,而且对于单纯阴虚或阳虚之证,补益时也应顾及对方。所以张景岳在

《景岳全书》中就强调:"善补阳者,必于阴中求阳,则阳得阴助而生化无穷;善补阴者,必于阳中求阴,则阴得阳升而泉源不竭。"此说极为精当。

3.注意分补五脏

每一脏腑的生理功能不同,其虚损亦各具特点,故《难经》提出了"五脏分补"之法。《景岳全书》也曾指出:"用补之法,则脏有阴阳,药有宜否。宜阳者必先于气,宜阴者必先于精,凡阳虚多寒者,宜补以甘温,而清润之品非所宜;阴虚多热者,宜补以甘凉,而辛燥之类不可用。"由于"肾为先天之本""脾为后天之本",故补益脾肾二脏,素为医家所重,至于补脾补肾,孰重孰轻,当视具体病情而各有侧重,不可偏废。

4.注意补之峻缓

补有峻缓,应量证而定。凡阳气骤衰,真气暴脱,或血崩气脱,或津液枯竭,皆宜峻补,使用大剂重剂,以求速效。如正气已虚,但邪气尚未完全消除,宜用缓补之法,不求速效,积以时日,渐以收功。对于病虽属虚,而用补法有所顾忌者,如欲补气而于血有虑,欲补血又恐其碍气,欲补上而于下有碍,欲补下而于上有损,或其症似虚非虚,似实非实,则可择甘润之品,用平补之法较为妥当。此外,对于虚不受补者,如拟用补,更当以平补为宜。

5.注意不可妄补

虚证当补,无可非议。但因药性皆偏,益于此必损于彼。大凡有益于阳虚者,必不利于阴;有益于阴虚者,必不利于阳。同时无毒之药,性虽和平,久用多用则亦每气有偏胜。由此可知,无虚之证,妄加以补,不仅无益,反而有害。此外,若逢迎病家畏攻喜补之心理而滥施补剂,则为害尤甚。

六、温法

温法亦称温阳法。即通过扶助人体阳气以温里祛寒、回阳,从而消除里寒证的治法。主要包括温里散寒、温经散寒和回阳救逆三个方面。

(一)应用要点

1.温里散寒

由于寒邪直中脏腑,或阳虚内寒,症见身寒肢凉、脘腹冷痛、呕吐泄泻、舌淡苔润、脉沉迟弱等,宜温中散寒,常选用理中汤、吴茱萸汤之类。若见腰痛水肿、夜尿频频等症,则属脾肾虚寒,阳不化水,水湿泛滥,又宜酌选真武汤、济生肾气丸等,以温肾祛寒,温阳利水。

2.温经散寒

由于寒邪凝滞于经络,血脉不畅,症见四肢冷痛,肤色紫暗,面青舌瘀,脉细而涩等,法当温经散寒,养血通脉,常选用当归四逆汤等。如寒湿浸淫,四肢拘急,发为痛痹,亦宜温散,常用乌头汤。

3.回阳救逆

由阳虚内寒可进而导致阳气虚脱,症见四肢厥逆,畏寒蜷卧,下利清谷,冷汗淋漓,气短难续,口鼻气冷,面色青灰,苔黑而润,脉微欲绝等,急宜回阳救逆,并辅以益气固脱,常酌选四逆汤、参附汤、回阳救急汤等。

(二)注意事项

1.注意辨识假象

使用温法,必须针对寒证,勿为假象所惑,对真热假寒,尤须仔细辨明,以免误用温法。如伤寒化燥,邪热传里,见口咽干、便闭谵语,以及发黄狂乱、衄血便血诸症,均不可温。若病热已深,厥逆渐进,舌则干枯,反不知渴;又或夹热下利,神昏气弱,或脉来涩滞,反不应指;或面似烟熏,形如槁木,近之无声,望之似脱;甚至血液衰耗,筋脉拘挛,但唇齿舌干燥而不可解者。凡此均属真热假寒之候,均不宜温。若妄投热剂,必致贻误,使病势逆变。

2.注意掌握缓急

寒证较重,温之应峻;寒证轻浅,温之宜缓。由于温热之药,性皆燥烈,因而临床常见温之太过,寒证虽退,但因耗血伤津,反致燥热之证。因此,如非急救回阳,宜少用峻剂重剂。寒而不虚,当专用温;若寒而且虚,则宜甘温,取其补虚缓寒。而兼痰、兼食、兼滞者,均宜兼而治之。故温法之运用,应因证、因人、因时,方能全面照顾。

七、和法

和法亦称和解法,即通过和解表里的方药,以解除半表半里证的一种治法。和法的内容丰富,应用广泛,究其大要,对外感疾病用于和解表里,对内伤杂病则主要用于调和肝脾、调和胆胃以及调和胃肠等方面。

(一)应用要点

1.和解表里

外感半表半里之证,邪正分争,症见往来寒热,胸胁苦满,心烦喜呕,口苦咽干,苔薄脉弦等,法当和解表里,以扶正祛邪、清里达表的小柴胡汤为代表。

2.调和肝脾

情志抑郁,肝脾失调,症见两胁作痛,寒热往来,头痛目眩,口燥咽干,神疲食少,月经不调,乳房作胀,脉弦而细者,宜选逍遥散疏肝解郁、健脾和中。传经热邪,阳气内郁,而致手足厥逆;或脘腹疼痛,或泻痢下重者,又宜用四逆散疏肝理脾,和解表里。如胁肋疼痛较显,用柴胡疏肝散较佳。若因肝木乘脾,症见肠鸣腹痛,痛则泄泻,脉弦而缓者,宜泻肝补脾,用痛泻要方之类。

3.调和胆胃

胆气犯胃,胃失和降,症见胸胁胀满,恶心呕吐,心下痞满,时或发热,心烦少寐,或寒热如疟,寒轻热重,胸胁胀痛,口苦吐酸,舌红苔白,脉弦而数者,法当调和胆胃,以蒿芩清胆汤为代表方。

4.调和胃肠

邪在胃肠,寒热失调,腹痛欲呕,心下痞硬等症,治宜寒温并用、调和胃肠,常以干姜、黄芩、黄连、半夏等为主组方。胃气不调,心下痞硬,但满不痛,或干呕、呕吐、肠鸣下利者,宜用半夏泻心汤,以和胃降逆,开结除痞。伤寒胸中有热,胃中有寒,升降失常,腹中痛,欲呕吐者,又宜用黄连汤,以平调寒热,和胃降逆。

(二)注意事项

1.辨清偏表偏里

邪入少阳,病在半表半里,固当用小柴胡以和解之,但有偏表偏里及偏寒偏热之不同,又宜适当增损,变通用之。一般而论,寒邪外袭,在表为寒,在里为热,在半表半里,则为寒热交界之所,故偏于表者则寒多,偏于里者则热多,用药须与之相称。

2.兼顾偏虚偏实

邪不盛而正渐虚者,固宜用和法解之,但有偏于邪盛或偏于正虚之不同,治宜适当变通用之。如小柴胡用人参,所以补正气,使正气旺,则邪无所容,自然得汗而解;但亦有表邪失汗,腠理闭塞,邪无出路,由此而传入少阳,热气渐盛,此非正气之虚,故有不用人参而和解自愈者,是病有虚实不同,则法有所变通。仲景有小柴胡汤之加减法,对出现口渴者,去半夏,加人参、栝楼根;若不渴而外有微热者,去人参,加桂枝,即是以渴不渴分辨是否伤津,从而增减药物,变通之用法。

3.不可滥用和法

由于和法适应证广,用之得当,疗效甚佳,且性平和,药势平稳,常为医者所采用,但又不可滥用。如邪已入里,燥渴、谵语诸症丛生,而仅以柴胡汤主之,则病不解;温病在表,未入少阳,误用柴胡汤,则变证迭生。此外,内伤劳倦,气虚血虚,痈肿瘀血诸证,皆可出现寒热往来,似疟非疟,均非柴胡汤所能去之。但柴胡汤也并非不可用于内伤杂病,若能适当化裁,斟酌用之,也常能收到良效。这些审证加减,则又不属滥用和法之例。

八、吐法

吐法是通过使之呕吐而排除留着于咽喉、胸膈、胃脘的痰涎、宿食和毒物等有形实邪,以达到治疗目的的治法。主要包括峻吐法、缓吐法与外探法3种。

(一)应用要点

1.峻吐法

用于体壮邪实,痰食留在胸膈、咽喉之间的病证。如症见胸中痞硬、心中烦躁或懊恼、气上冲咽喉不得息、寸脉浮且按之紧者,是痰涎壅胸中,或宿食停于上脘之证,宜涌吐痰食,用瓜蒂散之类。如浊痰壅塞胸中的癫痫,以及误食毒物尚在胃脘者,宜涌吐风痰,用三圣散之类。如中风闭证,痰涎壅塞,内窍闭阻,人事不省,不能言语,或喉痹紧急,宜斩关开闭,用救急稀涎散之类。峻吐法是适用于实证的吐法,如属中风脱证者则忌之。

2.缓吐法

用于虚证催吐。虚证本无吐法,但痰涎壅塞非吐难以祛逐,只有用缓和的吐法,邪正兼顾以吐之,参芦饮为代表方。

3.外探法

以鹅翎或指探喉以催吐,或助吐势。用于开提肺气而通癃闭,或助催吐方药迅速达到致吐目的。

(二)注意事项

1.注意吐法宜忌

吐法用于急剧之证,收效固然迅速,但易伤胃气,故虚人、妊娠、产后一般不宜使用,如定须催吐才能除病,可选用外探法、缓吐法。

2.注意吐后调养

催吐之后,要注意调理胃气,糜粥自养,不可恣进油腻煎炸等不易消化食物,以免更伤胃气。

（焦素杰）

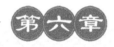

第六章

中医治疗技术

第一节 头针刺法

头针又称头皮针,是指在头皮部特定的穴线进行针刺以防治疾病的方法。

头针的理论依据主要有二:一是根据传统的脏腑经络理论。手、足六阳经皆上循于头面,六阴经中手少阴与足厥阴经直接循行于头面部,其他阴经则通过各自的经别与阳经相合后上达于头面。因此,头面部是脏腑经络之气汇集的重要部位,《素问·脉要精微论篇》曰:"头者精明之府"。二是根据大脑皮质功能定位在头皮的投影,确立相应的头穴线。

头针因其疗效独特、适应证广泛而成为临床医师常用的针灸治疗方法之一。为了适应国际上头针疗法的推广与交流,中国针灸学会根据分区定经、经上选穴、穴点连线及古代透刺方法等拟定了《头皮针穴名标准化国际方案》,并于 1984 年在日本召开的世界卫生组织西太区会议上正式通过。本节标准头针线的名称、定位等均依据该方案。

一、标准头针线的定位和主治

标准头穴线共 25 条,分别位于额区、顶区、颞区、枕区 4 个区域的头皮部。标准化头针线见图 6-1～图 6-5,各区定位及主治如下。

(一)额区

1.额中线

(1)部位:在头前部,从督脉神庭穴向下引一直线,长 1 寸(3 cm)(图 6-1)。

(2)主治:癫痫、精神失常、鼻病等。

2.额旁 1 线

(1)部位:在头前部,从膀胱经眉冲穴向前引一直线,长 1 寸(3 cm)(图 6-1)。

(2)主治:冠心病、心绞痛、支气管哮喘、支气管炎、失眠。

3.额旁 2 线

(1)部位:在头前部,从胆经头临泣穴向前引一直线,长 1 寸(3 cm)(图 6-1)。

(2)主治:急慢性胃炎、胃和十二指肠溃疡、肝胆疾病等。

4.额旁 3 线

(1)部位:在头前部,从胃经头维穴内侧 0.75 寸起向下引一直线,长 1 寸(3 cm)(图 6-1)。

(2)主治:功能性子宫出血、子宫脱垂、阳痿、遗精、尿频、尿急等。

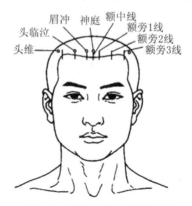

图 6-1　标准化头针线额区图

(二)顶区

1.顶中线

(1)部位:在头顶部,即从督脉百会穴至前顶穴连线(图 6-2)。

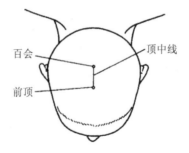

图 6-2　标准化头针线顶区图

(2)主治:腰腿足等病证,如瘫痪、麻木、疼痛,以及皮质性多尿、脱肛、小儿夜尿、高血压病、头顶痛等。

2.顶旁 1 线

(1)部位:在头顶部,督脉旁 1.5 寸,从膀胱经通天穴向后引一直线,长 1.5 寸(图 6-3)。

(2)主治:腰腿足等病证,如瘫痪、麻木、疼痛等。

3.顶旁 2 线

(1)部位:在头顶部,督脉旁开 2.25 寸,从胆经正营穴向后引一直线,长 1.5 寸到承灵穴(图 6-3)。

(2)主治:头痛,偏头痛,肩臂手等病证如瘫痪、麻木、疼痛等。

(三)颞区(包括顶颞区)

1.顶颞前斜线

(1)部位:在头顶部、头侧部,头部经外奇穴前神聪(百会前 1 寸)与颞部胆经悬厘穴引一斜线(图 6-4)。

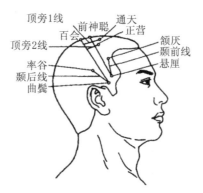

图 6-3 标准化头针线顶颞区图

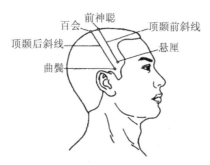

图 6-4 标准化头针线颞区图

(2)主治:将该线分为 5 等份,上 1/5 治疗对侧下肢和躯干瘫痪,中 2/5 治疗上肢瘫痪,下2/5治疗中枢性面瘫、运动性失语、流涎、脑动脉粥样硬化等。

2.顶颞后斜线

(1)部位:在头顶部、头侧部,顶颞前斜线之后 1 寸,与其平行的线。即从督脉百会穴至颞部胆经曲鬓穴引一斜线(图 6-4)。

(2)主治:将该线分为 5 等份,上 1/5 治疗对侧下肢和躯干感觉异常,中 2/5 治疗上肢感觉异常,下2/5治疗头面部感觉异常等。

3.颞前线

(1)部位:在头的颞部,从胆经颔厌穴至悬厘穴连一直线。

(2)主治:偏头痛、运动性失语、周围性面瘫和口腔疾病。

4.颞后线

(1)部位:在头的颞部,从胆经率谷穴向下至曲鬓穴连一直线。

(2)主治:偏头痛、耳鸣、耳聋、眩晕等。

(四)枕区

1.枕上正中线

(1)部位:在后头部,即从督脉强间穴至脑户穴的连线(图 6-5)。

(2)主治:眼病、颈项强痛、癫狂、痫证。

2.枕上旁线

(1)部位:在后头部,由枕外隆凸督脉脑户穴旁开 0.5 寸(1.5 cm)起,向上引一直线,长1.5 寸

(4.5 cm)(图6-5)。

(2)主治:皮质性视力障碍、白内障、近视等。

3.枕下旁线

(1)部位:在后头部,从膀胱经玉枕穴向下引一直线,长2寸(图6-5)。

(2)主治:小脑疾病引起的平衡障碍、后头痛等。

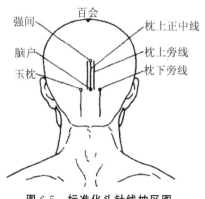

图6-5 标准化头针线枕区图

二、适应范围

(一)脑源性疾病

脑源性疾病如脑血管意外后遗症、皮质性视力障碍、小脑性平衡障碍、皮质性多尿、遗尿、帕金森病、舞蹈病等。

(二)非脑源性疾病

非脑源性疾病如腰腿痛、神经痛、哮喘、呃逆、耳源性眩晕、耳鸣、听力障碍、胃脘痛、子宫脱垂等。

(三)其他

外科手术的针刺麻醉。

三、操作方法

(一)穴位选择

单侧肢体疾病,选用对侧头针线;双侧肢体疾病,选用双侧头针线;内脏全身疾病或不易区别左右的疾病,可双侧取穴。一般根据具体的病情选用相应的头针线,如下肢瘫痪,可选顶旁1线配顶颞前斜线、顶颞后斜线的上1/5。

(二)进针方法

患者多取坐位或卧位,局部常规消毒。一般选用28~30号长1.5~3寸的毫针,针尖与头皮成30°左右夹角,快速将针刺入头皮下,当针尖抵达帽状腱膜下层时,指下感到阻力减小,然后使针与头皮平行,继续捻转进针,刺入相应深度(线段的长度)。若进针角度不当,患者痛甚且医者手下有抵抗感,应调整进针角度(图6-6)。

(三)针刺手法

头针的运针多捻转不提插。一般以拇指掌面和示指桡侧面夹持针柄,以示指的掌指关节快速连续屈伸,使针身左右旋转,捻转速度每分钟200次左右(图6-7)。进针后持续捻转2~3分钟,留针 20～30 分钟,留针期间间歇操作 2～3 次即可。一般经 3～5 分钟刺激后,部分患者在病变部位会出现热、麻、胀、抽动等感应。按病情需要可适当延长留针时间,偏瘫患者留针期间嘱其活动肢体(重症患者可作被动活动),有助于提高疗效。亦可用电针仪在主要穴线通电,以代替手法捻针,频率多选用 200～300 次/分。

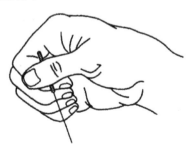

图 6-6　头针进针法

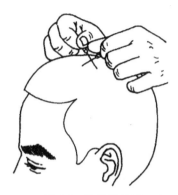

图 6-7　头针运针法

(四)起针

刺手夹持针柄轻轻捻转松动针身,押手固定穴区周围头皮,如针下无紧涩感,可快速出针。出针后需用消毒干棉球按压针孔片刻,以防出血。

(五)疗程

每天或隔天针 1 次,一般 10 次为 1 个疗程,休息 7 天后再进行第 2 个疗程。

四、注意事项

(1)因为头部有毛发,故必须严格消毒,以防感染。

(2)由于头针的刺激较强,刺激时间较长,医者必须注意观察患者表情,以防晕针。

(3)婴儿由于颅骨缝的骨化不完全,不宜采用头针治疗。

(4)中风患者,急性期如因脑出血引起昏迷、血压过高或不稳定时,不宜用头针治疗,需待血压和病情稳定后应用;如因脑血栓形成引起偏瘫的患者,宜及早采用头针治疗。凡有高热、急性炎症和心力衰竭时,一般慎用头针治疗。

(5)由于头皮血管丰富,容易出血,故出针时必须用干棉球按压针孔 1～2 分钟。如有出血或皮下血肿出现,可轻轻揉按,促使其消散。

(赵文平)

第二节 腹针刺法

一、腹针穴位

在腹部存在一个以神阙为中心,与五脏六腑、四肢百骸相对应的微针穴位系统。在临床上选取相应的腹针穴位,可用以治疗头面五官、五脏六腑和四肢病症。由于腹部脏腑分布的特殊性,腹针微针穴位有 3 个层次。

(一)循经取穴法

循经取穴法是根据经脉分布的特点,通过腹部的经穴治疗全身疾病的取穴方法。

腹部有 6 条经脉(包括任脉)通过头面、胸腹与同名经连接,通过四肢的末端与表里经相接,使腹部经穴治疗范围上可达头面,近可调脏腑,远可及四末,这是腹针治疗全身病症的经脉基础。如足阳明胃经从头部循面颊、胸腹、膝关节外侧而下,故头颞部疼痛、牙痛及膝关节外侧的疼痛,均可取腹部足阳明胃经的经穴治疗。此外,还可以通过腹部的经脉腧穴,来治疗其相表里经的病变。如取任脉的经穴气海、关元等治疗腰椎病症和腰痛,即用治督脉病;取足少阴肾经穴,可治疗足太阳膀胱经病变等。根据同名经经脉相接于头面、胸腹等特点,通过腹部的经脉治疗其他相对应的同名经的病变,如手阳明大肠经循行于上肢外侧,至鼻旁与足阳明胃经相交,故手阳明大肠经的前臂部及腕部的疼痛,也可用足阳明胃经的滑肉门针刺取得较好的止痛效果。

(二)定位取穴法

腹部的经络是一个多层次的空间结构,人体在腹部的全息影像酷似一个伏在前腹壁上的神龟。其颈部从双侧商曲穴处伸出;其头部伏于中脘穴上下;尾部从双侧气旁穴(气海旁开 5 分)处向下延伸终于关元穴附近;其前肢分别由滑肉门引出,在上风湿点屈曲,止于上风湿外点(上风湿点位于滑肉门外 5 分上 5 分,上风湿外点位于滑肉门外 1 寸);其后肢由外陵穴向外伸展,止于下风湿下点穴(外陵穴下 1 寸外 1 寸)。在厚厚的腹壁覆被组织中,这一影像分布于腹壁的浅层,可用以调节与人体相对应部位的病症。因此,腹部定位取穴法是以腹部的神龟生物全息影像为特征系统的。

根据腹部的全息分布特点,治疗头部疾病以中脘、阴都等周围的穴位治疗,治疗颈部疾病以商曲、石关及附近的穴位治疗,治疗上肢疾病取用由滑肉门至上风湿点、上风湿外点之间的同侧穴位,治疗下肢疾病取用由外陵至下风湿点、下风湿下点之间的相应穴位。全息的腰骶部起于气旁,终于关元穴附近,故腰骶部疾病可取相应腹部穴位。腹全息系统隐存于腹壁的浅层中,并以立体结构的组织形式存在着。随着病情的轻重、病程的长程、病位的深浅,亦有所变化。因此,在腹针中针刺手法便显得非常重要。

(三)八廓辨证取穴法

八卦与五行关系的确定,为腹部八廓的定位判定提供了有力的依据。腹部脏腑的分区与调节是有规律可循的,这一规律与后天八卦相合。在腹部八廓定位时,以神阙为中心把腹部分成大致相等的 8 个部位,为记忆方便,可以用一个穴位为核心来代表一个部位。如中脘为火、为离,主心与小肠;关元为水、为坎,主肾与膀胱;左上风湿点为地、为坤,主脾胃;左大横为泽、为兑,主下焦;左下风湿点为天、为乾,主肺与大肠;右上风湿点为风、为巽,主肝与中焦;右大横为雷、为震,主肝胆;右下风湿点为山、为艮,主上焦。

八廓中每一廓的穴位都对其所主脏腑有特定的治疗作用,并对内脏的平衡调节起着重要的作用。如心肾不交出现虚烦不眠、心悸健忘、头晕耳鸣、咽干、腰膝酸软等症时,可通过离廓与坎廓的穴位治疗。而肝肾阴虚出现头晕目眩、耳鸣、健忘、失眠、咽干口燥、五心烦热等症时,则可通过巽廓与坎廓的穴位治疗。此外,腹募穴及其他的经验穴在腹针取穴治疗时,也有着重要的意义。

二、方法

(一)针具选择

一般而言,体型高大或胖短者腹壁脂肪层较厚,一般选用 60 mm 长度的针。而中度肥胖及普通体型者,一般采用 50 mm 长度的针。瘦削体型的人,腹壁的脂肪很薄,较易刺穿腹壁层,一般采用更短的如 40 mm 长度的针来治疗。

(二)针刺深浅

同样的一组穴位可以依据进针的深浅不同而治疗多种疾病。故腹针时将进针深度分为天、地、人三部。一般病程较短或其邪在表者,针刺天部(即浅刺);病程虽长,未及脏腑者,针刺人部(即中刺);病程较长,累及脏腑或其邪在里者,针刺地部(更深刺)。但在运用时也有例外,如腰部的疼痛,虽病程短而往往采用地部深刺,较易收到立竿见影的效果。浅刺影响外围系统,与全息影像有关;深刺募穴可调脏腑,可反映于八廓穴针刺作用。

(三)针刺手法

进针时首先应避开毛孔、血管,然后施术要轻、缓。如针尖抵达预期的深度时,一般采用只捻转不提插或轻捻转、慢提插的手法,使腹腔内的大网膜有足够的时间游离,以避免刺伤内脏。施术时一般采用三部法,即候气、行气、催气手法。进针后,停留 3~5 分钟谓之候气;5 分钟后再捻转使局部产生针感,谓之行气;再隔 5 分钟行针 1 次,加强针感,使之向四周或远处扩散,谓之催气;留针 30 分钟后出针。弱刺激为补,强刺激为泻。在临床上,腹针大多用补法,用泻法较少。施补法时大多可配以灸法,灸时可由上而下地对每个针刺的穴位温灸,也可以艾条架置于神阙穴,以壮元阳、温经络。

(四)常用刺法

1.三角针

三角针是以主穴为顶点向上或向下距 3~5 分,分别再刺两针使三针形成等腰或等边三角形的针刺方法。适宜于症状比较局限的疾病。

2.三星法

三星法是以主穴为基础向上下、左右或与神阙呈放射性排列,各距主穴 3~5 分,分别各刺 1 针,形成并行排列的针刺方法。适宜于症状呈带状或条状的疾病,如坐骨神经痛等。针间的距离由患病部位的长短而定。

3.梅花刺

梅花刺是以主穴为中心,上下左右各距 3~5 分各刺 1 针,共 5 针使针体形成梅花图案的针刺方法。这种针法适宜于病情较重且病程较长的患者,也可在三星法疗效不佳时采用。

以上各种刺法均以能改善临床症状的主穴为核心,可依据病位的大小、疾病的程度与病程的长短等具体情况选择应用。

三、临床应用

(一)适用范围

(1)病程较久的内伤脏腑的全身性疾病,如脑血管病后遗症、老年性痴呆、脑动脉硬化、心血管病、高血压、癔症等。

(2)脏腑失衡后引起的疾病,如血栓性耳聋、眼底出血、球后视神经炎、视神经萎缩等。

(3)虽病程较短,但与脏腑的正气不足相关者,如肩周炎、坐骨神经痛、关节炎、颈椎病、腰痛等。

(二)禁忌证

原因不明的急腹症为禁忌证,以免因针刺而引起误诊。急性腹膜炎、肝脾大引起的脐静脉曲张、腹腔内部的肿瘤并已广泛转移,妇女妊娠期均为禁忌证。对长期慢性病而致体质衰弱的患者在施术时亦需谨慎处之。如肝脾大则需注意针刺两胁下时不宜太深,以免损伤实质性脏器。

(三)常用处方

1.天地针

由中脘、关元组成。腹针以神阙为中,中脘为天,关元为地。

2.引气归元

由中脘、下脘、气海、关元4穴组成,有治心肺、调脾胃、补肝肾的功能,含有"以后天养先天"之义。

3.腹四关

由滑肉门、外陵(左右)共4穴组成。滑肉门治疗躯干上段及上肢的疾病,外陵治疗下腹及下肢的疾病,通调气血、疏理经气,引脏腑之气向全身布散,故称"腹四关"。临床用于治疗全身性疾病,与引气归元或天地针合用时,兼有通腑之妙。

4.调脾气

由左右2个大横穴组成。具有调整脾脏功能,祛湿、健脾、滑利关节的作用,故常与腹四关合用治疗腰部疾病和坐骨神经痛,与风湿点合用治疗全身关节炎或肩周炎等症。

(四)处方示例

1.落枕

中脘、商曲(患)、滑肉门(患)。中脘深刺,滑肉门中刺,商曲浅刺。辨证加减:颈项双侧疼痛加商曲(双)、滑肉门(双);颈项后正中疼痛加下脘、商曲(双),颈部有牵拉感针商曲穴内上方,在肩部时针商曲穴外下方。

2.肩周炎

中脘、商曲(健)、滑肉门三角(患)。中脘深刺,商曲(健)中刺,滑肉门(患)浅刺。滑肉门三角即以滑肉门为顶点,顺神阙与滑肉门的放射线方向,距滑肉门各2分处取两穴,使与滑肉门形成一个小的正三角。辨证加减:肩痛范围较大时,以滑肉门为顶点的三角取穴距离略长;范围较局限时,以滑肉门为顶点的三角取穴距离缩短。肩部发冷时神阙加灸。治疗后仍肩痛者,则配患侧商曲。

3.颈椎病

中脘、关元、商曲(双)、滑肉门(双)。中脘、关元深刺,商曲浅刺,滑肉门中刺。辨证加减:神经根型加石关(双),颈项部疼痛在两侧项肌外侧时取穴离腹白线稍远,如在项肌内侧时取穴离腹白线稍近。椎动脉型加下脘,应根据部位高低而上下移动,如颈7增生用下脘,颈4~5增生用下脘上5分等。上肢麻木疼痛加滑肉门三角,头晕、头痛加气穴,耳鸣眼花加气旁。

4.腰背痛

中脘、气海、关元、大横(双)。辨证加减:背痛甚加滑肉门(双)、太乙(双)、石关(双)、上风湿点(双,滑肉门旁开5分上5分)。腰背俱痛加商曲(双)、天枢(双)。腰痛较甚者,加外陵(双)、气旁(双,气海旁5分)。治疗左侧痛取右气旁,治疗右侧痛取左气旁。寒湿者加上风湿点(双)、下风湿点(双,气海旁2.5寸)。下风湿点可治疗下肢疾病,有祛风除湿、散寒、壮腰膝的作用;且与经外奇穴护宫重合,其与关元合用时统称为梅花三针,可治不孕症、附件炎、卵巢囊肿及其他妇科病。属于劳损者加商曲(双)、四满(双)、气穴(双)。肾虚加下风湿点(双)、水道(双)。急症刺之深,缓症刺之浅。病位高而取之上,病位低而取之下。取穴原则是取任脉经穴,调通督脉的气血;取足少阴经穴,通足太阳经经气;取足阳明经穴来舒筋活络;以兑、震廓的大横穴,来调脾燥湿兼补肝肾。内伤病症当细辨而后治,先治本而徐图标。14椎水平线附近疼痛,针刺神阙穴平行线上的经穴天枢穴。14椎以上的损伤根据部位的高低取滑肉门以上的经穴;14椎以下的疼痛根据部位的高低取外陵或外陵以下的经穴。据病位在脊柱及两侧棘突附近,取穴以任脉和肾经为主;如果疼痛的部位在腰背的两侧时,取穴则以足阳明胃经为主。

5.膝痛

滑肉门(患)、气旁(健)、外陵(患)、下风湿点(患)。骨质增生症加用天地针、气外(患),内侧用下风湿内点(气海旁1.5寸)三角(患),外侧用下风湿下点(石门旁3寸)三角(患)。膝关节炎加大横。

6.中风偏瘫

引气归元,滑肉门(患)、上风湿点(患)、外陵(患)、下风湿点(患)。辨证加减:头痛、头晕加阴都(患)、商曲(双),语言不利加中脘上,面瘫加阴都(患)、商曲(健),肩痛加商曲(健)、滑肉门三角(患),手功能障碍加上风湿上点(患,滑肉门旁3寸)、上风湿外点(患,滑肉门旁1寸),下肢无力加大巨(患)、气旁(健),足内翻加下风湿内点(患)、气旁(健),踝关节不利加下风湿下点(患)、大巨(患)。上半身功能障碍较重加滑肉门(健),下半身功能障碍较重加大横(健)。病程较久加气穴(双)。以引气归元为主方,以后天养先天,从治疗脾、肾入手。左半身偏瘫,以坤廓和乾廓的穴位为配穴。右半身偏瘫,以巽廓和艮廓的穴位为配穴。如配兑廓和震廓的穴位则兼有举清阳、降浊阴之妙,亦兼顾通腑。

(赵文平)

第三节　浮针刺法

一、概述

浮针刺法由江苏南京符仲华首创,并发明了特制的浮针针具。本法是应用特制的浮针针具,在病痛周围皮下疏松结缔组织(浅筋膜)针刺的技术方法,目前主要用治各种疼痛。该法的特点是按部位选点,在病痛周围进针,皮下浅刺,不要求有得气感,留针时间长,针尖直对病灶;与腕踝针有相同之处,但无须特定的进针点。

(一)浮针针具的结构

浮针是复式结构(图 6-8),分为三部分。

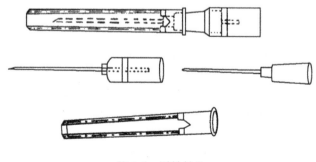

图 6-8　浮针针具

1.针芯

由不锈钢制成。该部分使浮针具有足够的刚性,以便快速刺入人体。外面包有软套管,斜尖呈斜坡形。

2.软套管及针座

针芯包裹在软套管之中,使浮针具有足够的柔软度,以利长时间留针。针座可固定留置于体内的软套管。

3.保护套管

有保护针芯和软套管的作用。

(二)浮针针具规格

针芯粗细规格分别有 0.3 mm、0.6 mm、0.9 mm;长短规格分别为 24 mm、32 mm、40 mm。皮薄肉少处,病变浅者,用较细、较短者;皮厚肉多处,病变复杂者,用较粗、较长者。均为一次性用针。

二、方法

(一)针刺前准备

1.明确病痛点

范围大者必须找出最痛点,或选其中央;范围在关节周围或关节内时,应让患者多次改变关节位置,以使痛点明确。在寻找痛点时,范围要由大而小,用力要由轻而重。

2.确定进针点

大多在距痛点 6~10 cm 处;多选在病痛部位的上、下、左、右处,以便留针;避开皮肤上的瘢痕、结节、破损等处;尽量避开浅表血管,以免针刺出血。进针点与病痛处之间最好不要有关节,否则会影响疗效。

(二)针刺方法

1.进针

用夹持进针法(图 6-9),即以右手拇指、食指、中指夹持针柄,左手拇指、食指夹持针身。进针时,针体与皮肤成 15°~25°角刺入,用力要适中,透皮速度要快,不要刺入太深,略达肌层即可。

然后松开左手,右手轻轻提拉,使针身离开肌层,退于皮下,再放倒针身。

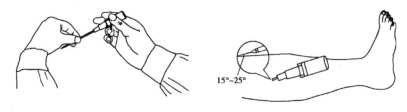

$15°\sim25°$

图 6-9　浮针进针法

2.行针

用右手将针沿皮下推进,推进时稍稍提起,使针尖勿深入,见皮肤呈线状隆起。右手感觉松软易进,患者无酸胀麻感。深度一般在 $25\sim35$ mm。对小范围病痛固定即可。范围较大者,可做扫散动作,即以进针点为支点,手握针座,使针尖做扇形运动(图 6-10)。进针毕,抽出针芯。然后用胶布贴附于针座,固定留于皮下的软套管。在进针点处,用一小干棉球盖住针孔,再用胶布贴敷,以防感染。

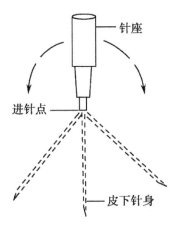

针座

进针点

皮下针身

图 6-10　浮针扫散法

3.针向

针尖必须由远而近直对病痛部位,若有偏差则效差。

4.留针

一般以 24 小时为宜。病变复杂者可长些,病变轻浅者可短些。留针期间勿打湿局部,可适当活动,局部有异常感觉时,大多为胶布过敏,可用其他物件固定。

5.出针

以左手拇指、食指按住周围皮肤,右手拇指、食指拿捏浮针针座,慢慢将针尖移至皮下,取出浮针,用干棉球揉按即可。

三、临床应用

(一)功用主治

疏经通络,目前主要用于四肢、头面、躯干部的疼痛,也可用治胃痛、腹痛、胁痛等。以特制的浮针针具针刺,便于长时间留针,较少痛苦。

(二)处方示例

1.上肢部

(1)肩痛:进针点多选在上臂肩峰下,针刺方向略下。也可取冈上窝,方向对准痛点。

(2)肘痛:进针点多选痛点上下之平坦处,针刺方向可向上或向下。效不显时,可从其他方向进针,或并排多针。对网球肘等有时1次效不显,可在5次之内取效。肘关节肱桡部错缝等压痛不显时,可旋后找痛点,然后保持旋后位,进行针刺,待固定浮针后,再活动患肢,可获显效。

(3)腕(手)痛:进针点多选腕横纹以上,针刺方向直对痛点向下。对手指间疼痛,进针点可选在相关两掌骨之间,效不显时可并排多针。

2.下肢部

(1)髋痛:进针点多选在大腿前、后、内、外侧,针刺方向直对痛点向上。因臀部脂肪太厚,多数情况下不要在臀部进针,可在小腿后外侧或大腿后外侧用大号针治疗。效不显时可并排多针。

(2)膝痛:腘横纹以上者,进针点多选在大腿,针刺方向向下直对痛点;腘横纹以下者,进针点多选在小腿,针刺方向向上直对痛点。髌下脂肪垫损伤,可用小号针在髌韧带部位进针。对前膝部痛,治疗时膝关节下方垫高,使屈伸角约成$150°$。

(3)足踝痛:对踝关节以下的疼痛,进针点多选在小腿前、后、内、外侧,针刺方向直对痛点。对足背部远端者进针点多选在足背部近心端,进针要避开血管,动作迅速。踝关节扭伤或腓骨长短肌腱滑脱等,有时疼痛在外踝前下方,进针点在足背内侧为宜,针尖向上。

3.颈项、躯干部

(1)颈项痛:进针点多选在病痛点下方,针刺方向向上。操作时,嘱患者头向前倾,利于进针。

(2)胸背痛:进针点多选在距病痛处不远的横向或纵向位置,针刺方向对准病痛处。肋软骨炎或肋神经痛,进针点多选在肋间隙,病痛点的斜上或斜下方,针体沿肋间隙对准痛点行进。

(3)腰痛:如有下肢放射痛,应先从腰部行浮针,再从四肢远端向近端进针。为了使腰部弯曲时不因留针而产生牵拉痛,可先采用横刺,若效不显时再纵向加刺。

(4)尾骶痛:进针点多选在病痛点周围的上下左右,针刺方向直对痛点。对尾骨部病痛,进针点多选在骶中嵴上,针尖向下。

4.胃痛

进针点多选在病痛点下方,针刺方向直对痛点。

5.胁痛

腹部进针点多选在痛点下方的腹部,针刺方向向上。胁部的针点多选在肋间隙横向取点,方向斜向痛点。

四、注意事项

(1)妇女怀孕3个月者,不宜在小腹针刺;怀孕3个月以上,腹部、腰骶不宜针刺。妇女行经时一般也不宜针刺。

(2)小儿囟门未闭时,头顶不宜针刺。

(3)自发性出血或损伤出血不止者,不宜针刺。皮肤有感染、溃疡、瘢痕或肿瘤处,不宜针刺。

(4)留针期间应注意针口密封和针体固定,嘱患者避免剧烈运动和洗澡,以免感染。

(5)针刺或留针后,如有皮下出血,一般不必处理。如局部肿胀、疼痛剧烈、青紫面积大时,可先起针,做冷敷止血,24 小时后再做热敷。

(6)针刺部位一般应选在对日常生活影响较小的部位。

(赵文平)

第四节 腕踝针刺法

腕踝针是选取腕部和踝部各 6 个进针点,进行皮下针刺以治疗全身病症的一种针刺方法,属微刺系统针法范畴。其针法有一定特点,并不引起局部针感。

一、腕踝针刺法的身体分区和进针点

(一)腕踝针刺法身体分区

腕踝针刺法的取穴特点,是把全身病症表现所属部位归纳在身体两侧的 6 个纵区内,如此则可按区选择位于腕踝部的相应进针点,进行针刺治疗。

1.头项和躯干的分区

头项、躯干以前后正中线为界,将身体两侧由前向后各分为 6 个纵行带状的区域。若以人体的前面为阴(胸腹为阴),则 1、2、3 区位于头、颈、躯干、四肢的阴部;以人体的后面为阳(腰背为阳),则 4、5、6 区位于头、项、躯干、四肢的阳部。

1 区:沿前中线两侧。包括额、眼、鼻、舌、口、咽喉,即在头部之前中线至目外眦垂线的范围;颈部,前胸部、气管、食管、心脏;上、中、下腹部,子宫、膀胱和会阴部。

2 区:身体前面的两旁。包括颞前部、面颊、后牙、下颌部、甲状腺;沿锁骨中线及其附近的区域(锁骨上窝),乳房,肺;季胁部,肝、胆和侧腹部。

3 区:身体前面的外缘。包括沿耳郭前缘和腋前缘的狭小垂直区域。病症出现于此区较少。

4 区:身体前后面交界处。包括头顶至耳垂直向下的区域;肩部的斜方肌缘,胸腹部的腋窝顶至髂前上棘间的垂直区域。

5 区:身体后面的两旁,与前面的 2 区相对。包括颞后部、后项外侧部;自肩胛中线向下的区域,背部和腰部。

6 区:沿后中线两侧,与前面的 1 区相对。包括后头部、枕项部;脊柱与脊椎旁的部位、骶尾部、肛门等。

以胸骨下端和两侧肋缘所形成的三角形的顶端为基准,画一条环绕躯干的横线,代表横膈。横线以上的 6 个区分别为上 1 区、上 2 区、上 3 区、上 4 区、上 5 区、上 6 区,横线以下的 6 个区分别为下 1 区、下 2 区、下 3 区、下 4 区、下 5 区、下 6 区,并分左右两侧。

2.四肢的分区

以臂干线和股干线为四肢与躯干的分界线。臂干线环绕上臂三角肌缘至腋窝,作为上肢与躯干的分界。股干线前方为腹股沟,后方为髂嵴,作为下肢与躯干的分界。当两侧的上下肢处于内侧面向前的外旋位置时,也就是使四肢的阴阳面和躯干的阴阳面处在同一方向并互相靠拢时,以靠拢处出现的缝为分界,在前面的相当于前中线,后面的相当于后中线,则上下肢的分区与躯干相仿。

（二）腕踝针刺法的进针点

进针点是指针尖刺入皮肤的位置。在左右两侧的腕部和踝部各有 6 个进针点,腕踝针刺法的进针点均根据其分区所在部位进行编号,以便按病症分区取点针刺。

1.腕部进针点及其主治(图 6-11)

腕部进针点共有 6 个,约在腕横纹上 2 横指(相当于内关、外关穴)处,环绕腕部分布排列。从腕部掌面尺侧起到桡侧,再从背面桡侧起到尺侧,依次为上 1、上 2、上 3、上 4、上 5、上 6。其中,上 1、上 2、上 3 在腕部掌面(屈侧面),上 4 在掌面、背面交界的桡骨缘上,上 5、上 6 在腕部背面(伸侧面)。

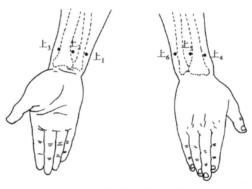

图 6-11　腕踝针进针点(腕部)

上 1:在小指侧的尺骨缘和尺侧腕屈肌腱之间。医师用拇指端摸到尺骨缘后,向掌心侧轻推,该点即在骨缘与肌腱内侧缘之间的最凹陷处。主治前额痛、眼病、鼻病、三叉神经痛、面肿、前牙痛、流涎、咽痛、咳嗽、恶心和呕吐、眩晕、心悸怔忡、胸痹、盗汗、失眠、癔症、皮肤瘙痒症等,为临床最常用者。

上 2:在腕掌侧面的中央,掌长肌腱与桡侧腕屈肌腱之间,相当于内关穴处。若患者此处皮下脂肪丰满、肌腱不易看清时,可嘱其握拳,即可使肌腱显露。主治颞前痛、后牙痛、疟腮、下颌肿痛、胸闷、胸痛、哮喘、手掌心痛、指端麻木、乳痛、乳胀等。

上 3:桡骨缘向内 1 cm,在桡骨缘与桡动脉之间。主治高血压、侧胸痛、腋汗、肩痛等。比较少用。

以上各点,取穴时掌面朝上。

上 4:拇指侧的桡骨缘上。取穴时,手的掌面向内竖放,医师用两手食指夹住桡骨两侧,进针点即在骨缘处。此处若有较粗的血管时,进针点位置要适当上移。主治头顶痛、耳痛、耳聋、耳鸣、颞下颌关节功能紊乱症、肩周炎(肩前侧痛)、胸痛等。

上 5:腕背面的中央,桡骨和尺骨之间,相当于外关穴。取穴时,掌心向下平放,医师用两手食指夹住腕部两侧骨缘,取其中间的点。主治颞后痛、落枕、上肢麻木或感觉障碍、上肢瘫痪或运动障碍、肘关节痛、腕指关节痛、上肢或手指颤动、手部冻疮、肩周炎(肩外侧痛)等,为临床常用者。

上 6:小指侧的尺骨缘后方约 1 cm 处。此处因有尺骨小头隆起,进针时该点也要适当上移。主治后头痛、枕项痛、颈椎病、胸椎病等。

2.踝部进针点及主治(图 6-12)

踝部进针点共 6 个,约在足内外踝隆起最高处以上 3 横指(相当于悬钟、三阴交穴)处,环绕一圈,分布排列。从跟腱内侧起向前转至外侧跟腱,依次为下1、下2、下3、下4、下5、下6。其中,下1、下2、下3在内侧面,下4在胫前,下5、下6在外侧面。

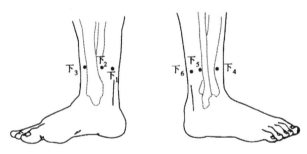

图 6-12 腕踝针进针点(踝部)

下1:靠跟腱内缘。主治胃部胀痛、恶心、呕吐、脐周痛、急性肠炎、淋证、月经不调、痛经、白带、阳痿、遗精、遗尿、阴痒、足跟痛等。

下2:在内侧面中央,靠近胫骨后缘。医师用拇指由跟腱向前摸到胫骨后缘即是。主治肝区痛、少腹痛、过敏性肠炎等。

下3:胫骨前嵴向内侧面一横指处。主治膝关节内缘痛等。

下4:胫骨前嵴与腓骨前缘的中点。医师用两手拇指摸清两骨的骨缘,取其中间点。主治股四头肌酸痛、膝关节痛、下肢麻木或感觉障碍、下肢瘫痪或运动障碍、下肢颤动、踝关节痛等。

下5:外侧面中央,靠近腓骨后缘,在骨缘和邻近腓骨长肌腱所形成的浅沟处。主治肾绞痛、腰痛、股外侧皮神经炎、坐骨神经痛、膝关节痛、踝关节扭伤等。

下6:靠跟腱外缘。主治急性腰扭伤、腰肌劳损、骶髂关节痛、坐骨神经痛、尾骨痛、足前掌痛、肛门病症等。

(三)选点方法

详细了解病情(包括主诉、病程、既往史和家族史),根据病情进行有目的的检查,以确定主要症状的病位分区。若患者主诉疼痛时,要进一步确定其疼痛部位和性质、压痛反应程度,以便针后的疗效判定。在查明病症在身体的区域后,即可按区选择进针点,如1区的病症取进针点1、2区的病症取进针点2等。进针点要尽可能少而精,有一定针对性。以下各项原则可作为选点时的参考。

1.上病取上、下病取下

上病取上、下病取下是针对上、下两段而言的。如前额部疼痛,因前额的体表区域属上段,所以选区以上1为主。再如急性腰扭伤,其主要症状表现在腰部,而腰部的体表区域属下段,所以选区以下5和下6为主。

2.左病取左、右病取右

左病取左、右病取右是针对左、右对称的6个体表区域而言的。如左侧乳痛,其主要症状表现在左侧乳房,而左侧乳房的体表区域在左上2区,所以选取左上2为进针点。反之,右侧乳痛,则选取右上2为进针点。

3.区域不明、选双上1

临床上有些疾病是无法确定其体表区域的,如失眠、高血压、全身瘙痒症、多汗或无汗、寒战、高热、癫痫、精神分裂症、围绝经期综合征、小儿舞蹈症、小儿多动症、乏力等。对于这些疾病,均可取双上 1 进行治疗。

4.上下同取

上下同取是针对患者主要症状表现位置靠近在横膈线上下时,不仅要取上部的进针点,还要取与之相对应的下部进针点。如胃脘痛,按体表区域的划分,胃脘部大致属于下 1 区和右下 2 区,在临床治疗时不仅要取双下 1、右下 2,而且还要根据患者的具体病症表现靠近横膈线而加取双上 1 和右上 2。

5.左右共针

左右共针是针对患者的主要症状表现在躯干部的 1 区,临床治疗时对应取双上 1 或双下 2。同样,患者的主要症状表现在躯干部的 6 区,临床治疗时应取双上 6 或双下 6。如脐周痛,其主要症状表现在肚脐周围,属下 1 区,所以临床治疗取左下 1 与右下 1。在临床上,还常会遇到右上腹疼痛,针右下 2 效果不好的现象,此时须针左上 2 以加强疗效。

二、腕踝针操作技术

(一)腕踝针的进针法

1.进针前的准备工作

选取经过消毒的 30～32 号 1.5 寸毫针(儿童则用 1 寸毫针)。针腕部时取坐位,针踝部时取卧位,针刺部位肌肉尽量放松。在选定进针点时,局部消毒该处皮肤,范围应稍大些。

2.进针点的位置和针刺方向

(1)进针点位置一般不变。但在该处皮下有血管显露,针尖刺入处疼痛显著,该处有瘢痕、伤口等时,进针点位置宜沿纵轴朝向心端适当上移。上移时必须保持其纵轴位,不能向旁移动。

(2)针刺方向一般朝向心端(向上)。若病症在手足部,如腕踝、手背或足部等处时,针尖宜朝离心端,此时进针点位置可朝向心端方向适当上移,以免针尖刺至腕、踝关节处。

3.进针法

(1)持针:右手持针时,用三指夹持针柄,食指和中指末节的指腹置于针柄上,拇指置于针柄下(拇指关节微屈),无名指在中指下辅助,小指贴近皮肤表面。

(2)针尖透皮:针体与表皮最佳角度为 30°角,以便确保针体刺进皮下。若小于 30°角,针易刺入皮肉,不能达到皮下,患者会感到局部疼痛。若大于 30°角,则针易刺至肌肉,针刺过深会影响疗效。

进针时,针体要保持端直,不能用力推针,以免针体弯曲而影响针刺角度。左手拇指向下拉紧皮肤,右手拇指端轻捻针柄,食、中二指不动,在小幅度范围内使针尖快速透皮。针尖透皮时,其阻力由紧而松,局部痛感消失。

(3)针体进入皮下:针尖透皮后,将针体放平,自然垂倒贴近皮表,针尖会将皮肤挑起直径约 0.2 cm 大小的皮丘。此时将针沿纵轴方向推进,手指不会有阻力感,表示针体恰在皮下。推进时速度宜缓,表皮不应随针移动或出现皱纹。若将针体平放时,针不能自然贴近皮表,说明针刺过深,须将针轻轻后退,待针体能卧倒贴近皮表后再行推入。在针刺进针点 1 和 6 时,为保证针刺在皮下,要使针体推进的方向与腕、踝内缘相平行。

推针必须缓慢,不必捻针,要求持针的手指无阻力感,患者并不出现酸胀麻重的针感。在针刺前必须向患者说明这是腕踝针刺法的特点,如有酸麻痛胀等感觉时要立即告诉医师,以利调针。尤其是痛感,常表示针尖刺至深层组织或触及血管壁,应在稍退针后,再于皮下推入。

(4)针刺深浅:针体刺入皮下,其深度一般约 3.8 cm。有的患者可能在未刺至此深度时,症状即会消失;也有症状未缓解者,可再推进至 4 cm 处时,症状会有改变(缓解或消失)。针刺深浅要因人而异,但必须符合治疗要求,同时要考虑留针时针柄的固定。若刺入深度过小,肢体活动时针易落出。

(二)腕踝针的调针法

腕踝针的调针法是腕踝针刺入皮下后,调整针体深度和方向的方法。根据临床症状的改善情况,进行调针是提高腕踝针疗效的重要环节。在以下几种情况下要适度调针。

1.针刺入皮下不够表浅

这种情况较为常见。因针刺部位在前臂和小腿的远端近腕、踝关节处,此处上端粗而下端细,针刺虽力求表浅,但针尖仍易刺入较深层的组织(如肌肉层与浅表神经等),从而出现局部胀痛感觉。有时在病痛部位会出现沉重麻木,或有向邻近处转移的趋势,如此则疗效往往不显。这时应将针稍稍退出,有的针尖要退至皮下后,再向表浅层推进,若症状改善则说明调针适度。

2.针刺方向和长度不当

医师和患者的位置不正,针刺入后会偏离纵轴,影响疗效。有的针刺长度不够,致使症状未能完全消失。在针刺偏离纵轴时,宜在退针后再循纵轴推进。若针刺长度不够,则可将针稍予以推入。但也有针刺过长,病变部位沉重麻木或出现头晕、心悸等情况的,此时则宜稍稍退针。

需要指出的是,在调针后若症状仍未缓解时,除可结合病情考虑之外,还可留针观察,有的症状可在留针期间得到改善。

(三)腕踝针的留针和出针

1.留针

一般为半小时。若病情较重、病程较长者,可适当延长留针时间,但亦不应超过 24 小时,以免多次长时间留针而引起局部组织纤维化,从而影响疗效。留针期间,一般不予行针。在针刺入皮下、症状得以缓解,但留针数分钟又逐渐出现症状时,则可能是针体有自动退出的情况发生。这时可将针稍稍推进,症状即可随之消失。

2.出针

用消毒干棉球轻压进针点后,迅速拔出针。出针时要防止皮下出血,在确认没有出血时,才能让患者离开。

三、腕踝针临床应用

(一)适用范围

在腕踝针刺法中,每个区所治疗的病症大致包括两方面:其一,同名区域内所属脏腑、组织、器官等所引起的各种病症;其二,主要症状能反映在同名区域内的各种病症。总的来说,适用范围广泛,见效快。腕踝针目前主要治疗神经症、疼痛病症和一些内脏症状,具体有以下几方面。

1.疼痛为主的各种病症

如头痛、牙痛、颈项痛、肩痛、腰腿痛、胁痛、肾绞痛、四肢关节急性扭伤等,有迅速显著的止痛效果。

2.内儿妇科病症

用腕踝针治疗的常见病症有哮喘发作期、心律失常、面瘫和面肌痉挛、慢性肠炎,小儿遗尿、小儿舞蹈症,妇女痛经、白带、晚期妊娠中毒性高血压等,有缓解症状、改善体征等效果。尤其对

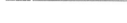

各种神经症有显著疗效。

3.外科和五官科病症

外科病症用腕踝针治疗的,有急性乳腺炎、皮肤瘙痒症、荨麻疹等。眼科和耳鼻咽喉科病症则包括结膜炎、近视、鼻炎、咽炎、失音等。尿潴留因手术或产后引起者,用腕踝针治疗有迅速导尿的作用。

(二)不良反应和注意事项

1.不良反应

主要有皮下出血和晕针。

(1)皮下出血:腕和踝位于上下肢的远端,皮下静脉网较密集。皮下脂肪组织少者尚可辨清血管,进针时注意避开之;皮下脂肪组织较厚者,则不易辨清皮下血管,针刺时难免损伤而引起皮下出血。因此,针具应取较细者,当针进入皮下,一旦发生针尖部位缓缓隆起,即表示出血,应立即出针,并用棉球按压止血。

(2)晕针:较少见,但也可发生于个别敏感者,其中以青年女性为多,针刺腕部较踝部为多。晕针可见于初次接受针刺者,也可发生于多次针刺以后。往往在留针阶段,患者会出现晕针现象,此时应让患者平卧,同时停止针刺,采取与体针晕针相同的处理方法。在晕针初期亦可针刺双侧上1,常可帮助患者恢复。值得注意的是,以往对体针有晕针者,用腕踝针未必会晕针,但亦须慎重。

2.注意事项

除上述内容之外,腕踝针在操作时尚须注意以下几点。

(1)腕踝针的疗效表现与疾病性质和病程长短有关,且因人而异。如感冒、急性扭伤常经1次治疗后,症状即消失;而有的病症如白带过多,则需经多次治疗后,症状逐渐缓解。又如肩周炎等,在治疗过程中,症状发作常有波动,宜坚持治疗以巩固疗效。

(2)腕踝针必须保证在皮下组织内推进针体,针向应与纵轴平行,不可过深或倾斜,否则会影响疗效。当针体推进时,在皮肤上看到似鱼浮水浅游而不见鱼的形状,即是其合适的深度。

(3)调针必须与疗效观察相结合。每调针1次后,必须让患者感觉病情的变化,如有好转即为调针成功,否则须再次调针。

(4)进针点必须选准,可根据病位分区来掌握。

(三)处方示例

1.神经症

(1)失眠、嗜睡:双侧上1为主,伴天柱、肩井压痛者加上5。

(2)焦虑症、恐怖症、强迫症、癔症:双侧上1为主,伴天柱压痛者加上5。

2.精神分裂症

双侧上1为主,伴天柱、肩井压痛者加上5,有幻听者加上4。

3.抑郁症、狂躁症

双侧上1为主,伴天柱压痛者加上5。

4.高血压

双侧上1、上3,针尖向上,深1～1.5寸,留针30分钟。本法可用于晚期妊娠中毒性高血压,大部分患者可降压,从而缓解其症状。

5.哮喘发作期

双侧上1,有咳嗽者加双侧上2。针刺15分钟后,咳嗽喘急症状会迅速改善,半小时后则哮喘缓解、哮鸣音消失。

6.心律失常

可取双侧上1、上2,用2寸毫针,针尖向上刺入,深1～1.5寸,留针30分钟,有调节心律的作用。

7.肾绞痛

可代替哌替啶止痛。常取下2、下5,针尖指向膝关节,沿皮下缓慢推针,深1.5寸,留针20～30分钟。

8.尿潴留

取下1、下2,20～40分钟可促使患者排尿,对产后或术后尿潴留疗效更好。

9.小儿遗尿

取双侧下1,大部分有效。

10.面瘫

患侧上1,针尖向肘部,与前臂平行推进,深1.5寸,留针30～40分钟。面肌痉挛,单侧或双侧上1,酌配合谷穴针刺。

11.肩周炎

可根据压痛部位选穴,如肱二头肌腱突处有压痛者取上4,三角肌上方和冈上肌肌腱处有压痛者取上5,一般以患侧穴为主,留针30分钟,其间可加强肩部运动。

12.皮肤瘙痒症

全身瘙痒取上1(双侧),局部瘙痒取下1(患侧或双侧),酌配下4、下5,以瘙痒剧烈者效佳。

13.白带

取双侧下1,也有用下2的。针深1.5寸,留针30分钟。大多数患者经治2～3次后症状即可控制。

14.腓肠肌痉挛

可取下6(患侧),常在半小时内得到缓解。

15.痛经

双下1、下2。行经前2～3天治1次,连治3个月经周期。

16.小儿抽动-秽语综合征

挤眉弄眼取上1、上2。白天针刺留针后,至当晚睡前出针。每晚或隔天1次,10次为1个疗程。

17.糖尿病末梢神经炎

用腕踝针,取双上2、下2,上肢加上1、上4、上5,头部加上6,下肢内侧加下1、下2,膝部加下3,下肢外侧加下4、下5、下6,一天1次,7次为1个疗程。休息2天后再行下1个疗程,共3个疗程。

(赵文平)

第五节 其 他 刺 法

一、皮肤针法

皮肤针法是运用皮肤针叩刺人体一定部位或穴位,激发经络之气,调整脏腑气血,以达到防病治病目的的方法。皮肤针法是由古代"半刺""扬刺""毛刺"等刺法发展而来,具有内病外治及治疗皮肤病的作用。

皮肤针的针头呈小锤形,由多支短针组成,每支针的针尖不宜太锐,针柄一般长 15~19 cm。根据针头短针数目的不同,可分别称为梅花针(5 支针)、七星针(7 支针)、罗汉针(18 支针)等(图 6-13)。

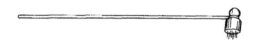

图 6-13　皮肤针

(一)操作方法

1.持针方法

硬柄和软柄持针姿势不同(图 6-14)。

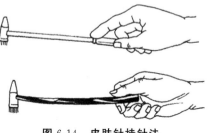

图 6-14　皮肤针持针法

(1)硬柄皮肤针:以右手拇指、中指夹持针柄两侧,示指伸直按住针柄中段,环指和小指将针柄末端固定于大、小鱼际之间。

(2)软柄皮肤针:将针柄末端置于掌心,拇指在上,示指在下,余指呈握拳状固定针柄末端。

2.叩刺法

皮肤针主要是应用腕部的力量进行叩刺。操作时,将针具和叩刺部位常规消毒,以右手持针,运用腕力弹刺,使针尖叩刺皮肤后,立即弹起,如此反复进行叩击。注意:叩击时针尖与皮肤必须垂直,弹刺要准确,强度要均匀,可根据病情选择不同的刺激部位或刺激强度(图 6-15)。

3.叩刺部位

皮肤针的叩刺部位,一般分为循经叩刺、穴位叩刺、局部叩刺 3 种。

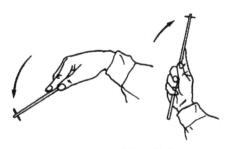

图 6-15　皮肤针叩刺法

(1)循经叩刺:是指沿着经脉循行路线进行叩刺的一种方法,常用于项背腰骶部的督脉和足太阳膀胱经。

(2)穴位叩刺:是指在穴位上进行叩刺的一种方法,主要是根据穴位的主治作用,选择适当的穴位或阳性反应点予以叩刺治疗,临床常用的是各种特定穴(如原穴、络穴、郄穴、背俞穴等)、华佗夹脊穴、阿是穴等。

(3)局部叩刺:是指在患部进行叩刺的一种方法,如扭伤后局部的瘀肿疼痛、顽癣等,可在局部进行围刺或散刺。

4.刺激强度

皮肤针的刺激强度是根据刺激的部位、患者的体质和病情的不同而决定的,一般分轻、中、重3种。

(1)轻刺:用力稍小,针尖与皮肤接触时间短暂,皮肤仅现潮红、充血,无明显疼痛感。适用于头面部疾病和老弱、妇幼患者以及病属虚证、久病者。

(2)重刺:用力较大,针尖与皮肤接触时间略长,以皮肤有明显潮红、微出血,患者可感较强疼痛为度。适用于压痛点明显和背部、臀部疾病及年轻体壮者以及病属实证、新病者。

(3)中刺:介于轻刺与重刺之间,以局部有较明显潮红,但不出血为度。适用于多数患者。

(二)适用范围

皮肤针的适应范围很广,临床各种病证均可应用,以功能性失调疗效更佳,对器质性病变也有一定疗效,如近视、视神经萎缩、急性扁桃体炎、感冒、咳嗽、慢性肠胃病、便秘、头痛、失眠、腰痛、皮神经炎、斑秃、痛经、小儿智障等。

(三)注意事项

(1)针具要经常检查,注意针尖有无毛钩,针面是否平齐。针具可用75％的乙醇浸泡或擦拭消毒,最好专人专用。

(2)叩刺时动作要轻捷,正直无偏斜,以免造成患者疼痛。

(3)局部如有溃疡或创伤者不宜使用本法,急性传染性疾病和急腹症也不宜使用本法。

(4)叩刺局部和穴位,若手法重而出血者,应及时清洁和消毒,注意防止感染。

二、皮内针法

皮内针法是指将特制的小型针具刺入并固定于腧穴部的皮内或皮下作较长时间留针的方法,其通过柔和而较长久的刺激,以调整经络脏腑功能,达到防治疾病目的的方法,又称"埋针法"。具有操作简便、作用持久等特点。

皮内针的针具有两种。一种呈颗粒型,或称麦粒型,一般长 1 cm,针柄形似麦粒,针身与针柄呈一直线；另一种呈揿钉型，或称图钉型，长为 0.2～0.3 cm，针柄呈环形，针身与针柄呈垂直状（图 6-16）。

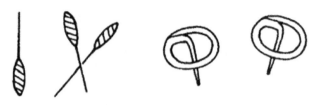

图 6-16 皮内针

(一)操作方法

操作时，先将皮内针、镊子和埋针部皮肤进行严格的消毒，不同皮内针的刺法如下。

1.颗粒式皮内针

用镊子挟住针柄，对准腧穴，沿皮下横向刺入，针身可刺入 0.5～0.8 cm，针柄留于皮外，然后用胶布顺着针身进入的方向粘贴固定。

2.揿钉式皮内针

用镊子挟住针圈，对准腧穴，直刺揿入，然后用胶布固定。也可将针圈贴在小块胶布上，手执胶布直压揿入所刺穴位(图 6-17)。

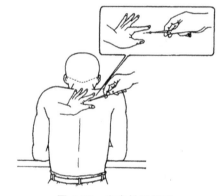

图 6-17 皮内针埋针法

皮内针可根据病情决定其留针时间的长短，一般为 3～5 天，最长 1 周。若天气炎热，留针时间以 1～2 天为宜。在留针期间，可间歇按压埋针处 1～2 分钟，以加强刺激，提高疗效。

(二)适应范围

皮内针法多用于某些需要久留针的疼痛性、反复发作性或久治不愈的慢性病证，如神经性头痛、面神经麻痹、胆绞痛、腰痛、痹证、神经衰弱、高血压病、哮喘、小儿遗尿、痛经、产后宫缩疼痛等。

(三)注意事项

(1)皮内针留针部位以不妨碍正常活动处腧穴为主，多选背俞穴、四肢穴和耳穴等。关节附近因活动时会疼痛，不可埋针。胸腹部因呼吸时会活动，亦不宜埋针。

(2)埋针后，如患者感觉疼痛或妨碍肢体活动时，应将针取出，改选穴位重埋。

(3)埋针期间，针处不可着水，热天出汗较多，埋针时间勿过长，避免感染。

(4)埋针针具，可用 75％乙醇浸泡消毒，应专人专用。

三、芒针疗法

芒针是一种特制的长针,由较细而富有弹性的不锈钢丝制成,因其形状细长如麦芒,故称为芒针,它由古代九针之一的"长针"发展而来。

芒针疗法具有取穴少、透穴多、得气快、针感强、传导快等特点。但由于芒针操作手法比较复杂,医者必须练好基本功,掌握人体穴位深部的解剖知识,同时必须严格注意操作手法,做到胆大心细,切勿轻率疏忽,以免发生意外。

(一)针具

芒针采用不锈钢丝制成,光滑坚韧,富于弹性,不易生锈。芒针的结构与毫针一样分为5个部分:①针尖,又称针芒,针的前端锋锐部分。要求圆利而不锐,形如松针。②针身,针的主体部分,即针尖与针柄之间部分,针身应圆滑,粗细均匀。③针根,针身与针柄交界处。要求牢固,如有剥蚀、损伤或弯曲,则容易折断,要严加注意。④针柄,针根与针尾之间部分。一般用金铜丝绕成,呈圆筒状,是执针用力的部位。⑤针尾,指针柄末端。

芒针的长度以5~8寸为多,也有在1尺以上者,临床上以5寸、6寸、7寸长度和26号、28号、30号粗细的芒针多用。针具使用前须经认真消毒,通常须经高压处理,或用75%乙醇以及其他消毒液浸泡后方可使用。

(二)操作方法

芒针的针刺操作必须两手协作,灵活配合。

1.进针

进针要轻巧,利用钢丝的弹性,缓缓按压,以最大限度地减轻进针时疼痛。施术时要分散患者注意力,消除恐惧心理,以避免肌肉紧张给进针带来困难。进针时,在所取穴位局部常规消毒后,以右手拇、示、中三指持针柄,使针尖抵触穴位,左手拇、示指夹持针尖上部,两手同时用力,压捻结合,迅速刺过表皮。然后再徐徐捻进,达到相应深度。

2.捻转

当进针达到一定深度后,可以施行捻转手法。要求轻捻缓进,左右交替,即拇指对示、中指的前后捻转,并以拇指前后运动为主,以示、中指逆向轻微活动为辅。捻转的角度不宜过大,一般为180°~360°。运针不能朝单一方向捻转,否则针身容易缠绕肌肉纤维,增添患者疼痛。另外,捻转的动作按一定的规律结合轻重、快慢、方向的不同要求,可以起到一定的补泻作用。

3.辅助手法

在针刺达到一定深度时,为达到应有的针感而采用的辅助手法。主要靠押手的动作,以及刺手的灵巧配合来完成。方法是押手示指轻轻向下循按针身,如雀啄之状,同时刺手略呈放射状变换针刺方向,以扩大针感。

4.变向刺法

变向刺法又称变换针刺方向刺法,即根据不同穴位的解剖特点相应地改变押手所掌握的针刺角度,以使针尖沿着变换的方向,顺利深入。如太阳穴直刺仅能刺入1寸,为了深刺,则在刺入0.5寸左右时变为斜刺,可透至下关穴;面部透穴均应采用变向刺法。

5.出针

施针完毕后,应将针退出。方法是缓慢退至皮肤表层,再轻轻抽出,边退针,边揉按针刺的相应部位,以防出血,减轻疼痛。如出针后有血液从针孔溢出,应迅速以干棉球按压针孔,直至出血停止为止。

（三）适用范围

常用于血管性头痛、脑血管意外后遗症、胃和十二指肠溃疡、胃下垂、风湿性关节炎、多发性神经炎、三叉神经痛、坐骨神经痛、肩关节周围炎、运动神经元疾病、外伤性截瘫、颈椎病、精神分裂症、神经症、子宫脱垂，以及哮喘、痛经、癫痫、腰肌劳损等。

（四）注意事项

（1）对初次接受芒针治疗的患者，应耐心做好解释工作，消除恐惧心理。同时，选穴宜少，手法宜轻。

（2）芒针刺入穴位后，告诫患者不可变动体位，以免造成弯针、滞针或断针。

（3）背、胸及内有重要脏器部位如心、肺、肝、脾等的体表，宜采用平刺，禁用直刺。

（4）针刺时必须缓慢，切忌快速提插，容易造成损伤血管或器官组织，如针尖遇到阻力，必须退针或改变方向再进针。

（5）过饥、过饱、过劳、醉酒、年老体弱者及孕妇儿童，以及某些不能配合治疗者忌用芒针治疗。

四、粗针疗法

粗针又称巨针，是由《内经》中"九针"之"大针"演化而来，因其针体特粗而名之。粗针治疗的针感强，针刺时间短，进针不易弯曲，很少有滞针、折针现象，适用于需要强刺激或放血的病证。

（一）针具

粗针的结构与毫针一样，分为针尖、针体、针根、针柄和针尾。但粗细规格与毫针大不相同，粗针针体的直径有 0.4 mm、0.6 mm、0.7 mm、0.8 mm、1.0 mm、1.2 mm 几种，长度为 3 寸至 1 尺。粗针的针尖宜圆而不钝，利而不锐。太圆则钝，进针困难，患者痛苦；太利则锐，针尖容易卷曲。

（二）操作方法

1.进针

（1）夹持进针法：刺手拇、示二指夹持针体下端，露出针尖 0.4～0.5 寸，对准穴位，快速刺入。适用于肌肉丰厚处。

（2）夹压进针法：用刺手拇指与中指夹持针体，示指压针尾，快速刺入。此法适用于背部。

（3）捻转进针法：用押手持针体，刺手持针柄，同时捻转下压刺入。此法适用于皮肤柔软的腹部。

2.手法

粗针进针后，一般会有较强的感觉。若需强刺激可提插 6～7 次，针刺后有一种放电感效果最佳，但儿童不宜提插过多。如用于肌肉萎缩患者，可用卷肌提插法，即针刺入后，针体向一个方向捻转，以转不动为度。此时肌纤维已缠住针体，然后上下提插数次。提插 2～3 次为中度刺激，留针不提插为弱刺激。

3.出针

达到针刺目的后即可出针。出针时应以挤干的乙醇棉球按揉针孔，以免出血。对于实热证可不按压，使其放出少量血液则效果更佳。

4.针刺原则

由于粗针针体较粗,刺激性强,故应用时应视患者体质、病情、部位等灵活采用针刺方法。肌肉丰隆处如臀部宜深刺,肌肉浅薄处和深部有重要脏器的部位如头颈、背部、胸腹部宜浅刺或沿皮刺。对各类麻痹、瘫痪、急性病宜用强刺激不留针,对于慢性病宜留针而不加大刺激。对反应迟钝的人宜强刺激,对神经敏感者则宜弱刺激,快速刺入即可出针。

5.留针

背部腧穴一般留针 1～2 小时,有些疾病亦可留针 3～4 小时甚至更长时间。其他穴位均采用强刺激不留针。

6.疗程

每天针刺 1 次,10 次为 1 个疗程,2 个疗程之间休息 3 天。

(三)适用范围

粗针因针体粗,刺激强度大,对一些需要使用强刺激的病证采用本法治疗疗效明显。主要应用于下列病证。

1.神经系统疾病

偏瘫、截瘫、小儿麻痹后遗症、神经性头痛、三叉神经痛、神经症、自主神经功能失调、末梢神经炎等。

2.运动系统疾病

急慢性风湿痛、风湿及类风湿关节炎、肌肉疼痛等。

3.呼吸系统疾病

支气管哮喘、支气管炎。

4.消化系统疾病

急慢性胃炎、肠炎、胃下垂等。

5.泌尿生殖系统疾病

泌尿系统感染、外阴白斑、闭经、前列腺炎、遗精、阳痿等。

6.眼科疾病

角膜炎、结膜炎、斜视等。

7.皮肤疾病

急性皮肤感染、疔毒、疖肿、银屑病、荨麻疹、急慢性湿疹及下肢溃疡等。

8.其他

雷诺病、血栓闭塞性脉管炎、吉兰-巴雷综合征、结节性红斑、糖尿病、尿崩症、腮腺炎、痔疮等。

(四)注意事项

1.熟知解剖知识

粗针异于毫针,它对机体组织破坏性较大,因而需要掌握人体各部的形态结构,熟知解剖学知识,以免发生意外。

2.注意严格消毒

由于粗针需要扶持进针,同时损伤皮肤、组织面积较大,如消毒不严,易导致感染而引起不良后果。

3.避免刺伤大动脉与大静脉

在静脉与动脉显露处或表浅处,应注意避开而进针。深刺时若刺中血管,患者会觉针下剧痛,或针体有跳跃感应立即停针不动,再将针慢慢提起,压迫针孔片刻。

4.避免刺伤内脏

胸背部易伤内脏的穴位禁深刺。腰部亦不宜深刺,免伤肾脏。针刺上腹部穴要检查肝脾是否肿大,针刺下腹部穴位时需排空小便。

5.防止晕针

由于粗针刺激强烈,加之针粗又易使患者产生恐惧,因而发生晕针的可能性也较大。因此,要事先注意患者的体质、神态,了解患者对针刺反应的耐受力。特别是对初次治疗的患者,要了解以前的治疗情况。对精神紧张的体弱患者宜做好解释工作,手法适当减轻,并尽量采用卧位。对饥饿、大汗、大泻、大吐、大出血及过度疲劳者应禁针。

6.遗留针感会自动消失

粗针刺激比较强烈,出针后易遗留较强的酸胀感和牵引感,这种现象可逐渐消失。

7.正确对待局部红肿

若出现局部红肿、微量出血或针孔局部小块青紫,一般为刺破局部小血管所致,不需处理可自行消散。如局部青肿、疼痛较剧,可在局部按摩或热敷以助消散。

五、温针疗法

温针亦称温针灸、针柄灸或烧针尾。它是在针刺后,于针尾处点燃艾绒加温,使其热力通过针身传至体内,借艾火之热力以温通经脉、行气活血,发挥针刺与艾灸的双重作用,以治疗疾病的一种方法。

(一)操作方法

针刺得气后,将毫针留在适当的深度,将艾绒捏在针柄上呈枣核形,或在针柄上套置一段约2 cm长的艾卷,从下端点燃,直至燃尽为止,待针柄冷却后出针。

(二)适用范围

本法对风、寒、湿痹等经络闭塞不通的病证,如风湿性关节炎、肢体麻木、瘫痪等症最为适宜。对泄泻、慢性肠炎、胃痛、胃下垂、小儿遗尿、癃闭、遗精、阳痿、不孕症等均有较好疗效。

(三)注意事项

(1)向针尾装包艾绒时要捻紧,以防烫伤皮肤。

(2)温针时针刺的深度要有所控制,否则会由于针柄太靠近皮肤而产生灼痛感,甚至灼伤皮肤。

(3)温针时,嘱告患者不要随便改变体位,以防燃烧的艾绒烫伤皮肤,或造成弯针等现象发生。

(4)艾绒应先从下端点燃,可使热力直接向下传导和熏灸,以加强疗效。

(5)高热、抽搐、痉挛、震颤患者,不宜使用温针疗法。

六、火针疗法

火针疗法是将特制的金属粗针,用火烧红后刺入一定部位以治疗疾病的方法。火针古称"燔针""焠刺"。《灵枢·官针》中指出:"焠刺者,刺燔针则取痹也"。《伤寒论》称为烧针,并提出其适应证及禁忌。

(一)针具

火针针体较粗,质地坚韧,一般采用员利针或 24 号、26 号 2 寸长的不锈钢针。也有应用特制的针具,如弹簧式火针、三头火针,以及钨合金制成的火针。弹簧式火针进针迅速,易于掌握深度;三头火针用于体表痣、疣的治疗;钨合金物理性能好,有耐高温、不退火、变形少、不易折、高温下硬度强等特点。

火针根据粗细不同,分为细火针(针尖直径 0.5 mm)、中火针(针尖直径 0.75 mm)、粗火针(针尖直径 1.2 mm),针柄套上木柄,以防烫手。

(二)操作方法

1.选穴与定穴

火针选穴除了与毫针选穴的基本规律相同而选择有关的经穴以外,多选阿是穴及病灶的局部,要求选穴少而精。穴位选择好后,体位固定,在消毒针刺前,要进行穴位标记,一般都用拇指指甲掐压"十"字,以保证准确刺入。

2.消毒

定好穴位后,先用 2.5％碘酒棉球再用 75％乙醇棉球消毒。

3.烧针

烧针是使用火针的关键步骤,《针灸大成·火针》曰:"灯上烧,令通红,用方有功。若不红,不能去病,反损于人"。因此,在使用前必须把针烧红,才能使用。火针烧灼的程度有 3 种,根据治疗需要,可将针烧至白亮、通红,或微红。若针刺较深者,需烧至白亮,速进疾出,否则不易刺入,也不易拔出,而且剧痛。如属较浅的点刺法,可以烧至通红,速入疾出,轻浅点刺。如属浅表皮肤的烙熨法,则将针烧至微红,在表皮部位轻而稍慢地烙熨。

烧针用的灯火以乙醇灯比较方便,一般左手端灯,右手持针,针尖向着针刺部位,将针尖与针体伸入火外焰,烧针的次序是从针身向针尖烧,待针烧红后迅速、准确刺入标定点,再快速拔出。

4.针刺的深度

应根据病情、体质、年龄,以及穴位所在部位肌肉厚薄、血管深浅而定,要求既能祛邪,又不伤皮肉为佳。《针灸大成·火针》中说:"切忌太深,恐伤经络,太浅不能去病,惟消息取中耳"。一般四肢及腰腹部可稍深,刺至 0.2～0.5 寸深,胸背部宜浅,可刺 0.1～0.2 寸深。深刺时,须细心慎重,动作要敏捷,一刺即达到需要深度;浅刺时,叩刺力量不能太猛,须均匀、稀疏,以免造成表皮剥脱。

火针刺后,立即用棉球或手指按压针孔,可以减少疼痛,但不可揉搓,以免出血。针孔的处理,视针刺深浅而定,如果针刺 0.1～0.3 寸深,可不做特殊处理;若针刺 0.4～0.5 寸深,可用消毒纱布敷贴,胶布固定 1～2 天,以防感染。火针一般 3～6 天 1 次,疗程按病情需要而定。

(三)适用范围

火针具有散寒祛湿、温通经络、清热解毒、消肿散结、祛腐排脓、生肌敛疮、益肾壮阳、温中和胃、升阳举陷、宣肺定喘、去痒止痛、除麻定惊等多种用途。

主要适于下列病证。

(1)各种痹证的关节痛、腰腿痛。

(2)痰核、疼痛、腱鞘囊肿、脂肪瘤、血管瘤以及子宫肌瘤。

(3)胃下垂、胃脘痛、慢性泄泻、痢疾、痔疮、哮喘、癫痫、阳痿、阴挺、月经不调。

（4）小儿惊风、小儿疳积。

（5）某些皮肤病，如疣、痣、银屑病、风疹、疮疖等。

（四）注意事项

（1）对于血管及主要神经分布部位，一般不宜用火针。

（2）颜面部除了面部痣及扁平疣外，一般不用火针。

（3）针刺后局部呈现红晕或红肿未完全消退时，应避免洗浴；局部发痒时，不能用手抓，以防感染。

（4）注意针具检查，发现针具有剥蚀或缺损时，则不宜使用，以防意外。

（5）对初次接受火针治疗患者，应做好解释工作，消除恐惧心理，积极配合治疗。

（6）火针刺激强烈，体质虚弱者及孕妇慎用或不用。

七、冷针疗法

冷针疗法是运用现代的冷冻技术使穴位变冷，通过穴位、经络对机体产生滋阴降火、协调脏腑阴阳作用的一种治病方法，这是现代冷冻技术在针灸医学中的具体运用，因而具有冷冻疗法与针灸疗法的综合作用。

（一）特点及操作方法

冷针疗法是用制冷物质和器械产生的低温作用于穴位上，一般比冷冻疗法的温度要高，但它保留了冷冻疗法的优点，如在手术中可减少出血，减轻疼痛，防止术后感染，产生免疫作用，并可改善微循环，促进组织的代谢。本法采用半导体制冷，比液体或气体制冷既方便经济，又无不良反应，且操作方便，对医师、患者均安全适用，疗效亦佳。针刺时按一般体针原则和方法，针刺入人体穴位得气后，接上冷针仪，然后再根据不同病情，调节仪器温度，使穴位变冷，一般为$-10 \sim$ 0 ℃，每次治疗 15 分钟，每天或隔天 1 次，10～15 次为 1 个疗程。

（二）适用范围

适用于各种炎症、变态反应性疾病、出血性疾病。如上呼吸道感染、支气管炎、哮喘、高血压、心绞痛、泌尿系统感染、乳腺炎、子宫内膜炎、附件炎、痛经、月经不调、前列腺炎、睾丸炎、急性肠胃炎、急慢性胆囊炎、糖尿病、甲状腺功能亢进、睑腺炎、急性结膜炎、急性扁桃体炎、咽喉炎、急慢性鼻炎、鼻出血、中耳炎、口腔炎、齿龈炎、疖肿、痈疮、流行性腮腺炎、流行性出血热、中暑、惊厥及各种神经疼痛等症。

（三）注意事项

（1）首先要根据患者体质及所选穴位，选好针的长短，将穴位常规消毒后刺入穴位制冷，冷针仪灸柄应紧贴皮肤。

（2）严格掌握制冷温度与时间，根据滋阴与降火的作用不同，控制不同的温度，降火时要低于零度，滋阴宜 0～15 ℃，滋阴时间宜长（20～30 分钟），降火时间宜短（10～15 分钟）。

（3）凡属阴盛阳虚之阴寒证患者，均不宜用本法治疗。

八、锋钩针疗法

锋钩针疗法主要通过钩割皮下结缔组织纤维治疗某些软组织疾病和某些需要放血排脓的疾病，如关节疼痛性病变、经筋病、痈、疖肿，对于某些顽固性内脏病也有一定疗效。

（一）针具

锋钩针是一种用不锈钢材料特制而成的针具，针长 12 cm，针体中间较粗，两端渐细，针尖有回钩，钩尖锋利，长约 0.1 寸，三面有刃，两端钩尖大小略异，可根据不同部位及病情选择使用。锋钩针是山西师怀堂老先生根据古代九针中的锋针（三棱针）改制而成，临床也有用牙科"双尖探针"代为锋钩针的。

（二）操作方法

1.选穴原则

"以痛为输"和针刺经络穴位处的反应物、反应点，如皮下结节、压痛点等，痹证患者多在疼痛局部取穴钩割。如肩周炎取肩髎、肩贞、臂臑，腰肌劳损多取肾俞、腰阳关、阿是穴等。

2.操作步骤

患者体位要舒适，充分暴露被治疗的部位。常规无菌消毒针具和针刺穴位，必要时医师要消毒手指或戴无菌手套。针刺时，医师右手拇、示、中指握紧针身，留出所钩割的（刺入的）长度，左手示、中指紧压穴位上下，露出欲针刺的穴位，迅速将锋钩针刺入皮下组织后，再加压进针直达病所，稍停片刻，在钩割的组织内先轻轻弹拨，然后再有节律地进行牵拉纤维、上下钩割 3～4 次，此时可听到割断皮下结缔组织纤维的嚓嚓声。也可根据病情，在病所周围大幅度地进行分离性松解 3～5 次，以局部有发热、松快感为度。

施术完毕后速出针，瘀血明显或欲排出瘀血者，可在出针处拔罐，以促进邪气的外出。用干棉球擦去污血，压迫一定时间，或以无菌纱布压敷，以防深部继续出血。隔天 1 次，10 次为 1 个疗程。

（三）适用范围

各种软组织损伤性疼痛、肩周炎、类风湿关节炎、肱骨外上髁炎、腱鞘炎、腰肌劳损、哮喘、呃逆、胃痛、头痛、面瘫、小儿麻痹后遗症、乳痈、疖、瘫痪、痤疮、荨麻疹、皮肤瘙痒等。

（四）注意事项

（1）注意无菌消毒，以防感染。

（2）操作过程中，对前胸、后背及颈项部的穴位一定不能针刺过深，以防损伤重要脏器。

（3）钩割过程中不可过猛，以防损伤有关血管和神经。还要注意按照肌腱和肌纤维的走向钩割，防止损害重要肌腱、韧带等组织。

（4）术后注意压迫局部，防止出血。

（5）一般取卧位针刺，防止晕针。

（6）凡体质虚弱及有出血性疾病者慎用，孕妇禁用。

九、小宽针疗法

小宽针是在我国古代九针中的锋针、铍针、长针、大针等形状、规格及大小的基础上，改革创新的一组 6 种不同型号的剑形钢针。小宽针疗法是根据中医学络刺（刺血）疗法的原理，创造的一种将针刺、拔火罐和按摩有机结合起来以治疗疾病的新方法。

（一）针具选择

根据病情和选用穴位，选不同型号的针具和进针深度。病重进针深，可选 1、2 号针；一般应用 3、4 号针，主要治腰背、头面、四肢疾病；5 号针常用于成人四肢末端及小儿腰背躯干部穴位；6 号针主要用于小儿头面部及四肢末梢穴位。

(二)操作方法

1.针刺步骤

医者1人针刺,助手1人传递敷料、拔火罐和按摩。医者右手持针,以拇指和中指捏住针尖,控制进针的深度,以小指根部顶住针柄,中指和无名指扶住针体,拇、示指前面露出的部分就是预定刺入的深度。针刺用腕力进针,垂直刺入。直入直出。

(1)视病情需要,调整好患者体位,先于施针部位常规消毒穴位和钢针(针具),左手拇指按压穴位,右手持针,猛刺速拔。

(2)视针刺部位选择适当型号的玻璃火罐,行闪火法扣拔,每穴位扣罐2分钟左右即可起罐,出血量为2~5 mL。

(3)起罐后,用消毒纱布块压在穴位上进行按摩,先轻后重,先慢后快,反复数分钟停止。

(4)穴位用碘酒棉球消毒,贴以1 cm×2 cm的纱布,并嘱患者于24小时后将胶布取下。

2.针刺手法

常用手法有4种,根据疾病性质和针刺部位选择应用。

(1)速刺法:是垂直刺入,不捻转,不留针,也不提插,一次刺入,猛刺速拔的一种刺法。主要适用于躯干、腰背、四肢等处的穴位,是小宽针使用最广最多的基本手法。

(2)点刺法:是轻轻点刺迅速出针的方法,与梅花针叩刺相类似,一般在进针较浅且不拔火罐部位应用。如针刺头部百会、前顶、四神聪,以及手足部的四缝、八邪、八风、十宣、十二井等穴位时,采用这种手法。

(3)划割法:是速刺进针后,针尖在一定范围内划动的手法,划动度1.5 cm左右。主要适用于治疗浅表性局限性突起物和增生性病证。常在针刺腱鞘囊肿、肱骨外上髁炎、跟骨骨刺时应用。

(4)两步进针法:主要适用于肌肉组织丰满、进针较深的穴位。第1步,持针右手速刺进针至1寸左右;第2步,按压穴位的左手迅速变换,以拇指、示指和中指轻柔地对捏住穴位两侧的肌肉皮肤,连续地一提一松,一收一放,同时缓慢进针,达预定深度后出针。本法常在针刺腑会、环跳、委中等穴位时应用。

(三)适用范围

感冒、头痛、面瘫、偏瘫、颈椎病、肩周炎、肱骨外上髁炎、腰椎骨质增生、腰痛、坐骨神经痛、腱鞘囊肿、急性软组织扭伤、增生性膝关节炎、小儿麻痹后遗症、月经不调、产后乳少、小儿疳积、局限性皮炎、皮肤瘙痒等。

(四)注意事项

(1)严格消毒针具、穴部皮肤以及医者手部。

(2)取穴要避开大血管和神经,针刺方向要与其保持一致,切不可横刺或斜刺,以免误伤神经和血管,同时还注意与经络循行方向一致。

(3)施行针刺时,禁止提插和旋转。

(4)一般间隔7~10天针刺1次,3次为1个疗程,休息观察1个月,视情况再行第2个疗程。

(5)有出血倾向、严重心脏病患者及小儿头部禁用此疗法。

十、小针刀法

小针刀是指形状上既似针又似刀的一种针具。它是在古代九针中的镵针、锋针等基础上,结合现代医学外科用手术刀发展而成。小针刀法是在切开性手术法的基础上结合针刺方法,利用特制的针具刺入深部病变处进行切割、剥离等不同形式的刺激,以达到疏通经络、止痛祛病目的的方法。该法虽然仅有20余年的发展史,但因操作独特、疗效显著,正越来越为人们所重视。

目前临床常用的针刀,是由特种医用合金不锈钢经特殊工艺制作而成,长10~15 cm,针体多为圆柱体,直径为0.4~1.2 mm,质硬略有弹性,刀口小而锋利,尾部是一个能准确掌握刀口运行位置和方向的刀柄,刀口线与刀柄平面处于同一平面内。主要分为Ⅰ型、Ⅱ型、Ⅲ型3种型号(图6-18)。

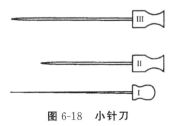

图6-18　小针刀

(一)操作方法

1.消毒

选好治疗点后,先用2%碘酒消毒,待碘酒干后用75%乙醇脱碘两次。

2.局部麻醉

每个治疗点用2%利多卡因2~6 mL,深部组织或治疗较复杂的部位,可适当增加注射剂量。

3.持针

临床一般以右手持针操作,单手进针法是以右手拇、示指捏住针柄,中指、环指扶住针体(图6-19)。双手进针法多于针体较长时使用,即右手拇、示指捏住针柄,中指、环指扶抵针体上段,左手拇、示指捏住针体下段或尖部(图6-20)。

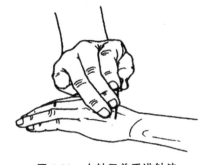

图6-19　小针刀单手进针法

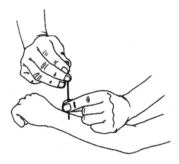

图6-20　小针刀双手进针法

4.进针

医者左手固定在进针点周围,右手持适当型号的小针刀,将针刀刃贴于左手拇指甲壁,稍用力下压可刺破皮肤,然后缓慢推进,仔细体会手下针刀穿透的解剖部位层次,以便寻找病变部位。当医者针刀下有硬韧、紧涩、粘连、沙沙的颗粒感等,或患者出现酸胀、麻木感时,应停止进针。

5.剥离

当针刀进针到一定的深度时,可根据病变部位的具体情况进行不同剥离法。一般剥离步骤是:先纵行疏通剥离,后横行疏通剥离。

(1)纵行疏通剥离法:施术时刀口线与肌腱、韧带的纤维方向一致,针体垂直骨面刺入,刀刃接触骨面后,与刀口线一致进行来回摆动,并可按照病变部位粘连、瘢痕面积的大小分几条线疏剥,但不可横行(即垂直于刀口线方向)铲剥(图 6-21)。本法适用于肌腱、韧带在骨面附着点处发生粘连,出现瘢痕而引起疼痛。

(2)横行疏通剥离法:施术时刀口线与肌肉、韧带的纤维方向一致,针体垂直骨面刺入,当针刃接触到骨面后,针体左右摆动或撬动,尽量将粘连在骨面上的肌肉、韧带从骨面上铲起,当针下有松动感时出针(图 6-22)。本法适用于肌肉、韧带损伤后与相邻的骨面发生粘连,当肌肉、韧带舒缩时,因粘连受牵拉或刺激而引起疼痛及功能障碍者。

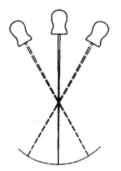

图 6-21　纵行疏通剥离法

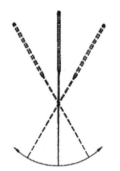

图 6-22　横行疏通剥离法

此外,还可根据病变局部的具体情况配合切开剥离法、铲磨削平法、瘢痕刮除法、骨痂凿开法、通透剥离法、切割肌纤维法等。

6.出针及术后处理

术后抽出针刀,同时快速以干棉球较长时间压迫,以防出血过多。由于本法术后多留一小孔,可在针孔处覆盖消毒纱布。必要时可服用抗生素或消炎止痛药物等以防感染和减轻术后疼痛或不适感。术后应适当休息,以防术后晕针。

一般每次每穴切割剥离 2～5 次即可出针,两次相隔时间为 5～7 天。多数患者经过 1～5 次治疗可获得明显疗效。

(二)适应范围

小针刀法的临床适应范围较广泛,以软组织损伤性病变和骨关节病变疗效较好。应用指征是:患者自觉某处有明显疼痛;医者在病变部位可触到明显压痛;触诊时可触及条索状或片状或球状硬物或结节;用指弹拨病变处有响声等。常用于颞下颌关节功能紊乱、外伤性头痛、颈椎病、肩胛肋骨综合征、腰椎间盘突出症、臀上皮神经损伤、梨状肌损伤综合征、腕管综合征、膝关节骨性关节炎等。

(三)注意事项

(1)操作者必须熟悉刺激部位的解剖情况,防止意外损伤。

(2)严格无菌操作。

(3)在进针或剥离时,手法宜轻,如患者出现触电感,应将针刀后退少许,改变方向再进针,不能迅猛推进,以避免损伤神经。

(4)治疗后 24 小时内,不宜局部热敷、理疗及按摩治疗。2 天内,针孔处勿沾水,保持清洁,以防感染。

（5）治疗后 3 天内，应避免过多牵拉、活动患处，以免再次撕裂损伤，使创面出血或渗液过多而影响疗效。3 天后始可适当活动或循序渐进地进行锻炼，以促进局部血液循环和功能恢复，防止术后新的粘连。

（6）凝血功能障碍、体质虚弱、严重高血压病、晚期肿瘤、严重的骨质疏松症、骨结核病及诊断不明患者，妇女月经期、妊娠期应慎用或禁用小针刀法。

十一、电针疗法

电针法是指将毫针刺入腧穴得气后，再通以接近人体生物电的脉冲电流，利用针和电的两种刺激，激发调整经络之气，以防治疾病的方法。电针法于 20 世纪 50 年代开始在我国广泛应用，具有省时省力、可客观控制刺激量、提高疗效等优点。

（一）操作方法

电针仪的种类繁多，虽然每种电针仪具有不同的特点，但操作程序基本相似。

1.选穴

电针法的处方配穴与毫针法相同，一般选用同侧肢体的 1～3 对穴位为宜。

2.操作程序

（1）先按毫针操作程序，将毫针刺入穴位，并寻到得气感应。

（2）将电针仪（输出电位器已经调至"0"位）输出导线的一对电极分别接在一对毫针针柄上。一般将同一对输出电极连接在身体的同侧，在胸、背部的穴位上使用电针时，不可将 2 个电极跨接在身体两侧，避免电流回路经过心脏。如遇只需单穴电针时，可将一个电极接在该穴的毫针上，另一个电极接在用水浸湿的纱布上，作无关电极。

（3）打开电源，选好波形，逐渐加大电流强度，以免给患者造成突然的刺激。

（4）通电时间一般 20 分钟左右。

（5）结束电针治疗时，应先电针仪输出电位器退回"0"位，然后关闭电源开关，取下导线，最后按一般毫针起针方法将针取出。

3.电流的刺激强度

通常以患者能够承受为宜，应使患者局部肌肉呈节律性收缩，或伴有酸、胀、麻、热等感觉。有些患者会出现电针的感应与疗效逐渐降低的"电针耐受"现象，可通过适当加大输出电流量，或采用间歇通电法加以防范。

4.疗程

一般 7～10 次 1 个疗程，每天或隔天 1 次。急症患者每天可治疗 1～2 次。疗程间隔3～5 天。

（二）电针刺激参数的作用

电针仪输出的是脉冲电，脉冲电是指在极短时间内出现的电压或电流的突然变化。临床上常用的电针输出波形为连续波、疏密波和断续波（图 6-23）。

1.连续波

有节律发出的一种连续波形。分密波与疏波。

（1）密波：频率为每秒 50～100 次的连续波为密波。具有降低神经应激功能、止痛、镇静、缓解肌肉和血管痉挛、针刺麻醉等作用。常用于治疗各种痛证、肌肉痉挛、癫狂、失眠等。

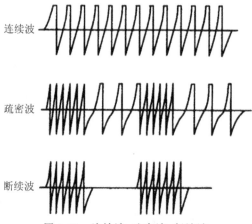

图 6-23　连续波、疏密波、断续波

(2)疏波:频率为每秒 2～5 次的连续波为疏波。其刺激作用较强,具有提高肌肉韧带的张力,促进肌肉充分收缩的作用。常用于治疗痿证和各种肌肉、关节、韧带、肌腱的损伤等。

2.疏密波

疏波、密波自动交替出现的一种波形。该波形能克服单一波形易产生适应的缺点。具有增加代谢,促进气血循环,改善组织营养,消除炎症水肿的作用。常用于治疗扭挫伤、关节周围炎、坐骨神经痛、面瘫、肌无力、局部冻伤等。

3.断续波

有节律时断、时续的一种波形。该波形不易使机体产生适应,动力作用颇强,具有提高肌肉组织的兴奋性,促进横纹肌收缩的作用。常用于治疗痿证、瘫痪等。

(三)适应范围

电针的适应范围和毫针刺法基本相同,临床常用于治疗各种痛证、痹证及内脏功能失调以及癫狂和神经、肌肉、韧带、关节的损伤性疾病等。

(四)注意事项

(1)电针仪使用前必须检查其性能是否良好,输出值是否正常。

(2)调节电针电流时,应逐渐从小到大,不可突然增强,以防止引起肌肉强烈收缩,造成弯针、折针或晕针等,年老体弱、精神紧张者尤应注意。

(3)电针仪器最大输出电压在 40 V 以上者,最大输出电流应限制在 1 mA 以内,防止发生触电事故。

(4)不宜将经过温针之后的毫针用作电针,因表面氧化、质地变脆、导电性下降,容易引发事故。

(5)应避免电针电流回路经过心脏。安装心脏起搏器者,应禁用电针。

(6)孕妇慎用电针。

(赵文平)

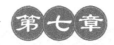

神经科疾病的辨证治疗

第一节 头 痛

头痛是以患者自觉头部疼痛为特征的一种常见病证,可以发生在多种急慢性疾病中,有时亦是某些相关疾病加重或恶化的先兆。临床表现以头痛为主症,一侧、双侧或全头部疼痛,呈跳痛、灼痛、胀痛、重痛、针刺痛等,甚则伴恶心呕吐,难以忍受。本病外感六淫、内伤七情均可引发,其中由肝阳上亢、痰瘀互结导致头部持续性疼痛、反复发作、经久不愈者又称为头风。头痛病位在头,与肝、脾、肾密切相关。

中医治疗头痛有其特色与优势,除以药物治疗为主外,还可配合针灸、推拿、熨敷及饮食调护等。根据络脉气血通则不痛的特性,头痛的治疗原则在于"通络"。实证以祛邪通络为主,具体的治法包括疏风散寒、疏风清热、祛风胜湿、活血化瘀、化痰降浊、平肝潜阳等;虚证以扶正通络为主,具体的治法包括补肾养阴、气血双补等。

本节重点论述头风头痛,西医学中的偏头痛、三叉神经性头痛等,均可参照本节辨证论治。

一、诊断标准

(一)中医诊断标准

(1)头痛部位多在头部一侧额颞、前额、巅顶,或左或右辗转发作,或呈全头痛。头痛的性质多为跳痛、刺痛、胀痛、昏痛、隐痛,或头痛如裂等。头痛每次发作可持续数分钟、数小时、数天,也有持续数周者。

(2)隐袭起病,逐渐加重或反复发作。

(3)查血常规,测血压,必要时做腰椎穿刺、脑电图。有条件时做经颅多普勒、CT、磁共振等检查,以明确头痛的病因,排除器质性疾病。

(二)西医诊断标准

1.偏头痛的典型先兆的诊断标准

(1)至少2次发作符合下列标准。

(2)至少有下列的一种表现、没有运动无力症状：①完全可逆的视觉症状,包括阳性症状(如闪烁的光、点、线)或阴性症状(视觉丧失)；②完全可逆的感觉症状,包括阳性症状(如针刺感)或阴性症状(麻木感)；③完全可逆的语言功能障碍。

(3)至少满足下列的两项：同向视觉症状或单侧感觉症状。至少一种先兆症状在≥5分钟内逐渐发展,不同的先兆症状在≥5分钟内相继发生。每个症状持续5～60分钟。

2.无先兆偏头痛的诊断标准

(1)至少有符合无先兆偏头痛的诊断标准(2)～(4)的5次发作。

(2)每次头痛发作(未经治疗或治疗无效的)持续4～72小时。

(3)至少有下列中的两项头痛特征：①单侧性,②搏动性,③中或重度疼痛,④日常活动会使头痛加剧或因此而避免此类日常活动(如走路或爬楼梯)。

(4)头痛过程中至少伴随下列一项：①恶心或呕吐,②畏光和畏声。

(5)不能归因于其他疾病。

3.有先兆偏头痛的诊断标准

(1)典型先兆偏头痛：具有偏头痛的典型先兆症状；在先兆症状同时或在先兆发生后60分钟内出现头痛,头痛符合无先兆偏头痛诊断标准(2)～(4)项；不能归因于其他疾病。

(2)典型先兆伴非偏头痛性头痛：具有偏头痛的典型先兆症状；头痛不符合无先兆偏头痛特点,在先兆同时或先兆后的60分钟内发生；不是因其他疾病造成的继发性头痛。

(3)典型先兆不伴头痛：只有偏头痛的典型先兆症状,但不伴有头痛。

(4)家族性偏瘫型偏头痛：多在儿童期发病,偏瘫可与其他偏头痛先兆同时发生,亦可单独发生。

(5)散发性偏瘫型偏头痛：一旦先兆中出现肢体无力,称偏瘫型偏头痛,如果其一级亲属中有类似发作,则诊断为家族性偏瘫型偏头痛,否则诊断为散发性偏瘫型偏头痛。

(6)基底型偏头痛：当先兆中有两项以上症状提示后颅窝受累且同时没有肢体无力表现时,诊断为基底型偏头痛。这些症状包括：构音障碍、眩晕、耳鸣、听力下降、复视、双鼻侧或双颞侧视野同时出现的视觉症状、共济失调、意识水平下降、双侧同时出现的感觉异常等。

4.头痛分期

有先兆的偏头痛分为前驱期、先兆期、头痛期、头痛后期；无先兆的偏头痛前驱症状不明显,先兆可表现为短暂而轻微的视物模糊。

(1)前驱期：精神症状如抑郁、欣快、不安和嗜睡等,神经症状如畏光、畏声、嗅觉过敏等,以及厌食、腹泻、口渴等,出现在发作前数小时到数天。

(2)先兆期：视觉先兆,如闪光、暗点、视野缺损、视物变形和物体颜色改变等；躯体感觉先兆,如一侧肢体或(和)面部麻木、感觉异常等；运动障碍性先兆较少。先兆症状可持续数分钟到1小时,复杂性偏头痛病例的先兆可持续时间较长。

(3)头痛期：多为一侧眶后或额颞部搏动性头痛或钻痛,可扩展到一侧头部或全头部。不经治疗或治疗无效,头痛可持续4～72小时,儿童持续2～8小时；常伴有恶心、呕吐、畏光、畏声等症状。头痛可因活动或摆动头颈部而加重,睡眠后减轻。

(4)头痛后期：头痛消退后常有疲劳、倦怠、烦躁、注意力不集中、不愉快感等症状。

二、鉴别诊断

(一)类中风头痛

类中风病多见于中老年人,常有眩晕反复发作;若有头痛突然加重,兼有肢体麻木、活动不灵,口舌㖞斜,或言謇语塞;甚则神志昏迷,不识人事等。颅脑 CT 或 MRI 检查有梗死或出血灶。而头痛多反复发作,发作时痛势剧烈,久治不愈,但发作过后不遗留肢体活动或言语障碍,颅脑 CT 或 MRI 检查无异常,可资鉴别。

(二)真头痛

真头痛多呈突然剧烈头痛,常表现为持续钝痛,并阵发性加剧,咳嗽、喷嚏、大便用力等均可使头痛加重。头痛以清晨时明显,或可在夜间痛醒,可伴恶心呕吐,病重时甚至呕吐如喷不已,以至肢厥、抽搐,且旦发夕死,夕发旦死,抢救不及,立致死亡。头痛发作时也可剧烈头痛,且反复发作,头痛多在睡眠后减轻。临床上可根据病史、脑 CT、脑血管造影、磁共振成像等进行鉴别。

(三)外感头痛

外感头痛多由风寒湿邪,阻滞经络,络脉不通而引起,其痛势一般较轻,且伴有恶寒发热、咽痛、肢痛、咳嗽咳痰等外感表证的症状,且头痛随病愈而止,多无反复发作。头风头痛可由外邪诱发,但痛势剧烈,其他表证症状不明显,且持续时间久,同一外邪可引起头痛反复发作,部位、症状相似,可以鉴别。

三、病因

(一)原发病因

1.外感六淫

起居不慎,坐卧当风。风性轻扬,且为六淫之首,多夹寒、热、湿邪为患。若夹寒者,寒凝血滞,络脉不畅,绌急而痛;若夹热邪,风热上炎,扰乱气血,气血逆乱,清窍被扰;热邪耗灼精血,络脉失荣而痛;若夹湿邪,风伤于巅,湿困清阳,蒙蔽清窍,脑髓络脉失充而成。

2.情志所伤

忧郁过度,肝失条达,或恼怒伤肝,气郁化火,或邪热上犯清窍,或灼津炼液生痰,或火伤肾阴,阴虚阳亢,均可上扰清窍,使气血逆乱而致头痛。

3.饮食所伤

饥饱失宜,过食生冷,损伤中阳,则中焦温化不利,气血化生乏源,遂致清窍、络脉失于充养而痛;或过食肥甘,饮酒无度,脾失健运,聚湿成痰,蒙蔽清窍,致使清阳不升,浊阴不降,痰瘀痹阻,络脉不通而致头痛。

4.劳倦过度

久坐伏案,气血运行不畅,清窍失养;或房事不节,淫欲过度,损伤肾精,精气不足,髓海空虚;或思虑过度,耗伤脾气,清气不升,清浊升降失序,皆可导致头痛。

(二)继发病因

吐血、崩漏、便血或产后出血过多等,导致营血亏损,气随血脱而成气血两虚。气虚则清阳不升,血虚则络脉失充,脑髓失养,皆可导致头痛。

不论何种原因引起的头痛,皆可因外感六淫、内伤七情、饮食不节、劳倦过度、大病之后而诱发或加重头痛发作。

119

四、病机

(一)发病

由外感六淫、情志所伤所引起的头痛,一般呈现急性发作;由劳倦失宜、久病失血所致头痛,多为缓慢性发作,但可有阵发性加剧的发病特点。

(二)病位

本病病位在头,与肝、脾、肾密切相关。

(三)病性

本病有外感、内伤之分。外感头痛多由外邪引起,尤以风邪为主,夹寒、热、湿邪为患,其证属实;内伤头痛,有以气血亏虚、肝肾不足为主属虚证者,亦有肝阳上扰、瘀血痰浊闭阻清窍,属实或虚实夹杂者。

(四)病势

发作期及发病初期以风、火、痰、瘀标实证表现为主;病久或缓解期,则虚证逐渐显露,由肝及脾,进而及肾,终致肝、脾、肾三脏俱虚。

(五)病机转化

外感头痛,一般病程短,治疗较易,预后较好。内伤头痛,一般病程较长,反复不愈,治疗较难。在发病过程中,各种病因病机可以相互影响,相互转化,形成虚实夹杂;或阴损及阳,阴阳两虚;或肝风痰火,上蒙清窍,阻滞经络,并发中风、眩晕、偏盲等病。本病一般表现为本虚标实;在早期及发作期标实证候突出,如肝阳上亢、痰浊中阻、瘀血内停等;病证后期或缓解期,本虚证候表现逐渐明显,如气血不足、脑髓不充、肾精亏损等。

五、辨证论治

(一)辨证思路

1.辨久暂

暂病之头痛,多因外邪所致,大多痛势较剧,多表现为掣痛、跳痛、灼痛、胀痛、重痛、痛无休止;久病之头痛,多因内伤所致,大多痛势较缓。多表现为隐痛,空痛,昏痛,病势悠悠、遇劳则剧、时作时止。若瘀血头痛,痛处固定不移,痛如锥刺。

2.辨虚实

大抵外感头痛如风寒头痛、风湿头痛、风热头痛及内伤头痛之肝郁化火头痛多属实证;内伤头痛之肝肾阴虚头痛、阴血亏虚头痛多属于虚证,往往平素体虚。至于痰浊、瘀血所致者,则又虚中有实,自当分别施治。

3.辨部位

头为诸阳之会,三阳经均循头面,厥阴经亦上会于额顶。辨别头痛,若能根据经脉循行部位加以判断,则对审因论治,均有所帮助。太阳头痛:多在头后部,下连于项。阳明头痛:多在前额及眉棱。少阳头痛:多在头之两侧,连及耳部。厥阴头痛:在巅顶部位,或连于目系。

头痛的治疗原则在于"通络"。实证以祛邪通络为主,具体的治法包括疏风散寒、疏风清热、祛风胜湿、活血化瘀、化痰降浊、平肝潜阳等;虚证以扶正通络为主,具体的治法包括补肾养阴、气血双补等。

(二)分证论治

1.外感头痛

(1)风寒:头痛起病较急,其痛如破,连及项背,恶风寒,遇风尤剧,口不渴,苔薄白,脉多浮紧。

病机分析:本症为外感头痛之风寒证。头为诸阳之会,素体卫气不足,卫外不固或将养失宜,感受风寒,风性清扬善犯阳位;寒性凝敛,闭阻经脉阳气,风邪夹寒循太阳经上犯巅顶,清阳之气被遏,头痛乃作。太阳经主一身之表,其经脉上行巅顶,循项背,故其痛连及项背;风寒阻于肌表,卫阳被郁,失于温煦而不得宣达,故恶风寒;寒属阴邪,得温则减,故头痛遇风加剧,喜裹喜温;无热则口不渴;苔薄白,脉浮紧,俱为风寒在表之象。

治法:疏风散寒,通络止痛。

常用方:川芎茶调散(《太平惠民和剂局方》)加减。川芎、荆芥、防风、羌活、白芷、细辛、薄荷。

加减:若寒犯厥阴,引起巅顶头痛,伴干呕、吐涎,甚则四肢逆冷,苔白脉弦,治当温散厥阴寒邪,方用吴茱萸汤(《伤寒论》)加减。组成:吴茱萸、人参、生姜、大枣。阳虚恶寒较甚,加炙麻黄、熟附子以温阳散寒。寒凝痛甚者,加蜈蚣、制川乌以散寒止痛。

针灸:风池,外关,丰隆,足三里。

操作:风池进针时,针尖稍向上方斜刺,用捻转法,使针感向额部放散;其他各穴均用提插法,以加强针感;各穴均可配合灸法以增强温散的作用。每天1次。10次为1个疗程。

方解:风寒夹痰,阻滞于头部三阳经络,络道不通,因而致痛,故取风池、外关以疏散外受之风邪;取丰隆、足三里以疏通阻滞之痰浊,风祛痰化,络脉畅通。更应根据疼痛部位,结合对症取穴,以疏通局部气血而收止痛之效。

临证参考:本证以风寒入络、阳气郁闭的邪实为主,故以祛邪为主。治疗方药,多选辛温散寒、疏风通络之品。因风药走散,久服伤气;风药药性偏颇,易伤阴津,故应中病即止,不宜久服。风药性升,对有阳亢征象之人要慎用;对气血不足、阴虚精亏之人亦应慎用,或适当配伍养血润燥之品如当归、熟地黄等药;总之宜把握用药时机,旨在祛邪而不伤正。

(2)风热:头痛而胀,甚则头痛如裂,发热或恶风,口渴欲饮,面红目赤,便秘尿黄,舌红苔黄,脉浮数。

病机分析:热为阳邪,其性上炎,风热中于阳络,上扰清窍,故头痛而胀,甚则头痛如裂。面红目赤,亦为热邪上炎之征;风热之邪郁遏卫气故发热,邪气在表故恶风;热盛伤津,可见口渴欲饮、便秘尿黄;舌质红、苔黄、脉浮数均为风热邪盛之象。

治法:疏风清热,通络止痛。

常用方:芎芷石膏汤(《医宗金鉴》)加减。川芎、白芷、菊花、羌活、生石膏、薄荷、栀子。

加减:若热盛伤津,症见舌红少津,可加知母、石斛、天花粉清热生津;大便秘结,口鼻生疮,腑气不通者,可合用黄连上清丸以苦寒降火、通腑泄热。

针灸:商阳,关冲,少泽,曲池,合谷,丰隆。

方义:风热夹痰,阻塞经络,经气不利,则为疼痛,并伴见痰热症状,故治宜疏风散热。取手三阳经之井穴点刺出血,以宣泄三阳经之风热;取曲池、合谷以清手足阳明之热;配丰隆以去痰浊,痰热得去,疼痛可望缓解;结合对症取穴,可以加强止痛效果。

临证参考:本证由素体阳热亢盛又感受风热外邪而诱发,也有风寒日久化热者。治疗应分清热邪之在表、在里。表热重者,加强疏风清热之功,使邪自表而解;里热甚者,重在通腑泄热,使热邪自二便而去。

（3）风湿：头痛如裹，肢体困重，胸闷纳呆，小便不利，大便或溏，苔白腻，脉濡滑。

病机分析：湿为阴邪，受风邪裹挟上犯巅顶，闭阻清阳，清窍阳气不展，故头痛如裹；脾司运化而主四肢，内外之邪同气相求，湿邪中阻，困遏脾阳，故见四肢困重、纳呆胸闷；湿邪内蕴，不能分清泌浊，故小便不利、大便溏泄；苔白腻，脉濡均为湿浊中阻之象。

治法：祛风胜湿。

常用方：羌活胜湿汤（《内外伤辨惑论》）加减。羌活、独活、防风、藁本、川芎、蔓荆子、甘草。

加减：胸闷纳呆、便溏，可加苍术、厚朴、陈皮；恶心呕吐者，可加生姜、半夏、藿香；若见身热汗出不扬胸闷口渴者，为暑湿所致，用黄连香薷饮加藿香、佩兰等。

针灸：风池、头维、三阳络、足三里。

操作：风池进针时，针尖稍向上方斜刺，用捻转法，使针感向额部放散；其他各穴均用提插法，以加强针感。每天1次。10次为1个疗程。

方解：风湿阻滞于头部三阳经络，络道不通，因而致痛，故取风池、头维以疏散外受之风邪；取三阳络、足三里以疏通阻滞之痰浊，风去痰化，络脉畅通。更应根据疼痛部位，结合对症取穴，以疏通局部气血而收止痛之效。

临证参考：湿邪属阴邪，借风邪上扬之力到达巅顶，闭阻清阳，非温阳通达不能除之。治疗多选辛开温化之剂，但不可过用温燥及辛香走窜之品，以防伤及阴液。如有化热倾向，见身热不扬、口苦咽燥、小便短赤，舌红苔黄者，当佐清泄之剂。应注意风药的运用在治疗中必不可少，因"高巅之上，唯风药可及"，湿邪赖风邪裹挟才能上犯，因此只有祛除风邪，湿邪才能尽去。

2.内伤头痛

（1）肝阳：头胀痛而眩，心烦易怒，胁痛，夜眠不宁，口苦，舌红苔薄黄，脉沉弦有力。

病机分析：由于肝肾阴虚，肝阳偏亢，阴阳失去相对平衡，形成了上盛下虚的病理状态；肝主疏泄，最喜条达，若都怒忧思，致气郁不畅，郁而化火，风火相煽，上扰清窍，自然可见头痛眩晕，肝火偏亢，扰乱心神，则心烦易怒，夜眠不宁；肝胆气郁化火上炎，可见面红耳赤、口苦咽干等症，如邪热充斥三焦，还可见尿赤便干；舌质红或红绛是阴液不足的表现，舌苔薄黄系风阳化热，脉弦有力则为肝风内盛的征象。

治法：平肝潜阳。

常用方：天麻钩藤饮（《杂病证治新义》）加减。天麻、钩藤、石决明、黄芩、栀子、牛膝、杜仲、桑寄生、夜交藤、茯神、生龙骨、生牡蛎。

加减：肝肾阴虚而头痛朝轻暮重，或遇劳而剧，脉弦细，舌红苔薄少津者，酌加生地黄、何首乌、女贞子、枸杞子、墨旱莲、石斛滋养肝肾；如头痛甚剧、胁痛者，加郁金、龙胆草、夏枯草等。

针灸：太冲、太阳、风池、阳辅、中封、头维。

方义：太冲为肝经原穴，配经外奇穴太阳和少阳与阳维之会风池，有平肝潜阳、清头目之效；中封、阳辅分别为肝、胆经之经穴，又为清泻肝胆热之对穴，配足阳明胃经与足少阳胆经之交会穴头维，是治疗肝阳上亢头痛的特效穴。

临证参考：风阳火邪上扰清窍是本证的基本病机，以邪热标实为急；本型又常有肝火上扰的前驱征象，因此，祛邪是治疗的关键。当疏肝理气、清热降火以调理气血；风火之邪易夹血上逆，每加用凉血降逆之品，以引血下行。邪热上扰神明，进一步发展有邪闭脑窍，发展为中风病的趋势。因此，祛邪以防闭窍、养阴以治根本及预防变证在治疗中不容忽视。

（2）痰浊：头痛昏蒙，胸脘满闷，呕恶痰涎，舌胖大有齿痕，苔白腻，脉沉弦或沉滑。

病机分析:素蕴痰湿,遇情志劳累等诱因使气机逆乱于心胸,进而痰湿郁积中焦或肝阳素盛,又兼平时饮食不节,嗜酒过度或劳倦内伤致使脾失健运,聚湿生痰,上蒙清窍;脾运力薄,清阳不升,则可发生头痛、眩晕,并见痰多等症;痰阻胸膈,则胸脘满闷,痰浊上逆,故呕恶痰涎。舌苔白腻、脉沉滑均属痰浊内停之象。

治法:健脾化痰,降逆止痛。

常用方:半夏白术天麻汤(《医学心悟》)加减。半夏、天麻、生白术、茯苓、陈皮、生姜、大枣。

加减:口苦便秘,加竹茹、枳实、黄芩清热燥湿。

针灸取穴:丰隆、太阳、上星透百会、阴陵泉、中脘、头维。

方义:丰隆为胃经之络,阴陵泉为脾经之合,中脘为胃之募,三穴有健中州、化痰浊之功,上星透百会可醒神清脑;头维、太阳善治偏正头痛及昏蒙。

临证参考:此证乃饮食不节,损伤脾胃,痰湿内生,上蒙清窍;痰湿之邪流窜经络,引动宿疾,风、痰、湿、瘀互阻,脑窍不利所致。痰湿郁久化热,伴见口苦、大便不畅、苔黄腻、脉滑数者,去白术加黄芩、枳实、竹茹;伴眩晕昏蒙较甚、耳鸣重听、神志不宁者,加胆南星、石菖蒲、远志;痛甚者,加白芷、细辛、全蝎、蜈蚣。

(3)瘀血:头痛经久不愈,其痛如刺,固定不移,舌紫或有瘀斑、苔薄白,脉沉细或细涩。

病机分析:久病入络,瘀血内停,脉络不畅,故头痛经久不愈,痛有定处,且如锥刺,是瘀血疼痛的特点;舌质紫或有瘀斑,脉细涩是瘀血内阻之征。

治法:通窍活络化瘀。

常用方:通窍活血汤(《医林改错》)加减。人工麝香、生姜、葱白、桃仁、红花、川芎、赤芍。

加减:头痛甚者,加入全蝎、蜈蚣;久病气血虚明显者,加黄芪、当归。

针灸取穴:风池、血海、率谷、三阴交、阿是穴、太冲,太阳刺络拔罐。

方义:太冲、血海、三阴交相配行气活血,佐风池、率谷通调胆经以助其疏利,阿是穴及太阳刺络拔罐可活血化瘀止痛。

临证参考:久病入络、久痛入络,血瘀证可以出现在头痛的各类证候中,应辨证论治,灵活配用其他药物,如理气活血常配香附、橘红、砂仁;益气活血常重用黄芪、党参;养血活血常重用当归、川芎、熟地黄;凉血活血常配牡丹皮、生地黄、羚羊角;温阳活血常配炮附子、干姜、鹿茸;育阴活血常配何首乌、白芍、女贞子等。以上药物可根据正邪偏重,选择应用。

(4)肾虚:头痛而空,每兼眩晕,腰痛酸软,神疲乏力,遗精,带下,耳鸣少寐,舌红少苔,脉细无力。

病机分析:脑为髓海,其主在肾,现肾虚髓不上荣,脑海空虚,故头脑空痛、眩晕耳鸣;腰为肾之府,肾虚精关不固而遗精,女子则带脉不束而带下;少寐、舌红少苔、脉细无力是肾阴不足、心肾不交之象。

治法:补肾养阴。

常用方:大补元煎(《景岳全书》)加减。熟地黄、山茱萸、山药、枸杞子、人参、当归、杜仲。

加减:虚热重,加知母、地骨皮、桑椹子;盗汗,加煅龙骨、煅牡蛎。

针灸取穴:风池、完骨、天柱、肾俞、命门、太溪。

方义:风池、完骨、天柱益髓充脑,肾俞、命门、太溪补肾填精,共疗肾精亏虚之头痛。

临证参考:头痛日久不愈,应注意病久及肾,肾精亏虚,治当填精补髓,重视如紫河车、何首乌等药物的应用。对于下焦虚寒,寒气上逆的"肾厥头痛",即头痛具有每发于子夜、或子夜较甚、头热足冷、其脉浮弦、而沉按无力、舌淡等辨证特点,可选用玉真丸。玉真丸是在半硫丸(半夏、硫黄)的基础上,加石膏、硝石而成。硫黄味辛性热有毒,温肾散寒;半夏温胃而降逆气;硝石咸寒以石膏同用,能入肾精,而石类重降,与半夏、硫黄相配,起到寒热拮抗,协同降逆的作用。近年来有医者用医门黑锡丹代替玉真丸。黑锡丹有硫黄、黑锡二味组成,当偏头痛具有上述辨证特点且多方治疗无效果时可以选用。

(5)气血虚:头痛而晕,心悸不宁,遇劳则重,自汗,气短,畏风,神疲乏力,面色㿠白,舌淡苔白,脉沉细而弱。

病机分析:头为清窍,赖气血之充养。素体气血亏虚或失血、亡血之后,气随血脱,成气血双虚之证。血虚脑脉失养故头痛,遇劳尤甚;虚火上扰,可见头晕;血不足则心神失养,故心悸易慌;气虚则神疲乏力,自汗气短,面色㿠白。舌淡苔白,脉沉细而弱,为气血两虚之象。

治法:气血双补。

常用方:八珍汤(《丹溪心法》)加减。当归、熟地黄、白芍、川芎、人参、白术、茯苓、甘草、菊花、蔓荆子。

加减:畏风怕冷,加黄芪、党参、细辛;耳鸣心烦、少寐,加制首乌、枸杞子、黄精、炒酸枣仁等。

临证参考:本证多发生于久病或产后或体虚之人。此乃正气虚弱,脑窍脉络失养,痰瘀伏邪羁留不去,乘虚作祟所致。临床应分清气虚、血虚的偏重不同用药,偏气虚者用四君子汤,偏血虚者用四物汤,气血双亏者用八珍汤,气血阴阳俱虚者用十全大补汤,随证加减搜痰、化瘀、通络、止痛之品,以达益气养血、滋阴扶阳、活血化瘀、祛痰利窍、缓急止痛之效。

(李林洁)

第二节 眩 晕

眩晕是以头晕、眼花为主症的一类病证。眩即眼花或眼前黑蒙;晕即头晕,感觉到自身或外界景物旋转,两者常同时并见,故统称为眩晕。其轻者闭目可止,重者如坐舟船,旋转不定,不能站立,或伴有恶心、呕吐、汗出、面色苍白等症状,严重者可突然仆倒。眩晕为临床常见的病证之一,多见于中老年人,亦可发于青年人。本病可反复发作,妨碍正常工作及生活,严重者可发展为中风或厥证、脱证,甚至危及生命。

引起眩晕的病因通常可分为外感、内伤两大方面。本节主要讨论风邪上扰、少阳邪郁、肝阳上亢、痰浊上蒙、气血亏虚、肝肾阴虚、瘀血内阻等所致眩晕。治疗以疏散外风、和解少阳、平肝息风、燥湿化痰、补益气血、滋养肝肾、化瘀通络为法。中医药在预防和治疗眩晕方面有着悠久的历史,积累了丰富经验,有其独特的优势,中医通过辨证论治根据不同证型设立不同治法方药,并且结合针灸、推拿、药物熏洗、气功和康复训练等方法进行系统全面的治疗。临床上用中医药防治眩晕,对控制眩晕的发生、发展有较好的疗效。

眩晕为临床常见的症状,临床上将眩晕分为前庭系统性眩晕(亦称真性眩晕、系统性眩晕)及非前庭系统性眩晕(亦称头晕、非系统性眩晕)。前者由前庭神经系统病变(包括末梢器、前庭神经及其中枢)所引起,为真性眩晕,表现为运动幻觉的眩晕,例如感觉旋转、摇晃、移动感。后者通常也可由心血管疾病,全身中毒性、代谢性疾病,眼病,贫血等疾病所引起,为假性眩晕,表现为头重脚轻、眼花等诉说,但并无外境或自身旋转的运动感觉,即头昏。真性眩晕与假性眩晕可有相同的致病原因。本节就真性眩晕与假性眩晕进行综合论述。上述疾病临床表现以眩晕为主要症状者,均可参照本节进行辨证论治。

一、诊断标准

(一)中医诊断标准

(1)头晕目眩,视物旋转,轻则闭目即止,重者如坐舟船,甚则仆倒。

(2)可伴恶心呕吐、眼球震颤、耳鸣耳聋、汗出、面色苍白等。

(3)慢性起病,逐渐加重,或急性起病,或反复发作。

(4)测血压,查血红蛋白、红细胞计数及心电图,电测听,脑干诱发电位、眼球震颤图及颈椎 X 线摄片、经颅多普勒等有助明确诊断。有条件做 CT、MRI 等进一步检查。

(5)应注意除外肿瘤、严重血液病等。

(二)西医诊断标准

眩晕在现代医学中只是临床常见的一种症状,引起眩晕的疾病有很多,现将临床上经常可以见到的引起眩晕的梅尼埃病、椎-基底动脉供血不足、前庭神经元炎、脑动脉硬化、贫血、低血压、高血压病、脑外伤后综合征、颈源性眩晕、神经衰弱和良性阵发性位置性眩晕的诊断要点介绍如下。

1.梅尼埃病

(1)反复发作的旋转性眩晕,持续 20 分钟至数小时,至少发作 2 次以上。常伴恶心、呕吐、平衡障碍。无意识丧失。可伴水平或水平旋转型眼震。

(2)至少 1 次纯音测听为感音神经性听力损失。早期低频听力下降,听力波动,随病情进展听力损失逐渐加重。可出现重振现象。

(3)耳鸣。间歇性或持续性,眩晕发作前后多有变化。

(4)可有耳胀满感。

(5)排除其他疾病引起的眩晕,如位置性眩晕、前庭神经元炎、药物中毒性眩晕、突发性耳聋伴眩晕、椎-基底动脉供血不足和颅内占位性病变等引起的眩晕。

(6)甘油试验、重振试验可呈阳性,有条件建议做 ENG、EcochG 及 ABR 等检测。

2.前庭神经元炎

(1)多见于中青年。

(2)为突然发作的眩晕,病前常有上呼吸道感染史或腹泻史。

(3)发病突然,眩晕严重,伴有恶心、呕吐、出冷汗、脸色苍白,患者不敢睁眼,卧床仍有眩晕感,但无耳鸣和听力减退。

(4)检查可发现眼球震颤,多为水平性,听力检查正常,前庭功能则减退或消失,可为一侧性或双侧性。

(5)眩晕在 3～4 周逐渐消失,很少复发。

3.椎-基底动脉供血不足

(1)年龄多在 45 岁以上。

(2)多有脑动脉硬化或颈椎病等病史。

(3)眩晕多为突发性的,可持续一定时间,卧位时减轻,站立时加重,可反复发作,可自发,也可因转换体位、头颈部屈伸和转动而诱发。

(4)眩晕发作时可伴有视力障碍、共济失调、头痛、意识障碍等症状,常有恶心呕吐、面色苍白、冷汗等自主神经症状。

(5)伸颈试验阳性,颈椎 X 线片、经颅多普勒等检查有助于诊断。

4.颈源性眩晕

(1)三联疾病的存在,即动脉粥样硬化、颈椎病、血压偏低。

(2)眩晕的严重程度与疾病存在着明显的因果关系。

(3)颈椎 X 线摄片、CT 等检查发现颈椎增生性改变;椎动脉造影发现椎动脉和基底动脉有狭窄、闭塞、扭曲、变形、移位和先天性异常等。

5.脑外伤后综合征

(1)有脑部外伤、重力打击脑部史。

(2)眩晕可为旋转性或其他性质,常描述其本身或周围环境有运动,同时感觉很不稳,常与体位改变有关,转头或向上看等动作常可使之加重,眩晕轻重程度不一。

(3)可伴有头痛、健忘、失眠、耳鸣、心悸、恶心欲吐、饮食欠佳、记忆力减退、精神不振等症状。

(4)神经系统检查一般无明显异常。

(5)脑电图等检查有助于诊断。如脑电图可出现 α 波频率变慢、波幅增高,且不稳定,以及出现病理性慢波等。

(三)眩晕轻重分级标准

1.轻度

自觉头晕目眩,无自身或景物之旋转感或晃动感;或单纯头部昏沉而不影响活动。

2.中度

自觉头晕并有自身旋转或晃动感,但不影响生活;或单纯头昏而影响活动,但能坚持工作。

3.重度

自觉头昏并有自身和景物旋转感,头身不敢转动;或单纯头昏,心烦意乱,难以胜任工作。

二、鉴别诊断

本病应与中风、厥病、痫病和头痛相鉴别。

(一)中风

中风是以猝然昏仆,不省人事,伴有口眼㖞斜,语言謇涩,半身不遂为主症的一种疾病;或不经昏仆仅以㖞僻不遂为特征。中风昏仆与眩晕之甚者相似,但眩晕之昏仆无昏迷㖞僻不遂等症,与中风迥然不同。但中年以上患者,肝阳上亢之眩晕,极易化为肝风而演变为中风。

(二)厥病

厥病以突然昏倒,不省人事或伴有四肢逆冷为主,患者一般在短时间内逐渐苏醒,醒后无偏瘫、失语、口眼㖞斜等后遗症,但亦有一厥不复而死亡者。眩晕发作严重者,有眩晕欲仆或眩晕仆倒等现象,与厥病十分相似,但无昏仆、不省人事的表现,病者始终神志清醒,与厥病有异。

(三)痫病

痫病以突然仆倒,昏不知人,口吐涎沫,两目上视,四肢抽搐或口中如做猪羊叫声,移时苏醒,醒后一如常人为特点。与眩晕之甚者亦很相似,且发作前常有眩晕、乏力、胸闷等先兆症状,故应与眩晕进行鉴别。而眩晕之重者,虽有仆倒,但无抽搐、两目上视。

（四）头痛

在主症方面，眩晕和头痛可单独出现，亦可同时互见。头痛以头部疼痛为主，临床上可表现为掣痛、灼痛、重痛、胀痛、跳痛、刺疼；或隐痛、空痛、痛势悠悠、缠绵难愈。眩晕则以头晕目眩，视物旋转为主，临床上并可伴有项强、恶心呕吐、眼球震颤、耳鸣耳聋、汗出、面色苍白等。临床上二者可相兼发作，但表现主次不同。在病因方面，头痛可由外感与内伤两方面致病，眩晕则以内伤致病为主。在辨证方面，头痛偏于实证者为多，眩晕则以虚证为主。

三、病因

（一）原发病因

1.外感风邪

风性轻扬，升发向上，且为六淫之首，常夹寒、热、燥或湿邪，易犯巅顶，上扰清窍，导致眩晕。

2.情志所伤

忧郁过度，肝失条达；或恼怒伤肝，肝阳上亢，化火上逆；或气郁化火生痰；或火伤肾阴，阴虚阳亢；或素体阳盛，心肝火旺，复遇怫郁而阳亢化风，均可上扰清窍，而致眩晕；亦有忧思伤脾，气血乏源，日久清窍失养，随之发作眩晕。

3.饮食所伤

饥饱失宜，过食生冷，损伤中气，气血生化乏源，遂致清窍失养而眩晕；或由过食肥甘、辛辣炙煿之品，嗜酒无度，损伤脾胃，脾运失健，聚湿生痰，上蒙清窍，亦致眩晕。

4.劳倦过度

长期久坐伏案，气血运行不畅，清窍失养；或房事不节，淫欲过度，损伤肾精，精气不足，髓海空虚；或劳倦伤脾，清气不升，清浊升降失常，皆可引起眩晕。

5.年老气衰

年迈体弱，肾精亏虚，髓海不足，无以充盈于脑；或体弱多病，损伤肾精肾气；或脾气不充，气血化生乏源，均可致清窍失养，脑髓空虚，而发为眩晕。

（二）继发病因

1.失血、外伤

吐血、崩漏、便血或产后出血过多等，均可引起气血亏虚。气虚则清阳不升，血虚则肝失所养而虚风内动，气虚血脱，脑髓失养，皆可导致眩晕。或跌仆坠损，头颅外伤，瘀血停留，阻滞经脉，致使气血不能上荣头目，亦可发为眩晕。

2.不寐

多为心肾不交之证，肾阴不足，肾水不能上济，心火偏亢，水火失济，虚实兼夹，阴虚脑髓失充，火旺上扰清窍；或痰热郁滞，扰动心神；或气机郁滞化火，上扰清窍。以上引起不寐者，皆可引发眩晕。

3.癫痫

癫痫频频发作，久则肝肾阴虚，气血不足，脑髓失充，清窍失养亦发眩晕。

不论何种原因引起的眩晕，皆可因外感六淫、内伤七情、饮食不节、劳倦过度、大病之后而诱发或加重眩晕发作。

四、病机

(一)发病

由外感风邪、情志所伤、跌仆坠损、失血引起之眩晕,一般呈现急性发作;由老年气虚、久病失血、不寐、癫痫所致之眩晕,多为缓慢性发生,但可呈阵发性加剧。

(二)病位

本病病位在脑,但与肝、脾、肾密切相关,其中又以肝为主。

(三)病性

本病以虚证居多,以气血亏虚、肝肾不足为本,致使清窍失养,脑髓失充,而发眩晕;实证以风、火、痰、瘀为标,外风侵袭,客于肌表,或兼夹寒、热、燥、湿之邪,循经上扰巅顶,邪遏清窍;肝阳风炎,上扰巅顶;痰浊阻遏,升降失调,痰火气逆,上犯清窍;瘀血内阻,络道不通,气血运行不畅,脑失所养,亦可发为眩晕。临床常见虚实标本夹杂。

(四)病势

发作期及发病初期以风、火、痰、瘀标实证表现为主,病久或缓解期,则虚证逐渐显露,由肝及脾,进而及肾,终致肝、脾、肾三脏俱虚。若年老体弱,不能御邪,或病后失治误治,则外邪可由表入里,由外及内,损伤脏腑,加重眩晕病情。

(五)病机转化

眩晕在发病过程中,各种病因病机之间可以相互影响,相互转化,形成虚实夹杂。或外邪侵袭,邪郁不解,入里化热,引动肝风;或阴损及阳、阴阳两虚;或肝风痰火上蒙清窍,阻滞经络,而形成中风;或突发气机逆乱,清窍暂闭或失养,而引起晕厥。本病一般表现为本虚标实,在早期及发作期标实证候突出,如风邪上扰、肝阳上亢、痰浊中阻、瘀血内停等;病证后期或缓解期,本虚证候表现突出,如气血不足、脑髓不充、肾精亏损等。

五、辨证论治

(一)辨证要点

1.辨相关脏腑

眩晕病在清窍,因内伤而致病者多与肝、脾、肾三脏功能失调密切相关,因外感而致病者多与肌表、肺卫有关。肝阳上亢之眩晕兼见头胀痛、面色潮红、急躁易怒、口苦脉弦等症状。脾胃虚弱,气血不足之眩晕,兼有纳呆、乏力、面色㿠白等症状。脾失健运,痰湿中阻之眩晕,兼见纳呆呕恶、头痛、苔腻诸症。肾精不足之眩晕,多兼有腰酸腿软、耳鸣如蝉等症。风邪外袭,客于肌表,上扰清窍之眩晕,根据夹邪之不同,属风寒者,可伴头痛,恶寒发热,鼻塞流涕,舌苔薄白,脉浮;属风热者,伴咽喉红痛,口干口渴,苔薄黄,脉浮数;属风燥者,兼见咽干口燥,干咳少痰,苔薄少津,脉浮细;属风湿者,伴肢体困倦,头重如裹,胸脘闷满,苔薄腻,脉濡。

2.辨虚实

凡病程较长,反复发作,遇劳即发,伴两目干涩,腰膝酸软,或面色㿠白,神疲乏力,脉细或弱者,多属虚证,由精血不足或气血亏虚所致。凡病程短,或突然发作,眩晕重,视物旋转,伴头痛,面赤,呕恶痰涎,形体壮实者,多属实证。其中,肝阳风火所致者,眩晕,面赤,烦躁,口苦,肢麻震颤,甚则昏仆,脉弦有力;痰湿所致者,头重昏蒙,胸闷呕恶,苔腻脉滑;瘀血所致者,头昏头痛,痛点固定,唇舌紫暗,舌有瘀斑。凡有明显的外感病史,急性起病,伴见恶寒发热,鼻塞流涕,或咽喉红肿,或干咳少痰,或头身如裹,脉浮等表证者,属外感眩晕,多属实证。

3.辨标本缓急

眩晕多本虚标实。肝肾阴虚,气血不足为病之本,风、火、痰、瘀,为病之标。肝肾之阴亏虚,阴不敛阳,亢而上扰清窍,及气血不足,不能荣脑益髓,皆可致眩晕发生。风、火、痰、瘀,各有其特点,如风性主动,火性炎上,痰性黏滞,瘀性留着等,都需加以辨识。其中尤以肝风肝火最急,风生火动,两阳相搏,上干清窍,症见眩晕、面赤、口苦,重者昏仆,脉弦数有力,舌红苔黄。因外邪致病者亦可见急性起病,多为实证,风邪外袭,扰乱清空,在出现头目眩晕的同时兼有表证之象,若失治误治,可使表邪入里而引起变证。所以应分清标本缓急,避免造成严重后果。

4.辨外感和内伤

外感引发的眩晕病因多由风邪上扰引起,多为新病,起病急,其症状可见眩晕,头痛,恶寒发热,鼻塞流涕,苔薄白,脉浮等肺卫表证,其中临床症状以恶寒发热,鼻塞流涕,头项强痛,肢体酸痛,舌苔薄白,脉浮紧为主要表现者多属风寒;以鼻塞流浊涕,咽疼,口干欲饮,头疼,苔薄黄,脉浮数为主要表现者多属风热;以干咳少痰,鼻干鼻燥,舌尖红,苔薄黄少津,脉细数为主要表现者多属风燥;以头重如裹,骨节困重,胸脘痞闷,呕恶纳呆,口黏腻,舌苔白腻,脉濡为主要表现者多属风湿。也可见于少阳邪郁而引发的眩晕,其临床症状多以口苦咽干,心烦喜呕,兼寒热往来,胸胁苦满,默默不欲饮食,苔薄,脉弦为主要表现。

内伤眩晕则多为久病,病程长,若伴有头胀痛,易怒,面部潮红,目赤,少寐多梦,舌质红苔黄,脉弦,则见于肝阳上亢型眩晕;若伴有头重如裹,胸闷,舌胖苔浊腻或厚腻而润,脉滑或弦滑,或脉濡缓,则见于痰浊型眩晕;若气短声低,神疲懒言,面色㿠白,唇甲苍白则多见于气血亏虚型眩晕;若见腰膝酸软,齿摇,耳鸣则多见于肾精亏虚型眩晕;若伴有头痛,唇甲紫暗,舌边及舌面有瘀点、瘀斑则见于瘀血内阻型眩晕等,在辨证过程中要仔细的详加辨证分清外感内伤,以明确病因病机,指导用药,提高疗效。

5.辨病与辨证相结合

眩晕以头晕、眼花、视物旋转为主证,从中医学角度认识该病证,其临床表现与其他中医病证差异较大,常不难鉴别。临证时,结合病因病机,常将其分为风邪上扰、少阳邪郁、肝阳上亢、痰浊中阻、气血亏虚、肾精不足、瘀血内阻 7 型,各证型之间辨证要点清晰明了,易对其进行正确的论治。

西医学中许多疾病均可出现眩晕症状,诸如梅尼埃病、椎-基底动脉供血不足、前庭神经元炎、脑动脉硬化、贫血、低血压、高血压等近百种疾病。若单从中医学角度按症状进行辨证施治,而忽略西医学对病因学的认识,常不利于疾病的诊治。诸如肿瘤等发展迅速、预后较差的疾病,仅从眩晕症状给予辨治,而忽视对肿瘤针对性治疗,往往会延误病情,甚至贻误治疗时机。若在疾病早期就明确病因,针对原发病因积极治疗,不仅可以改善症状,亦可控制或延缓疾病进展,对患者预后意义重大。因此,辨西医之病显得不容忽视。

鉴于上述,现代中医学家提出了西医"辨病"与中医"辨证"相结合之观点。采用现代科技,通过实验室及影像学等相关检查,结合询问病史及查体,综合分析,确定导致眩晕的西医病种;在明确西医诊断的同时,采集患者相关信息,从现代中医角度对疾病的病因病机、诊治规律作出系统的分析。这种西医辨病与中医辨证相结合的方式,既有全局观念和整体认识,又有阶段性、现实性和灵活性认识,可以动态把握疾病发生、发展的变化规律,准确辨别疾病病位、性质,明确所患何病、何证,在治疗中更具针对性。

中西医结合诊治疾病的基本思路与方法,可以相互补充,提高诊疗效果。辨病有助于提高辨证的预见性、准确性,重点在全过程;辨证又有助于辨病的个体化、针对性,重点在现阶段。二者结合,不仅有利于弥补中西医体系各自的缺陷,且能更加明确疾病的发展、转归、预后,亦更有利于疾病的治疗,值得在临床推广。

引起眩晕的病因通常可分为外感、内伤两大方面。本节主要讨论风邪上扰、少阳邪郁、肝阳上亢、痰浊上蒙、气血亏虚、肝肾阴虚、瘀血内阻等所致眩晕。治疗以疏散外风、和解少阳、平肝息风、燥湿化痰、补益气血、滋养肝肾、化瘀通络为法。

(二)分证论治

1.风邪上扰

(1)证候表现:眩晕,头身痛,发热恶寒(或恶风),鼻塞流涕,苔薄。或伴恶寒重发热轻,鼻流清涕,苔薄白,脉浮紧;或伴发热重,微恶风,鼻流浊涕,咽喉红肿,口渴,汗出,溲赤,苔薄黄,脉浮数;或兼见咽干口渴,干咳少痰,苔薄,脉浮细;或伴身重头如裹,胸脘闷满,苔薄腻,脉濡。

(2)病机分析:风为阳邪易袭阳位,风邪外袭,客于肌表,循经上扰巅顶,邪遏清窍,故作眩晕。风邪亦为百病之长,因风致病者,常可兼杂风、寒、燥、湿邪气伤人。风寒束表,则有头身痛,卫阳被郁,则出现恶寒重发热轻;风寒袭肺,肺气不利,则鼻流清涕;苔薄白,脉浮紧均为风寒袭表之象。风热侵袭,则见发热重,微恶风,汗出,鼻流浊涕,咽喉红肿,溲赤;热盛伤津则口干口渴;苔薄黄,脉浮数亦为风热在表之象。风燥袭肺,肺失宣降,则见干咳少痰;燥盛则干,则咽干口燥;苔薄少津,脉浮细亦为风燥外袭之象。风湿袭表,则肢体困倦,头重如裹,风湿内阻,中焦气机不利,则胸脘闷满;苔薄腻,脉濡亦为风湿之象。

(3)治法:风寒表证治以疏风散寒、辛温解表;风热表证治以疏风清热、辛凉解表;风燥眩晕治以轻宣解表,凉润燥热;风湿眩晕,治以疏风祛湿。

(4)常用方:风寒表证用川芎茶调散(《太平惠民和剂局方》)加减。川芎、荆芥、薄荷(后下)、羌活、细辛、白芷、防风、生甘草。风热表证用银翘散(《温病条辨》)加减。风燥表证用桑杏汤(《温病条辨》)加减。风湿眩晕用羌活胜湿汤(《内外伤辨惑论》)加减。

(5)加减:风寒夹湿,伴头痛如裹者,加苍术、藁本、半夏、陈皮以祛风散寒,燥湿健脾;风热夹湿,头昏沉,胸闷口渴者,加藿香、佩兰、黄连以清热化湿;外邪束表,致颈项强酸痛者,加葛根,升麻,芍药以解表缓急止痛;若湿阻中焦,症见纳呆、呕恶者,加白术,半夏,扁豆,香薷以健脾和胃调中。

2.少阳邪郁

(1)证候表现:眩晕,口苦咽干,心烦喜呕,或兼寒热往来,胸胁苦满,默默不欲饮食,苔薄,脉弦。

(2)病机分析:表邪不解,郁于少阳,胆火循经上扰清窍,故时时作眩;胆热扰心则心烦,上炎则口苦,灼津则咽干;正邪分争于半表半里,则见寒热往来;少阳经脉布于两胁,邪郁少阳,经气不利,故胸胁苦满;少阳胆气失于疏泄,郁而化热,邪热扰胃,胃失和降,胃气上逆则吐不欲食;脉弦亦为少阳胆经之病脉。

(3)治法:和解少阳,疏风清利。

(4)常用方:小柴胡汤(《伤寒论》)加减。柴胡、黄芩、姜半夏、党参、旋覆花、代赭石(先煎)、生姜、大枣、生甘草。

(5)加减:若营卫不和,见发热者,去党参,加桂枝以取微汗而解肌;若素有肺寒留饮,见咳嗽者,去党参、生姜、大枣,加紫菀、干姜、炙款冬花以温肺止咳;若痰热壅肺,见痰多者,加瓜蒌、贝母以清热化痰。

3.肝阳上亢证

(1)证候表现:眩晕、头胀痛、易怒、面部潮红、目赤、口苦、少寐多梦、舌质红苔黄、脉弦。

(2)病机分析:情志郁薄,郁而化火,火极生风,风阳上扰或肝肾阴虚,阴不敛阳,肝阳上亢,上冒清窍,故眩晕、耳鸣、头痛且胀,脉见弦象;劳则伤肾,怒则伤肝,致使肝阳更盛,则头晕、耳鸣、头痛加剧;肝阳升发太过,故急躁易怒;肝火扰动心神,故失眠多梦;若肝火偏盛,循经上炎,则兼见面红、目赤、口苦,脉弦且数;火热灼津,故便秘尿赤,舌红苔黄;若属肝肾阴亏,水不涵木,肝阳上亢者,则兼见腰膝酸软,健忘遗精,舌红少苔,脉弦细数。若肝阳亢极化风,则可出现眩晕欲仆,泛泛欲呕,头痛如掣,肢麻震颤,语言不利,步履不正等风动之象。此乃中风之先兆,宜加防范。

(3)治法:平肝潜阳,清火息风。

(4)常用方:天麻钩藤饮(《中医内科杂病证治新义》)加减。天麻、钩藤后下、石决明(先煎)、川牛膝、益母草、黄芩、栀子、杜仲、桑寄生、夜交藤、茯神。

(5)加减:肝火偏盛,烦躁易怒、面红、口苦、目赤、咽痛明显者,加龙胆草,牡丹皮,夏枯草以清肝泄热,或改用龙胆泻肝汤加石决明、钩藤等以清肝泻火;兼腑热便秘者,可加大黄,芒硝以通腑泄热;若肝肾阴虚较甚,目涩耳鸣,腰酸膝软,舌红少苔,脉弦细数者,可酌加枸杞子、首乌、生地黄、麦冬、玄参、生白芍以滋补肝肾之阴;若肝阳亢极化风,症见眩晕欲仆,头痛如掣,手足麻木或震颤者,可用羚羊角粉吞服,牡蛎、赭石入煎以镇肝息风,或用羚羊角汤加减,以防中风变证。

4.痰浊中阻

(1)证候表现:头晕不爽,头重如裹,胸闷,恶心而时吐痰涎,少食而多思睡,舌胖苔浊腻或厚腻而润,脉滑或弦滑,或脉濡缓。

(2)病机分析:痰浊中阻,气机阻滞,清阳不升,浊阴不降,痰湿上蒙清窍,故眩晕,头重如裹;痰为湿聚,湿性重浊,阻遏清阳,故倦怠头重如蒙;痰浊中阻,气机不利,故胸闷恶心;胃失和降,胃气上逆,故时吐痰涎;脾阳为痰浊阻遏而不振,故少食多寐;舌胖、苔浊腻或白厚而润,脉滑、或弦滑、或兼结代,均为痰浊内蕴之征。若为阳虚不化水,寒饮内停,上逆凌心,则兼见心下逆满,心悸怔忡;若痰浊久郁化火,痰火上扰则头目胀痛,口苦;痰火扰心,故心烦而悸;痰火劫津,故尿赤;苔黄腻,脉弦滑而数,均为痰火内蕴之象。若痰浊夹肝阳上扰,则兼头痛耳鸣,面赤易怒,胁痛,脉弦滑。

(3)治法:燥湿祛痰,健脾和胃。

(4)常用药:半夏白术天麻汤(《古今医鉴》)加减。制半夏、白术、天麻、茯苓、生姜、大枣、橘红。

(5)加减:若痰郁化火,壅滞中焦,胃降失和,症见眩晕较甚,呕吐口苦频作者,可加代赭石、旋覆花、胆南星、竹茹、生姜之类以除痰降逆止呕;若水湿潴留,舌苔厚腻者,可合五苓散,使小便得利,湿从下去;若脾虚湿困,见脘闷不食,加白蔻仁、砂仁化湿醒脾;若气郁不通阻于头窍,见耳鸣重听者,加葱白、郁金、石菖蒲、远志肉以通阳开窍;若痰郁化火,头痛头胀,心烦口苦,渴不欲饮,舌红苔黄腻,脉弦滑者,宜用黄连温胆汤清化痰热。

5.气血亏虚

(1)证候表现:头晕目眩,劳累则甚,气短声低,神疲懒言,面色㿠白,唇甲苍白,发色不泽,心悸少寐,纳少体倦,舌淡胖嫩,且边有齿印,苔少或薄,脉细或虚弱。

（2）病机分析：气虚则清阳不展，血虚则脑失所养，故头晕目眩，劳则气耗，故活动劳累后眩晕加剧，或劳累即发；心主血脉，其华在面，血虚失濡，则面色苍白少华或萎黄，唇甲不华，发色不泽；气虚则神疲懒言；脾胃虚弱，运化失司，则饮食减少；脾肺气虚，故气短声低；营血不足，血不养心，心神失养，故心悸失眠；舌色淡、质胖嫩、边有齿印、苔少或厚，脉细或虚大，均是气虚血少之象。若偏于脾虚气陷，则兼见食后腹胀，大便稀溏；若脾阳虚衰，气血生化不足，则兼见畏寒肢冷，唇甲淡白。

（3）治法：补益气血，健运脾胃。

（4）常用方：十全大补汤（《太平惠民和剂局方》）加减。人参（或党参）、黄芪、当归、炒白术、茯苓、川芎、熟地黄、生白芍、肉桂、枸杞子、怀牛膝、炙甘草。

（5）加减：若气虚自汗，易于感冒者，当重用黄芪，加防风、浮小麦益气固表敛汗；若中气不足，清阳不升，兼见气短乏力，纳少神疲，便溏下坠，脉象无力者，可合用补中益气汤以健运脾胃，升阳举陷；若气虚湿盛，伴有泄泻或便溏者，重用茯苓、白术，加薏苡仁、泽泻、炒扁豆、炒当归以健脾化湿；若血虚较甚，面色㿠白，唇舌色淡者，可加阿胶、紫河车粉（冲服）以益气养血；若血虚心神失养，见心悸怔忡，少寐健忘者，可加柏子仁、合欢皮、夜交藤以养心安神；若阳虚失温，见形寒肢冷，腹中隐痛，脉沉者，可酌加桂枝、干姜以温中助阳；若脾阳虚衰，中焦运化无权，兼见畏寒肢冷、唇甲淡白者，则在上方中去地黄、枸杞子、牛膝，加干姜、熟附片等以温运中阳。

6.肾精不足

（1）证候表现：头晕而空，精神萎靡，失眠，多梦，健忘，腰膝酸软，齿摇，耳鸣，或有遗精滑泄，发枯脱落。偏于阴虚者，五心烦热，颧红，咽干，形瘦，舌嫩红，苔少或光剥，脉细数；偏于阳虚者，四肢不温，形寒怯冷，舌质淡，脉沉细无力。

（2）病机分析：肾精不足，无以生髓，脑髓失充，故眩晕，精神萎靡；肾精不足，心肾不交，故少寐、多梦、健忘；肾主骨，腰为肾之府，齿为骨之余，精虚骨骼失养，故腰膝酸软，牙齿动摇；肾虚封藏固摄失职，故遗精滑泄；肾开窍于耳，肾精虚少，故时时耳鸣；肾其华在发，肾精亏虚，故发易脱落；肾精不足，阴不维阳，虚热内生，故颧红，咽干，形瘦，五心烦热，舌嫩红、苔少或光剥，脉细数；精虚无以化气，肾气不足，日久真阳亦衰，则见面色㿠白或黧黑，形寒肢冷，舌淡嫩，苔白或根部有浊苔，脉弱尺甚。

（3）治法：补肾填精，充养脑髓。

（4）常用方：河车大造丸（《活人心统》）加减。紫河车、龟甲（先煎）、黄柏、杜仲、怀牛膝、天冬、生地黄、麦冬、党参、茯苓。

（5）加减：若肝肾精亏，症见目花、耳鸣、腰酸、眩晕持久者，可加入山茱萸、菟丝子、枸杞子、鹿角胶、女贞子等以填精补髓；若肾失封藏固摄，遗精滑泄者，可选加莲须、芡实、桑螵蛸、沙苑子、覆盆子等以固肾涩精；若阴虚火旺，症见五心烦热，潮热颧红，舌红少苔，脉细数者，可加鳖甲、知母、黄柏、牡丹皮、地骨皮以滋阴清热；若心肾不交，症见失眠，多梦，健忘者，加阿胶、鸡子黄、酸枣仁、柏子仁等交通心肾，养心安神；若阴损及阳，肾阳虚明显，症见四肢不温，形寒怕冷，精神萎靡，舌淡脉沉者，或予以右归丸，或酌配巴戟天、淫羊藿、肉桂温补肾阳，填精补髓；若因阳虚水泛，症见下肢水肿，尿少者，可加桂枝、茯苓、泽泻等温肾利水消肿。

7.瘀血内阻

（1）证候表现：眩晕时作，反复不愈，头痛，唇甲紫暗，舌边及舌面有瘀点、瘀斑，伴有善忘、夜寐不安、心悸、精神不振及肌肤甲错等；脉弦涩或细涩。

（2）病机分析：瘀血阻络，络脉不通，气血不得正常流布，脑失所养，故眩晕时作；瘀血不去，新血不生，阻遏脉道，脉不舍神，心神失养，故可兼见健忘、失眠心悸、精神不振；头痛，面唇紫暗，舌有紫斑瘀点，脉弦涩或细涩，均为瘀血内阻之征。

（3）治法：祛瘀生新，活血通络。

（4）常用方：血府逐瘀汤（《医林改错》）加减。当归、生地黄、桃仁、红花、赤芍、水蛭、北柴胡、桔梗、川牛膝、枳壳、川芎、甘草。

（5）加减：若气虚身倦无力、少气自汗者，宜加黄芪，且应重用（30 g 以上）以补气行血；若阳虚失于温煦，症见畏寒肢冷者，可加附子、桂枝以温经活血；若虚热内生，骨蒸潮热，肌肤甲错者，可加牡丹皮、黄柏、知母、玄参，重用干地黄，去桔梗、枳壳耗津之药，以达清热养阴、祛瘀生新的目的。

（李林洁）

第三节　痴　呆

痴呆是多由髓减脑消或痰瘀痹阻脑络，神机失用而引起在无意识障碍状态下，以呆傻愚笨、智能低下、善忘等为主要临床表现的一种脑功能减退性疾病。轻者可见神情淡漠，寡言少语，反应迟钝，善忘等；重者为终日不语，或闭门独居，或口中喃喃，言词颠倒，或举动不经，忽笑忽哭，或不欲食，数天不知饥饿等。

《左传》对本病有记载，曰："成十八年，周子有兄而无慧，不能辨菽麦，不知分家犬"，"不慧，盖世所谓白痴。"晋代《针灸甲乙经》以"呆痴"命名。唐代孙思邈在《华佗神医密传》中首载"痴呆"病名。明代《景岳全书·杂证谟》有"癫狂痴呆"专篇，指出本病由多种病因渐致而成；临床表现具有"千奇百怪""变易不常"的特点；病位在心以及肝胆二经；若以大惊猝恐，一时偶伤心胆而致失神昏乱者，宜七福饮或大补元煎主之；本病"有可愈者，有不可愈者，亦在乎胃气元气之强弱"。陈士铎《辨证录》立有"呆病门"，认为"大约其始也，起于肝气之郁；其终也，由于胃气之衰"，对呆病症状描述也甚详，且提出"开郁逐痰、健胃通气"为主的治法，用洗心汤、转呆丹、还神至圣汤等。《石室秘录》曰："治呆无奇法，治痰即治呆也。"王清任《医林改错·脑髓说》曰："高年无记性者，脑髓渐空。"另外，古人在中风与痴呆的因果关系方面也早有认识，《灵枢·调经论》曰："血并于上，气并于下，乱而善忘。"《临证指南医案》指出："中风初起，神呆遗尿，老人厥中显然。"《杂病源流犀烛·中风》进而指出："有中风后善忘。"是中医较早有关血管性痴呆的记载。

西医学诊断的老年性痴呆、脑血管性痴呆及混合性痴呆、代谢性脑病、中毒性脑病等，可参考本节进行辨证论治。

一、病因病机

痴呆有因老年精气亏虚，渐成呆傻，亦有因情志失调、外伤、中毒等引起者。虚者多因气血不足，肾精亏耗，导致髓减脑消，脑髓失养；实者常见痰浊蒙窍、瘀阻脑络、心肝火旺，终致神机失用而致痴呆。临床多见虚实夹杂证。

133

(一)脑髓空虚

脑为元神之府,神机之源,一身之主,而肾主骨生髓通于脑。老年肝肾亏损或久病血气虚弱,肾精日亏,则脑髓空虚,心无所虑,精明失聪,神无所依而使灵机记忆衰退,出现迷惑愚钝,反应迟钝,发为痴呆。此类痴呆发病较晚,进展缓慢。

(二)气血亏虚

《素问·灵兰秘典论》:"心者,君主之官,神明出焉。"《灵枢·天年》曰:"六十岁心气始衰,苦忧悲。"年迈久病损伤于中,或情志不遂木郁克土,或思虑过度劳伤心脾,或饮食不节损伤脾胃,皆可致脾胃运化失司,气血生化乏源。心之气血不足,不能上荣于脑,神明失养则神情涣散,呆滞善忘。

(三)痰浊蒙窍

《石室秘录》云:"痰气最盛,呆气最深。"久食肥甘厚味,肥胖痰湿内盛;或七情所伤,肝气久郁克伐脾土;或痫、狂久病积劳,均可使脾失健运,痰湿上扰清窍,脑髓失聪而致痴呆。

(四)瘀阻脑络

七情久伤,肝气郁滞,气滞则血瘀;或中风、脑部外伤后瘀血内阻,均可瘀阻脑络,脑髓失养,神机失用,发为痴呆。

(五)心肝火旺

年老精衰,髓海渐空,复因烦恼过度,情志相激,水不涵木,肝郁化火,肝火上炎;或水不济火,心肾不交,心火独亢,扰乱神明,发为痴呆。

总之,痴呆病位在脑,与肾、心、肝、脾四脏功能失调相关,尤以肾虚关系密切。其基本病机为髓减脑消,痰瘀痹阻,火扰神明,神机失用。其证候特征以肾精、气血亏虚为本,以痰瘀痹阻脑络邪实为标。其病性不外乎虚、痰、瘀、火。

虚,指肾精、气血亏虚,髓减脑消;痰,指痰浊中阻,蒙蔽清窍;瘀,指瘀血阻痹,脑脉不通;火,指心肝火旺,扰乱神明。痰、瘀、火之间相互影响,相互转化,如痰浊、血瘀相兼而致痰瘀互结;肝郁、痰浊、血瘀均可化热,而形成肝火、痰热、瘀热,上扰清窍;若进一步发展耗伤肝肾之阴,水不涵木,阴不制阳,则肝阳上亢,化火生风,风阳上扰清窍,使痴呆加重。虚实之间也常相互转化,如实证的痰浊、瘀血日久,损伤心脾,则气血不足,或伤及肝肾,则阴精不足,均使脑髓失养,实证由此转化为虚证;虚证病久,气血匮乏,脏腑功能受累,气血运行失畅,或积湿为痰,或留滞为瘀,又可因虚致实,虚实兼夹而成难治之候。

二、诊断

(1)痴呆是一种脑功能减退性疾病,临床以呆傻愚笨、智能低下、善忘等为主要表现。本病记忆力障碍是首发症状,先表现为近记忆力减退,进而表现为远记忆力减退。

(2)起病隐匿,发展缓慢,渐进加重,病程一般较长。患者可有中风、头晕、外伤等病史。

三、相关检查

神经心理学检查,颅脑 CT、MRI、脑电图、生化等检查,有助于明确病性。

四、鉴别诊断

(一)郁病

郁病是以情志抑郁不畅,胸闷太息,悲伤欲哭或胸胁、胸背、脘胁胀痛,痛无定处,或咽中如有异物不适为特征的疾病;主要因情志不舒、气机郁滞所致,多见于中青年女性,也可见于老年人,尤其是中风过后常并发郁病,郁病无智能障碍症状。而痴呆可见于任何年龄,虽亦可由情志因素引起,但其以呆傻愚笨为主,常伴有生活能力下降或人格障碍,症状典型者不难鉴别。

部分郁病患者常因不愿与外界沟通而被误认为痴呆,取得患者信赖并与之沟通后,两者亦能鉴别。

(二)癫证

癫证是以沉默寡言、情感淡漠、语无伦次、静而多喜为特征的精神失常疾病,俗称"文痴",可因气、血、痰邪或三者互结为患,以成年人多见。痴呆则属智能活动障碍,是以神情呆滞、愚笨迟钝为主要表现的脑功能障碍性疾病。另一方面,痴呆的部分症状可自制,治疗后有不同程度的恢复;重证痴呆患者与癫证在临床证候上有许多相似之处,临床难以区分,CT、MRI检查有助于鉴别。

(三)健忘

健忘是指记忆力差,遇事善忘的一种病证,其神志如常,晓其事却易忘,但告知可晓,多见于中老年患者;由于外伤、药物所致健忘,一般经治疗后可以恢复。而痴呆老少皆可发病,以神情呆滞或神志恍惚,不知前事或间事不知、告知不晓为主要表现,虽有善忘但仅为兼伴症,其与健忘之"善忘前事"有根本区别。

健忘可以是痴呆的早期临床表现,这时可不予鉴别,健忘病久也可转为痴呆,CT、MRI检查有助于两者的鉴别。

五、辨证论治

(一)辨证要点

本病乃本虚标实之证,临床上以虚实夹杂者多见。本虚者不外乎精髓、气血;标实者不外乎痰浊、瘀血、火邪。无论为虚为实,都能导致脏腑功能失调以及髓减脑消。因而辨证当以虚实或脏腑失调为纲领,分清虚实,辨明主次。

1.辨虚实

本病病因虽各有不同,但终不出虚实两大类。虚者,以神气不足、面色失荣、形体枯瘦、言行迟弱为特征,并结合舌脉、兼次症,分辨气血、肾精亏虚;实者,智能减退、反应迟钝,兼见痰浊、瘀血、风火等表现。由于病程较长,证情顽固,还需注意虚实夹杂的病机属性。

2.辨脏腑

本病病位主要在脑,但与心、肝、脾、肾相关。若年老体衰、头晕目眩、记忆认知能力减退、神情呆滞、齿枯发焦、腰膝酸软、步履艰难,为病在脑与肾;若兼见双目无神,筋惕肉𥆧,毛甲无华,为病在脑与肝肾;若兼见食少纳呆,气短懒言,口涎外溢,四肢不温,五更泻泄,为病在脑与脾肾;若兼见失眠多梦,五心烦热,为病在脑与心肾。

(二)治疗原则

虚者补之,实者泻之。补虚益损,解郁散结是其治疗大法。脾肾不足,髓海空虚之证,宜培补先天、后天,以冀脑髓得充,化源得滋;对于气郁血瘀痰滞者,气郁应开,血瘀应散,痰滞应清,以冀气充血活,窍开神醒。

(三)分证论治

1.髓海不足

主症:耳鸣耳聋,记忆模糊,失认失算,精神呆滞。

兼次症:发枯齿脱,腰脊酸痛,骨痿无力,步履艰难,举动不灵,反应迟钝,静默寡言。

舌脉:舌瘦色淡或色红,少苔或无苔,多裂纹;脉沉细弱。

分析:肾主骨生髓,年高体衰,肾精渐亏,脑髓失充,灵机失运,故见精神呆滞,举动不灵,反应迟钝,记忆模糊,失认失算等痴呆诸症。肾开窍于耳,其华在发,肾精不足,故耳鸣耳聋,发枯易脱。腰为肾府,肾主骨,精亏髓少,骨骼失养,故见腰脊酸痛,骨痿无力,步履艰难;齿为骨之余,故齿牙动摇,甚则早脱。舌瘦色淡或色红,苔少或无苔,多裂纹,脉沉细弱为精亏之象。

治法:补肾益髓,填精养神。

方药:七福饮加减。方中重用熟地黄滋阴补肾,营养先天之本;合当归养血补肝;人参、白术、炙甘草益气健脾,强壮后天之本;远志、杏仁宣窍化痰。本方填补脑髓之力尚嫌不足,应选加鹿角胶、龟板胶、阿胶、紫河车、猪骨髓等血肉有情之品,还可以本方加减制蜜丸或膏剂以图缓治,或可用参茸地黄丸或河车大造丸补肾益精。

若肝肾阴虚,年老智能减退,腰膝酸软,头晕耳鸣者,可去人参、白术、紫河车、鹿角胶,加怀牛膝、生地黄、枸杞子、女贞子、制首乌;若兼言行不一,心烦溲赤,舌质红,少苔,脉细而弦数,是肾精不足,水不制火而心火妄亢,可用六味地黄丸加丹参、莲子心、石菖蒲等清心宣窍;也有舌质红而苔黄腻者,是内蕴痰热,干扰心窍,可加用清心滚痰丸去痰热郁结,俟痰热化净,再投滋补之品;若肾阳亏虚,症见面白无华,形寒肢冷,口中流涎,舌淡者,加热附片、巴戟天、益智仁、淫羊藿、肉苁蓉等。

2.气血亏虚

主症:呆滞善忘,倦怠嗜卧,神思恍惚,失认失算。

兼次症:少气懒言,口齿含糊,词不达意,心悸失眠,多梦易惊,神疲乏力,面唇无华,爪甲苍白,纳呆食少,大便溏薄。

舌脉:舌质淡胖边有齿痕;脉细弱。

分析:心主神明,心之气血亏虚,神明失养,故见呆滞善忘,神思恍惚,失认失算等痴呆症状。心血不足,心神失养,故心悸失眠、多梦易惊;血虚不荣肌肤爪甲,故面唇无华、爪甲苍白。气虚则少气懒言,神疲乏力,倦怠嗜卧;脾气不足,胃气亦弱,故纳呆食少;脾气亏虚,水湿不化,故大便溏薄。气血亏虚,脉道失充,故脉细弱。

治法:益气养血,安神宁志。

方药:归脾汤加减。方中以人参、黄芪、白术、甘草补脾益气;当归养肝血而生心血;茯神、枣仁、龙眼肉养心安神;远志交通心肾而定志宁心;木香理气醒脾,以防益气补血之药滋腻滞气。

纳呆食少,加谷芽、麦芽、鸡内金、山楂等消食;纳呆伴头重如裹,时吐痰涎,头晕时作,舌苔腻,加陈皮、半夏、生薏苡仁、白豆蔻健脾化湿和胃;纳呆伴舌红少苔,加天花粉、玉竹、麦冬、生麦芽养阴生津;失眠多梦,加夜交藤、合欢皮;若舌质偏暗,舌下有青筋者,加入川芎、丹参等以养血活血;若伴情绪不宁,易忧善愁者,可加郁金、合欢皮、绿萼梅、佛手等理气解郁之品。

3.痰浊蒙窍

主症:终日无语,表情呆钝,智力衰退,口多涎沫。

兼次症:头重如裹,纳呆呕恶,脘腹胀痛,痞满不适,哭笑无常,喃喃自语,呆若木鸡。

舌脉:舌质淡胖有齿痕,苔白腻;脉滑。

分析:痰浊壅盛,上蒙清窍,脑髓失聪,神机失运,而致表情呆钝、智力衰退、呆若木鸡等症。痰浊中阻,中焦气机不畅,脾胃受纳运化失司,故脘腹胀痛、痞满不适、纳呆呕恶。痰阻气机,清阳失展,故头重如裹。口多涎沫,舌质淡胖有齿痕,苔腻,脉滑均为痰涎壅盛之象。

治法:健脾化浊,豁痰开窍。

方药:洗心汤加减。方中党参、甘草培补中气;半夏、陈皮健脾化痰;附子助阳化痰;茯神、枣仁宁心安神,神曲和胃。

若纳呆呕恶,脘腹胀痛,痞满不适以脾虚明显者,重用党参、茯苓,可配伍黄芪、白术、山药、麦芽、砂仁等健脾益气之品;若头重如裹,哭笑无常,喃喃自语,口多涎沫以痰湿重者,重用陈皮、半夏,可配伍制南星、莱菔子、佩兰、白豆蔻、全瓜蒌、贝母等理气豁痰之品;痰浊化热,上扰清窍,舌质红,苔黄腻,脉滑数者,将制南星改用胆南星,并加瓜蒌、栀子、黄芩、天竺黄、竹沥;若伴有肝郁化火,灼伤肝血心阴,症见心烦躁动,言语颠倒,歌笑不休,甚至反喜污秽,或喜食炭灰,宜用转呆丹加味,本方在洗心汤基础上,加用当归、白芍柔肝养血,丹参、麦冬、天花粉滋养心胃阴液,用柴胡合白芍疏肝解郁,用柏子仁合茯苓、枣仁加强养心安神之力;属风痰瘀阻,症见眩晕或头痛,失眠或嗜睡,或肢体麻木阵作,肢体无力或肢体僵直,脉弦滑,可用半夏白术天麻汤;脾肾阳虚者,用金匮肾气丸,加干姜、黄芪、白豆蔻等。

4.瘀血内阻

主症:言语不利,善忘,易惊恐,或思维异常,行为古怪。

兼次症:表情迟钝,肌肤甲错,面色黧黑,甚者唇甲紫暗,双目暗晦,口干不欲饮。

舌脉:舌质暗,或有瘀点瘀斑;脉细涩。

分析:瘀阻脑络,脑髓失养,神机失用,故见表情迟钝,言语不利,善忘,思维异常,行为古怪等痴呆症状。瘀血内阻,气血运行不利,肌肤失养,故肌肤甲错,面色黧黑,甚者唇甲紫暗。口干不欲饮,舌质暗或有瘀点瘀斑,脉细涩均为瘀血之象。

治法:活血化瘀,通络开窍。

方药:通窍活血汤加减。方中麝香芳香开窍,活血散结通络;桃仁、红花、赤芍、川芎活血化瘀;葱白、生姜合石菖蒲、郁金以通阳宣窍。

如瘀血日久,血虚明显者,重用熟地黄、当归,再配伍鸡血藤、阿胶、鳖甲、制首乌、紫河车等以滋阴养血;气血不足,加党参、黄芪、熟地黄、当归益气补血;气虚血瘀为主者,宜补阳还五汤加减;若见肝郁气滞,加柴胡、枳实、香附疏肝理气以行血;久病血瘀化热,致肝胃气逆,症见头痛、呕恶等,应加钩藤、菊花、夏枯草、栀子、竹茹等清肝和胃之品;若痰瘀交阻伴头身困重,口流涎沫,纳呆呕恶,舌紫暗有瘀斑,苔腻,脉滑,可酌加胆南星、半夏、莱菔子、瓜蒌以豁痰开窍;病久入络者,宜加蜈蚣、僵蚕、全蝎、水蛭、地龙等虫类药以疏通经络,同时加用天麻、葛根;兼见肾虚者,可加益智仁、补骨脂、山药。

5.心肝火旺

主症:急躁易怒,善忘,判断错误,言行颠倒。

兼次症:眩晕头痛,面红目赤,心烦不寐,多疑善虑,心悸不安,咽干口燥,口臭口疮,尿赤便干。

舌脉:舌质红,苔黄;脉弦数。

分析:脑髓空虚,复因心肝火旺,上扰神明,故见善忘,判断错误,言行颠倒,多疑善虑等痴呆之象。心肝火旺,上犯巅顶,故头晕头痛;气血随火上冲,则面红目赤。肝主疏泄,肝性失柔,情志失疏,故急躁易怒。心肾不交则心烦不寐、心悸不安。口臭口疮、口干舌燥、尿赤便干为火甚伤津之象,舌质红、苔黄,脉弦数均为心肝火旺之候。

治法:清热泻火,安神定志。

方药:黄连解毒汤加减。方中黄连可泻心火;黄芩、栀子清肝火;黄柏清下焦之火。加用生地黄清热滋阴,石菖蒲、远志、合欢皮养心安神,柴胡疏肝。本方大苦大寒,中病即止,不可久服,脾肾虚寒者慎用。

若心火偏旺者,用牛黄清心丸;大便干结者,加大黄、火麻仁。

六、预后转归

痴呆的病程一般较长。虚证患者,若长期服药,积极接受治疗,部分精神症状可有明显改善,但不易根治;实证患者,及时有效地治疗,待实邪去,方可获愈。虚中夹实者,病情往往缠绵,更需临证调理,方可奏效。

(刘　慧)

第四节　癫　狂

一、定义

癫病以精神抑郁,表情淡漠,沉默痴呆,语无伦次,静而少动为特征;狂病以精神亢奋,狂躁刚暴,喧扰不宁,毁物打骂,动而多怒为特征。癫病与狂病都是精神失常的疾病,两者在临床上可以互相转化,故常并称。

二、历史沿革

癫之病名最早见于马王堆汉墓出土的《足臂十一脉灸经》"数瘨疾"。癫狂病名出自《内经》。该书对于本病的症状、病因病机及治疗均有较详细的记载。

在症状描述方面,如《灵枢·癫狂》篇说:"癫疾始生,先不乐,头重痛,视举,目赤,甚作极,已而烦心""狂始发,少卧,不饥,自高贤也,自辨智也,自尊贵也,善骂詈,日夜不休。"

在病因病机方面,《素问·至真要大论篇》说:"诸躁狂越,皆属于火。"《素问·脉要精微论篇》说:"衣被不敛,言语善恶,不避亲疏者,此神明之乱也。"《素问·脉解篇》又说:"阳尽在上,而阴气从下,下虚上实,故狂癫疾也。"指出了火邪扰心和阴阳失调可以发病。《灵枢·癫狂》篇又有"得之忧饥""得之大恐""得之有所大喜"等记载。明确指出情志因素也可以导致癫狂的发生。《素问·奇病论篇》说:"人生而有病癫疾者,此得之在母腹中时。"指出本病具有遗传性。

在治疗方面,《素问·病能论篇》说:"帝曰:有病怒狂者,其病安生?岐伯曰:生于阳也。帝曰:治之奈何？岐伯曰:夺其实即已,夫食入于阴,长气于阳,故夺其食则已,使之服以生铁落为饮,夫生铁落者,下气疾也。"至《难经》则明确提出癫与狂的鉴别要点,如《二十难》记有"重阳者狂,重阴者癫",而《五十九难》对癫狂二证则从症状表现上加以区别,其曰:"狂癫之病何以别之？然:狂疾之始发,少卧而不饥,自高贤也,自辩智也,自倨贵也,妄笑好歌乐,妄行不休是也。癫疾始发,意不乐,僵仆直视,其脉三部阴阳俱盛是也。"对两者的鉴别可谓要言不烦。

汉代张仲景《金匮要略·五脏风寒积聚病脉证治》说:"邪哭(作"人"解)使魂魄不安者,血气少也,血气少者属于心,心气虚者,其人则畏;合目欲眠,梦远行而精神离散,魂魄妄行。阴气衰者为癫,阳气衰者为狂。"对本病的病因做进一步的探讨,提出因心虚而血气少,邪乘于阴则为癫,邪乘于阳则为狂。

唐宋以后,对癫狂的证候描述更加确切,唐代孙思邈《备急千金要方·风癫》曰:"示表癫邪之端,而见其病,或有默默而不声,或复多言而漫说,或歌或哭,或吟或笑,或眠坐沟渠,瞰于粪秽,或裸形露体,或昼夜游走,或嗔骂无度,或是蜚蛊精灵,手乱目急。"对癫狂采用针药并用的治疗方式。

金元时期对癫狂的病因学说有了较大的发展。如金代刘完素《素问玄机原病式·五运主病》说:"经注曰多喜为癫,多怒为狂,然喜为心志,故心热甚则多喜而为狂,况五志所发,皆为热,故狂者五志间发。"元代朱丹溪《丹溪心法·癫狂篇》云:"癫属阴,狂属阳……大率多因痰结于心胸间。"提出了癫狂的发病与"痰"有关的理论,并提出"痰迷心窍"之说,对于指导临床实践具有重要意义,也为后世许多医家所遵循。此时不仅对病因病机的认识更臻完善,而且从实践中也积累了一些治疗本病的经验。如治癫用养心血、镇心神、开痰结,治狂用大吐下之法。此外,《丹溪心法》还记有精神治疗的方法。

及至明清两代,不少医家对本病证治理法的研究多有心得体会。如明代楼英《医学纲目》卷二十五记有:"狂之为病少卧,少卧则卫独行,阳不行阴,故阳盛阴虚,令昏其神。得睡则卫得入于阴,而阴得卫镇,不虚,阳无卫助,不盛,故阴阳均平而愈矣。"对《内经》狂病,由阴阳失调而成的理论有所发挥。再如李梴、张景岳等对癫狂二证的区别,分辨甚详。明代李梴《医学入门·癫狂》说:"癫者异常也,平日能言,癫则沉默;平日不言,癫则呻吟,甚则僵卧直视,心常不乐""狂者凶狂也,轻则自高自是,好歌好舞,甚则弃衣而走,逾垣上屋,又甚则披头大叫,不避水火,且好杀人。"明代张介宾《景岳全书·癫狂痴呆》说:"狂病常醒,多怒而暴;癫病常昏,多倦而静。由此观之,则其阴阳寒热,自有冰炭之异。"明代王肯堂《证治准绳》中云:"癫者,俗谓之失心疯。多因抑郁不遂……精神恍惚,言语错乱,喜怒不常。"这一时期的医家肯定了癫狂痰迷心窍的病机,治疗多主张治癫宜解郁化痰、宁心安神为主;治狂则先夺其食,或降其火,或下其痰,药用重剂,不可畏首畏尾。明代戴思恭《证治要诀·癫狂》提出:"癫狂由七情所郁,遂生痰涎,迷塞心窍。"明代虞抟《医学正传》以牛黄清心丸治癫狂,取其豁痰清心之意。至王清任又提出了血瘀可病癫狂的论点,并认识到本病与脑有着密切的关系。如王清任《医林改错》癫狂梦醒汤谓:"癫狂一证……乃气血凝滞脑气,与脏腑气不接,如同做梦一样。"清代何梦瑶《医碥·狂癫痫》剖析狂病病机为火气乘心,劫伤心血,神不守舍,痰涎入踞。清代张璐《张氏医通·神志门》集狂病治法之大成:"上焦实者,从高抑之,生铁落饮;阳明实则脉伏,大承气汤去厚朴加当归、铁落饮,以大利为度;在上者,因而越之,来苏膏,或戴人三圣散涌吐,其病立安,后用洗心散、凉膈散调之;形证脉气俱实,当涌吐兼利,胜金丹一服神效……《经》云:喜乐无极则伤魂,魄伤则狂,狂者意不存,当以恐胜之,以凉药补魄之阴,清神汤。"

综上,历代医家则对癫狂的病因、病机、临床症状及治疗进行了较多的论述,对后世有较大的影响。

三、范围

癫病与狂病都是精神失常的疾病,其表现类似于西医学的某些精神病,精神分裂症的精神抑郁型、心境障碍中躁狂抑郁症的抑郁型、抑郁发作大致相当于癫病。精神分裂症的紧张性兴奋型及青春型、心境障碍中躁狂抑郁症的躁狂型、躁狂发作、急性反应性精神病的反应兴奋状态大致相当于狂病。凡此诸病出现症状、舌苔、脉象等临床表现与本节所述相同者,均可参考本节进行辨证论治。

四、病因病机

癫狂发生的原因,总与七情内伤密切相关,或以思虑不遂,或以悲喜交加,或以恼怒惊恐,皆能损伤心、脾、肝、胆,导致脏腑功能失调和阴阳失于平秘,进而产生气滞、痰结、火郁、血瘀等,蒙蔽心窍而引起神志失常。狂病属阳,癫病属阴,病因病机有所不同。如清代叶天士《临证指南医案》龚商年按:"狂由大惊大恐,病在肝胆胃经,三阳并而上升,故火炽则痰涌,心窍为之闭塞。癫由积忧积郁,病在心脾包络,三阴蔽而不宣,故气郁则痰迷,神志为之混淆。"

癫狂的发生存在原发病因、继发病因和诱发因素。原发病因有禀赋不足,情志内伤和饮食不节;继发病因有气滞、痰结、火郁、血瘀等;诱发因素有情志失节,人事怫意,突遭变乱及剧烈的情志刺激。癫病起病多缓慢,渐进发展,癫病病位在肝、脾、心、脑,病之初起多表现为实证,后转换为虚实夹杂,病程日久,损伤心、脾、脑、肾,转为虚证。狂病急性发病,狂病病位在肝、胆、胃、心、脑,病之初起为阳证、热证、实证,渐向虚实夹杂转化,终至邪去正伤,渐向癫病过渡。

兹从气、痰、火、瘀四个方面对本病的病因病机列述如下。

(一)气机阻滞

《素问·举痛论篇》有"百病皆生于气"之说,平素易怒者,由于郁怒伤肝,肝失疏泄,则气机失调,气郁日久,则进一步形成气滞血瘀,或痰气互结,或气郁化火,阻闭心窍而发为癫狂。正如《证治要诀·癫狂》所说:"癫狂由七情所郁,遂生痰涎,迷塞心窍。"

(二)痰浊蕴结

自从金元时期朱丹溪提出癫狂与"痰"有关的论点以后,不少医家均宗其说。如明代张景岳《景岳全书·癫狂痴呆》说:"癫病多由痰气,凡气有所逆,痰有所滞,皆能壅闭经络,格塞心窍。"近代张锡纯《医学衷中参西录·医方》明确指出"癫狂之证,乃痰火上泛,瘀塞其心与脑相连窍络,以致心脑不通,神明皆乱"。由于长期的忧思郁怒造成气机不畅,肝郁犯脾,脾失健运,痰涎内生,以致气血痰结。或因脾气虚弱,升降失常,清浊不分,浊阴蕴结成痰,则为气虚痰结。无论气郁痰结或气虚痰结,总由"痰迷心窍"而病癫病。若因五志之火不得宣泄,炼液成痰,或肝火乘胃,津液被熬,结为痰火;或痰结日久,郁而化火,以致痰火上扰,心窍被蒙,神志遂乱,也可发为狂病。

(三)火郁扰神

《内经》早就指出狂病与火有关。如《素问·至真要大论篇》指出:"诸躁狂越,皆属于火。"《素问·阳明脉解篇》又说:"帝曰:病甚则弃衣而走,登高而歌,或至不食数天,逾垣上屋,所上之处,皆非其素所能也,病反能者何也?岐伯曰:四肢者,诸阳之本也,阳盛则四肢实,实则能登高也""帝曰:其妄言骂詈不避亲疏而歌者何也?岐伯曰:阳盛则使人妄言骂詈,不避亲疏而不欲食,不欲食故妄走也。"因阳明热盛,上扰心窍,以致心神昏乱而发为狂病。《景岳全书·癫狂痴呆》也说:"凡狂病多因于火,此或以谋为失志,或以思虑郁结,屈无所伸,怒无所泄,以致肝胆气逆,木火合邪,是诚东方实证也,此其邪盛于心,则为神魂不守,邪乘于胃,则为暴横刚强。"

综上所述,胃、肝、胆三经实火上升扰动心神,皆可发为狂病。

(四)瘀血内阻

由于血瘀使脑气与脏腑之气不相连接而发狂。如清代王清任《医林改错》说:"癫狂一证,哭笑不休,詈骂歌唱,不避亲疏,许多恶态,乃气血凝滞,脑气与脏腑气不接,如同做梦一样。"并自创癫狂梦醒汤治疗本病。另外,王清任还创立脑髓说,其曰:"灵机记性在脑者,因饮食生气血,长肌肉,精汁之清者,化而为髓""小儿无记性者,脑髓未满,高年无记性者,脑髓渐空。"联系本病的发生,如头脑发生血瘀气滞,使脏腑化生的气血不能正常的充养元神之府,或因血瘀阻滞脉络,气血不能上荣脑髓,则可造成灵机混乱,神志失常发为癫狂。

综上所述,气、痰、火、瘀均可造成阴阳的偏盛偏衰,而历代医家多以阴阳失调作为本病的主要病机。如《素问·生气通天论篇》说:"阴不胜其阳,则脉流薄疾,并乃狂。"又《素问·宣明五气论篇》说:"邪入于阳则狂,邪入于阴则痹,搏阳则为癫疾。"《难经·二十难》说:"重阳者狂,重阴者癫。"所谓重阴重阳者,医家论述颇不一致。有说阳邪并于阳者为重阳,阴邪并于阴者为重阴;有说三部阳脉皆洪盛而牢为重阳,三部阴脉皆沉伏而细为重阴;还有认为气并于阳而阳盛气实者为重阳,血并于阴而阴盛血实者为重阴。概言之,两种属阳的因素重叠相加称为重阳,如平素好动、性情暴躁,又受痰火阳邪,此为重阳而病狂;两种属阴的因素重叠相加,称为重阴,如平素好静,情志抑郁,又受痰郁阴邪,此为重阴而病癫。此后在《诸病源候论》《普济方》以及明清许多医家的著述中,也都说明机体阴阳失调,不能互相维系,以致阴虚于下,阳亢于上,心神被扰,神明逆乱而发癫狂。

此外,张仲景《伤寒论》尚有蓄血发狂的记载,应属血瘀一类;由于思虑太过,劳伤心脾,气血两虚,心失所养也可致病。《医学正传·癫狂痫证》说:"癫为心血不足。"癫狂病的发生还与先天禀赋有关,若禀赋充足,体质强壮,阴平阳秘,虽受七情刺激也只是短暂的情志失畅;反之禀赋素虚,肾气不足,复因惊骇悲恐,意志不遂等七情内伤,则每可引起阴阳失调而发病。禀赋不足而发病者往往具有家族遗传性,其家族可有类似的病史。

五、诊断与鉴别诊断

(一)诊断

1.发病特点

本病发生与内伤七情密切相关,性格暴躁、抑郁、孤僻、易于发怒、胆怯疑虑等,是发病的常见因素;头颅外伤、中毒病史对确定诊断也有帮助。但其主要诊断依据是灵机、情志、行为三方面的失常。所谓灵机即记性、思考、谋虑、决断等方面的功能表现。

2.临床表现

本病的临床症状大致可分为4类,兹分述于后。

(1)躁狂症状:如弃衣而走,登高而歌,数天不食而能逾垣上屋,所上之处,皆非其力所能,妄言骂詈,不避亲疏,妄想丛生,毁物伤人,甚至自杀等,其证属实热,为阳气有余的症状。

(2)抑郁症状:如精神恍惚,表情淡漠,沉默痴呆,喃喃自语或语无伦次,秽洁不知,颠倒错乱,或歌或笑,悲喜无常,其证多偏于虚。为阴气有余的症状,或为痰气交阻。

（3）幻觉症状：幻觉是患者对客观上不存在的事物，却感到和真实的一样，可有幻视、幻听、幻嗅、幻触等症。如早在《灵枢·癫狂》就对幻觉症状有明确的记载："目妄见，耳妄闻……善见鬼神。"再如明代李梴《医学入门·癫狂》记有："视听言动俱妄者，谓之邪祟，甚则能言平生未见闻事及五色神鬼。"此处所谓邪祟，即为幻觉症状。

（4）妄想症状：妄想是与客观实际不符合的病态信念，其判断推理缺乏令人信服的根据，但患者坚信其正确而不能被说服。正如《灵枢·癫狂》所说："自高贤也，自辨智也，自尊贵也。"《中藏经·癫狂》也说："有自委曲者，有自高贤者。"此外，还可有疑病、自罪、被害、嫉妒等妄想症状。

这些临床症状不是中毒、热病所致，头颅CT扫描及其他辅助检查没有阳性发现。

总之，癫病多见抑郁症状，呆滞好静，其脉多沉伏细弦；狂病多见躁狂症状，多怒好动，其脉多洪盛滑数，这是两者的区别。至于幻觉症状和妄想症状则既可见于癫病，也可见于狂病。

（二）鉴别诊断

1.痫病

痫病是以突然仆倒，昏不知人，四肢抽搐为特征的发作性疾病，与本病不难区分。但自秦汉至金元时期，往往癫、狂、痫同时并称，常常混而不清，尤其是癫病与痫病始终未能明确分清，及至明代王肯堂才明确提出癫狂与痫病的不同。如《证治准绳·癫狂痫总论》中有"癫者或狂或愚，或歌或笑，或悲或泣，如醉如痴，言语有头无尾，秽洁不知，积年累月不愈""狂者病之发时猖狂刚暴，如伤寒阳明大实发狂，骂詈不避亲疏，甚则登高而歌，弃衣而走，逾垣上屋，非力所能，或与人语所未尝见之事""痫病发则昏不知人，眩仆倒地，不省高下，甚而瘛疭抽掣，目上视，或口眼㖞斜，或口作六畜之声"。至此已将癫狂与痫病截然分开，为后世辨证治疗指出了正确方向。

2.谵语、郑声

谵语是因阳明实热或温邪入于营血，热邪扰乱神明，而出现神志不清、胡言乱语的重症。郑声是指疾病晚期心气内损，精神散乱而出现神志不清，不能自主，语言重复，语声低怯，断续重复而语不成句的垂危征象。狂病与谵语、郑声在症状表现上是不同的，如《东垣十书·此事难知集·狂言谵语郑声辨》记有"狂言声大开自与人语，语所未尝见事，即为狂言也。谵语者，合目自语，言所日用常见常行之事，即为谵语也。郑声者，声战无力，不相接续，造字出于喉中，即郑声也"。

3.脏躁

脏躁好发于妇人，其症为悲伤欲哭，数欠伸，像如神灵所作，但可自制，一般不会自伤及伤害他人，与癫狂完全丧失自知力的神志失常不同。

六、辨证

（一）辨证要点

1.癫病审查轻重

精神抑郁，表情淡漠，寡言呆滞是癫病的一般症状，初发病时常兼喜怒无常，喃喃自语，语无伦次，舌苔白腻，此为痰结不深，证情尚轻。若病程迁延日久，则见呆若木鸡，目瞪如愚，灵机混乱，舌苔渐变为白厚而腻，乃痰结日深，病情转重。久则正气日耗，脉由弦滑变为滑缓，终至沉细无力。倘使病情演变为气血两虚，而症见神思恍惚，思维贫乏，意志减退者，则病深难复。

2.狂病明辨虚实

狂病应区分痰火、阴虚的主次先后，狂病初起是以狂暴无知，情感高涨为主要表现，概由痰火实邪扰乱神明而成。病久则火灼阴液,渐变为阴虚火旺之证,可见情绪焦躁,多言不眠,形瘦面赤舌红等症状。这一时期,分辨其主次先后,对于确定治法处方是很重要的。一般说,亢奋症状突出,舌苔黄腻,脉弦滑数者,是痰火为主,而焦虑、烦躁、失眠、精神疲惫,舌质红少苔或无苔,脉细数者,是阴虚为主。至于痰火、阴虚证候出现的先后,则需对上述证候,舌苔、脉象的变化做动态的观察。

(二)证候

1.癫病

(1)痰气郁结:精神抑郁,表情淡漠,寡言呆滞,或多疑虑,语无伦次,或喃喃自语,喜怒无常,甚则痛不欲生,不思饮食。舌苔白腻,脉弦滑。

病机分析:因思虑太过,所愿不遂,使肝气被郁,脾失健运而生痰浊。痰浊阻蔽神明,故出现抑郁、呆滞、语无伦次等症;痰扰心神,故见喜怒无常,痛不欲生,又因痰浊中阻,故不思饮食。苔腻、脉滑皆为气郁痰结之征。

(2)气虚痰结:情感淡漠,不动不语,甚则呆若木鸡,目瞪如愚,傻笑自语,生活被动,灵机混乱,甚至目妄见,耳妄闻,自责自罪,面色萎黄,便溏溲清。舌质淡,舌体胖,苔白腻,脉滑或脉弱。

病机分析:癫久正气亏虚,脾运力薄而痰浊益甚。痰结目深,心窍被蒙,故情感淡漠而呆若木鸡,甚至灵机混乱,出现幻觉症状;脾气日衰故见面色萎黄,便溏、溲清诸症。舌淡胖,苔白腻,脉滑或弱皆为气虚痰结之象。

(3)气血两虚:病程漫长,病势较缓,面色苍白,多有疲惫不堪之象,神思恍惚,心悸易惊,善悲欲哭,思维贫乏,意志减退,言语无序,魂梦颠倒。舌质淡,舌体胖大有齿痕,舌苔薄白,脉细弱无力。

病机分析:癫病日久,中气渐衰,气血生化乏源,故面色苍白,肢体困乏,疲惫不堪;因心血内亏,心失所养,可见神思恍惚,心悸易惊,意志减退诸症。舌胖,脉细是气血俱衰之征。

2.狂病

(1)痰火扰心:起病急,常先有性情急躁,头痛失眠,两目怒视,面红目赤,突然狂暴无知,情感高涨,言语杂乱,逾垣上屋,气力逾常,骂詈叫号,不避亲疏,或毁物伤人,或哭笑无常,登高而歌,弃衣而走,渴喜冷饮,便秘溲赤,不食不眠。舌质红绛,苔多黄腻,脉弦滑数。

病机分析:五志化火,鼓动阳明痰热,上扰清窍,故见性情急躁,头痛失眠;阳气独盛,扰乱心神,神明昏乱,症见狂暴无知,言语杂乱,骂詈不避亲疏;四肢为诸阳之本,阳盛则四肢实,实则登高、逾垣、上屋,而气力超乎寻常。舌绛苔黄腻,脉弦而滑数,皆属痰火壅盛,且有伤阴之势。以火属阳,阳主动,故起病急骤而狂暴不休。

(2)阴虚火旺:狂病日久,病势较缓,精神疲惫,时而躁狂,情绪焦虑、紧张,多言善惊,恐惧而不稳,烦躁不眠,形瘦面红,五心烦热。舌质红,少苔或无苔,脉细数。

病机分析:狂乱躁动日久,必致气阴两伤,如气不足则精神疲惫,仅有时躁狂而不能持久。由于阴伤而虚火旺盛,扰乱心神,故症见情绪焦虑,多言善惊,烦躁不眠,形瘦面红等。舌质红,脉细数,也为阴虚内热之象。

(3)气血凝滞:情绪躁扰不安,恼怒多言,甚则登高而歌,弃衣而走,或目妄见,耳妄闻,或呆滞少语,妄思离奇多端,常兼面色暗滞,胸胁满闷,头痛心悸,或妇人经期腹痛,经血紫暗有块。舌质紫暗有瘀斑,舌苔或薄白或薄黄,脉细弦,或弦数,或沉弦而迟。

病机分析:本证由血气凝滞使脑气与脏腑气不相接续而成,若瘀兼实热,苔黄,脉弦致,多表现为狂病;若瘀兼虚寒,苔白,脉沉弦而迟,多表现为癫病。但是无论属狂属癫,均以血瘀气滞为主因。

七、治疗

(一)治疗原则

1.解郁化痰,宁心安神

癫病多虚,为重阴之病,主于气与痰,治疗宜解郁化痰,宁心安神,补养气血为主要治则。

2.泻火逐痰,活血滋阴

狂病多实,为重阳之病,主于痰火、瘀血,治疗宜降其火,或下其痰,或化其瘀血,后期应予滋养心肝阴液,兼清虚火。

概言之,癫病与狂病总因七情内伤,使阴阳失调,或气并于阳,或血并于阴而发病,故治疗总则以调整阴阳,以平为期,如《素问·生气通天论篇》所说:"阴平阳秘,精神乃治。"

(二)治法方药

1.癫病

(1)痰气郁结。

治法:疏肝解郁,化痰开窍。

方药:逍遥散合涤痰汤加减。药用柴胡配白芍疏肝柔肝,可加香附、郁金以增理气解郁之力,其中茯苓、白术可以健脾化浊。涤痰汤为二陈汤增入胆南星、枳实、人参、石菖蒲、竹茹而成,胆南星、竹茹辅助二陈汤化痰,石菖蒲合郁金可以开窍,枳实配香附可以理气,人参可暂去之。

单用上方恐其效力不达,须配用十香返生丹,每服1丸,日服两次,是借芳香开窍之力,以奏涤痰散结之功;若癫病因痰结气郁而化热者,症见失眠易惊,烦躁不安而神志昏乱,舌苔转为黄腻,舌质渐红,治当清化痰热,清心开窍,可用温胆汤送服至宝丹。

(2)气虚痰结。

治法:益气健脾,涤痰宣窍。

方药:四君子汤合涤痰汤加减。药用人参、茯苓、白术、甘草四君益气健脾以扶正培本。再予半夏、胆南星、橘红、枳实、石菖蒲、竹茹涤除痰涎,可加远志、郁金,既可理气化痰,又能辅助石菖蒲宣开心窍。

若神思迷惘,表情呆钝,症情较重,是痰迷心窍较深,治宜温开,可用苏合香丸,每服1丸,日服两次,以豁痰宣窍。

(3)气血两虚。

治法:益气健脾,养血安神。

方药:养心汤加减。方中人参、黄芪、甘草补脾益气;当归、川芎养心血;茯苓、远志、柏子仁、酸枣仁、五味子宁心神;更有肉桂引药入心,以奏养心安神之功。

若兼见畏寒蜷缩,卧姿如弓,小便清长,下利清谷者,属肾阳不足,应加入温补肾阳之品,如补骨脂、巴戟天、肉苁蓉等。

2.狂病

(1)痰火扰心。

治法:泻火逐痰,镇心安神。

方药:泻心汤合礞石滚痰丸加减。方中大黄、黄连、黄芩苦寒直折心肝胃三经之火,知母滋阴降火而能维护阴液,佐以生铁落镇心安神。礞石滚痰丸方用青礞石、沉香、大黄、黄芩、朴硝,逐痰降火,待痰火渐退,礞石滚痰丸可改为包煎。

胸膈痰浊壅盛,而形体壮实,脉滑大有力者,可采用涌吐痰涎法,三圣散治之,方中瓜蒂、防风、藜芦三味,劫夺痰浊,吐后如形神俱乏,当以饮食调养。阳明热结,躁狂谵语,神志昏乱,面赤腹满,大便燥结,舌苔焦黄起刺或焦黑燥裂,舌质红绛,脉滑实而大者,宜先服大承气汤急下存阴,再投凉膈散加减清以泻实火;病情好转而痰火未尽,心烦失眠,哭笑无常者,可用温胆汤送服朱砂安神丸。

(2)阴虚火旺。

治则:滋阴降火,安神定志。

方药:选用二阴煎加减,送服定志丸。方中生地黄、麦门冬、玄参养阴清热;黄连、木通、竹叶、灯芯草泻热清心安神;可加用白薇、地骨皮清虚热;茯神、炒酸枣仁、甘草养心安神。定志丸方用人参、茯神、石菖蒲、甘草,其方健脾养心,安神定志,可用汤药送服,也可布包入煎。

若阴虚火旺兼有痰热未清者,仍可用二阴煎适当加入全瓜蒌、胆南星、天竺黄等。

(3)气血凝滞。

治则:活血化瘀,理气解郁。

方药:选用癫狂梦醒汤加减,送服大黄䗪虫丸。方中重用桃仁合赤芍活血化瘀,还可加用丹参、红花、水蛭以助活血之力;柴胡、香附理气解郁;青陈皮、大腹皮、桑白皮、紫苏子行气降气;半夏和胃,甘草调中。

如蕴热者可用木通加黄芩以清之;兼寒者加干姜、附子助阳温经。大黄䗪虫丸方用大黄、黄芩、甘草、桃仁、杏仁、芍药、干生地黄、干漆、虻虫、水蛭、蛴螬、土鳖虫。可祛瘀生新,攻逐蓄血,但需要服用较长时期。

(三)其他治法

1.单方验方

(1)黄芫花:取花蕾及叶,晒干研粉,成人每天服 1.5～6 g,饭前 1 次服下,10～20 天为 1 个疗程,主治狂病属痰火扰心者。一般服后有恶心、呕吐、腹泻等反应,故孕妇、体弱、素有胃肠病者忌用。

(2)巴豆霜:1～3 g,分 2 次间隔半小时服完,10 次为 1 个疗程,一般服用 2 个疗程,第 1 个疗程隔天1次,第 2 个疗程隔两天 1 次。主治狂病,以痰火扰心为主者。

2.针灸

取穴以任督二脉、心及心包经为主,其配穴总以清心醒脑,豁痰宣窍为原则,其手法多采用三人或五人同时进针法,狂病多用泻法,大幅度捻转,进行强刺激,癫病可用平补平泻的手法。

(1)癫病主方:①中脘、神门、三阴交。②心俞、肝俞、脾俞、丰隆。两组可以交替使用。

(2)狂病主方:①人中、少商、隐白、大陵、丰隆。②风府、大椎、身柱。③鸠尾、上脘、中脘、丰隆。④人中、风府、劳宫、大陵。每次取穴一组,4 组穴位可以轮换使用。狂病发作时,可独取两侧环跳穴,用四寸粗针,行强刺激,可起安神定志作用。

3.灌肠疗法

痰浊蒙窍的癫病:以生铁落、牡蛎、石菖蒲、郁金、胆南星、法半夏、礞石、黄连、竹叶、灯芯草、赤芍、桃仁、红花组方,先煎生铁落、礞石 30 分钟,去渣加其他药物煎 30 分钟,取汁灌肠。

4.饮食疗法

心脾不足者:黄芪莲子粥,取黄芪,文火煎 10 分钟,去渣,入莲子、粳米,煮粥。

心肾不交者:百合地黄粥。生地黄切丝,煮 1~2 分钟,去渣,入百合,粳米煮成粥,加蜂蜜适量。

八、转归及预后

癫病属痰气郁结而病程较短者,及时祛除壅塞胸膈之痰浊,复以理气解郁之法,较易治愈;若病久失治,则痰浊日盛而正气日虚,乃成气虚痰结之证;或痰郁化热,痰火渐盛,转变为狂病。

气虚痰结证如积极调治,使痰浊渐化,正气渐复,则可以向愈,但较痰气郁结证易于复发。若迁延失治或调养不当,正气愈虚而痰越盛,痰越盛则症越重,终因灵机混乱,日久不复成废人。

气血两虚治以扶正固本,补养心脾之法,使气血渐复,尚可向愈,但即使病情好转,也多情感淡漠,灵机迟滞,工作效率不高,且复发机会较多。

狂病骤起先见痰火扰心之证,急投泻火逐痰之法,病情多可迅速缓解;若经治以后,火势渐衰而痰浊留恋,深思迷惘,其状如癫,乃已转变为癫病。如治不得法或不及时,致使真阴耗伤,则心神昏乱日重,其证转化为阴虚火旺,若此时给予正确的治疗,使内热渐清而阴液渐复,则病情可向愈发展。如治疗失当,则火愈旺而阴愈伤,阴愈亏则火愈亢,以致躁狂之症时隐时发,时轻时重。

另外,火邪耗气伤阴,导致气阴两衰,则迁延难愈。狂病日久出现气血凝滞,治疗得法,血瘀征象不断改善,则癫狂症状也可逐渐好转。若病久迁延不愈,可形成气血阴阳俱衰,灵机混乱,预后多不良。

九、预防与调护

癫狂之病多由内伤七情而引起,故应注意精神调摄。应正确对待患者的各种病态表现,不应讥笑、讽刺,要关心患者。

(1)对于尚有一些适应环境能力的轻证患者,应注意调节情志活动,如以喜胜忧,以忧胜怒等。

(2)对其不合理的要求应耐心解释,对其合理的要求应尽量满足。

(3)对重证患者的打人、骂人、自伤、毁物等症状,要采取防护措施,注意安全,防止意外。

(4)对于拒食患者应找出原因,根据其特点进行劝导、督促、喂食或鼻饲,以保证营养。

(5)对有自杀、杀人企图或行为的患者,必须严密注意,专人照顾,并将危险品如刀、剪、绳、药品等严加收藏,注意投河、跳楼、触电等意外行为。

(刘 慧)

第五节 痫 证

痫证是一种由多种病因引起以反复发作性、短暂性、刻板性为特征的慢性脑神经异常疾病,又有"癫痫""羊癫风"之称。其临床特征多为发作时精神恍惚,甚则仆倒,昏不知人,口吐涎沫,两目上视,四肢抽搐,口中怪叫,移时苏醒,醒后如常人;或口、眼、手等局部抽搐而无突然昏倒,或幻视,或呕吐、多汗,或言语障碍,或无意识的动作等。其轻者发作次数少,间隔时间长,瞬间即过,间歇期如常人;重者病情重,发作次数多,间隔时间短,持续时间长,间歇期常有精神不振,思维迟钝。多由于脑部外伤、外感风热毒邪、先天禀赋异常、七情所伤、饮食失节等引发,或患其他病之后,造成脏腑失调,痰浊阻滞,气机逆乱,风阳内动所致。其中痰浊内阻,脏气不平,阴阳偏胜,神机受累,元神失控是病机关键所在。发作时开窍以治其标,控制其发作;休作时祛邪补虚以治其本。临床多以开窍定痫、调气豁痰、平肝息风、清肝泻火、补益心脾、滋养肝肾、通络镇惊、宁心安神等法治之。

痫证属中医脑病范畴,其临床表现与西医所称的癫痫是一致的,包括一组疾病和综合征,其均以脑神经元过度放电导致的反复、发作性和短暂性的中枢神经系统功能失常为特征。根据其病因不同,可分为原发性和继发性两大类。前者是指目前病因不明的癫痫,亦称特发性癫痫;后者是指由多种脑部病损及代谢异常所致者,或称症状性癫痫。

一、中医诊断标准

(1)全面性发作时突然昏倒,项背强直,四肢抽搐;或仅两目瞪视,呼之不应,或头部下垂,肢体无力。

(2)部分性发作时可见多种形式,如口、眼、手等局部抽搐而无突然昏倒,或幻视,或呕吐、多汗,或言语障碍,或无意识的动作等。

(3)起病急骤,醒后如常人,反复发作。

(4)多有家族史,每因惊恐、劳累、情志过极等诱发。

(5)发作前常有眩晕、胸闷等先兆。

(6)脑电图检查有阳性表现,有条件做 CT、磁共振检查。

(7)应注意与中风、厥证、痉病等鉴别。

二、鉴别诊断

(一)厥病

厥病除见突然仆倒、昏不知人外,还伴有面色苍白,四肢厥冷,冷汗出,而无口吐涎沫,两目上视,四肢抽搐和病作怪叫之见症,且厥病脑电图检查多无阳性发现,而痫证有特征性改变。

(二)中风

典型发作的痫证与中风病均有突然仆倒,昏不知人,但痫证有反复发作史,发时口吐涎沫,两目上视,或作怪叫,移时可醒,醒后无后遗症,而中风病则常有口眼㖞斜,语言不利,半身不遂等症,昏迷持续时间长,清醒后常有㖞僻不遂等后遗症。

(三)痉病

痫证与痉病都具有时发时止,四肢抽搐等症状,但痫证仅见于发作之时,兼有口吐涎沫,病作怪叫,醒后如常人,且呈阵发性,有间歇期。而痉病多见于持续发作,伴有角弓反张,项背强急,但无惊叫,经治疗后方可恢复,恢复后仍有原发疾病存在。必要时行脑电图、脑脊液等辅助检查以资鉴别。

三、病因病机

(一)病因

中医认为本病的发生,大多由于先天因素以及情志不遂、饮食失节、劳累过度、温热病后热毒所伤以及脑部外伤、中风等因素,导致心、肝、脾、肾等脏腑功能失调,气机逆乱,触动积痰,痰浊上扰,闭塞心窍,壅塞经络而发为痫证。

1.先天因素

古代医家早已认识到癫痫与先天因素有关,所谓"病从胎气而得之",为母体怀孕后,受惊恐或饮食失调,食味偏嗜,或误服不当之药,或近亲结婚,或七情郁结,使母体精气耗伤,胎元受损而致痫。

2.七情所伤

主要责之于惊恐郁怒。五志过极,"恐则气下""惊则气乱",由于突受惊恐,愤郁恼思,脏腑气机逆乱,肝肾亏损,肝阳上亢、化火生风,风火交炽,引动痰气,蒙塞清窍,扰及神明而致惊痫。若因五志化火,火邪一方面炼津成痰,另一方面触动内伏痰浊,使痰随火升,阻蔽心包,可使痫发,即无火不动痰之谓。

3.饮食失节

平素脾胃积热生痰,加之饮食失宜,过食肥甘厚味,脾胃损伤,失于健运,聚湿生痰,蕴伏于内,一遇劳累过度或生活起居失于调摄,遂致气机逆乱,触动积痰,痰阻经络,闭塞清窍,而致痰痫。或因饮食不洁,误食带虫食物,或过食病畜之肉,导致虫卵内阻,循经阻于脑窍而发虫痫。

4.外感风热毒邪

素体虚弱,腠理疏松,外受风热毒邪,风淫肝经,热极生风,风火痰热结聚,上冲清窍而发风痫、热痫。

5.久病、中风、他病日久

痫证久治不愈或中风、他病日久,导致脾胃虚弱,气血耗伤,伤及肝肾,筋脉失控,或脑髓受累,髓海失充,而并发痫证。

6.脑部外伤

由于胎胞外伤或就产时头颅受伤,或由高坠下跌仆撞击,均能导致颅脑受伤,损伤脉络,血溢脉外,瘀血内停,脑络闭阻,神志逆乱,昏不知人;络脉不和,肢体抽搐而发痫证。

(二)病机

1.发病

具有突然性、反复发作性、重复性和刻板性,发作间歇期无不适,事后对发作过程无记忆,发作前可有先兆。

2.病位

本病病位在脑,与心、肝、脾、肾关系密切。

3.病性

五脏虚损为本,风、痰、火、郁、瘀为标,其发作期以邪实为主,缓解期(或休止期)以五脏虚损为主。本病在初期虽可见到实证,后期因其反复发作,一般以虚实夹杂证多见。痫证有阳痫、阴痫之别。

4.病势

痫证初发,正气尚盛,痰虽结而不深,气机逆乱尚易调顺,所以发作持续的时间一般较短,其间歇期亦较长。若久发不愈,本虚而标实,正气渐伤,痰结较深,气机闭阻,不易调顺,则发作持续的时间必然较长,甚则持续不已而间歇期也逐渐缩短。其总的发病趋势是由实转虚,虚实夹杂,日久不愈,病机复杂,以成痼疾。

5.病机转化

本病的病机转化取决于正气的盛衰及痰邪深浅。凡发病初期,正气尚足,邪中较浅,多属正盛邪实之实证;日久损伤正气,痰浊、瘀血等邪实沉痼,必致脏腑愈虚,正气更衰,形成虚实夹杂证。如肝风痰浊证,日久不愈,可致肝郁化火,痰郁化热而成肝火痰热证;亦可影响气血正常运行而致瘀血内阻等,此即实证之间可互相转化或兼夹。肝风痰浊日久亦可木旺克脾土,致脾虚水湿失运或致脾虚痰盛证;肝火痰热证日久不解,火热灼伤肝肾之阴,致肝肾阴虚证等,此即实证转虚证。脾虚痰盛证日久,气血生化乏源,则可致心血不足证;心血不足日久,精血同源,则伤及肝肾之阴精,而成肝肾阴虚证等,此即虚证之间亦可互相转化。凡脾、心、肝、肾功能失调,气血运行失畅,则可致痰浊、瘀血等邪实因素,此即因虚致实而成虚实夹杂证,使病机越发复杂,病情越发加重。

四、辨证论治

(一)辨证思路

1.详细了解病史

包括胎产史、家族史、高热惊厥史、脑炎、脑膜炎史、头部外伤史、食生蟹史、疫水接触史、中风病史及发病的年龄、病程等,通过详细了解病史,可对诊断病因及性质提供一定的依据。

2.辨先兆症状

痫证发作之前,多有先兆症状。或在发作之前可呈现情绪改变,如易怒,或嗜睡,或表现抑郁,呈现莫名的恐惧;或饮食倍增;或头痛欲静卧,或出现一时眩晕;或突然腹痛,并有上冲感,呈阵发性;或突然筋脉挛急,多在下腹部;或胸有压迫感,或诉心悸;或意识蒙眬状态,或表现出怪异心情。

3.辨发作

一般说发作时间短、间歇期长者病情轻,反之,则病情重;发病急,程度重,昏仆叫号、抽掣吐涎者多实,发病相对较缓,程度较轻,反呈口眼相引,呆木无知,不能持物者多虚;主症突出,兼症不明显者多实,主症较微,脏腑虚损较明显者多虚。

4.辨别标本虚实

五脏虚损为本,风、痰、火、郁、瘀为标,其发作期或初病以邪实为主,缓解期(或休止期)或久病不愈多虚,久病多虚实夹杂。

5.辨气机逆乱

气机逆乱在本病病机方面有重要意义。临床上,应辨是清气不升,还是浊气不降,或是肝气郁结,以定升清、降浊、理气之法。清气不升多属虚,常有气短乏力、脉弱无力等表现;浊气不降多属实,常有脘腹胀满、二便不爽、脉滑有力等表现;肝郁不舒者常有情志抑郁、急躁易怒、口苦脉弦等表现。

6.治疗原则

治疗当急则开窍以治其标,控制发作;缓则祛邪补虚以治其本。多以调气豁痰、平肝息风、清肝泻火、补益心脾、滋养肝肾、通络镇惊、宁心安神等法治之。本病病久入络,多反复发作,缠绵难愈,酌情加用活血搜风剔络药物。

(二)分证论治

1.痰火扰神

(1)证候表现:猝然仆倒,不省人事,四肢强痉拘挛,口中有声,口吐白沫,烦躁不安,气高息粗,痰鸣辘辘。痫止后仍烦躁不安,失眠,口臭便干,或咳痰黏稠,舌质红或暗红,苔黄腻,脉弦滑。

(2)病机分析:痰邪久郁化火,或火邪煎熬津液酿成痰热,痰火阻闭心窍,扰乱神明,而猝然仆倒,不省人事;痰火壅遏气机则气高息粗;热扰心神则烦躁不安,失眠;火热伤津则口干便秘;痰鸣辘辘,舌红苔黄腻,脉弦滑等为痰火之象。

(3)治法:清热泻火,化痰开窍。

(4)常用方:龙胆泻肝汤(《太平惠民和剂局方》)合涤痰汤(《济生方》)加减。龙胆草、黄芩、栀子、泽泻、柴胡、当归、生地黄、橘红、半夏、胆南星、枳实、茯苓、竹茹、石菖蒲。

(5)加减:抽搐明显者,加钩藤、羚羊角粉(0.3 g冲服)以息风止痉;便秘、腹胀痛,可合大承气汤或凉膈散加减以泻下腑积;火热伤津而口干口渴者,加麦冬、沙参以益胃生津;痰黏稠甚者,可加天竺黄、竹沥水清热化痰。

(6)针灸取穴以任、督两脉和足阳明胃经、足厥阴肝经穴为主。

治法:清肝泻火,豁痰开窍。

主穴:长强、鸠尾、阳陵泉、筋缩、丰隆、行间、足三里、通里。

配穴:发作时加水沟、颊车、素髎、神门、涌泉、内关,强刺激不留针。夜间发作加照海,白昼发作加申脉。

操作:毫针刺,针用泻法,每天1次,每次留针30分钟,10次为1个疗程。

(7)临证参考:本证往往由邪滞体内,久郁化热,或火热炽盛所引发,故治以清郁热,泻肝火。清郁热尚可酌加牡丹皮、赤芍、柴胡、大黄等;泻肝火尚可予黛蛤散;邪闭神昏重者可灌服安宫牛黄丸。

2.痰郁扰神

(1)证候表现:发作时多为口面自动症(咂嘴、舔唇、咀嚼、吞咽或进食样动作)、点头及肢体运动等,或者出现情感症状,以精神抑郁为主要特征,或表现为痴呆、认知障碍,头痛、头晕,气上冲胸感,恶心、胸闷、心慌等。舌质红,苔薄白或腻,脉弦。

(2)病机分析:素有脾胃虚弱,运化无力,精微不布,痰浊内聚,复因惊恐恼怒而肝气郁结,气机逆乱,痰随气逆,痰气郁上扰清窍,而发精神抑郁,头痛、头晕;痰阻脑窍神明失司则痴呆、认知障碍,并出现自动症、点头等;痰气郁结胸中则恶心、胸闷、心慌。舌质红,苔薄白或腻,脉弦均为肝郁气滞,风痰上扰之象。

(3)治法:疏肝理气,化痰息风开窍。

(4)常用方:柴贝止痛汤加减。柴胡、浙贝母、牡蛎、天麻、石菖蒲、地龙、半夏。

(5)加减:头晕明显者,选加菊花、石决明、赭石、怀牛膝镇肝息风;烦躁不安,失眠肝胆火盛,加羚羊角(现用山羊角)、龙胆草、栀子清肝泻火息风;胸脘满滞、纳呆、疲倦者,加白术、山药、茯苓、佛手健脾理气;恶心,可加半夏、旋覆花降气止逆;痰多,加半夏、胆南星化痰。

(6)针灸:疏肝理气,化痰息风止痉。

取穴:百会、水沟、太冲、丰隆、膻中。

操作:毫针刺,针用泻法,每天1次或隔天1次,10次为1个疗程。

(7)临证参考:本证临床上属于西医难治性癫痫多见,特别是颞叶癫痫多见,多表现为复杂部分性发作。临证当辨郁、风、痰孰重孰轻,可用定痫丸、柴胡加桂枝龙骨牡蛎汤随证加减,方能取得满意的疗效。痫证因长期发作形成虚实夹杂证,可辨证久服中成药六味地黄丸、补肾益脑片、逍遥散。

3.血虚风动

(1)证候表现:猝然仆倒,或面部烘热,或两目瞪视,或局限性抽搐,或四肢抽搐无力,手足蠕动,二便自遗,舌质淡,少苔,脉细弱。

(2)病机分析:本证总由血虚而虚风内动,或因痫证日久及他病缠绵伤及气血;血虚则筋脉失于濡养而发抽搐或蠕动,或局限性抽搐;肝风夹痰上蒙清窍则仆倒,二便自遗。舌淡苔白,脉细弱均为血虚之象。

(3)治法:养血安神,平肝息风。

(4)常用方:四物汤(《太平惠民和剂局方》)加减。当归、白芍、熟地黄、川芎、酸枣仁、夜交藤、菊花、莲子心。

(5)加减:若抽搐甚,可加全蝎、僵蚕;急躁易怒,加夏枯草、炒栀子;心悸气短,加太子参、五味子。

(6)针灸:健脾养血,化痰息风。

取穴:以任脉穴、背俞穴为主。主穴取脾俞、气海、膈俞、血海、通里、阳陵泉、筋缩。配穴:虚烦不眠者,加三阴交、神门。心悸气短者,加内关、膻中。

操作:毫针刺,针用补法,并可加灸,每天1次,每次留针30分钟,10次为1个疗程。

(7)临证参考:本证多见后天脾胃失于调养,化源不足,故治疗上应重视健脾益气以生血,平时常服益气养血健脾之品,如八珍丸、归脾丸等。

4.风痰闭窍

(1)证候表现:发则猝然昏仆,目睛上视,口吐白沫,手足抽搐,喉中痰鸣或口吐涎沫,移时苏醒如常人,病发前多有头晕、头痛、胸闷乏力、痰多、欠伸等先兆症状,舌质淡红,苔白腻,脉滑。

(2)病机分析:素有痰浊内蕴,深伏于脑,复因惊恐恼怒,肝气郁结,肝阳暴涨,阳亢化风,气机逆乱,痰随气逆,风阳夹痰浊阻闭脑窍,而猝然昏仆;头晕头痛、胸闷欠伸多为风痰上逆,气机不畅;风痰窜扰筋脉则目睛上视、手足抽搐;风痰上壅则喉中痰鸣,口吐涎沫。苔白腻脉滑为风痰闭阻之象。

(3)治法:涤痰息风,开窍定痫。

(4)常用方:定痫丸(《医学心悟》)加减。天麻、僵蚕、全蝎、远志、竹茹、川贝母、石决明(先煎)、石菖蒲、珍珠母(先煎)、胆南星、姜半夏、钩藤(后下)。

(5)加减:若痰黏不利加白芥子、莱菔子以祛痰下气;痰涎清稀加细辛、干姜以温化痰涎;腹胀加青皮、陈皮、枳壳以理气除胀。

(6)针灸:取穴以任、督二脉及足少阳胆经、足厥阴肝经穴为主。主穴取长强、鸠尾、阳陵泉、筋缩、本神、风池、太冲、丰隆、足三里、内关;配穴:眩晕加合谷、百会。

治法:开窍化痰息风。

操作:毫针刺,针用泻法,每天1次,每次留针30分钟,10次为1个疗程。

(7)临证参考:基本方中全蝎、僵蚕等虫类搜剔药可研粉吞服,但因其有一定的毒性,宜从小量开始,逐渐增量,切不可骤用重剂。若抽搐甚者,可加钩藤、蜈蚣等息风止痉;平素食少纳呆,加神曲、麦芽、鸡内金等化食和胃;胸闷呕恶者可加桔梗、厚朴、旋覆花理气止呕。

5.瘀阻脑络

(1)证候表现:发则猝然昏仆,瘈疭抽搐,或单以口角、眼角、肢体抽搐,颜面口唇青紫,缓解期兼见头部或胸胁刺痛,肢体麻木,精神恍惚,舌质紫暗或瘀点、瘀斑,脉弦或涩。

(2)病机分析:跌仆撞击,或产伤,导致脑内受伤,瘀血内停,阻于脑脉,脑络闭塞,脑神失养所致。脑失气血充养,而虚风内生,瘀血夹痰上冲于头则猝然昏仆,瘀血内阻,血行不畅,筋脉失养,则瘛疭抽搐,肢体麻木;瘀阻血脉,不通则痛,故见头部或胸胁刺痛;唇舌紫暗、脉涩为瘀血内阻之象。

(3)治法:活血化瘀,息风通络。

(4)常用方:通窍活血汤(《医林改错》)加减。麝香、赤芍、川芎、桃仁、红花、石决明、牡蛎、全蝎、僵蚕、地龙。

(5)加减:痰多者,加清半夏、竹茹以化痰散结;舌苔白腻,加胆南星、石菖蒲以化痰通络;神疲乏力,加黄芪、太子参以益气养神;头晕,加天麻、菊花;大便干结者,加大黄;气阴两虚者,加太子参、麦冬以补气养阴。

(6)针灸:取穴以督脉穴为主。

治法:活血化瘀,开窍息风。

主穴:水沟、上星、太阳、风池、阳陵泉、筋缩、血海、膈俞、内关。

配穴:头痛者,在局部以梅花针叩刺微出血。

操作:毫针刺,针用泻法,或点刺出血,每天1次,每次留针30分钟,10次为1个疗程。

(7)临证参考:本证由外伤或久病所致,若遇劳累、情绪波动及气候变化等常易诱发。故患者应避免过度劳累及精神紧张等,遇气候突变宜在家静养。

6.心脾两虚

(1)证候表现:久发不愈,猝然昏仆,或仅头部下垂,四肢无力,伴面色无华,口吐白沫,四肢抽搐无力,口噤目闭,二便自遗。平素可见神疲乏力,眩晕时作,食欲不佳,大便溏薄。舌质淡,苔白,脉弱。

(2)病机分析:平素心虚胆怯之人,忧思郁怒不解,劳伤心脾,脾虚失运,气血亏虚,精微不布,湿痰内生,则猝然昏仆,口噤目闭,二便自遗。脾虚气血不足故神疲乏力,面色不华;清阳之气不升故眩晕时作;脾失健运则便溏食欲缺乏。舌淡脉弱为气血两虚之象。

(3)治法:补益气血,健脾养心。

(4)常用方:归脾汤(《济生方》)加减。人参、龙眼肉、黄芪、白术、当归、茯苓、酸枣仁、远志、陈皮、姜半夏、熟地黄、五味子、炙甘草。

(5)加减:呕吐痰涎,加胆南星、姜竹茹、瓜蒌、石菖蒲和胃化痰;便溏,加炒扁豆、炮姜温中固涩;头晕健忘者,加制首乌、益智仁以滋阴养血;血瘀者,加丹参、桃仁、红花以活血化瘀;夜游,加生龙骨、生牡蛎、珍珠母以重镇安神。

(6)针灸:取穴以足太阴脾经、足阳明胃经穴为主。

治法:健脾养心,益气补血。

主穴:三阴交、中脘、足三里、心俞、脾俞、内关、阳陵泉、通里。

配穴:发作持续昏迷不醒者,可针补涌泉,灸气海、关元。

操作:毫针刺,针用补法,并可加灸,每天1次,每次留针30分钟,10次为1个疗程。

(7)临证参考:本证常由后天之本失于调养所致,故平时应重视健脾益气生血,可常服八珍汤、归脾汤等方药。补气健脾,可杜绝生痰之源,故本证患者平时宜常服六君子汤、参苓白术散等方药以调理,并注意药物、饮食、劳逸等结合调治。

7.肝肾阴虚

(1)证候表现:发则猝然昏仆,或失神发作,或语謇,四肢逆冷,肢搐瘛疭,手足蠕动,健忘失眠,腰膝酸软。舌质红绛,少苔无苔,脉弦细数。

(2)病机分析:多因痫证反复发作日久不愈,气血先虚,继则肝肾俱亏,肾精不足,肝血亏虚;或肝火亢盛,耗伤肝肾阴液,以致周身失于濡养,阴虚阳亢,化风夹痰,上扰脑神,而猝然昏仆,或失神发作,并见心神失养之健忘、失眠之症。舌红绛少苔、无苔,脉弦细数均为肝肾阴虚之象。

(3)治法:滋养肝肾,息风安神。

(4)常用方:大定风珠(《温病条辨》)加减。鸡子黄、阿胶、白芍、甘草、五味子、生地黄、麦冬、火麻仁、龟甲、鳖甲、牡蛎、枸杞子。

(5)加减:心中烦热者,加竹叶、栀子、灯芯草以清心除烦;手足心热明显者,加地骨皮、白薇以清虚热;痰热者,加天竺黄、竹茹以清热化痰;腰膝酸软者,加杜仲、川续断、桑寄生以补肝肾、强筋骨;大便干燥者,加肉苁蓉、火麻仁以润肠通便。

(6)针灸:取穴以足少阴肾经、足厥阴肝经穴为主。

治法:滋补肝肾,潜阳安神。

主穴:肝俞、肾俞、三阴交、太溪、通里、鸠尾、阳陵泉、筋缩。

配穴:神疲面白、久而不复者,为阴精气血俱虚之象,加气海、足三里、百会。

操作:毫针刺,针用补法,每天1次,每次留针30分钟,10次为1个疗程。

(7)临证参考:本证患者常因反复发作,久病伤肾,故须处处顾护肾脏之精血,不可过用刚燥之品,并需因势利导,以柔克刚。若形瘦体羸,神疲面㿠,久而不复,为阴精气血俱虚,当大补精血,宜常服河车大造丸。

五、其他中医疗法

(一)穴位敷贴疗法

以白胡椒3 g,月石1 g,麝香0.01 g,共研细末,贴敷神阙穴。发作期,3天换1次;发作控制后,7天换1次,巩固3个月。

(二)穴位注射法

取大椎、陶道、脾俞、肺俞、三阴交、足三里、丰隆、孔最,每次取3穴,督脉与背俞穴各1穴,另1穴依病情而定,每穴得气后注入当归液4 mL,15天为1个疗程,间隔5天,最少4个疗程。

(三)埋线法

取督脉穴风府、大椎、癫痫为主穴;腰际、陶道、筋缩、命门为配穴,选用0~2号羊肠线1.5~3 cm,埋入以上穴位,1个月埋线1次。

(四)推拿疗法

指压患者头部、颈部、肩部、胸椎、腰椎两侧及腹部,大小腿血脉经络,有防治功效。

(五)头针

刺激胸腔区、运动区、晕听区、制癫区、舞蹈震颤控制区,留针15~20分钟,每隔5分钟捻转1次。

(刘 慧)

心血管科疾病的辨证治疗

第一节　心　悸

心悸是指阴阳失调,气血失和,心神失养,出现心中悸动不安,甚则不能自主的一类病证。一般多呈阵发性,每因情绪波动或劳累过度而发。心悸发作时常伴不寐、胸闷、气短,甚则眩晕、喘促、心痛、晕厥。心悸包括惊悸和怔忡。

《内经》虽无心悸病名,但《内经》中已有关于"悸"的记载。《素问·气交变大论》对心悸的临床表现及脉象的变化亦有了生动的描述,如"心憺憺大动""其动应衣""心忪惕""心下鼓""惕惕然而惊,心欲动""惕惕如人将捕之"。《素问·三部九候论》曰:"参伍不调者病……其脉乍疏乍数、乍迟乍疾者,日乘四季死"。最早认识到心悸严重脉律失常与疾病预后的关系。在病因病机方面认识到宗气外泄,突受惊恐,复感外邪,心脉不通,饮邪上犯,皆可引起心悸。如《素问·平人气象论》曰:"乳之下,其动应衣,宗气泄也"。《素问·举痛论》曰:"惊则心无所倚,神无所归,虑无所定,故气乱矣"。《素问·痹论》曰:"脉痹不已,复感于邪,内舍于心……心痹者,脉不通,烦则心下鼓"。《素问·评热病论》曰:"诸水病者,故不得卧,卧则惊,惊则咳甚也"。汉代张仲景在《伤寒杂病论》首载心悸病名,并详述了"心悸""惊悸""心动悸""心中悸""喘悸""眩悸"的辨证论治纲领,如《伤寒论·辨太阳病脉证并治》曰:"脉浮数者,法当汗出而愈。若下之,身重,心悸者,不可发汗,当自汗出乃解……伤寒二三日,心中悸而烦者,小建中汤主之""伤寒,脉结代,心动悸,炙甘草汤主之"。《金匮要略·血痹虚劳病脉证并治》中提到"卒喘悸,脉浮者,里虚也";《金匮要略·痰饮咳嗽病脉证并治》提到"凡食少饮多,水停心下,甚者则悸……眩悸者,小半夏加茯苓汤主之"。《金匮要略·惊悸吐衄下血胸满瘀血病脉证并治》中有"寸口脉动而弱,动即为惊,弱则为悸",认为心悸的病因病机为惊扰、水饮、虚损、汗后受邪等,记载了心悸时结、代、促脉及其区别,所创之炙甘草汤、麻黄附子细辛汤、苓桂甘枣汤、桂甘龙牡汤、小半夏加茯苓汤等仍是目前临床辨证治疗心悸的常用方剂。

汉代以后,诸医家从心悸、惊悸、怔忡等不同方面都有所发挥,并不断补充完善了心悸的病因病机、治法方药。如宋代严用和《济生方·惊悸怔忡健忘门》首先提出怔忡病名,并对惊悸、怔忡的病因病机、病情演变、治法方药做了较详细的论述。认为惊悸乃"心虚胆怯之所致",治宜"宁其心以壮其胆气",选用温胆汤、远志丸作为治疗方剂;怔忡因心血不足所致,亦有因感受外邪及饮邪停聚而致者,惊悸不已可发展为怔忡,治疗"当随其证,施以治法"。朱丹溪认为"悸者怔忡之谓",强调了虚与痰的致病因素,如《丹溪心法·惊悸怔忡》中认为"怔忡者血虚,怔忡无时,血少者多。有思虑便动,属虚。时作时止者,痰因火动"。明代《医学正传·惊悸怔忡健忘证》认为惊悸怔忡尚与肝胆有关,并对惊悸与怔忡加以鉴别,提出"怔忡者,心中惕惕然,动摇而不得安静,无时而作者是也;惊悸者,蓦然而跳跃惊动,而有欲厥之状,有时而作者是也"。明代《景岳全书·怔忡惊恐》中认为怔忡由阴虚劳损所致,指出"盖阴虚于下,则宗气无根而气不归源,所以在上则浮撼于胸臆,在下则振动于脐旁",生动地描述了心悸重证上及喉、下及腹的临床表现。其在治疗与护理上主张"速宜节欲节劳,切戒酒色。凡治此者,速宜养气养精,滋培根本",提出左归饮、右归饮、养心汤、宁志丸等至今临床广为应用的有效方剂。清代王清任、唐容川力倡瘀血致悸理论,开启了活血化瘀治疗心悸的先河。

西医学中的心律失常、心功能不全、神经症等,凡以心悸为主要表现者,均可参照本节辨证论治。

一、病因病机

本病的发生既有体质因素、饮食劳倦或情志所伤,亦有因感受外邪或药物中毒所致。其虚证者,多因气血阴阳亏虚,引起阴阳失调,气血失和,心神失养;实证者常见痰浊、瘀血、水饮、邪毒,而致心脉不畅,心神不宁。

(一)感受外邪

正气内虚,感受温热邪毒,首先犯肺系之咽喉,邪毒侵心,耗气伤阴,气血失和,心神失养,发为心悸;或感受风寒湿邪,痹阻血脉,日久内舍于心,心脉不畅,发为心悸。正如叶天士所说:"温邪上受,首先犯肺,逆传心包"。及《素问·痹论》所云:"脉痹不已,复感于邪,内舍于心"。

(二)情志所伤

思虑过度,劳伤心脾,心血暗耗,化源不足,心失所养,发为心悸;恚怒伤肝,肝气郁结,久之气滞血瘀,心脉不畅,发为心悸,或气郁化火,炼液成痰,痰火上扰,心神不宁,发为心悸;素体心虚胆怯,暴受惊恐,致心失神、肾失志,心气逆乱,发为惊悸,日久则稍惊即悸,或无惊亦悸。正如《素问·举痛论》所云:"惊则心无所倚,神无所归,虑无所定,故气乱矣。"

(三)饮食不节

嗜食肥甘厚味,煎炸炙煿之品,或嗜酒过度,皆可蕴热化火生痰,痰火扰心,心神不宁,发为心悸;或饮食不节,损伤脾胃,脾运呆滞,痰浊内生,心脉不畅,而发心悸。正如唐容川所云:"心中有痰者,痰入心中,阻其心气,是以跳动不安。"

(四)体质虚弱

先天心体禀赋不足,阴阳失调,气血失和,心脉不畅,发为心悸;或素体脾胃虚弱,化源不足,或年老体衰,久病失养,劳欲过度,致气血阴阳亏虚,阴阳失调,气血失和,心失所养,而发为心悸。

(五)药物所伤

用药不当,或药物毒性较剧,损及于心,而致心悸。

综上所述,心悸病因不外外感与内伤,其病机则不外气血阴阳亏虚,心失濡养;或邪毒、痰饮、瘀血阻滞心脉,心脉不畅,心神不宁。其病机关键为阴阳失调,气血失和,心神失养。其病位在心,但与肺、脾、肝、肾密切相关。

本证以虚证居多,或因虚致实,虚实夹杂。虚者以气血亏虚,气阴两虚,心阳不振,心阳虚脱,心神不宁为常见;实者则以邪毒侵心,痰火扰心,心血瘀阻,水饮凌心为常见。虚实可相互转化,如脾失健运,则痰浊内生;脾肾阳虚,则水饮内停;气虚则血瘀;阴虚常兼火旺,或夹痰热;实者日久,可致正气亏耗;久病则阴损及阳,阳损及阴,形成阴阳两虚等复杂证候。

二、诊断

(1)自觉心慌不安,神情紧张,不能自主,心搏或快速,或缓慢,或心跳过重,或忽跳忽止,呈阵发性或持续性。

(2)伴有胸闷不适,易激动,心烦,少寐,乏力,头晕等,中老年发作频繁者,可伴有心胸疼痛,甚则喘促、肢冷汗出,或见晕厥。

(3)脉象对心悸的诊断有重要意义。心悸者常见疾、促、结、代、迟、涩、雀啄等脉象;听诊示心搏或快速,或缓慢,或忽跳忽止,或伴有心音强弱不匀等。

(4)发作常由情志刺激、惊恐、紧张、劳倦过度、饮酒饱食等因素而诱发。

三、相关检查

血液分析、测血压、X线胸片、心电图、动态心电图、心脏彩超检查等,有助于病因及心律失常的诊断。

四、鉴别诊断

(一)心痛

除见心慌不安,脉结代外,必以心痛为主症,多呈心前区或胸骨后压榨样痛、闷痛,常因劳累、感寒、饱餐或情绪波动而诱发,多呈短暂发作。但甚者心痛剧烈不止,唇甲发绀,或手足青至节,呼吸急促,大汗淋漓,甚至晕厥,病情危笃。心痛常可与心悸合并出现。

(二)奔豚

奔豚发作之时,亦觉心胸躁动不安。《难经·五十六难》曰:"发于小腹,上至心下,若豚状,或上或下无时"。称为肾积。《金匮要略·奔豚气病脉证治》曰:"奔豚病从少腹起,上冲咽喉,发作欲死,复还止,皆从惊恐得之"。故本病与心悸的鉴别要点为:心悸为心中剧烈跳动,发自于心;奔豚乃上下冲逆,发自少腹。

(三)卑慄

《证治要诀·怔忡》描述卑慄症状为"痞塞不欲食,心中常有所歉,爱处暗室,或倚门后,见人则惊避,似失志状。"卑慄病因为"心血不足",虽有心慌,一般无促、结、代、疾、迟等脉象出现,是以神志异常为主的疾病,与心悸不难鉴别。

五、辨证论治

(一)辨证要点

1.辨虚实

心悸证候特点多为虚实相兼,故当首辨虚实。虚当审脏腑气、血、阴、阳何者偏虚,实当辨痰、饮、瘀、毒何邪为主。其次,当分清虚实之程度。正虚程度与脏腑虚损情况有关,即一脏虚损者轻,多脏虚损者重。在邪实方面,一般来说,单见一种夹杂者轻,多种合并夹杂者重。

2.辨脉象

脉搏的节律异常为本病的特征性征象,故尚需辨脉象。如脉率快速型心悸,可有一息六至之数脉,一息七至之疾脉,一息八至之极脉,一息九至之脱脉,一息十至以上之浮合脉。脉率过缓型心悸,可见一息四至之缓脉,一息三至之迟脉,一息二至之损脉,一息一至之败脉,两息一至之夺精脉。脉律不整型心悸,脉象可见有数时一止,止无定数之促脉;缓时一止,止无定数之结脉;脉来更代,几至一止,止有定数之代脉,或见脉象乍疏乍数,忽强忽弱之雀啄脉。临床应结合病史、症状,推断脉症从舍。一般认为,阳盛则促,数为阳热。若脉虽数、促而沉细、微细,伴有面浮肢肿,动则气短,形寒肢冷,舌质淡者,为虚寒之象。阴盛则结,迟而无力为虚寒,脉象迟、结、代者,一般多属阴类脉。其中,结脉表示气血凝滞,代脉常表示元气虚衰、脏气衰微。凡久病体虚而脉象弦滑搏指者为逆,病情重笃而脉象散乱模糊者为病危之象。

3.辨病与辨证相结合

对心悸的临床辨证应结合引起心悸原发疾病的诊断,以提高辨证准确性,如功能性心律失常所引起心悸,常表现为心率快速型心悸,多属心虚胆怯,心神不宁,于活动后反而减轻为特点;冠心病心悸,多为阴虚气滞,气虚气滞,或气阴两虚,肝气郁结,久之痰瘀交阻而致;病毒性心肌炎引起的心悸,初起多为风温先犯肺卫,继之热毒逆犯于心,随后呈气阴两虚、瘀阻络脉证;风湿性心肌炎引起的心悸,多由风湿热邪杂至,合而为痹,痹阻心脉所致;病态窦房结综合征多由心阳不振,心搏无力所致;慢性肺源性心脏病所引起的心悸,则虚实兼夹为患,多心肾阳虚为本,水饮内停为标。

4.辨惊悸怔忡

大凡惊悸发病,多与情志因素有关,可由骤遇惊恐,忧思恼怒,悲哀过极或过度紧张而诱发,多为阵发性,实证居多,但也存在内虚因素。病来虽速,病情较轻,可自行缓解,不发时如常人。怔忡多由久病体虚、心脏受损所致,无精神因素亦可发生,常持续心悸,心中惕惕,不能自控,活动后加重。病来虽渐,病情较重,每属虚证,或虚中夹实,不发时亦可见脏腑虚损症状。惊悸日久不愈,亦可形成怔忡。

(二)治疗原则

心悸由脏腑气血阴阳亏虚、心神失养所致者,治当补益气血,调理阴阳,以求气血调畅,阴平阳秘,配合应用养心安神之品,促进脏腑功能的恢复。心悸因于邪毒、痰浊、水饮、瘀血等实邪所致者,治当清热解毒、化痰蠲饮、活血化瘀,配合应用重镇安神之品,以求邪去正安,心神得宁。临床上心悸表现为虚实夹杂时,当根据虚实轻重之多少,灵活应用清热解毒、益气养血、滋阴温阳、化痰蠲饮、行气化瘀、养心安神、重镇安神之法。

(三)分证论治

1.心虚胆怯

主症:心悸不宁,善惊易恐,稍惊即发,劳则加重。

兼次症:胸闷气短,自汗,坐卧不安,恶闻声响,失眠多梦而易惊醒。

舌脉:舌质淡红,苔薄白;脉动数,或细弦。

分析:心为神舍,心气不足易致神浮不敛,心神动摇,失眠多梦;胆气怯弱则善惊易恐,恶闻声响;心胆俱虚则更易为惊恐所伤,稍惊即悸;心位胸中,心气不足,胸中宗气运转无力,故胸闷气短;气虚卫外不固则自汗;劳累耗气,心气益虚,故劳则加重。脉动数或细弦为气血逆乱之象。

治法:镇惊定志,养心安神。

方药:安神定志丸。加琥珀、磁石、朱砂。方中龙齿、琥珀、磁石镇惊宁神,朱砂、茯神、菖蒲、远志安神定惊,人参补益心气。兼见心阳不振,加附子、桂枝;兼心血不足,加熟地黄、阿胶;心悸气短,动则益甚,气虚明显时,加黄芪以增强益气之功;气虚自汗,加麻黄根、浮小麦、瘪桃干、乌梅;气虚夹瘀者,加丹参、桃仁、红花;气虚夹湿,加泽泻,重用白术、茯苓;心气不敛,加五味子、酸枣仁、柏子仁,以收敛心气,养心安神;若心气郁结,心悸烦闷,精神抑郁,胸胁胀痛,加柴胡、郁金、合欢皮、绿萼梅、佛手。

2.心脾两虚

主症:心悸气短,失眠多梦,思虑劳心则甚。

兼次症:神疲乏力,眩晕健忘,面色无华,口唇色淡,纳少腹胀,大便溏薄,或胸胁胀痛,善太息。

舌脉:舌质淡,苔薄白;脉细弱,或弦细。

分析:心脾两虚主要指心血虚、脾气弱之气血两虚证。思虑劳心,暗耗心血,或脾气不足,生化乏源,皆可致心失血养,心神不宁,而见心悸、失眠多梦。思虑过度可劳伤心脾,故思虑劳心则甚。血虚则不能濡养脑髓,故眩晕健忘;不能上荣肌肤,故面色无华,口唇色淡。纳少腹胀,大便溏薄,神疲乏力,均为脾气虚之表现。气血虚弱,脉道失充,则脉细弱。肝气郁结则胸胁胀痛,善太息,脉弦。

治法:补血养心,益气安神。

方药:归脾汤。方中当归、龙眼肉补养心血;黄芪、人参、白术、炙甘草益气以生血;茯神、远志、酸枣仁宁心安神;木香行气,使补而不滞。气虚甚者,重用人参、黄芪、白术、炙甘草,少佐肉桂,取少火生气之意;血虚甚者,加熟地黄、白芍、阿胶。

若心动悸脉结代,气短,神疲乏力,心烦失眠,五心烦热,自汗盗汗,胸闷,面色无华,舌质淡红少津,苔少或无,脉细数,为气阴两虚,治以益气养阴,养心安神,用炙甘草汤加减。本方益气补血,滋阴复脉。若兼肝气郁结,胸胁胀痛,泛酸、善太息,可改用逍遥散合左金丸为煎剂,以补益气血,调达肝郁,佐金以平木。

3.阴虚火旺

主症:心悸少寐,眩晕耳鸣。

兼次症:形体消瘦,五心烦热,潮热盗汗,腰膝酸软,咽干口燥,小便短黄,大便干结,或急躁易怒,胁肋胀痛,善太息。

舌脉:舌红少津,苔少或无;脉细数或促。

分析:肾阴亏虚,水不济火,以致心火亢盛,扰动心神,故心悸少寐;肾主骨生髓,腰为肾之府,肾虚则髓海不足,骨骼失养,故腰膝酸软,眩晕耳鸣;阴虚火旺,虚火内蒸,故形体消瘦,五心烦热,潮热盗汗,口干咽燥,小便短黄,大便干结;舌红少津,少苔或无苔,脉细数或促,为阴虚火旺之征。若肝气郁结,肝火内炽则急躁易怒,胁肋胀痛,善太息。

治法:滋阴清火,养心安神。

方药:天王补心丹或朱砂安神丸。阴虚心火不亢盛者,用天王补心丹。方中生地黄、玄参、麦冬、天冬养阴清热;当归、丹参补血养心;人参补益心气;朱砂、茯苓、远志、枣仁、柏子仁养心安神;五味子收敛心气;桔梗引药上行,以通心气。合而用之有滋阴清热,养心安神之功。汗多,加山茱萸。若阴虚心火亢盛者,用朱砂安神丸。方中朱砂重镇安神;当归、生地黄养血滋阴;黄连清心泻火。合而用之有滋阴清火,养心安神之功。因朱砂有毒,不可过剂。本证亦可选用黄连阿胶汤。

若肾阴亏虚,虚火妄动,梦遗腰酸者,此乃阴虚相火妄动,治当滋阴降火,方选知柏地黄丸加味,方中知母、黄柏清泻相火,六味地黄丸滋补肾阴,合而用之有滋阴降火之功。

若兼肝郁,急躁易怒,胁肋胀痛,善太息,治法为养阴疏肝,可在六味地黄丸基础上加枳壳、青皮,常可获效。

4.心阳不振

主症:心悸不安,动则尤甚,形寒肢冷。

兼次症:胸闷气短,面色㿠白,自汗,畏寒喜温,或伴心痛。

舌脉:舌质淡,苔白;脉虚弱,或沉细无力。

分析:久病体虚,损伤心阳,心失温养,则心悸不安;不能温煦肢体,故面色㿠白,肢冷畏寒。胸中阳气虚衰,宗气运转无力,故胸闷气短。阳气不足,卫外不固,故自汗出。阳虚则无力鼓动血液运行,心脉痹阻,故心痛时作。舌质淡,脉虚弱无力,为心阳不振之征。

治法:温补心阳。

方药:桂枝甘草龙骨牡蛎汤。方中桂枝、炙甘草温补心阳,生龙齿、生牡蛎安神定悸。心阳不足,形寒肢冷者,加黄芪、人参、附子;大汗出者,重用人参、黄芪、浮小麦、山茱萸、麻黄根;或用独参汤煎服;兼见水饮内停者,选加葶苈子、五加皮、大腹皮、车前子、泽泻、猪苓;夹有瘀血者,加丹参、赤芍、桃仁、红花等;兼见阴伤者,加麦冬、玉竹、五味子;若心阳不振,以心动过缓为著者,酌加炙麻黄、补骨脂、附子,重用桂枝。如大汗淋漓,面青唇紫,肢冷脉微,气喘不能平卧,为亡阳征象,当急予独参汤或参附汤,送服黑锡丹,或参附注射液静脉注射或静脉点滴,以回阳救逆。

5.水饮凌心

主症:心悸眩晕,肢面浮肿,下肢为甚,甚者咳喘,不能平卧。

兼次症:胸脘痞满,纳呆食少,渴不欲饮,恶心呕吐,形寒肢冷,小便不利。

舌脉:舌质淡胖,苔白滑;脉弦滑,或沉细而滑。

分析:阳虚不能化水,水饮内停,上凌于心,故见心悸;饮溢肢体,故见浮肿。饮阻于中,清阳不升,则见眩晕;阻碍中焦,胃失和降,则脘痞,纳呆食少,恶心呕吐。阳气虚衰,不能温化水湿,膀胱气化失司,故小便不利。舌质淡胖,苔白滑,脉弦滑或沉细而滑,为水饮内停之象。

治法:振奋心阳,化气利水。

方药:苓桂术甘汤。

本方通阳利水,为"病痰饮者,当以温药和之"的代表方剂。方中茯苓淡渗利水,桂枝、炙甘草通阳化气,白术健脾祛湿。兼见纳呆食少,加谷芽、麦芽、神曲、山楂、鸡内金;恶心呕吐,加半夏、陈皮、生姜;尿少肢肿,加泽泻、猪苓、防己、葶苈子、大腹皮、车前子;兼见肺气不宣,水饮射肺者,表现胸闷、咳喘,加杏仁、前胡、桔梗以宣肺,加葶苈子、五加皮、防己以泻肺利水;兼见瘀血者,加当归、川芎、刘寄奴、泽兰叶、益母草;若肾阳虚衰,不能制水,水气凌心,症见心悸,咳喘,不能平卧,尿少浮肿,可用真武汤。

6.心血瘀阻

主症:心悸不安,胸闷不舒,心痛时作。

兼次症:面色晦暗,唇甲青紫。或兼神疲乏力,少气懒言;或兼形寒肢冷;或兼两胁胀痛,善太息。

舌脉:舌质紫暗,或舌边有瘀斑、瘀点;脉涩或结代。

分析:心血瘀阻,心脉不畅,故心悸不安,胸闷不舒,心痛时作;若因气虚致瘀者,则气虚失养,兼见神疲乏力,少气懒言;若因阳气不足致瘀者,则阳虚生外寒而见形寒肢冷;若因肝气郁结,气滞致瘀者,则因肝郁气滞而兼见两胁胀痛,善太息;脉络瘀阻,故见面色晦暗,唇甲青紫;舌紫暗,舌边有瘀斑、瘀点,脉涩或结代,为瘀血内阻之征。

治法:活血化瘀,理气通络。

方药:桃仁红花煎。方中桃仁、红花、丹参、赤芍、川芎活血化瘀;延胡索、香附、青皮理气通络;生地黄、当归养血和血。合而用之有活血化瘀,理气通络之功。若因气滞而血瘀者,酌加柴胡、枳壳、郁金;若因气虚而血瘀者,去理气药,加黄芪、党参、白术;若因阳虚而血瘀者,酌加附子、桂枝、生姜;夹痰浊,症见胸闷不舒,苔浊腻者,酌加瓜蒌、半夏、胆南星;胸痛甚者,酌加乳香、没药、蒲黄、五灵脂、三七等。瘀血心悸亦可选丹参饮或血府逐瘀汤治疗。

7.痰浊阻滞

主症:心悸气短,胸闷胀满。

兼次症:食少腹胀,恶心呕吐,或伴烦躁失眠,口干口苦,纳呆,小便黄赤,大便秘结。

舌脉:苔白腻或黄腻;脉弦滑。

分析:痰浊阻滞心气,故心悸气短。气机不畅,故见胸闷胀满。痰阻气滞,胃失和降,故食少腹胀,恶心呕吐。痰郁化火,则见口干口苦,小便黄赤,大便秘结,苔黄腻等热象。痰火上扰,心神不宁,故烦躁失眠。痰多,苔腻,脉弦滑,为内有痰浊之象。

治法:理气化痰,宁心安神。

方药:导痰汤。方中半夏、陈皮、制南星、枳实理气化痰;茯苓健脾祛痰;远志、酸枣仁宁心安神。纳呆腹胀,兼脾虚者,加党参、白术、谷芽、麦芽、鸡内金;心悸伴烦躁口苦,苔黄,脉滑数,为痰火上扰,心神不宁,可加黄芩、苦参、黄连、竹茹,制南星易胆南星,或用黄连温胆汤;痰火伤津,大便秘结,加大黄、瓜蒌;痰火伤阴,口干盗汗,舌质红,少津,加麦冬、天冬、沙参、玉竹、石斛;烦躁不安,惊悸不宁,加生龙骨、生牡蛎、珍珠母、石决明以重镇安神。

8.邪毒侵心

主症:心悸气短,胸闷胸痛。

兼次症:发热,恶风,全身酸痛,神疲乏力,咽喉肿痛,咳嗽,口干渴。

舌脉:舌质红,苔薄黄;脉浮数,或细数,或结代。

分析:感受风热毒邪,侵犯肺卫,邪正相争,故发热恶风,全身酸痛,咽喉肿痛,咳嗽;表证未解,邪毒侵心,心体受损,耗气伤津,故心悸气短,胸闷胸痛,神疲乏力,口干口渴;舌红,苔薄黄,脉浮数,或细数,或结代,为风热毒邪袭表、侵心、气阴受损之征。

治法:辛凉解表,清热解毒。

方药:银翘散加减。方中金银花、连翘辛凉解表,清热解毒;薄荷、荆芥、豆豉疏风解表,透热外出;桔梗、牛蒡子、甘草宣肺止咳,利咽消肿;淡竹叶、芦根甘凉清热,生津止渴。合而用之有辛凉解表,清热解毒之功。若热毒甚,症见高热,咽喉肿痛,加板蓝根、大青叶、野菊花、紫花地丁等清热解毒之品;胸闷胸痛者,加牡丹皮、赤芍、丹参等活血化瘀之品;口干口渴甚者,加生地黄、玄参;若热盛耗气伤阴,症见神疲,气短,脉细数,或结代者,合生脉散益气养阴,敛心气。

若感受湿热之邪,湿热侵心,症见心悸气短,胸闷胸痛,腹泻,腹痛,恶心呕吐,腹胀纳呆,舌质红,苔黄腻者,治当清热祛湿,芳香化浊,方选甘露消毒丹或葛根芩连汤加减。

若热病后期,邪毒已去,气阴两虚者,治当益气养阴,方选生脉散加味。

六、转归预后

心悸的转归预后与病因、诱因、发展趋势及发作时对血流动力学的影响密切相关。心悸因受惊而起，其病程短，病势浅，全身情况尚好，一般在病因消除或经过适当治疗或休息之后便能逐渐痊愈；但亦有惊悸日久不愈，逐渐变成怔忡。若因脏腑受损，功能失调，气血阴阳亏虚所致心悸，则病程较长，病势较重，经积极合理治疗亦多能痊愈。如出现下列情况则预后较差：心悸而汗出不止，四肢厥冷，喘促不得卧，下肢浮肿，面青唇紫，脉微欲绝者，属心悸喘脱证，预后严重；心悸而出现各种怪脉（严重心律失常之脉象者）；心悸突然出现昏厥抽搐者；心悸兼有真心痛者。以上情况皆是病情严重之证候，均应及时治疗和监护，密切观察病情变化。

（李　超）

第二节　胸　痹

胸痹是指以胸部闷痛，甚则胸痛彻背，短气喘息不得卧为主要临床表现的一种病证。

胸痹临床表现或轻或重，轻者仅偶感胸闷如窒或隐痛，呼吸欠畅，病发短暂轻微；重者则有胸痛，呈压榨样绞痛，严重者心痛彻背，背痛彻心，疼痛剧烈。常伴有心悸、气短、呼吸不畅，甚至喘促、悸恐不安等。多由劳累、饱餐、寒冷及情绪激动而诱发，亦可无明显诱因或安静时发病。

胸痹的临床表现最早见于《内经》。《灵枢·五邪篇》指出："邪在心，则病心痛"。《素问·藏气法时论》亦说："心病者，胸中痛，胁支满，胁下痛，膺背肩胛间痛，两臂内痛。"《素问·缪刺论》又有"卒心痛""厥心痛"之称。《素问·厥论篇》还说："真心痛，手足青至节，心痛甚，旦发夕死，夕发旦死"。把心痛严重，并迅速造成死亡者，称为"真心痛，"亦即胸痹的重证。汉·张仲景在《金匮要略·胸痹心痛短气病脉证治》篇说："胸痹之病，喘息咳唾，胸背痛，短气，寸口脉沉而迟，关上小紧数，瓜蒌薤白白酒汤主之。""胸痹不得卧，心痛彻背者，瓜蒌薤白半夏汤主之。"正式提出了"胸痹"的名称，并进行专门的论述，把病因病机归纳为"阳微阴弦"，即上焦阳气不足，下焦阴寒气盛，认为乃本虚标实之证。宋金元时期，有关胸痹的论述更多。如《圣济总录·胸痹门》有"胸痹者，胸痹痛之类也……胸脊两乳间刺痛，甚则引背胛，或彻背膂"的症状记载。《太平圣惠方》将心痛、胸痹并列，在"治卒心痛诸方""治久心痛诸方""治胸痹诸方"等篇中，收集治疗本病的方剂较多，组方当中，芳香、辛散、温通之品，常与益气、养血、滋阴、温阳之品相互为用，标本兼顾，丰富了胸痹的治疗内容。到了明清时期，对胸痹的认识有了进一步提高。如《症因脉治·胸痛论》："歧骨之上作痛，乃为胸痛"。"内伤胸痛之因，七情六欲，动其心火，刑及肺金；或怫郁气逆，伤其肺道，则痰凝气结；或过饮辛热，伤其上焦，则血积于内，而闷闷胸痛矣。"又如《玉机微义·心痛》中揭示胸痹不仅有实证，亦有虚证，尤其是对心痛与胃脘痛进行了明确的鉴别。

在治疗方面，《内经》提出了针刺治疗的穴位和方法，《灵枢·五味》篇还有"心病宜食薤"的记载；《金匮要略》强调以宣痹通阳为主；《世医得效方·心痛门》提出了用苏合香丸芳香温通的方法"治卒暴心痛"。后世医家总结前人的经验，又提出了活血化瘀的治疗方法，如《证治准绳·诸痛门》提出用大剂桃仁、红花、降香、失笑散等治疗死血心痛；《时方歌括》用丹参饮治心腹诸痛；《医林改错》用血府逐瘀汤治疗胸痹心痛等。这些方法为治疗胸痹开辟了广阔的途径。

现代医学的冠状动脉粥样硬化性心脏病（心绞痛、心肌梗死）、心包炎、二尖瓣脱垂综合征、病毒性心肌炎、心肌病、慢性阻塞性肺气肿等疾病，出现胸痹的临床表现时，可参考本节进行辨证论治。

一、病因病机

胸痹发生多与寒邪内侵、饮食失调、情志失节、劳倦内伤、年迈体虚等因素有关。其病机分虚实两端，实为气滞、寒凝、血瘀、痰浊，痹阻胸阳，阻滞心脉；虚为气虚、阴伤、阳衰，脾、肝、肾亏虚，心脉失养。

(一)寒邪内侵

素体阳虚，胸阳不振，阴寒之邪乘虚而入，寒主收引，寒凝气滞，抑遏阳气，胸阳不展，血行瘀滞不畅，而发本病。如《诸病源候论》曰："寒气客于五脏六腑，因虚而发，上冲胸间，则胸痹。"《类证治裁·胸痹》曰："胸痹，胸中阳微不运，久则阴乘阳位，而为痹结也。"阐述了本病由阳虚感寒而发作。

(二)情志失节

郁怒伤肝，肝失疏泄，肝郁气滞，甚则气郁化火，灼津成痰；忧思伤脾，脾失健运，津液不布，遂聚成痰。气滞、痰郁交阻，既可使血行失畅，脉络不利，而致气血瘀滞，又可导致胸中气机不畅，胸阳不运，心脉痹阻，心失所养，不通则痛，而发胸痹。《杂病源流犀烛·心病源流》曰："总之七情之由作心痛，七情失调可致气血耗逆，心脉失畅，痹阻不通而发心痛。"

(三)饮食失调

饮食不节，嗜酒或过食肥甘生冷，以致脾胃损伤，运化失健，聚湿成痰，上犯心胸，痰阻脉络，胸阳失展，气机不畅，心脉闭阻，而成胸痹。

(四)劳倦内伤

思虑过度，心血暗耗，或肾阴亏虚，不能滋养五脏之阴，水不涵木，不能上济于心，心肝火旺，使心阴内耗，阴液不足，心火燔炽，下汲肾水，脉道失润；或劳倦伤脾，脾虚转输失职，气血生化乏源，无以濡养心脉，拘急而痛；或积劳伤阳，心肾阳微，阴寒痰饮乘于阳位，鼓动无力，胸阳失展，血行涩滞，而发胸痹。

(五)年迈体虚

久病体虚，暴病伤正；或中老年人，肾气不足，精血渐衰，以致心气不足，心阳不振，肾阳虚衰，不能鼓舞五脏之阳，血脉失于温煦，痹阻不畅，心胸失养而酿成本病。

胸痹的病位在心，然其发病多与肝、脾、肾三脏功能失调有关，如肾虚、肝郁、脾失健运等。

胸痹的主要病机为心脉痹阻，病理变化主要表现为本虚标实，虚实夹杂。本虚有气虚、血虚、阳虚、阴虚，又可阴损及阳，阳损及阴，而表现出气阴两虚，气血双亏，阴阳两虚，甚至阳微阴竭，心阳外越；标实为气滞、血瘀、寒凝、痰阻，且又可相兼为病，如气滞血瘀，寒凝气滞，痰瘀交阻等。本病多在中年以后发生，发作期以标实表现为主，并以血瘀为突出特点，缓解期主要见心、脾、肾气血阴阳之亏虚，其中又以心气虚最为常见。

二、诊断要点

(一)症状

(1)以胸部闷痛为主症，多见膻中或心前区憋闷疼痛，甚则痛彻左肩背、咽喉、胃脘部、左上臂内侧等部位;呈反复发作性或持续不解,常伴有心悸、气短、自汗,甚则喘息不得卧。

（2）胸闷胸痛一般持续几秒到几十分钟,休息或服药后大多可迅速缓解;严重者可见突然发病,心跳加快,疼痛剧烈,持续不解,汗出肢冷,面色苍白,唇甲青紫,或心律失常等证候,并可发生猝死。

（3）多见于中年以上,常因情志抑郁恼怒,操劳过度,多饮暴食,气候变化等而诱发。亦有无明显诱因或安静时发病者。

（二）检查

心电图检查可见 ST 段改变等阳性改变,必要时可做动态心电图、心功能测定、运动试验心电图等。周围血象白细胞总数、血沉、血清酶学检查,有助于进一步明确诊断。

三、鉴别诊断

（一）胃脘痛

心在脘上,脘在心下,故有胃脘当心而痛之称,以其部位相近。尤胸痹之不典型者,其疼痛可在胃脘部,极易混淆。但胸痹以闷痛为主,为时极短,虽与饮食有关,休息、服药常可缓解;胃痛发病部位在上腹部,局部可有压痛,以胀痛为主,持续时间较长,常伴有食少纳呆、恶心呕吐、泛酸嘈杂等消化系统症状。做 B 超、胃肠造影、胃镜、淀粉酶检查,可以鉴别。

（二）悬饮

悬饮、胸痹均有胸痛。但胸痹为当胸闷痛,可向左肩或左臂内侧等部位放射,常因受寒饱餐、情绪激动、劳累而突然发作,持续时间短暂;悬饮为胸胁胀痛,持续不解,多伴有咳唾,肋间饱满,转侧不能平卧,呼吸时疼痛加重,或有咳嗽、咳痰等肺系证候。

（三）胁痛

疼痛部位在两胁部,以右胁部为主,肋缘下或有压痛点。疼痛特点或刺痛不移,或胀痛不休,或隐隐作痛,很少短暂即逝,可合并厌油腻、发热、黄疸等症。肝胆 B 超、胃镜、肝功能、淀粉酶检查有助区分。

（四）真心痛

真心痛乃胸痹的进一步发展。症见心痛剧烈,甚则持续不解,伴有肢冷汗出,面色苍白,喘促唇紫,手足青至节,脉微欲绝或结代等危重急症。

四、辨证

胸痹首先辨别虚实,分清标本。发作期以标实为主,缓解期以本虚为主。

标实应区别气滞、血瘀、寒凝、痰浊的不同。闷重而痛轻,兼见胸胁胀满,憋气,善太息,苔薄白,脉弦者,多属气滞;胸部窒闷而痛,伴唾吐痰涎,苔腻,脉弦滑或弦数者,多属痰浊;胸痛如绞,遇寒则发,或得冷加剧,伴畏寒肢冷,舌淡苔白,脉细,为寒凝心脉;刺痛固定不移,痛有定处,夜间多发,舌紫暗或有瘀斑,脉结代或涩,由心脉瘀滞所致。

本虚又应区别阴阳气血亏虚的不同。心胸隐痛而闷,因劳累而发,伴心慌、气短、乏力,舌淡胖嫩,边有齿痕,脉沉细或结代者,多属心气不足;若绞痛兼见胸闷气短,四肢厥冷,神倦自汗,脉沉细,则为心阳不振;隐痛时作时止,缠绵不休,动则多发,伴口干,舌淡红而少苔,脉细而数,则属气阴两虚表现。

胸痹的疼痛程度与发作频率及持续时间与病情轻重程度密切相关。疼痛持续时间短暂,瞬息即逝者多轻;持续时间长,反复发作者多重;若持续数小时甚至数天不休者常为重症或危候。

一般疼痛发作次数多少与病情轻重程度呈正比。若疼痛遇劳发作,休息或服药后能缓解者为顺症;服药后难以缓解者常为危候。

(一)寒凝心脉

证候:卒然心痛如绞,心痛彻背,背痛彻心,心悸气短,喘不得卧,形寒肢冷,面色苍白,冷汗自出,多因气候骤冷或骤感风寒而发病或加重,苔薄白,脉沉紧或沉细。

分析:寒邪侵袭,阳气不运,气机阻痹,故见卒然心痛如绞,或心痛彻背,背痛彻心,感寒则痛甚;阳气不足,故形寒肢冷,面色苍白;胸阳不振,气机受阻,故见喘不得卧,心悸气短;苔薄白,脉沉紧或沉细,均为阴寒凝滞,阳气不运之候。

(二)气滞心胸

证候:心胸满闷,隐痛阵发,痛无定处,时欲太息,情绪波动时容易诱发或加重,或兼有脘痞胀满,得嗳气或矢气则舒,苔薄或薄腻,脉细弦。

分析:郁怒伤肝,肝失疏泄,气滞上焦,胸阳失展,心脉不和,故心胸满闷,隐痛阵发,痛无定处;情志不遂则气机郁结加重,故心痛加重,而太息则气机稍畅,心痛稍减;肝郁气结,木失条达,横逆犯脾,脾失健运则脘痞胀满;苔薄或薄腻,脉细弦为肝气郁结之象。

(三)心血瘀阻

证候:心胸剧痛,如刺如绞,痛有定处,甚则心痛彻背,背痛彻心,或痛引肩背,伴有胸闷心悸,日久不愈,可因暴怒、劳累而加重,面色晦暗,舌质暗红或紫暗,或有瘀斑,苔薄脉弦涩或促、结、代。

分析:气机阻滞,瘀血内停,络脉不通,不通则痛,故见心胸剧痛,如刺如绞,痛有定处,甚则心痛彻背,背痛彻心,或痛引肩背,伴有胸闷,日久不愈;瘀血阻塞,心失所养,故心悸不宁,面色晦暗;暴怒伤肝,气机逆乱,气滞血瘀更重,故可因暴怒而加重;舌质暗红或紫暗,或有瘀斑,苔薄,脉弦涩或促、结、代均为瘀血内阻之候。

(四)痰浊闭阻

证候:胸闷重而心痛,痰多气短,倦怠肢重,遇阴雨天易发作或加重,伴有纳呆便溏,口黏恶心,咯吐痰涎,舌体胖大且边有齿痕,苔白腻或白滑,脉滑。

分析:痰浊内阻,胸阳失展,气机痹阻,故胸闷重而疼痛,痰多气短;阴雨天湿气更甚,故遇之易发作或加重;痰浊困脾,脾气不运,故倦怠肢重,纳呆便溏,口黏恶心;咯吐痰涎,舌体胖大,有齿痕,苔白腻或滑,脉滑,均为痰浊闭阻之象。

(五)心肾阴虚

证候:心痛憋闷,灼痛心悸,五心烦热,潮热盗汗,或头晕耳鸣,腰膝酸软,口干便秘,舌红少津,苔薄或剥,脉细数或促代。

分析:心肾不交,虚热内灼,气机不利,血脉不畅,故心痛时作,灼痛或憋闷;久病或热病伤阴,暗耗心血,血虚不足以养心,则心悸;阴虚生内热,则五心烦热,潮热盗汗;肾阴虚,则见头晕耳鸣,腰膝酸软;口干便秘,舌红少苔,脉细数或促代,均为阴虚有热之象。

(六)心肾阳虚

证候:心悸而痛,胸闷气短,自汗,动则更甚,神倦怯寒,面色㿠白,四肢不温或肿胀,舌质淡胖,苔白或腻,脉沉细迟。

分析:阳气虚衰,胸阳不振,气机痹阻,血行瘀滞,血脉失于温煦,故见胸闷心痛,心悸气短,自汗,动则耗气更甚;阳虚不足以温运四肢百骸,则神倦怯寒,面色㿠白,四肢不温;肾阳虚,不能制水,故四肢肿胀;舌质淡胖,苔白或腻,脉沉细迟均为阳气虚衰之候。

(七)气阴两虚

证候:心胸隐痛,时作时休,胸闷气促,心悸自汗,动则喘息益甚,倦怠懒言,面色少华,舌质淡红,苔薄白,脉虚细缓或结代。

分析:思虑伤神,劳心过度,损伤心气,阴血亏耗,血瘀心脉,故见胸闷隐痛,时作时休,心悸气促,倦怠懒言等;心气虚,则自汗;气血不荣于上,则面色少华;淡红舌,脉虚细缓,均为气阴两虚之征。

五、治疗

本病的治疗原则应先治其标,后治其本,先从祛邪入手,然后再予扶正,必要时可根据虚实标本的主次,兼顾同治。标实当泻,针对气滞、血瘀、寒凝、痰浊而疏理气机,活血化瘀,辛温通阳,泄浊豁痰,尤重活血通脉治法;本虚宜补,权衡心脏阴阳气血之不足,有无兼见肺、肝、脾、肾等脏之亏虚,补气温阳,滋阴益肾。

(一)中药治疗

1.寒凝心脉

治法:辛温散寒,宣通心阳。

方药:枳实薤白桂枝汤合当归四逆汤加减。两方皆能辛温散寒,助阳通脉。前方重在通阳理气,用于胸痹阴寒证,心中痞满,胸闷气短者;后方则以温经散寒为主,用于血虚寒厥证,见胸痛如绞,手足不温,冷汗自出,脉沉细者。方中桂枝、细辛温散寒邪,通阳止痛;薤白、瓜蒌化痰通阳,行气止痛;当归、芍药养血活血;芍药与甘草相配,缓急止痛;枳实、厚朴、理气通脉;大枣养脾和营。共成辛温散寒,通阳止痛之功。

若阴寒极盛之胸痹重症,胸痛剧烈,心痛彻背,背痛彻心,痛无休止,当用温通散寒之法,予乌头赤石脂丸加荜茇、高良姜、细辛等治疗。方中以乌头雄烈刚燥,散寒通络止痛;附子、干姜温阳逐寒;蜀椒温经下气开郁;为防药物过于辛散,配赤石脂入心经,而固摄收涩阳气。若痛剧而四肢不温,冷汗自出,可含化苏合香丸或麝香保心丸,以芳香化浊,温通开窍,每获即速止痛效果。

另外,可选用苏冰滴丸,每次2~4粒,每天3次。

2.气滞心胸

治法:疏调气机,活血通络。

方药:柴胡疏肝散加减。本方疏肝理气,适用于肝气郁结、气滞上焦、胸阳失展、血脉失和之胸胁疼痛。方用四逆散去枳实,加香附、枳壳、川芎、陈皮行气疏肝,和血止痛。其中柴胡与枳壳相配可升降气机;白芍与甘草同用可缓急止痛;香附、陈皮以增强理气解郁之功;川芎为血中之气药,既可活血又能调畅气机。全方共奏疏调气机、和血通脉之功效。根据需要,还可选用木香、沉香、降香、檀香、延胡索、砂仁、厚朴等芳香理气及破气之品,但不可久用,以免耗散正气。

若气郁日久化热,出现心烦易怒,口干便秘,舌红苔黄,脉弦数等证者,用丹栀逍遥散疏肝清热;便秘严重者,用当归龙荟丸以泻郁火;如胸闷、心痛明显,为气滞血瘀之象,可合用失笑散,以增强活血行瘀,散结止痛之作用。

另外,可选用冠心苏合丸,每次3g,每天2次。

3.心血瘀阻

治法:活血化瘀,通脉止痛。

方药:血府逐瘀汤加减。本方祛瘀通脉,行气止痛,用于胸中瘀阻,血行不畅,心胸疼痛,痛有定处,胸闷、心悸之胸痹。方中当归、川芎、桃仁、红花、赤芍活血化瘀,疏通血脉;柴胡、桔梗与枳壳、牛膝配伍,升降结合,调畅气机,开胸通阳,行气活血;生地黄养阴而调血燥。诸药共成祛瘀通脉、行气止痛之剂。

若瘀血痹阻重症,胸痛剧烈,可加乳香、没药、丹参、郁金、降香等加强活血理气之力;若血瘀、气滞并重,胸闷痛甚者,加沉香、檀香、荜茇等辛香理气止痛药物;若寒凝血瘀或阳虚血瘀者,症见畏寒肢冷,脉沉细或沉迟者,加肉桂、细辛、高良姜、薤白等温通散寒之品,或人参、附子等温阳益气之品;若伴有气短乏力、自汗,脉细缓或结代,乃气虚血瘀之象,当益气活血,用人参养营汤合桃红四物汤加减,重用人参、黄芪等益气祛瘀之品。

还可选用三七、苏木、泽兰、鸡血藤、益母草、水蛭、王不留行籽、牡丹皮等活血化瘀药物,加强祛瘀疗效。但破血之品应慎用,且不可久用、多用,以免耗伤正气。在应用活血、破血类药物时,必须注意有无出血倾向或征象,一旦发现,立即停用,并予以相应处理。

另外,可选用活心丸,每次含服或吞服,1~2丸。

4.痰浊阻闭

治法:通阳化浊,豁痰宣痹。

方药:瓜蒌薤白半夏汤合涤痰汤加减。两方均能温通豁痰,前方通阳行气,用于痰阻气滞,胸阳痹阻者;后方健脾益气,豁痰开窍,用于脾虚失运,痰阻心窍者。方中瓜蒌、薤白化痰通阳,行气止痛;半夏、胆南星、竹茹清热化痰;人参、茯苓、甘草健脾益气;石菖蒲、陈皮、枳实理气宽胸。全方共奏通阳化饮、泄浊化痰、散结止痛之功。

若痰浊郁而化热,证见咳唾黄稠,便干,苔黄腻者,可用黄连温胆汤加郁金清化痰热而理气活血;痰热兼有郁火者,加海浮石、海蛤壳、黑栀子、天竺黄、竹沥化痰火之胶结;大便干结,加生大黄通腑逐痰;痰瘀交阻,症见胸闷如窒,心胸隐痛或绞痛阵发,苔白腻,舌暗紫或有瘀斑,当通阳化痰散结,加血府逐瘀汤;若瘀浊闭塞心脉,猝然剧痛,可用苏合香丸。

5.心肾阴虚

治法:滋阴清热,养心和络。

方药:天王补心丹合炙甘草汤。两方均为滋阴养心之剂;前方以养心安神为主,治疗心肾两虚,阴虚血少者;后方以养阴复脉见长,用于气阴两虚,心动悸,脉结代之症。方中以生地黄、玄参、天冬、麦冬滋水养阴以降虚火;人参、炙甘草、茯苓以助心气;桂枝、大枣补气通阳,寓从阳引阴之意;柏子仁、酸枣仁、五味子、远志交通心肾,养心安神,化阴敛汗;丹参、当归身、芍药、阿胶滋养心血而通心脉;桔梗、辰砂为引使之品。本方能使心阴复,虚火平,血脉利,则心胸灼痛得解。

若阴不敛阳,虚火内扰心神,心烦不寐,舌尖红少津者,可用酸枣仁汤清热除烦安神;若不效者,再予黄连阿胶汤,滋阴清火,宁心安神。若兼见风阳上扰,用珍珠母、灵磁石、石决明、琥珀等重镇潜阳之品,或用羚羊钩藤汤加减;心肾阴虚者,兼见头晕耳鸣,腰膝酸软,遗精盗汗,口燥咽干,用左归饮补益肾阴,填精益髓,或河车大造丸滋肾养阴清热;若心肾真阴欲竭,当用大剂西洋参、鲜生地黄、石斛、麦冬、山茱萸等急救真阴,并佐用生牡蛎、乌梅肉、五味子、甘草等酸甘化阴,且敛其阴。

另外,可选滋心阴口服液,每次10 mL,每天2次。

6.心肾阳虚

治法:温振心阳,补益阳气。

方药:参附汤合右归饮加减。两方均能补益阳气,前方大补元气,温补心阳;后方温肾助阳,补益精气。方中人参、姜、枣、炙甘草大补元气,以益心气复脉;附子辛热,温补真阳;肉桂振奋心阳;熟地黄、山茱萸、枸杞子、杜仲、山药为温肾助阳、补益精气之要药。

若兼肾阳虚,可合金匮肾气丸,或用六味地黄丸滋阴固本,从阴引阳,共为温补肾阳之剂;心肾阳衰,不能化气行水,水饮上凌心肺,加用真武汤;若阳虚欲脱厥逆者,用四逆加人参汤,温阳益气,回阳救逆;若阳虚寒凝而兼气滞血瘀者,可选用薤白、沉香、降香、檀香、香附、鸡血藤、泽兰、川芎、桃仁、红花、延胡索、乳香、没药等偏于温性的理气活血药物。

另外,可选用麝香保心丸,每次含服或吞服1~2粒。

7.气阴两虚

治法:益气养阴,活血通脉。

方药:生脉散合人参养营汤加减。上方皆能补益心气。生脉散长于益心气,敛心阴,适用于心气不足,心阴亏耗者;人参养营汤补气养血,安神宁心,适用于胸闷气短,头昏神疲。方中人参、黄芪、炙甘草大补元气,通经利脉;肉桂通心阳,散寒气,疗心痛,纳气归肾;麦冬、五味子滋养心阴,收敛心气;熟地黄、当归、白芍养血活血。配茯苓、白术、陈皮、远志,补后天之本,滋气血生化之源,以宁心定志。

若兼见神疲乏力,纳呆,失眠多梦等,可用养心汤加半夏曲、茯苓以健脾和胃,补益心脾,养心安神;若气阴两虚,兼见口燥咽干,心烦失眠,舌红,用生脉散合归脾汤加减;兼有气滞血瘀者,可加川芎、郁金以行气活血;兼见痰浊之象者,可用茯苓、白术、白蔻仁以健脾化痰。

另外,可选用补心气口服液,每天10 mL,每天2次;或滋心阴口服液,每次10 mL,每天2次。

(二)针灸治疗

1.基本处方

心俞、巨阙、膻中、内关、郄门。

心俞、巨阙属俞募相配,膻中、心俞前后相配,通调心气;内关、郄门同经相配,宽胸理气,缓急止痛。

2.加减运用

(1)寒凝心脉证:加厥阴俞、通里、气海以温经散寒、宣通心阳。背俞穴、气海可加灸,余穴针用平补平泻法。

(2)气滞心胸证:加阳陵泉、太冲以疏肝理气、调畅气机,针用泻法。余穴针用平补平泻法。若脘痞胀满甚者,加中脘以健脾和中、疏导中州气机,针用平补平泻法。

(3)心血瘀阻证:加膈俞、血海、阴郄以活血化瘀、通脉止痛。诸穴针用平补平泻法。

(4)痰浊阻闭证:加太渊、丰隆、足三里、阴陵泉以通阳化浊、豁痰宣痹。诸穴针用平补平泻法。

(5)心肾阴虚证:加肾俞、太溪、三阴交、少海以滋阴清热、养心和络,针用补法。余穴针用平补平泻法。

(6)心肾阳虚证:加肾俞、气海、关元、百会、命门以振奋心肾之阳。诸穴针用补法,关元、气海、命门、背俞穴可加灸。

(7)气阴两虚证:加足三里、气海、阴郄、少海以益气养阴、活血通脉。诸穴针用补法。

3.其他

(1)耳针疗法:取胸、神门、心、肺、交感、皮质下,每次选 3～5 穴,用捻转手法强刺激,一般每穴捻 1～2 分钟,留针 15～20 分钟,可以每隔 5 分钟捻转 1 次。

(2)电针疗法:取内关、神门、胸上段夹脊穴,通电刺激 5～15 分钟,采用密波,达到有麻、电放射感即可。

(3)穴位注射疗法:取内关、郄门、间使、少海、心俞、足三里、三阴交,用复方当归(10％葡萄糖稀释)、维生素 B$_{12}$ 0.25 mg、复方丹参注射液等,每次选 2～3 穴,每穴注射 0.5～1 mL,隔天 1 次。

(4)皮内针疗法:取内关、心俞、厥阴俞、膈俞,每次选 1 对,埋针 1～3 天,冬天可延长到 5～7 天。

(李　超)

第三节　真　心　痛

真心痛是指以突然发作的剧烈而持久的胸骨下部后方或心前区压榨性、闷胀性或窒息性疼痛为临床表现特点的一种严重病症,是胸痹的进一步发展。疼痛可放射到左肩、左上肢前内侧及无名指和小指,一般持续时间较长,常伴有心悸、水肿、肢冷、喘促、面色苍白、汗出、焦虑和恐惧感等症状,甚至危及生命。多因劳累、情绪激动、饱食、受寒等因素诱发。《灵枢·厥病篇》描述了真心痛的发作和预后,称:"真心痛,手足青至节,心痛甚,旦发夕死,夕发旦死。"

现代医学的冠状动脉粥样硬化性心脏病、心肌梗死、心律失常、心源性休克等,出现真心痛的临床表现时,可参考本节进行辨证论治。

一、病因病机

真心痛病因病机和"胸痹"类同,与年老体衰,阳气不足,七情内伤,气滞血瘀,痰浊化生,寒邪侵袭,血脉凝滞等因素有关。如寒凝气滞,血瘀痰浊,闭阻心脉,心脉不通,可出现心胸疼痛(胸痹),严重者部分心脉突然闭塞,气血运行中断,可见心胸猝然大痛,而发为真心痛。

真心痛之病位在心,其本在肾。总的病机是本虚标实,本虚是发病基础,标实是发病条件,急性发作时以标实为主,总由心之气血失调、心脉痹阻不畅而致。

二、诊断要点

(一)症状

突然发作胸骨后或心前区剧痛,呈压榨性或窒息性疼痛。疼痛常可放射至左肩背和前臂,持续时间可长达数小时或数天,可兼心悸、恶心、呕吐等。

(二)检查

1.心电图检查

根据 ST 段或 T 波的异常变化来判断心肌缺血的部位及程度,同时根据相应导联所出现病理性 Q 波及 ST 段抬高的表现,来确定心肌梗死的部位。

2.影像学检查

冠状动脉 CTA 以及冠状动脉造影有助于诊断。

3.血清学检查

血清肌钙蛋白、心肌酶等检查有助于诊断。

三、辨证

本病病位在心,其本在肾,本虚标实是其发病的主要机制,而在急性期则以标实为主。

若心气不足,运血无力,心脉瘀阻,或心血亏虚,气血运行不利,可见心动悸,脉结代(心律失常);若心肾阳虚,水邪泛滥,水饮凌心射肺,可出现心悸、水肿、喘促(心力衰竭),或亡阳厥脱,亡阴厥脱(心源性休克),或阴阳俱脱,最后导致阴阳离决。

(一)气虚血瘀

证候:心胸刺痛,胸部闷窒,动则加重,伴短气乏力,汗出心悸,舌体胖大,边有齿痕,舌质暗淡或瘀点瘀斑,舌苔薄白,脉弦细无力。

分析:元气素虚,无力推动血液运行,血行缓慢而滞涩,闭阻心脉,心脉不通,则心胸刺痛,胸部闷窒;动则耗气更甚,故短气乏力,汗出;气虚,心搏加快,故心悸;舌体胖大,边有齿痕,苔薄白为气虚之象;舌质暗淡,有瘀点瘀斑为血瘀之征。

(二)寒凝心脉

证候:胸痛彻背,胸闷气短,心悸不宁,神疲乏力,形寒肢冷,舌质淡暗,苔白腻,脉沉迟,迟缓或结代。

分析:寒邪内侵,阳气不运,气机阻痹,故见胸痛彻背;胸阳不振,气机不利,故见胸闷气短,心悸不宁;阳气不足,上不荣头面,外不达四肢,故面色苍白,形寒肢冷;舌淡暗,苔白腻,脉沉迟缓或结代,均为寒凝心脉、阳气不运之候。

(三)正虚阳脱

证候:心胸绞痛,胸中憋闷或有窒息感,喘促不宁,心慌,面色苍白,大汗淋漓,烦躁不安或表情淡漠;重则神识昏迷,四肢厥冷,口开目合,手撒尿遗,脉疾数无力或脉微欲绝。

分析:阳气虚衰,胸阳不运,痹阻气机,血行瘀滞,故见胸憋闷、绞痛或有窒息感;少气不续,不能维持正常心搏,故心慌,喘促不宁;大汗淋漓,烦躁不安或表情淡漠,乃为阳脱阴竭;阳气消乏,清阳不升,或失血过多,血虚不能上承,故见神识昏迷;气血不能达四末,则四肢厥冷;营阴内衰,正气不固,故口开目合,手撒遗尿;脉疾数无力或脉微欲绝,乃亡阳伤阴之征。

四、治疗

本病在发作期必须选用有速效止痛作用之药物,以迅速缓解心痛症状。疼痛缓解后予以辨证施治,常以补气活血、温阳通脉为法。

(一)中药治疗

1.气虚血瘀

治法:益气活血,通脉止痛。

处方:保元汤合血府逐瘀汤加减。

方中人参、黄芪补气益心;桃仁、红花、川芎活血祛瘀;赤芍、当归、牛膝养血活血;柴胡、枳壳、桔梗行气豁痰宽胸;生地黄、肉桂敛汗温阳定悸;甘草调和诸药。

另外,可选用速效救心丸,每天 3 次,每天 4～6 粒,急性发作时每次 10～15 粒。

2.寒凝心脉

治法:温补心阳,散寒通脉。

处方:当归四逆汤加减。

方中当归补血活血;芍药养血和营;桂枝温经散寒;细辛祛寒除痹止痛;炙甘草、大枣益气健脾,通行血脉。

本证寒象明显,可加干姜、蜀椒、荜茇、高良姜;气滞,加白檀香;痛剧急,予苏合香丸,每服 1～4 丸。

3.正虚阳脱

治法:回阳救逆,益气固脱。

处方:四味回阳饮加减。

方中以红参大补元气;附子、炮姜回阳;可加肉桂、山茱萸、龙骨、牡蛎温助心阳,敛汗固脱;加玉竹配炙甘草养阴益气。阴竭亡阳,合生脉散。

另外,可选用丹参滴丸,10～15 粒,每天 3 次。或用参附注射液 100 mL 加 5%葡萄糖注射液250 mL,静脉滴注。

(二)针灸治疗

1.基本处方

内关、郄门、阴郄、膻中。

内关、郄门同经相配,郄门、阴郄二郄相配,更和心包之募膻中,远近相配,共调心气。

2.加减运用

(1)气虚血瘀证:加脾俞、足三里、气海以益气通络。诸穴针用补法。

(2)寒凝心脉证:加心俞、厥阴俞、命门以温经祛寒、通络止痛。诸穴针用补法,或加灸法。

(3)正虚阳脱证:重灸神阙、关元以回阳救逆固脱。余穴针用补法。

3.其他

(1)耳针疗法:取心、神门、交感、皮质下、内分泌,每次选 3～4 穴,强刺激,留针 30～60 分钟。

(2)电针疗法:取膻中、巨阙、郄门、阴郄,用连续波,快频率刺激 20～30 分钟。

(3)穴位注射疗法:取心俞、厥阴俞、郄门、足三里,每次选 2 穴,用复方丹参注射液或川芎嗪注射液,每穴注射 2 mL,每天 1 次。

(4)头针疗法:取额旁 1 线,平刺激,持续捻转 2～3 分钟,留针 20～30 分钟。

(李　超)

第四节　心　衰

心衰是由不同病因引起心脉气力衰竭,心体受损,心动无力,血流不畅,逐渐引起诸脏腑功能失调,以心悸、喘促、尿少、水肿等为主要临床表现的危重病证。心衰在临床有急慢之分。其急者表现怔忡,气急,不能平卧,呈坐位,面色苍白,汗出如雨,口唇青紫,阵咳,咯出粉色泡沫样痰,脉多疾数。慢者表现心悸,短气不足以息,夜间尤甚,不能平卧或睡中憋醒,胸中如塞,口唇、爪甲青紫,烦躁,腹胀,右肋下癥块,下肢水肿。

心衰的病位在心,但与肺、脾、肝、肾有关。其发生可源于心脏本身,也可源于其他四脏,其病机关键为心肾阳虚,肺肝血瘀,为本虚标实之疾,其本虚有气虚、阳损、阴伤,或气阴两虚,或阴阳俱损。标实为气滞、血瘀、水结。治疗当标本兼治,急则治标,缓则治本。治本不外益气温阳敛阴,治标为化瘀、利水、逐饮。中医治疗在改善症状、提高生命质量、减少再住院率、降低病死率等方面具有优势。

西医学中称为心功能不全,据国外统计,人群中心衰的患病率为1.5%～2.0%,65岁以上可达6%～10%,且在过去的40年中,心衰导致的死亡人数增加了3～6倍。我国对35～74岁城市居民共15 518人随机抽样调查的结果:心衰患病率为0.9%,按计算有400万名心衰患者,其中男性为0.7%,女性为1.0%,女性高于男性。随着年龄增高,心衰的患病率显著上升,城市高于农村,北方明显高于南方。心功能不全具备上述临床表现者,均可以参考本节辨证论治。

一、诊断标准

(一)中医诊断标准

病史:原有心脏疾病,如心痛,心悸,肺心同病等,多因外感、过劳而复发或加重。

主症:心悸气短,活动后加重,乏力。

次症:咳喘不能平卧,尿少,水肿,下肢肿甚,腹胀纳呆,面色晦暗或颧紫,口唇紫暗,颈静脉怒张,胁下癥块,急者咯吐粉红色泡沫样痰,面色苍白,汗出如雨,四肢厥冷,更甚者昏厥,脉象数疾、雀啄、促、结代、屋漏、虾游。

具备病史,主症,可诊断为心衰之轻症。若在病史,主证的基础上,兼有次症2项者,可明确诊断。

(二)西医诊断标准

目前诊断标准尚不统一,也无特异性检查指标,但根据临床表现,呼吸困难和心源性水肿的特点,以及无创性和/或有创性辅助检查及心功能测定,一般即可做出诊断。临床诊断应包括心脏病的病因、病理解剖、病理生理、心律及心功能分级等诊断。

1.心衰的定性诊断指标

主要标准:①夜间阵发性呼吸困难或端坐呼吸;②劳累时呼吸困难和咳嗽;③颈静脉怒张;④肺部啰音;⑤心脏肥大;⑥急性肺水肿;⑦第三心音奔马律;⑧静脉压升高＞1.57 kPa(16 cmH₂O);⑨肺循环时间＞25秒;⑩肝颈静脉回流征阳性。

次要标准:①踝部水肿;②夜间咳嗽;③活动后呼吸困难;④肝大;⑤胸腔积液;⑥肺活量降低到最大肺活量的1/3;⑦心动过速(心率＞120次/分)。

主要或次要标准:治疗中5天内体重下降≥4.5 kg。

确诊必须同时具有以上2项主要标准,或者具有1项主要或2项次要标准。

2.心功能的分级标准

(1)心功能Ⅰ级:患有心脏病,但体力活动不受限制,一般体力活动不引起过度的疲乏、心悸、呼吸困难或心绞痛,通常称心功能代偿期。

(2)心功能Ⅱ级:患有心脏病,体力活动轻度限制,静息时无不适,但一般体力活动可出现疲乏、心悸、呼吸困难或心绞痛,也称Ⅰ度或轻度心力衰竭。

(3)心功能Ⅲ级:患有心脏病,体力活动明显受限,休息时尚感舒适,但稍有体力活动就会引起疲乏、心悸、呼吸困难或心绞痛,也称Ⅱ度或中度心力衰竭。

(4)心功能Ⅳ级:患有心脏病,体力活动能力完全丧失,休息状态下也可有心力衰竭或心绞痛症状,任何体力活动后均可加重不适,也称Ⅲ度或重度心力衰竭。

二、鉴别诊断

(一)哮病

急性左心衰者,原有心脏之疾,如心悸(心肌炎)、真心痛等,由某种诱因引发(如过劳、情绪激动、外感等)。临床以猝然心悸,喘急不能平卧,汗出烦躁,常伴咯吐粉红色血沫痰为特征,而哮病患者多无心脏病史,多有过敏史,以反复发作为特征,发作时喉间哮鸣有声,咯出大量痰涎后则喘止。

(二)喘病

慢性心衰在活动后往往见呼吸急促,但多以短气不足以息为特征,休息可减轻或缓解,而喘病患者多有肺病史,多因外感而诱发,多伴咳嗽、咳痰。

(三)肾性水肿

慢性心衰重症阶段出现尿少,水肿,而水肿呈下垂性,卧位时腰骶部水肿,兼有纳呆、腹胀、右下腹胀痛等胃肠道症状。而肾性水肿多与外感风寒、风热有关,起病较急,面目先肿,兼有尿少、腰痛,或兼头胀头痛,借助尿常规检查可发现蛋白尿或血尿,血中尿素氮、肌酐增高。

三、证候诊断

(一)心气(阳)虚证

心悸,气短,乏力,活动后明显,休息后可减轻,纳少,头晕,自汗,畏寒,舌质淡,苔薄白,脉细弱无力。

(二)气阴两虚证

心悸气喘,动则加重,甚则倚息不得卧,疲乏无力,头晕,自汗盗汗,两颧发红,五心烦热,口干咽燥,失眠多梦,舌红,脉细数。

(三)阳虚水泛证

心悸气喘,畏寒肢冷,腰酸,尿少水肿,腹部膨胀,纳少脘闷,恶心欲吐,舌体淡胖有齿痕,脉沉细或结代。

(四)气虚血瘀证

心悸气短,活动后加重,左胸憋闷或疼痛,夜间痛甚,两颧暗红,口唇青紫,胁下癥块,舌紫暗,苔薄白,脉沉涩或结代。

(五)阳衰气脱证

喘悸不休,烦躁不安,汗出如雨或如油,四肢厥冷,尿少水肿,面色苍白,舌淡苔白,脉微细欲绝或疾数无力。

四、病因

(一)原发病因

1.源于心

久患心脏之疾,如心悸、心痹、心痛、克山病、心肌炎及先天性心脏病等,导致心气内虚,日久心体肿胀,若再遇外邪侵袭,或情绪刺激,或因过劳,进一步损伤心体,侵蚀心阳,心阳不振,心力乏竭,不能鼓动血液运行,使瘀血阻滞,心脉不通。一则脏腑、肌腠缺血而失养,二则迫使血中水津外渗,进而出现脏腑功能失调,水饮凌心射肺或停积局部及水湿泛溢肌肤之证候,发为心衰。

2.源于肺

久咳、久喘、久哮等肺系慢性疾病反复发作,迁延或失治,痰浊潴留,伏着于肺,肺气壅塞不畅,痰瘀阻于肺管气道,使肺气胀满不能敛降,导致肺之体用俱损,病变首先在肺,继则影响脾、肾,后期病及于心。因肺朝百脉,肺气辅佐心脏运行血脉,肺伤则不能助心主治节,致使血行不畅,血瘀肺脉,肺气更加壅塞,造成气虚血滞、血滞气郁,由肺及心,心血瘀阻不通,日久心力乏竭,心体受损,发为心衰。

3.源于肝

久患肝脏之疾,或暴怒伤肝,导致肝失疏泄之机和条达之性,肝所藏之血不能施泄于外,血结于内,引起肝气滞心气乏,鼓动无力,血循不畅,瘀阻于心,引发血中水津外渗而致水肿、喘咳等证候,发为心衰。

4.源于肾

肾为精血之源,又为水火既济之脏,肾脉上络于心,久患肾脏之疾,则肾体受损,肾阳受伤,命火不足,相火不发,不能蒸精化液生髓,髓少不能生血,血虚不能上奉于心,心体失养,心阳亏乏,心气内脱,心动无力,则血行不畅,瘀结于心,导致心体胀大,发为心衰。

5.源于脾胃

脾胃之脉络于心,心气之源受之于脾,脾又为统血之脏。食气入胃,浊气归心。因此久患脾胃之疾,或思虑过度,或饮食不节(肥甘滋腻及长期饮酒、咸食),损伤脾胃,致使中气虚衰,中轴升降无力,引起水谷精微不能奉养于心主。元气不能上充于心,则心气内乏,鼓动无力,血瘀在心,日久心体胀大,或津血不足,心体失养,体用俱损,发为心衰。

(二)诱因

1.外感

多由外感六淫之邪,袭卫束表,内迫于肺,肺失宣降,痰浊内蕴,影响辅心以治节功能,使心不主血脉,加重心衰。

2.过劳

劳则气耗,心气受损,发为心衰。

3.药物

某些药物如过于苦寒,过于辛温,或输液过速等均导致心气耗散,诱发心衰。

五、病机

(一)发病

多以起病缓慢,逐渐加重为特点。初起见劳累后心悸,气短,疲乏无力,休息后可缓解,逐渐发展为休息时仍觉心悸不宁,喘促难卧,尿少,水肿,口唇爪甲青紫等。少数发病急,突然气急,端坐呼吸,不得卧,面色苍白,汗出如雨,口唇青黑,阵咳,咯吐粉红色泡沫样痰,脉多疾数。

(二)病位

在心,为心之体用俱病,与肺、脾、肝、肾密切相关。

(三)病性

为本虚标实之疾。虚者,以气虚、阳虚为本。病初多为气虚,病久则见阳虚,根据患者体质及原发疾病不同,少数患者可见血虚或阴虚。病变过程中,逐渐形成病理产物,为饮、为痰、为瘀、为浊,阻滞气机,发展为气滞血瘀水结之标实之疾。最终为心肾阳虚,肺肝血瘀,虚实夹杂。

（四）病势

缓慢发病者,初起时症状较轻,仅见劳累后心悸,气短,乏力,休息后症状可减轻或消失。随病情加重,出现休息状态下仍觉心悸不宁,喘促难卧,腹胀尿少,水肿,甚至神昏等。发病急骤者,突然气急呈端坐呼吸,面色苍白,汗出如雨,咯吐血色泡沫痰,唇青肢冷,救治及时,尚可转安,稍有延误,则昏厥死亡。

（五）病机转化

多种原因导致心气虚,心动无力,久之则心力内乏,乏久必竭。心气虚衰而竭,则血行不畅,引起机体内外血虚和血瘀的病理状态。血行不畅则五脏六腑失其濡养,心失所养则心气更虚,瘀阻更甚,日久则心体胀大;子盗母气,心体胀大日久则累及于肝,血瘀在肝,则肝体肿大,失其疏泄之职,气机不畅,影响脾胃升降之机,见腹胀,纳呆,便溏或便秘;瘀血在肾,则水道不通,开阖不利,形成水肿;瘀血在肺,则上焦不宣,肺气郁闭,壅塞不畅,故见咳喘,呼吸困难。

津血同源,血瘀日久导致阴津不足,出现气阴两虚,故患者表现口干,心烦。由于心气不足,血不能行全身以濡养诸脏,肾失所养而导致肾虚,肾阳虚则膀胱失其气化,水液失司。另外,心肾阳虚,不能温煦脾胃,可使中焦运化无权,湿浊内蕴。同时"血不利则为水",水邪内泛外溢,凌心射肺,则悸喘不宁。心阳根于肾阳,阳气衰竭,心气外脱,心液随气外泄,故见喘促不宁,烦躁不安,汗出如雨如油,四肢厥冷,尿少水肿等症。

总之,心衰是全身性疾病,病初以气虚阳虚为主,偶见阴虚;病变过程中,因气虚无力运血或阴虚脉道不充,则成血瘀;阳气不足,水津失于气化,形成水肿;病延日久者,正气日衰,五脏俱败,正不胜邪,最终可致心气衰微,心阳欲脱之险证。虚和瘀贯穿疾病的始终,虚有气虚、阴虚、阳虚。瘀有因虚致瘀、因实致瘀,虚越甚,瘀越重。水是疾病发展过程中的病理产物,病越重,水越盛。

所以心肾阳虚为病之本,血瘀水停为病之标,本虚标实。又因心衰患者内脏俱病,正气虚衰,每易罹受外邪,新感引动宿疾,使心衰反复而逐年加重。

（六）证类病机

心衰过程是因虚致实,实又可致更虚的恶性循环,以气虚阳虚为本,发展为气阴两虚、气虚血瘀、阴阳两虚、阳虚水泛、阳衰气脱等不同病理过程。

心气（阳）虚证:由于年老体弱,久患心脏之疾或他脏之疾累于心,使心气亏耗。心气内乏,无力帅血,心神涣散而不藏,故见心悸不安;动则气耗,故见乏力,气短不足以息,动则益甚。汗为心之液,气不固护,见汗液自出。脉道鼓动无力,则见脉弱或结或代。此候为心衰早期表现。

气阴两虚证:心居胸中,为宗气所聚,心气亏虚,气不生津,津随气耗,出现阴虚;或心气亏乏,不能固护,营阴不能内守;或气（阳）虚日久,阳损及阴,出现气阴两虚。也可见于急性或慢性心衰反复发作之人久用温阳利水之剂,耗竭阴津,致心之气阴两虚。由于心气不足,气不布津,津液不能上承,故出现口干;心阴亏虚,虚火内生,蒸津外泄,故见盗汗;扰动心神,则心烦,少寐多梦。舌红少津,脉细弱。

气虚血瘀证:心气虚无力推动血液运行,导致血行迟滞而形成瘀;因心肺气血不畅,上焦不宣,引起中焦枢机不转,脾失运化之力,胃失腐熟水谷之能,致使升降功能呆滞,肝之疏泄功能受阻,水液功能不畅,而致气滞血瘀水泛。此候为心衰发展的中晚期阶段,由心及于肺、脾（胃）、肾、肝、三焦,气血阴阳亏虚,瘀、水、气（滞）、痰互结。血行不利,脉络瘀滞,见口唇爪甲青紫,胁下积块;脾不运化,则纳呆,腹胀;水渍不利,则尿少水肿;水饮凌心则怔忡;射肺则咳喘不宁。本愈虚标愈实,心阳、脾阳、肾阳皆虚,患者表现畏寒肢冷,汗多,易外感;津血不行,阴液枯竭,虚热内生,则见口干不欲饮或欲饮冷,烦躁不安。舌红少津或舌淡胖,脉细涩。

阳虚水泛证:由于心阳不振,无力温运水湿,可致湿浊内蕴;随疾病进展,脾阳受损,不能健运,复加肺气亏虚,水道失其通调,水湿内停;后期肾阳虚衰,膀胱气化不利,水饮内泛;心阳根于肾阳,心肾阳虚,肾不纳气,心阳外越,故见心悸气喘,动则益甚;母病及子,脾失阳助,则脾不制水而反侮,中轴不运,见腹部膨胀,纳少脘闷,恶心欲吐;膀胱气化失司,津不化气而为水,见尿少水肿。阳虚不能温于四末,故见四肢厥冷。

阳衰气脱证:疾病发展末期,诸脏之阳皆亏,阴盛于内,阳脱于外,虚阳外越,故见喘急而悸,动荡心神,则见烦躁不安;阳虚则寒,见四肢厥冷,且逆而难复;汗为心之液,心阳衰竭,不能固守营阴,真津外泄,故见汗出如珠如油。舌脉均见阴阳离绝之象。

六、分证论治

(一)辨证思路

1.辨急性与慢性

心衰在临床上有急慢之分。急者可见怔忡,气急,不能平卧、呈坐状,面色苍白,汗出如雨,口唇青黑,阵咳,咯吐粉红泡沫样痰,脉多疾数。慢者可见心悸,短气不足以息,夜间尤甚,不能平卧或夜间憋醒,胸中如塞,口唇、爪甲青紫,烦躁,腹胀,右胁下癥块,下肢水肿。

2.辨原发病证

既往有无能引发心衰之病,如胸痹心痛、心痹、肺心同病、心悸、瘿病、肾脏之疾、消渴等。

原有胸痹心痛者,在心衰证候基础上常伴有胸闷,左胸膺部疼痛,向左肩背部放射,疼痛多短暂,但反复发作。多发于年老之人,平素经常胸闷,时有左胸膺部疼痛,持续时间较短,服用芳香开窍药物可缓解,多因过劳、情绪激动、饱食或寒冷刺激而诱发。或伴心悸,逐渐出现喘促不能平卧,尿少水肿,夜间憋醒,舌质青紫、苔腻,脉沉弦。

原有肺胀病者,有长期反复咳喘的病史,心衰加重多与感受外邪有关,颜面、口唇、爪甲青紫暗明显,稍有外感则咳喘发作,痰多,胸满,心悸,尿少水肿,腹胀,纳呆,口唇、颜面及爪甲紫黑,苔厚腻、脉滑数。本病病变早期在肺,继则影响脾、肾。

3.辨诱因

心衰最常见诱因为感受外邪。如出现恶寒发热,咳嗽,咯白痰者,多外感寒邪;如发热重,咯黄痰者,多感受热邪。有些药物可诱发心衰,如抗心律失常药、药物过敏、输液反应、输液速度过快等。另外,过劳及情绪刺激也可诱发心衰。

4.辨标本虚实

本虚有气虚、阳损、阴伤、气阴两虚或阴阳俱损之分。气虚者,多为心衰之初期,症见气短,乏力,活动后心悸加重;阳损者,在气虚的基础上见畏寒,肢冷,面色青灰,下肢水肿,多为心衰中期表现;阴伤者,可见形体消瘦,两颧暗红,口干,手足心热,心烦等;气阴两虚者为气虚证与阴伤证并见,多见于心肌炎之心衰;阴阳俱损为阴伤与阳损并见,为心衰之重证。标实为气滞、血瘀、水结。气滞者,症见胸闷,胁腹胀满,脘胀纳呆;血瘀者,症见面色晦暗,口唇、爪甲及舌质青紫,脉促、结、代,或涩;水结者,症见面浮水肿,呕恶脘痞,喘悸难卧,舌体胖大,边有齿痕。另外,患者反复心衰或经常应用利尿剂,使阴阳俱损,阳虚水泛,阴虚生热,水热互结,出现尿赤少、水肿、心烦、口渴、喜冷饮等寒热错杂证。

5.辨病位

心衰病位虽然在心,但常见二脏或数脏同病,虚实错杂。不论先为心病而后及于他脏,或先有肺、肾、肝、脾之病而后及心,病至心衰,多见五脏俱病,但仍以心为主,因"心为五脏六腑之大主"。心肺气虚,肾不纳气,则见心悸、咳嗽,气喘,倚息不得卧等症状;心肾阳虚,则见畏寒肢冷,水肿,心悸,短气,喘促,动则更甚等证候;心肺阴虚可见心悸,咳嗽,咯吐血痰,口干,盗汗等证候;心脾两虚可见心悸,乏力,血虚,腹胀,纳呆,不寐,便溏等证候;若肺肝脾肾同病,则形成气滞血瘀水结证候。

6.辨病情

心衰以悸、喘、肿为三大主症,其中以心悸、怔忡贯穿始终,如果单纯表现为心悸、乏力、气短者,病情相对较轻;如见有咳嗽、咯白痰者,或外邪引动内饮,或有水邪射肺,如咯粉红泡沫样痰,多为急性左心衰,病情危重;心衰出现喘或喘不能平卧者,源于病久及肺作喘或肾虚不能纳气作喘,属心衰发展至中晚期;如喘与水肿同时出现,多为心衰晚期,三焦同病,五脏受损,病情较重。

7.辨舌脉

舌体胖大或有齿痕者,多为阳虚兼水湿内蕴;舌体瘦小,质干或有裂纹,为阳衰阴竭;舌紫暗或隐青,为阳气虚衰,血行瘀阻;如兼有热象,可见红绛舌;舌苔一般为薄白苔,兼有痰饮者多为白腻苔,肺有痰热者多见黄腻或灰黄腻苔,痰湿重者可见灰腻苔。脉象沉细数或结代,为气阴两虚;脉沉数而疾无力,或涩而沉,或结或促或代,或雀啄、鱼翔,为气(阳)虚血瘀;脉微细而数,或结代、雀啄,为阳衰气脱;脉微欲绝散涩,或浮大无根,为阴竭阳绝危证。

因此治疗当标本兼顾,急则治标,缓则治本。治本不外益气温阳敛阴,治标为化瘀、利水、逐饮。

(二)分证论治

1.心气(阳)虚

症舌脉:心悸,气短,乏力,活动时明显,休息后可减轻,纳少,头晕,自汗,畏寒,舌质淡、苔薄白、脉细弱无力。

病机分析:此证型常见于各种心脏之疾导致心衰之早期,或中重度心衰经过治疗之恢复阶段,相当于心功能Ⅰ、Ⅱ级。本证主要临床表现为心悸、气短,无论是各种心脏病本身,还是他脏之疾,如肺系之疾,饮食伤脾,肝脏或肾脏之疾,首先损伤心气,使心气力不足。心气帅血以动,营运周身,今气虚不能帅血,使周身失其血之濡养,故见乏力、头晕等症。病位主要在心,可及于肺、脾。

治法:补心益气。

常用方:保元汤(《博爱心鉴》)加减。黄芪、人参、肉桂、甘草、淫羊藿、补骨脂、茯苓。加减:出现胸闷胸痛者,多由于气虚血行不畅,心脉不通所致,加丹参、川芎、赤芍或加桃红四物汤(《医宗金鉴》)、黄芪桂枝五物汤(《金匮要略》)、补阳还五汤(《医林改错》)等;形寒肢冷,胸痛者,为心阳不足,加附子、干姜、桂枝、薤白;胸胁胀满者,为气虚气滞,加醋柴胡、醋青皮;患者除心悸、气短,还见有头晕、健忘者,用归脾汤(《济生方》);心悸重,脉结代者,用炙甘草汤(《伤寒论》);动则心悸汗多者,加桂枝甘草龙骨牡蛎汤(《伤寒论》)。

常用中成药:补心气口服液每次 10 mL,每天 3 次。补益心气,活血理气止痛,适用于心气心阳不足又兼血瘀、痰浊之心衰。福王黄芪口服液每次 10~20 mL,每天 2 次。益气固表,利水消肿,补中益气,适用于心气亏虚之心衰。人参片每次 4 片,每天 2 次。大补元气,补益肺脾。适用于以心气不足为主要症状的心衰。黄芪注射液 20 mL 加入 5％葡萄糖注射液或 0.9％氯化钠注射液 250 mL 中,静脉滴注,每天 1 次。补益肺脾,益气升阳。用于症见气短、乏力等气虚之象者。

体针:常取心俞、神门、内关、间使、胆俞、阳陵泉、足三里、曲池等穴,每次取穴 3～5 个,每天 1 次,7 天为 1 个疗程,以补法为主。

耳针:常取心、定喘、肺、肾、神门、交感、内分泌等穴,可用针刺、按压、埋针等方法,每次 3～4 个穴位。

临证参考:心气虚贯穿于心衰的全过程,因此补益心气是此证型的主要治疗大法,补气药物首推参、芪。《万病回春》言人参"扶元气,健脾胃,进饮食,润肌肤,生精脉,补虚羸,固真气,救危急"。不同品种的人参制品,如红参、西洋参、生晒参均具强心的作用,其中红参的效果最好,一般调理每天可用 3～5 g,病情明显可用 10 g,严重者可用 15～20 g,危重患者可用到 30 g。如气虚血瘀时,黄芪与活血药同用,可起到活血而不伤血,并有养血之功。此外白术不单健脾益气,还可化痰、燥湿、行水,因此在气虚为主的心衰患者中也是常用中药。此证型常见于心衰初期或慢性心衰经治疗病情相对稳定,相当于心功能Ⅰ、Ⅱ级患者,若不伴有反复心动过速或心房纤颤,可不使用洋地黄类药物,以中药益气活血为主,可改善心功能,提高患者生活质量。

2.气阴两虚

症舌脉:心悸气喘,动则加重,甚则倚息不得卧,疲乏无力,头晕,自汗盗汗,两颧发红,五心烦热,口干咽燥,失眠多梦,舌红、少苔、脉细数或沉细。

病机分析:此证型多见于慢性反复发作之心衰患者,长期应用利尿剂或抗生素治疗,利尿剂直伤阴津,抗生素乃苦寒之品。由于阴阳相互依存,心衰日久,由气虚而损及于阴;或久用、过用温燥而伤阴;或水肿患者应用利尿之剂,使阴液亏耗。两颧红,五心烦热为阴亏虚阳上扰之证。有些患者甚则出现口干渴,渴而喜冷饮,此非实热,乃心衰日久,多脏虚损,脾不能为胃行其津液,阴虚燥热所致;津伤肠燥,还可出现大便秘结不行。

治法:益气养阴。

常用方:生脉散(《内外伤辨惑论》)加减。生晒参、麦冬、五味子、黄芪、黄精、玉竹、生地黄、阿胶、白芍。加减:若见阴阳两虚,畏寒、肢冷者,加附子、干姜、桂枝;气虚重者,重用黄芪;水肿者,加泽泻、车前子、白术;腹胀者,加厚朴、大腹皮、莱菔子、砂仁;心烦者,加黄连;脉结代者,用炙甘草汤(《伤寒论》)。

常用中成药:参麦注射液 40～60 mL 加入 5％葡萄糖注射液 250 mL 中,静脉滴注,每天 1 次。益气固脱,滋阴生津,养心复脉。用于气阴两虚之心衰。生脉注射液 40 mL 加入 5％葡萄糖注射液 250 mL 中,静脉滴注,每天 1 次。补气养阴,生津复脉,益气强心。用于气虚津伤,脉微欲绝之心衰。补心气口服液、滋心阴口服液:每次各 10 mL,每天 3 次。两者合用益气养阴,活血通脉。用于气阴两虚之心衰。

体针:常取心俞、神门、内关、间使、厥阴俞、阳陵泉、足三里、三阴交等穴,每次取穴 3～5 个,每天 1 次,7 天为 1 个疗程,以补法为主。慢性肺心病,常取肺俞、肾俞、膻中、气海、足三里。心慌加内关。

耳针:常取心、定喘、肺、肾、神门、交感、内分泌等穴,每次 3～4 个穴位,可用针刺、按压、埋针等方法。慢性肺心病,常取心、神门、交感、肾、肾上腺等穴。

临证参考:益气养阴多用参、麦,所以人参、麦冬是本证型必不可缺的常用药物。《日华子本草》言麦冬"治五劳七伤,安魂定魄",《本草汇言》言其"主心气不足,惊悸怔忡,健忘恍惚,精神失守"。

本证型虽为气阴两虚,但气虚为始,阴虚为渐,气虚为本,故治疗上,即使阴虚较重,也不能舍其气而单补阴,益气温阳贯彻始终。此外,心阳失敛更易外散,故益气养阴之中应配以酸收,常用麦冬、五味子,一使阳气内守,温运心脉,二可防止温阳化气药物辛温伤阴散气。阴虚生热,患者常见心烦,可加黄连、生地黄。大量或长期应用利尿剂的患者,常出现口干渴而喜冷饮,可用白虎加人参汤以清热益气生津,生石膏用量可加大。大便干结者,可加大黄、元明粉急下存阴。养阴多以甘寒之品,不可过于滋腻。

3.阳虚水泛

症舌脉:心悸气喘,畏寒肢冷,腰酸,尿少水肿,咳逆倚息不得卧,腹部膨胀,或胁下积块,纳少脘闷,恶心欲吐,颈脉动,口唇爪甲青紫,舌体淡胖有齿痕,脉沉细或结代。

病机分析:本证型属本虚标实,为疾病发展至中晚期之征,相当于临床上心功能Ⅲ、Ⅳ级。心居胸中,为阳中之阳,心气心阳亏虚,出现心悸、怔忡,动则气喘。在此阳虚不单心阳虚,脾阳、肾阳皆虚,土不制水而反克,肾不制水而妄行,水邪泛滥,内蓄外溢,外溢肌肤则面浮肢肿;上凌心肺则加重心悸、喘促,甚则咳逆倚息;聚留胸腹则出现胸腹水。诸脏皆病,三焦气化不利,津聚不行,瘀血内停,瘀于心脉则见胸中隐痛,咳唾血痰,唇甲紫暗,颈部及舌下青筋显露;瘀于肺,则短气喘促、呼吸困难;瘀于肝,则胁下积块。瘀血水饮虽继发于心气亏虚,但一旦形成又可进一步损伤阳气,形成由虚致实、由实致虚的恶性病理循环。

治法:温阳利水。

常用方:五苓散合真武汤(《伤寒论》)加减。桂枝、制附子、茯苓、白术、白芍、生姜、泽泻、猪苓、车前子、丹参、红花、益母草。加减:喘促甚者,加葶苈子、桑白皮、地龙或加葶苈大枣泻肺汤(《金匮要略》);中阳不足兼痰饮者,可用苓桂术甘汤(《金匮要略》);腹胀者,加大腹皮、莱菔子、厚朴;恶心呕吐者,加生姜汁、半夏、旋覆花。

常用中成药:参附注射液 10～20 mL 加入 5％葡萄糖注射液 250～500 mL 中,静脉滴注,每天1次。回阳救逆,益气固脱。用于心阳不振,症见四肢不温,尿少水肿者。福寿草片每次1片,每天2次。强心,利尿,镇静。用于治疗心衰水肿患者。补益强心片每次4片,每天3次。益气养阴,化瘀利水。用于治疗气阴两虚,血瘀水停所致心衰。强心力胶囊每次4粒,每天3次。温阳益气,化瘀利水。用于治疗阳气虚乏,血瘀水停所致心衰。

针灸:取心俞、神门、内关、间使、通里、少府、足三里、膻中、气海、中脘等穴,每次取穴 3～5 个,每天1次,7 天为1个疗程,以补法为主。水肿者配太溪、三阴交。

临证参考:在此证型中,阳虚是其病机关键,喘促、水肿是其主要的临床表现,温阳是本证的主要治法。温阳药中首推刚燥之附子,因附子性温有小毒,含乌头碱,故应炙用,用时先煎30分钟。肺心病心衰时,因为心肌纤维肥大、间质水肿,对乌头碱比较敏感,临床易出现中毒,故用量宜小,但风湿性心脏病患者剂量可加大。附子温阳,大多与干姜配伍,"附子无姜不热",但如果心动过速,阴虚有热者不用干姜。附子可与桂枝相配,可以宣通阳气,以利于化水气。阳虚不单心阳不振,脾阳、肾阳也衰,但不同患者的病理转归不同,又各有偏倚。阳虚水盛而兼腹胀明显者,偏于脾阳虚,应选苓桂术甘汤(《金匮要略》),桂枝不仅能宣通阳气、利水,还能活血,用量一般10～15 g。水肿且咳逆者,可宣肺利水,加用葶苈子。此证候虽以"水"为标实之象,但利水之法各有不同,根据不同症状表现,可以配合化瘀以利水,可以行气以利水。

此证型多相当于心功能为Ⅲ、Ⅳ级的心衰患者,当水肿较重时,可配合西药强心、利尿之品治疗,当病情减轻后,再逐渐减少利尿剂用量,直至停药。现代药理研究表明很多中药具强心功效,如枳实、葶苈子、万年青、北五加皮、福寿草等,可在辨证的基础上酌情加用,但北五加皮具有强心苷作用,易出现洋地黄中毒,使用时剂量宜小。

4.气虚血瘀

症舌脉:心悸气短,活动后加重,左胸憋闷或疼痛,夜间痛甚,两颧潮红,口唇青紫,胁下癥块,或有小便少,下肢微肿,舌紫暗、苔薄白、脉沉涩或结代。

病机分析:心主血脉,血脉运行全赖心中阳气之推动,诚如《医学入门》所说:"血随气行,气行而行,气止则止,气湿则滑,气寒则凝"。气为血之帅,血为气之母,因此心衰患者自出现之始,即也存在着血行不畅,脉道不利,因虚致瘀是心衰出现瘀象的主要病机,但也可由于津液亏虚致瘀或水不行而为瘀或气滞血瘀。随病情进展,心衰反复发作,诸脏失血之濡润,首先肝血不藏,肝体不柔,出现胁下积块;心气亏虚,络脉失充,心脏失养,心脉不通,不通则痛,见胸痛;瘀血阻络,肺失宣降,则可出现胸闷、咳喘。瘀血阻碍气机,进一步加重脏腑之虚,表现为本虚标实。

治法:益气化瘀。

常用方:补阳还五汤(《医林改错》)加减。黄芪、当归、赤芍、地龙、桃仁、川芎、红花、泽兰、益母草。加减:瘀象较重者,可合用桂枝茯苓丸;心痛甚者,加全瓜蒌、薤白、郁金或合用芳香化瘀类药物,如速效救心丸、心可舒、银杏叶片等;胁下癥块,加三棱、莪术。

常用中成药:冠心安口服液每次 10 mL,每天 2～3 次。宽胸散结,活血行气。用于治疗冠心病气滞血瘀型心衰。舒心口服液每次 20 mL,每天 2 次。补益心气,活血化瘀。用于治疗气虚血瘀心衰患者。丹红注射液 20 mL 加入 5% 葡萄糖注射液 250 mL 中,静脉滴注,每天 1 次。益气化瘀止痛。用于治疗心血瘀阻证型各种心脏病。疏血通注射液 6 mL 加入 5% 葡萄糖注射液 250 mL 中,静脉滴注,每天 1 次。活血化瘀通络。用于治疗各种血瘀型心脏病。苦碟子注射液 40 mL 加入 5% 葡萄糖注射液 250 mL 中,静脉滴注,每天 1 次。化瘀止痛,用于治疗血瘀型冠心病。

针灸:取心俞、神门、内关、间使、厥阴俞、膈俞、膻中、太冲等穴,每次取穴 3～5 个,每天 1 次,7 天为 1 个疗程,以泻法为主。

临证参考:心力衰竭的患者均存在微循环改变及红细胞变形、血浆黏稠、血管外周阻力明显增高等现象,而现代研究已证实活血化瘀类中药能改善上述状况,常用药物有丹参、川芎、红花、益母草、赤芍、三七、鸡血藤等。而配伍应用具有活血化瘀功效的注射剂能明显改善心功能,如丹参注射液、川芎嗪注射液、碟脉灵注射液、舒血宁注射液等。但对于血瘀较重,见胁下积块的患者,不宜用大量破瘀之品,以免络破血溢,出现咯血、便血等变证。

5.阳衰气脱

症舌脉:喘悸不休,烦躁不安,汗出如雨或如油,四肢厥冷,尿少水肿,面色苍白,舌淡苔白、脉微细欲绝或疾数无力。

病机分析:此证型多见心衰患者发展至终末阶段,也可见于暴受温邪、心脉闭塞等导致心阳暴脱,如急性感染性心肌炎、急性大面积心肌梗死等。患者不单阳衰,阴亦竭,故常表现躁动不安,乃阴不敛阳,虚阳外越之象。

治法:回阳救逆,益气固脱。

常用方:急救回阳汤(《医林改错》)加减。人参、附子、炮姜、白术、炙甘草、桃仁、红花。加减:阴竭阳绝,兼舌干而萎,口渴者,可改用阴阳两救汤,病情转安后,可用生脉散(《内外伤辨惑论》)调治;肢冷,汗多,喘而脉微欲绝者,选参附龙牡汤(《伤寒论》)或加麻黄根、浮小麦、山茱萸。

常用中成药:参附注射液 20~50 mL 加入 5% 葡萄糖注射液 100 mL 中,静脉滴注,每天 1~2 次,肢冷汗出脉微者,可直接静脉推注。益气回阳固脱。用于治疗阳衰气脱型心衰患者。

针灸:取心俞、神门、内关、三阴交、足三里、膻中、气海、关元等穴,每次取穴 3~5 个,每天 1 次,7 天为 1 个疗程,以补法并灸为主。

临证参考:此证型多属各种急慢性心衰发展至终末阶段,病情危笃,需立即急救。中西医结合治疗,优于单纯西医治疗。在强心药的应用上,虽然许多中药含有强心苷,如北五加皮等,但此时患者对上述强心药的耐受程度差异很大,不易掌握剂量,容易引起中毒,故强心剂的应用不如西药洋地黄类。在利尿剂的应用上,虽然中药利尿效果不如西药见效快,但此时由于患者心力衰竭,心排血量下降,肾血流量不足,单纯西药利尿已无效,如果配合大剂量通阳利水或化瘀利水之品,则明显增强利尿效果。阳衰气脱,出现汗出肢冷,患者往往进入休克阶段,少尿或无尿,血压下降,单纯应用西药升压药,如多巴胺、间羟胺,大剂量应用使肾血管收缩,出现尿少,四肢厥冷,长期应用还存在药物依赖,此时如配合中药参附注射液,回阳救逆,其升压作用明显增强,可减少西药升压药用量,减轻药物依赖,且增加末梢血循环,使四肢变暖,尿量增加。

七、按主症辨证论治

(一)心悸

心悸是心衰患者始终存在的症状,往往与气短并见,听诊时心率可增快,可闻及奔马律,可有心律不齐。脉诊可见促、结、代、疾、数等脉象。初期多以心气亏虚为主,疾病恢复期多以阴虚、阳浮或痰火、水饮为主。

1.心气(阳)虚

临床表现:心中悸动不安,气短,动则加剧,乏力,自汗,舌质淡或隐青,苔白滑、脉多沉细而结或代或涩。上述表现为心气不足之象,如见形寒不足,面色苍白,脉见沉迟,则为心阳不足之象。心电图多见心律不齐,各种期前收缩或传导阻滞。

辨证要点:心悸,气短,乏力,形寒。

治法:益气温阳止悸。

常用方:桂枝甘草龙骨牡蛎汤(《伤寒论》)。桂枝、炙甘草、生龙骨、生牡蛎。加减:乏力、气短明显者,可加人参、黄芪;心中空虚而悸,脉沉迟,形寒肢冷甚者,可用麻黄附子细辛汤(《伤寒论》);心虚胆怯,神不自主而悸者,可用安神定志丸(《医学心悟》)。

常用中成药:灵宝护心丹每次 3~4 丸,每天 3~4 次。强心益气、通阳复脉、芳香开窍、活血镇痛,用于缓慢型心律失常及心功能不全。

针灸:主穴内关、通里、郄门、三阴交,心神不宁加神门、间使,心阳虚衰灸关元、神阙。

临证参考:心悸是伴随心衰始终之症状,有虚实之分。言其虚,多因心气、心阴、心血之不足。心悸,乏力,气短者,属心气不足,重用参、芪。人参入脾肺二经,有大补元气、固脱生津及安神之功效。现代药理研究证实人参有强心作用,对心脏病患者,人参可通过改善心肌营养代谢而使心功能改善。黄芪入肺、脾二经,不但可以补气固表,还可利水消肿,对于心衰出现自汗、水肿者尤宜。现代药理研究证明黄芪可加强心肌收缩力,增加心排血量,减慢心率,还可直接扩张血管,利尿,减轻心脏负荷,故为救治心衰不可缺少的药物。

2.阴虚火旺

临床表现:心中悸动不安,心烦,少寐多梦,口干,脉多疾数。心电图表现多为快速型心律失常。

辨证要点:心悸,心烦,脉细数。

治法:滋阴清热,宁心安神。

常用方:天王补心丹(《摄生秘剖》)加减。生地黄、五味子、当归、天冬、麦冬、柏子仁、酸枣仁、人参、玄参、丹参、白茯苓、远志、桔梗、朱砂。加减:若热象明显者,可加黄连;心烦重者,加栀子;若阴不敛阳者,可用三甲复脉汤(《温病条辨》)。

常用中成药:稳心颗粒每次1包,每天3次。益气养阴,定悸复脉,活血化瘀。适用于各种快速性心律失常。利心丸每次3g,每天2次。养心安神。用于快速性心律失常。

针灸:体针取穴内关、迎香、厥阴俞,强刺激。耳针取心、神门、交感,中等至强刺激。

临证参考:心衰患者在疾病发展过程中常伴有心悸不宁,临床查体时发现各种心律不齐,心阴不足患者以室性期前收缩及快速心律失常多见,此时治疗仍以纠正心衰为主,在辨证的基础上佐以安神之品。因心衰患者之阴虚多源于气虚,故治疗时当气阴双补,以生脉散或炙甘草汤为主方。心烦少寐者,加酸枣仁、苦参或黄连之类,可泻心火,除湿热。现代药理研究认为黄连、苦参均有良好的抗期前收缩作用。

3.水饮凌心

临床表现:心悸而喘咳,眩晕,胸脘痞满,尿少或水肿,舌苔白滑,脉多弦滑。听诊双肺可闻及水泡音,心率多快,可闻及奔马律。

辨证要点:心悸,咳喘不得卧,尿少水肿。

治法:振奋心阳,化气行水。

常用方:葶苈大枣泻肺汤(《伤寒论》)。葶苈子、大枣。加减:如水饮上逆,恶心呕吐者,加半夏、陈皮、生姜以和胃降逆;如肾阳虚衰,不能制水,水气凌心,症见心悸喘咳,不能平卧,四肢不温者,选真武汤(《伤寒论》);头晕,小便不利,水肿甚者,选苓桂术甘汤(《伤寒论》)。

针灸:肺俞、合谷、三焦俞、肾俞、水分、足三里、三阴交、复溜等穴,补泻兼施。

临证参考:此证型多为心衰之重证,心悸乃由于阳虚水邪上犯于心,心阳不振,营阴内虚,水在心下,阳不归根,故头眩身动。可采用苓桂术甘汤纳气宁心的治法。温阳同时不忘利水,可加防己、车前草、木通;宗气无根,则气不归原,故应加龙骨以镇浮阳,牡蛎以抑上逆之水气;阳虚寒水所困,使血凝滞,则加泽兰、茺蔚子化瘀行水,但不宜用化瘀重剂。

(二)喘促

心衰往往伴有气促,甚则短气不足以息,故首先要辨虚实。《素问·调经论》提出:"气有余则喘咳上气,不足则息不利少气。"《景岳全书·杂证谟·喘促》说:"实喘者有邪,邪气实也;虚喘者无邪,元气虚也。实喘者长而有余,虚喘者气短而不续。实喘者胸胀气粗,声高息涌,膨膨然若不能容,唯呼出为快也;虚喘者慌张气怯,声低息短,惶惶然若气欲断,提之若不能升,吞之若不相及,劳动则甚,而惟急促似喘,但得引长一息为快也。"从以上论述看,心衰之气喘当属虚喘,乃责于肺肾,但也有由于水饮凌心射肺使肺实作喘者。

1.痰饮上凌于肺

临床表现:咳喘不能平卧,喉中痰鸣,胸高息粗,咳嗽大量黏痰或涎液,尿少水肿,舌苔多腻,脉滑数。查体双肺可闻及干湿啰音。

辨证要点:咳喘不能平卧,喉中痰鸣,咳嗽大量黏痰或涎液。

治法:祛痰利气化饮。

常用方:二陈汤(《太平惠民和剂局方》)合葶苈大枣泻肺汤(《金匮要略》)加减。半夏、陈皮、茯苓、甘草、葶苈子、瓜蒌、款冬花。加减:若痰黄者,加黄芩、黄连、栀子、川贝;痰有腥味者,加鱼腥草、金荞麦;痰白清稀,形寒肢冷者,可合真武汤(《伤寒论》)。

针灸:定喘、列缺、尺泽、合谷、膻中、中脘、丰隆、肾俞、太溪等穴,可用泻法。

临证参考:本证型多见于慢性心衰合并肺内感染患者或急性左心衰患者,最常见于肺心病心衰患者。外邪犯肺,肺失宣降,痰浊内蓄,或久病脾虚失运,聚湿生痰,上渍于肺,或肾阳虚衰,水无所主,上凌于肺。总之,痰与饮皆为有形之实邪,故治疗当急则治标,治痰治水。

2.肺肾气虚

临床表现:喘促,气不得续,动则益甚,汗多,心悸,形寒肢冷,或尿少水肿,舌质淡、苔薄或滑,脉沉弱。

辨证要点:喘促,气不得续,动则益甚。

治法:补肾纳气。

常用方:金匮肾气丸(《金匮要略》)合生脉饮(《内外伤辨惑论》)。制附子、桂枝、熟地黄、山茱萸、山药、茯苓、牡丹皮、泽泻、人参、麦冬、五味子。加减:若尿少水肿明显者,可加牛膝、车前子;若咳喘者,可加葶苈子、生龙骨、生牡蛎;若腹胀者,加厚朴、枳实。

针灸:肺俞、定喘、膏肓俞、太渊、足三里、肾俞、气海、太溪等穴,多用补法,并灸。

临证参考:此证型多见慢性心衰患者经过治疗,病情相对稳定,但心功能较差,动则喘促,甚则尿量减少,双下肢水肿。从其脉证分析,当属虚喘范畴,治从其肾,可酌用淫羊藿、胡桃肉、补骨脂、紫石英、沉香等温肾纳气,镇摄平喘之品。心肺肾气已亏极,血行多不畅,故本证多兼瘀,可酌加桃仁、红花、川芎、泽兰、丹参等以活血。另外,病情发展至此,多属顽疾,用药宜久,故可根据病情配制成丸散之剂服用。

(三)水肿

临床表现:尿少,水肿,从下而上,多与心悸、喘促并见,形寒肢冷,苔白滑,脉沉滑。

辨证要点:悸、喘、肿,形寒肢冷。

治法:温阳利水。

常用方:五苓散(《伤寒论》)合真武汤(《伤寒论》)。桂枝、制附子、茯苓、白术、泽泻、猪苓、白芍、干姜。加减:腹胀者,加冬瓜皮、大腹皮;水肿较甚,有胸腹水者,可加牵牛子或商陆以攻逐水邪。

针灸:腰以上肿取肺俞、三焦俞、列缺、合谷、阴陵泉,用泻法;腰以下肿取肾俞、脾俞、水分、复溜、足三里、三阴交,用补法。

临证参考:水肿的基本病机是阳气虚衰不能化水,故通阳利水是基本治法,用药宜动不宜静,宜走不宜守,宜辛温不宜阴柔。通阳利水之品首推桂枝,桂枝可宣通全身之阳气,常与茯苓配伍,代表方为五苓散(《伤寒论》)。健脾通阳应选苓桂术甘汤(《金匮要略》),白术不仅能健脾益气,还能化痰、燥湿、行水。如心衰因感受外邪而引发水肿者,应宣通肺卫以利水,选防己茯苓汤(《金匮要略》)。气虚明显而水肿者,可选春泽汤(《医方集结》)。血瘀水结者,可选桂枝茯苓丸(《金匮要略》)化瘀利水。利水药物常选利水而不伤阴之品,如茯苓、泽泻、芍药、白术等。如水邪上犯,凌于心肺者,当泻水逐饮,选葶苈大枣泻肺汤(《金匮要略》)或己椒苈黄丸(《金匮要略》),葶苈子可化痰、平喘、泻肺,防己有显著的利水作用,但近年实验研究发现防己对肾脏有毒性,故应慎用。"血不行则为水",无论气虚还是阳虚,瘀象伴随始终,化瘀可利水,常用药物如益母草、泽兰。

心衰长期应用利水药包括西药利尿剂,导致阴津枯竭,此时水肿与伤阴并见,水热互结,利尿剂已无效,滋阴有助水邪之弊,利水又恐伤阴,治疗当育阴清热利水,可用猪苓汤(《伤寒论》)。心衰后期,五脏功能均受损,水瘀互结,使三焦气机不畅,故配以行气之品,调畅三焦气机,行气以利水,可酌情加厚朴、枳壳等。

(四)多汗

临床表现:心衰患者自汗多见,在活动后如进食、排便等,大汗淋漓;也可见盗汗或冷汗。

辨证要点:汗自出或盗汗。

治法:调和营卫。

常用方:气虚自汗者,可加用玉屏风散(《丹溪心法》):黄芪、白术、防风;心阳虚者,可加用桂枝加附子汤(《伤寒论》):桂枝、附子、芍药、甘草、生姜、大枣;阴虚盗汗者,可加用当归六黄汤(《兰室秘藏》):当归、生地黄、熟地黄、黄芪、黄芩、黄连、黄柏。加减:自汗多者,可加用浮小麦、麻黄根;阳虚明显,大汗淋漓,汗出欲脱者,用大剂参附龙牡汤;阴虚明显者,可重用山茱萸,加五味子、五倍子、乌梅等以酸收。

临证参考:心衰患者汗多,乃由于心气阳虚,汗液不能自敛之故,或心阳暴脱,真津外泄所致。如出现额部冷汗如珠,四肢不温,多为脱证(心源性休克)先兆,应密切监测血压、脉搏变化。

(五)腹胀

临床表现:腹胀,食则加剧,按之较硬或按之柔软,大便干结或无。

辨证要点:腹胀,食则加剧。

治法:实则通利,虚则健运。

常用方:实证用己椒苈黄汤(《金匮要略》):防己、椒目、葶苈子、大黄;或中满分消丸(《兰室秘藏》):厚朴、枳实、黄连、黄芩、知母、半夏、陈皮、茯苓、猪苓、泽泻、砂仁、干姜、姜黄、人参、白术、炙甘草。虚证者用甘草泻心汤(《伤寒论》):甘草、半夏、黄芩、干姜、黄连、大枣。

针灸:膻中、内关、气海、阳陵泉、足三里、太冲等穴,补泻兼施。

临证参考:心衰患者多伴腹胀,当辨虚实。实则多因于中焦气机不畅,痰饮、水湿、瘀血内阻,患者表现"心下痞坚",临诊多见肋下肝大或腹水等;虚则由于中阳不足,脾不健运,自觉腹胀大,但按之柔软,相当于虚痞证。故在治疗时不要一见腹胀,就用大量行气消导之品,以免破气耗气。

八、变证治疗

心衰患者常出现咯血变证,依其临床表现可见下列 3 种证型。

(一)心肾阳虚

症舌脉:咯稀血痰,心悸胸闷,咳喘,肢冷自汗,水肿,舌淡苔白、脉沉细或结代。

病机分析:由于心肾阳虚,阴阳不相为守,卫气虚散,阴血妄行,即"阳虚阴必走"。

治法:温通阳气,收敛止血。

常用方:桂枝甘草龙骨牡蛎汤(《伤寒论》)加白及、仙鹤草、白茅根。

桂枝、甘草、龙骨、牡蛎、白及、白茅根、仙鹤草。

(二)阴虚火旺

症舌脉:咯血鲜红,心悸心烦不得眠,口干咽燥,头晕耳鸣,腰膝酸软,舌红少苔、脉细数。

病机分析:心衰日久,阳虚阴竭,阴虚于下,火亢于上,灼伤血络,故出现咯血。

治法:滋阴降火,凉血止血。

常用方:黄连阿胶汤(《伤寒论》)加侧柏叶、茜草、白茅根。

黄连、阿胶、白芍、鸡子黄、侧柏叶、茜草、白茅根。

(三)瘀血阻络

症舌脉:咯血紫暗或血块,心悸气喘,胸闷胸痛,口干,两颧潮红,唇甲发绀,舌红、脉涩。

病机分析:心衰患者因虚致瘀,瘀血阻塞脉道,血流不通,溢于脉外,则引起咯血。

治法:活血降逆止血。

常用方:血府逐瘀汤(《医林改错》)加三七、花蕊石、藕节、旋覆花。

生地黄、桃仁、红花、枳壳、赤芍、柴胡、川芎、桔梗、牛膝、甘草、三七、花蕊石、藕节、旋覆花。

九、疗效评定标准

(一)心功能疗效判定标准

按 NYHA 分级方法评定心功能疗效。

(1)显效:心功能基本控制或心功能提高 2 级以上者。

(2)有效:心功能提高 1 级,但不足 2 级者。

(3)无效:心功能提高不足 1 级者。

(4)恶化:心功能恶化 1 级或 1 级以上。

(二)心衰计分法疗效判定标准(Lee 计分系统)

(1)显效:治疗后积分减少≥75%者。

(2)有效:治疗后积分减少在 50%～75%者。

(3)无效:治疗后积分减少＜50%者。

(4)加重:疗前积分。

(三)中医证候疗效判定标准

疗前评分与疗后评分百分数折算法:(治疗前评分－治疗后评分)/治疗前评分×100%。

(1)显效:主次症基本或完全消失,证候积分为 0 或减少≥70%。

(2)有效:治疗后证候积分减少≥30%。

(3)无效:治疗后证候积分减少不足 30%

(4)加重:治疗后积分超过治疗前的积分。

十、护理与调摄

心衰为各种心脏疾病严重阶段的危重证候,严重危害患者的生活质量和生命安全,做好护理工作可提高临床疗效,降低病死率。

室内空气要新鲜,及时通风,注意保暖,预防感冒。心衰患者正气皆虚,正不胜邪,外邪易乘虚而入,犯于心肺,加重心衰。感染是诱发心衰的常见原因,所以慢性心衰患者无论何种感染,均需早期治疗。有些体弱患者感染时症状不典型,体温不一定很高,仅表现为食欲缺乏、倦怠等,应密切观察病情变化,预防心衰发生。体弱易感之人平素可配合玉屏风散口服。冬春季节是流感高发季节,患者可口服板蓝根冲剂预防感冒。

慢性心衰患者常年卧床,易产生"累赘"感,对生活信心不足,同时又惧怕死亡。因此,医师及家属应多关心体贴,生活上给予必要的帮助,使患者保持良好的情绪。故做好情志护理,多与患者交谈、沟通,使患者摆脱焦虑、烦躁等不良情绪,坚定治病信心。患者自己也应保持平和的心态,不自寻烦恼。各种活动要量力而行,既不逞强,也不过分依赖别人。对自己的疾病不能忽视,也不要过分关注,因为过分紧张往往更易诱发急性心衰。

对心衰较轻者应嘱其适当休息,合理休息是减轻心脏负担的重要方法,可使机体耗氧明显减少,使肾供血增加,有利于水肿的减退。除午睡外,下午宜增加数小时卧床休息。急性期和重症心衰时应卧床休息,待心功能好转后应下床做一些散步、气功、打太极拳等活动,但要掌握活动量,当出现脉搏大于110次/分,或比休息时加快20次/分,有心慌、气急、心绞痛发作或异搏感时,应停止活动并休息。

合理饮食在心功能不全的康复中占重要地位,其原则为低钠、低热量、清淡易消化,足量维生素、碳水化合物、无机盐,适量脂肪,禁烟、酒。还应少食多餐,因饱餐可诱发或加重心衰。《内经》记载:"五谷为养,五果为助,五畜为益,五菜为充,气味合而服之。"心衰患者要少量多餐,食易消化的食物,如流质、半流质或软饭。应限制食盐,每天在3g以内为宜,限制水分的摄入,多吃含钾高的水果蔬菜,如苹果、香蕉、橙、橘子、枣、荸荠、玉米须、鱼腥草、马齿苋、干蘑菇、菠菜、苋菜、山楂等,以保护心肌,减轻心脏负荷。心衰患者食物要多样化,营养要均衡,合理搭配谷、菜、果、肉。偏于气虚者,常食山药等健脾益气,如有轻微水肿,可配合莲子、大枣、百合、茯苓等健脾利水。气阴两虚者,常食银耳、太子参、百合、玉竹等。脾肾阳虚,水湿内停者,常食冬瓜、赤小豆、玉米须,健脾益肾,利水祛湿。阳虚明显者,可常食枸杞子、人参等。心衰患者避免吃坚硬生冷、油炸、油腻及刺激性食物,少食或不食容易产生胀气的食物如土豆、南瓜、红薯、豆类及豆制品、含糖糯米食品与其他甜食、啤酒、汽水等。

合理用药:应严格按医嘱用药,切忌自作主张更改或停用药物,以免发生严重后果。并应熟悉常用药的毒副作用,这样有利于不良反应的早发现、早就医、早处理。在服药期间及时反馈症状变化情况,也有利于医师调整用药。如患有高血压、糖尿病的患者,一定坚持原发疾病的治疗,如控制血糖、控制血压等。

慢性心衰患者常被迫采取右侧卧位,所以应加强右侧骨隆突处皮肤的护理,预防褥疮。可为患者定时按摩、翻身,护理动作应轻柔,防止皮肤擦伤。对水肿严重者的皮肤更应加强保护。

定期复查:应定期抽血复查地高辛浓度和血钾、钠、镁及尿素氮、肌酐等。并定期复查心电图,心功能测定可每3个月检查1次。检查体重及水肿情况,并根据病情由医师决定是否需要调整药物。心衰患者还应学会自我监测,以便对出现的各种症状和所用药物的毒副作用及时发现,如出现气短、乏力、夜间憋醒、咳嗽加重、泡沫状痰、倦怠、嗜睡、烦躁等,可能为心衰的不典型表现,应及时就医。

注意输液速度:补液过多过快,可加重心脏负荷而加重心衰,而过少或过慢输液则可导致血容量不足,诱发休克。

密切观察病情:昏迷者,应建立特护记录,及时准确地观察和记录病情变化。注意心率、心律、呼吸、血压、脉搏变化,做好心电监护及心电图描记,注意有汗无汗、汗液性质及多少,注意四肢温度及体温变化,保持呼吸道通畅,若发现昏迷、呕血时,及时报告医师。对于呼吸困难及发绀者,应给予间断低流量吸氧。

十一、预后与转归

心衰各证候之间可以相互转化,气虚可发展为阳虚或兼阴虚,气阴两虚可加重而转为阴阳俱损或阳衰气脱证。本虚标实常兼见,如气虚血瘀或阳虚水泛。受损脏腑少,相对病情较轻,否则多脏受损,则病情较重。标实(水、瘀、痰)证少,病情相对较轻。

心衰若治疗不当,可转为脱证,甚者导致死亡,预后不良。

十二、古训今释

(一)病名溯源

《内经》虽没有心衰的病名,但有关心力衰竭时不同阶段的症状表现已有所论述。如《素问·平人气象论》曰:"颈脉动,喘疾咳,曰水,……足胫肿曰水。"最早提出了与心衰有关的临床表现,并名之为"水"。汉代张仲景在《金匮要略·水气病脉证并治》中明确提出"心水"之名,症见身体乏力而沉重,下肢水肿,气短,不足以息,甚则喘不得卧,心烦躁扰不安,肝大等一系列表现,在《内经》的基础上进一步认识到,其心衰是由水气客于心所致。在后世的论述中,多见有心悸、怔忡、心劳、心胀的描述,如宋代陈言在《三因极一病证方论·心小肠经虚实寒热证治》说:"心气郁结,忪悸,噎闷,四肢水肿,上气,喘急。"此忪悸也即怔忡。罗芷园《芷园医话·怔忡》曰:"此症原因,不外心脏衰弱……治不得法,多取死亡之转归。"明确指出怔忡是由心脏功能衰竭所致,若治疗不当,可导致死亡之危重疾病。清代何梦瑶在《医碥·悸》又说:"悸者,心筑筑之惕惕然,动而不安也。俗名心跳……一由于停饮,水停心下,心火为水所逼,不能下达而上浮,故动而不安也。必有气喘之证。肾水上浮凌心,义亦如之。"又根据其症状表现,命之为"心气虚""心气不足"。可见历代对于心水、心悸、怔忡、心劳、心胀等的描述与现代心衰的症状类似。

关于"心衰"一词首见于唐代,唐代孙思邈在《备急千金要方·心脏门》中首次提出"心衰"一词,曰"心衰则伏",之后,《圣济总录·心脏门》提出"心衰则健忘",《医述·脏腑》中有"心主脉,爪甲色不华,则心衰矣"的论述。《医方辨难大成》还说:"人身主宰者心……心之气尤贵充足……人身运用者心,心之血固贵滋荣……否则,心先受病……即如怔忡之证……而心系悬悬者,即心脏之衰败也。"诸家所提到的"心衰"与今日之心衰是否同病?首先来解读孙思邈所说的"伏"之义,黄蕴兮《脉确》认为:"阴盛阳衰,四肢厥逆,六脉俱伏。"朱栋隆《四海回春》认为:"心脉无力之中,又带迟伏之脉,是心脉不足而又寒矣,即断以怔忡。"《金匮要略·水气病脉证并治》说:"热止相搏,名曰伏;沉伏相搏名曰水。沉则脉络虚,伏则小便难,虚难相搏,水走皮肤,即为水矣",是指热留于内,与水相搏,阳气不化而小便难少,出现水肿。可见"伏",一是指心阳虚衰、阴寒内盛所致;二是热水相搏出现水肿,均符合心衰之心阳虚损,鼓动无力,四肢失于温煦,小便难之表现。古人亦认为"伏"是怔忡之候、健忘之义,《圣济总录·健忘》:"健忘之本,本于心衰,血气衰少。"陈文治《诸证提纲》指出:"怔忡日久则生健忘。"皇甫中《明医指掌·惊悸怔忡健忘证》曰怔忡"日久不已,精神短少,心气空虚,神不清而生痰,痴迷心窍,则遇事多忘。……名曰健忘",符合心脏病日久不愈,心功能逐渐衰退而发展为心衰的病理转化过程;爪甲不华为心衰患者之爪甲青暗、发绀之表现,是从"心脏外证"之所见,论述心脏之衰。

以上所述对心衰症状的描述,与西医学所述心衰表现类似,但并非所有古人有关心衰的论述都等同于西医学所说的心力衰竭,如《圣济总录·心脏门》提出"心衰则健忘,不足则胸腹胁下与腰背引痛,少颜色,舌本强",并非心衰特征性改变,其他疾病如中风等内科疾病均可见到上述症状,故阅读古书时要仔细辨别。

(二)医论撮要

1.证候

"心衰"的主症为"怔忡",如《素问·至真要大论》曰:"心澹澹大动,胸胁胃脘不安,……病本于心。"《灵枢·经脉》进一步描写为"心惕惕如人将捕之"。上述表现,古医家称为"怔忡",为心悸之严重者,即在无惊恐、过劳等诱因的情况下,自觉心中跳动不安,作无休止,程度严重。怔忡是患者的自觉症状,从外在表现上可见左乳下搏动应衣,如《素问·平人气象论》曰:"胃之大络,名曰虚里,贯膈络肺,出于左乳下,其动应手,脉宗气也。盛喘数绝者,则病在中,结而横,有积矣;绝不至曰死。乳之下,其动应衣,宗气泄也。"虚里在左乳下乳根穴处,为心尖冲动之处,其跳动轻者可以应手,为气血循行如常之证,其跳动剧甚,疾数并伴有中断而应衣者,是气血运行失常,精气外泄之表现,也为怔忡之外在表现。

心衰患者除怔忡外,还可见身重水肿,少气不足以息,甚则喘促不能平卧,右胁下瘕块等。如《素问·水热穴论》说:"水病下为胕肿大腹,上为喘呼不得卧。"巢元方在《诸病源候论·水病诸候·二十四水候》中说:"夫水之病……令遍体肿满,喘息上气……目裹水肿,颈脉急动……小便不通。"这些症状描述与心衰时出现的喘不得卧,尿少,水肿相同。《金匮要略·水气病脉证并治》中"心下坚,大如盘,边如旋杯"之描述极符合今之心衰引起肝脏淤血肿大。另外,宋《太平圣惠方·治风惊悸诸方》中又补充"心气不足,惊悸汗出,烦闷……咽喉痛,口唇黑",与现代口唇发绀之体征相符。从上述诸医家的论述可确认:心衰虽以心悸气短为主症,还伴有尿少水肿,喘促不能平卧,口唇发绀,颈脉动,虚里搏动应衣,触及疾数或有不齐,足胫肿,严重者可见腹水,或见烦躁多汗。结合病名的论述,还可伴有咽干、善噫等症。

心衰的脉象变化也各不相同,有"参伍不调者"(《素问·三部九候论》),有"乍数乍疏"者(《灵枢·根结》)。《素问·平人气象论》说:"人一呼脉一动,一吸脉一动,曰少气,人一呼脉三动,一吸脉三动而躁,……人一呼脉四动以上曰死,脉绝不至曰死,乍疏乍数曰死。"我们发现心力衰竭患者不但可出现窦性心动过速,还可见各种心律失常,如各种期前收缩,房室或室内传导阻滞等,与上述脉象描述极其吻合。

2.病因

(1)邪痹心脉论:反复外感六淫及温热邪毒,循经入心,寒则伤阳,热则耗散,心气受伤,久伤不复则损,久损不复则衰。《素问·痹论》说:"风寒湿三气杂至,合而为痹……脉痹不已,复感于邪,内舍于心。"在六淫中,古人更重视寒邪伤人对心病发生的重要作用,《素问·举痛论》中"寒气客于冲脉,冲脉起于关元,随腹直上,寒气客则脉不通,脉不通则气因之,故喘动应手矣",为感受外邪,损于心脉而引起心悸、喘促等心衰表现。

(2)情志内伤论:猝受惊恐,或思虑过度,所愿不遂可引发惊悸、怔忡,心气不足,心神涣散,继而发展为心衰。明代虞抟在《医学正传·怔忡惊悸健忘证》中说:"夫怔忡惊悸之候,或因怒气伤肝,或因惊气入胆……又或遇事繁冗,思想无穷,则心君亦为之不宁,故神明不安而怔忡悸之证作矣。"在惊恐、忧思的基础上,又提出恼怒可使心君不宁而发为怔忡。

(3)水饮凌心论:心主火,主血脉,血液在脉道内正常循行,必赖于心阳之温煦与鼓动。水火相克,水饮上凌于心,必损心之阳气,上凌于肺,则肺失宣降,故见怔忡、喘促、水肿等。正如《素问·逆调论》说:"夫不得卧,卧则喘者,是水气之客也。"《金匮要略·水气病脉证并治》认为:"水在心""水停心下"可出现"心下坚筑、短气、恶心不欲饮"及暴喘满……甚者则悸,微则短气等心衰之证候,并由此而提出"心水"之名。后世医家有"心有水气""水气乘心"等相同的论述。

(4)虚损论:衰即虚损衰竭之意。心衰为久患心系疾病,渐积而成。在疾病的慢性演变过程中,必损及正气,心气虚则心动无力,久则心力内乏,乏久必竭。故心衰初期,多见心气不足,如《金匮要略·惊悸吐衄下血胸满瘀血病脉证治》说:"寸口脉动而弱,动即为惊,弱则为悸。"《中藏经·虚实大要论》《脉经》中有相同记载,《诸病源候论·五脏六腑病诸候·心病候》中又说:"心气不足则胸腹大,胁下与腰背相引痛,惊悸恍惚,少颜色,舌本强,善忧悲,是为心气之虚也。"《圣济总录·心脏门》也云:"心虚之状,气血衰少,面黄烦热,多恐悸不乐,心腹痛,难以言,时出清涎,心膈胀满,梦寝不宁,精神恍惚,皆手少阴经虚寒所致。"从上述条文可见,古人认为心气虚是心衰发生的原因之一。

综上,引起心衰的病因较多,且错综复杂,感受外邪可致正虚,正虚之人易感外邪;情志不遂使气机不畅,日久亦伤正气,或产生水饮、痰浊、血瘀等病理产物;劳倦过度,损及正气及病后失治、误治等均可单独或合并为病。

3.病机学说

(1)心脉痹阻学说:心主血脉,不论何种病因损及于心,使心不能主持脉道,运血而行,必使心之用受损,心之体受伤,体用俱损,则必见衰竭之象。如《医学衷中参西录·医论》在"论心病治法"条中说:"有非心机亢进而若心机亢进者,怔之证是也。心之本体,原长发动以运行血脉,然无病之人初不觉其动也,惟患怔忡者则时觉心中跳动不安。……此其脉象多微细,或脉搏兼数……有因心体肿胀,或有瘀滞,其心房之门户变为窄小,血之出入致有激荡之力。而心遂因之觉动者。此似心机亢进而亦非心机亢进。其脉恒为涩象,或更兼迟。"此所论怔忡者,心跳动剧烈似心机亢进,而实则脉微细或迟,为气(阳)阴亏损之虚证,并在本虚的基础上出现"瘀滞"之病理,"脉涩曰痹"(《素问·平人气象论》),从其所见脉象也为心脉痹阻。且心衰者多伴水肿,汪昂《医方集解》说:"水肿有痰阻、食积、血瘀。何以证明心衰为血脉被阻?"王焘《外台秘要·脉极论》曰:"手少阴气绝则脉不通。手少阴者,心脉也,心者,脉之合也,脉不通则血不流,血不流则发色不泽,故面黑如漆紫,则血脉先死。"从中医理论已知,"气"可代表脏腑之功能,绝为衰也。可见"手少阴气绝"即心功能衰竭,其临床见面黑唇暗,为血流不畅之"瘀"象。

(2)阳虚水泛学说:古人认为心衰的病变过程与"水"有关,由"水气乘心"所致。而水之来源,多因阳气亏虚。张介宾在《景岳全书·杂证谟·肿胀》说:"若病在水分则多为阴证,何也?盖水之与气,虽为同类,但阳旺则气化而水即为精,阳衰则气不化,而精即为水。故凡水病者,水即身中之血气,但其为邪为正,总在化与不化耳。水不能化,因气之虚,岂非阴中无阳乎?此水肿之病,所以多属阳虚也。……而气竭于上,所以下为肿满,上为喘急,标本俱病,危斯极矣。"水为阴邪,赖气以动,阳气虚损,气化不健,气血不归正化而为水,水气上凌心肺则怔忡、喘急,渗于肌肤则肿满。故见本虚(气阳虚)、标实(水饮内犯外溢)之危证。故成无己《伤寒明理论》说:"心悸之由,不越二种:一者,气虚也;两者,停饮也。"

(3)脏腑失常学说:心衰是心系疾病后期,心之体用损伤严重时所表现的证候群。因"心为一身之主",在心病演变过程中,必累及于他脏,或他脏病变也可累及于心。如陈士铎《辨证玉函·上症下症辨·怔忡》说:"怔忡之症,本是心气之虚,如何分为上下?……肺脉属于心之上,肺气有养则清肃之令下行,足以制肝木之旺,肝木不敢下克脾土,脾土得令,自能运化以分津液而上输于心,而后心君安静无为,何致有怔忡不定之病耶?此所谓上症之源流也。因肺金失令,则肝木寡畏,以克脾土,脾土为肝所制,事肝木之不暇,又安能上奉于心乎?心无脾土之输,而木又旺,自己尊大,不顾心君之子。此心所以摇摇麋定而怔忡之症起矣。但怔忡之病,何以知之,其症必兼咳嗽,而饮食能食而不能消者是也。……其下病奈何?其症吐痰如清水,饮食知味而苦不能多,……此病乃肾水耗竭,不能输于肝木,而肝木自顾不遑,又安能上养于心乎?心血既耗,又安能下通于肾?心肾交困,怔忡时生不止。"由此可见,心衰的病变过程中,除心气内乏外,肺、脾、肝、肾均随之受累。王叔和《脉经·手少阴经病证》曰:"病先发于心者。……一日之肺,喘咳,三日之肝,胁痛之满,五日之脾,闭塞不通,身痛体重。三日不已,死。"肺气失宣,郁闭不畅,津液不布,水道不通,则咳喘,甚则喘急,咳痰,尿少水肿;脾气受损,气机呆滞,运化失常,则食而不消,痰如清水;肝气不疏,藏血而不泄,故胁胀痛,胁下癥块;肾司开阖,主司二便,肾阳不足,蒸化无力,水津不化而为饮,水饮上凌于心则加重心衰,水湿泛于肌肤则水肿,水湿内停则少尿。

(李 超)

第五节 不 寐

不寐是以经常不能获得正常睡眠为特征的一类病证,主要表现为睡眠时间、深度的不足,轻者入睡困难,或寐而不酣,时寐时醒,或醒后不能再寐,重则彻夜不寐,常影响人们的正常工作、生活、学习和健康。

不寐在《内经》称为"不得卧""目不瞑"。认为是邪气客于脏腑,卫气行于阳,不能入阴所得。《素问·逆调论》记载有"胃不和则卧不安"。后世医家引申为凡脾胃不和,痰湿、食滞内扰,以致寐寝不安者均属于此。

汉代张仲景《伤寒论》及《金匮要略》中将其病因分为外感和内伤两类,提出"虚劳虚烦不得眠"的论述,至今临床仍有应用价值。《景岳全书·不寐》中将不寐病机概括为有邪、无邪两种类型。"不寐证虽病有不一,然惟知邪正二字则尽之矣。盖寐本乎阴,神其主也,神安则寐,神不安则不寐。其所以不安者,一由邪气之扰,一由营气不足耳。有邪者多实证,无邪者皆虚证。"

明·李中梓结合自己的临床经验对不寐证的病因及治疗提出了卓有见识的论述:"不寐之故,大约有五:一曰气虚,六君子汤加酸枣仁、黄芪;一曰阴虚,血少心烦,酸枣仁一两,生地黄五钱,米二合,煮粥食之;一曰痰滞,温胆汤加南星、酸枣仁、雄黄末;一曰水停,轻者六君子汤加菖蒲、远志、苍术,重者控涎丹;一曰胃不和,橘红、甘草、石斛、茯苓、半夏、神曲、山楂之类。大端虽五,虚实寒热,互有不齐,神而明之,存乎其人耳。"

明·戴元礼《证治要诀·虚损门》又提出"年高人阳衰不寐"之论。清代《冯氏锦囊·卷十二》。亦提出"壮年人肾阴强盛,则睡沉熟而长,老年人阴气衰弱,则睡轻微易知。"说明不寐的病因与肾阴盛衰及阳虚有关。

西医学的神经症、更年期综合征、慢性消化不良、贫血、动脉粥样硬化症等以不寐为主要临床表现时,可参考本节内容辨证论治。

一、病因病机

人之寤寐,由心神控制,而营卫阴阳的正常运作是保证心神调节寤寐的基础。每因饮食不节,情志失常,劳倦、思虑过度及病后、年迈体虚等因素,导致心神不安,神不守舍,不能由动转静而致不寐病证。

(一)病因

1.饮食不节

暴饮暴食,宿食停滞,脾胃受损,酿生痰热,壅遏于中,痰热上扰,胃气失和,而不得安寐。《张氏医通·不得卧》阐述其原因:"脉滑数有力不得卧者,中有宿滞痰火,此为胃不和则卧不安也。"此外,浓茶、咖啡、酒之类饮料也是造成不寐的因素。

2.情志失常

喜怒哀乐等情志过极均可导致脏腑功能的失调,而发生不寐病证。或由情志不遂,暴怒伤肝,肝气郁结,肝郁化火,邪火扰动心神,神不安而不寐;或由五志过极,心火内炽,扰动心神而不寐;或由喜笑无度,心神激动,神魂不安而不寐;或由暴受惊恐,导致心虚胆怯,神魂不安,夜不能寐,如《沈氏尊生书·不寐》云:"心胆俱怯,触事易惊,梦多不祥,虚烦不眠。"

3.劳逸失调

劳倦太过则伤脾,过逸少动亦致脾虚气弱,运化不健,气血生化乏源,不能上奉于心,以致心神失养而失眠。或因思虑过度,伤及心脾,心伤则阴血暗耗,神不守舍;脾伤则食少,纳呆,生化之源不足,营血亏虚,不能上奉于心,而致心神不安。如《类证治裁·不寐》说:"思虑伤脾,脾血亏损,经年不寐"。《景岳全书·不寐》云:"劳倦、思虑太过者,必致血液耗亡,神魂无主,所以不眠。"可见,心脾不足造成血虚,会导致不寐。

4.病后体虚

久病血虚,年迈血少,引起心血不足,心失所养,心神不安而不寐,正如《景岳全书·不寐》中说:"无邪而不寐者,必营气不足也,营主血,血虚则无以养心,心虚则神不守舍。"亦可因年迈体虚,阴阳亏虚而致不寐。若素体阴虚,兼因房劳过度,肾阴耗伤,阴衰于下,不能上奉于心,水火不济,心火独亢,火盛神动,心肾失交而神志不宁。如《景岳全书·不寐》所说:"真阴精血不足,阴阳不交,而神有不安其室耳。"

(二)病机

不寐的病因虽多,但其病理变化,总属阳盛阴衰,阴阳失交。一为阴虚不能纳阳,一为阳盛不得入于阴。其病位主要在心,与肝、脾、肾密切相关。

因心主神明,神安则寐,神不安则不寐。而阴阳气血之来源,由水谷之精微所化,上奉于心,则心神得养;受藏于肝,则肝体柔和;统摄于脾,则生化不息;调节有度,化而为精,内藏于肾,肾精上承于心,心气下交于肾,则神志安宁。

若肝郁化火,或痰热内扰,神不安宅者以实证为主。心脾两虚,气血不足,或由心胆气虚,或由心肾不交,水火不济,心神失养,神不安宁,多属虚证,但久病可表现为虚实兼夹,或为瘀血所致。

不寐的预后,一般较好,但因病情不一,预后亦各异。病程短,病情单纯者,治疗收效较快;病程较长,病情复杂者,治疗难以速效。且病因不除或治疗不当,易产生情志病变,使病情更加复杂,治疗难度增加。

二、诊查要点

(一)诊断依据

(1)轻者入寐困难或寐而易醒,醒后不寐,连续 3 周以上,重者彻夜难眠。

(2)常伴有头痛、头昏、心悸、健忘、神疲乏力、心神不宁、多梦等症。

（3）本病证常有饮食不节，情志失常，劳倦、思虑过度，病后，体虚等病史。

（二）病证鉴别

不寐应与一时性失眠、生理性少寐、它病痛苦引起的失眠相区别。不寐是指单纯以失眠为主症，表现为持续的、严重的睡眠困难。若因一时性情志影响或生活环境改变引起的暂时性失眠不属病态。至于老年人少寐早醒，亦多属生理状态。若因其他疾病痛苦引起失眠者，则应以祛除有关病因为主。

（三）相关检查

临床可检测多导睡眠图：①测定其平均睡眠潜伏期时间延长（长于 50 分钟）；②测定实际睡眠时间减少；③测定觉醒时间增多（每夜超过 30 分钟）。

三、辨证论治

（一）辨证要点

本病辨证首分虚实。虚证，多属阴血不足，心失所养，临床特点为体质瘦弱，面色无华，神疲懒言，心悸健忘。实证为邪热扰心，临床特点为心烦易怒，口苦咽干，便秘溲赤。次辨病位，病位主要在心。由于心神的失养或不安，神不守合而不寐，且与肝、胆、脾、胃、肾相关。如急躁易怒而不寐，多为肝火内扰；脘闷苔腻而不寐，多为胃腑宿食，痰热内盛；心烦心悸，头晕健忘而不寐，多为阴虚火旺，心肾不交；面色少华，肢倦神疲而不寐，多属脾虚不运，心神失养；心烦不寐，触事易惊，多属心胆气虚等。

（二）治疗原则

治疗当以补虚泻实，调整脏腑阴阳为原则。实证泻其有余，如疏肝泻火，清化痰热，消导和中；虚证补其不足，如益气养血，健脾补肝益肾。在此基础上安神定志，如养血安神，镇惊安神，清心安神。

（三）证治分类

1.肝火扰心证

不寐多梦，甚则彻夜不眠，急躁易怒，伴头晕头胀，目赤耳鸣，口干而苦，不思饮食，便秘溲赤，舌红苔黄，脉弦而数。

证机概要：肝郁化火，上扰心神。

治法：疏肝泻火，镇心安神。

代表方：龙胆泻肝汤加减。本方有泻肝胆实火，清下焦湿热之功效，适用于肝郁化火上炎所致的不寐多梦，头晕头胀，目赤耳鸣，口干便秘之症。

常用药：龙胆草、黄芩、栀子清肝泻火；泽泻、车前子清利湿热；当归、生地黄滋阴养血；柴胡疏畅肝胆之气；甘草和中；生龙骨、生牡蛎、灵磁石镇心安神。

胸闷胁胀，善太息者，加香附、郁金、佛手、绿萼梅以疏肝解郁；若头晕目眩，头痛欲裂，不寐躁怒，大便秘结者，可用当归龙荟丸。

2.痰热扰心证

心烦不寐，胸闷脘痞，泛恶嗳气，伴口苦，头重，目眩，舌偏红，苔黄腻，脉滑数。

证机概要：湿食生痰，郁痰生热，扰动心神。

治法：清化痰热，和中安神。

代表方：黄连温胆汤加减。本方清心降火，化痰安中，适用于痰热扰心，见虚烦不宁，不寐多梦等症状者。

常用药:半夏、陈皮、茯苓、枳实健脾化痰,理气和胃;黄连、竹茹清心降火化痰;龙齿、珍珠母、磁石镇惊安神。

不寐伴胸闷嗳气,脘腹胀满,大便不爽,苔腻脉滑,加用半夏秫米汤和胃健脾,交通阴阳,和胃降气;若饮食停滞,胃中不和,嗳腐吞酸,脘腹胀痛,再加神曲、焦山楂、莱菔子以消导和中。

3.心脾两虚证

不易入睡,多梦易醒,心悸健忘,神疲食少,伴头晕目眩,四肢倦怠,腹胀便溏,面色少华,舌淡苔薄,脉细无力。

证机概要:脾虚血亏,心神失养,神不安舍。

治法:补益心脾,养血安神。

代表方:归脾汤加减。本方益气补血,健脾养心,适用于不寐健忘,心悸怔忡,面黄食少等心脾两虚证。

常用药:人参、白术、甘草益气健脾;当归、黄芪补气生血;远志、酸枣仁、茯神、龙眼肉补心益脾安神;木香行气舒脾。

心血不足较甚者,加熟地黄、芍药、阿胶以养心血;不寐较重者,加五味子、夜交藤、合欢皮、柏子仁养心安神,或加生龙骨、生牡蛎、琥珀末以镇静安神;兼见脘闷纳呆,苔腻,重用白术,加苍术、半夏、陈皮、茯苓、厚朴以健脾燥湿,理气化痰。若产后虚烦不寐,或老人夜寐早醒而无虚烦者,多属气血不足,亦可用本方。

4.心肾不交证

心烦不寐,入睡困难,心悸多梦,伴头晕耳鸣,腰膝酸软,潮热盗汗,五心烦热,咽干少津,男子遗精,女子月经不调,舌红少苔,脉细数。

证机概要:肾水亏虚,不能上济于心,心火炽盛,不能下交于肾。

治法:滋阴降火,交通心肾。

代表方:六味地黄丸合交泰丸加减。前方以滋补肾阴为主,用于头晕耳鸣,腰膝酸软,潮热盗汗等肾阴不足证;后方以清心降火,引火归原,用于心烦不寐,梦遗失精等心火偏亢证。

常用药:熟地黄、山茱萸、山药滋补肝肾,填精益髓;泽泻、茯苓、牡丹皮健脾渗湿,清泄相火;黄连清心降火;肉桂引火归原。

心阴不足为主者,可用天王补心丹以滋阴养血,补心安神;心烦不寐,彻夜不眠者,加朱砂、磁石、龙骨、龙齿重镇安神。

5.心胆气虚证

虚烦不寐,触事易惊,终日惕惕,胆怯心悸,伴气短自汗,倦怠乏力,舌淡,脉弦细。

证机概要:心胆虚怯,心神失养,神魂不安。

治法:益气镇惊,安神定志。

代表方:安神定志丸合酸枣仁汤加减。前方重于镇惊安神,用于心烦不寐,气短自汗,倦怠乏力之症;后方偏于养血清热除烦,用于虚烦不寐,终日惕惕,触事易惊之症。

常用药:人参、茯苓、甘草益心胆之气;茯神、远志、龙齿、石菖蒲化痰宁心,镇惊安神;川芎、酸枣仁调血养心;知母清热除烦。

心肝血虚,惊悸汗出者,重用人参,加白芍、当归、黄芪以补养肝血;肝不疏土,胸闷,善太息,纳呆腹胀者,加柴胡、陈皮、山药、白术以疏肝健脾;心悸甚,惊惕不安者,加生龙骨、生牡蛎、朱砂以重镇安神。

四、预防调护

不寐属心神病变,重视精神调摄和讲究睡眠卫生具有实际的预防意义。《内经》云:"恬淡虚无,真气从之,精神内守,病安从来。"积极进行心理情志调整,克服过度的紧张、兴奋、焦虑、抑郁、惊恐、愤怒等不良情绪,做到喜怒有节,保持精神舒畅,尽量以放松的、顺其自然的心态对待睡眠,反而能较好地入睡。

睡眠卫生方面,首先帮助患者建立有规律的作息制度,从事适当的体力活动或体育锻炼,增强体质,持之以恒,促进身心健康。其次养成良好的睡眠习惯。晚餐要清淡,不宜过饱,更忌浓茶、咖啡及吸烟。睡前避免从事紧张和兴奋的活动,养成定时就寝的习惯。另外,要注意睡眠环境的安宁,床铺要舒适,卧室光线要柔和,并努力减少噪音,去除各种可能影响睡眠的外在因素。

(李　超)

第六节　多　　寐

多寐是指不分昼夜,时时欲睡,呼之能醒,醒后复睡的病证。西医的发作性睡病、神经症、精神病的某些患者,其症状与多寐类似者,可参考本证辨证论治。

一、诊断要点

(一)诊断
(1)不论白天黑夜,不分场合地点,随时可以入睡,但呼之能醒,但未多时入睡。
(2)某些热性或慢性疾病过程中出现嗜睡,每为病程严重的预兆,不属本证范围。
(3)应与昏迷、厥证等相鉴别。昏迷是神志不清,意识丧失;厥证是呼之不应,四肢厥冷等。

(二)辨证分析
多寐主要是由于脾虚湿胜、阳衰、瘀血阻窍所致,其病理主要是由于阴盛阳虚。因阳主动,阴主静,阴盛故多寐。临床辨证主要是区分虚实,脾虚、阳衰为虚证,湿胜、瘀阻者为实证。以健脾、温肾、祛湿、化瘀为主要治法。

二、辨证论治

(一)湿胜
1.证见
多发于雨湿之季,或丰肥之人。胸闷纳少,身重嗜睡,苔白腻,脉濡缓。
2.治法
燥湿健脾。

3.方药

(1)主方:平胃散(陈师文等《太平惠民和剂局方》)加味。

处方:苍术15 g,厚朴12 g,陈皮6 g,藿香12 g,薏苡仁18 g,法半夏12 g,布渣叶12 g,甘草6 g。水煎服。

(2)单方验方:藿香佩兰合剂(任达然验方)。

处方:藿香、佩兰、苍术、川朴各10 g,陈皮6 g,法半夏、茯苓、石菖蒲各10 g。水煎服。

(二)脾虚型

1.证见

精神倦怠,嗜睡,饭后尤甚,肢怠乏力,面色萎黄,纳少便溏。舌淡胖苔薄白,脉虚弱。

2.治法

健脾益气。

3.方药

(1)主方:六君子汤(虞抟《医学正传》)加减。

处方:党参15 g,白术12 g,茯苓12 g,法半夏12 g,陈皮6 g,黄芪15 g,神曲10 g,麦芽20 g,甘草6 g。水煎服。

(2)中成药:补中益气丸,每次9 g,每天3次。

(3)单方验方:黄芪升蒲汤(刘国普验方)。

处方:黄芪30 g,升麻9 g,茯苓15 g,白术12 g,石菖蒲12 g。水煎服。

(三)阳虚型

1.证见

精神疲惫,整日嗜睡懒言,畏寒肢冷,健忘。舌淡苔薄,脉沉细无力。

2.治法

益气温阳。

3.方药

(1)主方:附子理中丸(陈师文等《太平惠民和剂局方》)加减。

处方:熟附子12 g,干姜10 g,党参20 g,黄芪18 g,巴戟天12 g,升麻6 g,淫羊藿15 g,炙甘草6 g。水煎服。

(2)中成药:附桂八味丸,每次9 g,每天3次。

(3)单方验方:①附子细辛汤(何春水等《精选千家妙方》)。处方:熟附子15 g(先煎1小时),细辛、苍术、厚朴、陈皮各10 g,麻黄6 g。加水煎沸15分钟,滤出药液,再加水煎20分钟,去渣,两煎药液兑匀,分服,每天1剂。②嗜睡方(陈耀庭验方)。处方:红参6 g(另煎),干姜、补骨脂各10 g,附子9 g,桂枝8 g,吴茱萸6 g,焦白术、炙甘草各12 g。水煎服。

(四)瘀阻型

1.证见

头昏头痛,神倦嗜睡,病情较久,或有头部外伤病史。舌质紫暗或有瘀斑,脉涩。

2.治法

活血通络。

3.方药

(1)主方:通窍活血汤(王清任《医林改错》)加减。

处方：赤芍 15 g，川芎 10 g，桃仁 12 g，红花 10 g，白芷 10 g，丹参 20 g，生姜 10 g，葱白 3 条，大枣 5 枚。水煎服。

兼有气滞者，选加青皮 10 g、陈皮 6 g、枳壳 12 g、香附 10 g；兼有阴虚者，可选加生地黄 15 g、牡丹皮 10 g、麦冬 12 g；兼有气虚者，可选加黄芪 18 g、党参 15 g；兼有阳虚者，选加肉桂 6 g、熟附子 10 g；兼有痰浊者，选加法半夏 12 g、陈皮 6 g、白芥子 12 g；兼有热象者，可加黄芩、栀子各 12 g。

（2）中成药：①盐酸川芎嗪片，每次 2 片，每天 3 次。②复方丹参片，每次 3 片，每天 3 次。

（3）单方验方：当归五灵脂合剂（隋殿军《当代中国名医秘验方精粹》）。

处方：当归、五灵脂、茺蔚子各 12 g，黄芪 20 g，蒲黄、赤芍、延胡索、没药各 10 g，干姜 8 g，小茴香、升麻、甘草各 6 g。水煎服。

（李　超）

第七节　健　　忘

健忘是指以记忆力减退，遇事善忘为主要临床表现的一种病证，亦称"喜忘""善忘""多忘"等。

关于本病的记载，《素问·调经论》有载："血并于下，气并于上，乱而喜忘。"《伤寒论·辨阳明病脉证并治》有载："阳明证，其人善忘者，必有蓄血，所以然者，本有久瘀血"。自宋代《圣济总录》中称"健忘"后，本病名沿用至今。

历代医家认为本证病位在脑，与心脾肾虚损、气血阴精不足密切相关，亦有因气血逆乱、痰浊上扰所致。

宋·陈无择《三因极一病证方论·健忘证治》曰："脾主意与思，意者记所往事，思则兼心之所为也……今脾受病，则意舍不清，心神不宁，使人健忘，尽心力思量不来者是也。"

元代《丹溪心法·健忘》认为："健忘精神短少者多，亦有痰者。"

清·林佩琴《类证治裁·健忘》指出："人之神宅于心，心之精依于肾，而脑为元神之府，精髓之海，实记性所凭也。"明确指出了记忆与脑的关系。

清·汪昂《医方集解·补养之剂》曰："人之精与志，皆藏于肾，肾精不足则肾气衰，不能上通于心，故迷惑善忘也。"

清·陈士铎《辨证录·健忘门》亦指出："人有气郁不舒，忽忽有所失，目前之事，竟不记忆，一如老人之健忘，此乃肝气之滞，非心肾之虚耗也"。

现代医学的神经衰弱、神经症、脑动脉硬化等疾病，出现健忘的临床表现时，可参考本节进行辨证论治。

一、病因病机

本病多由心脾不足，肾精虚衰所致。

盖心脾主血，肾主精髓，思虑过度，伤及心脾，则阴血损耗；房事不节，精亏髓减，则脑失所养，皆能令人健忘。高年神衰，亦多因此而健忘。

故本病证以心、脾、肾虚损为主,但肝郁气滞、瘀血阻络、痰浊上扰等实证亦可引起健忘。

二、诊断要点

脑力衰弱,记忆力减退,遇事易忘。现代医学的神经衰弱,脑动脉硬化及部分精神心理性疾病中出现此症状者,亦可作为本病的诊断依据。

三、辨证

健忘可见虚实两大类,虚证多见于思虑过度,劳伤心脾,阴血损耗,生化乏源,脑失濡养,或房劳,久病年迈,损伤气血阴精,肾精亏虚,导致健忘;实证则见于七情所伤,久病入络,致瘀血内停,痰浊上蒙。临床以本虚标实,虚多实少,虚实兼杂者多见。

(一)心脾不足

证候:健忘失眠,心悸气短,神倦纳呆,舌淡,脉细弱。

分析:思虑过度,耗心损脾。心气虚则心悸气短;脾气虚则神倦纳呆;心血不足,血不养神则健忘失眠;舌淡,脉细为心脾两虚之征。

(二)痰浊上扰

证候:善忘嗜卧,头重胸闷,口黏,呕恶,咳吐痰涎,苔腻,脉弦滑。

分析:喜食肥甘,损伤脾胃,脾失健运,痰浊内生,痰湿中阻,则胸闷,咳吐痰涎,呕恶;痰浊重着黏滞,故嗜卧,口黏;痰浊上扰,清阳闭阻,故善忘;苔腻,脉弦滑为内有痰浊之象。

(三)瘀血闭阻

证候:突发健忘,心悸胸闷,伴言语迟缓,神思欠敏,表现呆钝,面唇暗红,舌质紫暗,有瘀点,脉细涩或结代。

分析:肝郁气停,瘀血内滞,脉络被阻,气血不行,血滞心胸,心悸胸闷;神识受攻,则突发健忘,神思不敏;脉络血瘀,气血不达清窍,则表现迟钝;唇暗红,舌紫暗,有瘀点,脉细涩或结代均为瘀血闭阻之象。

(四)肾精亏耗

证候:遇事善忘,精神恍惚,形体疲惫,腰酸腿软,头晕耳鸣,遗精早泄,五心烦热,舌红,脉细数。

分析:年老精衰,或大病,纵欲致肾精暗耗,髓海空虚,则遇事善忘,精神恍惚;精衰则血少,上不达头,则头晕耳鸣;下不荣体,则形体疲惫;肾虚则腰酸腿软;精亏则遗精早泄;五心烦热,舌红,脉细数均为肾之阴精不足之象。

四、治疗

本病以本虚标实,虚多实少,虚实夹杂者多见。治疗当以补虚泻实,以补益为主。

(一)中药治疗

1.心脾不足

治法:补益心脾。

处方:归脾汤加减。

本方具有补益心脾作用,用于心脾不足引起的健忘。方中人参、炙黄芪、白术、生甘草补脾益气;当归身、龙眼肉养血和营;茯神、远志、酸枣仁养心安神;木香调气,使补而不滞。

2.痰浊上扰

治法:降逆化痰,开窍解郁。

处方:温胆汤加减。

方中半夏、苍术、竹茹、枳实化痰泄浊;白术、茯苓、甘草健脾益气;加菖蒲、郁金开窍解郁。

3.瘀血痹阻

治法:活血化瘀。

处方:血府逐瘀汤加减。

方中桃仁、红花、当归、生地黄、赤芍、牛膝、川芎化瘀养血活血;柴胡、枳壳、桔梗行气以助血行;甘草益气扶正。

4.肾精亏耗

治法:补肾益精。

处方:河车大造丸加减。

方中紫河车大补精血;熟地黄、杜仲、龟甲、牛膝益精补髓;天冬、麦冬滋补阴液;人参益气生津;黄柏清相火。加菖蒲开窍醒脑;酸枣仁、五味子养心安神。

(二)针灸治疗

1.基本处方

四神聪透百会、神门、三阴交。

四神聪透百会,穴在巅顶,百会属督脉,督脉入络脑,针用透刺法,补脑益髓,养神开窍;神门为心之原穴,三阴交为足三阴经交会穴,二穴相配,补心安神,以助记忆。

2.加减运用

(1)心脾不足证:加心俞、脾俞、足三里以补脾益心。诸穴针用补法。

(2)痰浊上扰证:加丰隆、阴陵泉以蠲饮化痰,针用平补平泻法。余穴针用补法。

(3)瘀血闭阻证:加合谷、血海以活血化瘀,针用平补平泻法。余穴针用补法。

(4)肾精亏耗证:加心俞、肾俞、太溪、悬钟以填精益髓。诸穴针用补法。

(三)其他针灸疗法

1.耳针疗法

取心、脾、肾、神门、交感、皮质下,每次取 2～3 穴,中等刺激,留针 20～30 分钟,隔天 1 次,10 次为 1 个疗程,或用王不留行籽贴压,每隔 3～4 天更换 1 次,每天按压数次。

2.头针疗法

取顶颞后斜线、顶中线、颞后线、额旁 1 线、额旁 2 线、额旁 3 线、枕上旁线,平刺进针后,快速捻转,120～200 次/分,留针 15～30 分钟,间歇运针 2～3 次,每天 1 次,10～15 次为 1 个疗程。

3.皮肤针疗法

取胸部夹脊穴,用梅花针由上至下叩刺,轻中等度刺激,每天或隔天 1 次,10 次为 1 个疗程。

五、转归预后

针刺和中药治疗本病有较好的疗效,如配合心理治疗则效果更佳。对老年人之健忘,疗效一般。本节所述健忘,是指后天失养,脑力渐至衰弱者,先天不足,生性愚钝的健忘不属于此范围。

(李　超)

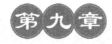

呼吸科疾病的辨证治疗

第一节　感　冒

　　感冒是感受触冒风邪,邪犯卫表而导致的常见外感疾病,临床表现以鼻塞、流涕、喷嚏、咳嗽、头痛、恶寒、发热、全身不适、脉浮为其特征。

　　本病四季均可发生,尤以春冬两季为多。病情轻者多为感受当令之气,称为伤风、冒风、冒寒;病情重者多为感受非时之邪,称为重伤风。在一个时期内广泛流行、病情类似者,称为时行感冒。

　　早在《内经》即已有外感风邪引起感冒的论述,如《素问·骨空论》说:"风者百病之始也……风从外入,令人振寒,汗出头痛,身重恶寒。"《素问·风论》也说:"风之伤人也,或为寒热。"汉代张仲景《伤寒论·辨太阳病脉证并治》篇论述太阳病时,以桂枝汤治表虚证,以麻黄汤治表实证,提示感冒风寒有轻重的不同,为感冒的辨证治疗奠定了基础。

　　感冒病名出自北宋《仁斋直指方·诸风》篇。元·朱丹溪《丹溪心法·中寒二》提出:"伤风属肺者多,宜辛温或辛凉之剂散之。"明确本病病位在肺,治疗应分辛温、辛凉两大法则。

　　及至明清,多将感冒与伤风互称,并对虚人感冒有进一步的认识,提出扶正达邪的治疗原则。至于时行感冒,隋·巢元方《诸病源候论·时气病诸候》中即已提示其属"时行病"之类,具有较强的传染性。如所述:"时行病者,春时应暖而反寒,冬时应寒而反温,非其时而有其气。是以一岁之中,病无长少,率相近似者,此则时行之气也。"即与时行感冒密切相关。

　　至清代,不少医家进一步强化了本病与感受时行之气的关系,林佩琴在《类证治裁·伤风》中明确提出了"时行感冒"之名。徐灵胎《医学源流论·伤风难治论》说:"凡人偶感风寒,头痛发热,咳嗽涕出,俗谓之伤风……乃时行之杂感也。"指出感冒乃属触冒时气所致。

　　凡普通感冒(伤风)、流行性感冒(时行感冒)及其他上呼吸道感染而表现感冒特征者,皆可参照本节内容进行辨证论治。

一、病因病机

　　感冒是因六淫、时行之邪,侵袭肺卫;以致卫表不和,肺失宣肃而为病。

(一)病因

感冒是由于六淫、时行病毒侵袭人体而致病。以风邪为主因，因风为六淫之首，流动于四时之中，故外感为病，常以风为先导。

但在不同季节，每与当令之气相合伤人，而表现力不同证候，如秋冬寒冷之季，风与寒合，多为风寒证；春夏温暖之时，风与热合，多见风热证；夏秋之交，暑多夹湿，每又表现为风暑夹湿证候。但一般以风寒、风热为多见，夏令亦常夹暑湿之邪。至于梅雨季节之夹湿，秋季兼燥等，亦常可见之。再有遇时令之季，如旱天其情为火为热为燥，伤阴津，耗五脏之阴气血，其证为干燥竭液证，治多以润、清、凉育之，如冬旱、春旱、夏秋之旱都常出现，应按此调之。

若四时六气失常，非其时而有其气，伤人致病者，一般较感受当令之气为重。而非时之气夹时行疫毒伤人，则病情重而多变，往往相互传染，造成广泛的流行，且不限于季节性。正如《诸病源候论·时气病诸候》所言："夫时气病者，此皆因岁时不和，温凉失节，人感乖戾之气而生，病者多相染易。"

(二)病机

外邪侵袭人体是否发病，关键在于卫气之强弱，同时与感邪的轻重有关。《灵枢·百病始生》曰："风雨寒热不得虚，邪不能独伤人"。

若卫外功能减弱，肺卫调节疏解，外邪乘袭卫表，即可致病。如气候突变，冷热失常，六淫时邪猖獗，卫外之气失于调节应变，即每见本病的发生率升高。或因生活起居不当，寒温失调以及过度疲劳，以致腠理不密，营卫失和，外邪侵袭为病。

若体质虚弱，卫表不固，稍有不慎，即易见虚体感邪。它如肺经素有痰热、痰湿，肺卫调节功能低下，则更易感受外邪，内外相引而发病。加素体阳虚者易受风寒，阴虚者易受风热、燥热，痰湿之体易受外湿。正如清·李用粹《证治汇补·伤风》篇说："肺家素有痰热，复受风邪束缚，内火不得疏泄，谓之寒暄。此表里两因之实证也。有平昔元气虚弱；表疏腠松；略有不慎，即显风证者。此表里两因之虚证也。"

外邪侵犯肺卫的途径有二，或从口鼻而入，或从皮毛内侵。风性轻扬，为病多犯上焦。故《素问·太阴阳明论》篇说："伤于风者，上先受之。"肺处胸中，位于上焦，主呼吸，气道为出入升降的通路，喉为其系，开窍于鼻，外合皮毛，职司卫外，为人身之藩篱。故外邪从口鼻、皮毛入侵，肺卫首当其冲，感邪之后，随即出现卫表不和及上焦肺系症状。因病邪在外、在表，故尤以卫表不和为主。

由于四时六气不同，以及体质的差异，临床常见风寒、风热、暑湿三证。若感受风寒湿邪，则皮毛闭塞，邪郁于肺，肺气失宣；感受风热暑燥，则皮毛疏泄不畅，邪热犯肺，肺失清肃。如感受时行病毒则病情多重，甚或变生它病。在病程中亦可见寒与热的转化或错杂。

一般而言，感冒预后良好，病程较短而易愈，少数可因感冒诱发其他宿疾而使病情恶化。对老年、婴幼儿、体弱患者以及时感重症，必须加以重视，防止发生传变，或同时夹杂其他疾病。

二、诊查要点

(一)诊断依据

(1)临证以卫表及鼻咽症状为主，可见鼻塞、流涕、多嚏、咽痒、咽痛、周身酸楚不适、恶风或恶寒，或有发热等。若风邪夹暑、夹湿、夹燥，还可见相关症状。

(2)时行感冒多呈流行性，在同一时期发病人数剧增，且病证相似，多突然起病，恶寒、发热

(多为高热)、周身酸痛、疲乏无力,病情一般较普通感冒为重。

(3)病程一般 3～7 天,普通感冒一般不传变,时行感冒少数可传变入里,变生它病。

(4)四季皆可发病,而以冬、春两季为多。

(二)病证鉴别

1.感冒与风温

本病与诸多温病早期症状相类似,尤其是风热感冒与风温初起颇为相似,但风温病势急骤,寒战发热甚至高热,汗出后热虽暂降,但脉数不静,身热旋即复起,咳嗽胸痛,头痛较剧,甚至出现神志昏迷、惊厥、谵妄等传变入里的证候。而感冒发热一般不高或不发热,病势轻,不传变,服解表药后,多能汗出热退,脉静身凉,病程短,预后良好。

2.普通感冒与时行感冒

普通感冒病情较轻,全身症状不重,少有传变。在气候变化时发病率可以升高,但无明显流行特点。若感冒 1 周以上不愈,发热不退或反见加重,应考虑感冒继发它病,传变入里。时行感冒病情较重,发病急,全身症状显著,可以发生传变,化热入里,继发或合并它病,具有广泛的传染性、流行性。

(三)相关检查

本病通常可做血白细胞计数及分类检查,胸部 X 线检查。部分患者可见白细胞总数及中性粒细胞升高或降低。有咳嗽、痰多等呼吸道症状者,胸部 X 线摄片可见肺纹理增粗。

三、辨证论治

(一)辨证要点

本病邪在肺卫,辨证属表、属实,但应根据证情,区别风寒、风热和暑湿兼夹之证,还需注意虚体感冒的特殊性。

(二)治疗原则

感冒的病位在卫表肺系,治疗应因势利导,从表而解,遵《素问·阴阳应象大论》“其在皮者,汗而发之”之义,采用解表达邪的治疗原则。风寒证治以辛温发汗;风热证治以辛凉清解;暑湿杂感者,又当清暑祛湿解表。

(三)证治分类

1.风寒束表证

恶寒重,发热轻,无汗,头痛,肢节酸疼,鼻塞声重,或鼻痒喷嚏。时流清涕,咽痒,咳嗽,咳痰稀薄色白,口不渴或渴喜热饮,舌苔薄白而润,脉浮或浮紧。

证机概要:风寒外束,卫阳被郁,腠理闭塞,肺气不宣。

治法:辛温解表。

代表方:荆防达表汤或荆防败毒散加减。两方均为辛温解表剂,前方疏风散寒,用于风寒感冒轻证;后方辛温发汗,疏风祛湿,用于时行感冒,风寒夹湿证。

常用药:荆芥、防风、苏叶、豆豉、葱白、生姜等解表散寒;杏仁、前胡、桔梗、甘草、橘红宣通肺气。

若表寒重,头痛身痛,憎寒发热,无汗者,配麻黄、桂枝以增强发表散寒之功用;表湿较重,肢体酸痛,头重头胀,身热不扬者,加羌活、独活祛风除湿,或用羌活胜湿汤加减;湿邪蕴中,脘痞食少,或有便溏,苔白腻者,加藿香、苍术、厚朴、半夏化湿和中;头痛甚,配白芷、川芎散寒止痛;身热较著者,加柴胡、薄荷疏表解肌。

2.风热犯表证

身热较著,微恶风,汗泄不畅,头胀痛,面赤,咳嗽,痰黏或黄,咽燥,或咽喉乳蛾红肿疼痛,鼻塞,流黄浊涕,口干欲饮,舌苔薄白微黄,舌边尖红,脉浮数。

证机概要:风热犯表,热郁肌腠,卫表失和,肺失清肃。

治法:辛凉解表。

代表方:银翘散或葱豉桔梗汤加减。两方均有辛凉解表,轻宣肺气功能,但前者长于清热解毒,适用于风热表证热毒重者,后者重在清宣解表,适用于风热袭表,肺气不宣者。

常用药:金银花、连翘、黑栀子、豆豉、薄荷、荆芥辛凉解表,疏风清热;竹叶、芦根清热生津;牛蒡子、桔梗、甘草宣利肺气,化痰利咽。

若风热上壅,头胀痛较甚,加桑叶、菊花以清利头目;痰阻于肺,咳嗽痰多,加贝母、前胡、杏仁化痰止咳;痰热较盛,咳痰黄稠,加黄芩、知母、瓜蒌皮;气分热盛,身热较著,恶风不显,口渴多饮,尿黄,加石膏、黄芩清肺泄热;热毒壅阻咽喉,乳蛾红肿疼痛,加青黛、玄参清热解毒利咽;时行感冒热毒较盛,壮热恶寒,头痛身痛,咽喉肿痛,咳嗽气粗,配大青叶、蒲公英、鱼腥草等清热解毒;若风寒外束,入里化热,热为寒遏,烦热恶寒,少汗,咳嗽气急,痰稠,声哑,苔黄白相兼,可用石膏和麻黄内清肺热,外散表寒;风热化燥伤津,或秋令感受温燥之邪,伴有呛咳痰少,口、咽、唇、鼻干燥,苔薄,舌红少津等燥象者,可酌配南沙参、天花粉、梨皮清肺润燥,禁用伍辛温之品。

3.暑湿伤表证

身热,微恶风,汗少,肢体酸重或疼痛,头昏重胀痛,咳嗽痰黏,鼻流浊涕,心烦口渴,或口中黏腻,渴不多饮,胸闷脘痞,泛恶,腹胀,大便或溏,小便短赤,舌苔薄黄而腻,脉濡数。

证机概要:暑湿遏表,湿热伤中,表卫不和,肺气不清。

治法:清暑祛湿解表。

代表方:新加香薷饮加减。本方功能清暑化湿,用于夏月暑湿感冒,身热心烦,有汗不畅,胸闷等症。

常用药:金银花、连翘、鲜荷叶、鲜芦根清暑解热;香薷发汗解表;厚朴、扁豆化湿和中。

若暑热偏盛,可加黄连、栀子、黄芩、青蒿清暑泄热;湿困卫表,肢体酸重疼痛较甚,加豆卷、藿香、佩兰等芳化宣表;里湿偏盛,口中黏腻,胸闷脘痞,泛恶,腹胀,便溏,加苍术、白蔻仁、半夏、陈皮和中化湿;小便短赤加滑石、甘草、赤茯苓清热利湿。

感冒小结:体虚感冒应选参苏饮、血虚宜不发汗等补血解表。

四、预防调护

(一)在流行季节须积极防治

(1)生活上应慎起居,适寒温,在冬春之际尤当注意防寒保暖,盛夏亦不可贪凉露宿。

(2)注意锻炼,增强体质,以御外邪。

(3)常易患感冒者,可坚持每天按摩迎香穴,并服用调理防治方药。冬春风寒当令季节,可服贯众汤(贯众、紫苏、荆芥各 10 g,柴胡 10 g,甘草 3 g);夏令暑湿当令季节,可服藿佩汤(藿香、佩兰各 10 g,薄荷 3 g,鲜者用量加倍);如时邪毒盛,流行广泛,可用贯众、板蓝根、生甘草煎服。

(4)在流行季节,应尽量少去人口密集的公共场所,防止交叉感染,外出要戴口罩。室内可用食醋熏蒸,每立方米空间用食醋 5~10 mL,加水 1~2 倍,加热熏蒸 2 小时,每天或隔天 1 次,作空气消毒,以预防传染。

(二)治疗期间应注意护理

(1)发热者须适当休息。

(2)饮食宜清淡。

(3)对时感重症及老年、婴幼儿、体虚者,须加强观察,注意病情变化,如高热动风、邪陷心包、合并或继发其他疾病等。

(4)注意煎药和服药方法。汤剂煮沸后5～10分钟即可,过煮则降低药效。趁温热服,服后避风覆被取汗,或进热粥、米汤以助药力。得汗、脉静、身凉为病邪外达之象,无汗是邪尚未祛。出汗后尤应避风,以防复感。

(刘　慧)

第二节　咳　嗽

咳嗽是由六淫之邪侵袭肺系,或脏腑功能失调,内伤及肺,肺气不清,失于宣肃所成,临床以咳嗽,咳痰为主症的疾病。咳指有声无痰,嗽指有痰无声,咳嗽则是有声有痰之症也。

《素问·宣明五气论》:"五气所病……肺为咳。"《素问·咳论》:"五脏六腑皆令人咳,非独肺也。"《河间六书·咳嗽论》:"咳谓无痰而有声,肺气伤而不清也,嗽为无声有痰,脾湿动而为痰也,咳嗽谓有声有痰……"。《景岳全书》:"咳嗽之要,止惟二证,何有二证?一曰外感,一曰内伤,而尽之矣。"

本病证相当于现代医学上的呼吸道感染,肺炎,急、慢性支气管炎,支气管扩张,肺结核,肺气肿等肺部疾病。

一、病因病机

(一)外感咳嗽

六淫外邪,侵袭肺系,多因肺的卫外功能减弱或失调,以致在天气寒暖失常、气温突变的情况下,邪从口鼻或皮毛而入,均可使肺气不宣,肃降失司而引起咳嗽。由于四时主气的不同,因而感受外邪亦有区别。风为六淫之首,其他外邪多随风邪侵袭人体,所以,外感咳嗽有风寒、风热和燥热之分。

(二)内伤咳嗽

内伤致咳的原因甚多,有因肺的自身病变;有因其他脏腑功能失调,内邪干肺所致。他脏及肺的咳嗽,可因嗜好烟酒,过食辛辣,熏灼肺胃;或过食肥甘,脾失健运,痰浊内生,上干于肺致咳;或由情志刺激,肝失条达,气郁化火,火气循经上逆犯肺,引起咳嗽。因肺脏自病者,常因肺系多种疾病迁延不愈,肺脏虚弱,阴伤气耗,肺的主气及宣降功能失常,而致气逆为咳。

外感咳嗽与内伤咳嗽可相互影响。外感咳嗽如迁延失治,邪伤肺气,更易反复感邪,咳嗽屡发,肺气日损,渐转为内伤咳嗽;而内伤咳嗽患者,由于脏腑虚损,肺脏已病,表卫不固,因而易受外邪而使咳嗽加重。

二、诊断与鉴别诊断

(一)诊断

1.病史

有肺系病史或有其他脏腑功能失调伤及肺脏病史。

2.临床表现

以咳嗽为主要症状。

(二)鉴别诊断

1.哮病、喘证

哮病、喘证、咳嗽均有咳嗽的表现。哮病以喉中哮鸣有声,呼吸困难气促,甚则喘息不能平卧为主症,发作与缓解均迅速。喘证以呼吸困难,甚则张口抬肩,不能平卧为主要临床表现。咳嗽则以咳嗽、咳痰为主症。

2.肺胀

肺胀除咳嗽外,还伴有胸部膨满,咳喘上气,烦躁心慌,甚则面目紫暗,肢体浮肿,病程反复难愈。

3.肺痨

肺痨以咳嗽、咯血、潮热、盗汗、消瘦为主症的肺脏结核病,具有传染性。X线可见斑片状或空洞、实变等表现。

4.肺癌

肺癌以咳嗽、咯血、胸痛、发热、气急为主要表现的恶性疾病,X线可见包块,细胞学检查可见癌细胞。

三、辨证

(一)辨证要点

首先辨外感与内伤。外感咳嗽多是新病,发病急,病程短,常伴肺卫表证,属于邪实,治疗当以宣通肺气,疏散外邪为主,根据脉象、舌苔、痰色、痰质及咳痰难易等情况,辨明风寒、风热、燥热之不同,治以发散风寒,疏散风热,清热润燥等法。内伤咳嗽多为久病,常反复发作,病程长,可伴见其他脏腑病证,多属邪实正虚,治疗当以调理脏腑,扶正祛邪,分清虚实主次处理。

(二)治疗要点

外感咳嗽治宜疏散外邪,宣通肺气为主。内伤咳嗽治宜调理脏腑为主,健脾、清肝、养肺补肾,对虚实夹杂者应标本兼治。

四、辨证论治

(一)风寒袭肺

1.临床表现

咽痒咳嗽声重,咳痰稀薄色白;鼻塞流涕、头痛,肢体酸痛,恶寒发热,无汗;舌苔薄白,脉浮或浮紧。

2.治疗原则

疏风散寒,宣肺止咳。

3.代表处方

杏苏散:茯苓 20 g,杏仁、紫苏叶、法半夏、枳壳、桔梗、前胡、生甘草各 10 g,陈皮 5 g,大枣 5 枚,生姜 3 片。

4.加减应用

(1)咳嗽甚者,加矮地茶、金沸草各 10 g,祛痰止咳。

(2)咽痒者,加葶苈子、蝉蜕各 10 g。

(3)鼻塞声重者,加辛夷花、苍耳子各 10 g。

(4)风寒咳嗽兼咽痛、口渴,痰黄稠(寒包火),加天花粉 20 g,黄芩、桑白皮、牛蒡子各 10 g。

(二)风热咳嗽

1.临床表现

咳嗽频剧,咳声粗亢;痰黄稠,咳嗽汗出,咳痰不爽;发热恶风,喉干口渴,舌苔薄黄,脉浮数。

2.治疗原则

疏风清热,宣肺止咳。

3.代表处方

桑菊饮:芦根 20 g,桑叶、菊花、薄荷、杏仁、桔梗、连翘、生甘草各 10 g。

4.加减应用

(1)肺热内盛者加黄芩、知母各 10 g,以清泻肺热。

(2)咽痛、声嘎者配射干、赤芍各 10 g。

(3)口干咽燥,舌质红,加南沙参、天花粉各 20 g。

(三)风燥伤肺

1.临床表现

新起咳嗽,咳声嘶哑,咽喉干痛;干咳无痰或痰少而粘连成丝状,不易咳出或痰中带血丝;或初起伴鼻塞、头痛、微寒、身热等表证,舌质红干而少苔、苔薄白或薄黄,脉浮数或细数。

2.治疗原则

疏风清肺,润燥止咳。

3.代表处方

桑杏汤:沙参、梨皮各 20 g,浙贝母 15 g,桑叶、豆豉、杏仁、栀子各 10 g。

4.加减应用

(1)津伤甚者加麦冬、玉竹各 20 g。

(2)热重者加石膏 20 g(先煎),知母 10 g。

(3)痰中带血丝加白茅根 20 g,生地黄 10 g。

(4)另有凉燥证乃由燥证加风寒证而成,可用杏苏散加紫菀、冬花、百部各 10 g 治之,以达温而不燥,润而不凉。

(四)痰湿蕴肺

1.临床表现

咳嗽反复发作,咳声重浊,胸闷气憋,痰色白或带灰色;伴体倦、脘痞、食少,腹胀便溏;苔白腻,脉濡滑。

2.治疗原则

燥湿化痰、理气止咳。

3.代表处方

二陈汤合三子养亲汤。①二陈汤:茯苓 20 g,法半夏、陈皮、生甘草各 10 g。②三子养亲汤:苏子15 g,白芥子 10 g,莱菔子 20 g。

4.加减应用

(1)寒痰较重者,痰黏白如泡沫者,加干姜、细辛各 10 g,温肺化痰。

(2)脾虚甚者加党参 20 g,白术 10 g,健脾益气。

(五)痰热郁肺

1.临床表现

咳嗽、气息粗促或喉中有痰声,痰稠黄、咳吐不爽或有腥味或吐血痰;胸胁胀满,咳时引痛,面赤身热,口干引饮,舌红,苔薄黄腻,脉滑数。

2.治疗原则

清热肃肺,化痰止咳。

3.代表处方

清金化痰汤:茯苓 20 g,浙贝母 15 g,黄芩、栀子、知母、麦冬、桑白皮、瓜蒌、桔梗、生甘草各 10 g,橘红 6 g。

4.加减应用

(1)痰黄而浓有热腥味者,加鱼腥草、冬瓜子各 20 g。

(2)胸满咳逆、痰多、便秘者,加葶苈子、生大黄各 10 g(先煎)。

(六)肝火犯肺

1.临床表现

气逆咳嗽,干咳无痰或少痰;咳时引胁作痛,面红喉干;舌边红,苔薄黄,脉弦数。

2.治疗原则

清肝泻火,润肺止咳化痰。

3.代表处方

黛蛤散加黄芩泻白散。①黛蛤散:海蛤壳 20 g,青黛 10 g(包煎)。②黄芩泻白散:黄芩、桑白皮、地骨皮、粳米、生甘草各 10 g。

4.加减应用

(1)火旺者,加冬瓜子 20 g,栀子、牡丹皮各 10 g,以清热豁痰。

(2)胸闷气逆者,加葶苈子 10 g,瓜蒌皮 20 g,以理气降逆。

(3)胸胁痛者,加郁金、丝瓜络各 10 g,以理气和络。

(4)痰黏难咳,加浮海石、浙贝母、冬瓜仁各 20 g,以清热豁痰。

(5)火郁伤阴者,加北沙参、百合各 20 g,麦冬 15 g,五味子 10 g,以养阴生津敛肺。

(七)肺阴虚损

1.临床表现

干咳少痰或痰中带血或咯血;潮热,午后颧红,盗汗,口干;舌质红、少苔,脉细数。

2.治疗原则

滋阴润肺,化痰止咳。

3.代表处方

沙参麦冬汤:沙参、玉竹、天花粉、扁豆各 20 g,桑叶、麦冬、生甘草各 10 g。

4.加减应用

(1)咯血者加白及 20 g,三七 15 g,侧柏叶、仙鹤草、阿胶(烊服)、藕节各 10 g,以止血。

(2)午后潮热,颧红者加银柴胡、地骨皮、黄芩各 10 g。

(3)肾不纳气,久咳不愈,咳而兼喘者可用参蛤散加熟地黄、五味子各 10 g。

五、其他治法

(一)中成药疗法

(1)麻黄止嗽丸、小青龙糖浆适用于风寒袭肺咳嗽。

(2)桑菊感冒片、蛇胆川贝液适用于风热咳嗽。

(3)秋燥感冒冲剂、二母宁嗽丸适用于风燥咳嗽。

(4)半贝丸、陈夏六君丸适用于痰湿蕴肺咳嗽。

(5)琼玉膏、玄参甘桔冲剂适用于肺阴虚损咳嗽。

(6)千金化痰丸、三蛇胆川贝末适宜用于肝火犯肺咳嗽。

(7)双黄连口服液、清金止嗽丸适用于痰热郁肺咳嗽。

(二)针灸疗法

(1)选肺俞、脾俞、合谷、丰隆等穴,以平补平泻手法,每天 1 次,适用于脾虚痰湿咳嗽。

(2)选肺俞、足三里、三阴交等穴,针用补法,每天 1 次,适用于肺阴虚损咳嗽。

(3)选肺俞、列缺、合谷等穴,毫针浅刺用泻法,每天 1 次,适用于外感咳嗽。

(4)选肺俞、尺泽、太冲、阳陵泉等穴,以平补平泻手法,每天 1 次,适用于肝火犯肺咳嗽。

(三)饮食疗法

(1)以薏苡仁、山药各 60 g,百合、柿饼各 30 g,同煮米粥,每早晚温热服食,适用于脾虚痰湿咳嗽。

(2)大雪梨 1 个,蜂蜜适量,去梨核入蜂蜜,放炖盅内蒸熟,每晚睡前服 1 个,适用于肺阴虚损咳嗽。

(3)新鲜芦根(去节)100 g,粳米 50 g 同煮粥,每天 2 次温服,适用于肺热咳嗽。

(4)百合 30 g,糯米 50 g,冰糖适量,煮粥早晚温服,适用于肺燥咳嗽。

六、预防调摄

(1)平素应注意气候变化,防寒保暖,预防感冒。

(2)易感冒者可服玉屏风散。

(3)加强锻炼,增强抗病能力。

(4)咳嗽患者饮食不宜过于肥甘厚味、辛辣刺激。

(5)内伤久咳者,应戒烟。

(刘　慧)

第三节 喘 证

喘证以呼吸困难,甚则张口抬肩,鼻翼翕动,难以平卧为特征。是肺系疾病常见症状之一,多由邪壅肺气,宣降不利或肺气出纳失常所致。

西医学中的喘息性支气管炎、肺部感染、肺气肿、慢性肺源性心脏病、心源性哮喘等,均可参照本节进行辨证治疗。

一、病因病机

(一)外邪犯肺

外感风寒、风热之邪,或肺素有痰饮,复感外邪,卫表闭塞,肺气壅滞,宣降失常,肺气上逆而喘。

(二)痰浊内蕴

恣食肥甘油腻,过食生冷或嗜酒伤中,脾失健运,湿浊内生,聚湿成痰,上渍于肺,阻遏气道,肃降失常,气逆而喘。

(三)久病劳欲

久病肺虚,劳欲伤肾,肺肾亏损,气失所主,肾不纳气,肺气上逆而喘。

二、辨证论治

喘证的辨证,重在辨虚实寒热。实喘一般起病急,病程短,呼吸深长有余,气粗声高,脉有力;虚喘多起病缓慢,病程长,呼吸短促难续,气怯声低,脉无力;热喘胸高气粗,痰黄黏稠难咯,面赤烦躁、唇青鼻翕,舌红苔黄腻、脉数;寒喘面白唇青,痰涎清稀,舌苔白、脉迟。

治疗原则:实证祛邪降逆平喘;虚证培补摄纳平喘。

(一)实喘

1.风寒束肺

(1)证候:咳喘胸闷,痰稀色白,初起多兼恶寒发热,头痛无汗,身痛等表证,舌苔薄白,脉浮紧。

(2)治法:祛风散寒,宣肺平喘。

(3)方药:麻黄汤加减。方中麻黄、桂枝辛温发汗,散寒解表,宣肺平喘;杏仁、甘草降气化痰。若表寒不重,可去桂枝,即为宣肺平喘之三拗汤;痰白清稀量多起沫,加细辛、生姜温肺化痰;痰多胸闷甚者,加半夏、陈皮、白芥子理气化痰。

2.风热袭肺

(1)证候:喘促气粗,痰黄而黏稠,身热烦躁,口干渴,汗出恶风,舌质红,苔薄黄,脉浮数。

(2)治法:祛风清热,宣肺平喘。

(3)方药:麻杏石甘汤加减。方中麻黄、石膏相使为用疏风清热,宣肺平喘;杏仁、甘草化痰利气。若痰多黏稠、烦闷者,加黄芩、桑白皮、知母、栝蒌皮、鱼腥草,增强清热泻肺化痰之力;大便秘结者,加大黄、枳实泻热通便;喘甚者,加葶苈子、白果化痰平喘。

3.痰浊壅肺

(1)证候:喘咳痰多,胸闷,呕恶,纳呆,口黏不渴,舌淡胖有齿痕,苔白厚腻,脉缓滑。

(2)治法:燥湿化痰,降逆平喘。

(3)方药:二陈汤合三子养亲汤加减。方中陈皮、半夏、茯苓、甘草燥湿化痰,理气和中;莱菔子、苏子、白芥子化痰降逆平喘,二方合用效专力宏。若痰涌、便秘、喘不能卧,加葶苈子、大黄涤痰通便。

(二)虚喘

1.肺气虚

(1)证候:喘促气短,咳声低弱,神疲乏力,自汗畏风,痰清稀,舌淡苔白,脉缓无力。

(2)治法:补肺益气定喘。

(3)方药:补肺汤合玉屏风散加减。方中人参、黄芪补益肺气;白术、甘草健脾补中助肺;五味子、紫菀、桑白皮化痰止咳,敛肺定喘;防风助黄芪益气护表。若兼见痰少质黏,口干,舌红少津,脉细数者,为气阴两虚。治宜益气养阴,敛肺定喘。方用生脉散加沙参、玉竹、川贝、桑白皮、百合养阴益气滋肺。

2.肾气虚

(1)证候:喘促日久,气不得续,动则尤甚,甚则张口抬肩,腰膝酸软,舌淡苔白,脉沉弱。

(2)治法:补肾纳气平喘。

(3)方药:七味都气丸合参蛤散加减。方中熟地黄、山茱萸、山药、牡丹皮、泽泻、茯苓、五味子补肾纳气;人参大补元气,蛤蚧肺肾两补,纳气平喘。

3.喘脱

(1)证候:喘逆加剧,张口抬肩,鼻翕气促,不能平卧,心悸,烦躁不安,面青唇紫,汗出如珠,手足逆冷,舌淡苔白,脉浮大无根。

(2)治法:扶阳固脱,镇摄纳气。

(3)方药:参附汤送服黑锡丹。方中人参、附子回阳固脱、救逆;黑锡丹降气定喘。

三、针灸治疗

(一)实喘

尺泽、列缺、天突、大柱,针刺,用泻法。

(二)虚喘

鱼际、定喘、肺俞,针刺,用补法,可灸。

(三)喘脱

定喘、肺俞、关元、神阙,灸法。

四、护理与预防

饮食宜清淡而富有营养,忌油腻酒醴及辛热助湿生痰动火食物。室内空气要保持新鲜,避免烟尘刺激。痰多者要注意排痰,保持呼吸道通畅。慎起居,适寒温,节饮食,薄滋味,戒烟酒,节房事。适当参加体育活动,增强体质。保持良好的心态。

(李敬涛)

第四节 哮 病

哮病是由于宿痰伏肺,遇诱因引触,导致痰阻气道,气道挛急,肺失肃降,肺气上逆所致的发作性痰鸣气喘疾病。发时喉中哮鸣有声,呼吸气促困难,甚则喘息不能平卧。

一、病因病机

哮病的发生,乃宿痰内伏于肺,复因外感、饮食、情志、劳倦等诱因引触,以致痰阻气道,气道挛急,肺失肃降,肺气上逆所致。

(一)外邪侵袭

外感风寒或风热之邪;未能及时表散,邪气内蕴于肺,壅遏肺气,气不布津,聚液生痰而成哮病之因。

(二)饮食不当

饮食不节致脾失健运,饮食不归正化,水湿不运,痰浊内生,上干于肺,壅阻肺气而发哮病。

(三)情志失调

情志不遂。肝气郁结,木不疏土;或郁怒伤肝,肝气横逆,木旺乘土均可致脾失健运,失于转输,水湿蕴成痰浊,上干于肺,阻遏肺气,发生哮病。

(四)体虚病后

素体禀赋薄弱,体质不强,或病后体弱(如幼年患麻疹、顿咳,或反复感冒,咳嗽日久等)导致肺、脾、肾虚损,痰浊内生,成为哮病之因。若肺气耗损,气不化津,痰饮内生;或阴虚火盛,热蒸液聚,痰热胶固;脾虚水湿不运,肾虚水湿不能蒸化,痰浊内生,均成为哮病之因。

哮病的病理因素以痰为根本,痰的产生责之于肺不能布散津液,脾不能转输精微,肾不能蒸化水液,以致津液凝聚成痰,伏藏于肺,成为哮病发生的"夙根"。此后每遇气候突变、饮食不当、情志失调、劳累过度等诱因导致气机逆乱而发。

二、辨证论治

(一)辨证要点

1.辨已发未发

哮病发作期和缓解期临床表现不同,发作期以喉中哮鸣有声,呼吸气促困难,甚则喘息不能平卧等为典型临床表现。缓解期无典型症状,若病程日久,反复发作,导致身体虚弱,平时可有轻度哮症,而以肺、脾、肾虚损为主要表现,或肺气虚、或肺气阴两虚、或脾气虚、肾气虚、肺脾气虚、肺肾两虚等。

2.辨证候虚实

哮病属邪实正虚之证,发作时以邪实为主,证见呼吸困难,呼气延长,喉中痰鸣有声,痰粘量少,咯吐不利,甚则张口抬肩,不能平卧,端坐俯伏,胸闷窒塞,烦躁不安,或伴寒热,苔腻,脉实。未发时以正虚为主,肺虚者,气短声低,咯痰清稀色白,喉中常有轻度哮鸣音,自汗恶风;脾虚者,食少,便溏,痰多;肾虚者,平素短气息促,动则为甚,吸气不利,腰酸耳鸣。

3.辨痰性质

发作期痰阻气道,气道挛急,肺失肃降,以邪实为主,痰有寒痰、热痰、痰湿之异,分别引起寒哮、热哮、痰哮。一般寒哮内外皆寒,其证喉中哮鸣如水鸡声,咳痰清稀,或色白如泡沫,口不渴,舌质淡,苔白滑,脉浮紧;热哮痰热壅盛,其证喉中痰鸣如吼,胸高气粗,咳痰黄稠胶黏,咯吐不利,口渴喜饮,舌质红,苔黄腻,脉滑数。寒热征象不明显,喘咳胸满,但坐不得卧,痰涎涌盛,喉如曳锯,咯痰黏腻难出者,为痰哮。

(二)类证鉴别

喘证:喘证与哮病的病因病机不同,喘证由外感六淫,内伤饮食、情志,或劳欲、久病,致邪壅于肺,宣降失司所致,或肺不主气,肾失摄纳而成;哮病乃宿痰伏肺,遇诱因引触,致痰阻气道,气道挛急,肺失肃降而成。临床表现亦有明显区别,哮病与喘证都有呼吸急促的表现,但哮必兼喘,而喘未必兼哮。哮指声响言,喉中有哮鸣声,是一种反复发作的独立性疾病;喘指气息言,为呼吸气促困难,是多种急慢性疾病的一个症状。

(三)治疗原则

发时治标,平时治本为哮病治疗的基本原则。发时攻邪治标,祛痰利气,寒痰宜温化宣肺,热痰当清化肃肺,痰浊壅肺应去壅泻肺,风痰当祛风化痰,表证明显者兼以解表;反复日久,正虚邪实者又当攻补兼顾,不可拘泥;平时扶正治本,阳气虚者应温补,阴虚者宜滋养,分别采取补肺、健脾、益肾等法,以冀减轻、减少或控制其发作。

(四)分证论治

1.发作期

(1)寒哮。

证候:呼吸急促,喉中哮鸣有声,胸膈满闷如塞。咳不甚,痰少咯吐不爽,或清稀呈泡沫状,口不渴,或渴喜热饮,面色晦暗带青,形寒怕冷。或小便清,天冷或受寒易发,或恶寒、无汗、身痛。舌质淡、苔白滑。脉弦紧或浮紧。

治法:温肺散寒,化痰平喘。

方药:射干麻黄汤。若病久,本虚标实,当标本同治,温阳补虚,降气化痰,用苏子降气汤。

(2)热哮。

证候:气粗息涌,喉中痰鸣如吼,胸高胁胀。咳呛阵作,咳痰色黄或白,粘浊稠厚,咯吐不利,烦闷不安,不恶寒,汗出,面赤,口苦,口渴喜饮。舌质红,舌苔黄腻,脉滑数或弦滑。

治法:清热宣肺,化痰定喘。

方药:定喘汤。若病久痰热伤阴,可用麦门冬汤加沙参、冬虫夏草,川贝、天花粉。

(3)痰哮。

证候:喘咳胸满,但坐不得卧,痰涎涌盛,喉如曳锯,咯痰黏腻难出。呕恶,纳呆。口粘不渴,神倦乏力,或胃脘满闷,或便溏,或胸胁不舒,或唇甲青紫。舌质淡或淡胖,或舌质紫暗或淡紫,舌苔厚浊,脉滑实或带弦、涩。

治法:化浊除痰,降气平喘。

方药:二陈汤合三子养亲汤。如痰涎涌盛者。可合用葶苈大枣泻肺汤泻肺除壅;若兼意识朦胧,似清似昧者,可合用涤痰汤涤痰开窍。

2.缓解期

（1）肺虚。

证候：气短声低，咯痰清稀色白，喉中常有轻度哮鸣音，每因气候变化而诱发。面色㿠白，平素自汗，怕风，常易感冒，发前喷嚏频作，鼻塞流清涕。舌质淡，苔薄白。脉细弱或虚大。

治法：补肺固卫。

方药：玉屏风散。

（2）脾虚。

证候：气短不足以息，少气懒言，平素食少脘痞，痰多，便溏，倦怠无力，面色萎黄不华，或食油腻易腹泻，或泛吐清水，畏寒肢冷，或少腹坠感，脱肛。舌质淡，苔薄腻或白滑，脉象细软。

治法：健脾化痰。

方药：六君子汤。若脾阳不振，形寒肢冷，便溏者，加桂枝、干姜或合用理中丸以振奋脾阳；若中气下陷，见便溏，少腹下坠，脱肛等，则可改用补中益气汤。

（3）肾虚。

证候：平素短气息促，动则为甚，吸气不利，劳累后喘哮易发。腰酸腿软，脑转耳鸣。或畏寒肢冷，面色苍白；或颧红，烦热，汗出粘手。舌淡胖嫩，苔白；或舌红苔少。脉沉细或细数。

治法：补肾摄纳。

方药：金匮肾气丸或七味都气丸。阴虚痰盛者，可用金水六君煎滋阴化痰。

（李敬涛）

第五节　肺　痿

肺痿是指肺叶痿弱不用，临床以咳吐浊唾涎沫为主症，为肺脏的慢性虚损性疾病。《金匮要略心典·肺痿肺痈咳嗽上气病》中说："痿者萎也，如草木之萎而不荣。"用形象比喻的方法以释其义。

一、源流

肺痿之病名，最早记载于仲景的《金匮要略》。该书将肺痿列为专篇，对肺痿的主症特点、病因、病机、辨证均作了较为系统的介绍。如《金匮要略·肺痿肺痈咳嗽上气病脉证并治》说："寸口脉数，其人咳，口中反有浊唾涎沫者何？师曰：为肺痿之病。""肺痿吐涎沫而不咳者，其人不渴，必遗尿，小便数，所以然者，以上虚不制下故也。"隋·巢元方在《金匮要略》的基础上，对本病的成因、转归等作了进一步探讨。其在《诸病源候论·肺痿候》论及肺痿曰："肺主气，为五脏上盖，气主皮毛，故易伤于风邪，风邪伤于脏腑，而气血虚弱，又因劳役大汗之后，或经大下而亡津液，津液竭绝，肺气壅塞，不能宣通诸脏之气，因成肺痿也。"明确认为是外邪犯肺，或劳役过度，或大汗之后，津液亏耗，肺气受损，壅塞而成。并指出其预后、转归与咳吐涎沫之爽或不爽、小便之利或不利、咽燥之欲饮或不欲饮等都有关联，如"咳唾咽燥欲饮者，必愈；欲咳而不能咳，唾干沫，而小便不利者难治。"唐·孙思邈《千金要方·肺痿门》将肺痿分为热在上焦及肺中虚冷二类，认为"肺痿虽有寒热之分，从无实热之例。"清·李用粹结合丹溪之说，对肺痿的病因病机、证候特点作了简要而系统的归纳。如《证治汇补·胸膈门》说:"久嗽肺虚,寒热往来,皮毛枯燥,声音不清,或嗽血线,口中有浊唾涎沫,脉数而虚,为肺痿之病。因津液重亡,火炎金燥,如草木亢旱而枝叶萎落也。"《张氏医通·肺痿》对肺痈和肺痿的鉴别,进行了分析比较,提出"肺痈属在有形之血……肺痿属在无形之气。"

综上所述,历代医家共同认识到肺痿是多种肺系疾病的慢性转归,故常与相关疾病合并叙述,单独立论者较少,并且提示肺痈、肺痨、久嗽、喘哮等伤肺,均有转化成为肺痿的可能。如明·王肯堂将肺痿分别列入咳嗽门和血证门论述,《证治准绳·诸气门》说:"肺痿或咳沫,或咳血,今编咳沫者于此,咳血者入血证门。"《证治准绳·诸血门》还认为"久嗽咳血成肺痿"。戴原礼在《证治要诀·诸嗽门》中提到:"劳嗽有久嗽成劳者,有因病劳久嗽者,其证往来寒热,或独热无寒,咽干嗌痛,精神疲极,所嗽之痰,或脓,或时有血,腥臭异常。"戴氏所指劳嗽之临床表现与肺痿有相似之处。陈实功纱《外科正宗·肺痈论》中说:"久嗽劳伤,咳吐痰血,寒热往来,形体消削,咯吐瘀脓,声哑咽痛,其候转为肺痿。"指出肺痈溃后,热毒不净,伤阴耗气,可以转为肺痿。唐·王焘《外台秘要·咳嗽门》引许仁则论云:"肺气嗽经久将成肺痿,其状不限四时冷热,昼夜咳常不断,唾自如雪,细沫稠粘,喘息上气,乍寒乍热,发作有时,唇口喉舌干焦,亦有时唾血者,渐觉瘦悴,小便赤,颜色青白,毛耸,此亦成蒸。"说明肺痨久嗽,劳热熏肺,肺阴大伤,进一步发展则成肺痿;它如内伤久咳,或经常喘哮发作,伤津耗气,亦可形成肺痿。

在肺痿的治法方面,《金匮要略·肺痿肺痈咳嗽上气病脉证并治》对肺痿的治疗原则也作了初步的探讨,认为应以温法治之。清·李用粹《证治汇补·胸膈门》说:"治宜养血润肺,养气清金。"喻嘉言《医门法律》对本病的理论认识和治疗原则作了进一步的阐述,此后,有的医家主张用他创制的清燥救肺汤治疗虚热肺痿。张璐在其《张氏医通·肺痿》按喻嘉言之论将肺痿的治疗要点概括为:"缓而图之,生胃津,润肺燥,下逆气,开积痰,止浊唾,补真气",旨在"以通肺之小管","以复肺之清肃。"这些证治要点,理义精深,非常切合实用。

在肺痿的选方用药方面,《金匮要略》设甘草干姜汤以温肺中虚冷。唐·孙思邈《千金要方·肺痿门》指出虚寒肺痿可用生姜甘草汤、甘草汤,虚热肺痿可用炙甘草汤、麦门冬汤、白虎加人参汤,对《金匮要略》的治法,有所补充。清·李用粹《证治汇补·胸膈门》主张根据本病的不同阶段分别施治:"初用二地二冬汤以滋阴,后用门冬清肺饮以收功。"沈金鳌《杂病源流犀烛·肺病源流》进一步对肺痿的用药忌宜等作了补充,他说:"其症之发,必寒热往来,自汗,气急,烦闷多唾,或带红线脓血,宜急治之,切忌升散辛燥温热。大约此证总以养肺、养气、养血、清金降火为主。"可谓要言不烦。

二、病因病机

本病病因可分久病损肺和误治津伤两个方面,而以前者为主。病变机理为肺虚津气失于濡养所致。

(一)久病损肺

如痰热久嗽,热灼阴伤;或肺痨久嗽,虚热内灼,耗伤阴津;肺痈余毒未清,灼伤肺阴;或消渴津液耗伤;或热病之后,邪热伤津,津液大亏,以致热壅上焦,消灼肺津,变生涎沫,肺燥阴竭,肺失濡养,日渐枯萎。若大病久病之后,耗伤阳气;或内伤久咳,冷哮不愈,肺虚久喘等,肺气日耗,渐伤及阳;或虚热肺痿日久,阴伤及阳,亦可致肺虚有寒,气不化津,津液失于温摄,反为涎沫,肺失濡养,肺叶渐痿不用。此即《金匮要略》所谓"肺中冷"之类。

(二)误治津伤

因医者误治,滥用汗、吐、下等治法,重亡津液,肺津大亏,肺失濡养,发为肺痿。如《金匮要略·肺痿肺痈咳嗽上气病脉证并治》说:"热在上焦者,因咳为肺痿,肺痿之病……或从汗出,或从呕吐,或从消渴,小便利数,或从便难,又被快药下利,重亡津液,故得之。"

综上所述,本病总由肺虚,津气大伤,失于濡养,以致肺叶枯萎。其病位在肺,但与脾、胃、肾等脏腑密切相关。脾虚气弱,无以生化、布散津液,或胃阴耗伤,胃津不能上输养肺,土不生金,均可致肺燥津枯,肺失濡养;久病及肾,肾气不足,气化失司,气不化津,或因肾阴亏耗,肺失濡养,亦可发为肺痿。

因发病机理的不同,肺痿有虚热、虚寒之分。虚热肺痿,一为本脏自病所转归,一由失治误治,或它脏之病导致。因热在上焦,消亡津液,阴虚生内热,津枯则肺燥,肺燥且热,清肃之令不行,脾胃上输之津液转从热化,煎熬而成涎沫,或因脾阴胃液耗伤,不能上输于肺,肺失濡养,遂致肺叶枯萎。虚寒肺痿为肺气虚冷,不能温化布散脾胃上输之津液,反而聚为涎沫,复因治节无权,上虚不能制下,膀胱失于约束,而小便不禁。《金匮要略心典·肺痿肺痈咳嗽上气病》说:"盖肺为娇脏,热则气灼,故不用而痿;冷则气沮,故亦不用而痿也。遗尿,小便数者,肺金不用而气化无权,斯膀胱无制而津液不藏也。"指出肺主气化,为水之上源,若肺气虚冷,不能温化,固摄津液,由气虚导致津亏,肺失濡养,亦可渐致肺叶枯萎不用。

三、诊断

(1)有反复发作的特点。

(2)有肺系内伤久咳病史,如痰热久嗽,或肺痨久咳,或肺痈日久,或冷哮久延等。

(3)临床表现以咳吐浊唾涎沫、胸闷气短为主症。

四、病证鉴别

肺痿为多种慢性肺系疾病转化而来,既应注意肺痿与其他肺系疾病的鉴别,又要了解其相互联系。

(一)肺痈

肺痿以咳吐浊唾涎沫为主症,而肺痈以咳则胸痛,吐痰腥臭,甚则咳吐脓血为主症。虽然多为肺中有热,但肺痈属实,肺痿属虚,肺痈失治久延,可以转为肺痿。

(二)肺痨

肺痨主症为咳嗽,咳血,潮热,盗汗等,与肺痿有别。肺痨后期可以转为肺痿重症。

五、辨证

(一)辨证要点

主要辨虚热虚寒,虚热证易火逆上气,常伴咳逆喘息,虚寒证常见上不制下,小便频数或遗尿。

(二)辨证候

1.虚热证

咳吐浊唾涎沫,其质较黏稠,或咳痰带血,咳声不扬,甚则音哑,气急喘促,口渴咽燥,午后潮热,形体消瘦,皮毛干枯,舌红而干,脉虚数。

病机分析:肺阴亏耗,虚火内炽,肺失肃降,则气逆咳喘。热灼津液成痰,故咯吐浊唾涎沫,其质黏稠。燥热伤津,津液不能濡润上承,故咳声不扬,音哑,咽燥,口渴。阴虚火旺,灼伤肺络,则午后潮热,咯痰带血。阴津枯竭,内不能洒陈脏腑,外不能充身泽毛,故形体消瘦,皮毛干枯。舌红而干,脉虚数,乃是阴枯热灼之象。

2.虚寒证

咯吐涎沫,其质清稀量多,不渴,短气不足以息,头眩,神疲乏力,食少,形寒,小便数,或遗尿,舌质淡,脉虚弱。

病机分析:肺气虚寒,气不化津,津反为涎,故咯吐多量清稀涎沫。阴津未伤故不渴。肺虚不能主气,则短气不足以息。脾肺气虚则神疲食少。清阳不升故头眩。阳不卫外则形寒。上虚不能制下,膀胱失约,故小便频数或遗尿。舌质淡,脉虚弱,皆属气虚有寒之征。

3.寒热夹杂证

虚热及虚寒证状可以同时出现,或虚热证状较多,或虚寒证状较多,如咳唾脓血,咽干口燥,同时又有下利肢凉,形寒气短等,即是上热下寒之证。其他情况亦可出现,可根据临床证候分析之。

六、治疗

(一)治疗要点

治疗总以补肺生津为原则。虚热证,治当生津清热,以润其枯;虚寒证,治当温肺益气,而摄涎沫。寒热夹杂证,治当寒热平调,温清并用。

临床以虚热证为多见,但久延伤气,亦可转为虚寒证。治应时刻注意保护津液,重视调理脾肾。脾胃为后天之本,肺金之母,培土有助于生金;肾为气之根,司摄纳,温肾可以助肺纳气,补上制下。不可妄投燥热之药,以免助火伤津,亦忌苦寒滋腻之品碍胃,切勿使用峻剂驱逐痰涎,犯虚虚之戒。

(二)分证论治

1.虚热证

治法:滋阴清热,润肺生津。

方药:麦门冬汤合清燥救肺汤加减。前方润肺生津,降逆下气,用于咳嗽气逆,咽喉干燥不利,咯痰黏浊不爽。后方养阴润燥,清金降火,用于阴虚燥火内盛,干咳痰少,咽痒气逆。

药用麦门冬滋阴润燥;太子参益气生津;甘草、大枣、粳米甘缓补中;伍入半夏下气降逆,止咳化痰,以辛燥之品,反佐润燥之功;桑叶、石膏清泄肺经燥热;阿胶、麦冬、胡麻仁以滋肺养阴;杏仁、枇杷叶可化痰止咳。

如火盛,出现虚烦、咳呛、呕逆者,则去大枣,加竹茹、竹叶清热和胃降逆。如咳吐浊黏痰,口干欲饮,则可加天花粉、知母、川贝母清热化痰。津伤甚者加沙参、玉竹以养肺津。潮热加银柴胡、地骨皮以清虚热,退蒸。

2.虚寒证

治法:温肺益气。

方药:甘草干姜汤或生姜甘草汤加减。前方甘辛合用,甘以滋液,辛以散寒。后方则以补脾助肺,益气生津为主。

药用甘草入脾益肺,取甘守津回之意;干姜温肺脾,使气能化津,水谷归于正化,则吐沫自止。

肺寒不著者亦可改用生姜以辛散宣通,并取人参、大枣甘温补脾,益气生津。

另可加白术、茯苓增强健脾之功;尿频、涎沫多者加煨益智;喘息、短气可配钟乳石、五味子,另吞蛤蚧粉。

3.寒热夹杂证

治法:寒热平调,温清并用。

方药:麻黄升麻汤加减。本方温肺散寒与清热润肺并用,适合于寒热夹杂,肺失润降之咽喉不利,咳唾脓血等症。

药用麻黄、升麻以发浮热;用当归、桂枝、生姜以散其寒;用知母、黄芩寒凉清其上热;用茯苓、白术以补脾;用白芍以敛逆气;用葳蕤、麦冬、石膏、甘草以润肺除热。

七、单方验方

(1)紫河车1具,研末,每天1次,每服3 g,适用于虚寒肺痿。

(2)熟附块、淫羊藿、黄芪、白术、党参各9 g,补骨脂12 g,茯苓、陈皮、半夏各6 g,炙甘草4.5 g,用于虚寒肺痿。

(3)山药30 g,太子参15 g,玉竹15 g,桔梗9 g,用于肺痿气虚津伤者。

(4)百合30 g煮粥,每天1次,适用于虚热肺痿。

(5)银耳15 g,冰糖10 g,同煮内服,适用于虚热肺痿。

(6)冬虫夏草10~15 g,百合15 g,鲜胎盘半个,鲜藕50 g,隔水炖服,隔天1次,连服10~15次为一疗程。

(7)新鲜萝卜500 g,白糖适量。将萝卜洗净切碎,用洁净纱布绞取汁液,加白糖调服。每天1次,常服。

(8)夏枯草15~25 g,麦冬15 g,白糖50 g。先将夏枯草、麦冬用水煎10~15分钟,再加白糖煮片刻,代茶饮,每天1剂,常服。用于虚热肺痿。

八、中成药

(一)六味地黄丸

1.功能与主治

滋阴补肾。用于虚热肺痿。

2.用法与用量

口服,一次8粒,一天3次。

(二)金匮肾气丸

1.功能与主治

温补肾阳。用于虚寒肺痿。

2.用法与用量

口服,一次8粒,一天3次。

(三)补中益气口服液

1.功能与主治

补中益气,升阳举陷。用于肺痿脾胃气虚,见发热、自汗、倦怠等症者。

2.用法与用量

口服,一次1支,一天3次。

（四）参苓白术散

1.功能与主治

益气健脾,和胃渗湿。用于肺痿脾胃虚弱,见食少便溏,或吐或泻,胸脘胀闷,四肢乏力等症者。

2.用法与用量

口服,一次5g,一天3次。

（五）琼玉膏

1.功能与主治

滋阴润肺,降气安神。用于虚热肺痿。

2.用法与用量

口服,一次1勺,一天2次。

九、其他疗法

艾条点燃,对准足三里穴,并保持一定距离,使局部有温热感、皮肤微红为度。艾灸时间一般为10～15分钟,每天1次。用于虚寒肺痿。

（李敬涛）

第六节　肺　　痨

　　肺痨是由于正气不足,感染痨虫,侵蚀肺脏所致的具有传染性的一种慢性虚弱性疾病,以咳嗽、咯血、潮热、盗汗及身体逐渐消瘦为其主要临床特征。因痨虫蚀肺,劳损在肺,故称肺痨。

　　肺痨之疾,历代医家命名甚多,概而言之有以其具有传染性而命名的,如"尸注""虫疰""劳疰""传尸""鬼疰"等,《三因极一病证方论》言:"以疰者,注也,病自上注下,与前人相似,故曰疰";有根据症状特点而命名者,如《外台秘要》称"骨蒸"、《儒门事亲》谓"劳嗽"等,而《三因极一病证方论》的"痨瘵"称谓则沿用直至晚清,因病损在肺较常见故后世一般多称肺痨。

　　历代医籍对本病的论述甚详,早在《内经》,对本病的临床特点即有较具体的记载,如《素问·玉机真脏论》云:"大骨枯槁,大肉陷下,胸中气满,喘息不便,内痛引肩项,身热,脱肉破䐃……肩体内消。"《灵枢·玉版》篇云:"咳,脱形,身热,脉小以疾",均生动地描述了肺痨的主症及其慢性消耗表现,而将其归属于"虚劳"范围。汉代张仲景《金匮要略·血痹虚劳病脉证并治》篇正式将其归属于"虚劳"病中,并指出本病的一些常见合并症,指出"若肠鸣、马刀挟瘿者,皆为劳得之。"华佗《中藏经·传尸》的"传尸者……问病吊丧而得,或朝走暮游而逢……中此病死之全,染而为疾",已认识到本病具有传染的特点,认为因与患者直接接触而得病。唐代王焘《外台秘要·传尸》则进一步说明了本病的危害:"传尸之候……莫问老少男女,皆有斯疾……不解疗者,乃至灭门。"唐宋时期,并确立了本病的病因、病位、病机和治则。如唐代孙思邈《千金方》认为

"劳热生虫在肺",首先提出了病邪为"虫",把"尸注"列入肺脏病篇,明确病位主要在肺。与此同期的王焘《外台秘要》也提出"生肺虫,在肺为病",认识到肺痨是由特殊的"肺虫"引起的。病机症状方面宋代许叔微《普济本事方·诸虫尸鬼注》提出本病"肺虫居肺叶之内,蚀入肺系,故成瘵疾,咯血声嘶"。《三因极一病证方论》《济生方》则都提出了"痨瘵"的病名,明确地将肺痨从一般虚劳和其他疾病中独立出来,更肯定其病因"内非七情所伤,外非四气所袭""多由虫啮"的病机。至元代朱丹溪倡"痨瘵至乎阴虚"之说,突出了病机重点。葛可久《十药神书》收载了治痨十方,为我国现存的第一部治痨专著。明代《医学入门》归纳了肺痨常见的咳嗽、咯血、潮热、盗汗、遗精、腹泻等六大主症,为临床提出了诊断依据。《医学正传》则提出了"杀虫"和"补虚"的两大治疗原则,至此使肺痨的病因、病机、症状、治则、治法、方药已趋于完善。

根据本病临床表现及其传染特点,肺痨与西医学的肺结核基本相同,故凡诊断肺结核者可参照本病辨证论治。

一、病因病机

肺痨的致病因素,不外内外两端。外因是指传染痨虫,内因则为正气虚弱,两者相互为因,痨虫传染是不可或缺的外因,正虚是发病的基础。痨虫蚀肺后,耗损肺阴,进而演变发展,可致阴虚火旺,或导致气阴两虚,甚则阴损及阳。

(一)感染"痨虫"

痨虫感染是引起本病的主要病因,而传染途径是经口鼻到肺脏,本病具有传染性。当与患者直接接触,问病看护或与患者同室寝眠、朝夕相处,都可致痨虫侵入人体为害。痨虫侵袭肺脏,腐蚀肺叶,肺体受损,耗伤肺阴,肺失滋润,清肃失调而发生肺痨咳嗽;如损伤肺中络脉,血溢脉外则咯血;阴虚火旺,迫津外泄,则潮热、盗汗。《三因极一病证方论·痨瘵诸证》指出:"诸证虽曰不同,其根多有虫。"明确提出痨虫传染是形成本病的唯一因素。

(二)正气虚弱

禀赋不足,或后天嗜欲无度,酒色不节,忧思劳倦,损伤脏腑,或大病久病之后失于调治,如麻疹、外感久咳及产后等,耗伤气血精液,或营养不良,体虚不复,均可致正气亏虚,抗病力弱,使痨虫乘虚袭入,侵蚀肺体而发病。《古今医统·痨瘵》云:"凡人平素保养元气,爱惜精血,瘵不可得而传,惟夫纵欲多淫,苦不自觉,精血内耗,邪气外乘。"并提出"气虚血痿,最不可入痨瘵之门……皆能乘虚而染触"即是此意。

总之,本病病因是感染痨虫为患,而正虚是发病的关键。正气旺盛,虽然感染痨虫但可不一定发病,正气虚弱则感染后易于致病。另一方面感染痨虫后,正气的强弱不仅决定了病情的轻重,又决定病变的转归,这也是有别于其他疾病的特点。

本病的病位在肺。肺主气,司呼吸,受气于天,吸清呼浊。若肺脏本体虚弱,卫外不固,或因其他脏腑病变损伤肺脏,导致肺虚,则"痨虫"极易犯肺,侵蚀肺脏而发病。病机性质以阴虚为主,故临床上多见干咳,咽燥,以及喉痛声嘶等肺系症状。由于脏腑之间有互相资生和制约的关系,肺脏亏虚日久,必然会影响其他脏腑,其中与脾肾关系最为密切,同时也可涉及心肝。脾为肺之母,肺虚耗夺母气以自养,则致脾虚;脾虚不能化水谷为精微而上输以养肺,则肺脏益弱,故易致肺脾同病,土不生金,肺阴虚与脾气虚两候同时出现,症见神疲懒言、四肢乏力、食少便溏、身体消瘦等脾虚症状。肺肾相生,肾为肺之子,肺阴虚肾失滋生之源,或肾阴虚相火灼金,上耗母气,则可致肺肾两虚,相火内炽,常伴见骨蒸、潮热、咯血、男子遗精、女子月经不调等症状。若肺虚不能治肝,肾虚不能养肝,肝火偏旺,上逆侮肺,可见性急善怒,胁肋掣痛,并加重咳嗽、咯血。如肺虚心火乘客,肾虚水不济火,可伴见虚烦不寐、盗汗等症,甚则肺虚不能佐心治节血脉之运行,而致气虚血瘀,出现气短、心慌、唇紫等症。概括而言,初起肺体受损,肺阴耗伤,肺失滋润,病位在肺,继而肺脾同病,导致气阴两伤,或肺肾同病,而致阴虚火旺。后期脾肺肾三脏皆损,阴损及阳,元气耗伤,阴阳两虚。

二、诊断

(1)咳嗽、咯血、潮热、盗汗、身体明显消瘦为典型表现。不典型者诸症可以不必具见,初起仅微有咳嗽、疲乏无力,身体逐渐消瘦,食欲缺乏,偶或痰中夹有少量血丝等。

(2)常有与肺痨患者的长期接触史。

三、相关检查

(1)肺部病灶部位呼吸音减弱,或闻及支气管呼吸音及湿啰音。

(2)X线胸片、痰涂片或培养结核菌、血沉、结核菌素试验等检查有助于诊断。

四、鉴别诊断

(一)虚劳

同属于虚损类疾病的范围,病程较长。肺痨具有传染性,是一个独立的慢性传染性疾病;虚劳是由于脏腑亏损,元气虚弱而致的多种慢性疾病虚损证候的总称,不具传染性。肺痨病位主要在肺,病机主在阴虚,而虚劳五脏并重,以脾肾为主,病机以气血阴阳亏虚为要。肺痨是由正气亏虚,痨虫蚀肺所致,有其发生发展及演变规律,以咳嗽、咯血、潮热、盗汗为特征;而虚劳缘由内伤亏损,为多脏气血阴阳亏虚,临床特征表现多样,病情多重。

(二)肺痿

肺痿是肺部多种慢性疾病后期转归而成,如肺痈、肺痨、久嗽、久喘等导致肺叶痿弱不用,俱可成痿,临床以咳吐浊唾涎沫为主症,不具传染性;而肺痨是以咳嗽、咳血、潮热、盗汗为特征,由传染痨虫所致具有传染性,但少数肺痨后期迁延不复可以转为肺痿。

(三)肺痈

肺痨和肺痈都有咳嗽、发热、汗出。但肺痈是肺叶生疮,形成脓疡,临床以咳嗽、胸痛、咯吐腥臭浊痰,甚则脓血相兼为主要特征的一种疾病,发热较高,为急性病,病程较短,病机是热壅血瘀,属实热证;而肺痨的临床特点是有咳嗽、咳血、潮热、盗汗四大主症,起病缓慢,病程较长,为慢性病,病机是以肺阴亏虚为主,具有传染性。

(四)肺癌

肺癌与肺痨都有咳嗽、咯血、胸痛、发热、消瘦等症状。但肺痨多发于中青年,若发生在40岁以上者,往往在青少年时期有肺痨史;而肺癌则好发于40岁以上的中老年男性,多有吸烟史,表现为呛咳、顽固性干咳,持续不愈,或反复咯血,或顽固性胸痛、发热,伴进行性消瘦、疲乏等。肺痨经抗结核治疗有效,肺癌经抗结核治疗则病情继续恶化。此外,借助西医诊断方法,有助于两者的鉴别。

五、辨证论治

(一)辨证要点

1.辨病机属性

本病的辨证,须按病机属性,结合脏腑病机进行,故宜区别阴虚、阴虚火旺、气虚的不同,掌握与肺与脾肾的关系。临床一般以肺阴亏虚为主为先,如进一步演变发展,则表现为阴虚火旺,或气阴耗伤,甚或阴阳两虚。病变主脏在肺,以阴虚为主,阴虚火旺者常肺肾两虚,并涉及心肝;气阴耗伤者多肺脾同病;久延病重,由气及阳,阴阳两虚者厉肺脾肾三脏皆损。

2.辨病情轻重

一般初起病情多轻,微有咳嗽,偶或痰中有少量血丝,咽干低热,疲乏无力,逐渐消瘦;继而咳嗽加剧,干咳少痰或痰多,时时咳血,甚则大量咯血,胸闷气促,午后发热,或有形寒,两颧红艳,唇红口干,盗汗失眠,心烦易怒,男子梦遗失精,女子月经不调或停闭,如病重而未能及时治疗,可出现音哑气喘,大便溏泄,肢体浮肿,面唇发紫,甚至大骨枯槁,大肉陷下,骨髓内消,肌肤甲错。

3.辨证候顺逆

肺痨顺证表现为虽肺阴亏虚但元气未衰,胃气未伤,饮食如恒,虚能受补,咳嗽日减,脉来有根,无气短不续,无大热或低热转轻,无痰壅咯血,消瘦不著。逆证表现为骨蒸发热,持续不解;胃气大伤,食少纳呆,便溏肢肿;大量咯血,反复发作,短气不续,动则大汗,大肉脱陷,声音低微;虚不受补,脉来浮大无根,或细而数疾。

(二)治疗原则

本病的治疗原则是补虚培元和治痨杀虫,正如《医学正传·劳极》所提出的"一则杀其虫,以绝其根本,一则补其虚,以复其真元"为其两大治则。根据患者体质强弱而分别主次,但尤需重视补虚培元,增强正气,以提高抗结核杀虫的能力。调补脏腑重点在肺,并应重视脏腑整体关系,同时兼顾补脾益肾。治疗大法应根据"主乎阴虚"的病机特点,以滋阴为主,火旺者兼以降火,如合并气虚、阳虚见证者,又当同时兼以益气或温阳。杀虫主要是针对病因治疗,选用具有抗结核杀虫作用的中草药。

(三)分证论治

1.肺阴亏损

主症:干咳,咳声短促,咳少量黏痰,或痰中有时带血,如丝如点,色鲜红。

兼次症:午后自觉手足心热,皮肤干灼,咽干口燥,或有少量盗汗,胸闷乏力。

舌脉:舌边尖红,苔薄少津;脉细或兼数。

分析:痨虫蚀肺,损伤肺阴,阴虚肺燥,肺失滋润,清肃失调故干咳少痰,咳声短促,胸闷乏力;肺损络伤,故痰中带血如丝如点,色鲜红;阴虚生热,虚热内灼,故手足心热,皮肤灼热;阴虚津少,无以上承则口燥咽干,皮肤干燥;舌红,苔薄少津,脉细或兼数,为阴虚有热之象。

治法:滋阴润肺,清热杀虫。

方药:月华丸加减。本方功在补虚杀虫,养阴止咳,化痰止血,是治疗肺痨的基本方。方中沙参、麦冬、天冬、生地黄、熟地黄滋阴润肺;百部、川贝母润肺止咳,兼能杀虫;阿胶、三七止血和营;桑叶、菊花清肃肺热;山药、茯苓甘淡健脾益气,培土生金,以资生化之源。可加百合、玉竹滋补肺阴。若咳嗽频而痰少质黏者,可合甜杏仁、蜜紫菀、海蛤壳以润肺化痰止咳;痰中带血较多者,宜加白及、仙鹤草、白茅根、藕节等以和络止血;若低热不退,可配银柴胡、地骨皮、功劳叶、胡黄连等以清退虚热,兼以杀虫;若久咳不已,声音嘶哑者,于前方中加诃子皮、木蝴蝶、凤凰衣等以养肺利咽,开音止咳。

2.阴虚火旺

主症:咳呛气急,痰少质黏,反复咯血,量多色鲜。

兼次症:五心烦热,两颧红赤,心烦口渴,骨蒸潮热,盗汗量多,形体日益消瘦,或吐痰黄稠量多,或急躁易怒,胸胁掣痛,失眠多梦,或男子遗精,女子月经不调。

舌脉:舌红绛而干,苔薄黄或剥;脉细数。

分析:肺虚及肾,肺肾阴伤,虚火内迫,气失润降而上逆,故咳呛、气急;虚火灼津,炼液成痰,故痰少质黏;若火盛热壅痰蕴,则咳痰黄稠量多;虚火伤络,迫血妄行故反复咯血,色鲜量多;肺肾阴虚,君相火旺,故午后潮热、颧红骨蒸、五心烦热;营阴夜行于外,虚火迫津外泄故盗汗;肾阴亏虚,肝失所养,心肝火盛故性急易怒、失眠多梦;肝经布两胁穿膈入肺,肝肺络脉失养,则胸胁掣痛;相火偏旺,扰动精室则梦遗失精;阴血亏耗,冲任失养则月经不调,阴精亏损,不能充养身体则形体日瘦;舌红绛而干,苔黄或剥,脉细数,乃阴虚火旺之征。

治法:补益肺肾,滋阴降火。

方药:百合固金汤合秦艽鳖甲散加减。百合固金汤功能滋养肺肾,用于阴虚阳浮,肾虚肺燥,咳痰带血,烦热咽干者。本方用百合、麦冬、玄参、生地黄滋阴润肺生津,当归、白芍、熟地黄养血柔肝,桔梗、贝母、甘草清热化痰止咳。秦艽鳖甲散滋阴清热除蒸,用于阴虚骨蒸,潮热盗汗等证。方中秦艽、青蒿、柴胡(用银柴胡)、地骨皮退热除蒸,鳖甲、知母、乌梅、当归滋阴清热,另加百部、白及止血杀虫。若火旺较甚,热象明显者,当增入胡黄连、黄芩苦寒泻火、坚阴清热;若咳痰黄稠量多,酌加桑白皮、竹茹、海蛤壳、鱼腥草等以清热化痰;咯血较著者,加牡丹皮、藕节、紫珠草、醋制大黄等,或配合十灰散以凉血止血;盗汗较著,加五味子、瘪桃干、糯稻根、浮小麦、煅龙骨、煅牡蛎等敛阴止汗;胸胁掣痛者,加川楝子、延胡索、广郁金等以和络止痛;烦躁不寐加酸枣仁、夜交藤、龙齿宁心安神;若遗精频繁,加黄柏、山茱萸、金樱子泻火涩精。服本方碍脾腻胃者可酌加佛手、香橼醒脾理气。

3.气阴耗伤

主症:咳嗽无力,痰中偶夹有血,血色淡红,气短声低。

兼次症:神疲倦怠,食少纳呆,面色㿠白,午后潮热但热势不剧,盗汗颧红,身体消瘦。

舌脉:舌质嫩红,边有齿印,苔薄,或有剥苔;脉细弱而数。

分析:本证为肺脾同病,阴伤及气,清肃失司,肺不主气则咳嗽无力;气阴两虚,肺虚络损则痰中夹血,虚火不著故血色淡红;肺阴不足,阴虚内热,则午后潮热、盗汗、颧红;子盗母气,脾气亏损,肺脾两虚,宗气不足,故气短声低,神疲倦怠,面色㿠白;脾虚失运,故食少纳呆,聚湿成痰,则咳痰色白;舌质嫩红,边有齿印,脉细弱而数,苔薄或剥为肺脾同病,气阴两虚之象。

治法:养阴润肺,益气健脾。

方药:保真汤加减。本方功能补气养阴,兼清虚热。药用太子参、黄芪、白术、茯苓补益肺脾之气,麦冬、天冬、生地黄、五味子滋养润肺之阴,当归、白芍、熟地黄滋补阴血;陈皮理气运脾;知母、黄柏、地骨皮、柴胡滋阴清热。并可加冬虫夏草、百部、白及以补肺杀虫;若咳嗽痰白者,可加姜半夏、橘红等燥湿化痰;咳嗽痰稀量多可加白前、紫菀、款冬、紫苏子温润止咳;咯血色红量多者,加白及、仙鹤草、地榆等凉血止血药,色淡红者,可加山茱萸、阿胶、仙鹤草、参三七等,配合补气药,共奏补气摄血之功;若骨蒸盗汗者,酌加鳖甲、牡蛎、五味子、地骨皮、银柴胡等以益阴除蒸敛汗;如纳少腹胀,大便溏薄者,加扁豆、薏苡仁、莲肉、山药、谷芽等甘淡健脾之品,并去知母、黄柏苦寒伤中及地黄、当归、阿胶等滋腻碍胃之品。

4.阴阳两虚

主症:咳逆喘息少气,痰中或夹血丝,血色暗淡,形体羸弱,劳热骨蒸,面浮肢肿。

兼次症:潮热,形寒,自汗,盗汗,声嘶或失音,心慌,唇紫,肢冷,或见五更泄泻,口舌生糜,大肉尽脱,男子滑精阳痿,女子经少、经闭。

舌脉:舌质光红少津,或淡胖边有齿痕;脉微细而数,或虚大无力。

分析:久痨不愈,阴伤及阳,则成阴阳俱损,肺、脾、肾多脏同病之证,为本病晚期证候,病情较为严重。精气虚损,无以充养形体,故形体羸弱,大肉尽脱;肺虚失降,肾虚不纳,则咳逆、喘息、少气;肺虚失润,金破不鸣故声嘶或失音;肺肾阴虚,虚火内盛,则劳热骨蒸、潮热盗汗;虚火上炎则口舌生糜;脾肾两虚,水失运化,外溢于肌肤则面浮肢肿;病及于心,心失所养,血行不畅则心慌、唇紫;"阳虚生外寒"则自汗、肢冷、形寒;脾肾两虚,肾虚不能温煦脾土,则五更泄泻;精亏失养,命门火衰,故男子滑精阳痿;精血不足,冲任失充,故女子经少、经闭;舌质光红少津,或淡胖边有齿痕,脉微细而数,或虚大无力,乃阴阳俱衰之象。

治法:温补脾肾,滋阴养血。

方药:补天大造丸加减。本方功在温养精气,培补阴阳,用于肺痨五脏俱伤,真气亏损之证。方中人参、黄芪、白术、山药、茯苓补益肺脾之气;枸杞、熟地黄、白芍、龟甲培补肺肾之阴;鹿角胶、紫河车、当归滋补精血以助阳气;酸枣仁、远志宁心安神。另可加百合、麦冬、阿胶、山茱萸滋补肺肾;若肾虚气逆喘息者,配冬虫夏草、蛤蚧、紫石英、诃子摄纳肾气;心慌者加丹参、柏子仁、龙齿镇心安神;见五更泄泻,配煨肉蔻、补骨脂补火暖土,并去地黄、阿胶等滋腻碍脾之品。阳虚血瘀唇紫水停肢肿者,加红花、泽兰、益母草、北五加皮温阳化瘀行水,咳血不止加云南白药。总之阴阳两虚证是气阴耗伤的进一步发展,因下损及肾,阴伤及阳而致,病情深重,当注意温养精气,以培根本。

六、转归预后

肺痨的转归预后主要取决于患者正气的盛衰、病情的轻重和治疗是否及时。若肺损不著,正气尚盛,或诊断及时,早期治疗,可逐渐康复;若邪盛正虚,正不胜邪,或误诊失治,邪气壅盛,病情可加重,甚至恶化,由肺虚渐及脾、肾、心、肝,由阴及气及阳,形成五脏皆损。若正气亏虚,正邪相持,可致病情慢性迁延。从证候而言,初期主要为阴虚肺燥,若失治误治,一则向气阴耗伤转化,久治不愈阴损及阳,可成阴阳两虚,此时多属晚期证候;另有少数阴虚火旺者,伤及肺络,大量咯血可生气阴欲脱危候,预后不良。正如《明医杂著》说:"此病治之于早则易,若到肌肉消灼,沉困着床,脉沉伏细数,则难为矣。"

(刘 慧)

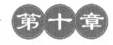

消化科疾病的辨证治疗

第一节　呃　逆

一、概念

呃逆即打嗝,指胃失和降,气逆动膈,上冲喉间,呃呃连声。声短而频,不能自制的疾病。是一个生理上常见的现象,由横膈膜痉挛收缩引起的。发作中胸部透视可判断膈肌痉挛为一侧性或两侧性,必要时做胸部 CT,排除膈神经受刺激的疾病,做心电图判断有无心包炎和心肌梗死。疑中枢神经病变时可做头部 CT、MRI、脑电图等。疑有消化系统病变时,进行腹部 X 线透视、B 超、胃肠造影,必要时做腹部 CT 和肝胰功能检查,为排除中毒与代谢性疾病可做临床生化检查。

二、病因病机

呃逆发生的常见原因有饮食不当、情志不和、正气亏虚等几方面。

(一)病因

1.饮食不当

如过食生冷或寒冷药物致寒气蕴蓄于胃,胃气失于和降,气逆而上动膈,故呃呃声短而频,不能自制。若过食辛热煎炒之品,或过用温补之剂、燥热之剂,阳明腑实,气不顺行,亦可动膈而发生呃逆。

2.情志不和

恼怒抑郁,气机不利,肝木犯土,胃失和降,气逆动膈。也有肝气郁结导致津液失布而滋生痰浊,忧思伤脾,脾失健运,滋生痰浊,或气郁化火,灼津成痰,亦能逆气夹痰浊上逆动膈而发生呃逆。

3.正气亏虚

素体不足,脾胃虚弱,或久病大病后,或劳倦过度,导致脾肾阳虚不能温养胃阳,清气不升,浊气不降,气逆动膈成为呃逆。

(二)病机

1.呃逆总由胃气上逆动膈而成

病机关键在胃失和降、胃气上逆动膈。

2.病位在胃,与肺、肾、肝有关

呃逆总由胃气上逆动膈而成,肺气失宣在发病过程中起到了重要作用,呃逆与肺关系密切。阴液亏虚,筋脉失养,则变生内风。膈肌失于阴液濡养,也会发生痉挛,而引起呃逆。肾气失于摄纳,引动冲气上乘夹胃气上逆动膈,发为呃逆。

3.呃逆的主要病理因素及虚实转化

呃逆的主要病理因素不外气郁、食滞、痰饮等。

呃逆的病理性质不外虚实两方面,凡寒积于胃、燥热内盛、气逆痰阻等皆属实证。而脾胃虚弱,或胃阴不足者则属虚证。本病之初以实证为主,日久则为虚实夹杂证或纯为虚证。寒邪为病者,胃中寒冷损伤阳气,日久可致脾胃虚寒之证。热邪为病者,如胃中积热或肝郁日久化火,易于损阴耗液而转化为胃阴亏虚。气郁、食滞、痰饮为病者,皆能伤及脾胃转化为脾胃虚弱证。急危重症及年老正虚患者可致脾胃阳虚与胃阴亏虚,后期可致元气衰败,出现呃逆持续,呃声低微,气不得续的危候。

三、诊断与病证鉴别

(一)诊断依据

(1)呃逆以气逆上冲,喉间呃呃连声,声短而频,不能自制为主症,其呃声或高或低,或疏或密,间歇时间不定。

(2)常伴有胸膈痞闷,脘中不适,情绪不安等症状。

(3)多有受凉、饮食、情志等诱发因素,起病多较急。

(4)X 线钡餐、胃镜检查、肝肾功能检查、B 超有助于诊断。

(二)辅助检查

发作中胸部透视可判断膈肌痉挛为一侧性或两侧性,必要时做胸部 CT,排除膈神经受刺激的疾病,做心电图判断有无心包炎和心肌梗死。疑中枢神经病变时可做头部 CT、磁共振、脑电图等。疑有消化系统病变时,进行腹部 X 线透视、B 超、胃肠造影,必要时做腹部 CT 和肝胰功能检查,为排除中毒与代谢性疾病可做临床生化检查。

(三)病证鉴别

1.呃逆与干呕

干呕与呃逆同属胃气上逆的表现,干呕属于有声无物的呕吐,乃胃气上逆,冲咽而出,发出呕吐之声。呃逆则气从膈间上逆,气冲喉间,呃呃连声,声短而频,不能自制。

2.呃逆与嗳气

嗳气与呃逆同属胃气上逆,有声无物之证。但嗳气多见于饱餐之后或肝失疏泄,因胃气阻郁,气逆于上,冲咽而出,其特点是声长而沉缓;因饱食而致者,多伴酸腐气味,食后好发,因肝犯胃者,多随情志而增减,可自行减轻或控制;而呃逆为胃气上逆动膈,上冲喉间,其特点为声短而频,不能自制。

四、辨证论治

(一)辨证思路

呃逆的辨证应着重围绕其发病、病程、呃声有力与否及其他伴随症状来进行。

1.辨病情轻重

呃逆辨证,首先应了解病情轻重,若属一时性气逆而致,无反复发作史,呃声响亮,无明显兼证者,则病情较轻,往往采用转移注意力或简易治疗即可痊愈;若呃逆反复发作,持续时间较长,呃声低微,伴有乏力,纳呆等虚弱证候,或出现在其他急慢性疾病过程中,简易治疗不能取效者,病情较重。若年老体虚,重病后期及急危病中,出现呃逆时断时续,呃声低微,气不得续,饮食难进,脉细沉弱者,则属元气衰败、胃气将绝之危重证。

2.辨虚实寒热

(1)实证:呃逆初起,呃声响亮有力,连续发作,脉多弦滑。若兼食滞者,则呃而脘闷嗳腐;如属气滞者,则呃而胸胁胀满;痰饮内停者,则呃而胸闷痰多,或心悸、目眩。

(2)虚证:呃逆时间较长,呃声时断时续,气怯声低无力。若属阳虚者,可兼畏寒,食少便溏,腰膝酸软,手足欠温,甚至四肢厥冷;若为阴虚者,可见心烦不安,口舌干燥,脉细数等证。

(3)寒证:呃声沉缓有力,胃脘不舒,得热则减,遇寒则甚,面青肢冷便溏,舌苔白润。

(4)热证:呃声响亮,声音短促,胃脘灼热,口臭烦渴,面色红赤,便秘溲赤,舌苔黄厚。

3.辨证结合临床辅助检查

如属持续时间较长,难以控制的呃逆,应在呃止后,做胸部 X 线摄片、胃肠钡剂 X 线摄片或内镜检查以排除肺部炎症、肿瘤、胃炎、胃扩张、胃癌等;如兼有黄疸、神昏及鼓胀、呕血、便血者,须做肝功能及肝脏 B 超或 CT 检查,以排除肝硬化、消化道肿瘤;如兼有尿少水肿者,须做尿常规、内生肌酐清除率、肾功能、肾脏 B 超检查排除肾脏病变;若兼有中风失语表现者须做头颅 CT 检查以排除脑血管意外等疾病。

(二)治疗原则

呃逆一证,总由胃气上逆动膈而成,故应以和胃降逆平呃为基本治则,并在分清寒热虚实的基础上,分别施以祛寒、清热、补虚、泻实之法。对于重危病证中出现的呃逆,急当救护胃气。

1.调整气机,和降为顺

气机调整应以和胃降气为基本原则,结合宣降肺气、摄纳肾气。和胃之法应辨寒热虚实之不同,分别施以祛寒、清热、补虚、泻实之法,同时在此基础上,酌加降逆平呃之品。

2.辨别病机,依证变法

一般来说,实证中寒呃治宜温中祛寒;热呃宜清降泄热;饮食停滞者宜消食导滞;气机郁滞者宜顺气降逆;痰饮内停者,则宜化痰蠲饮。虚证中脾胃阳虚者宜温补脾胃,降逆和胃;胃阴不足者则宜养胃生津。同时各证均可酌加平降气逆之品。对于在重病中出现的呃逆,为元气衰败之证,应急予温补脾肾,扶持元气或用益气养阴等法以顾其本。

(三)分证论治

1.胃中寒冷证

症状:呃声沉缓有力,胸膈及胃脘不舒,得热则减,遇寒则甚,口淡不渴,食少,舌苔白润,脉迟缓。

病机分析:寒邪阻遏,肺胃之气失于和降,故呃声沉缓有力,膈间及胃脘不舒。寒邪遇热则易于消散,遇寒则更增邪势,故得热则减,遇寒则甚。胃中寒冷,中阳被遏,运化迟缓,故食欲减少,口不渴。舌脉均属胃中有寒之象。

治法:温中祛寒,降逆止呃。

代表方药:丁香散为主方。方中丁香暖胃降逆、柿蒂温中下气,二药均为祛寒降逆止呃之常用要药,高良姜温中祛寒,甘草和胃。

加减:若寒重者,加吴茱萸、肉桂以温阳散寒降逆;若夹寒滞不化,脘闷嗳腐者,可加厚朴、枳实、陈皮、半夏、茯苓等以行气化痰消滞。

2.胃火上逆证

症状:呃声洪亮,冲逆而出,口臭烦渴,喜冷饮,小便短赤,大便秘结,舌苔黄,脉滑数。

病机分析:胃火上冲,故呃声洪亮。胃热伤津,肠间燥结,则口臭烦渴而喜冷饮,便结尿赤。苔黄、脉象滑数,为胃热内盛之象。

治法:清热养胃,生津止呃。

代表方药:竹叶石膏汤加竹茹、柿蒂。方中竹叶、生石膏清泻胃火,人参可改沙参,合麦冬养胃生津,半夏、柿蒂化痰降逆,粳米、甘草调养胃气。

加减:若大便秘结,脘腹痞满,可合用小承气汤通腑泄热,使腑气通,胃气降,呃逆自止。

3.气机郁滞证

症状:呃逆连声,常因情志不畅而诱发或加重,伴胸闷纳减,脘胁胀闷,肠鸣矢气,苔薄白,脉弦。

病机分析:肝强乘胃,胃气上冲,故呃声连续。病由情志而起,故疾病发作与情志关系密切。肝脉挟胃布胸胁,肝郁气滞,故胸胁胀闷不舒。痰气交阻,胃失和降,故恶心嗳气,肠鸣矢气,胸闷。舌脉亦为气机郁滞之象。

治法:顺气解郁,降逆止呃。

代表方药:五磨饮子加减。方中木香、乌药解郁顺气,枳壳、沉香、槟榔宽中降气。可加丁香、代赭石降逆止呃,川楝子、郁金疏肝解郁。

加减:若气郁化火,心烦,便秘,口苦,舌红脉弦数者,可加栀子、黄连等泄肝和胃;若气逆痰阻,头目昏眩,时有恶心,舌苔薄腻者,可合旋覆代赭汤、二陈汤化裁,以顺气降逆,化痰和胃。

4.脾胃阳虚证

症状:呃声低缓无力,气不得续,面色㿠白,手足不温,食少困倦,泛吐清水,脘腹不舒,喜温喜按,乏力,大便溏薄,舌淡苔白,脉沉细弱。

病机分析:脾胃虚弱,虚气上逆,则呃声低弱无力,气不得续,食少困倦;甚者生化之源不足,可见面色苍白无华。阳气不布,故手足不温。舌脉为脾胃阳虚之象。

治法:温补脾胃,和中降逆。

代表方药:理中汤加吴茱萸、丁香。方中人参、白术、甘草甘温益气,干姜温中祛寒,吴茱萸、丁香温胃透膈以平呃逆,另可加刀豆子温中止呃。

加减:若呃逆不止,心下痞硬,可合用旋覆代赭汤以重镇和中降逆。如肾阳亦虚,见形寒肢冷,腰膝酸软,舌质胖嫩,脉沉迟者,可加附子、肉桂以温肾助阳;如夹有食滞,可稍佐陈皮、麦芽之类以理气化滞;若中气大亏,呃声低弱难续,食少便溏,体倦乏力,脉虚者,宜用补中益气汤。

5.胃阴不足证

症状:呃声短促而不连续,口干舌燥,烦躁不安,不思饮食,或食后饱胀,大便干结,舌红而干或有裂纹,脉细数。

病机分析:胃阴不足,失于濡润,气机不得顺降,故呃声短促而不连续。津液损伤,内有虚热,故口干舌燥,烦躁不安,口渴,大便干结。舌脉亦为胃阴不足之象。

治法:生津养胃,降逆止呃。

代表方药:益胃汤加枇杷叶、石斛、柿蒂。方中沙参、麦冬、玉竹、生地黄甘寒生津,滋养胃阴。

加减:加石斛以加强养阴之力,又加枇杷叶、柿蒂以和降肺胃而平呃逆。若胃气大虚,不思饮食,则合用橘皮竹茹汤以益气和中。

(四)其他疗法

1.单方验方

(1)艾条点燃放置患者床头 3～5 分钟;若点燃 10 分钟,可治疗顽固性呃逆。

(2)五味子 5 粒,慢慢咀嚼,3 分钟可止呃。

(3)生山楂 5～10 个,煮熟,细嚼慢咽,并饮少量温开水,一般 3～5 次可止呃逆。或山楂 30 g 水煎代茶饮。

(4)砂仁 2 g,细嚼慢咽,3 次/天。

(5)炒韭菜籽 30 g,加水 300 mL,煎至 100 mL,每天 1 次;或韭菜籽炒黄研末,每次 9 g,每天 3 次,温开水送服。

2.常用中成药

达立通颗粒。

功用主治:清热解郁,和胃降逆,通利消滞,用于肝胃郁热所致痞满证,症见胃脘胀满、嗳气、食欲缺乏、胃中灼热、嘈杂泛酸、脘腹疼痛、口干口苦,以及运动障碍型功能性消化不良见上述症状者。

用法用量:温开水冲服,1 次 1 袋,1 天 3 次。于饭前服用。

3.针灸疗法

(1)基本治疗。

治则:胃寒积滞、脾胃阳虚者温中散寒、通降腑气,针灸并用,虚补泻实;肝郁气滞、胃火上逆者疏肝理气、和胃降逆,只针不灸,泻法;胃阴不足者养阴清热、降逆止呃,只针不灸,平补平泻。

处方:以任脉腧穴为主。膈俞、内关、中脘、天突、膻中、足三里。

方义:本病病位在膈,故不论何种呃逆,均可用膈俞利膈止呃;内关穴通阴维脉,且为手厥阴心包经络穴,可宽胸利膈,畅通三焦气机,为降逆要穴;中脘、足三里和胃降逆,不论胃腑寒热虚实所致胃气上逆动膈者用之均宜;天突位于咽喉,可利咽止呃;膻中穴位近膈,又为气会穴,功擅理气降逆,使气调则呃止。

加减:胃寒积滞、胃火上逆、胃阴不足者加胃俞和胃止呃;脾胃阳虚者加脾俞、胃俞温补脾胃,肝郁气滞者加期门、太冲疏肝理气。

操作:诸穴常规针刺;膈俞、期门等穴不可深刺,以免伤及内脏;胃寒积滞、脾胃阳虚者,诸穴可用艾条灸或隔姜灸;中脘、内关、足三里、胃俞亦可用温针灸,并可加拔火罐。

(2)其他针法。

指针:翳风、攒竹、鱼腰、天突。任取一穴,用拇指或中指重力按压,以患者能耐受为度,连续按揉 1～3 分钟,同时令患者深吸气后屏住呼吸,常能立即止呃。

耳针:取膈、胃、神门、相应病变脏腑(肺、脾、肝、肾)。毫针强刺激;也可耳针埋藏或用王不留行籽贴压。

（3）穴位贴敷：麝香粉 0.5 g，放入神阙穴内，伤湿止痛膏固定，适用于实证呃逆，尤其以肝郁气滞者取效更捷；吴茱萸 10 g，研细末，用醋调成膏状，敷于双侧涌泉穴，胶布或伤湿止痛膏固定，可引气火下行。适用于各种呃逆，对肝、肾气逆引起的呃逆尤为适宜。

（4）穴位注射：常用穴分 2 组。①天突、内关。②中脘、足三里。治法：阿托品、1% 普鲁卡因注射液、维生素 B_1 注射液、维生素 B_6 注射液。每次取 1 组穴，亦可仅取内关或足三里。1% 普鲁卡因注射液每穴 0.5 mL；维生素 B_1 注射液、维生素 B_6 注射液各 2 mL，予以混合，每穴 2 mL；阿托品每次仅取一侧穴，每穴 0.5 mg。如 3 小时后无效再注入另一侧穴。其余药物每天 1 次。

4.简易疗法

（1）分散注意力，消除紧张情绪及不良刺激。

（2）先深吸一口气，然后憋住，尽量憋长一些时间，然后呼出，反复进行几次。

（3）喝开水，特别是喝稍热的开水，喝一大口，分次咽下。

（4）洗干净手，将示指插入口内，轻轻刺激咽部。

（5）将含 90% 氧气和 10% 的二氧化碳的混合气体装入塑料袋中吸入。

（6）嚼服生姜片。

五、临证参考

(一)和降则上逆之胃气可平

呃逆病因虽有不同，但"致呃之由，总由气逆"。胃气上逆动膈即见呃逆，故治疗呃逆的基本原则是和胃、降逆、平呃。针对其病位则宜和胃，针对其病势则宜降逆平呃，这一基本原则贯穿于呃逆证治的始终。然而和降之法，各有不同，有的用丁香、吴茱萸、高良姜、生姜汁等散寒以降逆，有的用柿蒂、竹茹等辛凉以降逆，有的用旋覆花、陈皮、厚朴、沉香等顺气以降逆，有的用代赭石重镇以降逆，凡此种种，皆立意于和胃降逆之中，气逆平则呃逆可止。

和胃降气之法，应根据兼证不同而分别施治，《证治汇补·呃逆》谓本证"治当降气化痰和胃为主，随其所感而用药。气逆者，疏导之；食停者，消化之；痰滞者，涌吐之；热郁者，清下之；血瘀者，破导之。若汗吐下后，服凉药过多者，当温补；阴火上冲者，当平补；虚而夹热者，当凉补。"系统论述了本证以和降为主的治疗大法。

张兴斌认为丁香与郁金同用，组成呃畏一二汤（丁香、郁金、柿蒂、旋覆花、赭石、法半夏、陈皮），其和降胃气的作用增强。姚庆云常用加味芍药甘草汤（白芍、炙甘草、灵仙、厚朴、木香）。认为方中芍药、甘草舒挛缓急有助于胃气的和降。

(二)活血则难愈之久呃可止

呃逆日久不愈，诸药罔效，此即《医林改错·呃逆》所谓"血府血瘀"，宜用血府逐瘀汤，并谓"一见呃逆，速用此方，无论轻重，一付即效"。

印会河认为本病来去匆匆，即"数变"之病，例属"风"之为病，宜用血府逐瘀汤加地龙、土鳖虫，血行则风自灭。崔金才亦用血府逐瘀汤治疗中风并发呃逆。刘光汉用暖胃活血降逆汤（炮姜、木香、枳壳、郁金、苏子、当归、桃仁、白芍、赤芍、红花、丹参、赭石、磁石、厚朴、牛膝、麦芽）治疗流行性出血热、肝硬化、肝癌等所致本病，均取得了较好疗效。

（周晓静）

第二节 噎膈

一、概念

噎膈是指由于食管干涩或狭窄导致吞咽食物哽噎不顺、饮食难下,或食而复出的疾病。噎即噎塞,指吞咽之时哽噎不顺;膈为格拒,指饮食不下。噎可单独为病,亦可为膈的前驱表现,故临床常以噎膈并称。本病主要涵盖了西医学中的食管癌、贲门癌、贲门痉挛、食管-贲门失弛缓症、食管憩室、食管炎等。胃肠功能紊乱、胃神经症、胃食管反流症等疾病引起的食物难下不在本病证范围。

二、病因病机

噎膈的病因主要为七情内伤,饮食所伤,年老肾虚,脾、胃、肝、肾功能失调等,且几者之间常相互影响,互为因果,共同致病。

(一)病因

1.七情失调

导致噎膈的七情因素中,以忧思恼怒多见。忧思伤脾则气结,脾伤则水湿失运,滋生痰浊,痰气相搏;恼怒伤肝则气郁,气结气郁则津行不畅,瘀血内停,已结之气,与后生之痰、瘀交阻于食管、贲门,使食管不畅,久则使食管、贲门狭窄,而成噎膈。

2.饮食所伤

嗜酒无度,过食肥甘,恣食辛辣,助湿生热,酿成痰浊,阻于食管、贲门,或津伤血燥,失于濡润,使食管干涩,均可引起进食噎塞,而成噎膈。此外,饮食过热,食物粗糙发霉,既可损伤食管脉络,又可损伤胃气,气滞血瘀阻于食管、贲门,也可成噎膈。

3.年老肾虚

年老肾虚,精血渐枯,食管失养,干涩枯槁,发为此病。若阴损及阳,命门火衰,脾胃失于温煦,脾胃阳虚,运化无力,痰瘀互结,阻于食管,也可形成噎膈。

(二)病机

1.病位在食管,属胃所主,与肝、脾、肾三脏有关

噎膈的病位在食管,属胃所主,又因肝、脾、肾三脏之经络皆与食管相连,七情内伤、饮食不节、年老肾虚可致肝、脾、肾三脏功能失常,故病变与肝、脾、肾密切相关。肝之疏泄失常,则气失条达,可使气滞血瘀或气郁化火;脾之功能失调,健运失司,水湿聚而为痰,痰气交阻或痰瘀互结;肾阴不足,精血亏耗,则不能濡养咽嗌,肾阳亏虚,不能温运脾土,运化失司,以致气滞、痰阻、血瘀,使食管狭窄,胃失通降,津液干涸失濡而成噎膈。

2.病机关键为津枯血燥,气痰瘀互结,食管干涩、狭窄

内伤饮食、情志不遂、年老肾亏三者之间相互影响,互为因果,共同致病,使气机不畅、痰浊不化,痰气交阻于食管和胃,致哽噎不顺,梗塞难下,继则瘀血内结,痰、气、瘀三者交结,胃之通降阻塞,上下不通,因此饮食难下,食而复出;久病则气郁化火,或痰瘀生热,伤阴耗液,失于濡润,食管

干涩,食饮难下。由于以上各种原因造成食管干涩、狭窄,因而产生噎膈。

3.病理性质为本虚标实,各有偏重

病理性质总属本虚标实,标实为痰、气、瘀阻塞食管。初起以邪实为主,随着病情发展,气结、痰阻、血瘀愈显,食管、贲门狭窄更甚,邪实有加;久病则气郁化火,或痰瘀生热,伤阴耗液,阴津日益枯槁,胃腑失其濡养,或阴损及阳,脾胃阳气衰败,不能输化津液,痰气瘀结益甚,多形成虚实夹杂之候;胃津亏耗,进而损及肾阴,以致精血虚衰,虚者愈虚,疾病由标实转为正虚。

4.病程有长短之分,病情有轻重之别

噎膈初起,常由饮食、情志所致,以痰气瘀交阻之邪实为主,病位偏上;日久损及脾肾阴津,则以本虚为主,病位偏下。部分患者病情继续发展,由阴损以致阳衰,则肾之精气并耗,脾之化源告竭,终成不救。

三、诊断与病证鉴别

(一)诊断依据

(1)咽下饮食梗塞不顺,食物在食管内有停滞感,甚则不能下咽到胃,或食入即吐。

(2)常伴有胃脘不适,胸膈疼痛,甚则形体消瘦,肌肤甲错,精神衰惫等症。

(3)起病缓慢,常表现为由噎至膈的病变过程,常由饮食、情志等因素诱发,多发于中老年男性,特别是在高发区。

(4)食管、胃的X线检查、内镜及病理组织学检查、食管脱落细胞检查以及胸腹部CT检查等有助于早期诊断。

(二)辅助检查

食管、胃的X线检查,胸腹部CT检查可以鉴别上消化道占位或憩室病变,也可作为贲门痉挛、食管-贲门失弛缓症的诊断条件之一;内镜及病理组织学检查、食管脱落细胞检查有助于食管癌、贲门癌的确诊。

(三)病证鉴别

1.噎膈与反胃

两者皆有食入即吐的症状。噎膈多系阴虚有热,主要表现为吞咽困难,食不能下,旋食旋吐,或徐徐吐出;反胃多属阳虚有寒,主要表现为食尚能入,停留胃中,朝食暮吐,暮食朝吐。

2.噎膈与梅核气

两者均见咽中梗塞不舒的症状。噎膈是有形之物瘀阻于食管,吞咽困难。梅核气则是气逆痰阻于咽喉,为无形之气,以咽部异物感为主,无吞咽困难及饮食不下的症状。

四、辨证论治

(一)辨证思路

1.辨轻重

本病早期轻症仅有吞咽之时哽噎不顺,全身症状不明显,病情严重则吞咽困难呈进行性加重,食常复出,甚则胸膈疼痛,滴水难入。

2.辨虚实

本虚多因热邪伤津、房劳伤肾、年老肾虚而致阴津枯槁,渐至而成气虚阳微,临床表现为形体消瘦,皮肤干枯,舌红少津,或面色苍白,形寒气短,面浮足肿;标实多因忧思恼怒,饮食所伤,寒温失宜,以气滞、痰凝、瘀阻为主,后期可出现虚实夹杂之证,临床表现为胸膈胀痛、刺痛,痛处不移,胸膈满闷,泛吐痰涎。

3.辨病理因素

临床应根据气、痰、瘀三者之偏重来辨病理因素。偏于气滞者,症见吞咽不顺,时觉胸膈痞闷,症状随情绪变化而波动,伴有嗳气频频,大便不畅,此证多见于食管炎、食管憩室、食管神经症等病变。偏于痰凝者,症见咽食梗阻,吞咽时食管疼痛,胸膈痞闷或热痛,呕吐痰涎,口干咽燥,大便干结或不爽。偏于瘀阻者,症见吞咽梗阻,胸膈刺痛,痛处固定,肌肤甲错,面色晦暗。

(二)治疗原则

依据噎膈的病机,其治疗原则为理气开郁,化痰消瘀,滋阴养血润燥,分清标本虚实而治。初起以标实为主,重在治标,以理气开郁,化痰消瘀为法,可少佐滋阴养血润燥之品;后期以正虚为主,或虚实并重,但治疗重在扶正,以滋阴养血润燥,或益气温阳为法,也可少佐理气开郁,化痰消瘀之品。但治标当顾护津液,不可过用辛散香燥之药;治本应保护胃气,不宜过用甘酸滋腻之品。存得一分津液,留得一分胃气,在噎膈的辨证论治过程中有着特殊重要的意义。

(三)分证论治

1.痰气交阻证

症状:进食梗阻,脘膈痞满,甚则疼痛,情志舒畅则减轻,精神抑郁则加重。嗳气呃逆,呕吐痰涎,口干咽燥,大便艰涩,舌质红,苔薄腻,脉弦滑。

病机分析:气郁痰阻,食管不利,则进食梗阻,脘膈痞满,甚则疼痛,情志舒畅则减轻,精神抑郁则加重;痰气交阻,胃气上逆,则嗳气呃逆,呕吐痰涎;气结津液不能上承,且郁热伤津,故口干咽燥,大便艰涩;舌质红,苔薄腻,脉弦滑为气郁痰阻,兼有郁热伤津之象。

治法:开郁化痰,润燥降气。

代表方药:启膈散加减。方中丹参、郁金、砂仁理气化痰解郁,沙参、贝母、茯苓润燥化痰,杵头糠和胃降逆。可加瓜蒌、半夏、天南星以助化痰之力,加麦冬、玄参、天花粉以增润燥之效。

加减:若郁久化热,心烦口苦者,可加栀子、黄连、山豆根以清热;若津伤便秘,可加增液汤和白蜜,以助生津润燥之力;若胃失和降,泛吐痰涎者,加半夏、陈皮、旋覆花以和胃降逆。

2.津亏热结证

症状:进食时梗涩而痛,水饮可下,食物难进,食后复出,胸背灼痛。形体消瘦,肌肤枯燥,五心烦热,口燥咽干,渴欲饮冷,大便干结,舌红而干,或有裂纹,脉弦细数。

病机分析:阴津亏耗,食管失于濡润,故进食时梗涩而痛,尤以进食固体食物为甚;热结痰凝,阻于食管,故食后复出,胸背灼痛;热结灼津,胃肠枯槁,则口燥咽干,渴欲饮冷,大便干结;胃不受纳,无以化生精微,故形体消瘦,肌肤枯燥,五心烦热;舌红而干,或有裂纹,脉弦细数为津亏热结之象。

治法:养阴生津,泄热散结。

代表方药:沙参麦冬汤加减。方中沙参、麦冬、玉竹滋养津液,桑叶、天花粉养阴泄热,扁豆、甘草安中和胃。可加玄参、生地黄、石斛以助养阴之力,加栀子、黄连、黄芩以清肺胃之热。

加减:若肠燥失润,大便干结,可加火麻仁、瓜蒌仁、何首乌润肠通便;若腹中胀满,大便不通,胃肠热盛,可用大黄甘草汤泄热存阴,但应中病即止,以免重伤津液;若食管干涩,口燥咽干,可饮五汁安中饮以生津养胃。

3.瘀血内结证

症状:进食梗阻,胸膈疼痛,食不得下,甚则滴水难进,食入即吐。面色暗黑,肌肤枯燥,形体消瘦,大便坚如羊屎,或吐下物如赤豆汁,或便血,舌质紫暗,或舌红少津,脉细涩。

病机分析:痰瘀内结,阻于食管或胃口,道路狭窄,故进食梗阻,胸膈疼痛,食不得下,甚则滴水难进,食入即吐;面色暗黑,肌肤枯燥为瘀血之象;长期饮食难下,化源告竭,故形体消瘦;阴伤肠燥,故大便坚如羊屎;瘀热伤络,血溢脉外,则吐下物如赤豆汁,或便血,舌质紫暗,或舌红少津,脉细涩为血亏瘀结之象。

治法:破结行瘀,滋阴养血。

代表方药:通幽汤加减。方中桃仁、红花活血化瘀,破结行血用以为君药;当归、生地黄、熟地黄滋阴养血润燥,槟榔下行而破气滞,升麻升清而降浊阴,一升一降,其气乃通,噎膈得开。可加乳香、没药、丹参、赤芍、三七、三棱、莪术破结行瘀,加海藻、昆布、瓜蒌、贝母、玄参化痰软坚,加沙参、麦冬、白芍滋阴养血。

加减:若气滞血瘀,胸膈胀痛者,可用血府逐瘀汤;若服药即吐,难以下咽,可先服玉枢丹,可用烟斗盛该药,点燃吸入,以开膈降逆,其后再服汤剂。

4.气虚阳微证

症状:进食梗阻不断加重,饮食不下,面色㿠白,精神衰惫,形寒气短。面浮足肿,泛吐清涎,腹胀便溏,舌淡苔白,脉细弱。

病机分析:阴损及阳,脾肾阳微,饮食无以受纳和运化,浊气上逆,故进食梗阻不断加重,饮食不下,泛吐清涎;脾肾衰微,气化功能丧失,寒湿停滞,故面色㿠白,精神衰惫,形寒气短,面浮足肿,腹胀便溏;舌淡苔白,脉细弱为气虚阳微之象。

治法:温补脾肾,益气回阳。

代表方药:温脾用补气运脾汤加减,温肾用右归丸加减。常用药:前方以人参、黄芪、白术、茯苓、甘草补脾益气,砂仁、陈皮、半夏和胃降逆。可加旋覆花、代赭石降逆止呕,加附子、干姜温补脾阳;若气阴两虚,加石斛、麦冬、沙参,以滋阴生津。后方用附子、肉桂、鹿角胶、杜仲、菟丝子补肾助阳,熟地黄、山茱萸、山药、枸杞子、当归补肾滋阴。

加减:若中气下陷,少气懒言,可用补中益气汤;若脾虚血亏,心悸气短,可用十全大补汤加减。噎膈至脾肾俱败阶段,一般宜先进温脾益气之剂,以救后天生化之源,待能稍进饮食与药物,再以暖脾温肾之方,汤丸并进,或两方交替服用。在此阶段,如因阳竭于上而水谷不入,阴竭于下而二便不通,称为关格,是开合之机已废、为阴阳离决的一种表现,当积极救治。

(四)其他疗法

1.单方验方

(1)威灵仙、白蜜各 30 g,山慈姑 10 g。水煎 3 次,每煎分 2 次服,每 4 小时服 1 次。适用于痰气交阻证。

(2)韭汁、牛乳各等分,调匀,频频呷服。适用于津亏热结证。

(3)代赭石 50 g,牛膝 50 g。上药共研成微细粉末,分为 24 等份,每天 3 次,每次 1 包。适用于津亏热结证。

(4)蝼蛄、蜣螂各 7 个,广木香 10 g,当归 15 g,共为细末,用黑牛涎半碗和药,黄酒送下。适用于噎膈之瘀血内结者。

(5)山慈姑 120 g,海藻、浙贝母、柿蒂、柿霜各 60 g,法半夏、红花各 30 g,乳香、没药各 15 g,

三七18 g,共为细末。每次6 g,加适量白蜜,每天2次。适用于噎膈之瘀血内结者。

2.常用中成药

(1)沉香透膈丸。

功用主治:行气散瘀。用于气滞血瘀之噎膈。

用法用量:每次10粒,每天2次,含服或温姜水送服。

(2)紫金锭。

功用主治:清热解毒、化湿散结。用于痰气交阻,湿热毒蕴之噎膈。

用法用量:每次0.6～1.5 g,每天2次,温开水磨服或外用。

(3)梅花点舌丹。

功用主治:清热化痰、活血化瘀。用于痰热交阻,气血不畅之噎膈。

用法用量:每次3粒,每天2次,将药放于舌上,以口麻为度,用温黄酒或温开水送下。

(4)西黄丸。

功用主治:益气活血、软坚散结。用于瘀血内阻,气滞痰凝之噎膈。

用法用量:每次3～6 g,每天1次,温开水送服。

3.针灸疗法

(1)体针:以取足阳明经、足太阴经、足阳明经、手厥阴经、任脉穴为主。

处方:天突、中脘、足三里、膏肓、膻中、膈俞、心俞、天府、乳根。

配穴:吞咽困难者,可配合天鼎、巨阙、内关、膈俞、脾俞等穴;痰气交阻者,可配合太冲、中脘、丰隆;津亏热结者,可配合天枢、照海;瘀血内阻者,可配合合谷、血海、三阴交;气虚阳微者,可配合命门、气海、关元;肝胃不和者,可配合期门、内关、阳陵泉。

操作:毫针刺,实证用泻法,虚证用补法,胃寒及脾胃虚寒宜加灸。

(2)耳针:取咽喉、食管、贲门、胃、胸。毫针刺中等强度刺激,或用王不留行籽贴压或埋针。

4.外治疗法

(1)外敷法:苍术、白术、川乌、生半夏、生大黄、生五灵脂、生延胡索、枳实、当归、黄芩、巴豆仁、三棱、莪术、连翘、防风、芫花、大戟等中药制成药膏,外敷或选穴外贴。

(2)推拿疗法:以理气开郁、化痰消瘀、滋阴养血为治疗大法,用推、按、揉、摩、拿、搓、擦等法。

取穴及部位:天突、中脘、足三里、内关、膈俞、脾俞、丰隆、照海、血海、三阴交、气海、关元。

操作:①推揉胸壁舒气法,两手掌及多指交叉分推前胸,双手掌叠揉胸骨前面,重点在剑突表面操作。②推抹、捏拿上腹,往返施术5～10遍,时间约为5分钟,以透热为度。③敲击上腹,在叠掌揉上腹部的基础上,侧指快速敲击以上部位。④双掌左右分推上背部,单掌推督脉及膀胱经路线,从大椎至背腰交界处,双拇指同时沿膀胱经路线,从大杼推按至三焦俞向下用力,以按为主,叠掌揉背部膀胱经路线。

五、临证参考

(一)区分"噎膈"与"食管癌"的不同

噎膈之症状表现与西医的食管癌具有相似之处,但两者不完全等同。噎膈是根据症状命名的,包括了除食管癌以外的贲门痉挛、食管炎、食管狭窄等以吞咽困难为主症的其他疾病。食管癌是根据局部病理命名的,属于噎膈的范畴,是噎膈范围中的一个疾病。

(二)注意顾护津液及胃气

阴津亏耗是噎膈之本,疾病初期,阴津未必不损,使用行气、祛痰、活血之品当适当兼顾益气养阴,以免生变。后期津液枯槁,阴血亏损,治当滋阴补血。但滋腻之品亦不可过用,防滋腻太过有碍于脾胃,胃气一绝,则诸药罔效。所以养阴,可选用沙参、麦冬、天花粉、玉竹等,不能用生地黄、熟地黄之辈,以防腻胃碍气,并配合生白术、生山药、木香、砂仁健脾益气,芳香开胃。

(三)祛邪应重视邪毒夹杂

噎膈之病的病机复杂,多兼有顽痰、瘀血、气滞、热郁诸多因素,阻碍胃气,少有单一证型,所以在治疗时应通权达变,灵活遣方用药。若顽痰凝结,宜咸以散结,可加海藻、昆布、海蛤壳、瓦楞子等以化痰消积。若久病瘀血在络,化瘀用三棱、莪术、桃仁、红花,宜配合虫类药物搜络祛邪。方中可加用全蝎、水蛭、蜈蚣、壁虎等,搜剔削坚,散结避恶解毒。若气机阻滞,胸膈痞满者,可加用枳实、厚朴、柿蒂、刀豆子等开胸顺气,降逆和胃。如津伤热结者,可加白花蛇舌草、菝葜、冬凌草、山慈姑、半枝莲、山豆根、白英等清热解毒,和胃降逆。

(四)及早检查,确定病性

噎膈的病变范围较广,故应及早做相关检查,明确疾病的性质。食管痉挛属于功能性疾病,治疗以调理气机、和胃降逆为主。食管炎、贲门炎属于炎症性疾病,治予清热解毒、理气和胃之法。食管癌、贲门癌则为恶性肿瘤,早期无转移及严重并发症,应积极采用手术治疗,配合中药益气扶正、化痰活血、解毒散结。因为这 3 种情况疾病性质不同,治疗方法也不同,预后转归也不同,须把握病性,采用相应的治疗方法,提高临床疗效。

（周晓静）

第三节　呕　吐

一、概念

呕吐是指胃失和降,气逆于上,迫使胃内容物从口中吐出或仅有干呕恶心为主症的一种病证。有声有物谓之呕,有物无声谓之吐,有声无物谓之干呕。呕与吐常同时发生,故一般合称为呕吐。本病涵盖了西医学的胃肠道、肝胆胰疾病等引起的反射性呕吐。其他如因精神心理因素引起的神经性呕吐,梅尼埃病、晕动症等前庭障碍性疾病所导致的呕吐,脑血管疾病等引起的中枢性呕吐,某些全身性疾病引起的呕吐如心力衰竭、糖尿病酮症酸中毒、急性肾盂肾炎、尿毒症、肿瘤及肿瘤化疗引发的呕吐,霍乱、药物中毒等引起的呕吐,妊娠呕吐,均不在此证范畴。

二、病因病机

呕吐的发生多因外邪侵袭、饮食不节、情志失调和脾胃虚弱等因素导致胃失和降,胃气上逆。

(一)病因

1.外邪侵袭

感受六淫之邪,或秽浊之气,内扰胃腑,浊气上逆,胃失和降而致呕吐。

2.饮食不节

食入不洁之品,或暴饮暴食,温凉失宜,食积胃脘,损伤脾胃;恣食生冷油腻或辛辣刺激之品,食滞内阻,均可使脾胃升降失司、浊气上逆而致呕吐。

3.情志失调

因七情不和,郁怒伤肝,肝气郁结,横逆犯胃,胃失和降;或因忧思过度,脾运失常,食停难化,胃气壅滞,均可致胃气上逆而致呕吐。

4.脾胃虚弱

脾胃素虚,正气不足,或因后天饮食不当、情志失调、劳倦过度、病后体虚等诱因,致脾胃受损,积聚胃中;或因药食不当,长期服用苦寒败胃之品,中阳不足,虚寒内生,胃失温养、濡润;或因久服辛辣温燥之品或久呕不愈,胃阴不足,胃失濡润,胃失和降,胃气上逆所致。

(二)病机

1.病机关键为胃失和降,气逆于上

胃居中焦,主受纳腐熟水谷,其气以降为顺,以通为用。外邪、食滞、痰饮、气郁等邪气犯胃,干于胃腑;或因脾胃虚弱,正气不足,使胃失温养、濡润致胃失和降,胃气上逆而发为呕吐。

初病多实,日久损伤脾胃,可由实转虚;或脾胃素虚,复因饮食等外邪所伤,或脾虚生痰饮,因虚致实,出现虚实并见的证候。无论邪气犯胃,或脾胃虚弱,发生呕吐的病机关键均为胃失和降,胃气上逆。

2.病位在胃,与肝脾密切相关,可涉及胆、肾

呕吐病位在胃,与肝脾相关。脾胃为水谷之海,气血生化之源,脾升胃降,同处中焦,对立统一,共司纳化之职,从而使气血充盈,营卫调和。若脾失健运,则胃气失和,升降失职;或脾阳不足,虚寒内生,胃失温濡,均可上逆致呕。肝与胃一升一降,肝宜升,胃宜降,肝木条达,中土疏利,五脏安和。若肝气郁结,木抑土壅,或肝气太过,木旺乘土,横逆犯胃,均使胃失和降,气逆于上致呕。足少阳胆,秉肝之气,主持枢机,性喜疏泄。阳气内外通达,气机上下升降,若邪犯少阳,枢机不利,疏泄失常,胆气犯胃,致胃气不降,则逆而作呕。肾为"先天之本",脾胃为"后天之本",肾与脾胃在生理功能上互存互助。肾气亏虚,失于化气行水,水聚于内,上攻于胃,冲逆于上,则发为呕吐。

3.病性有虚实之分,且可相互转化,兼杂致病

呕吐的病理性质无外乎虚实两类,实者由外邪、饮食、痰饮、气郁等邪气犯胃,致胃失和降,胃气上逆而发;虚者由气虚、阳虚、阴虚等正气不足,使胃失温养、濡润,不得润降,胃气上逆所致。一般来说,初病暴病多实,若呕吐日久,损伤脾胃,中气不足,可由实转虚;亦有脾胃素虚,复因饮食、情志所伤,或成痰生饮,则又可因虚致实,出现虚实夹杂的复杂病机。

4.病程有长短之分,治疗有难易之别

暴病呕吐,多属邪实,常由外邪、饮食、情志所致,病位较浅,正气未虚,治疗较易;久病呕吐,多属正虚或虚实夹杂,病程较长,病位较深,易反复发作,较为难治。

5.病延日久,易生变证

呕吐病久,或失治误治,日久不愈,多耗气伤津,引起气随津脱等变证。如久病、大病之中见呕吐而食不得入,面色㿠白,肢厥不温,脉微细欲绝,为阴损及阳,脾胃之气衰败,真阳欲脱之危证。

三、诊断与病证鉴别

(一)诊断依据

（1）以呕吐食物、痰涎、水液诸物，或干呕无物为主症，1天数次不等，持续或反复发作。

（2）常伴有恶心，纳谷减少，胸脘痞胀，泛酸嘈杂，或胁肋疼痛等症。

（3）起病或急或缓，常先有恶心欲吐之感，多由气味、饮食、情志、冷热等因素而诱发。

（4）上消化道X线检查及内镜检查、腹部B超、头颅CT、妊娠试验等常有助于诊断及鉴别诊断。

(二)辅助检查

电子胃镜、上消化道钡餐可作出急、慢性胃炎，胃、十二指肠溃疡病，胃黏膜脱垂等的诊断，并可与胃癌作鉴别诊断；肝功能、淀粉酶化验和B超、CT、MRI等检查，可与肝、胆、胰疾病作鉴别诊断；血常规、腹部X线检查，可与肠梗阻、肠穿孔等作鉴别诊断；心肌酶谱、肌钙蛋白、心电图检查，可与心绞痛、心肌梗死作鉴别诊断。育龄妇女应化验小便，查妊娠试验。头部CT及MRI：如患者暴吐，呈喷射状，应做头部CT或MRI，以排除颅脑占位性病变；肾功能检查以排除肾衰竭和尿毒症所致呕吐。

(三)病证鉴别

1.呕吐与反胃

反胃亦属胃部病变，是胃失和降、气逆于上而成，也有呕吐的临床表现，所以可属呕吐范畴，但因又有其特殊的表现和病机，因此又当与呕吐相区别。反胃多为脾胃虚寒，胃中无火，难于腐熟，食入不化所致。表现为食饮入胃，滞停胃中，良久尽吐而出，吐后转舒。古人称"朝食暮吐，暮食朝吐"。而呕吐是以有声有物为特征，病机为邪气干扰，胃失和降所致，实者食入吐，或不食亦吐，并无规律，虚者时吐时止，或干呕恶心，但多吐出当日之食。

2.呕吐与噎膈

噎膈虽有呕吐症状，但以进食梗阻不畅，或食不得入，或食入即吐为主要表现，食入即吐是指咽食不能入胃，随即吐出。呕吐病在胃，噎膈病在食管。呕吐病程较短，病情较轻，多能治愈，预后良好。噎膈伴有食入即吐，则病情较重，病程较长，治疗困难。

3.呕吐与呃逆

两者均因胃气上逆所致，尤其注意与有声无物之干呕相鉴别。呃逆指喉间呃呃连声，声短而频，令人不能自止的病症，多为胃气上逆动膈，膈间气机不利，上冲于喉间所致，一般无物吐出。呕吐的病位在胃，多伴有呕吐物。干呕虽无物吐出，多伴有恶心，冲逆之气从咽而出，其声长而浊。

四、辨证论治

(一)辨证思路

1.辨虚实

实证呕吐，多因外邪、饮食、情志因素，病邪犯胃所致，发病急骤，病程较短，呕吐量多。因外感者，突发呕吐多伴有表证，脉实有力；因食滞者，呕吐物多酸腐臭秽，脘腹满闷，吐后得舒；因气逆者，呕吐吞酸，嗳气频频，胸胁胀痛，与情志刺激有关；因痰饮者，呕吐清水痰涎，脘闷不适，不思饮食。虚证呕吐，常为脾胃虚寒、胃阴不足而成，起病缓慢，病程较长，呕而无力，时作时止，吐物不多,酸臭不甚。若脾胃气虚者,常伴有精神萎靡,倦怠乏力,脉弱无力;若胃阴不足者,可有时作干呕,口干咽燥,舌红苔少,脉细数。

2.辨寒热

外感寒邪,过食生冷,寒邪客胃,损伤胃气,胃气痞塞,气逆于上,突发呕吐,兼发热恶寒,头身疼痛;日久可致脾阳不足,寒从内生,寒凝气滞,无力行使和降之职,可见泛吐清水,腹痛喜温喜按。伤寒伏热不解,过食辛辣之物,热邪犯胃,胃火上逆致呕,呕吐苦水、酸水,舌红苔黄;热病日久,胃阴不足,胃失濡养,不得润降,上逆致呕,见呕吐量少,或时作干呕,饥不欲食,舌红少苔,脉细数。

3.辨脏腑

呕吐病位在胃,与肝胆、脾、肾相关,辨证时要注意辨别病变脏腑的不同。如肝气犯胃的呕吐多与情志因素有关,嗳气频频,胸胁胀痛;若伴有口苦、咽干,胸胁苦满等少阳枢机不利的症状,多为胆气犯胃;脾胃虚弱,中焦虚寒所致呕吐,常伴腹痛喜按,完谷不化,面色少华,精神不振,舌淡脉弱等征象;长期呕吐,伴有肢冷,小便清长,腰膝酸软者,多为久病及肾。

4.辨呕吐物

呕吐物的性质常反映病变的寒热虚实、病变脏腑等,所以临证时应仔细询问,甚至亲自观察。如呕吐酸腐量多,气味难闻,多为饮食停滞,食积内腐;呕吐黄水味苦,多为胆热犯胃;呕吐酸水、绿水,多为肝气犯胃;呕吐痰浊涎沫,多为痰饮中阻;泛吐清水,多属胃中虚寒,呕吐黏沫量少,多属胃阴不足。

5.辨可吐与止呕

呕吐一证,要注意原发病因,不可见呕止呕,本病既是病态,又是祛除胃中之邪的一种反应。一般病理反应的呕吐可用降逆止呕之剂,祛除病因,和胃止呕,以达收邪止呕之效。若胃中有痈脓、痰饮、食滞、毒物等有害之物时,不可妄用止呕之法,因为这类呕吐是机体的保护性反应,是邪之去路,邪去则呕吐自止。若呕吐不畅时,尚可选用探吐之法,因势利导,使邪去病除。

6.辨可下与禁下

呕吐病需灵活辨证,审因论治,正确处理可下与禁下的原则。病在胃不宜攻肠(禁下),以免引邪内陷,且呕吐尚能排出积食、败脓等,若属虚者更不宜下,兼表者下之亦误。但若确属胃肠实热,大便秘结,腑气不通,而致浊气上逆,气逆作呕者,可用下法,通其便,折其逆,使浊气下行,呕吐自止。

呕吐辨证应根据病史、病程、呕吐特点及伴随症状,以分清寒热、虚实、食积、气郁、外感、内伤等。呕吐经正确治疗,邪去正复,此为顺证。若失治误治,或感新邪,可使本病反复发作,虚实寒热之间,相兼为病。若实证失于调治,可转化为虚证;虚证复受外邪、食积、气郁等所伤又可致虚实夹杂。寒吐日久化热,可变为热吐;热吐久不愈也可伤阳,而形成寒热错杂之证。

(二)治疗原则

呕吐基本治疗原则为"和胃降逆止呕"。根据虚实进行辨证论治,实者重在祛邪,分别施以解表、消食、化痰、理气之法,辅以和胃降逆之品以求邪去胃安呕止之效;虚者重在扶正,分别施以益气、温阳、养阴之法,辅以降逆止呕之药,以求正复胃和呕止之功;虚实并见者,则予攻补兼施。

(三)分证论治

1.实证

(1)外邪犯胃证。

症状:突然呕吐,吐出有力,起病较急,如感受风寒,常伴有发热恶寒,头身疼痛,舌苔薄白,脉浮紧;如感受夏秋暑湿之邪,呕吐频繁,胸脘痞满,不思饮食或腹痛泄泻,或头昏如蒙,舌质红,苔黄腻,脉濡数。

病机分析:外邪犯胃,胃失和降,上逆为病。感受风寒或暑湿,秽浊之气,内扰胃腑,胃失和降,浊气上逆,故呕吐势急;恶寒发热、头痛,苔白,脉浮,为感受外邪的征象。

治法:解表祛邪,降逆和胃。

代表方药:藿香正气散加减。方中藿香、紫苏、厚朴疏邪化浊,制半夏、陈皮、茯苓、大腹皮和胃降逆。

加减:若风寒重者,恶寒无汗,头痛者,可加防风、羌活、荆芥、生姜等散寒解表;若胸闷腹胀兼宿食者,去白术、大枣、甘草,加神曲、鸡内金、麦芽消积导滞;积滞较甚,腹满便秘者,可加制大黄、枳实之类;心烦口渴者,去香燥甘温之品,加黄连、佩兰、荷叶清暑解热。

(2)饮食停滞证。

症状:呕吐酸腐,脘腹满闷拒按,得食更甚,吐后反舒,嗳气厌食,大便臭秽,或溏或结,舌苔厚腻,脉滑实。

病机分析:饮食不节,食滞内阻,脾胃受损,气机升降失司,胃气壅滞,浊气上逆致呕吐酸腐;食积湿热,阻于胃肠,中焦气机受阻,传导失司,故脘腹胀满拒按,大便不调;舌苔厚腻,脉滑实,为食滞内停的征象。

治法:消食导滞,和胃降逆。

代表方药:保和丸加减。方中神曲、山楂、莱菔子消食化滞,陈皮、半夏、茯苓和胃降逆,连翘清散积热。

加减:若食积较重,可加谷芽、麦芽、鸡内金等加强消食和胃之功;若积滞化热,腹胀便秘,可用小承气汤通腑泄热,使浊气下行,呕吐自止;若食已即吐,口臭而渴,胃中积热上冲,可用竹茹汤清胃降逆,多再加黄连、栀子清热泻火;若饮食停滞兼有脾胃虚弱者,可用枳术丸消食健脾;若食滞兼湿热内阻胃肠者,可选用枳实导滞丸;若误食不洁、酸腐败物,而见腹中疼痛,欲吐不得者,可因势利导,用烧盐方或瓜蒂散探吐祛邪。

(3)痰饮内阻证。

症状:呕吐多为清水痰涎,胸脘痞闷,不思饮食,头昏目眩,或心悸,或呕而肠鸣有声,苔白腻,脉滑。

病机分析:饮食不节,或素体脾虚,脾失健运,聚而生痰饮,停于胃中,胃失和降,故呕吐清水痰涎,脘闷食少;痰饮上干清阳,故头晕心悸;苔白腻,脉滑,为痰饮停滞的征象。

治法:温化痰饮,和胃降逆。

代表方药:小半夏汤合苓桂术甘汤加减。前者半夏、生姜和胃降逆;后者茯苓、桂枝、白术、甘草健脾燥湿,温化痰饮。

加减:若脾气受困,脘闷不食,可加砂仁、白豆蔻、苍术开胃醒脾;若气滞腹痛者,可加厚朴、枳壳行气除满;兼有心下痞、头眩心悸、先渴后呕等,用小半夏加茯苓汤降逆止呕,行水消痞;若兼有口苦胸闷,舌苔黄腻,脉滑实有力者,用黄连温胆汤和胃降逆,清热化痰。

(4)肝气犯胃证。

症状:呕吐吞酸,嗳气频作,胃脘不适,胸胁胀满,烦闷不舒,每因情志不遂而病情加剧,舌边红,苔薄白,脉弦。

病机分析:肝失疏泄,郁结横行,肝气犯胃,胃失和降,气逆于上,故呕吐吞酸,嗳气;肝性条达,布胁肋,情志不遂,肝气不舒则见胸胁胀痛,病情加剧;苔薄白,脉弦,为气滞肝旺的征象。

治法:疏肝和胃,降逆止呕。

代表方药:四逆散合半夏厚朴汤加减。前方疏肝解郁和脾,适用于肝脾不和,阳气内郁者;后方行气散结,降逆化痰,用于气郁痰阻,情志不畅者;方中柴胡、枳壳、白芍疏肝理气,厚朴、紫苏行气开郁,半夏、茯苓、生姜、甘草和胃降逆止呕。

加减:若气郁化火,心烦口苦咽干,可合左金丸清热止呕;若肝郁化火兼脾胃气滞,蕴湿生痰者,可用越鞠丸行气解郁,宽中除胀;若胸胁胀痛明显,可用柴胡疏肝散疏肝解郁;若兼腹气不通,大便秘结,可用大柴胡汤清热通腑;若气滞血瘀,胁肋刺痛,可用膈下逐瘀汤活血化瘀。

(5)胃肠积热证。

症状:呕吐酸苦,吐势急,胸中烦热,口渴喜冷饮,小便黄,大便干燥,舌红苔黄,脉滑实。

病机分析:实热积于胃肠,气机升降失常,在上胃气不降,且火性炎上,故呕吐势急;在下肠传导失司,且热伤津亏,肠失濡润,故大便干燥;胃络上通于心,热随胃的经脉逆走于上,故胸中烦热;热灼胃津,故口渴,舌红苔黄;热积胃中,阳气有余,故脉洪数。

治法:通腑泄热,和胃降逆。

代表方药:大黄甘草汤加减。方中大黄荡涤肠胃实热,甘草缓急和胃,使攻下而不伤正。

加减:若胃中积热明显者,可加竹茹、生姜、半夏、葛根等清热和胃降逆;若食积湿热明显者,可加枳实、黄连、黄芩、山楂、麦芽、莱菔子等消食导滞,清热化湿;若余热未尽,留扰胸膈兼有呕吐者,可用栀子生姜豉汤以清宣郁热,降逆止呕。

(6)胆热犯胃证。

症状:呕吐苦水,寒热往来,胸胁苦满,纳少,心烦口苦,咽干不适,舌质红,苔薄白,脉弦。

病机分析:邪犯少阳,少阳相火内郁,胆气横逆,胆热犯胃,胃失和降,胆味为苦,胆气上逆,故呕吐苦水;少阳枢机不利,疏泄失司,胆热内郁,故有寒热往来,胸胁苦满,咽干等邪犯少阳病症。

治法:和解少阳,降逆止呕。

代表方药:小柴胡汤加减。方中柴胡、黄芩解少阳胆经郁热,半夏、生姜和胃降逆止呕,人参、甘草、大枣健脾益气和胃。

加减:若兼呕吐嗳气,胸胁胀满,可用柴胡疏肝散疏肝和胃,降逆止呕;若兼阳明里实,见呕吐心下急,用大柴胡汤和解少阳、通里攻下;若兼邪热炽盛,见呕吐下利,用黄芩加半夏生姜汤;因寒热互结中焦,脾胃升降失调,所致呕而肠鸣下利、心下痞满,用半夏泻心汤辛开苦降,调中寒热。

2.虚证

(1)脾胃气虚证。

症状:饮食稍多即易呕吐,时作时止,面色萎黄,倦怠乏力,大便溏薄,舌质淡,薄白,脉细弱。

病机分析:病后或饮食不节,内伤脾胃,脾虚不运,胃气上逆致呕;脾胃为气血生化之源,脾胃虚弱,故面色少华,倦怠乏力;舌质淡,薄白,脉细弱均为脾气虚气血不足的征象。

治法:补气健脾,和胃降逆。

代表方药:香砂六君子汤加减。方中党参、白术、茯苓、炙甘草共奏补中健脾,益气养胃之功;陈皮、半夏降逆和胃止呕,砂仁、木香理气和中。

加减:若食滞不化,嗳腐酸臭,可加麦芽、神曲、鸡内金等消食和胃;若胃虚气逆,心下痞硬,干噫食臭,可用旋覆代赭汤降逆止呕;若脾虚湿盛泄泻,可加泽泻、薏苡仁、白扁豆等健脾化湿;若中气大亏,少气乏力,可用补中益气汤补中益气;若病久及肾,肾阳不足,腰膝酸软,肢冷汗出,可用附子理中汤加肉桂、吴茱萸等温补脾肾。

(2)脾胃阳虚证。

症状:呕吐频频,口泛清水,腹中冷痛,喜温喜按,纳少,面色无华,精神不振,四肢不温,完谷不化,舌质淡,苔白,脉沉迟无力。

病机分析:恣食生冷,或素体脾虚,损伤脾阳,脾胃虚寒,致脾阳虚不能温暖胃肠,寒气自内而生,胃失濡降,故呕吐频;脾阳不足,运化失健,则纳食减少;阳虚阴盛,寒从中生,寒凝气滞,故腹痛喜温喜按;阴寒之气内盛,水湿不化,见口泛清水,大便溏泄,甚则完谷不化。

治法:温中健脾,祛寒降逆。

代表方药:理中汤加减。方中干姜温中散寒,人参、甘草补中益气,助干姜温运中焦,振奋脾阳;白术健脾燥湿。

加减:若脾阳不振,畏寒肢冷,可加附子、干姜,或用附子理中丸或桂附理中丸温中健脾;若巅顶头痛,干呕吐涎沫或食谷欲呕,或呕而胸满,少阴吐利,手足逆冷,烦躁者,可用吴茱萸汤温肝暖胃,降逆止呕。

(3)胃阴不足证。

症状:呕吐反复发作,呕吐量少,或仅唾涎沫,时作干呕,口燥咽干,胃中嘈杂,似饥而不欲食,舌红少津,脉细数。

病机分析:热病,或过食辛辣温燥之品等,耗伤胃阴,胃阴不足,津亏失于润降,故呕吐或干呕;津不上润,则口燥咽干;胃阴不足,胃失濡养,故饥不欲食;舌红少津,脉细数为胃阴不足的征象。

治法:滋养胃阴,降逆止呕。

代表方药:麦门冬汤加减。方中人参、麦冬、粳米、甘草滋养胃阴,半夏降逆止呕。

加减:若阴虚甚,五心烦热者,可加麦冬、石斛、知母养阴清热;若倦怠乏力,烦热口渴,可用益胃汤以益胃生津;若呕吐较甚,可加橘皮、竹茹、枇杷叶;若阴虚便秘,可加火麻仁、瓜蒌仁润肠通便。若虚弱少气,呕逆烦渴,或虚烦不得眠,发热多汗,可用竹叶石膏汤清热生津,益气和胃。

(四)其他疗法

1.单方验方

(1)藿香 12 g,半夏 9 g,水煎服,用于治疗外邪犯胃的呕吐。

(2)饭锅巴如掌大 1 块,焙焦研细末,用生姜汤送下,适用于饮食停滞之呕吐。

(3)黄连 3 g,苏叶 3 g,水煎服,可用于治疗胃热呕吐者。

(4)干姜 6 g,炙甘草 3 g,水煎服,治疗胃虚寒呕吐。

(5)百合 75 g,用清水浸 1 夜,洗净后加水煮熟,再取蛋黄入百合汤中,兑少量冰糖,温服,适用于胃阳不足呕吐。

(6)乌梅肉 120 g,蜂蜜 120 g,熬膏。每天 3 服,每服 30 mL,适用于胃阴不足之呕吐。

2.常用中成药

(1)藿香正气胶囊。

功用主治:解表化湿,理气和中。用于外感风寒,内伤湿滞,头痛昏重,胸膈痞闷,呕吐腹泻等症。

用法用量:每次 1.2 g,每天 2 次。

（2）保和丸。

功用主治：消食和胃。用于食积停滞，脘腹胀满，嗳腐吞酸，嘈杂不适。

用法用量：每次 8 丸，每天 3 次。

（3）戊己丸。

功用主治：泻肝和胃，降逆止呕。用于肝火犯胃、肝胃不和所致的胃脘灼痛，呕吐吞酸、口苦嘈杂等症。

用法用量：每次 3～6 g，每天 2 次。

（4）木香顺气丸。

功用主治：健脾和胃，行气化湿。用于湿浊中阻，脾胃不和所致的胸膈痞闷、脘腹胀痛、呕吐恶心、嗳气纳呆。

用法用量：每次 6～9 g，每天 3 次。

（5）平胃丸。

功用主治：健脾燥湿，宽胸消胀。用于脾胃湿盛，不思饮食，脘腹胀满，恶心呕吐，吞酸嗳气等症。

用法用量：每次 6 g，每天 2 次。

（6）香砂养胃丸。

功用主治：温中和胃。用于不思饮食、胃脘满闷、泛吐清水等症。

用法用量：每次 8 丸，每天 3 次。

3.针灸疗法

（1）体针：以胃之募穴、背俞穴、足阳明经穴、手厥阴经穴为主。

处方：中脘、胃俞、内关、足三里。

配穴：外邪犯胃加外关、合谷解表散邪；饮食停滞加梁门、天枢消食和胃；肝气犯胃加太冲、期门疏肝理气；胆热犯胃加阳陵泉、足临泣；脾胃气虚加脾俞、气海；脾胃阳虚加脾俞、关元；胃阴不足加脾俞、三阴交。

操作：毫针法，各穴均常规针刺；脾胃气虚、阳虚者可行艾条灸、温针灸；每天 1 次，呕吐甚者每天可治疗 2 次。

（2）耳针：根据病变部位取胃、贲门、幽门、十二指肠、肝、胆、脾、神门、交感，每次选用 2～4 穴，毫针浅刺，亦可埋针或用王不留行籽贴压。

（3）穴位注射：取足三里、至阳、灵台等穴。每穴注射生理盐水 1～2 mL。

（4）穴位敷贴：取神阙、中脘、内关、足三里等穴。切 2～3 mm 厚生姜片如硬币大，贴于穴上，用伤湿止痛膏固定。

4.外治疗法

（1）外敷法：①大蒜适量，捣烂，敷于足心。②炒吴茱萸 30 g，葱、姜各少许，共捣烂，敷脐眼，外用纱布覆盖。③蓖麻仁 30 g，捣烂，敷于涌泉穴。④棉花子适量，炒焦研末，先将桐油煮沸，把棉花子末放入调匀，布包热敷于脐上。

（2）推拿疗法：以降逆止呕为治疗原则，主要手法有一指禅推法、点按法、摩法、指揉法等。

取穴及部位：中脘、天枢、神阙、脘腹部、脾俞、胃俞、膈俞、背部两侧膀胱经、内关、足三里。

操作：腹部，患者屈膝仰卧位，用轻快的一指禅推法沿腹部任脉从上而下往返治疗，尤其在中脘穴，时间约 5 分钟；用掌摩法在上腹部做顺时针方向治疗，时间约 3 分钟；点按中脘、天枢、神阙穴,每穴2～3分钟。背部,患者俯卧位,用一指禅推法沿背部两侧膀胱经,往返操作5～8遍;用指揉法在脾俞、胃俞、膈俞穴治疗,以有酸胀感为度。四肢,用指揉法在内关、足三里穴治疗,每穴1～2分钟。

加减:实证呕吐者,可用指揉、点按背俞穴上的压痛敏感点,并根据病邪性质,选不同的穴位治疗。如:外邪犯胃者,可重手法按压、指揉内关、合谷和胃止呕,掌揉膀胱经并拿捏肩井疏散表邪;饮食积滞者,点按内关,揉摩腹部消食导滞,肝气犯胃者,配合肝俞、胆俞至症状缓解,点按期门、内关、太冲等穴;虚证呕吐者,掌揉膀胱经,以脾俞、胃俞为主,一指禅推天枢、关元,指揉足三里、上巨虚、下巨虚、三阴交,得气为度。脾胃虚寒者,可配以擦法,使热透胃脘为佳。

五、临证参考

(一)分析临床特点,审证求因

1.详查虚实,明确诊断

呕吐辨证不外乎虚实。通过虚实辨证,可以了解病体的邪正盛衰,为治疗提供依据。病变初期,多因外邪、饮食、情志等伤人致病,此时正气多不虚,可抗邪于外,治疗上遵循"实邪宜除"的原则,针对不同病因予以疏解表邪、消食通利、疏肝和胃等治法,同时注重开结和降。若先天禀赋不足或疾病失治误治,引起人体正气亏虚者,治疗上应遵循"虚呕宜补",针对气血阴阳不足,给予相应治疗,同时注重温通柔润。对于虚实夹杂者,治应"攻补兼施",并以补虚为主,泻实为辅。临床用药需明辨虚实,并结合胃的生理病理特点适当运用芳香降逆之品,以达悦脾和胃之效。

2.不同疾病呕吐特点不同

在临床治疗过程中通过辨析外在的表现,通过内外相袭整体性规律,探求疾病的实质。呕吐因胃气上逆所致,胃中之物多随上逆之气吐出,不同病因病机所致的呕吐不尽相同。因此,可根据呕吐物的性质、形态等来辨胃腑的寒热虚实;根据呕吐的呕势观察邪气的进退出入,病邪的深浅轻重。外邪、食滞或胃肠有热等所致的实证之呕吐,吐势多急;脾胃虚弱等致纳运不化,食积气滞之虚证呕吐,吐势多缓。从西医学角度看,结合呕吐的特点、呕吐物的性质和相应的实验室检查,对疾病的诊断也具有重要的提示意义。如:喷射状呕吐为颅内高压性呕吐的特点,反射性或周围性呕吐常伴有恶心,呕吐为非喷射性。呕吐物带发酵、腐败气味,多提示胃潴留;带粪臭味多提示低位小肠梗阻;含大量胆汁者提示梗阻平面多在十二指肠乳头以下,含大量酸性液体者多有胃泌素瘤或十二指肠溃疡。

3.根据病情特点,审因论治

呕吐相关的疾病病情轻重不一,急性胃肠炎导致的呕吐,诊治较易,预后佳。但幽门梗阻、肠梗阻等导致的呕吐,如不解除梗阻,单纯止吐反可加重病情,这两者均为腑气不通所致,中医辨证属实热积滞于肠胃,腑气不通,气逆于上,选用大黄甘草汤加减通腑泄热。急性胰腺炎所致呕吐,西医学研究认为该病主要治疗手段为禁食水,抑制胰酶活性,临床研究发现早期口服柴芩承气汤或留置胃管减压并注入柴芩承气汤,可显著缩短住院时间。由于呕吐病因繁杂,可涉及西医学的多种疾病,在临床上应详细询问病史,仔细检查,总结呕吐特点。在降逆止呕的基础上,根据不同病情进行相应治疗。

(二)明确可吐与止呕,可下与禁下

临证见呕吐患者,应区别不同情况,予以正确处理,不可一味止呕。一般来说,呕吐一证,多为病理反应,可用降逆止呕之剂,在祛除病因的同时,和胃止呕,以达祛邪止呕之效。但若属人体

自身祛除有害物质的一种保护性反应,如胃中有食积、痰饮、痈脓而致呕吐者,不应止呕,待有害物质排出,再辨证治疗;若属误食毒物所致的呕吐,应按中毒治疗,这类呕吐应予解毒,并使邪有出路,邪去毒解则呕吐自止,止呕则留邪,于机体有害。

仲景有"患者欲吐者,不可下之"之戒,呕吐一般不宜用下法。兼表邪者,下之则邪陷入里;脾胃虚者,下之则伤脾胃;若胃中无有形实邪,下之则伤胃气;呕吐排痈脓等有害物质时,可涌吐,而不宜下。但临床上应辨证论治,若确属胃肠实热,大便秘结,腑气不通,而致浊气上逆作呕者,可用下法,通其便,折其逆,使浊气下降,呕吐自止。

(三)从整体出发,调整脏腑平衡

1.胃以通为用,以降为顺

胃主受纳水谷,以通为用,以降为顺。降则和,不降则滞,反升则逆,通降是胃的生理特点的集中体现。治疗上重在调运气机,不宜壅塞脾胃升降之气。呕吐皆因胃失和降所致,治疗上应承胃腑下降之性,疏塞通滞,引浊下行。若肝气犯胃,应理气通降,可用香附、陈皮、枳壳、佛手、柴胡等;若饮食积滞停胃,应消食化滞通降,可用山楂、莱菔子、厚朴等;若胃肠积热,应通腑泄热,用大黄、枳实、瓜蒌、大腹皮等;若脾胃虚寒者,应辛甘通阳,可用黄芪、生姜、桂枝、甘草等,若胃阴不足者,用滋阴通降,可用麦冬、石斛、沙参、白芍等。虽有温、清、补、泻的不同,但均寓有通降的法则。

2.肝失疏泄,胃腑受邪

肝与胃,脏腑功能相关,一主疏泄藏血,性喜条达,一为多气多血之腑主受纳运化,通降为顺;五行之理相系,肝属木,胃属土,木能疏土;肝胃经络相连,肝足厥阴之脉,"挟胃属肝络胆",肝脉通畅,胃气和降。若七情所伤,肝气被郁,肝失于条达疏泄,最易侵及胃腑,使胃失和降,上逆为呕。故在治疗上疏泄厥阴以和肝用,调理阳明以降胃气。临床应用时应注意用药升降之别,柔润之宜,肝气当升,胃气须降,又因肝体阴而用阳,胃为阳脏,喜润恶燥,调理肝胃用药柔润相宜。

3.胆胃同为阳腑,同气相求

胆胃同居中焦,相与为邻,均有以降为顺,以通为用的六腑特性,同主水谷之运化。若胆经受热,失于转枢,横逆克伐胃土,使胃失和降,出现一系列呕吐苦水,口苦,脘胁疼痛等症状,治疗上应通顺阳明胃腑,清泄少阳胆热,同时注意"胆随胃降"的特点,适量加用沉降和胃之品。

4.肾气通于胃,久病及肾

肾阳为胃纳之动力,肾阴为胃阴之化源。胃气以降为顺,这种通降作用既依赖肺之肃降功能,还须肾气的摄纳和温煦作用。若呕吐日久,肾气虚衰,使肾失摄纳,浊气上逆,胃失和降,则致呕吐。故在治疗呕吐时,适当应用滋补肾阴或温补肾阳之品。

(四)呕吐服药时的注意事项

(1)服中药汤剂要注意药温适度,可采用小量频服法。即先让患者服一小口试探,若吐就让其吐出,如此两三次后,一般就可适应,然后再1次服下,就不会再吐。

(2)服药前可先饮一小口生姜汁,或在服用的中药汤剂中加入适量的生姜汁(生姜10~15 g洗净切碎捣拦,加少量白开水泡10分钟应用)。生姜有良好的止呕功能,能明显减轻呕吐症状。

(3)因高热或肝胃火盛而呕逆者,若采用凉药温服法,以顺应疾病之性,便可减轻呕吐现象。

(4)去滓再煎首见于《伤寒论》《金匮要略》,其适应证均有呕吐症状或得药则剧吐的临床表现。临床报道认为,再煎可减轻药物异常气味或毒不良反应,从而减少对咽、胃等得不良刺激,且通过再煎还可使药液浓缩,减少服用量,便于服用。

(五)呕吐日久易生变证

顽固性呕吐日久,多伤津耗气,引起气随津脱等变证。需结合临床实际,可进行补充液体,或静脉注射生脉注射液,或口服淡盐水等治疗。

(六)用药经验

(1)治呕半夏、生姜为首选之药:治疗呕吐当以降逆为主。止呕者当首推半夏、生姜。《伤寒论》《金匮要略》中,仲景止呕方必用半夏,而且以之为君,不用生姜者仅大半夏汤一方。而《医宗金鉴》则明谓"呕吐,半姜为圣药"。临床亦证实,半夏止呕之功效非他药所能及,近代实验研究证明生姜有协同半夏止呕的功效,二药相伍(即小半夏汤)可谓相得益彰。

(2)不辨寒热,用大黄甘草汤:"食已即吐者,大黄甘草汤主之"出自《金匮要略·呕吐哕下利病脉证治》,历代医家多以方测证,从火、热立论。据临床疗效分析,大黄甘草汤的辨证要点,应为食已即吐,临床不必拘于阳明胃热腑实证,无论寒热虚实、内伤外感、宿食痰饮,均可服用此方。

(3)寒热错杂者,黄萸干姜茶频服(黄芩 3 g,酒大黄 3 g,吴茱萸 3 g,干姜 3 g):方中黄芩、酒大黄清热通腑、降胃气;吴茱萸、干姜温中止呕。

(周晓静)

第四节 反 胃

一、概念

反胃是指饮食入胃,宿谷不化,经过良久,由胃反出的病证。反胃一证,古称"翻胃",亦名"胃反",以朝食暮吐、暮食朝吐、吐出不消化食物为其特点。本病主要涵盖了西医学中的胃、十二指肠以反胃为主要临床表现的疾病,如幽门痉挛、幽门梗阻等疾病。由于胆囊疾病、颈椎病等疾病引起的反胃不在本病症范围。

二、病因病机

反胃多因饮食不节,或嗜食生冷,或忧思劳倦太过,或服寒凉药太多中阳受损,导致脾胃受伤,饮食入胃,停而不化,逆而吐出,发为本证。本病日久可致气滞、血瘀、痰凝而成,继而导致症状加重。

(一)病因

1.酷饮无度,伤于酒食

饮酒过度或多食辛香燥热之品,胃内积热,热久伤阴,以致郁热停聚胃脘,发为本病。

2.纵食生冷,败其中阳

嗜食生冷,饮食不节,损伤脾胃,失其运化功能,气血无以化生,而致气血两亏;久则阳气亦衰,而见脾胃虚寒的表现。脾胃既伤,病延旷日致中焦虚寒不能消化谷食。又脾运不旺,痰饮谷食阻于下脘,宿食不化不能下导终致尽吐而出。

3.七情忧郁,痰瘀互结

思伤脾,脾伤则气结,气结则津液不能输布,聚而成痰;怒伤肝,肝伤则气郁,气郁则血液不能畅行,积而为瘀,痰瘀互结,阻隔胃气,而引起食入良久反吐而出。

(二)病机

反胃的基本病机是肝失疏泄,气机郁滞,脾不健运致气滞痰瘀阻于胃脘,胃失通降,气逆而上,反胃而出。

1.病机关键在于脾伤

本病病位于胃,本乃脾伤。脾伤指脾主运化水谷精微功能减退,脾运正常饮食水谷无以停聚,反胃者往往畏惧纳谷,精微摄入减少,导致肾精亏、肾气衰、肾阳虚,见下焦火衰。

2.病位在胃,与肝脾肾密切相关

饮食物的受纳与运化无不与肝气疏利息息相关,肝气条达则脾气健旺,脾气升清,胃气降浊。若肝气郁结甚而横逆犯胃,可致脾胃产生脾运失健、胃失和降现象。又脾与胃相连以膜,其性一湿一燥,气机一升一降,功能一运一纳,协调配合共同完成饮食水谷在体内的代谢。肝脾二脏的生理功能正常与否决定着胃腑"传化物而不藏"的生理功能。反胃长久,脾胃失其后天之本,使肾精乏源肾阳虚亏,下焦无火以腐熟水谷,促使病情加剧。

3.当辨其新久及所致之因

治反胃之法,当辨其新久及所致之因,或以酷饮无度,伤于酒湿,或以纵食生冷,败其真阳;或因七情忧郁,竭其中气,总之,无非内伤之甚,致损胃气而然。若寒在上焦,则多为恶心,或泛泛欲吐者,此胃脘之阳虚也。若寒在中焦,则食入不化,每食至中脘,或少顷或半日复出者,此胃中之阳虚也。若寒在下焦,则朝食暮吐,或暮食朝吐,乃以食入幽门,丙火不能传化,故久而复出,此命门之阳虚也。故凡治此者,必宜以扶助正气,健脾养胃为主。但新病者胃气犹未尽坏,若果饮食未消,则当兼去其滞;若有逆气未调,则当兼解其郁;若病稍久,或素体禀弱之辈,则当专用温补,不可标本杂进,妄行峻利,开导,消食,化痰等剂,以致重伤胃气,必致不起也。

三、诊断与病证鉴别

(一)诊断依据

(1)脘腹胀满,朝食暮吐,暮食朝吐,或一两时而吐,或积至一天一夜,吐出不消化食物。

(2)常伴食欲缺乏、腹胀、嘈杂、泛酸、嗳气等上消化道症状,振摇腹部,可听到辘辘的水声。

(3)多有反复发作病史,发病前多有明显的诱因,如情志不畅、劳累、饮食不当等。

(4)胃镜、上消化道钡餐等理化检查有明确的胃、十二指肠疾病,并排除其他引起反胃的疾病。

(二)辅助检查

电子胃镜、上消化道钡餐可作出急、慢性胃炎,胃、十二指肠溃疡病,幽门水肿,梗阻,胃癌等诊断;肝功能、淀粉酶化验和 B 超、CT、MRI 等检查可与肝、胆、胰疾病作鉴别诊断;血常规、腹部X 线检查可与肠梗阻等作鉴别诊断;颈椎摄片或 MRI 等检查可与颈椎病作鉴别诊断。

(三)病证鉴别

1.反胃与噎膈

反胃与噎膈皆有"食入及吐"的症状,但噎膈的特征"食噎不下,故反而上出",反胃则是"朝食暮吐,暮食朝吐,宿谷不化"。

2.反胃与呕吐

反胃与呕吐都有呕吐的症状,但呕吐以"有声有物,吐无定时"为其特征,而反胃以饮食入胃,宿谷不化,经过良久,由胃反出为特征。

四、辨证论治

(一)辨证思路

临证辨治应肝、脾、胃三者结合,以疏肝健脾治其本,通降和胃治其标。做到疏而不伤正气,补而不碍运气,降而不伐胃气。急性反胃多是邪盛,辨治较易。慢性反胃多因正虚,更须详察细辨。用药须轻灵,固护胃气,不悖"慢性病有方有守"之古训。如因肿瘤毒瘀等致病,宜合清热解毒化瘀散结和络之品。

(二)治疗原则

治疗各种因素所致的反胃,总的治则离不开和胃降逆。

(三)分证论治

1.肝胃不和证

症状:反胃发作频繁,逢恼怒或抑郁则复发或加重,伴两胁隐痛,攻窜不定,时有太息,舌淡苔薄,脉弦或弦滑。

病机分析:土虚木贼,肝气横逆犯胃,每致胃失和降,故反胃频作;肝性条达,布两胁,情志不遂,肝气不疏则见两胁隐痛,攻窜不定,时有太息,病情加剧;苔薄白,脉弦或弦滑,为气滞肝旺的征象。

治法:疏肝理气,和胃降逆。

代表方药:柴胡疏肝散合香苏饮。前方疏肝理气,解郁散结适用于肝气郁滞者;后方疏肝解郁,降逆止呕适用于肝胃不和者。方中柴胡疏肝解郁,制香附理气疏肝,陈皮、枳壳理气行滞,苏梗开胸顺气、降逆止呕,芍药、甘草养血柔肝,缓急止痛。

加减:若兼见脾胃气滞,加半夏、黄连、木香,辛开苦降,宽中除胀;若肝郁化火,心烦口苦咽干,加黄连、吴茱萸、焦栀子清泻肝火和胃;若兼腹气不通,大便秘结,加大黄、枳实、厚朴清热通腑;若气滞血瘀,胁肋刺痛,可加延胡索、当归、赤芍行气活血。

2.脾胃虚寒证

症状:食后脘腹胀满,朝食暮吐,暮食朝吐,吐出宿食不化,吐后即觉舒适,神疲乏力,面色少华,舌淡、苔薄,脉细缓无力。若兼见面色㿠白,四肢清冷,舌淡白,脉沉细,为久吐累及肾阳。

病机分析:饮食失调,或过食生冷,损伤脾阳,脾胃虚寒,致脾胃不能消谷,饮食不化,停滞胃中,故食后脘腹胀满,朝食暮吐,暮食朝吐,吐出宿食不化;脾阳不足,脾阳不能实四肢,故神疲乏力;脾阳不运,气血不能上呈,故面色少华;若久病及肾,肾阳不足,不能温养脏腑,则出现面色㿠白,四肢清冷。

治法:温中健脾,和胃降逆。

代表方药:丁蔻理中汤。方中丁香、肉豆蔻温中降逆,干姜温中祛寒,白术健脾燥湿,人参补气益脾,甘草和中补土。诸药合用,具有温中健脾、降逆止呕之功。

加减:若肾阳不足,畏寒肢冷,可加附子、肉桂补火助阳;若兼胃虚气逆,呕吐甚者,加旋覆花、代赭石降逆止呕;兼见吐甚而气阴耗伤者,酌加沙参、麦冬养胃润燥。

3.胃中积热证

症状:食后脘腹胀满,朝食暮吐,暮食朝吐,吐出宿食不化及酸腐稠液,面红,心烦口渴,便秘尿赤,舌干红,苔黄厚腻,脉滑数。

病机分析:邪热壅滞胃府,不降则滞,反升为逆,胃气上逆,故见脘腹胀满,朝食暮吐,暮食朝吐,吐出宿食不化及酸腐稠液;且火性炎上,热灼胃津,故面红、心烦口渴;热伤津亏,肠失濡润,故便秘尿赤;实热积于胃中,故舌干红,苔黄厚腻;热积胃中,阳气有余,故脉滑数。

治法:清胃泄热,降逆止吐。

代表方药:竹茹汤。方中葛根清泻胃火,生津止渴;半夏降逆止呕;竹茹善清胃热,止呕吐;生姜和胃止呕,与半夏、竹茹合用,增其降逆止呕之力。

加减:若兼大便秘结者,加大黄、枳实、厚朴清热通腑;热甚伤阴者,加生地黄、玄参、石斛滋阴润燥;兼气阴两伤者,可加麦冬、茯苓、玉竹以养阴和胃。

4.痰浊阻胃证

症状:脘腹胀满,食后尤甚,上腹或有积块,朝食暮吐,暮食朝吐,吐出宿食不化,或为痰涎水饮,眩晕,心悸,苔白滑,脉滑数。

病机分析:脾失健运,水湿内停而为痰为饮,痰饮之邪停于中焦则脘腹胀满,食后尤甚;痰浊阻滞胃脘,胃气不和,故见上腹积块,朝食暮吐,暮食朝吐,吐出宿食不化,或痰涎水饮;津液布散失常,脑窍失养则眩晕,痰阻心气则心悸;苔白滑,脉滑数为痰浊内蕴的征象。

治法:涤痰化浊,和胃降逆。

代表方药:导痰汤。方中南星燥湿化痰,祛风散结;枳实下气行痰;半夏燥湿祛痰;橘红消痰顺气;茯苓渗湿,甘草和中。全方共奏燥湿化痰、行气开郁之功。

加减:若口苦口腻,舌苔黄腻,痰郁化热者,加黄连、黄芩清热燥湿,藿香、佩兰芳香化浊;兼见胸脘痞闷者,可加枳壳、瓜蒌宽胸理气化痰。

5.瘀血内结证

症状:脘腹胀满,食后尤甚,上腹有积块,坚硬且推之不移,朝食暮吐,暮食朝吐,吐出宿食不化,或吐血便血,或上腹胀满刺痛拒按,舌质暗红或有瘀点,脉弦涩。

病机分析:瘀血内结于胃,故上腹有积块,坚硬且推之不移;胃口梗阻不畅,故见脘腹胀满,食后尤甚,朝食暮吐,暮食朝吐,吐出宿食不化;瘀血阻络,血溢脉外,可见吐血便血;舌暗红或有瘀点,脉弦涩为血亏瘀结的征象。

治法:活血化瘀,和胃降逆。

代表方药:膈下逐瘀汤。方中川芎、当归、赤芍活血;桃仁、红花、五灵脂化瘀;牡丹皮清血热;香附、乌药、枳壳、延胡索理气止痛,和胃降逆。

加减:若呕吐甚者,可加旋覆花、代赭石、半夏、竹茹降逆止呕;脘腹有积块者,可加三棱、莪术、鳖甲、夏枯草祛瘀软坚;若呕吐物夹有血丝或血块者,可加三七、仙鹤草等止血凉血之品。

(四)其他疗法

1.单方验方

(1)将麦门冬洗净绞汁1盏、生地黄煮绞汁100 g,和生姜汁半盏,三样汁一起下到薏苡仁、白米中,煮成稀粥来食用。

(2)新鲜韭汁1匙和牛奶1杯煮沸,口服。

(3)用牛奶6份、韭汁、生姜汁、藕汁、梨汁各1份,混合煮食。

(4)刺猬皮砂炒,研成细末,与高良姜等分,研和成为蜜丸,每次服6 g,1天2次,饭前服。

(5)蒲公英(干品)5~7 g,切细,水煎服。

(6)半夏6 g,生姜6 g,水煎服。

（7）制大黄 6 g,甘草 12 g,水煎服。

（8）芦根 12 g,白茅根 12 g,水煎服。

2.常用中成药

附子理中丸,每次 1 丸,每天 2 次。

3.针灸疗法

（1）针刺疗法:取脾俞、胃俞、中脘、章门、关元、足三里等穴,针刺可用平补平泻法。

（2）灸法:主穴取脾俞、胃俞、中脘。用艾条温和灸,各灸 5～10 分钟,每天灸 1 次,10 次为 1 个疗程。

五、临证参考

(一)辨证与辨病相参

治疗上应注意辨证辨病相结合,辨证时必须注意辨别病情的轻重缓急,病性的寒热虚实,审察阴阳气血,观察整个病程中的证情转化,做到随证化裁。同时采用相应的理化检查以明确疾病诊断,病证结合,进一步判断疾病的特点,既不延误病情,又能有针对性地指导治疗。

(二)注意祛除病因,辨证施治用药

针对胃腑蕴热,当以清热泻火、理气平冲之法。如唐·孙思邈《备急千金要方·胃腑方》云:"治胃反,食即吐,上气方:芦根、茅根,各二两,细切。"寒气凝滞当以温通,如明·皇甫中《明医指掌·翻胃证》云:"下焦有寒者,其脉沉而迟,其症朝食暮吐、暮食朝吐,小便清,大便闭而不通,治法当以通其闭塞,温其寒气。"脾胃气虚当健脾和胃,如清·陈念祖《医学从众录·膈症反胃》云:"食入反出,脾失其消谷之能,胃失其容受之能,宜理中汤温脾,加麦芽以畅达一阳之气,与参术消补同行,土木不害,而脾得尽其所能。"癌毒瘀结当予活血化瘀、消痰散结,如清·张锡纯《医学衷中参西录·论胃病噎嗝治法及反胃治法》载:"于变质化瘀丸中加生水蛭细末八钱。"较早地创制了活血化瘀法治疗反胃。

(三)治血治气,以平为要

胃为多气多血之腑,初病在经,久病入络,气滞血瘀、痰凝为患。应根据病情,或调气以和血,调血以和气,或气血同治。戴原礼曰:"翻胃证,血虚者,脉必数而无力。气虚者,脉必缓而无力。气血俱虚者,则口中多出沫,但见沫大出者,必死。有热者脉数而有力,有痰者脉滑数,二者可治。血虚者,四物为主。气虚者,四君子为主。热以解毒为主,痰以二陈为主。"

（周晓静）

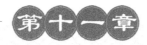

内分泌科疾病的辨证治疗

第一节 肥 胖

肥胖是指以体内膏脂堆积过多,体重异常增加为主要临床表现的一种病证,常伴有头晕乏力、神疲懒言、少动气短等症。

肥胖病早在《内经》中就有记载,《素问·阴阳应象大论》有"肥贵人"及"年五十,体重,耳目不聪明"的描述。《灵枢·逆顺肥瘦》记载了"广肩腋项,肉薄厚皮而黑色,唇临临然,其血黑以浊,其气涩以迟"的证候。

《素问·奇病论》中认为本病的病因是"喜食甘美而多肥"。《灵枢·卫气失常》将肥胖病分为"有肥,有膏,有肉"三种证型。

在此基础上,后世医家认识到肥胖的病机还与气虚、痰湿、七情及地理环境等因素有关。如《景岳全书·杂证谟·非风》认为肥人多气虚,《丹溪心法》《医门法律》则认为肥人多痰湿。

在治疗方面,《丹溪心法·中湿》认为肥胖应从湿热及气虚两方面论治。《石室秘录·肥治法》认为治痰须补气兼消痰,并补命火,使气足而痰消。此外,前人还认识到肥胖与消渴、仆击、偏枯、痿厥、气满发逆等多种疾病有关。《女科切要》中指出:"肥白妇人,经闭而不通者,必是痰湿与脂膜壅塞之故也。"

现代医学的单纯性(体质性)肥胖病、继发性肥胖病(如继发于下丘脑及垂体病、胰岛病及甲状腺功能低下等的肥胖病),可参考本节进行辨证论治。

一、病因病机

肥胖多由年老体弱、过食肥甘、缺乏运动、先天禀赋等病因,导致气虚阳衰、痰湿瘀滞形成。

(一)年老体弱

中年以后,阴气自半,脏气功能减退;或过食肥甘,脾之运化不及,聚湿生痰;或脾虚失治,阳气衰弱,久之损及肾阳,而致脾肾阳虚,脾虚不能运化水湿,肾虚不能化气行水,水湿痰浊内停,浸淫肌肤而成肥胖。

(二)饮食不节

饮食不节,或暴饮暴食,或饥饱失常,损伤脾胃,中焦失运,积热内滞;或嗜食辛辣煎炸之品,助阳助火,心肝火旺,横犯中土,胃热偏盛则食欲亢进,脾失健运则水湿不化;或喜食肥甘厚腻,困遏脾气,湿聚成痰,留滞机体而成肥胖。或妇女孕期产后,脾气不足,过食鱼肉,营养过剩,加之活动减少,运化不及,食物难消,水湿停积,脂膏内生,留滞肌肤,亦容易发生肥胖。

(三)运动缺乏

喜卧好坐,缺乏运动,气血运行不畅,脾胃呆滞,运化失常,不能布散水谷精微及运化水湿,致使湿浊内生,蕴酿成痰,化为膏脂,聚于肌肤、脏腑、经络而致肥胖证候。

(四)先天禀赋

禀赋不同,体质有异。若阳热体质,胃热偏盛者,食欲亢进,食量过大,脾胃运化不及,易致痰湿膏脂堆积,而成肥胖。

此外,肥胖的发生与性别、地理环境等因素都有关,由于女性活动量少于男性,故女性肥胖者较男性为多。

肥胖之病位主要在脾与肌肉,而与心、肺、肝、肾有关。肾虚不能化气行水,易酿水湿痰浊;心肺功能失调,肝失疏泄,亦每致痰湿瘀滞。病机总属气虚阳衰,痰湿偏盛,膏脂内停。

肥胖之病性属本虚标实之候。本虚多为脾肾气虚,标实为痰湿膏脂内停,临床常有偏于本虚及标实之不同。虚实之间常可发生转化,如食欲亢进,过食肥甘,湿浊积聚体内,化为膏脂,形成肥胖,但长期饮食不节,可损伤脾胃,致脾虚不运,甚至脾病及肾,导致脾肾两虚,从而由实转虚;而脾虚日久,运化失司,湿浊内生,或土塞木郁,肝失疏泄,气滞血瘀,或脾病及肾,肾阳虚衰,不能化气行水,而致水湿内停,泛溢于肌肤,阻滞于经络,使肥胖加重,从而由虚转实或呈虚实夹杂之证。

二、诊断

(一)症状

体重超出标准体重{标准体重(kg)=[身高(cm)-100]×0.9}(Broca 标准体重)20%以上,或体重质量指数[体重质量指数=体重(kg)/身高(m)²](正常为 18.5~23.9)超过 24 为超重,大于或等于 28 为肥胖。排除肌肉发达或水分潴留因素,即可诊断为本病。男性腰围大于或等于85 cm、女性腰围大于或等于80 cm为腹部肥胖标准。轻度肥胖仅体重增加 20%~30%,常无自觉症状。中重度肥胖常见伴随症状,如神疲乏力,少气懒言,气短气喘,腹大胀满等。

(二)检查

肥胖患者一般应做相关检查,如:身高、体重、血压;血脂;空腹血糖、葡萄糖耐量试验、血清胰岛素、皮质醇;抗利尿激素;雌二醇、睾酮、黄体生成素;心电图、心功能、眼底及微循环;以及 T₃、T₄、TSH、头颅X线摄片或头颅、双肾上腺 CT 扫描等测定,以排除内分泌功能异常引起肥胖的可能性。

(三)世界卫生组织的肥胖诊断标准

世界卫生(WHO)最近制定了新的肥胖诊断标准,新的肥胖症诊断标准把体重指数(BMI)为25 以上者定为肥胖。内脏脂肪型肥胖的诊断标准是,经 CT 检查内脏脂肪面积达 100 cm² 以上者。

WHO 规定,BMI 把体重划为 6 类,BMI<18.5、18.5~25.5、25.5~30、30~35、35~40、≥40,分别定为低体重、普通体重、肥胖 1、2、3、4 度。

肥胖症的诊断,首先 BMI 达 25 以上,如合并有与肥胖有关联的健康障碍 10 项(2 型糖尿病、脂质代谢异常、高血压、高尿酸血症、冠心病、脑梗死、睡眠呼吸暂停综合征、脂肪肝、变形性关节炎、月经异常)中的一项以上,即可诊断为肥胖症。

作为预测合并危险因子的指标,已明确用腰围做指标。WHO的标准是:因肥胖而伴有危险因子增加者,男性为 94 cm,女性为 80 cm 以上。

三、鉴别诊断

(一)水肿

水肿严重时,体重亦增加,也可出现肥胖的伴随症状,但水肿以颜面及四肢水肿为主,严重者可出现腹部胀满,甚至全身皆肿,与本病症状有别。水肿经治疗病理性水湿排出体外后,体重可迅速减轻,降至正常,而肥胖患者体重减轻则相对较缓。

(二)黄胖

黄胖由肠道寄生虫与食积所致,以面部黄胖肿大为特征,与肥胖迥然有别。

四、辨证

本虚标实为本病之候。本虚有气虚、阳虚之别,标实有痰湿、水湿及瘀血之异,临证当辨明。本病有在脾、在胃、在肾、在肝、在心、肺的不同,临证时需详加辨别。

肥胖病变与脾胃关系最为密切,临床症见身体重着,神疲乏力,腹大胀满,头沉胸闷,痰多者,病变主要在脾。若食欲旺盛,口渴恶心者,病变在胃;症见腰膝酸软疼痛,动则气喘,嗜睡,形寒肢冷,夜尿频多,下肢水肿,病在肾;若心烦善怒,失眠多梦,病在心、肝;症见心悸气短,少气懒言,神疲自汗,病在心、肺。

(一)胃热滞脾

证候:多食易饥,形体肥胖,脘腹胀满,面色红润,心烦头昏,嘈杂,得食则缓,舌红苔黄腻,脉弦滑。

分析:胃火亢盛则消谷善饥,多食,嘈杂,得食则缓;食积气滞中焦则脘腹胀满;脾失健运,痰湿内停则形体肥胖;胃火上冲扰心则面色红润,头昏心烦;舌红苔黄腻,脉弦滑为湿热内盛之象。

(二)痰湿内盛

证候:形盛体胖,身体重着,肢体困倦,胸膈痞满,痰涎壅盛,头晕目眩,口干而不欲饮,嗜食肥甘厚味,神疲嗜卧,苔白腻或白滑,脉滑。

分析:痰湿内盛,充斥肌肤则形盛体胖,内阻气机则胸膈痞满,痰涎壅盛,上蒙于头则头晕目眩;湿困脾阳,则身体重着,肢体困倦,神疲嗜卧;痰湿中阻,津不输布则口干而不欲饮;苔白腻或白滑,脉滑为痰湿内盛之象。

(三)脾虚不运

证候:肥胖臃肿,神疲乏力,身体困重,胸腹胀闷,四肢轻度水肿,晨轻暮重,劳累后明显,饮食如常或减少,既往多有暴饮暴食史,小便不利,大便秘结或溏薄,舌淡胖,边有齿印,苔薄白或白腻,脉濡细。

分析:脾气虚弱,运化失健,水湿流溢肌肤,则肥胖臃肿,四肢轻度水肿,晨轻暮重;气虚则神疲乏力,劳则耗气,则诸症劳累后明显;湿困中焦则身体困重,胸腹胀闷,津液不布则饮食偏少,便秘;水湿趋下则小便不利,便溏;舌淡胖,边有齿印,苔薄白或白腻,脉濡细为气虚湿盛之象。

(四)脾肾阳虚

证候:形体肥胖,颜面水肿,神疲嗜卧,气短乏力,腹胀便溏,气喘自汗,动则更甚,形寒肢冷,下肢水肿,小便昼少夜频,舌淡胖,苔薄白,脉沉细。

分析:脾肾阳虚,不能化气行水,水液泛溢肌肤则形体肥胖,颜面水肿,下肢水肿;阳气不足则神疲嗜卧,气短乏力;肾阳不能温煦脾阳,水谷不化则腹胀便溏;肾不纳气则自汗气喘,动则更甚;阳虚肢体失温则形寒肢冷;肾阳虚弱则小便昼少夜频;舌淡胖,苔薄白,脉沉细为阳虚之象。

五、治疗

肥胖具有本虚标实的特点,治疗当以补虚泻实为原则。补虚常用健脾益气;脾病及肾,结合益气补肾。泻实常用祛湿化痰,结合行气、利水、通腑、消导、化瘀等法,以祛除体内病理性痰浊、水湿、膏脂、瘀血等。其中祛湿化痰法是治疗肥胖的最常用的方法,贯穿于肥胖治疗过程的始终。

(一)中药治疗

1.胃热滞脾

治法:清泻胃火,佐以消导。

处方:小承气汤合保和丸加减。

前方通腑泄热,行气散结,用于胃肠积热,热邪伤津而见肠有燥屎者;后方重在消食导滞,用于食积于胃而见胃气不和者。两方合用,有清热泻火、消食导滞之功,使胃热除,脾湿化,水谷精微运化归于正化。

方中大黄泻热通腑;连翘、黄连清泻胃火;枳实、厚朴行气散结;山楂、神曲、莱菔子消食导滞;陈皮、半夏理气和胃化痰;茯苓健脾利湿。

若肝胃郁热,症见胸胁苦满,急躁易怒,口苦舌燥,腹胀纳呆,月经不调,脉弦,可加柴胡、黄芩、栀子;肝火旺致便秘者,加更衣丸;食积化热,形成湿热,内阻肠胃,而致脘腹胀满,大便秘结,或泄泻,小便短赤,苔黄腻,脉沉有力,可用枳实导滞丸或木香槟榔丸;湿热郁于肝胆,可用龙胆泻肝汤;风火积滞壅积肠胃,表里俱实者,可用防风通圣散。

2.痰湿内盛

治法:燥湿化痰,理气消痞。

处方:导痰汤加减。

方中半夏、制南星、生姜燥湿化痰和胃;枳实、橘红理气化痰;冬瓜皮、泽泻淡渗利湿;决明子润肠通便;莱菔子消食化痰;白术、茯苓健脾化湿;甘草调和诸药。

若湿邪偏盛者,可加苍术、薏苡仁、防己、赤小豆、车前子;痰湿化热,症见心烦少寐,食少便秘,舌红苔黄,脉滑数,可酌加竹茹、浙贝母、黄连、黄芩、瓜蒌仁等,并以胆南星易制南星;痰湿郁久,壅阻气机,以致痰瘀交阻,伴见舌暗或有瘀斑者,可酌加当归、赤芍、川芎、桃仁、红花、泽兰、丹参等。

3.脾虚不运

治法:健脾益气,渗湿利水。

处方:参苓白术散合防己黄芪汤加减。

前方健脾益气渗湿,适用于脾虚不运之肥胖;后方益气健脾利水,适用于气虚水停之肥胖。两方相合,健脾益气作用加强,以助恢复脾的运化功能,杜生湿之源,同时应用渗湿利水之品,祛除水湿以减肥。

方中黄芪、党参、白术、茯苓、大枣健脾益气;桔梗性上浮,兼补益肺气;山药、扁豆、薏苡仁、莲子肉健脾渗湿;陈皮、砂仁理气化滞,醒脾和胃;防己、猪苓、泽泻、车前子利水渗湿。

若脾虚湿盛,肢体肿胀明显者,加大腹皮、桑白皮、木瓜,或加五皮饮;腹胀便溏者,加厚朴、陈皮、广木香以理气消胀;腹中畏寒者,加干姜、肉桂等以温中散寒。

4.脾肾阳虚

治法:温补脾肾,利水化饮。

处方:真武汤合苓桂术甘汤加减。

前方温肾助阳,化气行水,适用于肾阳虚衰,水气内停之肥胖;后方健脾利湿,温阳化饮,适用于脾虚湿聚饮停之肥胖。两方合用,共奏温补脾肾,利水化饮之功。

方中附子、桂枝温补脾肾之阳,助阳化气;茯苓、白术健脾利水化饮;白芍敛阴;甘草和中;生姜温阳散寒。

若气虚明显,伴见气短,自汗者,加人参、黄芪;水湿内停明显,症见尿少水肿,加五苓散,或泽泻、猪苓、大腹皮;若见形寒肢冷者,加补骨脂、仙茅、淫羊藿、益智仁,并重用肉桂、附子以温肾祛寒。

临床本型肥胖多兼见合并症,如胸痹、消渴、眩晕等,遣方用药时亦可参照相关疾病辨证施治。

(二)针灸治疗

1.基本处方

中脘、曲池、天枢、上巨虚、大横、丰隆、阴陵泉、支沟、内庭。

中脘乃胃募、腑会,曲池为手阳明大肠经的合穴,天枢为大肠的募穴,上巨虚为大肠的下合穴,四穴合用可通利肠腑,降浊消脂;大横健脾助运;丰隆、阴陵泉分利水湿、蠲化痰浊;支沟疏调三焦;内庭清泻胃腑。

2.加减运用

(1)胃热滞脾证:加合谷、太白以清泻胃肠、运脾化滞。诸穴针用泻法。

(2)痰湿内盛证:加水分、下巨虚以利湿化痰。诸穴针用平补平泻法。

(3)脾虚不运证:加脾俞、足三里以健脾助运,针用补法,或加灸法。余穴针用平补平泻法。

(4)脾肾阳虚证:加肾俞、关元以益肾培元,针用补法,或加灸法。余穴针用平补平泻法。

(5)少气懒言:加太白、气海以补中益气。诸穴针用平补平泻法。

(6)心悸:加神门、心俞以宁心安神。诸穴针用平补平泻法。

(7)胸闷:加膻中、内关以宽胸理气。诸穴针用平补平泻法。

(8)嗜睡:加照海、申脉以调理阴阳。诸穴针用平补平泻法。

3.其他

(1)皮肤针疗法:按基本处方及加减选穴,或取肥胖局部穴位,用皮肤针叩刺。实证重力叩刺,以皮肤渗血为度;虚证中等力度刺激,以皮肤潮红为度。2天1次。

(2)耳针疗法:取口、胃、脾、肺、肾、三焦、饥点、内分泌、皮质下等穴。每次选3~5穴。毫针浅刺,中强刺激,留针30分钟,每天或隔天1次;或用埋针法、药丸贴压法,留置和更换时间视季节而定,其间嘱患者餐前或有饥饿感时,自行按压穴位2~3分钟,以增强刺激。

(3)电针疗法:按针灸主方及加减选穴,针刺得气后接电针治疗仪,用疏密波强刺激25~35分钟。2天1次。

六、预防及护理

在药物治疗的同时,积极进行饮食调摄,饮食宜清淡,忌肥甘醇酒厚味,多食蔬菜、水果等富含纤维、维生素的食物,适当补充蛋白质,宜低糖、低脂、低盐,养成良好的饮食习惯,忌多食、暴饮暴食,忌食零食,必要时有针对性地配合药膳疗法。

适当参加体育锻炼或体力劳动,如根据情况可选择散步、快走、慢跑、骑车、爬楼、拳击等,也可做适当的家务等体力劳动。运动不可太过,以防难以耐受,贵在持之以恒,一般勿中途中断。

减肥须循序渐进,使体重逐渐减轻接近或达到正常体重,而不宜骤减,以免损伤正气,降低体力。

(焦素杰)

第二节 虚 劳

虚劳是指以五脏虚证为主要临床表现的多种慢性虚弱证候的总称,又称虚损。

历代医籍对虚劳的论述甚多。《素问·通评虚实论》提出的"精气夺则虚"是虚证的提纲。而《素问·调经论》所谓"阳虚则外寒,阴虚则内热",进一步说明虚证有阴虚、阳虚之别,并明确了阴虚、阳虚的主要特点。《难经·十四难》论述了"五损"的症状及病势传变,并根据五脏的所主及其特性提出相应的治疗大法,如"损其肺者益其气,损其心者调其营卫,损其脾者调其饮食、适其寒温,损其肝者缓其中,损其肾者益其精。"汉·张仲景在《金匮要略·血痹虚劳病脉证并治》篇首先提出了"虚劳"的病名,分阳虚、阴虚、阴阳两虚三类,详述症、因、脉、治,治疗着重于温补脾肾,并提出扶正祛邪、祛瘀生新等治法,首倡补虚不忘治实的治疗要点。《诸病源候论·虚劳病诸候》比较详细地论述了虚劳的原因及各类症状,对五劳(心劳、肝劳、肺劳、脾劳、肾劳)、六极(气极、血极、筋极、骨极、肌极、精极)、七伤(大饱伤脾,大怒气逆伤肝,强力举重、久坐湿地伤肾,形寒、寒饮伤肺,忧愁思虑伤心,风雨寒暑伤形,大恐惧不节伤志)等内容做了具体阐释。金元以后,对虚劳的理论认识及临床治疗都有较大的发展。如李东垣重视脾胃,长于甘温补中。朱丹溪重视肝肾,善用滋阴降火。明·张景岳深刻地阐发了阴阳互根的理论。提出"阴中求阳,阳中求阴"的治则,在治疗肾阴虚、肾阳虚的理论及方药方面有新的发展。汪绮石重视肺、脾、肾在虚劳中的重要性,所著《理虚元鉴》中明确指出:"治虚有三本,肺、脾、肾是也。肺为五脏之天,脾为百骸之母,肾为性命之根,治肺、治脾、治肾,治虚之道毕矣。"清·吴澄的《不居集》系统汇集整理了虚劳的资料,是研究虚劳的一部有价值的参考书。

虚劳所涉内容很广,是中医内科中范围最广的一种病证。凡先天禀赋不足,后天调护失当,病久体虚,积劳内伤,久虚不复等导致的多种以脏腑气血阴阳亏损为主要表现的病证,均属于本病证的范畴。

现代医学中多系统的众多慢性消耗性疾病以及功能衰退性疾病,出现虚劳的临床表现时,可参考本节进行辨证论治。

一、病因病机

引起虚劳的原因很多。《理虚元鉴·虚证有六因》全面归纳了虚劳之因,提出"有先天之因,有后天之因,有痘疹及病后之因,有外感之因,有境遇之因,有医药之因",表明多种病因作用于人体,引起脏腑亏损,气血阴阳亏虚,日久不复,皆可发展为虚劳。概言之,其病因不外先天、后天两大因素。以脏腑亏损、气血阴阳虚衰为主要病机。

(一)禀赋不足

因父母体虚,禀赋薄弱,或孕育不足,胎中失养,或后天喂养不当,水谷精气不充,均可导致先天禀赋不足,体质不强,易于患病,病后久虚不复,脏腑气血阴阳日渐亏虚,发为虚劳。

(二)烦劳过度

烦劳过度,因劳致虚,损伤五脏。如《素问·宣明五气》篇指出:"久视伤血,久卧伤气,久坐伤肉,久立伤骨,久行伤筋。"《医家四要·病机约论》也说:"曲运神机则劳心,尽心谋虑则劳肝,意外过思则劳脾,预事而忧则劳肺,色欲过度则劳肾。"在各种劳损中,尤以劳神过度及恣情纵欲较为常见。

(三)饮食不节

暴饮暴食,饥饱无常,或嗜欲偏食,营养不良,或饮酒过度,均会损伤脾胃,久则气血无以生化,内不能和调于五脏六腑,外不能洒陈于营卫经脉,形成虚劳。

(四)大病久病

邪气强盛,正气短时难复,损伤脏气,耗伤气血阴阳,复以病后失于调养,每易发展为虚劳;或久病迁延失治,邪气留恋,病情传变日深,损耗人体的气血阴阳;或妇人产后调理失当,正虚难复,均可演变为虚劳。

(五)误治失治

因误诊误治,或遣方用药不当,以致精气耗损,既延误治疗,又损及阴精或阳气,从而发为虚劳。

虚劳之病位主要在五脏,尤以脾肾为主。由于五脏相关,气血同源,阴阳互根,所以一脏受病,可以累及他脏,互相影响和转化。虽病因各异,或是因虚致病,因病致劳,或是因病致虚,久虚不复成劳,但究其病理性质,主要为气、血、阴、阳的亏耗。气虚不能生血,血虚无以载气。气虚日久阳亦渐衰,血虚日久阴也不足。阳损日久,累及于阴;阴亏日久,累及于阳。病势日渐发展,而病情趋于复杂。

二、诊断要点

(一)症状

多见于形神衰败,身体瘦弱,大肉尽脱,心悸气短,自汗盗汗,面容憔悴,食少厌食,或五心烦热,或畏寒肢冷,脉虚无力等症。具有引起虚劳的致病因素及较长的病史。

(二)检查

虚劳涉及的病种甚多,必须结合患者的具体情况,针对主要症状有选择地做相应的检查,以便重点掌握病情。一般常选用血常规、血生化、心电图、X线摄片、免疫功能测定等检查。特别要结合原发病做相关检查。

三、鉴别诊断

(一)肺痨

宋代严用和在《济生方·五劳六极论治》中指出:"医经载五劳六极之证,非传尸、骨蒸之比,多由不能卫生施于过用,逆于阴阳,伤于荣卫,遂成五劳六极之病焉。"两者鉴别的要点是:肺痨乃因正气不足而被痨虫侵袭所致,病位主要在肺,具有传染性,以阴虚火旺为其病理特点,以咳嗽、咯痰、咳血、潮热、盗汗、消瘦为主要临床症状;而虚劳由多种原因所导致,久虚不复,病程较长,一般无传染性,以脏腑气、血、阴、阳亏虚为其基本病机,可分别出现五脏气、血、阴、阳亏虚的多种临床症状。

(二)其他疾病中的虚证

虚劳与内科其他病证中的虚证证型虽然在临床表现、治疗方药方面有类似之处,但两者仍有区别:虚劳的各种证候,均以出现一系列精气亏虚的症状为特征;而其他病证的虚证则各以其病证的主要症状为突出表现。例如眩晕一证的气血亏虚型,虽有气血亏虚的症状,但以眩晕为最突出、最基本的表现;水肿一证的脾阳不振型,虽有脾阳亏虚的症状,但以水肿为最基本、最突出的表现。此外,虚劳一般都有比较长的病程,且病势缠绵,往往涉及多脏甚至整体。而其他病证的虚证类型虽然也以久病属虚者居多,但亦有病程较短而表现虚证者。例如泄泻一证的脾胃虚弱型,以泄泻为主要临床表现,有病程长者,亦有病程短者。

四、辨证

《杂病源流犀烛·虚损劳瘵源流》说:"虽分五脏,而五脏所藏无非精气,其所以致损者有四,曰气虚,曰血虚,曰阳虚,曰阴虚""气血阴阳各有专主,认得真确,方可施治"。一般说来,病情单纯者,病变比较局限,容易辨清受累脏腑及其气、血、阴、阳亏虚的属性。但由于气血同源,阴阳互根,五脏相关,所以各种原因所致的虚损往往相互影响,由一虚而渐致多虚,由一脏而累及他脏,使病情趋于复杂和严重,辨证时应加以注意。

虚劳的证候虽繁,但总离不开五脏,而五脏之虚损,又不外乎气、血、阴、阳。因此,现以气、血、阴、阳为纲,五脏虚证为目,分类列述其证治。

(一)气虚

症见面色㿠白或萎黄,少气懒言,声音低怯,头昏神疲,肢体无力,舌苔淡白,脉细软弱。

1.肺气虚

证候:咳嗽无力,痰液清稀,自汗气短,语声低微,时寒时热,平素易于感冒,面白,舌质淡,脉弱。

分析:肺气不足,则咳嗽无力,痰液清稀;表卫不固,故自汗气短,语声低微;肺气亏虚,营卫失和则时寒时热;肺主皮毛,肺虚则腠理疏松,故易感受外邪;肺气亏虚,不能朝百脉,故见面白、舌淡、脉弱。

2.心气虚

证候:心悸,气短,动则尤甚,神疲体倦,自汗,面色㿠白,舌质淡,脉弱。

分析:心气虚弱,心失所养,则心悸、气短;因心开窍于舌,其华在面,故心气不足则面色㿠白,舌质淡;心主血脉,故心气虚则脉道空虚;汗为心之液,故心气不足则摄津无力,而见自汗;心主神志,心气不足,则神疲体倦,劳则尤甚,舌淡、脉弱。

3.脾气虚

证候:纳食减少,食后胃脘不适,神疲乏力,大便溏薄,面色萎黄,舌淡苔薄,脉弱。

分析:脾虚不能健运,胃肠受纳及传化功能失常,故纳食减少,食后胃脘不适,大便溏薄;脾虚不能化生水谷精微,气血来源不充,形体失养,故倦怠乏力,面色萎黄,舌淡,脉弱。

4.肾气虚

症状:神疲乏力,腰膝酸软,小便频数而清长,白带清稀,舌质淡,脉弱。

分析:肾气亏虚则固摄无力,故小便频数而清长,白带清稀;腰为肾之府,故肾虚则腰膝酸软;神疲乏力,舌质淡,脉弱,均为气虚之征。

(二)血虚

症见面色淡黄或淡白无华,唇、舌、指甲色淡,头晕目眩,肌肤枯燥,舌质淡红,苔少,脉细。心主血,脾统血,肝藏血,故血虚之中以心、脾、肝的血虚较为多见。

1.心血虚

症状:心悸怔忡,健忘,失眠,多梦,面色不华,舌质淡,脉细或结代。

分析:心血亏虚,血不养心,则心神不宁,故致心悸怔忡,健忘,失眠或多梦;血虚不能上荣头面,故面色不华,舌质淡;血虚气少,血脉不充,故脉细或结代。

2.肝血虚

症状:头晕目眩,胁肋疼痛,肢体麻木,筋脉拘急,或惊惕肉瞤,妇女月经不调甚则闭经,面色无华,舌质淡,脉弦细或细涩。

分析:肝血亏虚,不能上养头目,故致头晕目眩;血不养肝,肝气郁滞故胁肋疼痛;由于血虚生风,筋脉失养,以致肢体麻木,筋脉拘急,或惊惕肉瞤;肝血不足,妇女冲任空虚,则月经不调甚或闭经;面色无华,舌淡,脉弦细或细涩,为肝血不足,血脉不充之象。

(三)阴虚

症见面赤颧红,唇红,手足心热,虚烦不安,潮热盗汗,口干,舌质光红少津,脉细数无力。五脏的阴虚在临床上均较常见,而以肾、肝、肺为主,且以肝肾为根本。病情较重时,可出现气阴两虚或阴阳两虚。

1.肺阴虚

症状:咳嗽,咽干,咳血,甚或失声,潮热盗汗,颧红如妆,舌红少津,脉细数。

分析:肺阴亏耗,肺失濡润,故干咳;肺络损伤,则咳血;阴虚津不上承,故咽干,甚则失声;阴虚火旺,虚热迫津外泄,则潮热盗汗;颧红如妆,舌红少津,脉细数,均为阴虚有热之象。

2.心阴虚

症状:心悸,失眠,烦躁,潮热,盗汗,面部潮红,口舌生疮,舌红少津,脉细数。

分析:心阴亏虚,心失濡养,故心悸,失眠;阴虚生内热,虚火亢盛,故烦躁,面部潮红,口舌生疮;虚热迫津外泄,则盗汗;舌红少津,脉细数,为阴虚内热,津液不足之象。

3.胃阴虚

症状:口干唇燥,不思饮食,大便秘结,甚则干呕,呃逆,面部潮红,舌干,少苔或无苔,脉细数。

分析:脾胃阴虚,运化失常,故不思饮食;津亏不能上承,故口干;胃肠失于滋润则大便秘结;若阴亏较甚,胃气失于和降,上逆为患,则干呕、呃逆;面部潮红,舌红,苔少,脉细数,均为阴虚内热之象。

4.肝阴虚

症状:头痛,眩晕,耳鸣,视物不明,目干畏光,急躁易怒,或肢体麻木,筋惕肉瞤,面部潮红,舌干红,脉弦细数。

分析:肝阴不足,肝阳偏亢,上扰清窍,故头痛,眩晕,耳鸣;肝阴不能上荣于目,故视物不明,目干畏光;阴血不能濡养筋脉,虚风内动,故肢体麻木,筋惕肉瞤;阴虚火旺,肝火上炎,则面部潮红;舌红少津,脉弦细数为阴虚肝旺之象。

5.肾阴虚

症状:腰酸,遗精,两足痿软,眩晕,耳鸣,甚则耳聋,口干,咽痛,颧红,舌红少津,脉沉细数。

分析:肾虚失养,故感腰酸;肾阴亏损,相火妄动,精关不固,则遗精;肾阴亏虚,髓海不充,脑失濡养,则眩晕,耳鸣;虚火上炎,故口干、咽痛、颧红;舌红少津、脉沉细数,均为肾阴亏虚之征。

(四)阳虚

症见面色苍白或晦暗,畏寒肢冷,出冷汗,神疲乏力,气息微弱,或水肿,下肢较甚,舌质胖嫩,边有齿印,苔淡白而润,脉沉迟或虚大。阳虚常由气虚进一步发展而成,阳虚则寒,其症比气虚更重,并出现里寒的征象。阳虚之中,以心、脾、肾的阳虚为多见。由于肾阳为人身之元阳,所以心、脾阳虚日久,必累及于肾,而出现心肾阳虚或脾肾阳虚的病变。

1.心阳虚

症状:心悸,自汗,神倦嗜卧,形寒肢冷,心胸憋闷疼痛,面色苍白,舌淡或紫暗,脉细弱或沉迟。

分析:心阳不足,心气亏虚,故心悸、自汗,神倦嗜卧;阳虚不能温养四肢百骸,故形寒肢冷;阳虚气弱,不能推动血液运行,心脉瘀阻,气机滞塞,故心胸憋闷疼痛,舌质紫暗;面色苍白,舌淡,脉沉迟,均属心阳亏虚,运血无力之征。

2.脾阳虚

症状:面色萎黄,形寒,食少,神倦乏力,少气懒言,大便溏泄,肠鸣腹痛,每因遇寒或饮食不慎而加剧,舌质淡,苔白,脉弱。

分析:脾阳亏虚,不能运化水谷,充养四肢百骸,故形寒,食少,神倦乏力,少气懒言;气虚中寒,清阳不升,寒凝气滞则腹痛肠鸣,大便溏泄;感受寒邪或饮食不慎,以致中阳更虚,更易加重病情;面色萎黄,舌淡,苔白,脉弱均为中阳虚衰之征。

3.肾阳虚

症状:腰背酸痛,遗精,阳痿,多尿或尿失禁,面色苍白,形寒肢冷,下利清谷或五更泄泻,舌质淡胖,有齿痕,苔白,脉沉迟。

分析:肾阳不足,失于温煦,故腰背酸痛,形寒肢冷;阳气衰微,精关不固,故遗精,阳痿;肾不固,则小便失禁;气化不及,则尿多;命门火衰,火不生土,不能蒸化腐熟水谷,故下利清谷或五更泄泻;面色苍白,舌淡胖有齿痕,脉沉迟,均为阳气亏虚,阴寒内盛之象。

五、治疗

对于虚劳的治疗,根据"虚则补之""损者益之"的理论,当以补益为原则。在进行补益的时候,一是必须根据病理属性的不同,分别采取益气、养血、滋阴、温阳的治疗方药;二是要密切结合五脏病位的不同而选用方药,以加强治疗的针对性。此外,由于脾为后天之本,是水谷、气血生化之源;肾为先天之本,寓元阴元阳,是生命的本源,所以补益脾肾在虚劳的治疗中具有比较重要的意义。

(一)气虚

1.中药治疗

(1)肺气虚。

治法:补益肺气。

处方:补肺汤。

方中人参、黄芪益气补肺固表;因肺气根于肾,故以熟地黄、五味子益肾固元敛肺;桑白皮、紫菀清肃肺气。

若自汗较多者,加牡蛎、麻黄根固表止汗;若气阴两虚,而兼见潮热盗汗者,加鳖甲、地骨皮、秦艽等养阴清热;肺气虚损,卫阳不固,易感外邪,症见发热恶寒,身重,头目眩冒,治宜扶正祛邪,可仿《金匮要略》薯蓣丸意,佐防风、豆卷、桂枝、生姜、杏仁、桔梗之品,以疏风散表。

(2)心气虚。

治法:益气养心。

处方:七福饮。

方中人参、白术、炙甘草益气养心;熟地黄、当归滋阴补血;酸枣仁、远志养心安神。

若自汗多者,加黄芪、五味子益气敛汗;不思饮食,加砂仁、茯苓开胃健脾。

(3)脾气虚。

治法:健脾益气。

处方:加味四君子汤。

方中以人参、黄芪、白术、甘草益气健脾;茯苓、扁豆健脾除湿。

若兼胃脘胀满,嗳气呕吐者,加陈皮、半夏理气和胃降逆;腹胀脘闷,嗳气,苔腻者,证属食积停滞,酌加神曲、麦芽、山楂、鸡内金消食健胃;若气虚及阳,脾阳渐虚而兼见腹痛泄泻,手足欠温者,加肉桂、炮姜温中散寒止痛;若脾气虚损而主要表现为中气下陷,症见脘腹坠胀,气短,脱肛者,可改用补中益气汤以补益中气,升阳举陷。

(4)肾气虚。

治法:益气补肾。

处方:大补元煎。

方中用人参、山药、炙甘草益气强肾固本;杜仲、山茱萸温补肾气;熟地黄、枸杞、当归补精养血。

若神疲乏力较甚者,加黄芪补气;尿频较甚及小便失禁者,加菟丝子、五味子、益智仁补肾摄精;脾失健运而兼见大便溏薄者,去熟地黄、当归,加肉豆蔻、补骨脂以温补脾肾,涩肠止泄。

在气、血、阴、阳的亏虚中,气虚是临床最常见的一类,尤以肺、脾气虚为多见,而心、肾气虚亦不少。肝病而出现神疲乏力,纳少便溏,舌质淡,脉弱等气虚症状时,多在治肝的基础上结合脾气亏虚论治。

2.针灸治疗

(1)基本处方:膻中、中脘、气海。膻中补上焦肺气;中脘补中焦水谷之气;气海补下焦元气。

(2)加减运用:①肺气虚证:加肺俞、膏肓俞以培补肺气。诸穴针用补法,或加灸法。②心气虚证:加心俞、内关以培补心气。诸穴针用补法,或加灸法。③脾气虚证:加百会、足三里以升阳举陷。诸穴针用补法,或加灸法。③肾气虚证:加肾俞关元以补肾纳气。诸穴针用补法,或加灸法。

(二)血虚

1.中药治疗

(1)心血虚。

治法:养血宁心。

处方:养心汤。

方中人参、黄芪、茯苓、甘草益气养血;当归、川芎、五味子、柏子仁、酸枣仁、远志养血宁心安神;肉桂、半夏曲温中健脾,以助气血之生化。

若失眠、多梦,加夜交藤、合欢花养心安神。

脾血虚常与心血虚同时并见,临床常称心脾血虚。除养心汤外,还可选用归脾汤。归脾汤为补脾与养心并进,益气与养血相融之剂,具有补益心脾、益气摄血的功能,是治疗心脾血虚的常用方剂。

(2)肝血虚。

治法:补血养肝。

处方:四物汤。

方中熟地黄、当归补血养肝;芍药、川芎调和营血。

血虚甚者,加制首乌、枸杞子、鸡血藤以增强补血养肝的作用;胁痛,加丝瓜络、郁金、香附理气通络止痛;肝血不足,目失所养所致视物模糊,加枸杞子、决明子养肝明目。

若肝郁血瘀,新血不生,羸瘦,腹满,腹部触有癥块,质硬而痛,拒按,肌肤甲错,状如鱼鳞,妇女经闭,两目暗黑,舌有青紫瘀点、瘀斑,脉细涩者,可同服大黄土鳖虫丸祛瘀生新。

2.针灸治疗

(1)基本处方:膈俞、肝俞、足三里、三阴交。血会膈俞,辅以肝俞,养血补血;足三里、三阴交健脾养胃,补气养血。

(2)加减运用。①心血虚证:加心俞、内关、神门以养血安神。诸穴针用补法。②肝血虚证:加期门、太冲、阳陵泉以补血养肝、柔筋缓急。诸穴针用补法。

(三)阴虚

1.中药治疗

(1)肺阴虚。

治法:养阴润肺。

处方:沙参麦冬汤。

方中用沙参、麦冬、玉竹滋补肺阴;天花粉、桑叶、甘草清热润燥生津。

咳甚者,加百部、款冬花肃肺止咳;咳血,酌加白及、仙鹤草、鲜茅根凉血止血;潮热,加地骨皮、银柴胡、秦艽、鳖甲养阴清热;盗汗,加五味子、乌梅、瘪桃干敛阴止汗。

(2)心阴虚。

治法:滋阴养心。

处方:天王补心丹。

方中以生地黄、玄参、麦冬、天冬养阴清热;人参、茯苓、五味子、当归益气养血;丹参、柏子仁、酸枣仁、远志养心安神;桔梗载药上行。本方重在滋阴养心,适用于阴虚较甚而火热不亢者。

若火热旺盛而见烦躁不安,口舌生疮者,去当归、远志之辛温,加黄连、木通、淡竹叶清泻心火,导热下行;若见潮热,加地骨皮、银柴胡清虚热;盗汗,加牡蛎、浮小麦固表敛汗。

(3)胃阴虚。

治法:养阴和胃。

处方:益胃汤。

方中以沙参、麦冬、生地黄、玉竹滋阴养液;配伍冰糖养胃和中。

若口唇干燥,津亏较甚者,加石斛、天花粉养阴生津;不思饮食者,加麦芽、扁豆、山药益胃健脾;呃逆,加刀豆、柿蒂、竹茹和胃降逆止呃;大便干结者,用蜂蜜润肠通便。

(4)肝阴虚。

治法:滋养肝阴。

处方:补肝汤。方中以四物汤养血柔肝;木瓜、甘草、酸枣仁酸甘化阴。

若头痛、眩晕、耳鸣较甚,或筋惕肉瞤,为肝风内动之征,加石决明、菊花、钩藤、刺蒺藜镇肝熄风潜阳;目干涩畏光,或视物不明者,加枸杞子、女贞子、决明子养肝明目;若肝火亢盛而见急躁易怒,尿赤便秘,舌红脉数者,加夏枯草、龙胆草、栀子清肝泻火。若肝阴虚证而表现为以胁痛为主要症状者,可改用一贯煎。

(5)肾阴虚。

治法:滋补肾阴。

处方:左归丸。

方中以熟地黄、龟甲胶、枸杞、山药、牛膝滋阴补肾;山茱萸、菟丝子、鹿角胶补肾填精。

若精关不固,腰酸遗精,加牡蛎、金樱子、芡实、莲须固肾涩精;虚火较甚,而见潮热,口干,咽痛,舌红,脉细数者,去鹿角胶、山茱萸,加知母、黄柏、地骨皮滋阴泻火。

2.针灸治疗

(1)基本处方:肾俞、足三里、三阴交。肾俞、足三里补先后天而益阴;三阴交为精血之穴,益肝脾肾之阴。

(2)加减运用:①肺阴虚证,加肺俞、膏肓、太渊以养阴润肺。诸穴针用补法。②心阴虚证:加心俞、神门以滋阴养心。诸穴针用补法。③胃阴虚证:加胃俞、中脘以养阴和胃。诸穴针用补法。④肝阴虚证:加肝俞、期门、太冲以滋养肝阴。诸穴针用补法。⑤肾阴虚证:加志室、太溪以滋补肾阴。诸穴针用补法。

(四)阳虚

1.中药治疗

(1)心阳虚。

治法:益气温阳。

处方:保元汤。

方中以人参、黄芪益气扶正;肉桂、甘草、生姜温通心阳。

若血脉瘀阻,而见心胸疼痛者,酌加郁金、丹参、川芎、三七活血定痛;阳虚较甚,而见形寒肢冷,脉迟者,酌加附子、巴戟天、仙茅、淫羊藿、鹿茸温补阳气。

(2)脾阳虚。

治法:温中健脾。

处方:附子理中汤。

方中以党参、白术、甘草益气健脾,燥湿和中;附子、干姜温中祛寒。若腹中冷痛较甚,为寒凝气滞,可加高良姜、香附或丁香、吴茱萸温中散寒,理气止痛;食后腹胀及呕逆者,为胃寒气逆,加砂仁、半夏、陈皮温中和胃,降逆止呃;腹泻较甚,为阳虚寒甚,加肉豆蔻、补骨脂、薏米温补脾肾,涩肠止泻。

(3)肾阳虚。

治法:温补肾阳。

处方:右归丸。

方中以附子、肉桂温肾补阳;杜仲、山茱萸、菟丝子、鹿角胶补益肾气;熟地黄、山药、枸杞、当归补益精血,滋阴以助阳。

若精关不固而见遗精,加金樱子、桑螵蛸、莲须,或金锁固精丸以收涩固精;若脾虚而见下利清谷,则去熟地黄、当归等滋腻滑润之品,加党参、白术、薏苡仁补气健脾,渗湿止泻;若命门火衰而见五更泄泻,宜合四神丸(《证治准绳》)温补脾肾,固肠止泻;若阳虚水泛而见水肿、尿少者,加茯苓、泽泻、车前子,白术利水消肿;若肾阳虚衰,肾不纳气而见喘促短气,动则尤甚,加补骨脂、五味子、蛤蚧补肾纳气。

2.针灸治疗

(1)基本处方:关元、命门、肾俞。关元、命门温肾固本,培养下元;肾为水火之宅,肾俞温阳化气。

(2)加减运用。①心阳虚证:加心俞、内关、少海、膻中以益气温阳。诸穴针用补法,或加灸法。②脾阳虚证:加脾俞、胃俞、中脘以温中健脾。诸穴针用补法,或加灸法。③肾阳虚证:加志室、神阙以温补肾阳。诸穴针用补法,或加灸法。

(焦素杰)

第三节 消 渴

消渴是以多饮、多食、多尿、形体消瘦为主要临床表现的一类疾病。消渴的临床表现及发病规律与西医学的糖尿病基本一致。消渴是由于先天禀赋不足,素体阴虚,复加过食肥甘,形体肥胖,活动减少,情志失调,外感六淫,劳欲过度所致。其病变过程可分为三个阶段,即脾瘅期(糖尿病前期)、消渴期(糖尿病期)、消瘅期(糖尿病并发症期)。脾瘅期大多表现为形体肥胖、食欲旺盛,其他症状不明显;典型的消渴期可出现多饮、多尿、多食、形体消瘦、疲乏无力等临床表现,但目前由于健康查体使消渴早期发现,大多症状不明显或无症状;消瘅期常伴有心、脑、肾、视网膜、神经及下肢血管病变,严重可导致失明、肾衰竭、截肢。其基本病机是阴虚燥热,以阴虚为本,燥热为标。故治疗以养阴生津,清热润燥为基本原则。

根据国际糖尿病联盟(IDF)2017年统计数据显示:全球糖尿病成人患者约有4.25亿,全球20～79岁女性的糖尿病患病率约为8.4%,男性患病率约为减肥9.1%。预计到2045年,糖尿病患者可能达到6.29亿。我国糖尿病患病率也呈快速增长趋势,2017年,中国20～79岁人群中糖尿病患者有1.144亿,居世界首位。但是,我国糖尿病的诊断率仅有30%～40%,即每10个糖尿病患者中,只有3～4人知道自己有糖尿病。目前,中国糖尿病患者估计达1.18亿,位列世界第一。我国2型糖尿病的患病率为10.4%,男性和女性患病率分别为11.1%和9.6%,男性高于女性。肥胖和超重人群的糖尿病患病率显著增加。空腹静脉血浆葡萄糖(简称空腹血糖)和口服葡萄糖耐量试验(oral glucose tolerance test,OGTT)负荷后 2 小时血糖是诊断 2 型糖尿病的主要指标。其治疗是以生活方式干预结合控制体重、降糖、降压、调脂、抗血小板治疗等多方面的综合管理。

中医预防与治疗糖尿病有悠久的历史,积累了较为丰富的经验,具有鲜明的特色,尤其在诊治糖尿病慢性并发症方面具有一定优势。形成了包括中药、针灸、食疗、体育、推拿按摩等独特的治疗方法。

中医防治糖尿病的研究,从临床治疗经验的汇总、发掘,到循证医学理论指导下的大样本证候学特点的系统化研究,再到中医综合治疗方案的规范化临床试验,从基础理论到临床实践的研究均取得较大的进展。已经完成的国家"九五""十五"攻关课题结果显示,中医治疗糖尿病微血管并发症疗效显著,中医综合治疗方案已经建立,并在初步的临床实践中得到验证,展示了中医综合治疗糖尿病及其并发症的良好前景。

一、诊断标准

(一)中医诊断标准

(1)口渴多饮,多食易饥,尿频量多,形体消瘦。

(2)初起可"三多"症状不著。病久常并发眩晕、肺痨、胸痹、中风、雀目、疮疖等。严重者可见烦渴、头痛、呕吐、腹痛、呼吸短促,甚或昏迷厥脱危象。

(3)查空腹、餐后 2 小时尿糖和血糖,尿比重,葡萄糖耐量试验。必要时查尿酮体,血尿素氮、肌酐、二氧化碳结合力及血钾、钠、钙、氯化物等。

(二)西医诊断标准

1.糖尿病的诊断标准

(1)糖尿病诊断是依据空腹、任意时间或 OGTT 中 2 小时血糖值。空腹指 8～14 小时无任何热量摄入;任意时间指 1 天内任何时间,与上次进餐时间及食物摄入量无关;口服葡萄糖耐量试验(OGTT)是指以 75 g 无水葡萄糖为负荷量,溶于水内口服(如为含 1 分子水的葡萄糖则为82.5 g)。

(2)在无高血糖危象,即无糖尿病酮症酸中毒及高血糖高渗性非酮症昏迷状态下,一次血糖值达到糖尿病诊断标准者必须在另一日按三个标准之一复测核实。如复测未达到糖尿病诊断标准,则需在随访中复查明确。再次强调,对无高血糖危象者诊断糖尿病时,绝不能依据一次血糖测定值进行诊断。

(3)糖耐量减低(IGT)诊断标准:空腹血浆血糖小于 7 mmol/L,OGTT 2 小时血糖大于等于7.8 mmol/L,小于 11.1 mmol/L。

(4)空腹血糖受损(IFG)诊断标准:空腹血浆血糖大于等于 6.1 mmol/L,小于 7.0 mmol/L,OGTT 2 小时血糖小于 7.8 mmol/L。

(5)IGT 和 IFG 统称为糖调节受损(IGR)。

(6)以上血糖水平均指静脉血浆葡萄糖,用葡萄糖氧化酶法测定。

(7)急性感染、创伤或其他应激情况下可出现暂时血糖升高,不能依此诊断为糖尿病,须在应激消除后复查。

(8)儿童的糖尿病诊断标准与成人一致。

(9)妊娠妇女的糖尿病诊断标准长期以来未统一,建议亦采用 75 g OGTT。

2.糖尿病的分型

糖尿病分型包括临床阶段及病因分型两方面。

(1)临床阶段:指无论病因类型,在糖尿病自然病程中患者的血糖控制状态可能经过以下阶段:①正常血糖至正常糖耐量阶段。②高血糖阶段。后一阶段中又分为两个时期:糖调节受损期和糖尿病期。糖尿病进展中可经过不需用胰岛素、为控制糖代谢而需用胰岛素及为了生存而需用胰岛素 3 个过程。

(2)病因分型:根据目前对糖尿病病因的认识,将糖尿病分为 4 大类,即 1 型糖尿病、2 型糖尿病、其他特殊类型糖尿病及妊娠糖尿病。

二、鉴别诊断

(一)口渴症

口渴症是指口渴饮水的症状,可出现于多种疾病过程中,外感热病之实热证为多见,或失血后,或其他原因导致的阴液耗伤后,与本病的口渴有相似之处。但口渴症无多食、多尿、消瘦等临床表现,一般随原发病的好转,口渴能缓解或消失,且血糖、尿糖检查呈阴性。

(二)瘿病

瘿病中气郁化火、阴虚火旺型,以急躁易怒、多食易饥、形体日渐消瘦、心悸、眼突、颈前一侧或两侧肿大为特征。其中的多食易饥、消瘦,类似消渴的中消。但瘿病还有心悸、多汗、眼突、发热、颈部一侧或两侧肿大等症状和体征,甲状腺功能检查异常等,无明显的多饮、多尿症状及血糖偏高。两者一般不难区别。

三、证候诊断

为了便于临床诊治,根据《内经》记载,将本病分为Ⅲ期。发展到Ⅲ期即为并发症期,根据各种并发症的严重程度,又分为Ⅲ早、Ⅲ中、Ⅲ晚期。

(一)Ⅰ期

消渴(糖尿病)隐匿期(脾瘅)。

1.临床特征

(1)多为肥胖形体,体质尚壮,食欲旺盛,耐久力有所减退,舌红,脉数。

(2)血糖偏高,常无尿糖,应激状态下血糖明显升高,出现尿糖。血脂多数偏高(胆固醇、甘油三酯,其中 1 项高即是)。

2.病机特点与证候

阴虚为主。常见以下 3 种证候:①阴虚肝旺证。食欲旺盛,便干尿黄,急躁易怒,舌红苔黄,脉弦细数。②阴虚阳亢证。阴虚加头晕目眩。③气阴两虚证。气虚加阴虚。

(二)Ⅱ期

消渴(糖尿病)期(消渴)。

1.临床特征

(1)常有多尿、多饮、多食、消瘦、怕热,口舌咽干,尿黄便干,舌红苔黄,脉数。

(2)血糖、糖化血红蛋白、尿糖均高,血脂偏高。

2.病机特点与证候

阴虚化热为主。常见以下 5 种证候。①胃肠结热证。大便干结,消谷善饥,口咽干燥,多饮多尿,怕热喜凉,舌红苔黄,脉数有力。②湿热困脾证。胸脘腹胀,纳后饱满,渴不欲饮,肌肉酸胀,四肢沉重,舌胖嫩红,苔黄厚腻,脉滑数。③肝郁化热证。胸胁苦满,急躁易怒,常有太息,口苦咽干,头晕目眩,易于疲乏,舌质暗红,舌苔薄黄,脉沉弦。④燥热伤阴证。口咽干燥,多饮多尿,大便干结,怕热喜凉,舌红有裂,舌苔糙黄,脉细数。⑤气阴两伤,经脉失养证。气虚＋阴虚＋肢体酸软、不耐劳作。

(三)Ⅲ期

消渴(糖尿病)并发症期(消瘅)由于个体差异并发症的发生不完全相同,可单一出现,也可两种以上并见,严重程度也不尽相同,可能心病在早期,而眼病已进入中期或晚期。所以在研究各种并发症时,尚需拟定各种并发症发展到早、中、晚期的具体指标,总体上以全身病变及主要脏器的损害程度分辨。

1.Ⅲ早期

(1)主要病机。气阴两虚,经脉不和。

(2)临床特征。气阴两虚加腰背或肢体酸疼,或有胸闷、心悸、心痛、记忆力减退,头晕,手足麻疼,性功能减退等。但其功能仍可代偿,即维持原有的工作和生活。

2.Ⅲ中期

(1)主要病机。痰瘀互结,阴损及阳。

(2)临床特征。神疲乏力,胸闷心悸,咳有黏痰,心悸气短,头晕目眩,记忆力减退,下肢水肿,手足发凉,口唇舌暗,脉弱等。如视网膜病变进入Ⅲ～Ⅳ期,冠心病心绞痛频发,肾功能失代偿致血红蛋白下降,肌酐、尿素氮升高,脑血管病致脑供血不全而眩晕,记忆力减退不能正常工作,因神经疼痛,血管坏疽,肌肉萎缩致不能正常生活和工作。

3.Ⅲ晚期

(1)主要病机。气血阴阳俱虚,痰湿瘀郁互结。

(2)临床特征。在Ⅲ中期基础上发展成肢体残废,脏器严重受损甚至危及生命。如冠心病发展为心肌梗死、严重的心律失常、心力衰竭。肾衰竭尿毒症期。视网膜病变Ⅱ～Ⅳ期。脑血栓形成或脑出血等。

四、病因

消渴的发生与诸多因素有关,是一复合病因的综合病症。发病的内因为素体阴虚,禀赋不足。外因有饮食不节,过食肥甘;形体肥胖,体力活动减少,精神刺激,情志失调;外感六淫,邪毒侵害;化学毒物损害或嗜服温燥药物;劳欲过度,损耗阴精等。外因通过内因而发病。

(一)素体阴虚,五脏虚弱

素体阴虚,五脏虚弱是消渴发病的内在因素。素体阴虚是指机体阴液亏虚及阴液中某些成分缺乏。其主要原因是先天禀赋不足,五脏虚弱。后天阴津化生不足。

(二)饮食不节,过食肥甘

长期过食肥甘,醇酒厚味,损伤脾胃,脾胃运化失司,积热内蕴,消谷耗液,损耗阴津,易发生消渴。

(三)活动减少,形体肥胖

富贵人由于营养丰盛,体力活动减少,形体肥胖,故易患消渴。随着经济的发展,生活水平提高,由于长期摄取高热量饮食,或过多膳食,加之体力活动的减少,身体肥胖,糖尿病的发病率也逐渐增高。

(四)精神刺激,情志失调

长期过度的精神刺激,情志不舒,或郁怒伤肝,肝失疏泄,气郁化火,上灼肺胃阴津,下灼肾阴;或思虑过度,心气郁结,郁而化火,心火亢盛,损耗心脾精血,灼伤胃肾阴液,均可导致消渴的发生。

(五)外感六淫,毒邪侵害

外感六淫,燥火风热毒邪内侵散膏(胰腺),旁及脏腑,化燥伤津,也可发生消渴。

(六)久服丹药,化燥伤津

在中国古代,自隋唐以后,常有人为了壮阳纵欲或养生延寿而嗜服用矿石类药物炼制的丹药,致使燥热内生,阴津耗损而发生消渴。现服石药之风不复存在,但长期服用温燥壮阳之剂,也可导致燥热伤阴,继发消渴。

(七)长期饮酒,房劳过度

长期嗜酒,损伤脾胃,积热内蕴,化燥伤津;或房事不节,劳伤过度,肾精亏损,虚火内生,灼伤阴津可发生消渴。

五、病机

(一)发病

消渴可发生于任何年龄。中年以后发病者所占比例较大,多数起病缓慢,病势由轻渐重;青少年患消渴者所占比例较小,但发病急骤,病势较重。

(二)病位

病位在肺胃肾,涉及肝脾二脏,晚期则侵及五脏六腑,筋脉骨髓。

(三)病性

消渴以本虚标实、虚实夹杂为特点。本虚以气阴两虚为主,标实以燥热内结、瘀血内停和痰浊中阻为多见。

(四)病势

突发者重,缓发者轻;年少发病者重,年老发病者轻;单发本病者轻,出现变证者重。

(五)病机转化

1.病变早期,阴津亏耗,燥热偏盛

消渴是一个复合病因的病证。素体阴虚,五脏虚弱是消渴发病的内在因素;过食肥甘、形体肥胖、情志失调、外感六淫、房劳过度为消渴发病的重要环境因素。过食肥甘,醇酒厚味,损伤脾胃,积热内蕴;精神刺激,气郁化火;外感六淫,毒邪侵害,均可化燥伤津,发生消渴。消渴早期,基本病机为阴津亏耗,燥热偏盛,阴虚为本,燥热为标。

消渴虽有在肺、脾(胃)、肾的不同,但常相互影响,如肺燥津伤,津液失于敷布,则脾不得濡养,肾精不得滋助;脾胃燥热偏盛,上可灼伤肺津,下可耗损肾阴;肾阴不足则阴虚火旺,也可上灼肺胃,终至肺燥胃热脾虚肾亏常可同时存在,而多饮、多食、多尿三多症状常可相互并见。

2.病程迁延,久病入络,气阴两伤,络脉瘀阻

若病程迁延,阴损耗气,燥热伤阴耗气而致气阴两虚,脏腑功能失调,津液代谢障碍,气血运行受阻,痰浊瘀血内生。消渴中阴虚的形成已如前述,气虚主要由于阴损耗气,燥热伤气,先天不足、后天失养,过度安逸,体力活动减少所致;痰浊主要由于过食肥甘厚味,损伤脾胃,健运失职,聚湿成痰所致;瘀血主要由于热灼津亏,气滞血瘀、气虚血瘀、阳虚寒凝、痰湿阻络而致。气阴两虚,痰瘀阻络,久病入络导致络病,从而产生络气郁滞、络脉瘀阻、络脉绌急、络脉瘀塞、络脉瘀结、络虚失荣等主要病理变化,而导致多种慢性并发症的发生。

(1)消渴心病:气阴两虚,心之络脉瘀阻则出现胸痹、心痛、心悸、怔忡等心系并发症,上述并发症病位在心,继发于消渴,因此称为消渴心病。其病机特点是心络郁滞或心络虚滞为发病之本,基本病理环节为心络瘀阻、心络绌急、心络瘀塞。气阴两伤,心络郁滞则气机不畅,故胸中憋闷;若心络虚滞则心痛隐隐、心悸、怔忡、气短、活动后加重;若心络瘀阻则心胸憋闷疼痛,痛引肩背内臂,胸痛以刺痛为特点;若受寒或情志刺激可诱发心络绌急,猝然不通,则见突然性胸闷胸痛发作;若心络瘀塞则气血完全阻塞不通,则突发胸痛,痛势剧烈,不能缓解,伴有大汗淋漓、口唇青紫;若病情进一步发展,心气虚衰,血运无力,络脉瘀阻、津运失常,湿聚为水而见水肿,可伴有心悸、胸闷、呼吸困难、不能平卧。

(2)消渴脑病:肝肾气阴两虚,脑之络脉瘀阻则出现眩晕、中风偏瘫、口僻、健忘、痴呆等脑系并发症,上述并发症病位在脑,继发于消渴,因此称为消渴脑病。其基本病机为肝肾气阴两虚,风痰瘀血阻滞脑络所致,基本病理环节为脑络瘀阻、脑络绌急、脑络瘀塞。若肝肾阴虚,水不涵木,肝阳上亢则头晕目眩;若痰瘀阻滞脑络,脑神失养,则健忘、反应迟钝或痴呆;若脑络绌急,气血一过性闭塞不通,脑神失用则偏身麻木、视物昏花、一过性半身不遂、语言謇涩;若脑络瘀塞,脑神失去气血濡养而发生功能障碍,而见半身不遂,口眼㖞斜,语言謇涩;若病程迁延日久,络气虚滞,络脉瘀阻,肢体筋脉失去气血濡养,则出现肢体瘫软无力,肌肉萎缩等后遗症。

(3)消渴肾病:肝肾气阴两虚,肾络瘀阻则出现尿浊、水肿、腰疼、癃闭、关格等肾系并发症,上述并发症病位在肾,继发于消渴,因此称为消渴肾病。其基本病机以肝肾气阴两虚,肾络瘀滞为发病之本,基本病理环节为肾络瘀阻、肾络瘀结。发病之初,病在肝肾,气阴两虚,肾络瘀滞。肾主水,司开阖,消渴日久,肾阴亏损,阴损耗气,而致肾气虚损,固摄无权,开阖失司,尿频尿多,尿浊而甜;肝肾阴虚,阴虚阳亢,头晕、耳鸣、血压偏高。病程迁延,阴损及阳,脾肾虚衰,肾络瘀阻。脾肾虚衰,肾络瘀阻,水液代谢障碍则水湿潴留,泛溢肌肤,则面足水肿,甚则胸腔积液腹水;阳虚不能温煦四末,则畏寒肢冷。病变晚期,肾络瘀结,肾体劳衰,肾用失司,浊毒内停,五脏受损,气血阴阳衰败。肾阳衰败,水湿泛滥,浊毒内停,变证蜂起。浊毒上泛,胃失和降,则恶心呕吐,食欲缺乏;脾肾衰败,浊毒内停,血液化生无源,则见面色萎黄,唇甲舌淡,血虚之候;水湿浊毒上犯,凌心射肺,则心悸气短、胸闷喘憋不能平卧;肾元衰竭,浊邪壅塞三焦,肾关不开,则少尿或无尿,已发展为关格病终末阶段。

(4)消渴眼病:肝肾亏虚,目络瘀滞,则出现视物模糊,双目干涩,眼底出血,甚则目盲失明等眼部并发症,上述并发症病位在眼,继发于消渴,因此称为消渴眼病。肝肾亏虚,目络瘀滞,精血不能上承于目则视物模糊,双目干涩;病变早期,目络瘀滞,血流瘀缓,眼底可见目之络脉扩张形成葡萄珠样微血管瘤;病变中期,肝肾阴虚,阴虚火旺,灼伤目之血络,血溢脉外则眼底出血,视物模糊;病变晚期,肝肾亏虚,痰瘀阻塞目络,络息成积,目络瘀结,精血完全阻塞,不能濡养于目,则目盲失明。

(5)消渴痹痿:肝肾阴虚,络气虚滞,经脉失养,早期出现肢体麻木,疼痛,感觉障碍,晚期出现肌肉萎缩等肢体并发症,上述症状类似中医学的"痹证""痿证",继发于消渴,因此称为消渴痹痿。肝肾阴虚,络气虚滞,则温煦充养功能障碍,可见下肢麻木发凉;痰浊瘀血瘀阻四肢络脉,不通则痛,故见肢体疼痛、窜痛、刺痛、电击样疼痛;病程日久,肾虚真精匮乏,肝虚阴血不足,肝主筋,肾主骨,络虚失荣,髓枯筋痿,则出现下肢痿软,肌瘦无力,甚则腿胫肉脱,步履全废。

(6)消渴脱疽:肝肾亏虚,肢体络脉瘀阻,则出现肢端发凉,患肢疼痛,间歇跛行,甚则肢端坏疽等足部并发症,上述症状类似于中医学的"脱疽",继发于消渴,因此称为消渴脱疽。肝肾亏虚,肢体络脉瘀滞,筋脉失养,则肢端发凉,肤温降低;病程进展,肢体络脉瘀阻,血流不畅,则出现患肢疼痛,间歇跛行,肤色暗红;病程日久,肢体络脉瘀塞,气血完全阻塞不通,患肢缺血坏死,肢端焦黑干枯;若肢体络脉瘀阻,气血壅滞,热腐成脓,则出现肢端坏疽,腐黑湿烂,脓水臭秽,甚则腐化筋骨,足残废用。

综上,消渴慢性并发症是消渴日久,久病入络所致,络病是广泛存在于消渴慢性并发症中的病理状态,其病理环节虽有络气瘀滞、络脉瘀阻、络脉绌急、络脉瘀塞、络脉毒结等不同,但是"瘀阻"则是其共同的病机。因此,从络病论治消渴慢性并发症,应以通为用,化瘀通络是其重要治则,在消渴慢性并发症中,络常是络虚与络瘀并存,治疗当以通补为宜。

3.病变后期,阴损及阳,阴阳俱虚

消渴之本在于阴虚,若病程迁延日久,阴损及阳,或因治疗失当,过用苦寒伤阳之品,终致阴阳俱虚。若脾阳亏虚,肾阳衰败,水湿潴留,浊毒内停,壅塞三焦则出现全身水肿,四肢厥冷,纳呆呕恶,面色苍白,尿少尿闭等症;若心肾阳衰,阳不化阴,水湿浊邪上凌心肺则出现胸闷心悸,水肿喘促,不能平卧,甚则突然出现心阳欲脱,气急倚息,大汗淋漓,四肢厥逆,脉微欲绝等危候;若肝肾阴竭,五脏之气衰微,虚阳外脱,则出现猝然昏仆,神志昏迷,目合口张,鼻鼾息微,手撒肢冷,二便自遗等阴阳离决之象。临床资料表明消渴晚期大多因并发消渴心病、消渴脑病、消渴肾病而死亡。

另有少数消渴患者发病急骤,病情严重,迅速导致阴津极度损耗,阴不敛阳,虚阳浮越而出现面赤烦躁,头疼呕吐,皮肤干燥,目眶下陷,唇舌干红,呼吸深长,有烂苹果样气味。若不及时抢救,则真阴耗竭,阴绝阳亡,昏迷死亡。

六、分证论治

(一)辨证思路

1.辨病位

本病病位在肺、胃、脾、肾,日久五脏六腑、四肢五官均可受累。口干舌燥,烦渴多饮,病在肺;多食善饥,多饮多尿,神疲乏力,病在脾胃;尿频量多,尿浊如膏,腰酸耳鸣,病在肾;病久视物模糊,雀目内障,病在肝;胸闷气短,胸痛彻背,病在心;神志昏迷,肢体偏瘫,偏身麻木,病在脑;肢体水肿,腰酸乏力,尿浊如膏,病在脾肾。

2.辨病性

消渴之病性为本虚标实。阴津亏耗为本虚,燥热偏盛为标实。烦渴多饮,多食善饥,大便干结,舌红苔黄,为阴虚热盛;口干欲饮,腰酸乏力,舌胖有齿印,脉沉细,为气阴两虚;口干欲饮,倦怠乏力,舌胖质暗,舌有瘀斑瘀点,为气阴两虚兼瘀血阻络;尿频量多,腰膝酸软,头晕耳鸣,舌红少苔,为肾阴亏虚;饮多溲多,手足心热,畏寒肢冷,为阴阳两虚。

消渴的基本病机是阴虚燥热,以阴虚为本,燥热为标。故治疗以养阴生津,清热润燥为基本原则。治疗应在此基础上,根据肺、胃、脾、肾病位的偏重不同,阴精亏损,阴虚燥热,气阴两虚证候的情况,配合清热生津、益气养阴及润肺、养胃、健脾、滋肾等法为治。病久阴损及阳,阴阳俱虚者,则应阴阳俱补。夹瘀者则宜活血化瘀。合并心脑疾病、水肿、眼疾、痈疽、肺痨、肢体麻木等病证者,又当视具体情况,合理选用补肺健脾、滋养肝肾、益气养血、通络祛风、清热解毒、化瘀除湿等治法。

(二)分证论治

1.阴津亏虚

症舌脉:口干欲饮,尿频量多,形体消瘦,头晕耳鸣,腰膝酸软,皮肤干燥瘙痒,舌瘦红而干,苔薄少或黄或白,脉细。

病机分析:阴津亏虚不足,脏腑失去濡养,脾胃阴虚则见口干欲饮,脾主肌肉,病久则见形体消瘦;后天之本亏虚,则五脏失去精微物质濡养,日久则肝肾亏虚,头晕耳鸣,腰膝酸软;津液不能上达于肺,则见肺燥,肺主皮毛,见皮肤干燥瘙痒;舌瘦红而干,苔薄,脉细均为阴津亏虚之征象。

治法:滋阴增液。

常用方:六味地黄丸(《小儿药证直诀》)加减。生地黄、山茱萸、怀山药、牡丹皮、茯苓、泽泻、麦冬、北沙参。加减:阴虚肝旺,加柴胡、赤白芍、牡丹皮、栀子;阴虚阳亢加天麻、钩藤、赤白芍、菊花、枸杞子、石决明。

常用中成药:六味地黄丸每次20～30粒,每天2次。滋阴补肾。用于肾阴亏损、头晕、耳鸣、腰膝酸软、骨蒸潮热、盗汗遗精、消渴者。杞菊地黄丸每次1丸,每天1次。滋肾养肝。用于肝肾阴亏的眩晕,耳鸣,目涩畏光,视物昏花者。

针灸:①治法。滋阴生津。②配穴。膈俞、脾俞、胰俞、肾俞、足三里、曲池、太溪。③操作。平补平泻,得气为度,留针15～20分钟。④方义。膈俞、脾俞、胰俞、肾俞等背阳穴从阳引阴,使阴生而燥热除,足三里为胃足阳明之合穴,可使气升津生,曲池、太溪泄热益阴。

临证参考:此证型多见于消渴前期,血糖偏高,多见于40岁以上的中老年患者,临床症状多不明显,仔细询问才有腰酸乏力,口干等症状,临床需结合舌象和脉象进行辨证。

2.阴虚热盛

症舌脉:烦渴多饮,多食易饥,尿频量多,舌红少津、苔黄而燥,脉滑数。

病机分析:饮食不节,积热于胃,胃热熏灼于肺,肺热伤阴,阴津耗伤,欲饮水以自救,故烦渴多饮;胃主腐熟水谷,今胃热内盛,腐熟力强,则多食易饥;肺主宣发,今肺热内盛,则肺失宣降而治节失职,饮水虽多,但不能敷布全身,加之肾关不固,故而尿频量多;舌红少津、苔黄而燥,脉滑数,均为阴虚热盛征象。

治法:滋阴清热。

常用方:增液汤(《温病条辨》)加白虎汤(《伤寒论》)加减。生地黄、玄参、麦冬、生石膏、知母、葛根、天花粉、黄连、枳实、甘草。加减:胃肠结热,合小承气汤;肝郁化热,合大柴胡汤。

常用中成药:玉泉丸每次9g,每天4次,3个月为1个疗程。生津消渴,清热除烦,养阴滋肾,益气和中。虚热烦咳,多饮,多尿,烦躁失眠等症。用于因胰岛功能减退而引起的物质代谢、碳水化合物代谢紊乱,血糖升高之糖尿病。麻仁软胶囊每次3～4粒,每天2次。润肠通便。用于津亏肠燥之便秘。

针灸:①治法。养阴清热。②配穴。膈俞、脾俞、胰俞、肾俞、足三里、曲池、太溪、肺俞、胃俞、丰隆。③操作。平补平泻,得气为度,留针15~20分钟。④方义。膈俞、脾俞、胰俞、肾俞等背阳穴从阳引阴,使阴生而燥热除,足三里为胃足阳明之合穴,可使气升津生,曲池、太溪泄热益阴,肺俞生津止渴,胃俞、丰隆泄热通便。

临证参考:此证型多见于消渴血糖明显升高的患者,一般血糖在13.9 mmol/L以上,可出现明显的三多一少症状,但目前在城市中三多一少症状并不明显,可能与健康查体早期发现糖尿病有关,而在农村由于缺少健康查体,血糖升高明显,此证型多见。

3.气阴两虚

症舌脉:典型的多饮、多尿、多食症状不明显,口干咽干,神疲乏力,腰膝酸软,心悸气短,舌体胖或有齿印,苔白,脉沉细。

病机分析:消渴日久,阴精亏虚,同时燥热日久伤及元气而致全身五脏元气不足,阴液不足,不能上承口咽而见口干咽干,脾气亏虚则神疲乏力,肾虚无以益其府故腰膝酸软,心气不足则见心悸气短;舌体胖或有齿印、苔白、脉沉细均为气阴两虚征象。

治法:益气养阴。

常用方:生脉散(《医学启源》)加增液汤(《温病条辨》)加减。黄精、太子参、麦冬、五味子、生地黄、玄参。加减:气虚明显者,加党参、黄芪;夹有血瘀证者,加桃仁、红花、丹参、赤芍、牡丹皮等活血化瘀药。

常用中成药:消渴丸每天3次,初服者每次5丸,逐渐递增至每次10丸,出现疗效后,再逐渐减少为每天2次的维持量。滋肾养阴,益气生津,用于多饮,多尿,多食,消瘦,体倦无力,眠差腰痛,尿糖及血糖升高之气阴两虚型消渴症。注:每10丸消渴丸中含有2.5 mg格列本脲,服用本品时禁止再服用磺脲类降糖药。可乐定胶囊每次4粒,每天3次,3个月为1个疗程。益气养阴,生津止渴。用于2型糖尿病。降糖甲片每次6片,每天3次,1个月为1个疗程。补中益气,养阴生津。用于气阴两虚型消渴(2型糖尿病)。

针灸:①治法。益气养阴。②配穴。中脘、气海、足三里、脾俞、肾俞、地机、三阴交。③操作。平补平泻,得气为度,留针15~20分钟。④方义。中脘、气海、足三里、脾俞健脾益气,肾俞、三阴交滋补肝肾。

临证参考:本型多见于血糖控制较好的消渴患者,是临床上消渴最常见的证型,本型多与瘀血阻络证候合并出现,此时大多有消渴早期合并症。临床研究显示,益气养阴,活血化瘀治则不仅可以治疗并发症,而且可以预防并发症。

4.脾虚痰湿

症舌脉:形盛体胖,身体重着,困乏神疲,晕眩,胸闷,口干,舌胖、苔腻或黄腻,脉弦滑。

病机分析:形盛体胖,而肥人多痰湿,故湿浊内盛,湿郁肌肤故身体重着;湿浊内盛日久损伤脾气,故见困乏神疲;湿浊中阻,清阳不升,可致眩晕;消渴久入络,瘀血阻滞,气血运行不畅,阻于胸中则可见胸闷不舒;舌质暗、苔腻或黄腻,脉弦滑,均为湿浊痰瘀征象。

治法:健脾化湿。

常用方:六君子汤(《校注妇人良方》)加减。党参、白术、茯苓、生甘草、陈皮、半夏、砂仁、泽泻、瓜蒌。加减:化热加小陷胸汤。

针灸:①治法。健脾化痰。②配穴。足三里、脾俞、胰俞、丰隆、中脘。③操作。平补平泻,得气为度,留针15~20分钟。④方义。中脘、胰俞、足三里、脾俞健脾益气,丰隆化痰。

临证参考:本证型多见于消渴早期及消渴并发症期,消渴早期空腹血糖或餐后血糖偏高,但达不到糖尿病诊断标准,辨证以体胖,苔腻,倦怠为主要辨证依据,在消渴并发症期多见于消渴腹泻和消渴肾病,辨证以苔腻,舌胖为主要辨证依据。

5.阴阳两虚

症舌脉:小便频数,夜尿增多,浑浊如脂膏,甚至饮一溲一,五心烦热,口干咽燥,神疲乏力,耳轮干枯,面色黧黑,腰膝酸软,畏寒肢凉,阳痿,下肢水肿,舌淡,苔白,脉沉细无力。

病机分析:阴阳互根互用,病程日久,阴损及阳,造成阴阳两虚。阴阳两虚,肾之固摄失常,则见小便频数,夜尿增多,甚至饮一溲一;大量水谷精微下泄,则尿如膏脂;肾开窍于耳,五色主黑,肾阴阳两亏,可见耳轮干枯,面色黧黑;肝肾同源,肾阴阳两虚致肝主筋功能受到影响,则腰膝酸软,阳痿;肾损及脾,脾运化失司,则见神疲乏力,下肢水肿;肺主皮毛,卫阳不足则见畏寒肢凉;舌淡,苔白,脉沉细无力亦为阴阳亏虚的征象。

治法:滋阴补阳。

常用方:金匮肾气丸(《金匮要略》)加减。附子、肉桂、熟地黄、山茱萸、怀山药、牡丹皮、茯苓、泽泻。加减:阴虚明显者,加生地黄、玄参、麦冬;阳虚明显者,加重肉桂附子用量,选加鹿茸、仙茅、淫羊藿等;阳虚水泛者,合用真武汤。

常用中成药:金匮肾气丸每次 20～30 粒,每天 2 次。温补肾阳,化气行水。用于肾阳虚之消渴,腰膝酸软,小便不利,畏寒肢冷。

针灸:①治法。滋阴补阳。②配穴。气海、关元、中脘、足三里、地机、肾俞、脾俞、三阴交、尺泽。③操作。均用补法,得气后留针 30 分钟。阳虚寒盛者灸气海、关元、中脘各 5 壮。④方义。气海、中脘、关元为腹阴之穴,从阴引阳,壮阳补虚,肾俞、三阴交补益肝肾,足三里、地机、脾俞、尺泽助脾胃之运化,肺之输布,诸穴相配,共奏健脾温肾,调补阴阳之功效。

临证参考:本证型多见于消渴并发症的中晚期阶段,常见于消渴肾病、消渴眼病、消渴心病、消渴脱疽、消渴痹痿等多种并发症同时并见,临床治疗应根据各并发症的轻重程度,在调补阴阳的基础上,结合辨病遣方用药。

(三)兼夹证

1.血瘀

临床表现:肢体麻木或疼痛,下肢紫暗,胸闷刺痛,中风偏瘫,或言语謇涩,眼底出血,唇舌紫暗,舌有瘀点瘀斑,或舌下青筋显露,苔薄白,脉弦涩。

病机分析:消渴日久入络,气阴两虚,气虚无力推动血行,阴虚则血失化源,而致瘀血阻络。瘀阻于肢体,则见肢体麻木或疼痛,下肢紫暗;阻于清窍,则见中风偏瘫,或言语謇涩;阻于目络,则见眼底出血;阻于胸胁,则见胸闷刺痛;血瘀之象在舌脉则表现为舌有瘀点瘀斑,或舌下青筋显露,脉弦涩。

治法:活血化瘀。

(1)常用方:桃红四物汤(《医宗金鉴》)加减。桃仁、红花、丹参、生地黄、当归、赤芍、牡丹皮。

(2)常用中成药:丹七片每次 2 片,每天 2～3 次。活血化瘀。用于血瘀气滞,心胸痹痛,眩晕头痛,经期腹痛。亦适用于消渴见血瘀证表现者。复方丹参滴丸每次 10 粒,每天 3 次。活血化瘀。理气止痛。用于胸中憋闷,心绞痛。亦适用于消渴见血瘀证表现者。苦碟子注射液:40 mL 加入 0.9％氯化钠注射液 250 mL 中,静脉滴注,每天 1 次,14 天为 1 个疗程。苦碟子注射液适用于消渴瘀血闭阻者。

临证参考:血瘀证病机贯穿于消渴始终,随着消渴病程的延长,血瘀证的表现也越来越重,血瘀证常常与气阴两虚和阴阳两虚证同时并见,活血化瘀治法常常贯穿于消渴治疗的始终,临床上单独运用活血化瘀法比较少,常与益气养阴、健脾化痰、调补阴阳等治法配合使用。

2.气滞

临床表现:胸闷不舒,喜叹息,以一呼为快,胁腹胀满,急躁易怒,或情志抑郁,口苦咽干,脉弦。

病机分析:消渴日久,痰浊、瘀血内生,阻碍气机;肝体阴而用阳,肝阴虚导致肝用失司,失于疏泄,肝郁气滞,可见胸闷不舒,胁腹胀满,喜叹息,以一呼为快,口苦咽干;肝主情志,肝郁则急躁易怒,或情志抑郁,脉弦亦为肝郁气滞的征象。

治法:疏肝理气。

(1)常用方:四逆散(《伤寒论》)加减。柴胡、赤白芍、枳实、生甘草。

(2)常用中成药:逍遥颗粒每次1袋,每天2次。疏肝健脾,养血调经。用于肝气不舒所致胸胁胀痛,头晕目眩,食欲缺乏。

临证参考:气滞也是消渴最常见的兼夹证候之一,可见于消渴前期、消渴期和消渴并发症期,在消渴前期和消渴期以肝郁化热多见,而在消渴并发症期以肝郁脾虚为多见,临床研究证实,疏肝理气可以改善临床症状,同时可以降低血糖。

七、变证治疗

(一)消渴肾病

发病之初,病在肝肾,气阴两虚,络脉瘀结。病程迁延,阴损及阳,脾肾虚衰。病变晚期,肾体劳衰,肾用失司,浊毒内停,五脏受损,气血阴阳衰败,变证蜂起。水湿浊毒上犯,凌心射肺可致心衰;浊邪壅塞三焦,肾关不开,则少尿或无尿,发展为关格。

1.肝肾气阴两虚,肾络瘀滞

临床表现:腰膝酸软,疲乏无力,头晕目眩,怕热,便干,双目干涩,视物模糊,舌体胖,舌质暗,或有瘀斑瘀点,苔白。脉象:弦细数。

治法:滋补肝肾,益气养阴,化瘀通络。

常用方:山茱萸、枸杞子、生黄芪、太子参、首乌、生地黄、丹参、川芎、谷精草。

2.脾肾两虚,肾络瘀阻

临床表现:腰膝酸疼,神疲乏力,纳少腹胀,面足水肿,畏寒肢冷,夜尿多。舌体胖有齿印,舌质淡暗或有瘀斑瘀点,苔白。沉细无力。

治法:温肾健脾,益气活血。

常用方:仙茅、淫羊藿、白术、生黄芪、当归、川芎、丹参、猪茯苓、芡实、金樱子、熟大黄。

3.气血阴阳俱虚,肾络瘀结,浊毒内停

临床表现:腰膝酸疼,神疲乏力,面色萎黄,唇甲色淡,心悸喘憋,尿少水肿,纳呆呕恶,大便秘结。舌体胖,舌质暗淡无华,苔厚腻。脉象:沉细无力。

治法:益气养血,化瘀散结,通腑泻浊。

常用方:生黄芪、当归、卫矛、莪术、瓜蒌、大黄。

(二)消渴痹痿

肝肾阴虚,络气虚滞,经脉失养,早期出现肢体麻木,疼痛,感觉障碍,晚期出现肌肉萎缩,甚则腿胫肉脱,步履全废等并发症,因继发于消渴,故称为消渴痹痿。

1.分证论治

(1)气血两虚,络脉失荣:步履欹侧,或站立不稳,两足如踩棉花,手足指趾麻木,甚或手指不能摄物,肌肤不仁,触之木然,腓肠触痛,肌肉瘦瘪,且觉无力,张力减退。舌胖嫩红,边有齿痕,苔薄净,脉濡细。

治法:益气养血,调和营卫。

常用方:黄芪桂枝五物汤(《金匮要略》)合当归补血汤(《内外伤辨惑论》)加减。

生黄芪、当归、白芍、桂枝、白术、川牛膝、木瓜。

(2)气阴两虚,络脉瘀阻:始觉足趾发冷,渐次麻木,年经月累,上蔓至膝,渐及上肢,手指麻木,甚或痛如针刺,或如电灼,拘挛急痛,或如撕裂,昼轻夜重,轻轻抚摸,即觉疼痛,肌肤干燥,甚或皲裂,乏力,口干喜饮,大便干燥,四末欠温。舌暗红,舌体胖大,苔薄而干或少苔,脉弦细或数。

治法:益气养阴,活血通络。

常用方:生黄芪、生地黄、山茱萸、丹参、鬼箭羽、赤芍、狗脊、牛膝、木瓜、枸杞、当归、全蝎、蜈蚣。

(3)肝肾亏虚,络虚风动:腰尻腿股剧烈疼痛,犹如刀割电灼,无时或休,入夜尤甚,腿股无力,张力低下,肌肉萎缩,久坐之后,未能站立。腰酸腿软,头晕耳鸣,骨松齿摇,舌淡,少苔或有剥裂,脉弦细无力。

治法:滋补肝肾,益精填髓。

常用方:狗脊、续断、牛膝、木瓜、杜仲、熟地黄、当归、枸杞子、菟丝子、丹参、赤白芍、炙龟甲、地龙。

2.其他治疗

(1)中成药:丹参注射液20 mL溶于0.9%氯化钠溶液250 mL中,静脉滴注,每天1次。

(2)按摩:双下肢按摩可促进局部血液循环,改善症状,但用力应轻柔,或局部穴位按摩,取双侧足三里、环跳、委中、承山、三阴交、涌泉穴,每次15分钟,每天1~2次,具有滋养肝肾,疏通脉络,调畅气血的功能。

(三)消渴眼病

糖尿病日久,耗气伤阴,气阴两虚,瘀阻目络;或阴损及阳,致阴阳两虚,目络阻滞,痰瘀互结,而导致目络受损,以眼底出血、渗出、水肿、增殖,视物模糊,视力下降为主要临床表现。本病病位在目,主要涉及肝、脾、肾等脏腑;病性为本虚标实,虚实夹杂,寒热并见。在治疗上以益气养阴,滋养肝肾,阴阳双补治其本;通络明目,活血化瘀,化痰散结治其标。

临证要整体辨证与眼局部辨证相结合。首当辨全身虚实、寒热,根据眼底出血时间,酌加化瘀通络之品。早期出血以凉血化瘀为主,出血停止两周后以活血化瘀为主,后期加用化痰软坚散结之剂。

1.分证论治

(1)气阴两虚,脉络瘀滞:多饮、多尿、多食症状不典型,口咽干燥、神疲乏力、少气懒言、眠少汗多、大便干结,或头晕耳鸣,或肢体麻木,舌体胖,舌淡红、苔薄白或舌红少苔、中有裂纹、脉细或细而无力。眼症:视力减退,视网膜病变多为单纯型的Ⅰ~Ⅱ期(如见或多或少的视网膜微血管瘤。并有小点片状出血或黄白色硬性渗出)。

治法:益气生津,化瘀通络。

常用方:生脉饮(《内外伤辨惑论》)加减。

生黄芪、太子参、麦冬、五味子、枸杞子、菊花、丹参、当归。

(2)肝肾阴虚,脉络瘀阻:多饮、多尿、多食症状不明显、口干乏力、心悸气短、头晕耳鸣、腰膝酸软、肢体麻木、或双下肢微肿、大便干燥与稀溏交替出现、舌体胖嫩、舌色紫暗或有瘀斑、脉细乏力或细涩。眼症:视物模糊,或视物变形,或自觉眼前黑花漂移,甚至视力严重障碍,视网膜病变多为单纯型或由单纯型向增殖型发展(Ⅱ~Ⅳ期),如见,或多或少的视网膜微血管瘤,新旧杂陈的点片状和火焰状出血,黄白色的硬性渗出及白色的棉絮状斑,或黄斑水肿渗出,视网膜新生血管等。眼底出血多时可融合成片,或积聚于视网膜前,或形成玻璃体积血。

治法:滋补肝肾,化瘀通络。

常用方:杞菊地黄丸(《医级》)加减。

枸杞子、菊花、熟地黄、山茱萸、怀山药、茯苓、泽泻、牡丹皮、丹参。

(3)阴阳两虚,痰瘀阻络:面色苍黄晦暗、气短乏力、腰膝酸软、畏寒肢冷、颜面或下肢水肿、食欲缺乏、大便溏泻或溏泻与便秘交替、夜尿频数、浑浊如膏、舌淡苔白、脉沉细无力。眼症:视力严重障碍。甚至盲无所见。视网膜病变多为增殖型(Ⅳ~Ⅵ期,眼底所见同前)。

治法:阴阳双补,逐瘀散结。

常用方:右归饮(《景岳全书》)加减。

附子、肉桂、鹿角胶、熟地黄、山茱萸、枸杞子、怀山药、菟丝子、杜仲、当归、淫羊藿、鬼箭羽、甲片、瓦楞子、浙贝母、海藻、昆布、三七。

2.其他疗法

(1)中成药:明目地黄丸水蜜丸每次6g,小蜜丸每次9g,大蜜丸每次1丸,每天2次。滋肾,养肝,明目。用于肝肾阴虚,目涩畏光,视物模糊等。石斛夜光丸每次5片,每天3次。清除湿热,利尿排石。用于肝肾两亏,阴虚火旺,内障目暗,视物昏花等。

(2)针灸:对于糖尿病视网膜病变1~3级,出血较少者,可慎用针刺疗法,取太阳、阳白、攒竹、足三里、三阴交、光明、肝俞、肾俞等穴,可分两组轮流取用,每次取眼区穴1~2个,四肢及背部3~5个,平补平泻。

(3)电离子导入:采用电离子导入的方式,使中药制剂直接到达眼部的病灶组织,从而促进视网膜出血、渗出和水肿的吸收,具有方法简便、创伤小、作用直接等特点。

(四)消渴脱疽

糖尿病日久,耗气伤阴,五脏气血阴阳俱损,肌肤失养,血脉瘀滞,日久化热,灼伤肌肤和/或感受外邪致气滞、血瘀、痰阻、热毒积聚,以致肉腐骨枯所致。病情发展至后期则阴损及阳,阴阳两虚,阳气不能敷布温煦,致肢端阴寒凝滞,血脉瘀阻,发为脱疽。

临证辨治要分清标本,强调整体辨证与局部辨证相结合,注意扶正与祛邪并重。内治法重在整体辨证,结合局部辨证;外治法以局部辨证为主。

1.分证论治

(1)湿热毒盛,络脉瘀阻:患趾腐黑湿烂,脓水色败臭秽,坏疽有蔓延趋势,坏死部分向近心端扩展并累及旁趾,足部红肿疼痛,边界不清,甚者肿及小腿,可伴有发热。舌质暗红或淡、苔黄腻、脉沉滑。

治法:清热利湿,解毒通络。

常用方:四妙丸(《成方便读》)加减。

苍术、黄柏、牛膝、薏苡仁、萆薢、金银花、生地黄、白花蛇舌草、蒲公英、川黄连、红花、忍冬藤、赤芍、牡丹皮、丹参。

(2)气阴两伤,络脉瘀毒:患足红肿消退,蔓延之势得到控制,患趾干黑,脓水减少,臭秽之气渐消,坏死部分与正常组织界线日趋清楚,疼痛缓解,口干,乏力,舌胖,质暗,苔薄白或薄腻,脉沉细。

治法:益气养阴,祛瘀托毒。

常用方:托里消毒散(《外科正宗》)加减。

生黄芪、太子参、丹参、白花蛇舌草、鹿衔草、麦冬、五味子、白术、桃仁、红花、地龙、川芎、丝瓜络、忍冬藤。

(3)气血两虚,络脉瘀阻:截趾创面脓腐已去,腐化筋膜组织减少,并逐渐内缩,新生肉芽红润,上皮新生,疮面渐收,足部无红肿疼痛,全身情况平稳。

治法:益气养血,化瘀通络。

常用方:生黄芪、当归、太子参、丹参、鹿衔草、鸡血藤、茯苓、山茱萸、红花、地龙、川芎、丝瓜络。

2.其他疗法

(1)局部处理:局部清创的方法有一次性清法和蚕食清法两种。一次性清法适应于:生命体征稳定,全身状况良好;湿性坏疽(筋疽)或以湿性坏疽为主,而且坏死达筋膜肌肉以下,局部肿胀明显、感染严重、血糖难以控制者。蚕食清法适应于:生命体征不稳定,全身状况不良,预知一次性清创难以承受;干性坏疽(脱疽)分界清楚者或混合型坏疽,感染、血糖控制良好者。

(2)外敷药:①湿热毒盛期。疮面糜烂,脓腔,秽臭难闻,肉腐筋烂,多为早期(炎症坏死期),宜祛腐为主,方连九一丹等。②正邪纷争期。疮面分泌物少,异味轻,肉芽渐红,多为中期(肉芽增生期),宜祛腐生肌为主,方选红油膏等。③毒去正胜期。疮面干净,肉芽嫩红,多为后期(瘢痕长皮期),宜生肌长皮为主,方选生肌玉红膏等。

(3)中药浸泡熏洗:①清化湿毒法。适用于脓水多而臭秽重、引流通畅者,药用土茯苓、马齿苋、苦参、明矾、黄连、重楼等煎汤,温浸泡患足。②温通经脉法。适用于阳虚络阻者,药用桂枝、细辛、红花、苍术、土茯苓、黄柏、百部、苦参、毛冬青、忍冬藤等煎汤,温浸泡患足。③清热解毒、活血化瘀法。适用于局部红、肿、热、痛明显,热毒较甚者,药用大黄、毛冬青、枯矾、马勃、元明粉等煎汤,温浸泡患足。中药浸泡熏洗时,应特别注意引流通畅和防止药液烫伤。

(五)消渴阳痿

糖尿病日久,肝脾肾受损,气血阴阳亏虚,阴络失荣导致宗筋不用而成。本病的病位在宗筋,主要病变脏腑为肝、脾、肾。病理性质有虚实之分,且多虚实相兼。

1.分证论治

(1)肾阳不足:阳痿阴冷,精薄精冷,头晕耳鸣,面色㿠白,精神萎靡,腰膝酸软,畏寒肢冷,短气乏力,舌淡胖润、或有齿痕,脉沉细尺弱。

治法:温补肾阳。

常用方:右归丸(《景岳全书》)加减。

鹿角胶、附子、肉桂、熟地黄、菟丝子、当归、杜仲、怀山药、山茱萸、枸杞子。

(2)心脾两虚:阳痿不举,精神不振,心悸气短,乏力自汗,形瘦神疲,夜寐不安,胃纳不佳,面色不华,舌质淡,脉沉细。

治法:补益心脾。

常用方:归脾汤(《济生方》)加减。

黄芪、白术、茯神、龙眼肉、人参、木香、当归、远志、甘草、酸枣仁。

(3)湿热下注:阳痿茎软,阴囊潮湿,臊臭或痒痛,下肢酸困,小便短赤,舌苔黄腻,脉濡数。

治法:清热利湿。

常用方:龙胆泻肝汤(《医方集解》)加减。

龙胆草、黄芩、栀子、泽泻、车前子、当归、柴胡、生地黄、薏苡仁、甘草。

加减:阴部瘙痒、潮湿甚,加地肤子、蛇床子。

(4)肝郁气滞:阳痿失用,情志抑郁或易激动,失眠多梦,腰膝酸软,舌暗苔白,脉沉弦细。

治法:疏肝理气,兼以活血。

常用方:四逆散(《伤寒论》)加减。

柴胡、枳实、枳壳、当归、白芍、蜈蚣、甘草、佛手、刺猬皮。

(5)气滞血瘀:阳痿不举,龟头青暗,或见腰、小腹、会阴部位刺痛或不适,舌质紫暗或有瘀斑瘀点,脉弦涩。

治法:行气活血,化瘀起痿。

常用方:少腹逐瘀汤(《医林改错》)加减。

小茴香、干姜、延胡索、当归、川芎、肉桂、赤芍、生蒲黄、五灵脂。

2.其他疗法

(1)中成药:五子衍宗丸水蜜丸每次 6 g,小蜜丸每次 9 g,大蜜丸每次 1 丸,每天 2 次。补肾益精。用于肾虚精亏所致的阳痿不育、遗精早泄等。参茸丸水蜜丸每次 5 g,大蜜丸每次 1 丸,每天 2 次。滋阴补肾,益精壮阳。用于肾虚肾寒,腰腿酸痛等。

(2)针灸:①取穴神阙、气海、关元、肾俞、命门、百会、太溪、足三里。前三穴用灸法,余用针刺施以补法,使腹部穴热感传至阴部。②主穴取大赫、命门;配穴取足三里、气海、关元。操作采用"探刺感传法",随意轻微使捻转,使针感传向阴茎;取"烧山火"补法,作龙眼推使,完毕,左手拇、示指用力夹住针柄上端,不使针向回松动,以右手拇指指甲从上向下刮动针柄。退针时,用左手拇、示指向下轻压,待针下松弛时,右手将针快速撤出,急速揉按针孔。③主穴取中极、归来、大赫;配穴取风池、内关。操作:针刺中极、归来、大赫时,需使针感传至尿道;针刺风池时,应是针感放射至整个头部。适用于各型患者。若命门火衰者,加腰阳关、命门、关元;心脾受损者,加脾俞、足三里、神门;肝气郁结者,加肝俞、太溪、阳陵泉;惊恐伤肾者,加心俞、志室、神门;湿热下注者,加足三里、膀胱俞、丰隆。

(六)消渴汗证

糖尿病泌汗异常病位在皮肤腠理,病位虽在表,却是体内脏腑功能失调的表现。病性为本虚标实。汗出过多主要为气虚不固或热逼汗出;汗出过少则主要为阴津亏虚。

1.分证论治

(1)阴阳失调:上半身多汗,下半身少汗或无汗,怕冷又怕热,失眠多梦,每遇情绪波动时,常易自汗,甚则汗出淋漓,舌暗苔白,脉沉细。

治法:调和阴阳。

常用方:桂枝加龙骨牡蛎汤(《伤寒论》)加减。

桂枝、白芍、五味子、龙骨、牡蛎、浮小麦、炙甘草。

(2)脾肺气虚:心胸头面汗出,进食尤甚,面色㿠白,气短乏力,心悸健忘,纳呆便溏,舌质淡嫩,脉象虚弱。

治法:补益脾肺,固表止汗。

常用方:玉屏风散(《丹溪心法》)加减。

黄芪、白术、防风、党参、黄精、炙甘草、生龙牡。

(3)心肾阴虚:心胸汗出,虚烦失眠,心悸健忘,头晕耳鸣,咽干舌燥,腰酸膝软,多梦遗精,骨蒸潮热,小便短赤,舌红苔白,脉象细弱。

治法:补益心肾,敛阴止汗。

常用方:六味地黄丸(《小儿药证直诀》)加减。

山茱萸、熟地黄、怀山药、茯苓、牡丹皮、泽泻、五味子、银柴胡、陈皮。

2.其他疗法

(1)中成药:玉屏风颗粒每次 5 g,每天 3 次。益气,固表,止汗。用于表虚不固,自汗恶风等。知柏地黄丸水蜜丸每次 6 g,小蜜丸每次 9 g,大蜜丸每次 1 丸,每天 2 次。滋阴降火。用于阴虚火旺、潮热盗汗等。

(2)外治:以麻黄根、牡蛎火煅,与赤石脂、龙骨共为细末,以绢袋贮存备用。将皮肤汗液擦干后,以此粉扑之。

八、疗效评定标准

本标准是对患者治疗中总体的评定标准,在科研中应说明研究的主要目标,若单为降血糖,可按降糖程度评定,但应说明配合其他治疗的方法。各种合并症的评定标准另订。

(一)临床缓解

(1)空腹血糖<6.1 mmol/L(110 mg/dL),餐后 2 小时血糖≤8.3 mmol/L (150 mg/dL),糖化血红蛋白<6%。

(2)血脂正常。

(3)24 小时尿糖<5 g。

(4)临床症状消失。

(5)体重向标准方向发展,并在标准体重上下 20% 以内。

(6)生存质量上升 2 级以上。

(7)合并症缓解(各病症解除的具体指标另订)。

(二)显效

(1)空腹血糖<7.2 mmol/L(130 mg/dL),餐后 2 小时血糖≤10.8 mmol/L (180 mg/dL),糖化血红蛋白<8%。

(2)血脂:TC<5.96 mmol/L(230 mg/dL),TG <1.47 mmol/L(180 mg/dL)。

(3)24 小时尿糖<10 g。

(4)临床症状明显减轻。

(5)体重向标准方向发展,疗程内体重趋向标准体重>2 kg(偏瘦者,体重增加>2 kg,偏胖者,体重减少>2 kg)。

(6)生存质量提高到相应期的上限。

(7)合并症显著减轻(各病症解除的具体指标另订)。

（三）有效

(1)空腹血糖＜8.3 mmol/L(150 mg/dL)，餐后 2 小时血糖≤11.1 mmol/L（200 mg/dL)。

（2）血脂：总胆固醇（TC）＜ 6.48 mmol/L（250 mg/dL），甘油三酯（TG）＜1.7 mmol/L(200 mg/dL)。

(3)24 小时尿糖＜15 g。

(4)临床症状有所减轻。

(5)体重向标准方向有所发展。

(6)生存质量有所提高。

(7)合并症有所减轻(各病症解除的具体指标另订)。

（四）无效

各项指标达不到上述要求标准。

九、护理与调摄

(1)宣传消渴知识,使患者及其家属对本病有基本的认识,解除心理负担,配合医师对消渴进行合理、全面的治疗和监测。

(2)节饮食:节制饮食在消渴的调护中占有相当重要的位置。对于消渴患者来讲,无论采取何种治疗措施,不管形体、年龄、证候类型如何,合理的饮食控制是治疗成功的关键。主要包括对饮食数量、品种及规律饮食进行合理的安排。

(3)调情志:中医学认为,消渴的发生和情志异常有密切关系。发生消渴后,若情志不遂可加重病情,而调节情志可以消除内部之火,解除消渴诱发因素。日常生活中,消渴患者应避免太过或不及的情志变化,保持平和的心态,使精神内守。切忌恼怒、郁闷、忧思等不良情绪。

(4)慎起居:消渴患者平常应保持生活规律,起居有常,睡觉充足,动静结合,劳役适度,避免外邪侵入肌体。同时,保持适当、规律、定时的体育锻炼,增强体质,提高抗病能力。

(5)坚持治疗:消渴难痊愈。治疗后虽症状或有所缓解,但疾病多未痊愈,此时应注意监测病情,坚持服药治疗而万不可中断。

十、预后与转归

目前认为消渴尚无法根治,但是通过多种措施,可使本病得到良好的控制,控制良好的患者与正常人的寿命及生活质量接近,而控制不良的患者寿命缩短,生活质量明显降低。消渴常病及多个脏腑,病变影响广泛,最终引发各种并发症,形成消渴与其他病证共见的复杂局面。其预后与多种因素相关:①各项相关指标控制的好坏,血压、血糖、血脂、体重及临床症状 5 个指标不仅是消渴控制好坏的指标,而且也是并发症发证的重要危险因素,这五个指标控制良好者,预后较好,控制不佳者则易于发生变证,预后较差;②是否合并有并发症及其病变的程度,若并发症较少或不严重,则预后尚可,若并发症较多且较重,则预后,病情较重。

十一、古训今释

（一）病名溯源

消渴之名首见于《素问·奇病论》:"有病口甘者,病名为何？ ……此肥美之所发也,此人必数食甘美而多肥也,肥者令人内热,甘者令人中满,其气上溢转为消渴。"《内经》还根据发病原因、病变部位、病理机制及临床表现的不同,又有"消瘅""肺消""鬲消""消中""风消""脾瘅"等名称。后汉张仲景继承《内经》消渴基本理论,结合自己的研究成果加以发挥,在《金匮要略》中列"消渴小便利淋病脉证并治"专篇加以讨论,仍采用"消渴"病名。唐代王焘《外台秘要·消渴消中门》引《古今录验方》曰:"消渴有三:一渴而饮水多,小便数,无脂似麸片甜者,皆是消渴也;二吃食多,不甚渴,小便少,似有油而数者,此是消中病也;三渴饮水不能多,但腿肿,脚先瘦小,阴痿弱,数小便者,是肾消病也。"较完整准确地提出了"消渴"的概念,而且将消渴进行了临床分类。

宋代王怀隐《太平圣惠方·三消论》沿用《外台秘要·消渴消中门》中消渴的分类方法,并明确提出"三消"的概念,谓:"夫三消者,一名消渴,二名消中,三名消肾"。到金元时期"三消"内容已不是"消渴""消中""消肾",而是被"上消""中消""下消"所取代,如朱震亨在《丹溪心法·消渴》中根据三多症状的偏重和部位不同,将消渴分为上、中、下三消,谓:"上消者,肺也……;中消者,胃也……;下消者,肾也……"。由于上、中、下三消分类的方法,比较明确地将消渴不同证候类型进行了脏腑定位、定性,给临床辨证用药提供了极大方便,因而被后世广泛采用。

明代医家张介宾根据前人见解,在比较全面论述"阳消"外,还明确提出"阴消"之说,其在《景岳全书·杂证谟·消渴》中谓:"消证有阴阳,不可不察"。"火盛则阴虚,是皆阳消之证也,至于阴消之义则未有知者。盖消者,消烁也,亦消耗也。凡阴阳血气之属,日见消败者,皆谓之消,故不可尽以火证为言。"虽然,"阴消"之名未被后世所接受,但"阴消"之证是客观存在的,这也是对命门火衰,水失蒸腾之消渴的进一步总结,确较前人更加全面、深刻。至此对消渴的认识已经比较全面,病名沿用至今。

(二)医论撮要

1.病因学说

(1)禀赋不足:先天禀赋不足,五脏虚弱,尤其是肾脏素虚,是消渴发病的基本原因,故《灵枢·五变》曰:"五脏皆柔弱者,善病消瘅"。本段经文为后世医家从体质因素探讨消渴的防治奠定了理论基础。唐代王焘则强调肾虚在消渴发病中的重要作用,其所著《外台秘要·消渴消中门》曰:"消渴者,原其发动,此则肾虚所致"。明代赵献可《医贯·消渴论》则曰:"人之水火得其平,气血得其养,何消之有。"说明消渴系由气血阴阳失调所致。

(2)形体肥胖:肥胖者有余之气不得利用,则化为热,热邪必耗伤阴津,此即《素问·奇病论》所谓"肥者令人内热"之意;又因肥胖之人素体湿热内盛,易于化火伤阴,故易患消渴。也即《素问·通评虚实论》"消瘅……肥贵人膏粱之疾也"。明代张介宾通过长期的临床观察,在分析各种致病因素的基础上,于《景岳全书·杂证谟·消渴》载曰:"消渴……皆富贵人病之,而贫贱者少有也"。

(3)饮食不节:长期过食肥甘醇酒厚味及辛燥刺激食物损伤脾胃,脾胃运化失司,积于胃中酿成内热,消谷耗液则发消渴。《素问·奇病论》在论述消渴病因病机时指出:"此人必数食甘美而多肥也,肥者令人内热,甘者令人中满,其气上溢,转为消渴"。唐代孙思邈《备急千金要方·消渴》详细记载了饮酒与消渴之间的关系:"凡积久饮酒,未有不成消渴……积年长夜,酣兴不解,遂使三焦猛热,五脏干燥,木石犹可焦枯,在人何能不渴。"元代朱震亨《丹溪心法·消渴》也云:"酒面无节,酷嗜炙博……脏腑生热,燥热炽盛,津液干焦,渴饮水浆,而不能自禁。"清代喻昌《医门法律·消渴论》则曰:"肥而且贵,醇酒厚味,孰无限量哉!久之食饮酿成内热,津液干涸……愈清愈渴,其膏粱愈无已,而成中消之病遂成矣。"由此可见,饮食不节,过食膏粱厚味,是患消渴的重要原因之一。

(4)情志失调:长期过度的精神刺激,可直接损伤脏腑,尤多造成肝脾损伤。郁怒伤肝,肝失疏泄,气郁化火,上灼肺津,下耗肾液,则发阴虚燥热之消渴,此即《灵枢·五变》所谓"怒则气上逆……转而为热,热则消肌肤,故为消瘅"。亦有思虑伤脾,脾不能为胃行其津液而为消渴者,如清代叶桂《临证指南医案·三消》曰:"心境愁郁,内火自燃,乃消症大病"。此外,心气郁结,郁而化火,心火亢盛,致肾阴亏损,水火不济,也可发为消渴。清代杨乘六《医宗己任编·消渴》谓:"消之为病,一原于心火炽炎……然其病之始,皆由不节嗜欲,不慎善怒。"金代刘完素《三消论》亦云:"消渴者……耗散精神,过违其度之所成也。"以上论述均说明五志过极,气郁化火亦是罹患消渴的重要原因。

(5)劳欲过度:房事不节,劳伤过度,肾精亏损,虚火内生则"火因水竭而益烈,水因火烈而益干",终至肾虚、肺燥、胃热俱现,发为消渴。正如唐代孙思邈《备急千金要方·消渴》所谓:"消之为病……盛壮之时,不自慎惜,快情纵欲,极意房中,稍至年长,肾气虚衰,此皆由房事不节所致也。"王焘则认为房事过度、肾燥精虚与消渴的发病有一定关系,《外台秘要·消渴消中门》载曰:"房事过极,致令肾气虚耗故也,下焦生热,热则肾燥,肾燥则渴"。《济生方》也有类似论述:"消渴之疾,皆起于肾,盛壮之时,不自保养,快情纵欲,饮酒无度……遂使肾水枯竭,心火燔炽,三焦猛热,五脏干燥,由是渴利生焉。"

2.病机学说

消渴因证立名,古代医家,特别是自宋代明确提出三消概念之后,多将其分为上、中、下三消论之,病变脏腑主要责之肺、胃、肾。对消渴病机的认识,河间主燥,子和主火,朱震亨主肾虚,赵养葵、张介宾则提出命火不足之论。其中虚实互见,三焦兼病,颇为复杂,兹分列如下。

(1)阴虚燥热:阴虚燥热是传统观点中消渴的病机核心。认为素体阴虚,加之房事不节,劳欲过度,损耗阴精,导致阴虚火旺,上蒸肺胃发为消渴。《素问·阴阳别论》曰"二阳结谓之消。"指出胃肠热结,耗伤津液是消渴的主要机制。金代刘完素在三消论中初步确立了消渴从燥热立论的学术思想,谓:"消渴之病者,本湿寒之阴气极衰,燥热之阳气太甚","燥热太甚而三焦肠胃之腠理怫郁,结滞,致密而水液不能浸润于外、营养百骸,故肠胃之外,燥热太甚,虽复多饮于中,终不能浸润于外,故渴不止,小便多者,以其多饮不能渗泄于肠胃之外而溲数也"。《医学心悟·三消》说:"三消之症,皆燥热结聚也。"《临证指南医案》亦指出:"三消之证,虽有上、中、下之分,其实不越阴亏阳亢,津涸热淫而已。"至今仍认为消渴早期,基本病机为阴津亏耗,燥热偏盛,阴虚为本,燥热为标。

(2)脾胃虚弱:脾主运化、升清,胃主受纳、腐熟水谷。若饮食不节,或情志不遂等原因致胃之受纳,脾之转输功能受损,津液不能上输则口渴欲饮,水谷不能滋养周身则形体消瘦。《素问·脏气法时论》说:"脾病者,身重善饥。"《灵枢·本脏》说:"脾脆……善病消瘅。"《灵枢·邪气脏腑病形》亦说:"脾脉微小为消瘅。"晋·《脉经》载云:"消中脾胃虚,口干饶饮水,多食亦肌虚。"明代《慎斋遗书·渴》中云:"盖多食不饱,饮多不止渴,脾阴不足也。"治疗上十分重视养脾阴。戴元礼《证治要诀·消渴》则云:"三消久久不治,气极虚"。赵献可在继承前贤理论基础上,进一步完善了脾胃虚弱所致消渴之病机,其在《医贯·消渴论》载曰:"脾胃即虚,则不能输布津液故渴,其间纵有能食者,亦是胃虚引谷自救"。近代医家张锡纯也指出:"消渴一证,皆起于中焦而及于上下。""因中焦病,而累及于脾也。……致脾气不能散精达肺则津液少,不能通调水道则小便无节,是以渴而多饮多溲也。"膵即现代医学中的胰腺,《难经》称为散膏。

(3)肝郁化火:肝主疏泄,司气机之通畅,推动血液和津液的正常运行。长期过度的精神刺激,情志不舒,或郁怒伤肝,肝失疏泄,气郁化火,上灼肺胃阴津,下灼肾阴;或思虑过度,心气郁结,郁而化火,心火亢盛,损耗心脾精血,灼伤胃肾阴液,均可导致消渴的发生。有关精神因素与消渴的关系,中国历代医籍中均有论述。如《灵枢·五变》篇中说:"怒则气上逆,胸中蓄积,血气逆流……转而为热,热则消肌肤,故为消瘅。"金代刘河间《三消论》说:"消渴者……耗乱精神,过违其度,而燥热郁盛之所成也。"明代《慎斋遗书·渴》说:"心思过度,……此心火乘脾,胃燥而肾无救"可发为消渴。清代《临证指南医案·三消》说:"心境愁郁,内火自燃,乃消症大病。"以上均说明了情志失调,五志过极化热伤津的病理过程。另外肝主疏泄,对情志因素影响最大,故古代医家十分强调消渴的发生与肝脏有着密切关系。如清代医家黄坤载在《四圣心源·消渴》中说:"消渴者,足厥阴之病也,厥阴风木与少阳相火为表里,……凡木之性专欲疏泄,……疏泄不遂……则相火失其蛰藏。"又在《素灵微蕴·消渴解》中说:"消渴之病,则独责肝木,而不责肺金。"郑钦安在《医学真传·三消症起于何因》说:"消症生于厥阴风木主气,盖以厥阴下水而上火,风火相煽,故生消渴诸证。"

(4)肾虚致渴:消渴的发生虽与五脏有关,但关键在于肾虚,肾虚为消渴之本,治疗上重在补肾。如东汉代张仲景认为肾虚是导致消渴的主要原因,创肾气丸治疗消渴,开补治消渴之先河;唐代《外台秘要》指出:"消渴者,原其发动此则肾虚所致。"赵献可《医贯·消渴论》从命门立论认为消渴"因命门火衰,不能蒸腐水谷,水谷之气不能熏蒸,上润于肺,如釜底无薪,锅盖干燥,故渴","其所饮之水,未经火化,直入膀胱,正谓饮一升溲一升,饮一斗溲一斗。试尝其味,甘而不咸可知矣"。清代陈士铎《石室秘录·消渴》曰:"消渴之证,虽分上中下,而肾虚以致消渴则无不同也。"《丹石玉案·消渴》曰:"盖肾之所主者,水也;真水不竭……何至有干枯消渴之病乎?唯肾水一虚,则无以制余火……而三消之患始剧矣。"

(5)血瘀痰凝:关于瘀血与消渴关系的描述,古代文献早有记载,从《灵枢·五变》曰:"其心刚,刚则多怒,怒则气上逆,胸中蓄积,血气逆留,臗皮充肌,血脉不行,转而为热,热则消肌肤,故为消瘅"。对瘀血产生口渴的机制,唐容川《血证论》有精辟论述:"瘀血在里则口渴,所以然者,血与气本不相离,内有瘀血,故气不得通,不能载水津上升,是以为渴,名曰血渴,瘀血去则不渴矣。"至于痰湿所致之消渴,古书载有:"上消者,肺病也。……盖火盛则痰燥,其消烁之力,皆痰为之助虐也";"中消者,胃病也。……痰入胃中,与火相乘,为力更猛,食入即腐,易于消烁"。可见古代医家对痰凝血瘀与消渴之关系早有明确认识。

综上,古代医家对消渴病机的认识既有主肺燥、胃热、肾虚而论之者,又有从脏腑功能失调,本虚标实,三消同病而阐述者;从受损脏腑言之,则与肺、胃、肾三脏关系密切,其中以肾虚为病机之关键。无论下消之病或三消同病,病既及于下,即当以肾为主,而肾虚之中又以阴虚为常,火衰为变。若迁延日久不愈,可致精血枯竭,阴阳俱衰并发诸症。

3.治则治法

消渴治则是在历代医家有关消渴理论指导下,根据消渴病因、病机、病位、病势及变证等确立,实质上也是辨证论治精神的具体体现。综合古代医家所确立的消渴治则治法主要有:三消分治、新久异治、补肾治本等。

(1)三消分治:古代医家认为消渴口渴多饮,消谷善饥,尿频量多等三消证候各有其不同的病因、病机,因此应分而论之。如明代马兆圣《医林正印·三消》曰:"凡消渴者,是心火刑肺金而作渴,法当降火清金;凡消中者,胃也,法当下之;凡下消者,肾也,法当滋阴。"文中所言消渴是相对消中、消肾而言,此处专指消渴之上消。虽然马氏所论"消中者,法当下之"未被后世广泛采用,但消渴见有阳明腑实,津伤燥结之证选用调胃承气汤通下热结;因瘀热互结所致消渴选用桃核承气汤加味泻下瘀热;消渴见有阳明里热炽盛,肠燥便秘之证投麻子仁丸润肠通腑取效的报道并不鲜见,可供研究者参考。清代著名医家程钟龄在总结历代医家有关三消分治论述的基础上,将这一理论加以系统整理,其在《医学心悟·三消》提出:"三消之证,皆燥热结聚也。大法,治上消者,宜润其肺,兼清其胃;治中消者,宜清其胃,兼滋其肾;治下消者,宜滋其肾,兼补其肺。夫上消清胃者,使胃火不得伤肺也;中消滋肾者,使相火不得攻胃也;下消清肺者,滋上源以生水也。三消之治,不必专执本法而滋其化源则病易痊矣"。这一理论可谓深得消渴治则之要旨,系三消分治之总纲,为后世从三消分治消渴奠定了坚实的理论基础。

(2)新久异治:所谓新久异治是指古代医家根据消渴发展的不同阶段、不同病理机制及相应的证候特点而采取分阶段治疗的法则。如明代李梴《医学入门·消渴》谓:"治消渴初宜养肺降心,久则滋肾养脾。盖本在肾,标在肺,肾暖则气上升而肺润,肾冷则气不升而肺焦。"明代医家方隅根据消渴初起多实,久病多虚,初起多用清法,日久多用补法的特点,在《医林绳墨·消渴》中提出:"消渴初起,用人参白虎汤,久而生脉饮;中消初发,调胃承气汤,久则参苓白术散;肾消初起,清心莲子饮,久则六味地黄丸"。上述论点在今日临床上具有较强的指导意义。

(3)补肾治本:古代部分医家认为,消渴虽有上、中、下三消之分,肺燥、胃热、肾虚之别,但关键在于肾虚,因此强调补肾治本。东汉张仲景开补肾治疗消渴之先河,在《金匮要略·消渴小便利淋病脉证并治》中说:"男子消渴,小便反多,以饮一斗,小便一斗,肾气丸主之。"张介宾《景岳全书·杂证谟·三消》则云:"凡治消之法,最当先辨虚实,若察其脉证,果为实火致耗津液者,但去其火则津液自生,而消渴自止;若由真水不足,则系属阴虚,无论上中下,急宜治肾,必使阴气渐生,精血渐复,则病必自愈。若但知清火,则阴无以生,而日渐消败,益于困矣。"明代医家赵献可在《医贯·消渴论》中指出:"治消之法,无分上中下,先治肾为急……滋其肾水则渴自止矣。"清代陈士铎《石室秘录·消渴》也云:"消渴之证,虽分上中下,而肾虚以致渴则无不同也。故治消渴之法,以治肾为主,不必问其上中下三消也。"

(4)滋阴清热:基于对消渴阴虚燥热病机认识,滋阴清热一直是古今医家辨治消渴的总则。东汉张仲景在《金匮要略》,中也以阴虚燥热立论。认为胃热是消渴的基本病机,创白虎汤、白虎加人参汤等治疗方剂,至今仍有效的指导着临床实践。如唐代《备急千金要方·消渴》,载云:"夫内消之为病,当由热中所作也。"在治疗上收载治疗消渴的方剂52首,其中用药以天花粉、麦冬、黄连、地黄等清热滋阴生津之品为多。金元时期的刘河间、张子和等发展了三消理论,提倡三消燥热学说,主张治三消当以清热泻火,养阴生津为要。如刘河间的《三消论》认为治疗消渴应"补肾水阴寒之虚,而泻心火阳热之实,除肠胃燥热之甚,济人身津液之衰"。推崇白虎汤,承气诸方,用药多偏寒凉。《医学心悟·三消》提出:"治上消者,宜润其肺,兼清其胃;治中消者,宜清其胃,兼滋其肾;治下消者,宜滋其肾,兼补其肺。夫上消清胃者,使胃火不得伤肺也;中消滋肾者,使相火不得攻胃也;下消清肺者,滋上源以生水也。"基本概括了滋阴清热的治疗方法。

(5)健脾益气:古代医家针对脾气虚弱所致之消渴则提出了健脾益气之法。如张洁古在《医学启源》中指出:"白术散,治诸烦渴津液内耗,不问阴阳,服之止渴生津液。"明代赵献可《医贯·消渴论》,也云:"脾胃既虚,则不能敷布其津液,故渴。……唯七味白术散,人参生脉散之类,才是治法。"李梴在《医学入门·消渴》,中指出:"治渴初宜养肺降心,久则滋肾养脾。……养脾则津液自生,参苓白术是也。"周慎斋治消渴则强调以调养脾胃为主,重用参苓白术散。清代医家张锡纯认为消渴"因中焦膵病,而累及于脾也"。治疗上重用黄芪、怀山药、鸡内金、猪胰等益气健脾之品。自拟玉液汤、滋膵饮治疗消渴多获效。

(6)疏肝化痰:古代医家针对肝郁气滞、痰湿内阻所导致的消渴提出了疏肝化痰治法。如刘河间《三消论》提出:"治上消、鬲消而不欲多食,小便清利,宜小柴胡汤"。清代医家费伯雄则认为痰邪与消渴的发病有密切关系,因此强调用化痰法治疗消渴,其在书中指出:"上消者,肺病也,当于大队清润中,佐以渗湿化痰之品,……中消者,胃病也,……宜清阳明之热,润燥化痰"。

(7)活血化瘀:唐容川在《血证论》中提出了瘀血致渴的病机及活血化瘀的治法,"瘀血在里则口渴,所以然者血与气本不相离,内有瘀血,故气不得通,不能载水津上升,是以为渴,名曰血渴,瘀血去则不渴矣"。古代医家基于血瘀致渴的病机制论将活血化瘀药物应用于消渴的治疗,如《王旭高医案》就记载了运用大黄土鳖虫丸治疗消渴的案例。至今随着糖尿病之瘀血研究的不断深入,活血化瘀法已广泛运用于糖尿病及血管神经并发症的防治。

从历代医家有关论述可知,消渴治则治法是在辨证论治基础上确立的,每种法则又各有其一定的适应范围,因此在运用这些法则时必须善于从复杂多变的疾病现象中抓住本质,治病求本;或根据病变部位的不同三消分异;或根据疾病发展的不同阶段新久异治;或根据邪正斗争所产生的虚实变化扶正祛邪。只有这样,在临床上才能取得满意疗效。

4.方药方剂

在长期医疗实践中,积累了极为丰富的防治糖尿病及慢性并发症的宝贵经验,其中药物疗法内容最为丰富,在中国历代医籍中有关治疗消渴及并发症的方药(包括复方、单方、验方、汤剂、散剂、丸剂等)十分繁多。如唐代《备急千金要方》,载有治疗消渴的处方55首,药物110种;《外台秘要》,载方86首,药物119种;宋代《太平圣惠方》,载有治疗三消的处方177个,药物172种;《圣济总录》,载有三消的处方196个,药物192种;明代《普济方》,集明之大成,记载三消的处方697个,药物达4 198种。清代《古今图书集成医部全录·渴门》,载治疗消渴的复方95首,单方135首。其中最常用的药物有一百余种。如常用益气药:人参、黄芪、西洋参、党参、怀山药等;常用滋阴生津药:生地黄、熟地黄、玄参、麦冬、天门冬、葛根、天花粉、五味子、白芍药、乌梅、沙参、芦根、梨汁、知母、枸杞、山茱萸、桑椹、蚕茧、玉竹、黄精等;常用的清热药:生石膏、知母、黄连、黄柏、黄芩、栀子、桑白皮、地骨皮、薏苡仁等。

5.其他疗法

(1)针灸疗法:关于针灸治疗消渴在中国已有久远的历史。《史记·扁鹊仓公列传》,记载了最早的消渴灸治病例。晋代《针灸甲乙经》,详细记载了消渴的针灸穴位。如"消渴身热,面目黄,意舍主之,消渴嗜饮,承浆主之,消渴,腕骨主之,黄瘅热中喜饮,太冲主之;消瘅善饥,气走喉咽而不能言,大便难……口中热,唾如胶,太溪主之;热中,消谷善饥……,足三里主之。"唐代《备急千金要方》,将《针灸甲乙经》,中6个治疗消渴的穴位增至35个,将《针灸甲乙经》,中的循5经取穴扩大到循8经取穴,并对奇穴作了补充。如:"消渴咽喉干,灸胸膛五十壮,又灸足太阳五十壮。""消渴小便数,灸两手小指头及足两小趾头,并灸项椎佳。"且以"曲泉、阴谷、阳陵泉、复留此诸穴断小行最佳,不损阳气,亦止遗溺也"。其他穴位还有阳池、阴市、中封、然谷、太白、大都、跌阳、行间、大敦、隐白、涌泉、水道、肾系、胃管下输、小肠俞、手厥阴、足厥阴等。宋代《针灸资生经》,又增添8个治疗消渴的新穴:商丘、关冲、曲池、劳宫、中膂俞、兑端、水沟、阳纲。明代《普济方》,搜集了明以前针灸治疗消渴的处方,辨证取穴18种,穴位总计44个,其他如《针灸大成》《针灸大全》《针灸聚英》《神应论》,等针灸医籍新增的穴位有少商、曲泽、金津、玉液、列缺、中脘、照海、廉泉等。清代《针灸集成》,则更强调针灸治疗消渴应分型论治,辨证取穴。如:"消渴饮水,取人中、兑端、隐白、承浆、然谷、神门、内关、三焦俞;肾虚消渴,取然谷、肾俞,腰俞、中膂俞……灸三壮;食渴取中脘、胃俞、三焦俞、太渊、列缺,针皆泻。"

同时,孙思邈还强调消渴宜早期采用针灸治疗,若本病迁延,易合并皮肤感染,则不易采用灸刺。"凡消渴经百日以上者,不得灸刺,灸刺则于疮上漏脓水不歇,遂成痈疽,羸瘦而死。亦忌有所误伤皮肉,若作针孔许大疮者,所饮之水,皆于疮中变成脓水而出,若水出不止者必死,慎之慎之。初得患者,可如方灸刺之。"

(2)气功疗法:在《黄帝内经》中就有用导引、行气、按摩治疗疾病的记载。《素问·遗篇刺法论》载"寅时面向南,净神不乱思,闭气不息七遍"的练功方法。晋代名医葛洪专论吐纳导引的理论和方法,提出以呼吸吐纳"行气",可"内以养身","外以却邪"。隋朝医家巢元方则提出消渴气功宣导"解衣恢卧,伸腰瞋少腹,五息止,引肾去消渴"。唐《外台秘要》记载:"法云:解衣恢卧,伸腰月真少腹,五息止,引肾,去消渴,利阴阳。解衣者使无呈碍,恢卧者无外想使气易行,伸腰者使肾无逼蹙,月真者大努使气满,少腹者,摄腹牵气使五息即止之,引肾者,引水来咽喉,润上部,去消渴枯槁病,利阴阳者,饶气力也。"清代《古今图书集成医部全录·渴门》,收集了治疗消渴的5种导引方法。

(3)饮食疗法:中医学最早提出了消渴的饮食疗法。如孙思邈在《备急千金要方》中提出消渴首先应"以食治之,食疗不愈,然后命药",强调了饮食疗法的重要性,另外还提出了消渴人应控制米面咸食和水果,比过去误认为最先用饮食控制方法治疗糖尿病的 John Rollo 早千余年。消渴"其所慎有三:一饮酒,二房事,三咸食及面,能慎此者,虽不服药而自可无他,不知此者,纵有金丹,亦不可救,深思慎之"。另外,唐代《外台秘要》:"此病特慎麝鹿肉,须慎酒炙肉咸物……忌热面并干脯一切热肉粳米饭李子等。"而且对饮食控制疗法的实施,提出了具体要求,主张"食欲得少而数,不欲顿而多",即少食多餐。

(4)体育疗法:隋朝巢元方在《诸病源候论》中指出:消渴人应"先行一百二十步,多者千步,然后食之"。这比过去误认为最先用体力活动治疗糖尿病的 Tohn Brown 要早千余年。另外,唐《外台秘要》也强调消渴患者宜食后"即须行步",不宜"饮食便卧,终日久坐",还主张患者作适当的体力劳动,"人欲小劳,但莫劳疲极也"。

(5)心理疗法:对消渴人来说,几乎不同程度的都存在着焦虑、忧郁、烦恼、失望和沮丧的不良情绪,不利于疾病的康复。因此通过语言疏导,移精变气,琴棋书画,旅游观光,意念联想等心理调整方法,使患者摆脱不良情绪的困扰,创造坦然开朗之心境,以利疾病的康复。清代叶天士治疗一消渴患者时,认为应使注意力特移至栽花种竹等园艺之作,服药才可奏效。就运用了心理疗法。

6.有关并发症的论述

古代医家有关消渴变证的论述较多,归纳起来常见以下几种。

(1)痈疽:消渴之病,燥热内盛,耗伤津液,水谷精微随尿流失,津枯液涸,经脉涩滞,营卫失调,气血不畅,热毒滞留,遂发痈疽。消渴源不除,则热毒生之不断,此起彼伏,久治不愈。正如唐代孙思邈《备急千金要方·消渴》所言:"消渴之人,愈与未愈,常须思虑有大痈。"隋代巢元方《诸病源候论·消渴候》在论述其发病机制时认为:"以其内热小便利故也,小便利则津液竭,津液竭则经络涩,经络涩则荣卫不行,则由热气留滞,故成痈疽。"《圣济总录》记载:"能食而渴者必发脑痈、背痈。"明代马兆圣则认为消渴并发痈疽之机制为阴虚阳盛,水火不能相济或火性炎上,留于分肉所致,其在《医林正印·三消》曰:"三消者,乃阴虚阳盛之症,水火不能相济也……或猛火盛炎,留于分肉,则发痈疽,此又病深而症之变也"。

(2)水肿:消渴日久,阴损及阳,或过用寒凉,伤阳损气,致水气既不得蒸腾于上,又不能下输膀胱,必潴留于内,泛溢周身肌肤,则出现水肿。宋代《圣济总录·消渴门》谓:"此久不愈,能为水肿痈疽之病","土气弱不能制水,消渴饮水过度,脾土受湿而不能有所制,则泛溢妄行于皮肤肌肉之间,聚为水肿胀满,而成水也"。金代刘完素则从火热论之,其在《三消论》中谓:"夫消渴者……热甚而膀胱怫郁,不能渗泄,水液妄行而上肿也",从而补充了前贤之未备。

(3)目盲、耳聋:消渴日久,伤精耗血,致肝肾两亏。肝开窍于目,肾开窍于耳,精血不能上承于头面以濡养耳目,耳目失养,故成目盲、耳聋等病证。金代刘完素《三消论》曰:"夫消渴者,多变聋盲目疾、疮癣痤痱之类,皆肠胃燥热怫郁,水液不能浸润于周身故也。"明代戴元礼更加明确提出精血亏虚是发生本病的主要病机,其在《证治要诀·消渴》谓:"三消久之,精血既亏,或目无所见,或手足偏废如风疾"。本病之临床表现虽有在目、在耳之别,但其病变机制则一,故临床上常将两者归属一类病证加以讨论。

(4)肺痿、痨嗽:消渴患者常因燥热偏盛,熏灼于肺,耗伤肺津出现阴虚肺热之咳嗽、痰中带血、潮热、盗汗等痨嗽之证。若久嗽不愈则可发生肺痿,故《金匮要略》曰"肺痿之病,从何得之,或从汗出,或从呕吐,或从消渴,小便利数……重亡津液,故得之"。金代刘完素在《三消论》中亦有消渴可并发"肺痿痨嗽""蒸热虚汗"之记载。

(5)中风:《内经》最早提出形体肥胖,过食膏粱厚味是消渴并发中风之重要因素,《素问·通评虚实论》曰:"消瘅仆击,偏枯……肥贵人则高粱之疾也"。明代医家戴元礼则认为消渴日久,精血亏虚,筋脉失养是本病之另一重要病机,其在《证治要诀·三消》谓:"三消久之,精血既亏……或手足偏废如风疾"。

(6)痿病:消渴日久伤精耗血,肝肾阴虚,气血亏虚,不能濡养肌肉筋骨,故肢体麻木、疼痛、痹证、痿证。元代《丹溪心法·消渴》曰:"热伏于下,肾虚受之,腿膝枯细,骨节酸疼。"《普济方》记载了消渴日久可见"四肢痿弱无力""手足烦疼"。《续名医类案》也有消渴日久出现"足膝痿弱,寸步艰难"的记载。《王旭高医案》记载了消渴出现"手足麻木"的病例。清代汪蕴谷也认为肾阴亏虚是发生本病的主要病机,其在《杂证会心录》谓:"消渴一证,责在于下,肾水亏虚,则尤火无所留恋……若火灼在下,耳轮焦而面黑,身半以下,肌肉尽削"。

(7)心痛:《伤寒论·辨厥阴病脉证并治》记载:"厥阴之为病,消渴,气上撞心,心中疼热,饥而不欲食"。隋代《诸病源候论·消渴候》还记载了"消渴,心中疼"。

(8)泄泻:清代吴谦等在《医宗金鉴·消渴》则论述了消渴并发泄泻之机制,"三消,饮水多不能食。……湿多苔白滑者,病之则传变水肿泄泻"。

(9)阳痿:阳痿古称阴痿。如《素问·阴阳应象大论》云:"年六十,阴痿,气大衰。"明代张介宾在《类经》中释曰:"阴痿,阳不举也",指出阴痿即是阳痿。有关消渴合并阳痿古医籍中曾有记载,如金代李杲《兰室秘藏》中就有消渴人"四肢痿弱,前阴如冰"的记载,明代赵献可在《医贯》中有消渴人"或为白浊阴痿"的记载。

(10)脱疽:《卫生宝鉴》有"足膝发恶疮,至死不救","足趾患疽,若黑若紫不治"等记载。《续名医类案》有消渴"脚背发疽"及"足黑腐而死","足大指患疽,色紫"等类似糖尿病足的记载。

(11)口腔并发症:许多古籍文献中有消渴并发齿痛、齿摇、齿落、口舌生疮等口腔并发症的记载。如《先醒斋医学广笔记》记载消渴患者"骤发齿痛""满口痛不可忍,齿俱动摇矣""口舌生疮或牙龈溃蚀,咽喉作痛""舌本上腭腐碎"。

(12)急性并发症:《张氏医通》还记载了急性并发症,如消渴出现的"烦热烦渴""头痛""呕吐""昏昏嗜卧"的症状类似糖尿病酮症酸中毒及糖尿病昏迷前期的症状。

(焦素杰)

第四节 汗 证

汗证是指人体阴阳失调,营卫不和,腠理不固引起汗液外泄失常的一类病证。根据汗出的临床表现,可分为自汗、盗汗、脱汗、战汗、黄汗五种。

早在《内经》中就有对汗的生理和病机的精辟论述,《素问·宣明五气篇》载"心为汗",《素问·阴阳别论篇》载"阳加于阴谓之汗",明确指出汗为心液,为心所主,是阳气蒸化阴液而形成。《灵枢·五癃津液别》曰:"天暑衣厚则腠理开,故汗出……天寒则腠理闭,气湿不行,水下留于膀胱,则为溺与气"。《素问·经脉别论》曰:"故饮食饱甚,汗出于胃;惊而夺精,汗出于心;持重远行,汗出于肾;疾走恐惧,汗出于肝;摇体劳苦,汗出于脾"。均阐明了出汗与外界环境的关系,及汗证与脏腑的关系。

在病机上《灵枢·经脉》曰:"六阳气绝,则阴与阳相离,离则腠理发泄,绝汗乃出"。这些论述为后世认识和治疗汗证奠定了理论基础。汉代张仲景将外感病汗出的症状分为汗出、自汗出、大汗出、手足溅然汗出、头汗出、额汗出、汗出而喘、盗汗和黄汗等,并根据汗出的性质、程度、部位来推断疾病的病机,判别表、里、寒、热、虚、实的差异,拟定了桂枝汤、白虎汤、承气汤、茵陈蒿汤等,给予对证治疗。有关盗汗,《金匮要略·水气病脉证并治》指出:"食已汗出,又常暮盗汗者,此劳气也"。《金匮要略·血痹虚劳病脉证并治》又指出:"男子平人,脉虚弱细微者,喜盗汗也"。有关战汗,《伤寒论·辨太阳病脉证并治》指出:"太阳病未解,脉阴阳俱实,必先振栗,汗出而解"。有关黄汗,《金匮要略·水气病脉证并治》指出:"黄汗之为病,身体肿,发热汗出而渴,状如风水,汗沾衣,腰髋弛痛,如有物在皮中状,剧者不能食,身疼重,烦躁,小便不利"。以上论述对后世认识和治疗汗证很有启发。前人有自汗属阳虚,盗汗属阴虚之说,是指自汗、盗汗发病的一般规律,但不能概括全部,如《丹溪心法》载:"自汗属气虚、血虚、湿、阳虚、痰""盗汗属血虚、气虚"。《景岳全书·汗证》载:"自汗、盗汗亦各有阴阳之证,不得谓自汗必属阳虚,盗汗必属阴虚也"。"凡伤寒欲解,将汗之时,若是正气内盛,邪不能与之争,汗出自不作战,所谓不战,应知体不虚也。若其人本虚,邪与之争,微者为振,甚者为战,正胜邪则战而汗解也"。《温疫论》对战汗的发生机制,以及病情转归的关系都有一定见解,认为战汗在临床上常作为观察病情变化和预后的一个重要标志。清代王清任《医林改错·血腑逐瘀汤所治之症目》曰:"竟有用补气、固表、滋阴、降火,服之不效,而反加重者,不知血瘀亦令人自汗、盗汗,用血府逐瘀汤"。对血瘀导致自汗、盗汗的治疗作了补充。

西医学多种疾病如甲状腺功能亢进症、自主神经功能紊乱、更年期综合征、风湿热、结核病、低血糖、虚脱、休克及肝病、黄疸等某些传染病以汗出为主要症状者,均可参考本节进行辨证论治。

一、病因病机

本病大多由邪客表虚、营卫不和,肺气亏虚、卫表不固,阳气虚衰、津液失摄,阴虚火旺、虚火烁津,热邪郁蒸、迫津外泄等所致。

(一)营卫不和

阴阳偏盛、偏衰之体,或表虚之人,卒感风邪,可使营卫不和,卫强营弱,卫外失司,营阴不能内守而汗出。

(二)肺气亏虚

素体虚弱,病后体虚,或久患咳喘之人,肺气不足,肌表疏松,腠理不固而汗自出。如明代王肯堂《证治准绳·自汗》曰:"或肺气微弱,不能宣行荣卫而津脱者"。

(三)阳气虚衰

《素问·生气通天论》云:"阳者卫外而为固也"。久病重病,脏气不足,阳气过耗,不能敛阴,卫外不固而汗液外泄,甚则发生大汗亡阳之变。

(四)虚火扰津

烦劳过度,精神过用,伤血失精,致血虚精亏,或邪热伤阴,阴液不足,虚火内生,心液被扰,不能自藏而外泄作汗,如《素问·评热病论》云:"阴虚者,阳必凑之,故少气时热而汗出也"。

(五)心血不足

劳心过度,或久病血虚,致心血不足,心失所养,心液不藏而外泄则盗汗。

(六)热邪郁蒸

风寒入里化热或感受风热、暑热之邪,热淫于内,迫津外泄则大汗出,如《素问·举痛论》载:"炅则腠理开,荣卫通,汗大泄"。或因饮食不节,湿热蕴结,熏蒸肝胆,见汗出色黄等。

综上所述,汗证的病位在卫表肌腠,其发生与肺、心、肾密切相关。病机性质有虚、实两端。由热邪郁蒸,迫津外泄者属实;由肺气亏虚、阳气虚衰、阴虚火旺所致者属虚,因气属阳,血属阴,故此类汗证总由阴阳失衡所导致,或为阴血不足,虚火内生,津液被扰而汗出,或为阳气不足,固摄无权,心液外泄而汗出;至于邪客表虚,营卫不和则为本虚标实之证。古有自汗多阳气虚,盗汗多阴血虚之说,此为常理,但临证每见兼夹错杂,需详加鉴别。

二、诊断

(1)不因外界环境影响,在头面、颈胸、四肢、全身出汗超出正常者为诊断的主要依据。

(2)昼日汗出溱溱,动则益甚者为自汗;寐中汗出津津,醒后自止者为盗汗;在外感热病中,全身战栗而汗出为战汗;在病情危重时全身大汗淋漓,汗出如油者为脱汗;汗出色黄,染衣着色者为黄汗。

三、相关检查

血沉、抗"O"、血清甲状腺激素和性激素测定、胸部X线摄片、痰培养等,以鉴别风湿热、甲状腺功能亢进、肺结核等疾病引起的汗多。

四、鉴别诊断

生理性汗出与病理性汗出出汗为人体的生理现象。因外界气候、运动、饮食等生活环境等因素影响,稍有出汗,其人并无不适,此属正常现象,应与病理性汗出鉴别。

五、辨证要点

(一)辨虚实

邪气盛多实,或存表,或在里,或为寒,或为热;正气衰则虚,或气虚,或血虚,或阴虚,或阳虚;正衰邪恋则虚实夹杂。一般来说自汗多属气虚不固,然实证也或有之;盗汗多属阴虚内热,然气虚、阳虚、湿热也间或有之;脱汗多属阳气亏虚,阴不内守,阴极阳竭。黄汗多属感受外邪,湿热内蕴,则为实证。战汗则常发于外感热病,为邪正相争之证以实证为主,若病变重者正不胜邪,则可出现虚实错杂的情况。

(二)辨寒热

汗证由热邪迫津外泄或阴虚火旺,心液被扰而失常者属热;由表里阳气虚衰,津液不固外泄为汗者属寒。

六、治疗原则

治疗当以虚者补之,脱者固之,实者泄之,热者清之,寒者热之为原则。虚证当根据证候的不同而治以益气、温阳、滋阴、养血、调和营卫;实证当清泄里热、清热利湿、化湿和营;虚实夹杂者,则根据证候的虚实主次而适当兼顾。此外,汗证以腠理不固,津液外泄为基本病变,故可酌加麻黄根、浮小麦、牡蛎等固涩止汗之品。

七、分证论治

(一)自汗

1.营卫不和

主症:汗出恶风,周身酸楚。

兼次症:或微发热,头痛,或失眠,多梦,心悸。

舌脉:苔薄白;脉浮或缓。

分析:营卫失和,腠理不固,故汗出恶风,周身酸楚。如风邪在表者,则兼见头痛,发热,脉浮等。营卫不和,心失所养,心神不宁,则失眠,多梦,心悸,苔薄白,脉缓。

治法:调和营卫。

方药:桂枝汤。本方解肌发表,调和营卫。既可用于风寒表虚证,又可用于体虚营卫不和之证。方中桂枝温经解肌,白芍敛阴和营,桂枝、白芍同用,调和营卫以使腠理固密,佐生姜、大枣、炙甘草和中,助其调和营卫之功。

若气虚明显,加黄芪益气固表;失眠多梦、心悸者,加龙骨、牡蛎,以安神止汗。

2.肺气虚弱

主症:汗出恶风,动则益甚。

兼次症:久病体虚,平时不耐风寒,易于感冒,体倦乏力。

舌脉:苔薄白;脉细弱。

分析:肺主皮毛,病久体虚,伤及肺气,皮毛不固而见汗出畏风,平素易于感冒,动则耗气,气不摄津,故汗出益甚,体倦乏力,脉细弱,苔薄白,均为肺气不足之征。

治法:益气固表。

方药:玉屏风散。本方益气固表止汗,用于肺气虚弱、卫气不固的自汗。方中黄芪补气固表,白术健脾补气以实表,佐防风祛风走表而助黄芪固表之力。

汗多者加麻黄根、浮小麦、五味子、煅牡蛎以止汗敛阴。病久脾胃虚弱者合用四君子汤培土生金。兼中气虚者加补中益气汤补中益气。

3.心肾亏虚

主症:动则心悸汗出,或身寒汗冷。

兼次症:胸闷气短,腰酸腿软,面白唇淡,小便频数而色清,夜尿多。

舌脉:舌质淡,舌体胖润,有齿痕,苔白;脉沉细。

分析:久病重病,耗伤心肾之阳,阳气不足,不能护卫腠理,故见汗出;心失温养则见心悸。身寒,腰酸腿软,面白唇淡,小便频数而色清,夜尿多,舌质淡体胖有齿痕,苔白,脉沉细,均为肾阳亏虚之征。

治法:益气温阳。

方药:芪附汤加味。本方补气温阳,主治气阳不足,虚汗不已之证。方中黄芪益气固表止汗,附子温肾益阳。以振奋卫气生发之源。

乏力甚,加人参、白术、大枣补中益气;四肢厥冷,加桂枝、肉桂通阳补肾;汗多者,加浮小麦、龙骨、牡蛎以止汗敛阴。

4.热郁于内

主症:蒸蒸汗出,或但头汗出,或手足汗出。

兼次症:面赤,发热,气粗口渴,口苦,喜冷饮,胸腹胀闷,烦躁不安,大便干结,或见胁肋胀痛,身目发黄,小便短赤。

舌脉:舌质红,苔黄厚;脉洪大或滑数。

分析:素体阳盛,感邪日久,郁而化热,热淫于内,迫津外泄,故见蒸蒸汗出,面赤气粗;津液被劫,故口渴饮冷,大便干结。舌质红,苔黄,脉洪大滑数,为内有积热之征。若饮食不节,湿热蕴结肝胆,则见胁肋胀痛,身目发黄,小便短赤。

治法:清泄里热。

方药:竹叶石膏汤加减。本方清热养阴,生津止汗,适用于热病伤阴,方中生石膏、竹叶清气分热,人参(可改用沙参)、麦冬滋养阴液。白芍敛阴,甘草和中。里热得清,汗出自止。

宿食在胃者,可用枳实导滞丸消导和胃,佐以泄热。如大便秘结,潮热汗出,脉沉实者,可用增液承气汤,不应,改大承气汤攻下热结。肝胆湿热者,可用龙胆泻肝汤清热利湿。

(二)盗汗

1.心血不足

主症:睡则汗出,醒则自止,心悸怔忡,失眠多梦。

兼次症:眩晕健忘,气短神疲,面色少华或萎黄,口唇色淡。

舌脉:舌质淡,苔薄;脉虚或细。

分析:劳心过度,心血耗伤,或久病血虚,心血不足,神不守舍,入睡神气外浮则盗汗;血不养心,故心悸怔忡,失眠多梦;气血不足,故面色不华,气短神疲,眩晕健忘,口唇色淡舌质淡,苔薄,脉虚或细,均为心血亏虚之征。

治法:补血养心。

方药:归脾汤加减。方中茯神、酸枣仁、龙眼肉、远志养心安神,当归养血补血,人参、黄芪、白术、甘草补脾益气;脾为后天之本,气血生化之源,脾健气旺则血生,化源不绝,心神得养。

若心悸甚者,加龙骨、琥珀粉、朱砂以镇惊安神;不寐,加柏子仁、合欢皮以养心安神;气虚甚者,加生黄芪、浮小麦以固表敛汗。

2.阴虚火旺

主症:寐则汗出,虚烦少寐,五心烦热。

兼次症:久咳虚喘,形体消瘦,两颧发红,午后潮热,女子月经不调,男子梦遗。

舌脉:舌质红少津,少苔;脉细数。

分析:肺痨久咳,或亡血失精,阴血亏虚,虚火内生,寐则阳气入阴,营阴受蒸则外泄,故见夜寐盗汗。阴虚则阳亢,虚火内生,形体消瘦,午后潮热,两颧发红,五心烦热;热扰神明,则虚烦少寐;阴虚火旺,相火妄动,引起女子月经不调,男子遗精。舌质红少津少苔,脉细数,为阴虚火旺之象。

治法:滋阴降火。

方药:当归六黄汤加减。方中当归、生地黄、熟地黄滋阴养血;黄芩、黄连清心肺之火;黄柏泻相火而坚阴;黄芪益气固表。可加龙骨、牡蛎、糯稻根以敛汗。

骨蒸潮热重者,可合青蒿鳖甲汤滋阴退热。阴虚相火妄动者,可合知柏地黄丸加减应用。

(三)脱汗

主症:多在病情危重之时,出现大汗淋漓,汗出如油。

兼次症:精神疲惫,四肢厥冷,气短息微。

舌脉:舌萎少津;脉微欲绝,或脉大无力。

分析:急病或重病耗伤正气,阳气暴脱,阳不敛阴,阴阳离决,汗液大泄,故见突然大汗淋漓,汗出如油,精神疲惫,四肢厥冷,声短息微。脉微欲绝或散大无力,舌萎少津为阴阳离决之象。

治法:益气回阳固脱。

方药:参附汤加味。方中重用人参大补元气,益气固脱;附子回阳救逆。可加生黄芪益气止汗。病情危急,用药应功专力宏,积极抢救。亦可静脉滴注黄芪注射液、参麦注射液等急救之品。

若在热病中所见,尚可加麦冬、五味子敛阴止汗。汗多时可加煅龙骨、煅牡蛎、麻黄根等敛汗之品,随症应用。亦可用止汗红粉,绢布包扑之以助止汗。

(四)战汗

主症:多在急性热病中,突然全身恶寒、战栗,而后汗出。

兼次症:发热口渴,躁扰不宁。

舌脉:舌质红,苔薄黄;脉细数。

分析:热邪客于气分,故见发热口渴,躁扰不宁。正气抗邪外出,正邪交争,故恶寒、战栗。若正能胜邪,则汗出病退,脉静身凉,烦渴自除。舌质红,苔薄黄,脉浮数为邪热在气分之象;脉细示正气已伤。

治法:扶正祛邪。

方药:主要针对原发病进行辨证论治。战栗恶寒而汗出顺利者,一般不需特殊治疗,可适当进食热汤、稀粥之品,予以调养。

若恶寒战栗而无汗者,此属正气亏虚,用人参、生姜煎汤服之,以扶正祛邪;若汗出过多,见精神疲惫,四肢厥冷者,治宜益气回阳固脱,用参附汤、生脉散煎汤频服;若战汗之后,汗出不解,再战再汗病情反复者,若已无表证,里热内结,可用滋阴增液,通便泄热之法,以增液承气汤加减治之。若表证未尽,腑气热闭,应表里同治,以凉膈散加减治之。

(五)黄汗

主症:汗出色黄,染衣着色。

兼次症:或有身目黄染,胁肋胀痛,小便短赤;或有发热、口渴不欲饮,或身体水肿。

舌脉:舌质红,苔黄腻;脉弦滑或滑数。

分析:湿热素盛,感受温热之邪,湿热熏蒸肝胆,胆汁不循常道,随汗液外渍肌肤,故汗出色黄,染衣着色,身目黄染,胁肋胀痛;或感受温热之邪,交阻于肌表,故发热,身体水肿;湿热交阻中焦,故口渴不欲饮;舌质红,苔黄腻,脉弦滑或滑数,皆为湿热之征。

治法:清热化湿。

方药:龙胆泻肝汤加减。本方清肝火,清利湿热,主治肝胆实火,湿热内蕴,用于邪热郁蒸所致的黄汗。方中龙胆草、黄芩、栀子、清泄肝热;泽泻、木通、车前子清热利湿;柴胡、当归、生地黄疏肝滋阴、养血和营;甘草调和诸药,清热解毒。

若热势不甚,小便短赤,身体水肿,予茵陈五苓散清热利水退黄。若湿热未清而气阴已亏者,可用清暑益气汤清热利湿,益气养阴并举。

八、转归与预后

单纯出现的自汗、盗汗,一般预后良好,经过治疗大多可在短期内好转。若伴见于其他疾病过程中出现出汗,往往病情较重,治疗时应着重针对原发疾病,随着原发疾病的好转,出汗才能减轻或消失。由于引起汗证的疾病较多,如结核、感染性疾病、肝胆病及危重病证等引起的汗证,则该病的发展转归决定其预后。

(焦素杰)

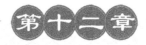

泌尿外科疾病的辨证治疗

第一节　泌尿系统感染

　　泌尿系统感染广义来说是指尿路内有大量微生物繁殖而引起的尿路炎症,根据临床症状的有无,可分为有症状的泌尿系统感染和无症状细菌尿;根据感染部位将泌尿系统感染分为上泌尿系统感染和下泌尿系统感染,前者为肾盂肾炎,后者主要为膀胱炎;根据有无尿路功能上或解剖上的异常,又可将泌尿系统感染分为复杂性及非复杂性两种。根据我国普查统计本病发病率占人口 0.91%。男女老少均可发病,特别以女性常见。约 30% 的妇女在其一生中曾患过泌尿系统感染,而约有 6% 妇女每年会患一次有症状性泌尿系统感染。

　　泌尿系统感染属于中医的"腰痛""淋证""尿浊""虚劳"等范畴。"腰痛"以腰部疼痛为主要症状。"淋证"以小便频数短涩,淋漓刺痛,欲出未尽,小腹拘急,或痛引腰腹为主要症状,可分为:热淋、血淋、石淋、气淋、膏淋、劳淋。

　　泌尿系统感染特别是慢性的泌尿系统感染为临床常见病,难治性疾病之一。近年来,随着中医、中西医结合研究的不断深入,泌尿系统感染无论在基础理论研究,还是临床经验的积累方面,均取得了可喜的成果,中医综合疗法对泌尿系统感染患者疗效明显,治疗包括辨证论治使用中药汤剂及中成药,并根据病情的不同变化加用中药静脉滴注及中医外治疗法等。

一、病因病机

　　中医认为泌尿系统感染的病因与外感病邪、情志失调、劳倦过度、饮食不节等因素有关,上述病因可导致湿热蕴结膀胱,膀胱气化不利;或肝失疏泄,膀胱气化不利;或脾肾亏虚,膀胱气化无权,从而导致本病。病位在肾与膀胱,病邪是湿热。急性阶段以邪实为主,临床上表现为湿热证候,或气滞湿热。湿热久留,耗伤气阴,则兼出现肾虚的临床证候,后期可伴有瘀血。正如《诸病源候论·诸淋病候》中说:"诸淋者,由肾虚而膀胱热故也。"本病发病以脾虚、肾虚为本,气滞湿热为标。

(一)膀胱湿热

多食辛热肥甘之品,或嗜酒太过,酿成湿热;或下阴不洁,秽浊之邪侵入膀胱,酿成湿热;或外感风寒湿邪入里化热,下注膀胱;或病属它脏传入,如心移热于小肠,致分清泌浊功能紊乱而传入膀胱;肝胆湿热下注,或胃肠积热等传入膀胱;或七情郁结,房劳过度,精竭火动,相火偏亢,湿热蕴结于膀胱,气化失司,水道不利,故发为本病。

(二)肝郁气滞

少腹乃是厥阴肝经循行之处,情志忧郁,肝失条达,气机郁结,水道通调受阻,疏泄不利,膀胱气化不利,亦发为淋证而见小便涩滞,淋漓不尽,少腹满痛。

(三)脾肾亏虚

年老体衰脾肾不足;或因消渴、水肿等病伤及脾肾;或疲劳过度、房事不节等原因耗伤脾肾;或热淋病延日久,耗气伤阳,均可导致脾肾亏虚,脾失健运,中气不足,气虚下陷,肾气不固,膀胱气化失司,故发为本病。

(四)肾阴不足

淋病日久,伤及肾阴;或月经、妊娠、产褥、房劳等因素耗伤肾阴;或渗湿利尿太过,伤及肾阴,阴虚而湿热留恋,膀胱气化不利,故发为本病。

总之,本病多因膀胱湿热、肝郁气滞、脾肾两虚、肾阴亏耗等导致膀胱气化失常。若湿热之邪犯于肾可见腰痛。湿热内盛,上犯少阳,正邪相争,可见寒热起伏、口苦、呕恶,热伤血络可见尿血。一般来说,淋证初起,多较易治愈。淋证日久不愈或反复发作,可以转为劳淋。久病入络,亦可有夹瘀之证。

二、临床表现

(一)膀胱炎

膀胱炎即通常所指的下泌尿系统感染。膀胱炎可分为急性膀胱炎和再发性膀胱炎,肾盂肾炎时常合并膀胱炎。成年人的膀胱炎主要表现是膀胱刺激症状,即尿频、尿急、尿痛,白细胞尿,偶可有血尿,甚至肉眼血尿,膀胱区可有不适。一般无明显的全身感染症状,但少数患者可有腰痛,轻度发热(不超过38℃),血白细胞计数常不增高。

(二)急性肾盂肾炎

(1)泌尿系统症状:包括尿频、尿急、尿痛等膀胱刺激症状,尿液混浊,偶有血尿,腰痛和/或下腹部痛、肋脊角及输尿管点压痛,肾区压痛和叩痛。

(2)全身感染的症状:包括寒战、发热,体温可达39～40℃,疲乏无力、食欲减退,可有恶心、呕吐,或有腹痛,血白细胞和中性粒细胞计数增高和血沉增快。

(三)慢性肾盂肾炎

半数慢性肾盂肾炎以上患者有"急性肾盂肾炎"既往史(实际上不是急性肾盂肾炎,而是慢性肾盂肾炎的首发症状)。其后有乏力、间歇性低热、厌食、腰酸、腰痛、季肋部或腹部轻度不适等症状,并伴有尿频、尿急、尿痛等下尿路刺激症状和多尿、夜尿增多,或表现为无症状性菌尿或血尿,急性发作表现也时有出现。典型的慢性病变其过程则更为隐匿。肾小管功能损害较肾小球功能损害更为突出,表现为多尿、夜尿、电解质紊乱等。

三、辅助检查

(一)尿常规

尿沉渣中白细胞大于5个/HP,白细胞计数大于20万个/h,白细胞酯酶阳性、亚硝酸盐阳性。

(二)尿细菌培养

清洁中段尿培养菌落计数杆菌大于 10^5/mL,球菌大于 10^4/mL。

(三)血常规及生化

白细胞、中性粒细胞绝对值,中性百分比均可升高,血沉增快。

(四)其他

X 线检查、同位素肾图检查、超声波检查了解肾脏形态,有无泌尿系统畸形。

四、诊断与鉴别诊断

(一)诊断标准

泌尿系统感染诊断不能单纯依靠临床症状和体征,而要依靠实验室检查。泌尿系统感染诊断标准为:①正规清洁中段尿(要求尿停留在膀胱中 4~6 小时以上)细菌定量培养,菌落≥10^5/mL;②参考清洁离心中段尿沉渣白细胞数≥10 个/HP,或有泌尿系统感染症状者。具备上述①,②可以确诊。如无②则应再做尿菌计数复查,如仍≥10^5/mL,且两次的细菌相同者,可以确诊;③作膀胱穿刺尿培养,如细菌阳性(不论细菌数多少)亦可确诊;④作尿细菌培养计数有困难者,可用治疗前清晨清洁中段尿(尿停留于膀胱 6 小时以上)正规方法的离心尿沉渣革兰氏染色找细菌,如细菌>1 个/油镜视野,结合临床泌尿系统感染症状,亦可确诊;⑤尿细菌数在 10^4~10^5/mL 之间者,应复查,如仍为 10^4~10^5个/mL,需要结合临床表现来诊断或做膀胱穿刺尿培养来确诊。

(二)鉴别诊断

本病主要与“精浊”等类证相鉴别,淋证是以小便频数短涩、淋漓刺痛、欲出未尽、小腹拘急、或痛引腰腹为共有特征,可石淋以小便排出砂石为主;膏淋见小便混浊如米泔水或滑腻如脂膏;血淋则尿血而痛;气淋以小腹胀满明显,小便艰涩疼痛,尿有余沥;热淋为小便灼热刺痛;劳淋则小便淋漓不已,遇劳即发。

五、治疗

(一)一般措施

(1)增强体质,提高机体的防御能力;坚持每天多饮水,定时排尿。

(2)注意阴部的清洁,尤其是女性患者,在月经、妊娠、和产褥期更应注意。

(3)消除各种易感因素如糖尿病、尿路结石及尿路梗阻等。

(4)积极寻找并去除炎性病灶,如男性的前列腺炎,女性的尿道旁腺炎、阴道炎及宫颈炎。

(5)与性生活有关的反复发作的泌尿系统感染,建议于性生活后立即排尿,必要时按常用量内服一次抗菌药物作预防。

(6)尽量避免使用尿路器械,如必须留置导尿管,必要时可在初 3 天内服抗菌药物预防。

(7)保持心情舒畅,避免劳累,饮食清淡。

(8)正确服药、保证疗效。

(二)辨证论证

泌尿系统感染的病机是肾虚膀胱热,膀胱气化失常,水道不利,故利水通淋为治疗的基本原则。水道通利,湿邪才有出路,才不至留邪。本病急性期为下焦湿热,治疗以清利下焦湿热为主,邪去则正安,不必多虑其是否有虚。若有湿热邪气未尽,瘀血内生,正气已虚,虚实夹杂的情况,下列诸证并非单一,可相兼出现,临证应灵活运用,执简驭繁,分清虚实主次、标本缓急,治疗掌握好湿热蕴结勿要过早滋补而碍邪的原则,又要注意清利湿热之中勿忘久病湿热伤阴等。

1.膀胱湿热

主症:小便短频,灼热刺痛,少腹拘急胀痛,或有寒热、口苦、呕恶、腰痛,舌苔黄腻,脉濡数或滑数。

治法:清热利湿通淋。

方药:八正散加减。瞿麦、萹蓄、炒栀子、黄柏、大黄(后下)各 10 g,滑石(包煎)12 g,车前子(包煎)15 g,凤尾草 30 g,连翘 20 g,甘草 3 g。大便秘结,腹胀者,用芒硝 6 g 冲服,枳实 10 g 以助通腑泄热;发热症重,加金银花、鸭跖草各 30 g 以加强清热解毒;若膀胱湿热毒盛,上犯少阳,少阳郁热而见寒热往来、口苦呕恶、腰痛尿赤涩者,用小柴胡汤合四妙散加减,可加凤尾草、车前草各 30 g 以清热利湿,和解少阳;血尿明显,加白茅根 30 g,小蓟 10 g,生地黄 15 g 以凉血止血;小便涩滞不畅,加入小青皮 10 g,琥珀粉 3 g(冲服)。

2.肝气郁滞

主症:少腹满痛,尿意频急,排尿不畅,涩滞难尽,或淋漓短少,伴腰胁胀痛,苔薄白,脉沉弦。

治法:疏肝理气,利水通淋。

方药:沉香散加减。沉香、青皮各 6 g,滑石(包煎)30 g,白芍、石韦、王不留行籽各 15 g,冬葵子 10 g。少腹胀满者,加延胡索、川楝子各 10 g 疏肝理气;日久气滞血瘀者,加牛膝 15 g,丹参 30 g,琥珀粉(冲服)5 g 以活血化瘀;气郁日久化火而成肝胆郁热者,可用龙胆泻肝汤。

3.脾肾亏虚

主症:小便频数,努责难出,淋漓不尽,面浮足肿,纳呆腹胀,神疲乏力,腰酸腿软,头晕耳鸣,大便溏薄,舌淡苔白或白腻,脉沉细。

治法:健脾益肾,兼清湿热。

方药:①以脾虚为主者,用参苓白术散合二仙汤。薏苡仁、白扁豆、山药、淫羊藿各 15 g,党参、白术、茯苓、黄柏、知母、仙茅各 10 g。②以肾虚为主者,用无比山药丸加减。熟地黄、牛膝、巴戟天、山药、菟丝、杜仲、肉苁蓉、茯苓、泽泻各 15 g,狗脊、山茱萸各 10 g,黄芪 30 g,甘草 6 g。若阳虚明显者,可加制附子 10 g,桂枝 8 g;血虚者,可合八珍汤。

4.肾阴不足

主症:头晕耳鸣,腰膝酸软,咽干口燥,尿频而短,小便涩痛,或伴有低热,舌质红,苔薄白,脉弦细而数。

治法:滋阴清热利湿。

方药:知柏地黄丸加味。知母、黄柏、牡丹皮、山茱萸、泽泻、茯苓、石斛各 10 g,熟地黄、山药各 15 g,白茅根 30 g。本方当随临床阴虚证及下焦湿热证之轻重主次配伍,若阴虚内热证明显者,可重用生地黄30 g,酌加青蒿 12 g;湿热明显,可加白花蛇舌草、蒲公英、凤尾草各 30 g。

以上方药,每天 1 剂,分 2 次温服。

(三)特色专方

1.柏凤汤

黄柏、泽泻、乌药、大黄各 10 g,凤尾草、白茅根、车前子(包煎)、滑石(包煎)各 30 g,牛膝 15 g,甘草3 g。水煎,日 1 剂,分早晚服。本方系广东省名中医骆继杰治疗热淋经验方,具有清热利湿通淋作用,用于治疗热淋证,临床使用可随症加减。

2.清淋合剂

土地榆、生槐角、半枝莲、白花蛇舌草、大青叶各 15 g,白槿花、滑石(包煎)各 15 g,生甘草 6 g。水煎,日 1 剂,分早晚服。本方系国医大师朱良春治淋效方,具有清热利湿通淋作用,用于治疗热淋证,临床使用随症加减。

3.益肾温化汤

虎杖、威灵仙、萹蓄、瞿麦、荔枝核、盐小茴香各 15 g,海金沙(包煎)20 g,牛膝 25 g,肉桂 1.5 g,蒲公英 50 g,仙茅 10 g。水煎,日 1 剂,分早晚服。本方系国医大师任继学治淋效方,具有温肾化气、渗湿解毒之功,而达正复邪去之目的,用于治疗慢性淋证,临床使用随症加减。

4.益气解毒饮

黄芪 30 g,党参 20 g,麦门冬、茯苓、车前子、柴胡、地骨皮、生地黄各 15 g,蒲公英 10 g,白花蛇舌草30 g,甘草 5 g。水煎,日 1 剂,分早晚服。本方系国医大师张琪治疗淋证效方,具有清热解毒利湿而无伤正之弊,益气滋阴固本而不恋邪,恰中劳淋正虚邪恋之病机,用于治疗劳淋,临床使用可随症加减。

5.益肾通淋方

黄芪、鱼腥草、荠菜、珍珠草各 18 g,干地黄、黄精、女贞子各 15 g,虎杖 12 g,甘草 6 g。水煎,日 1 剂,分早晚服。本方系现代名中医杨霓芝经验方,具有填补肾精清热利湿通淋作用,使补而不留邪,泻而不伤正,共奏扶正祛邪之功效,用于治疗复发性泌尿系统感染,临床使用随症加减。

(四)中成药

1.八正合剂

口服,每次 20 mL,每天 3 次。八正合剂由萹蓄、瞿麦、车前子、大黄、川木通、滑石、栀子、甘草等 8 味中药经现代制药技术加工而成。八正合剂具有抑菌、抗炎、解热和镇痛作用;清热、通淋和利尿功效,适用于膀胱湿热证。

2.尿感宁冲剂

口服,每次 1~2 包,每天 3 次。尿感宁冲剂主要由海金沙、金钱草、凤尾草等组成的纯中药制剂,具有清热解毒、通淋利尿的作用,对大肠埃希菌、金葡萄球菌、伤寒杆菌、痢疾杆菌、绿脓杆菌、变形杆菌、淋球菌等革兰氏阳性、阴性菌有良好的抗菌作用,适用于急慢性尿道炎、膀胱炎、肾盂肾炎。

3.热淋清颗粒

口服,每次 1~2 包,每天 3 次。热淋清颗粒是以蓼科植物头花蓼为主要原料,经提炼精制而成的。具有清热泻火、利尿通淋、活血消肿之功效;对黄色葡萄球菌、大肠杆菌和绿脓杆菌均有抑制作用,常用慢性尿道炎,膀胱炎、肾盂肾炎。

4.尿感康胶囊

口服,每次 4 粒,每天 3 次,用药 6 周。尿感康胶囊主要由瞿麦、土茯苓、鱼腥草、山药、茯苓、柴胡、百合等药物组成。尿感康胶囊有较好的解热、抗炎、利尿及镇痛作用,还可增强吞噬细胞的吞噬功能,对临床常见菌株大肠杆菌、绿脓杆菌及变形杆菌有一定的抑制作用,适用于慢性泌尿系统感染。

5.清肾丸

口服,每次 10 g,每天 3 次。清肾丸由生地黄、熟地黄、大乌梅、山药、桑寄生、五味子、玄参、知母、川黄柏、瞿麦、白茅根、蒲公英、生黄芪等药组成,功效:滋阴凉血,清热利尿。对大肠杆菌等革兰氏阴性菌能起到较强的抑制作用。适用于慢性泌尿系统感染。

6.三金片

口服,每次 5 片,每天 4 次,2 周为 1 个疗程。三金片由金樱根、菝葜、羊开口、海金沙藤、积雪草组成。对尿路致病菌有较强的抗菌、利尿作用,有利于致病菌及其毒素或结石通过尿液的冲刷排出体外,尚能改善血行,调整机体整体功能,提高和增强机体的抵抗能力,促进大量吞噬细胞及抗菌有效成分进入病灶而充分发挥作用。功能主治清热解毒,利湿通淋,益肾。用于下焦湿热,热淋,小便短赤,淋沥涩痛,以及急、慢性肾盂肾炎,膀胱炎,泌尿系统感染属肾虚湿热下注证者。

7.癃清片

口服,每次 3 片,每天 3 次,共 7 天。癃清片由黄柏、金银花、黄连、赤芍、败酱草、仙鹤草、牡丹皮等中药进行加工、提炼而成,具有清热解毒、凉血通淋等作用。治疗泌尿系统感染的机制如下:①对引起泌尿系统感染的大肠杆菌、金黄色葡萄球菌、乙型链球菌等,具有较强的抑制作用;②有明显的抗炎作用;③有效增强机体吞噬细胞的能力,增加 T 淋巴细胞的功能,适用于泌尿系统感染。

(五)单味中药

大量的实验研究发现土茯苓、车前草、白茅根、金钱草、白花蛇舌草等单味中药在治疗泌尿系统感染方面有肯定的疗效。

1.土茯苓

适用于淋证(淋病)有良效。通过抑菌实验观察土茯苓体外抑菌作用,结果表明,土茯苓对金黄色葡萄球菌、白色葡萄球菌、铜绿假单胞菌、大肠埃希菌、伤寒杆菌、甲型链球菌、乙型链球菌均有明显抑菌作用。50～100 g 鲜者剂量加倍,水煎服,每天 1 剂;亦可用干品 50～100 g,根据需要配入适量鱼、肉、骨类煲汤。

2.车前草

主要用于热淋,小便淋漓涩痛。实验研究表明车前草中熊果酸可以杀灭多种葡萄球菌、革兰氏阳性菌、革兰氏阴性菌等细菌;6 羟基木犀草素可以杀灭金黄色葡萄球菌、绿脓杆菌、表皮葡萄球菌、痤疮棒状杆菌;用法:单味 30～60 g,水煎服,每天 1 剂,也可代茶;入汤剂每天 15～30 g。

3.白茅根

适用于淋证、血尿及乳糜尿。本品含有丰富的钾盐能缓解肾小球血管痉挛,从而使肾血流及肾滤过率增加而产生利尿效果;对弗氏、宋内氏痢疾杆菌有明显的抑菌作用。用法:60～100 g,单味水煎服,每天1 剂,也可代茶;入汤剂,15～30 g。

4.金钱草

本品具有清利湿热,通淋功能效,用于热淋,尿赤尿涩作痛。用法:30～60 g,单味水煎服,每天 1 剂;入煎剂 15～30 g。

5.白花蛇舌草

适用于急性、慢性肾炎。本品含白花蛇舌草总黄酮有效控制体内热势炎性病理状态,对球菌和杆菌均具有不同程度的抑菌和杀菌作用;白花蛇舌草有清热解毒,利湿消痛作用。用法:15～30 g,单味水煎服,亦可入汤剂,每天 1 剂。

6.刘寄奴

适用于慢性膀胱炎。本品含刘寄奴总黄酮其部分作用机制为通过抑制 MAPK/ERK 信号途径中 p2ERK 的蛋白表达,从而抑制 iNOS、COX22 靶基因及蛋白的表达,进而抑制过量 NO 产生而发挥抗炎效果。用法:10~15 g,单味水煎代茶饮,每天 1 剂,7 天为 1 个疗程,服用 1~3 个疗程。

(六)其他特色疗法

1.针刺治疗

针刺治疗是以中医理论为指导,通过针刺人体一定的部位(腧穴),以起到疏通经络、调节脏腑、行气活血的作用,从而达到扶正驱邪、治疗疾病的目的。

适应证:临床适应证广,泌尿系统感染没有禁忌证的患者均可,尤其是伴发热者。

禁忌证:晕针者,对针过敏者,孕妇,常有自发性出血或损伤后出血不止者。

注意事项:①患者过于紧张、疲劳、饥饿时,不宜立即进针。对于身体虚弱、气虚血亏的患者、手法不宜过强,尽量选卧位;②小儿囟门未合,不宜针刺头部;③皮肤有感染、溃疡、瘢痕或肿瘤部位不宜针刺;④对胸、胁、腰、背脏腑所居之处的腧穴不宜直刺、深刺;⑤针刺项部的风府、哑门等穴和脊部的腧穴,要注意一定的角度和手法。

穴位处方:根据中医证型辨证取穴。①取肾俞、小肠俞、膀胱俞、三焦俞、曲泉、三阴交,毫针刺,用泻法,留针 20 分钟,每天三次,10 次为 1 个疗程,适用于膀胱湿热证。②取肾俞、膀胱俞、脾俞、足三里,毫针刺,用补法,留针 20 分钟,可加灸,每天 1 次,10 次为 1 个疗程,适用于脾肾两虚证。③耳针取肾、膀胱、枕、肾上腺、下脚端、神门、输尿管等耳穴,每次选 2~4 穴,毫针刺,强刺激,留针 20~30 分钟,每天 1 次,10 次为 1 个疗程。适用于各型淋证。④皮肤针取三阴交、曲泉、关元、曲骨、归来、水道、腹股沟、夹脊(14~21 椎),用皮肤针自上而下,或自下而上循经叩打,以皮肤红润为度,适用于劳淋。⑤头针取左侧胸腔区与生殖区中点、左侧感觉区,毫针刺,中等刺激,留针 30 分钟,每 5 分钟行针 1 次,每天 1 次,7 次为 1 个疗程,适用于各型淋证。⑥针刺仍选用次髎穴点刺放血每周 1 次,连用 3 周;同时体穴选用关元、水道、血海、三阴交、肾俞等穴,每天 1 次,7 次为 1 个疗程,连用 2 个疗程,适用于劳淋。

2.中药足浴

中药足浴秉承中医传统的穴位按摩理论,辨证选择不同中药组方,结合高科技手段研制的电子按摩足浴盆,通过发汗疏通经脉,促进气血运行,调理阴阳平衡,达到健脾祛湿、活血通络、改善气血循环、调节内分泌以及防病保健的作用。正如元代《外科精义》指出"疏导腠理,通调血脉,使无凝滞"。

适应证:中药足浴治疗的适应证较广泛,既可以用来保健益寿还能明显地消除疲劳,改善睡眠,治疗神经症。主要用于调理亚健康状态,治疗肾虚等所致的不寐、疲劳、轻度水肿、足跟酸痛及劳淋等。

禁忌证:①凡烧伤、烫伤、脓疱疮、糖尿病足、足底皮肤感觉异常者禁用;②有严重心脑血管疾病及使用心脏起搏器者慎用;③精神异常不能合作者不宜。

注意事项:①请勿站立于足浴盆内;②水温以患者能耐受为宜,若水温偏高,暂停加热,以免烫伤;③饭后饭前 30 分钟内不宜使用,每次治疗时间宜控制在 30 分钟左右;④当足部接触水且产品在正常使用时,切勿拔插头;⑤足浴过程中如出现头晕、胸闷或大汗淋漓等不适情况需终止治疗,及时处理。

操作步骤:①电子按摩足浴盆接通电源,将适量温水倒入足浴盆后套一个塑料袋,再倒药液入袋至足浴盆水位线上;②转动功能开关,加热至一定温度并启动按摩及恒温功能(水温 40～43 ℃);③嘱患者将双足浸入药液中,尽量放松心情和肢体,安神定志,治疗 30 分钟;④治疗完毕,擦干双足,清理足浴盆。

处方:①黄连、苦参、蒲公英、金银花、防风、蛇床子各 20 g,土茯苓 50 g,冰片 10 g;②苦参、土牛膝、黄柏、蛇床子各 20 g,土茯苓 30 g,枯矾 10 g。

3.膀胱冲洗法

膀胱冲洗的原理是利用压力的作用,将一定量无菌液体通过尿管注入膀胱,达到清洁膀胱、稀释尿液,清除沉淀物,防止导尿管堵塞,维持尿液引流通畅的目的。

适应证:留置尿管泌尿系统感染患者。

禁忌证:①泌尿系统肿瘤患者;②膀胱出血的患者。

注意事项:①在操作过程中,严格执行无菌原则,动作轻柔,保持无菌密闭尿液引流系统,每 7 天左右更换导尿管 1 次;②每天做会阴部护理(用稀释后高锰酸钾溶液冲洗,再用新洁尔灭消毒尿道口 1 次,以保持尿道口清洁。

操作方法:将一次性输液器插入常规消毒后装过滤装瓶消毒后中药液的瓶内,并将其倒挂于输液架上,排尽管内空气并闭调节器。用碘酒、乙醇消毒气囊尿管分叉前端 2～3 cm 处,左手拇指、食指将尿管固定,右手持针从尿管消毒处以 40°进针,待针头斜面完全进入尿管后再将针头沿尿管方向进入少许,盖上无菌纱布,将尿液放尽,用止血钳夹紧排尽引流管,松开输液器的调节器,使中药液 200～300 mL 流入膀胱内,或患者有尿意感时关闭调节器,开放排尿引流管,使冲洗液流出。根据病情需要可如此反复冲洗,直至流出澄清液为止,然后拔针,每天 1 次或隔天 1 次。

处方:①黄连 30 g,黄柏、黄芩各 20 g,栀子、白花蛇舌草各 15 g;②瞿麦、萹蓄、蒲公英各 15 g、黄连6 g、肉桂 5 g。

4.药浴疗法

药浴疗法是指用中药煮沸之后产生的蒸气熏蒸或中药煎汤洗浴全身或局部,利用药性、水和蒸气等刺激作用来达到防病治病、强身健体为目的一种外治方法。可分为熏洗疗法和熏蒸疗法。

适应证:各种淋证。

禁忌证:皮肤有伤口、开放性骨折及经期妇女禁用药浴;糖尿病感觉迟钝者,皮肤过敏者。

注意事项:药浴疗法在饭前、饭后 30 分钟内不宜进行,饭前易造成虚脱,饭后易引起胃肠不适;药浴后应慢慢起身,以免出现直立性低血压;时间不可太长;尤其是全身热水浴,体液丢失过多、氧含量减少,特别是严重心肺功能不全或低下的患者不宜全身热水药浴;一旦发生不适应及时出浴,并服用白开水或糖水,也可冷水冲脚,促进头部供血;男性不宜高温坐浴,阴囊部位不宜熏蒸。

操作方法:①熏洗法,根据中医证型辨证论治,用中药煎剂 500 mL,温度适中(50 ℃),熏洗局部;②熏蒸法,根据中医证型辨证论治,处方选药,用中药煎剂 500 mL,高温熏蒸局部。

处方。①淋浊洗剂:大黄 30 g,防风、大青叶、川椒、艾叶各 12 g,煎汤洗浴阴部,每天 2～3 次,12 周为 1 个疗程;②大莱菔煎:大莱菔 100 g,生、熟大黄各 15 g,黄柏 12 g,向日葵根 15 g,水煎温洗阴部,每晚1次,1 周为 1 个疗程,适用于膀胱湿热证;③瓦松 60 g,水煎,取药液 1000 mL,入盆,熏洗少腹及阴器,每天 1 次,适用于膀胱湿热证;④熏蒸剂:白豆蔻、砂仁、胡椒、川椒各 30 g。共为末,装入小布袋内,以烧酒熬至滚热,冲入布袋内,对准尿道口熏之,每天 1 次。适用于脾肾两虚、湿热内蕴证。

5.保留灌肠法

中药保留灌肠也是常用手段之一,中药灌肠通过肛门将中药灌入直肠、结肠内并保留一定时间,使肠黏膜充分吸收,发挥补脾益肾、利湿、通瘀、泻浊作用,达到治病的作用。

适应证:各种泌尿系统感染患者。

禁忌证:肛门、直肠、结肠等术后患者;排便失禁、人造肛门、肠道肿瘤或有活动性出血者;孕妇、严重高血压、肠穿孔、肠坏死、腹膜炎、急性肠炎及精神异常不能配合者均禁用。

注意事项:①灌肠前嘱患者排便,以增大药液与肠黏膜的接触面,有利于药液吸收且避免肛管阻塞。②中药灌肠药液尽量保持 1 小时以上。灌肠后取舒适卧位,可垫高臀部。③保留灌肠时,应选择稍细的肛管,液量不宜过多,压力要低,灌入速度宜慢,以减少刺激,使灌入的药液保留较长时间。

操作步骤。①护士告知患者操作过程及目的。嘱患者排尽大小便,指导患者配合操作。②核对医嘱、患者床号、姓名及灌肠药液。③准备体位:取左侧卧位,臀下垫一小枕以抬高臀部。④插管:戴手套,将中药药液倒入一次性灌肠器内并排气,润滑肛管前段。嘱患者侧卧位深呼吸,抬高臀部 10 cm,轻轻插入直肠 15～20 cm,固定肛管。缓慢输入药液。⑤拔管:药液注入完毕,抬高肛管尾端,使管内溶液全部注完,拔出肛管,擦净肛门,取下手套。⑥嘱患者平卧位,稍垫高臀部或在护士指导下取膝胸位,并尽量保持 1 小时以上方可排便。

处方。通淋消炎合剂:蒲公英、白花蛇舌草、白头翁、车前草、金银花、金钱草、白茅根、马齿苋各 30 g,萹蓄、苦参各 12 g,重楼、益母草各 15 g,牡丹皮 10 g。

(庄　建)

第二节　泌尿系统结石

泌尿系统结石是指晶体物质在肾和膀胱内形成及下移所引起的一组疾病,为泌尿外科常见病、多发病,根据结石在泌尿系统停留的部位不同,临床分为包括肾和输尿管的上尿路结石和包括膀胱和尿道的下尿路结石。本病发病率高达 4%～13%,并呈上升趋势,多见于 20～40 岁,以成年男子为主。

在中医学中泌尿系统结石属“石淋”“砂淋”“血淋”“腰痛”等范畴。目前,西医对于上尿路结石患者多采用体外冲击波碎石和腔内及外科手术治疗,但有相关并发症,中医药在泌尿系统结石的防治方面具有无创、高效及不良反应少的优点,在泌尿系统结石形成的早期,合理运用中医药辨证治疗进行溶石、排石疗效确切,是中医药治疗泌尿系统结石的特色与优势。

一、病因病机

泌尿系统结石病位主要在肾与膀胱,临床表现主要为尿血、尿频、尿涩痛或排出砂石,或腰腹痛等。中医学认为,本病因正气不足,感受外邪,饮食不洁,情志失调,致湿热蕴阻,气滞血瘀而发为本病。

（一）湿热

湿热蕴结是结石形成的主要病理基础，多由于嗜食肥甘厚味及辛辣酒热之品，湿热内生，或久居湿地，感受湿热之邪，湿热下注，煎熬尿液，干扰膀胱气化，久而结聚成石。临床可见小便短数、灼热刺痛，溺色黄赤；或腰腹绞痛难忍，尿中带血，小便艰涩或排尿时有中断，小腹拘急胀痛或尿中时夹砂石等症状。

（二）气滞血瘀

气滞血瘀是泌尿系统结石形成过程的主要病理改变，尿路结石病程绵长，结石羁留，阻遏脉络，容易导致气滞血瘀。加之在治疗过程中，由于湿热胶滞难解，大量应用清热利湿之品，寒性凝滞，寒凝血脉，利多伤阴，阴血亏虚，血涩不行，亦可阻滞气机而形成瘀血停滞。

（三）正虚

先天禀赋不足或久病体虚或年迈体弱致肾气虚，膀胱气化失调，水道不得通利，水结石聚而成石淋，疾病后期湿热毒邪壅滞下焦且迁延日久，热郁伤阴，湿遏阳或阴伤及气，肾气亏虚，精气受损，膀胱气化无权，患者表现石淋日久，砂石未去，淋漓不已，时作时止，面色少华，精神萎靡不振，少气乏力，腰腹隐痛，手足心热，遇劳即发，腰膝酸软等症。

本病的一般演变规律多为湿热之邪蕴结下焦或邪气化火，移热于肾，日久伤及肾阴，阴损及阳，或过用清利之品，损伤阳气，肾阳虚不能温煦脾阳，使脾肾两虚，而出现正虚邪实的症状。发病早期以实证表现为主，后期以虚实夹杂表现为主。

二、临床表现

泌尿系统结石的临床表现个体差异大，症状是由结石本身所产生的局部刺激、梗阻、继发感染和肾功能障碍所致，症状严重程度与结石的部位、数目、大小、活动情况、有无并发症及其程度有关，最常见的症状是疼痛和血尿，也有些患者可能没有症状，而是体检时发现。

（一）症状

1.疼痛

肾绞痛是上尿路结石最常见的表现，疼痛的位置多位于脊肋角、腰部和腹部，表现为痉挛样疼痛，剧烈难忍，呈阵发性，发作时患者辗转不安、面色苍白、全身冷汗，常伴有恶心、呕吐和腹胀。

2.血尿

血尿是肾和输尿管结石的常见症状，可以是肉眼血尿或镜下血尿，血尿与结石在尿路内活动的刺激和黏膜损伤有关，肾绞痛伴血尿是上尿路结石的典型表现。

3.排石

泌尿系统结石患者可能有从尿中排出砂石的病史，特别是在疼痛和血尿发作时，排出结石时，患者有排出异物感或刺痛感。

4.尿路感染

急性或慢性感染常有腰痛、发热、寒战和脓尿，尿常规检查尿中白细胞增多。

5.无尿

无尿比较少见，原因可能有以下几种情况：双侧上尿路完全梗阻；孤立肾上尿路完全梗阻；一侧肾脏无功能，另一侧上尿路完全梗阻；一侧上尿路完全梗阻，另一侧正常肾反射性尿闭。出现无尿在一周内积极处理，肾功能一般可以恢复。

6.肾功能不全

双侧上尿路结石导致的梗阻和感染,可以造成肾衰竭,出现一系列肾功能不全的表现。

7.胃肠道症状

胃与肾均受控于腹腔内交感神经节后纤维支配,肾绞痛时常伴有恶心、呕吐、食欲缺乏等胃肠道症状。

(二)体征

部分患者可出现肾区叩击痛,肋腰点或肋脊点压痛、沿输尿管行径压痛。

三、辅助检查

(一)尿常规

多数有镜下血尿,合并感染时,尿中白细胞计数增多。尿沉渣检查可以发现草酸及磷酸盐结晶、尿酸或胱氨酸结晶。

(二)尿结石成分分析

对结石成分的判断有帮助,并指导治疗。

(三)24 小时尿液

测定尿钙、尿磷、尿尿酸、尿草酸、尿胱氨酸、尿镁等能够发现形成尿结石的原因。

(四)血液

包括肾功能、血清电解质、甲状旁腺素等。

(五)影像学

1.腹部平片

95%的结石能够在平片中发现,但阴性也不能除外能透光的单纯尿酸结石。

2.静脉尿路造影

能够明确显示结石位置、肾结构及功能,并能发现有无引起结石的泌尿系统的形态异常。

3.B超检查

可发现肾积水、结石强回声和声影,能诊断出 X 线阴性结石,当结石直径大于 0.5 cm 时即可显示。其缺点是输尿管中段及细小结石常易漏诊。

4.CT 检查

可发现 1 mm 以上的结石,不易受肠道内气体干扰,不受结石成分、肾功能和呼吸运动的影响,可以清晰地显示包括阴性结石在内的结石形态和大小。

四、诊断与鉴别诊断

(一)诊断标准

1.病史

过往有肾绞痛或排石史。

2.临床表现

肾绞痛,血尿或伴呕吐、冷汗等;肾区叩击痛。

3.实验室检查

尿常规见镜下或肉眼血尿。

4.X 线检查

腹部平片、静脉肾盂造影或逆行肾盂造影显示肾或输尿管有结石存在。

5.B 超检查

显示肾或输尿管有结石存在。

具备(1)或(2)或(3)中任何一项伴有(4)或(5)中的一项即可诊断。

(二)鉴别诊断

主要与"肾着""胃痛""痹证"等相鉴别。

五、治疗

(一)一般措施

(1)泌尿系统结石的患者应多饮水,饮水量每天 1 500～3 000 mL。这样可使尿液高度稀释,增加尿量,提高内冲洗力,减少沉淀,促进结石的排出。可以用金钱草、车前草煎水代茶。控制钙、磷、草酸的摄入量,少食菠菜、肉类、蛋黄等食品,最好可根据结石的性质、尿的酸碱度合理调节食物,任何性质的结石,都应慎用磺胺类药物。

(2)症状发作时,应限制患者活动,多休息。病情稳定后,应指导患者做主动或被动运动。患者在服中药排石时,卧位要正确,特别是肾下盏的结石,因肾盂开口在肾中部,结石排出较困难,此时应采取头低脚高位,嘱患者去枕平卧,将床位抬高约 50 cm 以利于结石排出。肾盂结石可采用侧卧位,右肾结石取左侧卧位,左肾结石取右侧卧位;同时,根据结石的位置,配合局部叩击即将手掌放在患者腰背部结石的解剖位置体表投影,有节奏的轻叩击,频率为每分钟 45 次,持续约30 分钟,每天 3 次。在服中药排石时,结石易随尿液移动,易损伤排尿器官的黏膜或因结石嵌顿于输尿管等引起血尿、腰腹痛、排尿困难、甚至尿闭等,此时应向患者做好必要的解释工作。

(3)做好情志护理,对结石患者的治疗和预后都有着非常重要的意义。尿石症患者常因疼痛,血尿等原因,而产生紧张、焦虑、恐惧等情绪表现,这对本病的治疗及预后可产生不良的影响。因此,必须针对不同患者的不同心理状态,利用语言等手段,因势利导,使其对疾病有正确的认识和态度,指出治疗的具体措施和治疗过程中可能出现的变化和预后,并努力解决好患者现存的各种生活问题,树立起战胜疾病的信心,以积极的态度配合医生的治疗。

(二)辨证论治

中医认为本病是由于下焦湿热熏蒸,灼伤阴液,以致肾虚阴伤,尿液涩结,煎熬尿液,结为砂石阻滞尿道,损伤血络。也可因素体阴亏,阴虚内热,热灼津伤,气化不利,煎熬阴液结为砂石,阻滞肾络,更伤肾阴。病变日久,则可形成气滞血瘀。

1.湿热蕴结

主症:腰酸时痛,或腰腹绞痛难忍,小便涩滞不畅,或排尿时突然中断,刺痛灼热,或尿中时夹砂石,尿色黄赤,或尿中带血,口臭口苦,便秘,舌红,苔黄腻,脉滑数。

治法:清热利湿,通淋排石。

方药:石韦散合八正散、三金汤加减。冬葵子、萹蓄、瞿麦、滑石、海金沙各 15 g,金钱草、车前子(包煎)各 30 g,鸡内金、栀子、川木通、甘草各 10 g。腰腹绞痛者,加白芍 30 g,以缓急止痛;小便涩滞不畅者,加泽泻、猪苓、茯苓各 12 g,以淡渗利湿;尿中带血者,加大蓟草、小蓟草、生地黄各12 g,以凉血止血;口臭口苦者,加黄连 3 g,黄芩、黄柏各 9 g,以清热化湿;便秘者,加大黄 9 g(后下),以泻火通便。

2.气滞血瘀

主症:腰部或下腹部阵发绞痛、刺痛,或有血尿,或仅见腰或少腹胀痛,尿涩滴沥不尽,症状时重时轻,舌质暗红或有瘀点,苔薄白,脉弦涩。

治法:化瘀行气、渗湿排石。

方药:金铃子散合石韦散加减。金铃子、延胡索、三棱、莪术、皂角刺、牛膝、丹参、滑石、枳壳、厚朴、赤芍各10 g,乌药、车前子(包煎)各15 g,广金钱草30 g。血尿,加白茅根30 g,仙鹤草20 g,以收涩止血;疼痛剧烈,肾积水重者,加三棱、莪术各12 g,延胡索、白芍30 g,以利水止痛;大便秘结者,加大黄10 g(后下)以泻下通便。

"久病入络,久病多瘀",结石停留必使气血阻遏,而结石之排出又必赖气血之宣通以推动之。因而在使用清利湿热之剂时,应伍以枳壳、乌药、王不留行籽等行气活血、软坚化积之品。行气活血药可增加输尿管蠕动,改善局部血液循环,减少结石粘连,促进结石排出,尤其对结石伴积水者有显著疗效。

有学者指出:湿热之邪下注,化火灼伤阴津,煎熬水液,日久结成砂石,仅用常规的活血药红花、桃仁、丹参、牡丹皮之类,收效欠佳,必须加上三棱、莪术之类破血逐瘀之品,三棱、莪术破血、行气、消积止痛。对于结石体积较大、难以排出者,可加入甲片、皂角刺以加强软结消坚之力。另外,牛膝活血通经、引药下行、利湿通淋,配合王不留行籽二者药势趋下,相须为用,促进砂石下行。如果腰痛明显伴尿路疼痛,可加延胡索,取其活血行气、解痉镇痛之功,配伍白芍、甘草对于缓解痉挛性疼痛有显著疗效。

3.肾气亏虚

主症:久病之后,神疲乏力,腰腹隐痛,喜揉喜按,遇劳则甚,尿涩不显,尿出无力,少腹坠胀,尿中时夹砂石,食欲缺乏,便溏,面色少华,苔薄,舌淡边有齿印,脉细无力。

治法:补肾益气,通淋排石。

方药:济生肾气丸合三金汤加减。黄芪、党参、山药、茯苓、泽泻、熟地黄各15 g,山茱萸、杜仲、巴戟天、牛膝、菟丝子各10 g,金钱草30 g,海金沙、滑石各12 g。尿出无力、少腹坠胀者,加升麻6 g,葛根9 g,以升举阳气;食欲缺乏者,加鸡内金6 g,生山楂、神曲各9 g,以消食开胃;便溏者,加薏苡仁15 g,扁豆9 g,以健脾止泻。

4.肾阴亏虚

主症:结石日久,腰痛绵绵,小溲微涩,滴沥不尽,尿血鲜红,潮热盗汗,五心烦热,口干咽燥,头晕耳鸣。舌红少苔,脉细数。

治法:益气滋阴,通淋消石。

方药:知柏地黄丸合石韦散加减。生地黄、熟地黄各9 g,知母、山药、泽泻、茯苓、猪苓、石韦、滑石各15 g,山茱萸、牡丹皮、黄柏、甘草各10 g,黄芪30 g。尿血鲜红者,加大蓟草、小蓟草各15 g,阿胶9 g,白茅根30 g,以养阴清热止血;潮热盗汗、口干咽燥、头晕耳鸣者,加龟甲、鳖甲各12 g,石斛、枸杞子各9 g,以养阴清热。

以上方药,每天1剂,分2次温服。

(三)特色专方

1.二金石韦汤

金钱草、海金沙、石韦、女贞子、墨旱莲、瞿麦、滑石、车前子、冬葵子、牛膝、泽兰、王不留行籽。其中金钱草、海金沙量要大,金钱草可用至60 g,海金沙用至30 g,有加强排石作用,湿热甚者,加萹蓄;腰痛重者,加桑寄生、白芍、甘草;血尿明显,加牡丹皮、白茅根、藕节;结石固定不移,加皂角刺、牛膝;水煎,日1剂,分早晚服。本方系近代名医时振声教授治泌尿系统结石之效方,有利尿排石作用。一般石淋初起多为湿热兼夹气滞,属实证,宜通淋排石,忌用补法;日久病情多呈虚象,或虚中夹实,宜用补法或攻补兼施。

2.消坚排石汤

金钱草50～75 g,三棱、莪术、鸡内金、赤芍、红花、牡丹皮、车前子、桃仁各15 g,丹参、瞿麦、萹蓄、滑石各20 g。水煎,日1剂,分早晚服。功效利尿排石、行气活血。其中,金钱草清热解毒、利尿排石,同时兼能活血化瘀,为治疗尿路结石首选;三棱、莪术、鸡内金破积软坚行气;赤芍、牡丹皮、丹参、桃仁、红花活血化瘀、散痛消肿;再配以萹蓄、瞿麦、滑石、车前子利湿清热;诸药相伍,共奏溶石排石之效。若结石体积过大,难以排出,可以加入炮甲片、皂角刺以助其散结消坚之功;若病程日久正气亏虚,应扶正与驱邪兼顾;肾气虚者可以加入熟地黄、枸杞子、山药、菟丝子等;肾阳不足者,加以肉桂、制附子、小茴香等;兼有气虚者,可以适当配合党参、黄芪。此方系国医大师张琪教授治泌尿系统结石名方。

3.三金三川汤

金钱草60 g,鸡内金15 g,海金沙(包煎)、牛膝各30 g,川红花、川楝子各10 g。水煎,日1剂,分早晚服。此方系全国著名中医肾病专家骆继杰教授治疗泌尿系统结石专方。本方以清热利湿、活血化瘀、通淋排石为法,方中以金钱草为君,海金沙为臣,大剂量金钱草(通常60 g以上)配海金沙清利湿热,排石通淋,佐以鸡内金化坚消石,川红花、牛膝活血化瘀,川楝子行气止痛。诸药合而清利湿热,排石通淋并兼有行气、活血、化瘀、软坚的功效。该方能提高自然排石率,减少手术率,缓解临床症状,改善肾积水,减轻肾损伤。

4.排石汤

金钱草、海金沙藤、益母草各30 g,三棱、莪术、厚朴、川楝子各10 g,石韦、牛膝、枳壳、栀子各15 g,甘草6 g,水煎,日1剂,分早晚服。本方具有行气化瘀,通淋排石,兼化湿热功效,临床使用可随症加减。

5.补脾益肾排石汤

金钱草、海金沙藤、玉米须、黄芪各30 g,木通、石韦、栀子、白术各15 g,菟丝子20 g,甘草6 g,水煎,日1剂,分早晚服。本方具有补益脾肾,清利通淋功效,临床使用可随症加减。

6.三金三子二石汤

车前子、金钱草、丹参、海金沙、鸡内金、滑石各30 g,王不留行籽20 g,牛膝、续断、延胡索各15 g,石韦、冬葵子、川楝子、赤芍各10 g,水煎,日1剂,分早晚服。本方具有清热利湿、通淋排石、行气化瘀功效,临床使用可随症加减。

7.溶动排石汤

金钱草50 g,鸡内金、海金沙(包煎)、滑石、牛膝、王不留行籽各15 g,炮甲片、蝉蜕、芒硝(冲服)各10 g,水煎,日1剂,分早晚服。本方具有通淋排石功效,临床使用可随症加减。

8.排石溶石汤

金钱草90～120 g,海金沙、续断、狗脊、车前草、冬葵子、乌药、泽泻各15 g,滑石、猪苓、鸡内金、王不留行籽各20 g,薏苡仁、石韦各30 g,陈皮5 g,枳壳10 g。水煎,日1剂,分早晚服。此方系著名中医肾病专家冯松杰教授治疗泌尿系统结石专方。该方重在清热利湿、通淋排石,兼以固肾培元、行气活血,并随症加减,疗效显著。

（四）中药成药

1.尿石清颗粒(深圳市中医院院内制剂)

温开水口服,每次1包,每天3次。由广金钱草、海金沙、车前子、鸡内金、延胡索、泽泻、红花、蒲公英、白茅根、石韦、牛膝、甘草组成。尿石清颗粒能降低尿石形成因子的排泄量,提高尿石形成抑制物的含量及尿pH,增加尿量,抑制尿石的形成。

2.肾石通冲剂

温开水冲服,每次1袋,每天2次。由金钱草、王不留行籽（炒）、萹蓄、瞿麦、海金沙、丹参、鸡内金（烫）、延胡索（醋制）、牛膝、木香等组成。清热利湿、活血止痛,化石,排石。临床研究发现肾石通冲剂具有提高输尿管动作电位频率次数,增加输尿管蠕动和良好利尿排石、解痉止痛、抗菌消炎作用。

3.排石颗粒

温开水冲服,每次1袋,每天3次。由金钱草、车前子(盐水炒)、木通、徐长卿、石韦、瞿麦、忍冬藤、滑石、苘麻子、甘草。清热利水,通淋排石。排石颗粒具有良好的抗炎作用,对肾盂内壁、输尿管内壁等处黏膜因结石机械刺激而致的充血、水肿等能有一定的保护作用及恢复黏膜正常功能的作用。

4.琥珀消石颗粒

温开水冲服,每次30 g,每天2次。由琥珀、海金沙、金钱草、鸡内金、赤小豆、当归、蒲黄、牛膝、郁金组成。清热利湿,通淋消石。用于石淋、血淋,也可用于泌尿系统结石属湿热瘀结证者。

5.复方金钱草颗粒

温开水冲服,每次1~2袋,每天3次。由广金钱草、车前草、石韦、玉米须组成。清热祛湿,利尿排石,消炎止痛。复方金钱草颗粒具有抑制结石形成,排石（溶石）及镇痛和抑菌作用。

6.泌石通胶囊

口服,每次2粒,每天3次。槲叶干浸膏、滑石粉。具有活血化瘀、利尿通淋、排石止痛之功,用于气滞血瘀型及湿热下注型肾结石或输尿管结石,适用于结石在1.0 cm以下者。

7.结石通片

口服,每次3~4片,每天3次,由广金钱草、海金沙草、石韦、车前草、鸡骨草、茯苓、玉米须、白茅根组成。具有清热利湿,通淋排石,镇痛止血。结石通片具有利尿和排石作用。

8.尿石通丸

口服,每次4克,每天2次。由广金钱草、海金沙、茯苓、车前草、苘麻子、川木通、丝瓜络、鸡内金、枳实、牛膝组成。尿石通丸其能抑制一水草酸钙晶体的生长,促进输尿管蠕动,增加输尿管腔内压力,增加尿量等作用,尿石通丸具有较强的排石及预防含钙尿石形成或复发的功效。

9.疏血通注射液

疏血通注射液具有抗凝、溶栓、抗血小板聚集,改善血液流变学等作用,用于泌尿系统结石出现瘀血证时。

10.丹参注射液

丹参注射液具有活血化瘀作用。泌尿系统结石瘀血证明显时可应用。

（五）单味中药

大量实验研究发现金钱草、海金沙、鸡内金、泽泻等单味中药在治疗泌尿系统结石方面有肯定的疗效。

1.金钱草

甘、淡、微寒,归肝、胆、肾、膀胱经。为治疗泌尿系统结石的首选药物,具有利尿通淋的功效。现代药理研究表明金钱草化学成分主要为黄酮类、多糖、鞣质、甾醇、氨基酸、胆碱、氯化钾等。其有效成分对泌尿系统结石的主要成分水草酸钙的结晶有抑制作用,并随浓度的增加抑制作用增强。此外金钱草尚能扩张输尿管,增强利尿作用,促进结石的排出。常规用量 15～30 g,入中药汤剂。

2.海金沙

甘、寒,归膀胱、小肠经,具有利尿通淋的功效。现代药理研究发现其主要成分含反式对香豆酸、咖啡酸、脂肪油、氨基酸、黄酮等。有利尿排石作用,并有一定的杀菌、抑菌和镇痛作用。能增加输尿管内压力,有利于结石排出。常规用量 10～15 g,入中药汤剂。

3.鸡内金

味甘性平,入脾、胃、膀胱经,具有健胃消食,化积排石,固摄缩尿等作用。现代药理研究认为,鸡内金主要含有胃激素、角蛋白、氨基酸等成分,有增强肌张力,具有助动作用,促进结石排出。常规用量 10～15 g,入中药汤剂。

4.石韦

味甘苦,性微寒,归肺、膀胱经,能利尿通淋,清肺止咳,凉血止血,用于热淋、血淋、石淋、小便不利、淋沥涩痛。现代药理研究发现其含里白烯、8-谷甾醇、绿原酸、槲皮素、异槲皮素、蔗糖等多种成分。这些成分能使尿中草酸钙结晶排泄增加,减少肾集合系统内草酸钙结晶形成,减轻肾脏损伤。常规用量 10～15 g,入中药汤剂。

5.威灵仙

辛、咸、温,归膀胱经。具有祛风除湿,通络止痛,消痰水,散癖积的功效。现代药理研究证实威灵仙的根含白头翁素、白头翁内酯、甾醇、糖类、皂苷、内酯、酚类、氨基酸,具有抗炎镇痛作用,对输尿管有解痉作用,且可以减轻肾脏中尿酸盐结晶的沉积,保护肾功能的作用。常规用量10～15 g,入中药汤剂。

6.泽泻

甘、淡、寒,有利水渗湿,泄热的功效。现代药理研究结果表明,泽泻的有效成分(主要是四环三萜类)可能是通过抑制肾组织内草酸钙晶体的形成和减少肾间 α胰蛋白酶抑制物的表达,减少肾组织草酸钙结晶的沉积,从而有效抑制草酸钙结石的形成。常规用量 10～15 g,入中药汤剂。

7.猪苓

甘、淡、平,归肾、膀胱经。具有利水渗湿的功效。现代药理研究表明猪苓中的有效成分乙酸乙酯和正丁醇提取物能明显减少尿及肾组织内 Ca^{2+} 含量,通过抑制尿 Ca^{2+} 的分泌以及抑制草酸钙结晶的生长与聚集,减少肾小管内草酸钙晶体的形成和沉积,而达到抑制尿草酸钙。常规用量 10～15 g,入中药汤剂。

(六)其他特色疗法

1.总攻疗法

总攻疗法是 20 世纪 70 年代初遵义医学院急腹症研究小组提出,自应用以来,大大提高了尿路结石治疗的排石率。一般综合采用中西医药物、针刺或推按运经仪及大量饮水等法,根据药物等不同的作用原理给予适当安排、组合,达到增加尿流量、扩张输尿管、增强输尿管蠕动的目的,最终把结石排出体外。

适应证:结石直径小于 1 cm,病程短,常有绞痛发作,肾积水较少,肾功正常的肾、输尿管结石。

禁忌证:结石直径大于 1.0 cm,横径大于 0.8 cm;慢性肾脏病 3 期以上;糖尿病患者;孕妇;患侧尿路狭窄。

操作步骤如下。

(1)时间 8:00 患者服中药汤剂 180 ml,并依个人需求大量饮水。

(2)9:00 开始输液,输液顺序:①肌注山莨菪碱注射液 10 mg 或阿托品 0.5 mg;②快速静脉滴注 10% 葡萄糖注射液 250 mL;③肌注黄体酮注射液 20 mg(女性除外);④快速静脉滴注 20% 甘露醇 250 mL;⑤快速静脉滴注 10% 葡萄糖 250 mL;⑥静脉滴注呋塞米注射液 20 mg;⑦静脉滴注 5% 葡萄糖注射液 500 mL。

2.推按运经仪治疗

推按运经仪根据中医经络的纵横关系理论,即"阴阳经络,气相交贯,脏腑腹背,气相通应",采用俞募配穴法、前后配穴法、近部取穴法及阿是穴取穴法等,利用程控变频脉冲电波刺激相应的经络穴位,与机体生物电产生共振,引起结石临近部位肌肉收缩,产生深部振动。通过被动运动,使结石移动,积水消退。平板电极刺激相应的穴位,如肾俞、章门(脾募穴)、京门(肾募穴)、水道穴(利水作用)、天枢(大肠募穴)、中极(膀胱募穴),有疏通经络、缓解疼痛、改善脏腑功能及利尿排石作用。

适应证:适合于对碎石和手术耐受性差的年老体弱者,或因过于肥胖超声虽能定位但深度大于 11 cm 超过碎石机聚焦点不能碎石的患者、双肾多发小结石、碎石后小结石、输尿管小结石伴梗阻性积水的患者。

禁忌证:结石直径小于 1.0 cm 或形态不规则的结石。

操作步骤:治疗前 30 分钟嘱患者膀胱处半充盈状态,根据结石发生部位选择体位,一般肾中下极结石选择侧卧位,必要时臀部抬高,肾上极或输尿管结石取坐位或站位,根据解剖部位、经络走向及疼痛点选穴,肾结石将平板电极正极放在章门穴区域,负极放在肾俞穴区域,选用Ⅰ频和Ⅱ频各连续刺激 20 分钟,强度以能耐受为宜,并能感受到局部深部振动;输尿管结石将负极放在足太阳膀胱经肾俞穴或其以下各穴位,负极放在结石在腹部的体表投影区域,如天枢穴、水道穴、关元穴、中极穴等处,选用Ⅰ频和Ⅱ频,各连续刺激 20 分钟。10 次为 1 个疗程,每天 1~2 次;肾绞痛止痛时,将平板电极负极放在肾俞穴,正极放在阿是穴或京门、章门穴处,使用Ⅱ频,电量开大到 40%~60%,连续刺激 20 分钟左右。

3.针灸

针灸是中医学特色之一,通过密切观察患者针刺后的反应,适时调整针刺深度、电针强度等,刺激机体的穴位,循经感传,激发机体的抗病能力,乃至疏通经络、行气活血,调节脏腑功能,从而达到扶正祛邪治疗疾病的目的。针刺可使输尿管平滑肌自发电位的频率加快、幅度增加,从而使输尿管蠕动增强而起到排石的作用。人体的各个脏器都有其特定的生物信息,当有关脏器发生病变时,相关的生物信息可发生变化,针刺产生一定的生物信息,通过信息系统传入到相应脏器,对失常的生物信息加以调整,从而起到治疗作用。

禁忌证:重要脏器部位不可针,大血管所过之处应禁刺,重要关节部位不宜针刺。

操作步骤:采取中医针灸辨证实施方案。湿热蕴结型:针灸方案:针刺京门、肾俞、膀胱俞,泻法,留针 20 分钟。气滞血瘀型:针灸方案:针刺膀胱俞、中极、阴陵泉,泻法,留针 20 分钟。脾肾阳虚型:针灸方案:中脘、天枢、足三里、脾俞、肾俞、关元,补法,留针 30 分钟。

4.穴位注射

中药穴位注射疗法是在针刺疗法和现代医学封闭疗法相结合的基础上,根据经络理论和药物治疗原理发展起来的一种治疗方法。它将针刺与药物对穴位的双重刺激作用有机的结合起来,发挥其综合效能,以提高疗效。

操作方法:患者取正坐位,每次取 2～4 穴,皮肤常规消毒,取 5 mL 注射器抽取注射液 2 mL 左右,在穴位上斜刺 10～15 mm,缓慢提插至有针感,抽吸针筒无回血后,注入药液(每穴注入药液 0.2～0.4 mL),隔天一次,3 次 1 个疗程。

常用穴位:足三里、肾俞、三阴交、内关、膀胱俞、志室、腰俞、阿是穴等。

常用注射液:利多卡因、维生素 K_3、山莨菪碱等。

(庄　建)

第三节　梗阻性肾病

梗阻性肾病(简称梗阻肾)是指泌尿系统管腔受阻引起排尿障碍,尿液逆流向上至肾内,引起肾组织结构受损及肾功能减退,甚至导致肾积水及肾衰竭的疾病。泌尿系统管腔自肾小管、肾盏、肾盂、输尿管,直到膀胱、尿道的任何部位均可发生梗阻。整个尿路是一完整单位,其目的为完成单向排尿,以保持机体内环境稳定。如尿路管腔的任何部位发生梗阻,使尿液排出受阻,就可导致一系列病理生理改变,也是可引起反复发作的尿路感染和促进尿路结石的一个重要因素。梗阻可以对肾脏产生下列影响:①没有多大影响;②在几个月至几年内,肾实质进行性破坏;③迅速地破坏肾脏。对肾脏损害的严重程度,与梗阻的病因、部位、程度和持续时间有关。急性梗阻一般由结石、血凝块或脱落肾乳头突然阻塞所致,肾脏损害大都为功能性,有效去除梗阻原因后肾功能可以恢复,如梗阻持续存在,即使去除梗阻,也会导致不可逆性肾小管间质病变和肾功能损害。慢性梗阻缓慢发生,并且持续存在,可导致肾脏结构破坏,肾组织的进行性丧失,进而引起慢性肾衰竭。尿路梗阻是慢性肾衰竭的常见病因,尤其在老年人和儿童人群;在尿毒症患者中,由梗阻性肾病引起者占 15％～20％。

中医学中并无梗阻性肾病之名,其病因病机可属于中医学之"癃闭"范畴。"癃闭"是由于肾和膀胱气化失司导致的以排尿困难,全天总尿量明显减少,小便点滴而出,甚则闭塞不通为临床特征的一种病证。其中以小便不利,点滴而短少,病势较缓者称为"癃";以小便闭塞,点滴全无,病势较急者称为"闭"。癃和闭虽有区别,但都是指排尿困难,只是轻重程度上的不同,因此多合称为癃闭。

一、病因病机

本病病因病机复杂,多数为本虚兼标实之证,本虚以脾、肾虚为主,标实则以血瘀、湿浊、湿热、尿路阻塞为主。

正常人小便的通畅,有赖于三焦气化的正常,《素问》中记载"三焦者,决渎之官,水道出焉","膀胱者,州都之官,津液藏焉,气化则能出矣",阐述了其病变部位在膀胱和三焦,但究其三焦气化之本,则源于肾所藏的精气。肾主水液而司二便,与膀胱互为表里。肾脏在调节体内水液平衡方面起着极其重要的作用,体内水液的分布与排泄,主要靠肾的气化作用,肾的气化正常,则开阖有度。若人体在内外诸因素的作用下,肾的气化功能失常,则开阖不利就可发生癃闭。此外肺失肃降,金令不及州都;脾失转输,升降失度;肝失疏泄,气郁不达,瘀浊内停,气化被阻等,均可影响三焦气化,导致癃闭。此外,瘀血败精,或肿块结石等原因阻塞尿路,也可引起癃闭。

二、临床表现

肾脏梗阻后引起的临床症状与梗阻的病因、部位、梗阻的程度、发病缓急的不同,在临床上有不同的表现。

(一)排尿障碍

由膀胱以下梗阻引起,排尿时费力而尿呈细线状,排尿后觉排尿未尽,或出现排尿滴沥,也可出现尿潴留及尿失禁现象。神经源性膀胱时患者常诉下腹胀满而尿意频发,每次排尿量少。

(二)疼痛

疼痛是梗阻肾常见症状,部位常位于腰腹部,可由肾包膜扩张,压力增高或梗阻后管腔内压力增高,急剧膨胀引起。如梗阻发生缓慢,肾内压力虽有膨胀,可无疼痛。肾绞痛时常较为剧烈,疼痛沿双侧输尿管向下放射至会阴部,伴出汗、恶心、呕吐等症状;梗阻肾伴肾积水虽可无疼痛而于大量饮水后产生疼痛应考虑本病之可能性;排尿时腰部发生疼痛,可能与膀胱输尿管发生反流有关。

(三)感染

可为临床唯一表现而就诊,为顽固性,反复发作,和梗阻未加纠治有关,也可和肾结石同时存在。由于二者同时存在,复又加重了梗阻,可引起发热、腰痛、排尿困难,严重时引起中毒性休克危及生命;肾区局部皮肤温度增高、红肿、触痛明显提示肾周围脓肿的可能。

(四)肿块

为严重肾积水引起,触诊可及肿大之肾脏。以新生儿梗阻肾多见,成人梗阻肾引起肾积水能触及肿块者并不多见。肿物可时大时小,如慢性膀胱尿潴留时,可在耻骨上,下腹部扪及肿物,呈球状,表面光滑,尿液潴留达 2 000 mL 以上,患者常尿频而尿量少。

(五)肾衰竭

1.急性肾衰竭

单侧性梗阻一般不引起急性肾衰竭,双侧性梗阻时可发生急剧无尿,血肌酐及尿素氮剧增。老年原因不明之急性肾衰竭时应注意多发性骨髓瘤,引起冷凝热溶蛋白于肾小管内广泛阻塞导致尿闭症。

2.慢性肾衰竭

在梗阻肾之终末期可出现尿毒症。梗阻后,肾小管腔压力增高,尿液外渗,间质性肾炎,肾积水,反复尿路感染等均是引起尿毒症的发病因素。

(六)肾小管功能障碍

仅发生于少数患者,几乎每一患者均有浓缩功能减退,以夜尿增多为特点。一般可发生远端肾小管酸中毒,尿 pH 不能降至 6.0 以下,可有肾小管泌钾障碍,合并有高钾血症极少见,而常出现高氯性酸中毒,个别患者可发生加压素-拮抗性肾原性尿崩症,每天排尿量可达 4 000 mL以上。

(七)高血压

以双侧肾积水多见,也可由急性单侧性梗阻引起,约30%,而慢性单侧性梗阻很少产生高血压;发生机制可能和肾素分泌有关,常见于急性梗阻,而慢性梗阻发生高血压可能和水钠潴留有关,高血压多为轻度、暂时性;而当高压性慢性潴留时高血压可呈持久性。

(八)红细胞增多症

属罕见症状,梗阻肾切除后,此种现象可消失,可能为病侧肾压力增高,产生了异常的促红素有关。

(九)梗阻后利尿

见于双侧下尿路梗阻解除后,每天尿量可达3 000 mL以上。高压性慢性潴留解除后发生梗阻后利尿命名为慢性膀胱减压,通过膀胱压力容量曲线形态说明,压力下降后,水和钠盐排出,一般利尿持续2周。

三、辅助检查

(一)常见的实验室检查异常情况

血清肌酐升高;血尿素氮升高;血尿素氮与血肌酐比值大于10∶1;阴离子间隙正常型代谢性酸中毒(远端肾小管酸中毒);血钾正常或高钾血症;血尿和/或脓尿。

在梗阻早期,肾脏尿浓缩功能下降,晚期肾脏则会丧失浓缩和稀释功能,出现等渗尿。另外,远端尿液酸化功能亦会受累,导致高氯性代谢性酸中毒(远端肾小管酸中毒),常伴有高钾血症。当患者双侧肾梗阻或孤立肾梗阻时,可出现肾功能不全。由于集合系统对尿素氮重吸收增加,血尿素氮与血肌酐比值常大于10∶1。尿路部分性梗阻的患者可出现肾源性尿崩症(抗利尿激素抵抗),并出现高钠血症。由于促红细胞生成素产生过量,患者可出现红细胞增多症,或随着肾功能不全的进展而出现贫血。尿流停滞能引起可分解尿素的细菌感染尿路,如葡萄球菌和变形杆菌等,导致尿pH偏碱,此时容易形成鸟粪样结石(镁、铵、磷酸盐)。

(二)影像学检查

1.腹部X线

腹部X线检查有助于"阳性结石"的识别。

2.超声

超声检查对肾积水的诊断有90%的敏感性和特异性。但在梗阻早期、血容量不足或腹膜后纤维化包裹输尿管等情况下,超声检查常出现假阴性。慢性膀胱出口梗阻,膀胱超声检查可显示膀胱壁增厚及小梁形成。也常采用二维多普勒检查,由于梗阻时血管阻力增加,故可见较高的血管阻力指数。

3.螺旋CT

螺旋CT(无须造影剂)已经成为结石病患者放射影像学检查的首选。它操作简单,且对于发现肾和输尿管结石有很高的敏感性。

4.磁共振尿路造影术(MRU)

一些医疗中心拥有MRU设备及技术,也可在不使用造影剂的条件下进行检查。T_2加权像MRU能明确梗阻的部位和严重性,但发现结石的敏感性只有70%,由于这一缺点及昂贵的费用,限制了MRU的应用。

5.放射性核素肾成像

放射性核素肾成像联合使用呋塞米利尿,可用来鉴别机械性与功能性梗阻。

6.静脉肾盂造影术(IVP)

由于造影剂有诱发急性肾损伤的危险,肾功能不全的患者应避免 IVP 检查。当患者经超声或非造影螺旋 CT 检查不能明确梗阻的确切部位时,可采用 IVP 检查进行定位,并且有助于发现肾乳头坏死。然而,IVP 已被增强 CT 所取代,后者在明确梗阻原因方面较 IVP 具有更高的敏感性。

(三)特殊检查

采用膀胱插管导尿术或超声检查测定排尿后残余尿量,是对怀疑梗阻性肾病患者进行初步检查必不可少的项目之一。患者常需要直肠和(或)盆腔检查,以明确有无占位性病变(宫颈、直肠、前列腺)及估计前列腺的大小。膀胱镜联合逆行性输尿管造影术以及经皮肾造口术联合顺行性输尿管肾盂造影术是明确梗阻部位与有效缓解梗阻的诊断和治疗手段。

四、诊断与鉴别诊断

(一)诊断标准

首先确定是否存在尿路梗阻、病变的部位、程度、有无感染以及肾功能的情况等。根据患者的症状和体征确定梗阻性肾病的存在,影像学提示双肾大小不等或缩小,肾脏两极的病变呈桑葚样改变,诊断可基本确立。

(二)鉴别诊断

应与"淋证"及"关格"等相鉴别。

(1)淋证以小便频急,滴沥不尽,尿道涩痛,小腹拘急,痛引腰腹为特征。癃闭以排尿困难,全日总尿量明显减少,点滴而出,甚则小便闭塞不通,点滴全无为临床特征。其中小便短涩量少,排尿困难与淋证相似,但淋证排尿时疼痛,每天小便总量基本正常;而癃闭排尿时不痛,每天小便总量远远低于正常,甚至无尿排出。

(2)关格是小便不通和呕吐并见的一种病证。癃闭主要是指以排尿困难,全日总尿量明显减少,甚则小便闭塞不通为主症的一类病证。二者皆有小便不通,故需鉴别。关格必有呕吐,而癃闭一般无呕吐症状,只以小便量极少或全无为特征。二者的关系是癃闭可发展为关格,而关格不一定都是由癃闭发展而来,还可由水肿、淋证发展而成。

五、治疗

(一)一般措施

治疗原则是尽早明确诊断,及时解除梗阻,防治继发尿路感染,挽救和恢复肾功能。

1.去除危及生命的病症

(1)革兰氏阴性败血症:在严重部分或完全性梗阻并发肾盂肾炎,并发生革兰氏阴性败血症,应作血和尿细菌培养、菌落计数、药敏试验,选用敏感的抗生素积极抗感染治疗。

(2)急性肾乳头坏死:常由梗阻并发的肾盂肾炎引起,此时肾组织可迅速被破坏,患者可出现急性肾衰竭,应当立即采取措施,常需紧急手术解除梗阻。

(3)急性或慢性肾衰竭:当发生高血钾,酸中毒,抽搐,昏迷或心包炎时,需要先进行透析治疗,然后采取措施去除梗阻。

(4)梗阻后利尿:引起严重电解质紊乱和体液容量缩减及低血压时,需紧急予以纠正。

2.解除梗阻,保护肾功能

积极采取必要措施,防止肾功能进一步恶化,并使肾功能恢复。外科手术减低肾内压力,纠正解剖结构异常,控制尿路感染,控制高血压等;并随访梗阻是否复发并予以防治。

3.明确梗阻的原因,给予特殊治疗

采用膀胱导管,肾切开,肾盂切开,经皮输尿管手术和耻骨上膀胱手术去除梗阻,使尿路畅通。在不能去除梗阻病因时,通过输尿管回肠吻合术,转移尿流。有时需考虑梗阻肾切除术。

4.饮食

饮食上要严格控制入水量、控制盐及蛋白质的摄入。

(二)辨证论治

中医学中并无梗阻性肾病,根据其临床表现属于中医癃闭、淋证、腰痛等范畴。梗阻性肾病的中医治疗,在解除梗阻的基础上,可按肾结石、尿路感染、前列腺肥大、肾衰竭等辨证治疗。

1.湿热蕴结

主症:小便点滴难解,尿频、尿急、尿痛,小腹胀满,舌红,苔黄腻,脉滑数。

治法:清热利湿,通闭。

方药:八正散和石韦散加减。车前子、萹蓄、瞿麦、滑石、栀子、通草、金银花、石韦、白芍各20 g,金钱草、海金沙、蒲公英、白花蛇舌草各30 g,冬葵子、王不留行籽、甘草梢各15 g。少腹坠胀,加木香、乌药各10 g,以理气行滞。

2.肾气不足,下焦湿热

主症:排尿无力,小便点滴难解,尿有余沥,腰痛,尿频,小腹胀满,舌淡红,苔腻或黄腻,脉沉弱。

治法:补肾益气,清利湿热。

方药:滋肾通关丸加减。肉桂10 g,黄柏、知母、山茱萸、三棱、莪术、桃仁各15 g,山药、石韦、车前子、牛膝、赤芍各20 g。伴有感染,加蒲公英30 g、白花蛇舌草30 g。

3.气机不畅,下焦壅塞

主症:小便不畅,小腹胀满,尿频或有尿失禁,胁肋胀痛,心烦易怒,舌淡红,苔白或白腻,脉弦。

治法:疏肝理气,通利下焦。

方药:柴胡疏肝散和《太平圣惠方》沉香散加减。柴胡、香附、王不留行籽、枳壳、沉香、石韦、滑石、甘草、瞿麦各15 g,当归、赤芍药、冬葵子、五味子、白芍、川芎各20 g。

4.血瘀阻滞

主症:腰痛固定或刺痛,小便点滴量少,或夹有血块,舌紫暗,或有瘀斑,脉沉涩。

治法:活血化瘀,利水通闭。

方药:桃核承气汤和桂枝茯苓丸加减。大黄、芒硝各10 g,桃仁、桂枝、甘草、牡丹皮各15 g,茯苓20 g,赤芍25 g。伴有感染,加蒲公英、白花蛇舌草各30克,车前子20克。

5.脾肾虚损,湿浊瘀血

主症:尿少,恶心呕吐,纳呆,头晕神疲,面白,腰酸痛,舌淡,苔腻,脉细。

治法:补脾益肾、利湿化浊、活血化瘀。

方药:参芪地黄汤、半夏泻心汤和解毒活血汤加减。黄芪40 g,党参、山茱萸、山药、茯苓、生地黄、连翘各 20 g,牡丹皮、泽泻、半夏、黄连、桃仁、红花、赤芍各 15 g,熟地黄、黄芩各 25 g,大黄 10 g。

以上方药,水煎服,日一剂,分 2 次温服。

(三)特色专方

1.培土生金汤

炒白术、茯苓、枸杞子、续断肉、郁金各 9 g,橘络、独活各 3 g,当归身、桑寄生、炙黄芪各 15 g,白芍、北沙参、杜仲、百合各 12 g,贝母、阿胶珠各 6 g,香连丸 1.2 g(吞服),滋肾丸 3 g(吞服),日 1 剂,水煎服,分早晚服。本方具有扶脾补肾,宣湿和络功效,主治肾盂肾炎、肾盂积水。

2.消坚排石汤

金钱草 50～75 g,三棱、莪术、赤芍、红花、车前子、桃仁、牡丹皮各 15 g,丹参、瞿麦、萹蓄、滑石各 20 g,日 1 剂,水煎服,分早晚服。本方具有清热利湿,涤石通淋,行气活血软坚之功效。此方系国医大师张琪先生排石名方,适用于湿热久蕴,煎熬尿液,结为砂石,阻塞尿路所致尿路结石。症见排尿艰涩而中断,腰腹绞痛,血尿等。如结石体积大难以排出,可加入甲片、皂角刺以助其散结消坚之作用。

3.尿石症方

金钱草 30 g,冬葵子、海金沙、鸡内金、石韦、王不留行籽各 15 g,牛膝 12 g,乌药 10 g。日 1 剂,水煎服,分早晚服。本方具有软坚化石、利水排石、清热通淋、理气活血之功效。此方系国家级名老中医赵玉庸先生名方,主治肾结石。

4.化石散

硝石 30 g,鸡内金 20 g,滑石 25 g,生甘草 5 g。日 1 剂,水煎服,分早晚服。本方具有软坚化石、清热渗湿之功效。主治肾结石合并感染者。

5.加味桂枝茯苓丸

桂枝、桃仁、牡丹皮、赤芍、川芎、柴胡、红花各 10 g,茯苓 15 g,炙甘草 5 g,莪术、三棱、牛膝、制香附各 12 g。日 1 剂,水煎服,分早晚服。本方具有活血行气、消积散结之功效。此方系国家级名老中医杜雨茂先生名方,主治肾脏积块,正气未虚,或兼夹痰湿、邪热者。

6.牡蛎丹参汤

土鳖虫 8 g,玄参、泽泻、黄柏、贝母、丹参、牡丹皮各 10 g,牡蛎、菟丝子、刺蒺藜、金铃炭、茯苓、薏苡仁各 12 g,桑寄生、山药各 15 g。日 1 剂,水煎服,分早晚服。本方具有滋阴散结、活血利水之功效。主治梗阻性肾病证属阴虚肝郁,气滞血瘀,水血互结,湿聚化热者。

(四)中成药

1.复方石淋通片

口服,每次 6 片,每天 3 次。复方石淋通片由广金钱草、海金沙、滑石粉、忍冬藤、石韦组成。具有清热利湿,通淋排石作用。用于膀胱湿热,石淋热痛,尿路结石,泌尿系感染属于肝胆膀胱湿热者。

2.结石通片

口服,每次 6 片,每天 3 次。由白茅根、车前草、茯苓、广金钱草、海金沙、鸡骨草、石韦、玉米须组成。具有清热利湿,通淋排石,镇痛止血的功效。用于泌尿系统感染,尿路结石等辨证属湿热下注者。

3.肾石通冲剂

温开水冲服,每次 1 袋,每天 2 次。由萹蓄、丹参、海金沙、鸡内金、金钱草、瞿麦、木香、牛膝、王不留行籽、延胡索组成。具有清热利湿,活血止痛,化石,排石作用。用于肾结石,膀胱结石,输尿管结石。

4.金钱草冲剂

开水冲服,每次 1~2 袋,每天 3~4 次。主要由车前草、广金钱草、玉米须、石韦组成。具有清热祛湿、利尿排石、消炎止痛功效。用于泌尿系统结石、尿路感染属于湿热下注者。

5.尿石通丸

口服,每次 4 g,每天 2 次,多饮开水送服。主要由海金沙、鸡内金、牛膝、茯苓、金钱草、车前草、川木通、枳实、茼麻子、丝瓜络等组成。具有清热利湿,行气逐瘀,通淋排石作用。适用于气滞湿阻型的肾结石、输尿管结石、膀胱结石、尿道结石及振波碎石后。

6.参地补肾胶囊(黑龙江省中医药科学院制剂)

口服,每次 1.2 g,每天 3 次。适用于慢性肾衰竭早中期辨证属于脾肾气虚兼湿浊内蕴、血络瘀阻证者。

7.苏黄泻浊丸(黑龙江省中医药科学院制剂)

口服,每次 6 g,每天 2 次。适用于慢性肾衰竭中晚期辨证属于湿热中阻、浊毒内蕴证。

8.黄芪注射液

用法用量:黄芪注射液 40 mL 加入 5％葡萄糖液 150 mL 中静脉滴注,每天 1 次,7~14 天 1 个疗程。适用于脾肾气虚型。

9.盐酸川芎嗪注射液

用法用量:盐酸川芎嗪注射液 120 mg 加入 5％葡萄糖液 150 mL 中静脉滴注,每天 1 次,10~14 天 1 个疗程。具有改善微循环活血化瘀作用。

10.参芎葡萄糖注射液

用法用量:参芎葡萄糖注射液 100~200 ml 每天 1 次静脉滴注。14 天 1 个疗程。具有抗血小板聚集,扩张冠状动脉,降低血液黏度,加速红细胞的流速,改善微循环的作用。

(五)单味中药

根据本病的特点,治疗中多应用具有清热利湿通淋、活血化瘀的中药。

1.金钱草

甘、苦,性微寒,善清利膀胱湿热,为利湿排石常用药。金钱草煎剂可引起输尿管上段管腔内压力增高,输尿管蠕动增强,尿量增加,对输尿管结石有挤压和冲击作用,促使输尿管结石排出。一水草酸钙为尿路结石的主要成分,金钱草的醇不溶物中的多糖成分,对一水草酸钙的结晶生长有抑制作用。常用剂量 30~60 g,水煎服。

2.海金沙

甘、寒,性降,善清小肠、膀胱湿热,专功清热利尿通淋,为治诸淋之要药。海金沙提取物可降低肾组织草酸含量,保护肾组织上皮细胞,减少尿钙、磷、尿酸等的分泌,增加尿镁水平,增加排尿量,从而抑制结石形成。海金沙煎剂对金黄色葡萄球菌、绿脓杆菌、福氏痢疾杆菌、伤寒杆菌等均有抑制作用。常用剂量15~30 g,水煎服。

3.石韦

苦、甘,性寒,滑利降泄,入膀胱经,能清利膀胱湿热而通淋,且能排石、止血,故为膀胱湿热所致热淋、石淋、血淋常用药。现代药理研究表明对金黄色葡萄球菌及变形杆菌有抑制作用,并有一定的利尿作用。常用剂量 10～20 g,水煎服。

4.萹蓄

苦降下行,善清利膀胱湿热而利尿通淋。萹蓄煎剂有显著的利尿作用,并对葡萄球菌、福氏痢疾杆菌、绿脓杆菌有抑制作用。常用剂量 10～20 g,水煎服。

5.车前草

甘、寒滑利,长于清热利尿消肿。增加尿量,并使输尿管蠕动频率增强,输尿管上段腔内压力升高。这几方面作用协同,利于输尿管结石的下移,可能为车前草利尿排石的机制之一。常用剂量 10～15 g,水煎服。

6.瞿麦

苦、寒降利,能清利小肠而泻心火,利膀胱而导湿热,故常用于小便不通,湿热淋证。瞿麦煎剂有排钾利尿作用,对金黄色葡萄球菌、大肠杆菌、伤寒杆菌、福氏痢疾杆菌、绿脓杆菌均有抑制作用。常用剂量10～20 g,水煎服。

(六)其他特色疗法

1.中药保留灌肠

中药保留灌肠是通过肛门将中药灌入直肠、结肠内并保留一定的时间,使肠黏膜充分吸收,发挥补脾益肾、利湿、通瘀、泻浊以降低血肌酐,尿素氮的作用,从而延缓慢性肾衰竭进展。

中药保留灌肠方:大黄、丹参各 30 g,蒲公英、牡蛎各 50 g,水煎 2 次取汁 300 mL,150～300 mL保留灌肠,每晚 1 次,7～10 天为 1 个疗程。

治疗过程。

(1)按要求配置药液,调节水温至 39～41 ℃。

(2)戴手套、垫治疗巾,脱裤至大腿上 1/2 处,助患者侧卧,用小枕垫高臀部 10 cm。

(3)置弯盘于臀部,润滑肛管前端及肛门,肛袋直接排气,夹子夹住。

(4)置管:嘱患者深呼吸,分开臀部,插入肛门15～20 厘米以上,胶布固定于臀部。

(5)缓慢注入灌肠液,询问患者有无不适。

(6)拔管:药液注完,将肛管夹闭轻轻缓慢拔出,置于弯盘内,用卫生纸轻轻按揉片刻,交代注意事项。

(7)整理床单位,清理物品。

适应证:主要用于慢性肾衰竭患者。

禁忌证:肛门、直肠、结肠等术后患者;排便失禁、人造肛门、肠道肿瘤或有活动性出血者;孕妇、严重高血压、肠穿孔、肠坏死、腹膜炎、急性肠炎及精神异常不能配合者均禁用。

注意事项:①灌肠前嘱患者排便,以增大药液与肠黏膜的接触面,有利于药液吸收且避免阻塞肛管。②中药灌肠药液尽量保持 1 小时以上。灌肠后取舒适卧位,可垫高臀部。③保留灌肠时,应选择稍细的肛管并且插入要深,液量不宜过多,压力要低,灌入速度宜慢,以减少刺激,使灌入的药液保留较长时间,利于肠黏膜吸收。

2.中药结肠滴入

中药结肠滴入处方:土茯苓 50 g,黄芪、丹参、蒲公英、生牡蛎、连翘各 30 g,党参、枸杞各 25 g,熟地黄 20 g,大黄 10 g。

加减:呕吐重者加半夏、陈皮、竹茹各 20 g;腹胀重者加厚朴 20 g,枳实 15 g;畏寒便溏重者:加制附子 15 g;水肿重者:加茯苓 30 g,泽泻 25 g。

水煎 2 次取汁 300 mL 结肠净化。

治疗过程。

(1)准备:患者不宜吃刺激性食物和太饱,治疗前排便一次。

(2)体位:患者取左侧俯卧位。

(3)插管:患者全身放松,柔软的探头缓慢地由肛门导入体内。

(4)治疗:智能化治疗机自动进行结肠灌洗、高位给药、结肠透析等治疗。

(5)拔管:做中药高位保留后拔管。

适应证:早中期慢性肾衰竭,特别适合不宜行血液透析、腹膜透析的患者、中西医给药治疗的患者。

每次 30 分钟,10～14 次为 1 个疗程,可连续做 1～2 个疗程,中间休息 3～5 天。痔疮、肠道肿瘤等患者慎用。

3.针灸

(1)体针。

取穴:肾俞、委中、三阴交、夹脊、阿是穴。

方法:电针,连续波,较强刺激,留针 20 分钟。

加减法:肾虚者,灸命门,补法刺志室、太溪;血瘀者,加膈俞、次髎。

(2)平衡针。

取穴:腰痛穴、腹痛穴。

方法:平刺,进针 1.5～2 寸,有针感即出针,不留针。

4.熏洗疗法

地榆 250 g,水煎后去渣,熏洗腰腹部,每天 1 次,用于石淋。

(庄　建)

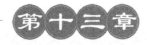

第十三章

肿瘤科疾病的辨证治疗

第一节 乳 腺 癌

一、定义

乳腺癌是乳腺导管和乳腺小叶上皮细胞在各种致癌因素的作用下发生癌变的疾病。临床以乳腺肿块为主要表现,是女性最常见的恶性肿瘤之一,男性甚少见。

二、历史沿革

乳腺癌中医学称"乳岩""乳痲""乳石痈""妒乳""石奶""翻花奶""奶岩"等。自汉代以来历代医家对本病认识不断深入,明代陈实功《外科正宗》对本病论述最详。现分述如下。

隋代巢元方《诸病源候论·石痈候》中曾记述:"石痈之状,微强不甚大,不赤,微痛热……但结核如石。"对本病的特征做了概括性的描述。

宋代陈自明《妇人大全良方》中已将乳痈与乳岩加以区分,提出乳岩初起"内结小核,或如鳖棋子,不赤不痛,积之岁月渐大,巇岩崩破如熟石榴,或内溃深洞,血水滴沥,此属肝脾郁怒,气血亏损,名曰乳岩,为难疗"。

金代窦汉卿《疮疡经验全书》亦提出:"乳岩,此毒阴极阳衰……捻之内如山岩,故命之,早治得生,迟则内溃肉烂,见五脏而死。"

元代朱丹溪《格致余论·乳硬论》称本病为"奶岩",认为其由"忧怒郁闷,昕夕积累,脾气消阻,肝气横逆"而成,"以其疮形嵌凹似岩穴",故称"奶岩",为"不可治"之证,预后凶险。并指出患者应保持心情舒畅,"若于始生之际,便能消释病根,使心清神安,然后施以治法,亦有可安之理"。

明代陈实功《外科正宗》提出情志所伤为主要病因,与肝脾心三脏关系最为密切,"忧郁伤肝,思虑伤脾,积想在心,所愿不得志,致经络痞涩,聚结成核"。并对其临床特点做了形象而详尽的描述:"初如豆大,渐若棋子;半年一年,二载三载,不疼不痒,渐渐而大,始生疼痛,痛则无解,日后肿如堆粟,或如覆碗,紫色气秽,渐渐溃烂,深者如岩穴,凸者如泛莲,疼痛连心,出血则臭,其时五脏俱衰,四大不救,名曰乳岩。"对其预后,明确指出,"凡犯此者,百人必百死……清心静养、无罣无碍,服药调理,只可苟延岁月"。

清代王洪绪《外科证治全生集·乳岩》提出本病"大忌开刀,开则翻花最惨,万无一活",并指出"男女皆有此症"。清代吴谦《医宗金鉴·外科心法要诀·乳岩》记载了本病向胸腋转移的现象:"乳岩初结核隐疼,肝脾两损气郁凝……耽延续发如堆粟,坚硬岩形引腋胸";关于治疗,认为经药物内服、外敷,"若反复不应者,疮势已成,不可过用克伐峻剂,致损胃气,即用香贝养荣汤",指出本病晚期不宜攻伐,当以补虚为主。

三、病因病机

中医学认为,乳腺癌的发生是在正气亏虚,脏腑功能衰退的基础上,外邪与内生的痰湿和瘀血等相搏,导致机体阴阳失调,脏腑功能障碍,经络阻塞,气血运行失常,以致气滞、血瘀、痰凝、毒聚结于乳络而成。

(一)正虚邪犯

正气不足,乳络空虚,风寒外邪乘虚而入,致阴寒内盛,阳气虚衰,寒凝血瘀,阻塞经络,气血运行不畅,津液输布受阻,致瘀血内停,痰浊内生,日久生毒,终致瘀血、痰浊、邪毒相搏,结于乳中而成块。《诸病源候论·妇人杂病诸候四·石痈候》曰:"有下于乳者,其经虚,为风寒气客之,则血涩结成痈肿……但结核如石,谓之石痈。"本虚是发病之根本。

(二)情志内伤

七情失调,郁怒伤肝,则肝失疏泄,气机郁滞;气能行血,气能行津,气机郁滞会导致血行不畅而血瘀,还会导致气滞津停而为痰,形成气滞、瘀血、痰浊相互搏结于乳络,日久蕴毒而成本病。思则气结,忧思伤脾,使脾气郁结,不能正常运化水液,水液内停形成痰浊,痰浊又可阻滞气机的流通而形成气滞,影响血的运行而形成血瘀,日久亦会形成气滞、血瘀、痰浊交阻于乳络进而形成本病。《格致余论》谓:"若夫不得志于夫,不得于舅姑,忧怒郁闷,昕夕积累,脾气消阻,肝气横逆,遂成隐核……名曰奶岩。"《医碥》谓:"女子心性偏执善怒者,则发而为痈,沉郁者则渐而成岩。"

(三)饮食失宜

足阳明胃经行贯乳中,暴饮暴食,伤及脾胃,或恣食肥甘厚腻辛辣之品,湿热积滞,蓄结于脾胃,阳明经络阻滞,淤积不去,致脾胃热毒壅盛搏结于乳而发病。

(四)冲任失调

中医学认为"冲为血海、任主胞胎",冲任之脉起于气街(胞内),与胃经相连,循经上入乳房,隶属于肝肾,其功能与经孕产乳有关。冲任失调一者可致津血不足、肝失濡养,脾胃受损、痰浊内生,气滞痰凝;再者可致气血运行失常,气滞血瘀于乳络,日久成岩。

乳腺癌发病与肝、胆、脾、胃、肾等脏腑功能失常关系密切,病机可概括为内虚与毒聚,内虚是冲任失调,肝、脾、肾等脏腑功能衰退,毒聚为痰浊凝结、瘀毒郁积,聚结成块。

四、诊断

(一)发病特点

在女性中,乳腺癌的发病率随着年龄的增长而上升,月经初潮前到 20 岁罕见,20 岁以后发病率迅速上升,40～50 岁发病率较高,绝经后发病率继续上升,70 岁左右达最高峰。高脂饮食、初产迟、绝经迟、有家族乳腺癌史、肥胖及电离辐射等是乳腺癌发病的危险因素。

（二）临床表现

早期多无明显自觉症状，常常是无意中发现患乳内有单发的小肿块，坚硬如石，凹凸不平，与周围分界不清，不红、不热、不痛。渐渐增大，可肿如堆粟，或似覆碗。随着病灶向四周扩展，可引起乳房外形的改变，因"皮核相亲"，可使肿块表面的皮肤凹陷，乳房抬高，乳头内缩。肿块接近皮肤时，可影响血液回流，导致局部水肿，毛孔深陷，状如橘皮。晚期局部溃烂，边缘不整，或深如岩穴，或凸如泛莲，时流污浊血水，痛无休止。当侵及胸部肌肉时，则肿块固定于胸壁而不易被推动。当病变发生转移时，可在患侧腋下、锁骨下、锁骨上摸到肿块，坚硬如石，凹凸不平。转移至肺、肝或骨时，则出现相应症状如咳嗽、黄疸、右胁下痞块、骨骼剧痛等。病久者，可见全身极度衰弱，最后常因气血衰竭或出血不止（烂断血络）而死亡。

（三）影像学诊断

乳房钼靶摄片可见块影，呈分叶状，密度高，边缘呈毛刺状，常见细小密集的钙化影，有时可见增粗的血管影。乳房红外线摄影可见以肿瘤为中心的放射状异常血管图形。B超可见边界不规则、回声较强的肿块。

（四）细胞学、病理学诊断

可采取乳头溢液、糜烂部位刮片或印片、细针吸取涂片进行细胞学检查。活组织取材的病理学检查方法可明确诊断。

（五）血清学、免疫学诊断

目前用于临床的激素受体有雌激素受体（ER）、孕激素受体（PR）检查，此检查主要用于制定乳腺癌术后辅助治疗方案及判断预后。乳癌的生物标志物特异性均不甚理想，常用的有癌胚抗原（CEA）及糖类抗原15-3（CA15-3）。Cerb-B_2原癌基因的过度表达导致在细胞膜表面过度表达cerb-B_2受体而容易促进细胞增殖。$BRCA_1$、$BRCA_2$、p53等抑癌基因的突变可导致乳腺癌的危险性显著增加。

五、鉴别诊断

（一）乳核

好发于20～30岁，肿块多为单个，也可有多个，圆形或卵圆形，边缘清楚，表面光滑，质地坚硬，生长比较缓慢，无疼痛，周围无粘连，活动度好。

（二）乳癖

好发于30～45岁，肿块常为多个，双侧乳房散在分布，形状多样，可为片状、结节、条索，边缘清或不清，质地软或韧或有囊性感，常有明显胀痛，多有周期性或与情绪变化有关，与周围组织无粘连，活动度好。

（三）乳痨

常见于20～40岁妇女，肿块可一个或数个，质坚实，边界不清，皮色不变，有其他结核病史，可无疼痛或有微痛，与周围组织有粘连，可活动。

（四）乳痈

为发于乳房部位的痈疽，多见于妇女产后，乃因肝胃郁热，或乳汁积滞，或因乳儿咬伤乳头，感染热毒导致，初起红肿硬结疼痛，伴恶寒壮热，十日左右成脓，脓成自溃，溃后可自行收口。少数调治失当，流脓久而不愈，可形成乳瘘，见瘘口流出稀薄清水，或夹败絮状物，疮口凹陷，难以愈合。

六、辨证

(一)辨证要点

主要根据乳房肿块及其伴随症状进行辨证。乳房肿块,皮色如常,伴有情志不舒者属肝气郁结;乳房肿块,皮色青紫,形体多肥者属痰瘀互结;乳房结块坚硬,伴有月经不调者属冲任受损;若岩肿溃烂,血水淋漓,臭秽不堪,色紫,剧痛者,属热毒蕴结。

(二)证候

1.肝郁气滞

(1)症状:乳房结块,皮色不变,两胁胀痛,或经前乳房作胀,经来不畅,郁闷寡言,心烦易怒,口苦咽干。舌苔薄白或微黄,或舌边瘀点,脉弦或弦滑。

(2)病机分析:本型多为肿块初起,情志不畅,肝气失于条达,阻滞乳中经络及胁络,气滞血瘀,日久变生乳中结块。不通则痛,见乳房、胸胁胀痛。若气郁化火生风,可见心烦易怒,口苦咽干,头晕目眩。舌苔薄白或微黄,或舌边瘀点,脉弦或弦滑为肝郁气滞之象。

2.冲任失调

(1)症状:乳房内肿块,质地硬韧,粘连,表面不光滑,五心烦热,午后潮热,盗汗,口干,腰膝酸软,兼有月经不调。舌质红,苔少有裂纹,脉细或细数无力。

(2)病机分析:肝肾阴虚,冲任失养,血脉不畅,阻于乳中,变生积块而成乳岩。阴虚火旺,则见五心烦热、午后潮热、盗汗、口干等症。腰为肾之府,肾虚失养,则腰膝酸软。冲为血海,任主胞胎,肝肾阴虚,冲任失养而致月经不调。舌质红,苔少有裂纹,脉细数为阴虚内热之象。

3.热毒蕴结

(1)症状:乳房结块迅速肿大,隐隐作痛,或结肿溃破,甚则溃烂翻花,流水臭秽,痛引胸胁,烦热眠差,口干苦,小便黄赤,大便秘结。舌质红,苔黄白或厚腻,脉弦数或滑数。

(2)病机分析:多见于癌瘤伴发感染及炎性乳癌。乳房属足阳明胃经,为多气多血之经,胃经湿热蕴结,变生瘀毒,则肿块发展迅速,疼痛红肿,热毒腐蚀肌肉,则见结肿溃破,甚则溃烂翻花,流水臭秽。热毒内蕴,气机不利,肝络失和,胆不疏泄,可见胸胁引痛,口苦。热毒内结,心神被扰,见烦热眠差。口干欲饮,小便黄赤,大便秘结亦为热毒内蕴伤阴之象。舌质红,苔黄白或厚腻,脉弦数或滑数均属热毒蕴结之候。

4.气血两虚

(1)症状:乳中结块,推之不移,或肿块溃烂,血水淋沥,疼痛难忍,头晕目眩,面色㿠白,神疲气短。舌质淡或淡胖,舌苔薄白,脉沉细无力。

(2)病机分析:多见于乳癌晚期,或经多程放化疗后,正气大伤,邪毒炽盛。邪聚日久,痰浊、瘀毒内蕴,见乳中结块,推之不移,疼痛难忍。气虚不摄见血水淋沥,气血不足,机体失养,故见头晕目眩,面色㿠白,神疲气短。舌质淡或淡胖,舌苔薄白,脉沉细无力均为气血亏虚之象。

七、治疗

(一)治疗原则

1.疏肝理气

肝郁脾虚、瘀毒内结是乳腺癌发病的主要病机,气结、气滞为病因之源,故应疏肝健脾理气,气机调畅,脉络通畅,瘀毒难聚。

2.滋养肝肾

肝失疏泄,冲任失调致正虚毒聚;病至晚期,肝肾亏虚,故治疗需注意滋养肝肾,扶正解毒。

(二)治法方药

1.肝郁气滞

(1)治法:疏肝理气,化痰散结。

(2)方药:逍遥散加减。方以柴胡疏肝解郁,当归养血活血,白芍养阴柔肝,白术健脾燥湿,瓜蒌、夏枯草、浙贝母软坚散结,山慈菇解毒消瘤,青皮、郁金、川楝子理气止痛。火盛便秘者,加牡丹皮、栀子、大黄等清泻肝胆;乳房胀痛明显者,加王不留行籽、延胡索化瘀止痛。

2.冲任失调

(1)治法:调理冲任,滋阴软坚。

(2)方药:知柏地黄汤加减。以生地黄、山茱萸、玄参、鳖甲滋养肝肾,知母、白花蛇舌草滋阴降火,山慈菇、蛇六谷、石见穿、莪术、八月札、鸡内金、蜂房软坚散结,牛膝引火下行。失眠者,加酸枣仁、柏子仁、夜交藤养心安神;盗汗者,加煅龙骨、煅牡蛎、浮小麦收敛止汗。

3.热毒蕴结

(1)治法:清热解毒,化瘀消肿。

(2)方药:五味消毒饮加减。以金银花、野菊花、蒲公英、紫花地丁、紫背天葵五味药专事清热解毒,加桃仁、红花、露蜂房、皂角刺以增强化瘀消肿之功。火结便秘,加大黄、厚朴、枳实等通腑泻热;热入营血,可加牡丹皮、生地黄、赤芍;晚期乳癌见消瘦乏力,面色不华,脉虚数者,可加黄芪、白术、当归。

4.气血两虚

(1)治法:健脾益气,化痰软坚。

(2)方药:人参养荣汤加减。方以熟地黄、当归、白芍养血活血,黄芪、人参、白术、甘草健脾益气,陈皮理气,远志安神,姜枣健脾调和营卫。若气虚卫表不固,自汗、易感冒,宜重用黄芪,加防风、浮小麦益气固表敛汗;脾虚湿盛泄泻或便溏者,当归减量,加薏苡仁、炒扁豆健脾祛湿。

(三)其他治法

1.古方

(1)小金丹(《外科证治全生集》):由白胶香、草乌、五灵脂、地龙、木鳖子、乳香、没药、当归、墨炭组成。具有化痰散结,祛瘀通络的功效。主治痰核流注、瘰疬、乳岩、阴疽初起。凡肿瘤患者证属寒湿痰瘀阻络者可使用。每天3次,每次3g,温开水送服。

(2)犀黄丸(《外科证治全生集》):由麝香、牛黄、乳香、没药组成,具有解毒散结、消肿止痛的功效。主治乳癌及一切恶核。每天3次,每次3g,温开水送服。

(3)醒消丸(《外科证治全生集》):由乳香、没药、麝香、雄黄、黄米饭组成,具有活血散结、解毒消痈的功效。主治痈毒初起,乳痈乳岩,瘰疬鼠疮,疔毒恶疮,无名肿毒等。每天2次,每次3g,温开水送服。

(4)蟾酥丸(《外科正宗》):含蟾酥、雄黄、轻粉、铜绿、枯矾、寒水石、胆矾、乳香、没药、麝香、朱砂、蜗牛等成分,具有解毒消肿、活血定痛的功效。

主治疔毒初起及诸恶疮。每服3丸,用葱白嚼烂,包药在内,取热酒1杯送下,被盖卧,出汗为效。

2.中成药

(1)平消胶囊:由郁金、仙鹤草、枳壳、五灵脂、白矾、硝石、干漆、马钱子组成。主治多种肿瘤。每天3次,每次4～6粒。

(2)增生平片:主要成分为山豆根、拳参、黄药子等,具有清热解毒、化瘀散结之功效。用于乳腺癌,与放化疗配合使用可提高疗效,减轻其毒副作用。口服,每次4～8片,每天2次,疗程3～6个月。

(3)山慈菇片、山慈菇注射液:手术前2～6周给药,每次服2片(每片0.2 mg),每天4次。山慈菇注射液(每支1 mL,含生药10 mg),静脉注射,每次1支,每天1次。功效软坚散结,清热解毒,适用于乳腺癌术前治疗,可缩小肿块。

(4)华蟾素注射液:蟾酥经加工提取制成的水溶液注射剂。可用于乳腺癌的治疗,且可增强机体免疫功能,还有一定的镇痛、升高白细胞的作用。肌内注射,每次2～4 mL,每天2次,4周为1个疗程。静脉注射:每次10～20 mL,加入500 mL 5%葡萄糖注射液中静脉缓慢滴注,每2～4周为1个疗程。

3.外治

乳癌属于中医外科范畴,中医外治积累了丰富的经验,古人反对局部刺溃肿瘤等不彻底的开刀,《外科证治全生集》谓:"大忌开刀,开则翻花最惨。"以下介绍几种常用外治方药。

(1)生肌玉红膏(《外科正宗》):由当归、白芷、血竭、紫草、甘草、轻粉、白蜡、麻油组成,有活血祛腐、解毒镇痛、润肤生肌之功。用于放射性皮肤溃疡日久不愈,术后切口感染或皮瓣坏死,晚期乳腺癌瘤块破溃。

(2)海浮散(《外科十法》):由乳香(制)、没药(制)组成,有生肌,止痛,止血之功。用于乳腺癌溃破。

(3)桃花散(《医宗金鉴》):由白石灰、生大黄组成,可止血。用于晚期乳腺癌溃口出血不止。

(4)二黄煎(经验方):由黄柏、土黄连组成,有清热燥湿,泻火解毒之功。用于乳腺癌术后切口感染,皮瓣坏死,放射性皮炎或化疗药物静脉外漏引起的局部红肿或溃烂。

4.针灸

(1)体针。处方:以足厥阴肝经、足阳明胃经、任脉穴为主,取穴屋翳、膻中、天宗、肩井、期门、三阴交、丰隆。

方义:屋翳疏导阳明经气,膻中为气海,泻之以利气机,两穴可疏通局部气血;天宗、肩井为治疗乳腺疾病之经验穴,配足阳明经之络穴丰隆,可除湿化痰、消肿散结;期门疏肝气,调冲任;三阴交既可补肾健脾调肝,又能调理冲任。

辨证配穴:冲任失调加肝俞、肾俞、关元补肾健脾调肝,调冲任;肝郁气滞加肝俞、太冲;热蕴结加内庭、行间点刺放血;气血两虚加灸脾俞、膈俞、足三里可健运脾胃,益气养血。

随症配穴:乳腺癌术后上肢水肿加极泉、青灵通络消肿;乳腺癌放疗后放射性肺炎加尺泽、孔最泻肺止咳;潮热者加百劳、膏肓;失眠心烦加大陵、神门。

刺灸方法:毫针刺,补泻兼施。每天1次,每次留针30分钟,10次为1个疗程。虚证可加灸。

(2)耳针法:内分泌、内生殖器、乳腺、胸。毫针刺,中强度刺激,每次留针30分钟,间歇运针2～3次,10次为1个疗程。或用揿针埋藏或王不留行籽贴压,每3～5天更换1次。

(3)拔罐法:选大椎、第4胸椎夹脊点刺放血后拔罐,适用于热毒蕴结证。

（4）挑治法：第 3、第 4、第 5 胸椎夹脊点或阳性反应点挑治，每周 1 次。

（5）火针疗法：阿是穴。

八、转归及预后

乳腺癌早期，正气未衰，邪气未盛，若此时"便能消释病根，使心清神安，然后施之以法，也有可安之理"，即可带病延年。随着病情进展，正气渐虚，邪气已盛，病至晚期，肿块"渐渐溃烂，深者如岩穴，凸者如泛莲，疼痛连心，出血则臭，其时五脏俱衰，四大不救"。对其预后，明代陈实功明确指出，"凡犯此者，百人必百死"，此时，若能"清心静养、无罣无碍，服药调理，只可苟延岁月"。病久者，全身极度衰弱，最后常因气血衰竭或出血不止（烂断血络）而死亡。

乳腺癌病程总体来说进展缓慢，经积极治疗后大部分患者远期疗效较好，可获得长期生存。一般乳腺癌患者的自然生存期为 26.5～39.5 个月，根治术后 10 年生存率Ⅰ、Ⅱ、Ⅲ期分别为 72.5%、50.9%、25.3%。乳腺癌的预后主要与原发灶大小和局部浸润情况、淋巴结转移、肿瘤的病理类型和分化程度，瘤体内微血管密度（MVD），血管、淋巴管有否癌栓，宿主的免疫能力，肿瘤分子生物学形态及表达等因素有关。激素受体免疫组化检测也是预后判断的参考指标，ER、PR 均阳性预后稍好，雌激素受体（ER）、黄体酮受体（PR）阴性预后较差。DNA 整倍体或 S 期细胞比率增高或 CEA 阳性者均提示预后差。另外与体重、患病年龄等也有关。上述诸多的预后指标均源自生物学角度，而社会、心理因素对患者预后的影响是不容忽视的潜在因素。

九、预防与护理

乳腺癌的病因问题尚未解决，故真正可用于一级预防的手段极为有限，但谨慎地提出几种降低乳腺癌危险性的措施是有可能的，如青春期适当节制脂肪和动物蛋白的摄入，增加体育活动，尽量避免高龄生育，鼓励母乳喂养，更年期妇女尽量避免使用激素，适当增加体育活动，控制总热量及脂肪摄入，防止肥胖，避免不必要的放射线照射等。有效开展乳腺癌的二级预防，从而起到改善乳腺癌的预后和降低病死率的作用。经常进行乳房自我检查，尤其是 35 岁以后的女性，发现乳房硬结和肿块，应及时做必要的检查，以利于早发现、早诊断、早治疗。

护理方面首先注意情志的调摄，中医学认为乳腺癌的发病与七情活动有密切的联系。不良精神因素是引起气血逆乱，经络阻塞，痰瘀结聚成核的重要致病因素。精神创伤诱发癌症，悲观恐惧心理会加速癌症恶化。因此保持健康的心理状态和乐观的情绪，对乳腺癌的未病先防和既病调护都是必需的。饮食调护在乳腺癌患者康复治疗中也起着重要作用，饮食宜多样化，平衡饮食，忌食助火生痰有碍脾运的食物，手术后可给予益气养血、理气散结之品；化疗时，若出现消化道反应及骨髓抑制现象，可食和胃降逆、益气养血之品。放疗期间要注意皮肤护理，首先要保持局部皮肤清洁干燥，禁止直接用肥皂擦洗，防止机械刺激，避免阳光直接照射，如感到瘙痒难忍时可用苦参煎水外洗或用炉甘石洗剂涂搽，对于溃破的皮肤可用龙胆紫外涂防止感染。一般于根治术后 24～72 小时，若无活动性出血即可开始患侧上肢功能训练活动，活动要循序渐进，由远及近，引流管拔除，皮瓣与胸壁已贴合，可逐渐活动肩关节，勿使患肢疲劳或下垂太久。禁止在患侧上肢测量血压、抽血、静脉注射和肌内注射。

（刘　猛）

第二节 肺　　癌

一、概述

原发性支气管肺癌(简称肺癌)是肺部最常见的恶性肿瘤。近半个世纪来,世界各国肺癌的发病率和死亡率都有明显升高的趋势。我国北京、天津、上海等大城市中肺癌发病率在男性恶性肿瘤中已占首位,在中小城市和农村中,以云南个旧市、宜城县居首位,工矿地区上升较快。调查结果表明,肺癌的发病率呈现出以城市的工业区向四周农村呈递减分布的趋势。肺癌的发病率随年龄增长而增加,40岁以后迅速上升,50～60岁上升特别显著,70岁以后略有下降,男性高于女性,男女之比为(3～7.1):1。肺癌的早期诊断是提高治疗效果的有效途径,影像学和痰液脱落细胞学的进展,为肺癌的早期诊断提供了有利条件,肺癌的治疗应是手术、放射治疗(以下简称放疗)、化学治疗(以下简称化疗)、免疫治疗及中医药等多种疗法综合运用。

二、病理、分型

(一)病因病机

1.病因

肺癌的病因十分复杂,病机亦尚未完全清楚,目前公认的发病因素有吸烟、物理化学致癌因子、大气污染、慢性肺部疾病及机体免疫功能低下、内分泌失调以及家族遗传因素等。另外,随着分子生物学的发展,大量资料研究表明人体肺癌的发生、演变以及恶性程度与某些癌基因的活化及抗癌基因的丢失有密切关系。

2.病机

肺为气血之源,五脏之华盖,虚如蜂窝,下无透窍,吸之则满,呼之则虚,司气化清浊之运化与肃降,为人身血气调和之枢纽,地位非常重要。中医认为肺癌由内因和外因两个方面引起。外因是风、寒、暑、湿、燥、火长期侵袭肺脏,邪毒聚结到肺,日久不散所致。内因是七情太过或不及,或因正气虚损,邪气乘虚侵袭肺,郁结胸中。肺气膹郁,宣降失司,积聚成痰,痰凝气滞,瘀阻经脉,久而成块。这也说明长期慢性肺损伤是肺癌发病的重要因素。中医学对肺癌的病机的认识主要如下。①正气内虚,邪毒袭肺,痰湿内聚,外界致癌邪毒侵犯至肺,形成肺气膹郁,肺气宣降失司,壅郁不宣,脉络运行受阻,由气滞而致血瘀,日久化热,逐渐形成包块。②痰凝毒聚:脾肺功能失调,湿贮肺络,痰湿郁结,可形成包块。③脏腑阴阳失调:各种原因引起阴阳亏损,正气内虚,如脾虚不运、肾气不足、肺气虚损等脏腑病变,均可导致肺气不足,常年接触有害气体和吸烟,伤及津液,阴液内耗,致气机不舒,血气不畅,肺阴不足,气阴两虚,运行失调,外邪乘虚而入,留滞客邪而不去,血行阻滞日久而成肿物。

(二)分型

肺癌都发生在气管-支气管的基底细胞。鳞癌的发生则比较明确,在慢性刺激和损伤的影响下,黏膜柱状细胞的纤毛丧失,基底细胞有鳞状间变,不典型增生和发育不全,最后形成癌。临床上,将生长在段支气管及其分支以后的肺癌称周围型肺癌,约占30%,以腺癌比较常见;生长在总支气管或叶支气管近肺门的肺癌称中心型肺癌,约占70%,以鳞癌和未分化癌较为常见。

1.肺癌大体分型

大体分型意见尚不统一。一般以肿瘤发生的部位及肉眼所观形态分型。

(1)以肿瘤发生部位分型。①中心型:肿瘤发生在段以上的支气管,亦即发生在叶支气管及段支气管。②周围型:肿瘤发生在段以下的支气管。③弥漫型:肿瘤发生在细支气管或肺泡,弥漫分布于两肺。

(2)以肿瘤肉眼所观形态分型:可分为管内型、管壁浸润型、结节型、块状型、弥漫浸润型。

2.组织学分型

肿瘤的组织结构较复杂,在同一例肺癌组织中,可因癌细胞的分化方向不统一而出现不同类型的癌组织。即使在同一类型的肺癌组织中,其分化程度也显著不同。肺癌组织的这种分化不同,不仅出现在原发病灶内,而且,也表现在转移的癌组织内。世界卫生组织的"肺肿瘤的组织分型"(1981)分类为:①鳞形细胞癌,简称鳞癌,包括梭形细胞(鳞)癌。②腺癌,包括腺管状腺癌、乳头状腺癌、细支气管癌、肺泡细胞癌。③腺鳞癌。④未分化癌,分为小细胞癌(包括燕麦细胞型、中间细胞型、复合燕麦细胞型)和大细胞癌(包括巨细胞癌、透明细胞癌)。⑤类癌(肺内分泌肿瘤)。⑥支气管腺癌,包括腺样囊性癌、黏液表皮样癌、腺泡细胞癌。

(三)转移与复发

肺癌的生长和进展多样化。肿瘤起源于黏膜的基底细胞,逐渐增生呈乳头状或菜花样物突入腔内,引起不同程度的阻塞。也可沿支气管壁生长,破坏管壁结构,使支气管增厚变硬,管腔狭窄,也可侵犯纵隔、胸膜、胸壁、横膈等部位。癌肿细胞常循淋巴管播散到肺门、纵隔、锁骨上和腋下淋巴结等,它可直接侵犯血管,发生癌栓,造成远处转移。肝、脑、肾上腺、骨、皮下组织等是最常见的转移部位,癌组织可发生缺血性坏死形成空洞,甚至继发感染造成癌性肺脓肿。癌细胞也可直接经支气管播散到肺的其他部分。

肺癌在早期就有可能形成广泛的淋巴道及血道转移。淋巴道转移首先见于支气管肺淋巴结,经支气管淋巴结而再转移于气管旁淋巴结。由此可逆行转移到颈淋巴结。肺门淋巴结的转移癌有时还可侵入神经干而引起喉返神经麻痹。未分化型肺癌的转移形成较肺鳞癌为多。肺癌尸检中80%有淋巴结转移。约半数病例的腹膜后淋巴结有转移形成。血道转移在未分化型肺癌可早期发生,在鳞癌和腺癌则多见较晚期而且较少。血道转移癌引起的临床症状,有时可发生在原发性肺癌的症状尚未出现之前。肺癌的血行转移较常见于脑、肾上腺和肾。肺癌复发的原因:患者术后未坚持综合性治疗,未定期复查,手术中肉眼看不到的残存癌细胞通过血道和淋巴道已经转移到远处组织器官。

三、临床表现

(一)症状

肺癌的临床表现是多种多样的,最常见的有咳嗽、咯血、胸痛及发热等。

不同类型的肺癌,其症状的有无和轻重及临床表现,多与肿瘤发生的部位及病理改变的程度相一致。肿瘤位于肺叶早期常无症状,肿瘤生长于大气管内有管腔阻塞时,常较早地出现症状。

1.早期症状

刺激性干咳,白色黏液泡沫样痰,有的痰中带血丝或咳血,或有胸痛、胸部不适、呼吸困难及发烧等。

2.中晚期症状

(1)支气管阻塞:肿瘤小时,可仅部分阻塞支气管,当吸气时支气管口径变大,空气易于进入,阻塞远端肺组织。而呼气时由于支气管口径变小,使气体不易排出,形成阻塞性肺气肿。肿块长大时,完全阻塞支气管形成肺不张。

(2)感染:肿瘤阻塞支气管后,远端支气管内分泌物积聚,细菌容易繁殖,造成感染,出现阻塞性肺炎,严重时可形成肺脓肿。

(3)压迫及转移症状:视癌肿所在部位、体积大小、转移部位及邻近组织而异。如肺上沟癌,即肺尖癌,可压迫侵犯交感神经出现霍纳综合征;臂丛神经受侵易引起臂痛、麻痹、肌萎缩、感觉运动功能障碍等;食管受侵或受压时可产生吞咽梗阻;膈神经受侵产生膈麻痹;喉返神经受侵,则声嘶;压迫侵犯上腔静脉,导致上腔静脉综合征,有头昏、眼花、头面部及上肢肿胀、胸前静脉怒张;侵犯胸膜时,发生胸腔积液,接近胸膜时为淡黄色,已侵及胸膜时变血性;心包受侵时可出现心包积液。

(4)其他症状:有时在肺部症状出现前有肥大性骨关节症状,如长骨之关节对称性肿大疼痛,压迫及暂时性关节积液、杵状指(趾)等,临床上易误诊为风湿性关节炎。还有些患者出现全身发痒及荨麻疹等皮肤症状。

(二)体征

肺癌的体征随肿瘤本身所在部位不同,病情发展的程度不同而异。体征是诊断中的重要依据,临床医师可借助体征,早期发现、早期诊断,还可鉴别肺部癌灶为原发还是转移病变。

四、诊断与鉴别诊断

(一)诊断

1.诊断依据

(1)无任何症状、体征,X线胸片发现肺部孤立结节或肿块,呈分叶状或有细毛刺,或经CT检查经断层证实有支气管阻塞征象者,应疑为肺癌。

(2)长期吸烟的男性年龄在40岁以上,刺激性咳嗽,伴有间断或持续少量咯血,胸片发现肺部局限性病灶,经积极抗炎或抗结核治疗(2~4周)无效或病灶反趋增大者。

(3)节段性肺炎在2~3个月内发展为肺叶不张,或肺叶不张短期内发展为全肺不张者,或在肺不张根部出现肿块,特别是生长性肿块者。

(4)短期内出现无其他原因的一侧增长性胸腔积液、或一侧多量血性胸腔积液而同时伴有肺不张者,应做支气管镜检查核实。

(5)明显气急、咳嗽,X线胸片两侧呈粟粒样或弥散性病灶,应排除粟粒性结核、肺转移癌、肺霉菌病等病变者。

(6)胸中发现肺部块形,伴有肺门和/或纵隔淋巴结肿大,并出现上腔静脉阻塞、喉返神经麻痹等神经血管压迫症状,或伴有远处淋巴结转移者。

(7)细胞学检查或活组织检查明确诊断者。

2.临床分期分型

原发性肿瘤(T)。

T_x:痰液中找到癌细胞,但X线或支气管镜检查未见病灶;或再治患者,原发灶大小无法测量。

T_0:无原发肿瘤证据。

T_{is}:原位癌。

T_1:肿瘤≤3 cm,局限于肺或脏层胸膜内,支气管镜检查肿瘤近端未累及叶支气管;任何大小的浅表肿瘤仅局限在支气管壁蔓延。若延伸超过叶支气管到达总支气管,也分为 T_1。

T_2:肿瘤≥3 cm,或肿瘤侵犯叶支气管,但距离隆突 2 cm 以外;或肿瘤浸润脏层胸膜;肺叶的阻塞性肺炎或肺不张,但未累及全肺。

T_3:任何大小的肿瘤,直接累及胸壁、膈肌、纵隔胸膜或心包,但未累及心脏、大血管、气管、食管或椎体;或肿瘤在气管内距隆突不到 2 cm,但未累及隆突;全肺的阻塞性肺炎或肺不张。

T_4:任何大小肿瘤累及纵隔或心脏、大血管、椎体、气管隆嵴或有恶性胸腔积液。

淋巴结转移(N)。

N_0:无淋巴结转移。

N_1:支气管旁或同侧肺门淋巴结转移。

N_2:同侧纵隔淋巴结和隆突下淋巴结转移。

N_3:对侧纵隔淋巴结、对侧肺门淋巴结转移;同侧或对侧斜角肌或锁骨上淋巴结转移。

远处转移(M)。

M_0:无或未发现远处转移。

M_1:有远处转移,或有颈部淋巴转移。

根据上述原发灶和转移灶的情况归纳临床分期如下。

隐癌:$T_x N_0 M_0$。

0 期:$T_{is} N_0 M_0$。

Ⅰ期:$T_1 N_0 M_0$;$T_2 N_0 M_0$。

Ⅱ期:$T_1 N_1 M_0$;$T_2 N_1 M_0$。

Ⅲa:$T_3 N_{0\sim2} M_0$;$T_{1\sim3} N_2 M_0$。

Ⅲb:任何 T,$N_3 M_0$;T_4;任何 N、M_0。

Ⅳ期:任何 T 或 N,M_1。

(二)鉴别诊断

诊断肺癌前经常需与其他疾病认真鉴别。常见疾病有以下几种。①肺结核。②肺门淋巴结核。③浸润型肺结核。④粟粒型肺结核。⑤纵隔肿瘤。⑥支气管扩张症。⑦孤立性大块纤维干酪性结核。⑧肺脓肿。⑨肺炎(包括假性黄色瘤)。⑩肺良性肿瘤。

五、治疗

(一)基本治疗方案

综合治疗是提高肺癌疗效的重要手段。经临床实践证明,中西医综合治疗,可以互相取长补短,充分发挥各种治疗方法在疾病过程各阶段中的作用,做到在提高机体免疫力的前提下,最大限度地抑制或消灭肿瘤细胞。达到全身治疗和局部治疗的目的。具有手术适应证的肺癌患者,应首选手术治疗。在手术期间和/或手术后,不论是否化疗、放疗均应以中医药治疗,有利于康复,并为进一步综合治疗创造有利的条件,减少肿瘤扩散转移,改善症状,延长生存期,提高临床疗效和生存质量。

关于肺癌的综合治疗,有学者采用了一种分组治疗计划。即按细胞学或病理学诊断分为两组,即小细胞肺癌和非小细胞肺癌(鳞癌、腺癌、大细胞未分化癌和混合型肺癌)。

1.小细胞肺癌(SCLC)综合治疗计划

(1)原则上一般不首选手术治疗。

(2)以化疗和放疗为主。

(3)治疗期间视情况可配合活血化瘀中药以提高肿瘤细胞的敏感性,休息期间配合肺癌主方加辨证用药以促进机体功能恢复,以战胜疾病。

(4)争取在肿瘤控制后将原发灶切除。人们通过大批病例的观察,重新认识到,胸内肿瘤的控制不一定延长患者的生存期,但是可改善患者的生存质量,从而提供延长生存期的可能性。为此,手术治疗在小细胞肺癌中的作用再次被提出,但是仅作为一种辅助治疗。

(5)采取措施(头颅照射、亚硝脲类药物)预防颅内转移。

(6)在达到完全缓解(CR)后,至少再作两个疗程巩固化疗,对首次治疗未达到 CR 的患者应努力加强治疗,采取必要的手段(如提高放疗量、更换化疗方案和可能时采取手术)争取达到 CR。

2.非小细胞肺癌(NSCLC)综合治疗计划

(1)原则:对 I、II 期患者首先手术治疗,术后根据淋巴结受侵情况、细胞分化程序、血管和淋巴管内有无癌栓,确定是否化疗。其基本治疗计划是:手术,休息 1 个月左右,行放疗和/或化疗,休息 3～6 个月,再行化疗,再休息 3～6 个月,再次化疗。

(2)对III期患者的治疗计划:先行放疗,然后争取手术或行化疗,再按疗程执行化疗疗程。

(二)中医治疗

治疗本病应在中医辨证理论具体指导下,辨明虚实邪正,在整体和局部相结合的理论观点上,抗癌治疗和扶正固本治疗相结合,辨证治疗与辨病治疗相结合。中医学认为肺癌发病的病因病机是正气内虚、痰凝毒聚和脏腑阴阳失调,具体辨证分型又有 5～6 种之多,但仔细研究,究其根本,则为"气虚"。正气内虚当为气虚,不需阐述;痰凝毒聚,其因则为水湿停留,气不足而运化不利导致;脏腑阴阳失调,脏腑功能降低,亦是气虚表现。肺为娇脏,五脏之华盖,阳常不足,故其"气虚"之中应以"阳虚"为主。纵观医家之论,鲜有把"阳虚"定为肺癌病机根本之说。有学者根据实践观察应用,证实该病机探讨正确,以此指导临床治疗,已取得了较好的疗效。在临床实践中观察到绝大多数肺癌患者,尤其是早中期、中晚期患者,均表现为舌质偏胖,苔薄白,其他如面色苍白、乏力、倦怠等阳气虚证或多或少,或明显或不明显地存在着。经用温阳扶正药调理后好转,但停一段时间(1 个月左右)后又基本恢复原状,再用温阳药物又得以改善。故有学者根据中医学的病机分析及医疗实践证明,肺癌的根本病理病机为"阳气虚",故温阳益气之法宜贯穿于肺癌治疗的始终。其基本方(肺癌主方)如下。

人参(或西洋参)10 g,黄芪 30 g,麦门冬 15 g,五味子 9 g,桂枝 20 g,炮附子 30～60 g(先煎),菟丝子 15 g,女贞子 15 g,鹿茸 3 g,淫羊藿 15 g,沙参 15 g。

1.辨证分型治疗

(1)脾虚痰湿型。①证候:咳嗽痰多,胸闷纳呆,神疲乏力,面色苍白,大便溏薄,舌质淡胖,苔白腻,脉濡缓或濡滑。②治法:健脾除湿,温阳益气,化痰散结。③方药:肺癌主方,选加健脾化湿药,如白术 15 g、茯苓 15 g、制半夏 10 g、陈皮 10 g、薏苡仁 15 g、牡蛎 30 g、象贝母 15 g 等。

(2)气阴两虚型。①证候:咳嗽,无痰或少痰或泡沫痰,或痰黄难咳,痰中带血,胸痛气短,心烦失眠,口干便秘,舌质红,苔花剥或光剥无苔,脉细数。②治法:益气养阴,温阳清肺。③方药:

肺癌主方选加益气养阴药,如沙参30 g、麦冬15 g、白花蛇舌草30 g、桑白皮15 g、生地黄15 g、夏枯草30 g等。如痰中带血,加仙鹤草15 g、小蓟炭15 g、阿胶10 g(烊化)等药。

(3)气滞血瘀型。①证候:咳嗽,痰血,气促,胸胁胀满或刺痛,大便干结,舌质有瘀斑或紫斑,苔薄黄,脉弦或涩。②治法:温阳行气,化瘀散结。③方药:肺癌主方选加活血化瘀药,如当归15 g、生地黄15 g、桃仁10 g、丹参15 g、赤芍15 g、枳壳10 g、郁金10 g、川楝子10 g等。

(4)热毒炽盛型。①证候:高热,气急,咳嗽,痰黄稠或血痰,胸痛口苦,口渴欲饮,便秘,尿短赤,舌质红,苔黄而干,脉大而数。②治法:清热泻火,解毒散肿。③方药:白虎承气汤加减。④药用:生石膏30 g,知母10 g,大黄10 g,黄连10 g,鱼腥草30 g,蒲公英15 g,仙鹤草15 g,生瓜蒌10 g,黄芩10 g。

该型为肺癌的特殊类型,多为合并肺部感染导致的实热征象,其为标证,实仍为"阳虚"。遵照"急则治其标"之原则,治疗宜清热泻火,解毒散肿,必要时配合静脉用药。待病情好转后,再给予癌肿主方温阳益气随证加减。

(5)气血两亏型。①证候:面色无华,头昏肢倦,神疲懒言,动则自汗,气短,心悸怔忡,食欲缺乏,白细胞减少,舌质淡,舌体胖,苔少,脉细。②治法:益气升血,温阳滋阴。③方药:肺癌主方选加益气养血药,如当归9 g、补骨脂15 g、炒白术12 g、鹿角片12 g、熟地黄20 g、大砂仁30 g、紫河车12 g、枸杞子15 g、鸡血藤20 g、阿胶10 g(烊冲)。

肺癌症候复杂,合并症亦多,随病情发展的不同阶段,辨证也互相错杂,中医又宜贯穿于治疗的始终,故应掌握具体情况灵活运用,才能恰当治疗。

为便于掌握用药,可参考以下常用药物选择加减使用。①咳嗽痰粘:瓜蒌、桔梗、杏仁、前胡、紫菀、葶苈子等。②痰血:藕节、白茅根、仙鹤草、墨旱莲、白及、三七等。③痰多难吐:海蛤粉、皂角刺。④气虚自汗:人参、冬虫夏草、五味子、浮小麦、生黄芪、煅龙骨、煅牡蛎等。⑤口干舌燥:天花粉、生地黄、玄参、知母、沙参等。⑥胸背疼痛:延胡索、三七、乳香、没药、乌头、云南白药。⑦胸腔积液:葶苈子、车前子、猪苓、芫花等。⑧软坚散结:夏枯草、贝母、牡蛎、甲片、水蛭、僵蚕、山慈菇等。⑨抗癌抑瘤:白花蛇舌草、龙葵、重楼、蛇莓、半枝莲、山豆根、蒲公英、前胡、鱼腥草、夏枯草、黄芩、南星、半夏、蟾蜍、斑蝥、冬虫夏草、守宫、紫草、石见穿、黄药子等。

2.单方验方

(1)鸦胆子乳注射液30～80 mL,5%葡萄糖盐水500 mL,静脉滴注,20～30天为1个疗程,间隔10天,再行下1个疗程治疗。

(2)猪苓提取物:每天40 mg,肌内注射,配合化疗。适用于各型肺癌。

(3)鲜龙葵30 g,每天1次,水煎服,适用于肺癌有胸腔积液者。

(4)肺鳞癌方:紫草根30 g,山海螺30 g,山豆根15 g,草河车15 g,重楼15 g,夏枯草15 g,海藻15 g,贝母20 g,前胡10 g。水煎服,每天1剂。

(5)肺腺癌方:蜀羊泉30 g,龙葵30 g,菝葜30 g,山海螺30 g,生薏苡仁30 g,生牡蛎30 g,蛇莓15 g,夏枯草15 g,山慈菇15 g,浙贝母10 g。水煎服,每天1剂。

(6)肺未分化癌方:徐长卿30 g,半枝莲30 g,白花蛇舌草30 g,龙葵30 g,土茯苓30 g,仙鹤草30 g,黄药子30 g,重楼15 g,野菊花15 g,前胡10 g,桔梗10 g。水煎服,每天1剂。

(7)消金散:赤红蛇粉、天南星、白及、凤凰衣、广陈皮、全瓜蒌各30 g,北沙参60 g,西洋参15 g,炙鳖甲45 g,制乳没20 g,辰砂12 g。共研细末,每次1 g,每天3次,冲服。适用于肺癌阴虚血瘀痰聚者。

3.名医经验

有学者认为,肺癌中医辨证可有多种,并发大咯血、感染、DIC、呼吸性酸中毒者常与肺阴虚有关,病程越到晚期,肺阴虚症出现也就越多。因此,预防和治疗阴虚证,有重要意义。

肺癌与中医学的"息贲""咳嗽"等疾病有许多症状相似,但是中医的"肺痿"与晚期肺癌更有诸多一致之处,虚热"肺痿"的发生常是重危之症。肺气虚损,津液不足,失于濡养以致"肺叶枯萎"。引起肺阴虚的原因有多种:①患者素来是肺肾阴虚的体质,患肺癌后阴虚症状加重。②肺癌手术切除中,体液丢失过多,术后没及时补充。③放疗引起"热毒伤阴"。④恶性积液治疗中,给以大量利尿剂,造成体液丢失或低钾血症。⑤博莱霉素、平阳霉素、大剂量环磷酰胺化疗或与放疗毒性叠加造成肺纤维化等。防治肺阴虚的发生,常用方为百合固金汤及清燥救肺汤化裁。基本方为人参、天冬、生地黄、玄参、百合、白芍、杏仁、桔梗、贝母、桑叶、枇杷叶、鱼腥草、半枝莲。本方养阴益气、止咳散结,现代研究有提高免疫功能、抑瘤、镇咳作用。如百合除有益气清心、润肺止咳作用外,主要成分含有秋水仙碱,可抑制瘤细胞的有丝分裂,百合中所含胡萝卜素、维生素 C 等也与抑制肿瘤有关,现代研究证实该药能增强单核细胞的免疫功能以及抗衰老。天冬可养阴生津、镇咳止血,体外抑瘤率可达 44%,有人拟天冬复方对动物肺鳞癌及腺癌有明显抑制作用,可使肺转移灶减少,淋巴细胞转化及 NK 细胞活性提高。枇杷叶、鱼腥草、半枝莲、贝母也是具有软坚散结的肺经要药。加之其他药物的止咳、润肺、止血、清热等功能,每每取得较为明显的临床效果。

4.针灸疗法

(1)针刺:主穴取风门、肺俞、心俞、天泉、膏肓、中府、尺泽、腹中以及痛癌压痛点。配穴取列缺、内关、足三里。耳穴取上肺、下肺、心、大肠、肾上腺、内分泌、鼻、咽部、胸等。补泻兼施,每天1次,每次留针20~30分钟。适用于各期肺癌者。针刺治疗时可配合汤药同时治疗。

(2)针刺和穴位注射:针刺百会、内关、胸区、风门、肺俞、定喘及丰隆穴,并以 20%~50% 紫河车注射液 14~16 mL,分别注入足三里及大椎穴。每天或隔天 1 次,连续治疗 15 天为 1 个疗程,休息 3~5 天,再开始下 1 个疗程。适用于肺癌等晚期恶性肿瘤疼痛者。

5.外敷药物

(1)癌痛散:山奈、乳香、没药、姜黄、栀子、白芷、黄芩各 20 g,小茴香、公丁香、赤芍、木香、黄柏各15 g,蓖麻仁 20 g。上药共为细末,用鸡蛋清调匀外敷乳根穴,6 小时换药一次。适用于肺癌疼痛者。

(2)蟾酥消肿膏:由蟾酥、细辛、生川乌、重楼、红花、洋片等 20 余味中药组成,用橡胶氧化锌为基质加工成中药橡皮膏。使用前先将皮肤洗净擦干,再将膏药敷在疼痛处,每隔 24 小时换药一次。适用于肺癌疼痛者。

(3)消积止痛膏:取樟脑、阿魏、丁香、山奈、重楼、藤黄等量,分研为末,密封备用。用时将上药按前后顺序分别撒在胶布上,敷贴于患者肺癌痛之部位,随即用 60 ℃左右的热毛巾在药膏上敷 30 分钟。每天热敷 3 次,5~7 天换药一次。

6.饮食疗法

(1)手术后饮食:手术后肺气大伤,宜以补气养血为主。选用杏仁露、山药粉、鲜白菜、白萝卜、冬瓜皮、冬瓜子、山梨、莲藕等食品。

(2)放疗时饮食:放疗期间肺阴大伤,宜滋阴养血为主。选用鲜蔬菜、鲜水果,如菠菜、杏仁、核桃仁、枇杷果、枸杞果。

（3）化疗时饮食：化疗期间气血两伤，宜以大补气血为主。饮食选用鳖、龟、鲜鲤鱼、白木耳、香菇、燕窝、向日葵、山梨、银杏等。

7.中医药与放疗，化疗配合

放疗和化疗对人体均有伤害。根据四诊合参，认为放、化疗属"热毒"范畴，易于伤阴，故治疗宜滋阴养血，清热解毒。

（1）化疗期间以养血、活血为主，佐以健脾和胃。当归9g，赤白芍9g，川芎9g，生地黄9g，鸡血藤15g，天花粉9g，女贞子15g，党参9g，焦白术9g，生薏苡仁15g，生黄芪30g，大枣5枚。

（2）放疗期间以养血、活血为主，佐以养阴和胃。当归9g，赤芍9g，川芎9g，生地黄9g，白扁豆9g，黄芩6g，白茅根15g，瓜蒌15g，麦冬9g，陈皮9g，天花粉9g。

（3）放疗化疗中间休息期及放疗、化疗结束后，宜以中药肺癌主方辨证加减治疗。

六、预防

肺癌主要是环境性因素引起的疾病，其中吸烟是重要的致癌因素，因此劝阻吸烟对肺癌的预防有积极意义。

（一）禁止和控制吸烟

据报道80%～90%的肺癌由于吸烟引起，如果控制了吸烟，就可以使肺癌的发病率大大降低，大多数的肺癌就可以预防。世界卫生组织指出，根除吸烟可有效地降低肺癌的发病率，应该把更多的精力和资金用于一级预防。目前已有一些国家和地区在控制人群吸烟率方面收到了明显的效果。

禁止和控制吸烟，首先要着眼于减少吸烟者在人群中的比例，需要制定一定的法律或条例限制人的、特别是限制青少年吸烟。据北京市对几所中学13～19岁学生2 990名（男1 369人，女1 394人）吸烟情况的调查，男生吸烟为19.7%，女生为0.4%，合计为20%。可见青少年吸烟情况的严重性。另外，减少卷烟中有害物质的含量，也是减少吸烟危害的另一重要途径。

（二）控制大气污染

从英国伦敦控制空气污染前后居民的肺癌发生率和病死率来看，控制空气污染确实是一种行之有效减少肺癌发生的方法。我国各大城市设有环境专门机构，做好环境保护工作，必将有效地控制环境污染，从而达到预防肺癌的目的。

（三）职业防护

对开采放射性矿石的矿区作业者，应采取有效的防护措施，尽量减少工作人员受辐射的剂量。如完善通风设备，降低放射性物质的浓度，保证工作环境符合放射防护条例的安全程度。对暴露于致癌化合物的工人，必须采取各种切实有效的劳动保护措施，避免或减少与致癌因子的接触。

（四）防治慢性支气管炎

据统计表明，慢性支气管炎患者的肺癌发病率高于无慢性支气管炎者，所以积极治疗慢性支气管炎对预防肺癌有一定的意义。特别是要劝导慢性支气管炎患者戒烟，因为患慢性支气管炎而又吸烟的患者肺癌发病率更高。

（五）早期发现、早期诊断与早期治疗

对早期肺癌的筛检手段至今仍不令人满意，在人群中普查肺癌的费用非常昂贵，而对降低肺癌死亡率的可能性很小。要努力提高人民群众尤其是医务人员对肺癌的认识,力争早发现、早诊断、早治疗,以达到提高肺癌疗效的目的。

(刘　猛)

第三节　胃　癌

一、概述

胃癌是最常见的恶性肿瘤之一,随其主症不同,在中医学中可分属于"噎膈""反胃""积聚""心腹痞""胃脘痛"等病证范畴。其发病率居消化道恶性肿瘤之首,但有明显的地区差异性,其发病率在高发区和低发区之间可相差 7～10 倍。我国整体上属于胃癌高发区,其也有明显的地区差异,如我国西北、东北、江苏、浙江沿海一带为胃癌高发区,特别是甘肃省河西走廊、胶东半岛及江苏、浙江胃癌发病率最高,而中南西南尤其是广西,胃癌发病率低。

我国胃癌粗死亡率为 17.30/10 万,按中国人口调整死亡率为 15.41/10 万,按世界人口调整死亡率为 23.86/10 万,胃癌的世界人口标化死亡率以日本最高,美国最低,我国上海仅次于日本,北京居于中间。

近半个世纪以来,随着研究及治疗手段的不断提高,一些发达国家的胃癌发病率与死亡率有所下降,尤其近 30 年来更为显著,这也可能与食物的贮藏及保存方法的改善有关系。

胃癌可发生于胃体上、下各部位,据北京首都医院统计,分布于幽门窦部的为 46.9％,贲门底部的为 39.1％,体部的为 10.2％,全胃的为 3.8％。

胃癌可发生于任何年龄,但总的趋势是发病率随着年龄的增长而上升。发生在 40 岁以下者占 20％;发生在 40～60 岁者占 70％。青年人所患胃癌,其恶性程度相对于中老年来说往往更为突出,应予高度重视。我国胃癌发病率较高,其死亡率又占各种恶性肿瘤之首位,平均患病年龄又较低,因此说,胃癌是一个严重危害我国人民健康的常见病,从预防及治疗上均应予以高度重视。

二、病理、分型

(一)病因病机

1.病因

中医认为,胃癌是一种脾胃功能失常的病变,多因忧思恼怒、情志不遂或饮食不节,致肝失疏泄,胃失和降,或久病损伤脾胃。西医学对胃癌确切发病原因尚不清楚,认为可能与多种因素如遗传、血型、性别、年龄等内在因素及环境土壤、空气、水源的污染、饮食及生活习惯等外在因素有关。饮食习惯及化学致癌物质的研究受到重视。很多学者怀疑食物可能具有某些致癌的因素。致癌剂中有高盐及高香料食品,烹调所产生的多环芳烃化合物、亚硝基化合物、霉菌污染产生的毒素,羊齿植物及食品添加剂等。

关于胃部某些疾病如胃息肉、胃溃疡、慢性萎缩性胃炎等能否演变成胃癌,尚有不同意见,但是较多学者根据长期观察,以为此类疾病有可能是癌前病变,汤钊猷教授等学者把胃大部切除术后残胃亦归于癌前期疾病。

2.病机

中医认为,忧思恼怒、情志不遂或饮食不节,致肝失疏泄,胃失和降,或久病损伤脾胃,导致运化失职,痰凝气滞,热毒血瘀,交阻于胃,积聚成块而发病。

据历代医家的论述,其发病机理有3类。

(1)胃中无阳。例如《临证指南医案》曰:"夫反胃乃胃中无阳,不能容受食物,命门火衰,不能熏蒸脾土,以致宿食入胃,不能运化,而为朝食暮吐,暮食朝吐。"

(2)热结津伤。三阳热结,灼伤津液,三门干枯,水谷出入之道不得流通,胃脘干槁,故食下即吐而复出。《医宗金鉴·杂病心法要诀》曰:"贲门干枯,则纳入水谷之道路狭隘,故食不能下,为噎塞也。幽门干枯,则放出腐化之道路狭隘,故食入反出为翻胃也。二证留连日久,则大肠传导之路狭隘,故魄门自应燥涩难行也。胸痛如刺,胃脘伤也,便如羊粪,津液枯也,吐沫呕血,血液不行,皆死证也。"

(3)肝经气郁。情志不舒,肝气抑郁则气滞,气滞必致血行不畅,而凝结成瘀血。胃脘疼痛胀满或如针刺刀割者,多有气结、痰凝、血瘀、食积之病由。故《景岳全书发挥》曰:"膈者左胸膈胃口之间,或痰或瘀血或食积阻滞不通,食物入胃不得下达而呕出,渐至食下即吐而反胃矣。"上述病理过程常交织兼夹,致生众多证型。

通过研究古人论述,结合临床认为:胃癌的发病机理根本在于胃阳虚,先有阳虚,再有气虚痰湿、血瘀等病理特征,形成肿物,阻塞通道,致使食物入胃不适,甚则不得下达而呕吐或食入即吐。至于古人论述的热结津伤,是胃癌发展至晚期的阶段性病机,阳虚而致肿瘤形成,至阻水谷之道而不得通,蕴热渐生,而出现热结津伤之标证。

(二)胃癌的形态学分型

1.早期胃癌

早期胃癌指不论是否有淋巴结转移,癌组织限于黏膜层和黏膜下层。但有些学者认为任何癌灶伴有淋巴结转移均应视为进展期。

(1)微小胃癌:为早期胃癌的始发阶段,体积很小。日本学者于1978年正式命名直径0.5 cm以下的胃癌为微胃癌,0.6～1.0 cm的胃癌为小胃癌,二者统称为微小胃癌。

(2)一点癌:胃黏膜活检病理诊断为胃癌,而手术切除标本经病理阶段性连续切片组织病理学检查,未能再发现癌组织。

2.进展期胃癌

癌组织浸润达肌层或浆膜等称为进展期胃癌,也称中、晚期胃癌。一般把癌组织浸润肌层称为中期胃癌,超过肌层称为晚期胃癌。

(1)大体分型:全国胃癌协作组(1978)提出分为如下9型。①结节蕈伞型。②盘状蕈伞型。③局部溃疡型。④浸润溃疡型。⑤局部浸润型。⑥弥漫浸润型。⑦表面扩散型。⑧混合型。⑨多发癌。

(2)Borrmann分型:除上述国内分型外,国际上广泛采用的为Borrmann(1926)提出的胃癌大部分型法,主要根据肿瘤在黏膜面的形态和胃壁内浸润方式进行分型。①BorrmannⅠ型(结节蕈伞型):肿瘤呈结节、息肉状,表面可有溃疡,溃疡较浅,主要向腔内生长,切面界限较清楚。②BorrmannⅡ型(局部溃疡型):溃疡较深,边缘隆起,肿瘤较局限,周围浸润不明显,切面界限较清楚。③BorrmannⅢ型(浸润溃疡型):溃疡底盘较大,边缘不清楚,周围及深部浸润明显,切面界限不清。④Borrmann Ⅳ型(弥漫浸润型):癌组织在胃壁内弥漫浸润性生长,浸润部胃壁增厚变硬,皱襞消失,黏膜变平,有时伴浅溃疡,若累及全胃,则形成所谓革袋样胃。

(3)另胃癌 Lauren 分型分为:①肠型。②弥漫型。

(4)胃癌按生长方式分型分为:①膨胀型。②浸润型。③不能分型(中间型)。

(三)胃癌的组织学分型

一般从胃癌的组织结构、细胞性状和分化程度进行分型。①乳头状腺癌。②管状腺癌。③黏液腺癌。④黏液(印戒)细胞癌。⑤低分化腺癌。⑥未分化腺癌。⑦腺鳞癌。⑧鳞形细胞癌。⑨类癌。

(四)浸润与转移

1.胃癌的浸润

可根据胃癌浸润胃壁的深度判断病期的早晚。胃癌的浸润深度与预后关系密切,根据国内322 例早期胃癌和 650 例中、晚期胃癌的预后统计资料分析,各浸润深度的 5 年生存率为浸润到黏膜层 87.5%,黏膜下层 72.7%,浅肌层 49.7%,深肌层 30.15%,浆膜层 19.2%,浆膜外 10.8%。

胃癌向胃壁浸润时,可侵入血管、淋巴管,形成癌栓。癌组织还可侵入自然腔道,亦可沿组织间隙、脉管向周围组织浸润而直接蔓延,淋巴管有癌栓形成,容易有淋巴转移,而血管有癌栓,则易引起器官转移。在进展期胃癌中淋巴管癌栓引起淋巴结转移,血管癌栓导致器官转移者远比无癌栓者多见,这些规律亦见于胃癌尸检材料中。胃癌直接蔓延部位与胃癌生长部位有关,贲门胃底癌以侵犯食管、肝和大网膜为主,胃体及胃窦癌均以侵犯大网膜、肝和胰为主,但胃窦癌累及十二指肠较其他部位为高,病变广泛者侵犯周围器官亦较广泛。

2.胃癌的转移

(1)胃癌的淋巴道转移:一般按淋巴引流顺序,即由近及远,由浅及深地发生淋巴结转移。胃部淋巴结转移率与病期密切相关。据国内资料分析,早期胃癌转移率为 9.9%;进展期胃癌胃周淋巴结转移率为 68.4%,其中第 1 站为 51.4%,第 2 站以及远处转移占 12.3%,而在尸检材料中高达 86.7%,并显示有"跳跃式"转移现象。

(2)胃癌的血道转移多发生在晚期:在尸检材料中,器官转移达 64.2%。以肝(38.1%)、肺(32.2%)最多,以下依次为胰(18.6%)、肾上腺(18.1%)、骨(11.4%)、肾(8.3%)、脾(7.2%)、脑(3.6%)、皮肤(0.8%)、甲状腺(0.6%)、扁桃体及乳腺(各占 0.3%)。但在中、晚期胃癌手术治疗时血行转移仅占 1.7%,早期胃癌时占 0.2%,常转移至肝。

(3)胃癌的腹膜种植性转移:胃癌侵入浆膜后可脱落至腹腔引起种植,转移性淋巴结破裂于腹腔内播散,亦可形成癌性腹膜炎,并伴大量血性腹水。尸检中种植性转移率为 28.6%,累及器官依次为卵巢(占女性 43.6%)、膈肌(12.5%)、肠(8.3%)、腹腔壁层(7.8%)、胆道(7.5%),盆腔种植为 8.6%。

三、临床表现

(一)症状

胃癌的症状和体征常因肿瘤的生长部位、类型、大小,病程的早晚,有无并发症或转移病灶等条件不同而有所不同。多数患者在病程的早期可以毫无症状。

1.胃痛

疼痛部位以心窝部为主,有时仅为上腹部不适或隐痛。较典型的疼痛是痛而无规律,进食也不缓解。

2.食欲减退

食欲缺乏,伴体重减轻,逐渐消瘦,或食后饱胀嗳气,厌恶肉食等,是胃癌比较常见的症状。

3.恶心呕吐

由于大部分胃癌位于幽门窦部,故幽门梗阻症状颇为多见。不典型的早期梗阻可引起食后膨胀感,轻度恶心、反胃等,典型的机械性幽门梗阻则引起胃扩张呕吐。呕吐物多为在胃内停留过久的隔宿食,故有腐败酸臭味。弥漫性胃癌常无梗阻呕吐症状。

4.上消化道出血

早期胃癌即可出现出血,常表现为柏油样便。晚期胃癌出血量大,若合并有幽门梗阻时,常在呕吐物中混杂咖啡色或暗红色的血液。大便隐血试验呈阳性反应。

5.其他症状

有腹泻、便秘、低热、水肿、全身衰竭。癌肿破溃,或引起胃壁穿孔时,可出现大出血、腹膜炎等并发症。

(二)体征

1.腹部肿块

此为晚期体征。很多晚期胃癌患者可于上腹部触及肿块,质坚硬,结节状,随呼吸上下移动。

2.转移灶

可直接蔓延至邻近的胰腺、肝脏、横结肠;也可经淋巴转移至胃周围淋巴结及远处淋巴结;还可以通过血液循环转移至肝、肺、脑、骨骼、皮肤、卵巢等处,这时可分别在腹部扪及固定不移的肿块;在左锁骨上窝和腋下扪及肿大的淋巴结;或出现腹水、黄疸、肝大、直肠陷凹内肿物。

3.腹水和胸腔积液

晚期胃癌因腹膜和肝脏转移或门静脉被癌肿阻塞而引起腹水。若有胃癌细胞在胸腔内种植转移,可引起胸腔积液。腹水和胸腔积液多为血性,有时可从中找到癌细胞。

四、诊断与鉴别诊断

(一)诊断

1.临床诊断

(1)30岁以上患者,有胃痛或上腹部胀满史1年以上,近期疼痛加重,疼痛节律改变,上腹轻压痛者,应警惕胃癌的发生。

(2)虽无胃病史,但出现原因不明的消瘦、黑便,伴有食欲缺乏、乏力、血红蛋白降低或多次出血兼见顽固性胃痛,多为胃癌的表现。

(3)有胃痛史,且体检发现有肺、肝转移灶,锁骨上淋巴结肿大,或经肠诊检查直肠前壁摸到肿块时,多可确诊。

(4)胃酸低下,注射血组胺后胃液中仍无游离酸时,胃癌可能性大,若胃液脱落细胞学检查已发现有癌细胞即可确诊。

(5)大便隐血检查。在严格控制饮食(如受试者禁肉食3天)条件下,大便隐血持续阳性,有一定参考价值。

(6)X线钡餐检查。胃中溃疡大于2.5 cm,龛影形状不规则,边缘不整齐,附近胃壁僵直,蠕动消失,溃疡周围黏膜皱襞粗乱或消失;或有突入胃腔内的充盈缺损,边缘不规则,黏膜破坏或中断,经多次观察其形态不变;或有弥漫永恒性环状狭窄,胃壁僵硬,无蠕动波,整个胃缩小等。以上可分别考虑为溃疡型、巨块型、弥漫性胃癌。

(7)胃镜检查。由于近年来纤维胃镜普遍应用,检查设备更加完备,早期胃癌的诊断率明显提高。进展型的中、晚期胃癌,由于块状型癌及溃疡型癌等黏膜皆有明显的恶性变化特征,胃镜直视下诊断一般并不困难,特征不明显的宜进行活组织检查,以明确诊断。

2.临床分期

(1)我国胃癌 TNM 分期。全国胃癌协作组参照国际抗癌联盟(UICC)倡导的 TNM 分期法。根据原发病灶的大小、浸润深度、淋巴结转移程度及有无远处转移等条件,于 1978 年初步制订了我国的胃癌 TNM 分期法。

原发肿瘤(T)。

T_1:不管肿瘤大小,癌灶局限于黏膜或黏膜下层的早期胃癌。

T_2:癌灶侵及肌层,病灶不超过一个分区的 $1/2$。

T_3:肿瘤侵及浆膜,或虽未侵及浆膜,然病灶已超过一个分区的 $1/2$,但未超过 1 个分区。

T_4:肿瘤已穿透浆膜,或大小已超过 1 个分区。

淋巴结转移(N)。

N_0:无淋巴结转移。

N_1:为离癌灶最近,贴近于胃壁的第 1 站淋巴结有转移,包括贲门右、贲门左、胃小弯、胃大弯、幽门上、幽门下以及脾门淋巴结。

N_2:远离癌灶部位的第 1 站淋巴结有转移(如胃窦癌有贲门旁或脾门淋巴结转移或贲门癌有幽门上下淋巴结转移),或有胃左动脉旁、肝总动脉干、脾动脉干及十二指肠后第 2 站淋巴结的转移。

N_3:有腹腔动脉旁、腹主动脉旁、肝十二指肠韧带、肠系膜根部及结肠中动脉周围的第 3 站淋巴结转移。

远处转移(M)。

M_0:无远处转移。

M_1:发生远处转移。

临床分期。

Ⅰ期:无淋巴结转移或仅有邻近第 1 站淋巴结转移的早期胃癌,即 $T_1N_{0\sim1}M_0$。

Ⅱ期:癌肿侵及肌层或浆膜层,病变范围未超过 1 个分区,没有或仅有第 1 站淋巴结转移,即 $T_{2\sim3}N_{0\sim1}M_0$。

Ⅲ期:不论肿瘤大小,凡有远隔部位的第 1 站淋巴结转移,或邻近第 2 站淋巴结转移,或虽仅有邻近第 1 站淋巴结转移,甚或无淋巴结转移,但癌肿已经超过 1 个分区且浸润已超越黏膜下层者,即 $T_{1\sim4}N_2M_0$ 和 $T_4N_{0\sim1}M_0$。

Ⅳ期:不论肿瘤大小,凡有远处转移或有肝十二指肠韧带、腹主动脉旁、肠系膜根部、结肠中动脉周围等第 3 站淋巴结转移,即 $T_{1\sim4}N_3M_0$。

(2)日本 PHNS 分期。自 UICC 将 TNM 分期法应用于胃癌分期后,日本多数学者认为 TNM 分期法不能准确地反应胃癌的生物学特点及临床情况,故日本胃癌研究会制订了如下 PHNS 分期法。

腹膜转移(P)。

P_0:没有腹膜、系膜、网膜或内脏浆膜转移。

P_1:邻近肿瘤腹膜的转移。

P_2:远离肿瘤腹膜的散在性转移。

P_3:远离腹膜的弥漫性转移。

肝转移(H)。

H_0:无肝转移。

H_1:转移限于肝的一叶。

H_2:转移至肝两叶。

H_3:肝弥漫性转移。

淋巴结转移(N)。

N_0:无淋巴结转移。

N_1:转移至第1站淋巴结。

N_2:转移至第2站淋巴结。

N_3:转移至第3站淋巴结。

N_4:转移超过第3站淋巴结。

浆膜层侵犯(S)。

S_0:肿瘤未累及浆膜层。

S_1:高度怀疑累及浆膜层。

S_2:肿瘤穿透浆膜层。

S_3:肿瘤穿透浆膜层并累及邻近组织。

(3)国际抗癌联盟胃癌新 TNM 分期。为了制订一个合理、实用的胃癌分期方法。国际抗癌联盟(UICC)、美国肿瘤联合会(AJCC)和日本肿瘤协会(JCC)经过反复磋商讨论,于1985年5月在日内瓦国际会议上,由 UICC 正式颁发了国际统一的胃癌新 TNM 分期法。

原发肿瘤(T)。

T_0:无原发瘤证据。

T_{is}:原发肿瘤局限于黏膜层而未累及黏膜下层。

T_1:肿瘤浸润至黏膜或黏膜下层。

T_2:肿瘤浸润至肌层或浆膜下层。

T_3:肿瘤穿透浆膜层。

T_4:肿瘤侵及邻近组织或器官(腔内扩展到十二指肠或食管者按胃壁浸润的最大程度分类)。

淋巴结转移(N)。

N_0:无淋巴结转移。

N_1:距原发灶边缘3 cm 以内的胃周淋巴结转移。

N_2:距原发灶边缘3 cm 以外的胃周淋巴结转移,包括胃左动脉、肝总动脉、脾动脉和腹腔动脉周围淋巴结转移。

远处转移(M)。

M_0:未发现远处转移。

M_1:有远处转移,需具体说明远处转移部位。

但 TNM 分期法中的 N_3,即腹主动脉旁、胰十二指肠后、肝十二指肠韧带、结肠中动脉周围、肠系膜根部淋巴结转移,均属于 M_1;凡 TNM 的资料不明或记录不详时以 $T_xN_xM_x$ 表示之。

临床分期。

0 期:肿瘤浸润黏膜层但未累及黏膜固有膜,无淋巴结转移者,即 $T_{is}N_0M_0$。

Ⅰ:又分为Ⅰa及Ⅰb期。

Ⅰa:凡肿瘤浸润至黏膜或黏膜下层者,无局部淋巴结转移,即 $T_1N_0M_0$。

Ⅰb:肿瘤浸润至黏膜或黏膜下层伴有距原发灶 3 cm 以内淋巴结转移者,或肿瘤已浸润至肌层或浆膜下但尚无局部淋巴结转移者,即 $T_1N_1M_0$ 及 $T_2N_0M_0$。

Ⅱ期:肿瘤浸润至黏膜或黏膜下层但已有距原发灶 3 cm 以外淋巴结转移者,或肿瘤已浸润至肌层、浆膜下层,但仅有距原发灶 3 cm 以内淋巴结转移者,甚或肿瘤已穿透浆膜层但尚无淋巴结转移者,即 $T_1N_1M_0$、$T_2N_1M_0$ 及 $T_3N_0M_0$。

Ⅲ期:又分为Ⅲa及Ⅲb。

Ⅲa 期:肿瘤浸润至肌层或浆膜下并已有距原发灶 3 cm 以外淋巴结转移,肿瘤已穿透浆膜外但仅有 3 cm 以内淋巴结转移,甚或肿瘤已侵及邻近组织、器官,但尚无淋巴结转移者,即 $T_2N_2M_0$、$T_3N_1M_0$ 及 $T_4N_0M_0$。

Ⅲb 期:肿瘤已穿透浆膜层并有 3 cm 以外淋巴结转移;或肿瘤已累及邻近组织、器官但仅有 3 cm 以内淋巴结转移,即 $T_3N_2M_0$ 或 $T_4N_1M_0$。

Ⅳ期:肿瘤已累及邻近组织、器官,并有距原发灶 3 cm 以外淋巴结转移,或已有远处转移的任何 T、N,即 $T_4N_2M_0$ 及 $T_{0\sim4}N_{0\sim2}M_1$。

(二)鉴别诊断

1.胃癌与胃良性疾病的鉴别

(1)胃溃疡。由于胃癌无特征性的症状和体征,临床表现酷似胃溃疡,特别是青年人胃癌常被误诊为胃溃疡或慢性胃炎,故须仔细鉴别。胃溃疡的某些典型 X 线表现可作为诊断依据,如龛影一般突出于腔外,直径在 2 cm 以内,其口部光滑整齐,周围黏膜呈辐射状,胃壁柔软可扩张等;而进展期溃疡型癌的龛影较大,且位于腔内,常伴有指压痕及裂隙征,胃黏膜皱襞破坏,局部胃壁僵硬,胃腔扩张性差等。但某些胼胝性溃疡易与溃疡型癌相混淆,这需要进一步作胃镜活检予以鉴别。

(2)胃息肉(胃腺瘤或腺瘤性息肉)。来源于胃黏膜上皮的良性肿瘤可发生于任何年龄,但 $60\sim70$ 岁多见。较小的腺瘤可无任何症状,较大者可引起上腹部饱胀不适,隐痛恶心。腺瘤表面黏膜又可糜烂、溃疡出血而引起黑便,临床表现可酷似胃癌。X 线钡餐检查显示为 1 cm 左右直径,边界完整的圆形充盈缺损,带蒂腺瘤推压时可移动部位。胃腺瘤常与隆起型早期胃癌相混淆,宜胃镜活检予以确诊。

(3)胃平滑肌瘤。可发生于任何年龄,多见于 50 岁以下。其瘤体多单发,$2\sim4$ cm 大小,好发于胃窦及胃体部,呈圆形或椭圆形,患者常有上腹饱胀不适、隐痛或胀痛,当肿瘤增大供血不足而形成溃疡时亦可出现间歇性呕血或黑便,约有 2% 可恶变成平滑肌肉瘤。胃镜检查常可与胃癌相区别,但难以决定属平滑肌瘤抑或平滑肌肉瘤。

2.胃癌与其他胃部恶性肿瘤的鉴别

(1)原发性恶性淋巴瘤,占胃部恶性肿瘤的 0.5%~8%。多见于青壮年,好发于胃窦、幽门前区及胃小弯。病变源于黏膜下层的淋巴组织可向周围扩展而累及胃壁全层,病灶部浆膜或黏膜常完整。当病灶浸润黏膜40%～80%时,发生大小不等、深浅不一的溃疡。临床表现有上腹部饱胀、疼痛、恶心、呕吐、黑便、胃纳减退、消瘦、乏力、贫血等非特异性症状,乙醇常可诱发胃淋巴瘤患者腹痛的发生,少许患者伴有全身皮肤瘙痒症。X线钡餐检查病灶的表现率可达93%～100%,但能确诊为胃淋巴肉瘤者仅10%左右。其特征性的改变为弥漫性胃黏膜皱襞不规则增厚,有不规则地图形多发性溃疡,溃疡边缘黏膜隆起增厚形成大皱襞;单发或多发的圆形充盈缺损,呈"鹅卵石样"改变。

(2)胃平滑肌肉瘤,占胃恶性肿瘤的0.25%～3%,胃肉瘤的20%,多见于老年,好发于胃底、胃体。瘤体一般较大,常在10 cm以上,呈球形或半球形,由于癌体巨大其中央部常因血供不足而形成溃疡。临床表现主要为上腹部疼痛、不适、恶心、呕吐、胃纳减退、消瘦、发热、上消化道出血,由于多数患者的瘤体巨大而在腹部可扪及肿物,局部有压痛。X线钡餐检查可见黏膜下型胃平滑肌肉瘤,于胃腔内可见边缘整齐的球形充盈缺损,其中央常有典型的"脐样"龛影,浆膜下型者则仅见胃壁受压及推移征象;胃底平滑肌肉瘤在胃泡内空气的对比下,可见半弧形状组织块影。胃镜检查时黏膜下型平滑肌肉瘤的表面黏膜呈半透明状,其周围黏膜可见"桥形"皱襞;肿瘤向胃壁浸润时,其边界不清,可见溃疡及粗大之黏膜皱襞,胃壁僵硬,一般与胃癌不难鉴别。

五、治疗

(一)基本治疗方案

外科手术至今仍是胃癌治疗的主要手段,早期诊断、早期做胃癌根治切除手术是最有效的治疗方法。目前多采取以手术治疗为主,辅以化疗、放疗、免疫疗法及中医药等中西医结合综合治疗。其综合方案为对Ⅰ期者采取根治性手术,术后予中药,并 N_1 则予化疗并配合中药。Ⅱ期(即 $T_1N_2M_0$、$T_2N_1M_0$、$T_3N_0M_0$)者在根治手术前短期给予中药,术后予化疗加中药。对Ⅲ期者也应争取手术,术前予化疗及中药,术后化疗或(及)放疗及长期中药。对Ⅳ期者可试做根三式加被侵脏器联合切除,或姑息切除或改道术,亦可以中药化疗治疗。

(二)中医治疗

1.辨病治疗

中医治疗胃癌是在辨证论治的基础上,运用西医学知识,采用辨证与辨病相结合,扶正与祛邪相结合的方法。肿瘤是一种全身性疾病的局部表现,与整体有密切联系,所以正确处理好全身与局部的关系及扶正与祛邪的关系,是胃癌中医治疗成败的关键之一。既然胃癌(反胃)基本病机是中焦虚寒,下焦火衰,所以胃癌的治疗原则为健脾温胃,温补命门。

胃癌主方:太子参9 g,炒白术2 g,炮姜6 g,吴茱萸12 g,桂枝15 g,淫羊藿15 g,补骨脂12 g,炮附子30 g(先煎)。

至于出现痰湿郁结、肝胃不和及气血亏虚等证,只是胃阳不足病机的不同阶段的兼证而已,治疗宜以胃癌主方随证加减。

近年来全国不少单位也各自制定了一些胃癌协定处方,在主方基础上结合临床表现进行加减,此法经过较长时间的观察。证明有一定疗效。

(1)晚期胃癌方(王冠庭方):党参15 g,黄芪15 g,白术10 g,薏苡仁30 g,石见穿30 g,重楼12 g,白花蛇舌草30 g,白英30 g。临床随证加减,水煎服1天内服完。

(2)理胃化结汤(福州红十字医院):党参15 g,黄芪15 g,熟地黄15 g,秦艽15 g,莲子肉15 g,白术12 g,黄桂12 g,茯苓12 g,沙参12 g,白英30 g,白花蛇舌草30 g,羊肚枣10 g,枸杞子

9 g,田七粉 1.5 g(冲服)。水煎服,1 天内服完。

加减:出血,加紫珠草、仙鹤草各 30 g,金银花 9 g,血余炭 6 g,阿胶 25 g;气虚、贫血、白细胞减少,黄芪增加到 30 g,加用当归 9 g、鸡血藤 30 g、女贞子 20 g、制首乌 20 g;脾胃虚寒,口淡吐清水及白沫者,加高良姜 12 g,附子 9 g,肉桂 3 g,桂圆肉 12 g,砂仁 10 g,田三七粉 6 g,酌减金银花、白英、白花蛇舌草;疼痛加延胡索 9 g、台乌药 10 g;口干舌燥,舌质红绛,加麦冬、玉竹、天冬、石斛、白茅根;水肿加车前子、猪苓、茯苓皮、泽泻。

(3)健脾益肾方。中国中医研究院广安门医院肿瘤科余桂清教授等以该方治疗胃癌,收效明显。他们结合中医理论认为:晚期胃癌多有中焦虚寒,手术化疗大伤元气,极易出现命门火衰。该方力补脾肾温养命门。从药味而论,党参甘平,补中益气;白术苦甘而温,健脾运湿;枸杞子甘平,滋补肝脾;女贞子甘苦微寒,滋阴益精;菟丝子甘平,补益肾气;补骨脂辛温,温补命门。全方功效既补先天又补后天,补而不滞,温而不燥,突出健脾益肾之大法。余桂清教授等在上面的阐述中,亦指明了阳气虚弱与胃癌的关系,在治疗方法上亦运用了温阳益肾的药物,临床上取得了较好的疗效,只是未明确提出阳气虚为胃癌发病之根本,故温阳药物数量及剂量均少。有学者的临床应用观察到增加温阳药物数量及剂量的方剂(胃癌主方)并随证加减在临床已取得较好的疗效,患者舌体淡胖、舌质暗红及青紫现象,均得到不同程度的改善。

(4)有学者认为气机失调是诱发胃癌的一个重要因素,所以把理气作为胃癌的治本之法。他理气不避香燥,枸橘李用至 24 g,每获良效。同时他认为:治胃癌不用消坚散结之法非其治也,但消坚并不等于一味滥用有毒之品,当用斑蝥、马钱子者,也宜改用天龙、露蜂房等药性较缓者。此外,他还认为扶正对于胃癌有重大意义:①扶正有利于消坚。②扶正有利于患者接受综合治疗。③扶正有利于改善患者体质,促进康复,延长生存期。在扶正的方法上,他强调以健脾养胃为主。中医的正气包括阴、阳、气、血四方面,而以阳为主,扶正宜强调温阳。所以有学者认为治疗胃癌在温阳扶正的同时结合理气消坚散结之法,疗效会更好。

2.辨证分型治疗

根据全国中西医结合胃癌协作组意见,胃癌应按以下 6 个证型分治。

(1)肝胃不和型。①证候:胃脘胀满,时时作痛,串及两胁,口苦心烦,嗳气陈腐,饮食少进或呕吐反胃,舌苔薄黄或薄白,脉细。②治法:温阳健脾,舒肝和胃。③方药:胃癌主方合逍遥散加减。

(2)脾胃虚寒型。①证候:胃脘隐约胀痛,喜按就温,或暮食朝吐,朝食暮吐,或食入经久仍复吐,时呕清水,面色白,肢凉神疲,或便溏水肿,舌唇淡胖有齿痕,苔白滑润,脉沉缓或沉细濡。②治法:温中散寒,健脾和胃。③方药:胃癌主方。

(3)胃热伤阴型。①证候:胃内灼热,口干欲食,胃脘嘈杂,食后剧痛,五心烦热,大便干燥,脉滑细数,舌红少苔,或舌黄少津。②治法:养阴清热,稍佐以温阳(甚至不用)。③方药:麦门冬汤合胃癌主方减去炮附子、补骨脂、炮姜等温阳药物。

(4)痰湿凝结型。①证候:胸闷膈满,面黄虚肿,呕吐痰涎,腹胀便溏,痰核累累,舌淡滑,苔滑腻。②治法:化痰散结,温化中焦。③方药:胃癌主方合开郁二陈汤加减。

(5)瘀毒内阻型。①证候:胃脘刺痛,灼热灼痛,食后痛剧,口干思饮,脘胀拒按,心下触及痞块,或有呕血便血,肌肤枯燥甲错,舌唇紫暗或见瘀点,脉沉弦、细涩或弦数。②治法:活血祛瘀,温阳止痛。③方药:胃癌主方合膈下逐瘀汤加减。

(6)气血双亏型。①证候:全身乏力,心悸气短,头晕目眩,面色无华,虚烦不寐,自汗盗汗,甚则阴阳两虚,脉沉细无力,舌淡少苔。②治法:补气养血,温阳健脾。③方药:胃癌主方合八珍汤加减。

以上 6 型之间是相互关联的,各个证型亦不一定典型地出现。随着胃癌病情的发展,证型亦随之变化,临床上应根据病情变化辨证论治。

3.专秘验方

(1)灭癌汤:水蛭 2 g,硇砂 0.5 g,夏枯草 15 g,党参 15 g,木香 3 g,白矾 3 g,月石 3 g,紫贝齿 10 g,槟榔 10 g,玄参 10 g,代赭石 10 g,大黄 5 g,丹参 30 g,陈皮 6 g。

(2)灭癌散:大黄 12 g,白矾 20 g,血竭 10 g,麝香 1 g,人中白 3 g,红参 20 g。

(3)蛋楞丸:白术 60 g,炒谷芽 60 g,瓦楞子 60 g,鸡蛋壳(熔)120 g,枯白矾 30 g,娑罗子 90 g,代赭石 90 g。共研为细末,水泛为丸,如绿豆大。每次 3~6 g,每天 3 次,黄芪煎水送下或开水送下。适用于各期胃癌。

(4)蟾酥制剂:用中华干蟾皮制成 50% 的静脉注射液,每次 10 mL 加入 10% 或 50% 葡萄糖注射液 40 mL 中缓慢静脉滴注,每天 1 次,30 次为 1 个疗程;也可用蟾酥皮注射液 30 mL 加入 50% 葡萄糖注射液 250 mL 中静脉滴注,每天 1 次,连用 7 天,休息 3 天为一周期,6 个周期为 1 个疗程,停药 2 个月后再重复治疗。并配合服用扶正中药,每周 5 剂。与化疗合并应用,效果更好。

(5)10% 鸦胆子乳剂:取 4~10 mg 加入 10% 葡萄糖注射液 500 mL,静脉滴注,每天 1 次,总剂量为6~13 g。

(6)手术后调理脾胃方:生黄芪 30 g,焦三仙 30 g,党参 15 g,石斛 15 g,陈皮 10 g,清半夏 10 g,枳壳 10 g,厚朴 10 g,鸡内金 10 g,砂仁 6 g,甘草 6 g。自汗及虚汗多者,加浮小麦、五味子、防风;阴虚者,加沙参、麦冬、生地黄;腹胀,加莱菔子、大腹皮;便干结,加火麻仁;便溏,加白术、云苓。

(7)胃癌放疗时配合治疗方:北沙参 30 g,鸡血藤 30 g,麦冬 15 g,石斛 15 g,竹茹 15 g,女贞子 15 g,玉竹 10 g,橘皮 15 g,木瓜 15 g,鸡内金 10 g,砂仁 6 g,甘草 6 g。

4.针灸疗法

(1)针刺止痛。主穴:中脘、下脘、章门、脾俞、胃俞、膈俞、足三里、三阴交;配穴:丰隆、公孙、肾俞。

(2)艾灸止痛。穴位:中脘、下脘、胃俞、脾俞、关元、神阙、足三里、三阴交。

(3)点穴止呃。对术后顽固性呃逆或重症患者呃逆,可按压百会穴,患者坐卧位均可;或拇指按压膻中穴;或按压止呃穴、巨阙穴。

(4)针刺止呃。针刺双侧内关、足三里,或针刺迎香穴,或针刺缺盆穴。

(5)耳针止呃。主穴:膈、胃、肝、脾、交感;配穴:神门、皮质下、肾上腺。

(6)穴位封闭止呃法。用维生素 B_1、维生素 B_6 各 2 mL,取双侧内关作穴位封闭,有效率在 95% 以上。

5.外敷疗法

(1)蟾酥膏。以蟾酥、生川乌、两面针、公丁香、肉桂、细辛、重楼、红花等药制成橡皮膏,外贴癌性疼痛处,24 小时换药一次,7 天为 1 个疗程。

(2)中药止痛抚癌膏。三七、重楼、延胡索、黄药子各 10 g,芦根 20 g,川乌 6 g,冰片 8 g,紫皮大蒜 100 g,麝香适量。大蒜取汁,余药研为细粉过 100 目筛。用大蒜汁将药粉调成膏剂贴于痛点,或经络压痛部位,隔天 2 贴。止痛效果好,无不良反应。

6.饮食调养

（1）手术后饮食。注意预防倾倒综合征和低血糖综合征。倾倒综合征主要表现是进食甜的流质 20 分钟后，即感上腹部不适，腹部胀痛，恶心，呕吐，肠鸣，腹泻，全身乏力，头晕，出汗，心慌，面部潮红，甚至虚脱。该综合征多可通过饮食调节控制，症状较重和反复发作者，应进食高蛋白、高脂肪、低碳水化合物的食物，做到少量多餐，进餐时避免饮用流质等液体食物，餐后最好能平卧 30 分钟，餐后半小时到 1 小时可以饮用少量无糖液体。

术后低血糖综合征的主要表现是进食后 2～4 小时，出现心慌、出汗、无力、眩晕、手震颤、饥饿感、瞌睡或虚脱。通过饮食调节来控制本综合征的办法是：少食多餐，进高蛋白、高脂肪与低碳水化合物饮食，避免甜的、过热的流质饮食。餐后平卧 10～20 分钟，并准备可供口服的糖类食品以纠正低血糖。

（2）化疗时饮食。①避免在药物作用的高峰期进食。如采用静脉给药，最好在空腹时进行；如采用口服给药，以饮后服用为好，因为药物经 3 小时后吸收入血液，其浓度在到最高时，即使有消化道反应也是空腹状态，症状会因此减轻。②在化疗期间，进餐次数要比平时多一些，食物的性状要稀软易消化又含有丰富的蛋白质、维生素和充足的热量。即使有呕吐，也要坚持进食，必要时可通过输液补充能量。

（3）放疗时饮食。放疗时可出现恶心、食欲下降，高峰时可有呕吐，放疗后期可出现腹痛及腹泻、血象下降、免疫功能下降等。这时宜给予充足的营养和丰富的维生素，以补气生血。常用食品有山药、木耳、莲子、香蕈、百合、藕、绿豆、鸭、甲鱼、蚌肉、牛乳、豆腐、仁、大枣、糯米等清补食品。

（三）手术与中医药配合

经多年的临床实践证明，中西医结合治疗胃癌，可以取长补短，进一步提高胃癌的治疗效果。手术是治疗胃癌的主要手段，中医中药如何与手术配合，是胃癌中西医综合治疗的重点。据大多数学者意见，手术与中医药综合治疗的基本原则如下。

1.术前

Ⅰ期，术前可不用中药；Ⅱ期，术前可服用中药（不超过半个月）；Ⅲ～Ⅳ期，术前应一直服用中药；对无法手术的晚期患者，应以中药（或加化疗）治疗为主。

2.术后

Ⅰ期，短期服用中药，调理脾胃，恢复胃肠功能，促进术后体力恢复；Ⅱ期，术后服中药一月左右，调理脾胃，补气养血，以利康复，常规化疗开始时，亦应配合中药，以减少化疗反应，增加化疗效应；Ⅲ～Ⅳ期，无论根治术或姑息性手术，均应长期坚持服用中药，时间达 3 年以上。

术前术后均宜应用充分体现针对胃癌根本病机的胃癌主方随证加减，至于刚术后，以主要调理脾胃为主，可试用胃癌术后调理脾胃方：黄芪 30 g，南北沙参各 15 g，陈皮 10 g，半夏 10 g，佛手 10 g，厚朴 10 g，砂仁 6 g，白蔻仁 6 g，黄精 15 g，鸡内金 10 g，焦三仙各 30 g，甘草 3 g。

（四）化疗与中医药配合

1.中医药的化疗增效作用

中医药的应用可提高癌组织对化疗的敏感性，保护正常组织免受化疗的损害，从而减轻毒副作用，是提高肿瘤治疗的重要途径。从临床研究中发现某些中药对化疗具有增效作用，使化疗见效快，效力增加。有学者应用复方丹参配合化疗治疗胃癌，发现近期疗效有所提高。

2.中医药防治胃癌化疗不良反应

因对胃癌术后或者未能手术者的主要治疗手段为化疗,化疗的不良反应众所周知,如何减轻化疗的毒副作用,与最终治疗的成败有极大的关系。

有学者通过健脾益气汤加减配合化疗,对化疗毒副反应的防治作用,发现中药加化疗组患者的恶心、呕吐、腹泻等消化道症状的出现率,脱发、肝功能损害、免疫抑制以及血象下降等毒性反应的出现机会,均显著低于单项化疗组。当胃癌化疗患者出现腹泻时,可以参苓白术散及四神丸等加减,常用药有党参15 g,白术9 g,茯苓9 g,焦薏米30 g(包煎),肉豆蔻9 g,吴茱萸9 g,补骨脂9 g,诃子肉9 g等。对于胃癌化疗引起的恶心、呕吐,如呕吐酸水或苦水者,多属胃热之证,宜以炒陈皮、姜半夏、茯苓、竹茹、黄连、麦冬、枇杷叶,水煎服;如呕吐清水、凉水者,多为脾胃虚寒之证,宜用炒陈皮、姜半夏、茯苓、炙甘草、党参、丁香、柿蒂等加减。

六、预防

胃癌是威胁我国人民生命健康的最严重的恶性肿瘤之一。由于病情发展快,发现症状后不进行治疗,90%以上患者在1年内死亡。

近年来随着早期胃癌发现率的提高、手术方法的改进和综合治疗手段的应用,其治疗率有所提高,但大多数报道的5年生存率仍徘徊于20%～70%。所以除继续完善治疗方法外,积极预防胃癌的发生,治疗癌前病变,亦是一项重要的工作。

中医认为胃癌是一种脾胃功能失常的病变,多因忧思忿怒、情志不遂或饮食不节有关。故应提倡心情舒畅,情志开朗,饮食切忌暴饮、暴食或饥饱不匀。有胃病的患者,一般可少食多餐,以清淡易消化的食物为宜。舌苔黄腻、灰腻,厚而不化者,需限制肥甘厚味,烈性酒尤当禁忌。舌质光红无苔或舌红苔少者,要忌食辛辣刺激性食物。胃痛持续不已者,应在一定时间内进食流汁、半流质饮食,出现大量黑便或吐血,宜及时住院治疗。

(刘　猛)

第四节　肝　癌

一、概述

肝脏原发肿瘤中90%以上为恶性肿瘤,而原发性肝癌的发病率又是肝脏恶性肿瘤之首,为此本节主要论述原发性肝癌(泛称"肝癌")。

2000多年前,中医学对肝癌已有认识。《难经·五十六难》记载:"肝之积,名曰肥气。在左胁下,如覆杯,有头足,久不愈,令人咳逆(指肺转移)痎疟(指有寒热感)。"

肝癌属于中医肝积、肥气、癥积、臌胀、癖黄等范畴,恶性程度高,发展迅速,自然生存期短,是目前最险恶的癌症之一。全世界每年新发现的恶性肿瘤患者约635万例,其中肝癌占26万例(占恶性肿瘤的4%),其中42.5%发生在中国,故我国是一个肝癌大国,防治肝癌刻不容缓。

肝癌在恶性肿瘤发病位次中,据统计男性为第7位,女性为第9位。肝癌的发病率在世界各地有所不同,在西非、中非和东非,肝癌是主要恶性肿瘤,但在欧美大部分地区、北非和中东部,肝癌属罕见肿瘤。我国虽是一个肝癌高发国家,但也有地区差异,沿海高于内地,东南高于西北、华北和西南部,沿海岛屿和江河海口又高于沿海其他地区。其发病率分布的特点是湿润地带为高发区,但即使在同一高发地区分布也不均匀。这种地理分布的特点,可能表示原发性肝癌的发生与环境因素可能有较密切的关系。据我国几个肝癌流行区的比较:在原发性肝癌高发区,死亡率曲线向小年龄组推移,死亡曲线高峰也在移向青壮年;在原发性肝癌低发区,大年龄组发病率高,死亡曲线高峰在老年组。近年来,我国原发性肝癌的发病率、死亡率有上升趋势,其中以农民患者死亡率最高。因此,认真研究原发性肝癌的病因、诊断、治疗,对减少原发性肝癌发病率及提高肝癌患者生存率十分重要。

二、病理、分型

(一)病因病机

1.病因

肝癌和其他恶性肿瘤一样,其确切的发病原因尚不清楚,但从大量流行病学调查,提示与以下几种因素有较密切地关系:①病毒性肝炎及肝炎后肝硬化。②黄曲霉素。③化学致癌物质。④水土因素。⑤遗传因素。⑥寄生虫感染。⑦酒精中毒。⑧营养失调。

2.病机

中医认为肝癌的发生与感受湿热邪毒或长期饮食不节,嗜酒过度,以及七情内伤等引起机体阴阳失衡有关。正气虚损,邪气乘袭,蕴结于肝,肝气郁结,气机受阻,血行不畅,痰瘀互结,形成癌块,乃致肝癌。肝癌的基本病机为正气虚损,至于肝气郁结、气滞血瘀、痰湿瘀结,皆为肝癌不同发展阶段的特性表现而已(如肝癌气滞血瘀型,以血瘀表现为明显、典型)。正气不外阴、阳、气、血,而以阳为主,正气虚损以阳虚为主,阳气不足为肝癌发病机理之根本。

西医学认为肝癌的发生是多步骤、多因素协同作用的结果。前者至少包括启动和促癌两大步骤。启动剂包括化学、物理或生物影响 DNA 结构和功能,使 DNA 发生不可逆性变化;促进剂的效应主要改变细胞遗传的表达。

(二)分型、分类

1.原发性肝癌大体分型

(1)弥漫型:表现为均匀散在的微小结节,分布于整个肝脏,结节大小较一致,一般不超过肝小叶的大小,几乎总是和肝硬化同时存在,肝脏正常或略小,与肝硬化不易区别,是较少见的一型,约占原发性肝癌的 5%,发展快,预后差。

(2)块状型:可分为单纯块状型、融合块状型及多块状型。单纯块状型,癌肿为单个肿块,边界清楚或不规则,常有完整或不完整包膜,有的可无包膜,肿块边缘常可见小的卫星癌结节。融合块状型,可见以癌块为中心向周围呈浸润性生长,并与邻近之大小癌结节融合形成直径超过 5 cm 之癌块,此种癌块边界不规则,周围的肝组织中有散在性癌结节。多块状型为两个以上的单块或融合块,本型约占原发性肝癌的 30%,因多伴有肝硬化,预后较好。

(3)结节型:肿瘤为多数大小不等的结节,突出在肝脏表现,遍及全肝,多并发肝硬化。肿瘤结节呈灰白色或灰黄色,也可呈棕红色。本型可分为单结节型、融合结节型及多结节型。本型约占全部肝癌的2/3,预后较差。

(4)小癌型:指癌肿直径在 5 cm 以下(有人认为在 3 cm 以下),且为单个存在,一般有完整的包膜,恶性程度低,基本上是早期肝癌。手术切除率高,预后好。

2.原发性肝癌组织学分类

原发性肝癌的主要病理类型有 3 种,即肝细胞癌(以下简称"肝癌")、胆管细胞癌和混合型肝癌。在我国肝细胞癌占 90％以上,为此主要论述肝细胞癌。

(三)原发性肝癌的转移

通常随着疾病的发展,肝癌的转移发生率增高,但转移发生率与肿瘤的生物学特性密切有关,并受机体免疫功能的影响,故极早期小肝癌亦可能已有肝外转移。通常多先有肝内播散,然后出现肝外转移。

1.肝内直接扩散

癌细胞通过肝窦或窦旁间隙,直接扩散到肝内其他部位,转移癌灶呈卫星状分布,也可远离原发癌,此种方式转移最早,也最常见。此外,可侵犯门静脉并形成瘤栓,如瘤栓脱落在肝内,则引起多发性转移灶;门静脉主干瘤体阻塞,可引起门静脉高压和顽固性腹水。

2.种植转移

肝癌生长到肝以外,可直接侵犯邻近组织,如横膈、胆囊、胃、十二指肠、胰腺、横结肠、下腔静脉,也可自肝脏表面脱落,种植于腹腔,引起腹膜转移癌,出现腹水,女性患者可能有巨大卵巢转移癌。

3.血行转移

侵入门静脉的癌细胞逆行转移至门静脉主干,形成癌栓而波及内脏。如癌细胞侵犯肝静脉小支,则发生全身性转移,最多见于肺,其次为骨骼,也可转移到肾、脑、皮肤等处。

4.淋巴转移

通过淋巴管主要转移至邻近的淋巴结,如肝门静脉周围淋巴结,也可以转移到主动脉旁、锁骨上、脾、胰等处的淋巴结。

另外,关于肝外转移,合并肝硬化者发生率低,在 30％左右,而不合并肝硬化者 60％～70％有肝外转移,此种情况并非这两种类型癌的生物学特性不同,而是原发性肝癌合并肝硬化者预后较差,寿命短,来不及有肝外转移。

三、临床表现

肝癌可分为亚临床肝癌。亚临床肝癌就肝癌本身而言,应无症状、体征,可能出现的临床表现常为肝病所致。

(一)症状

肝区疼痛、食欲缺乏、乏力、消瘦、腹胀、腹块、发热、黄疸等为肝癌常见的症状,但这些大多属于中晚期症状。肝区疼痛可由肿瘤迅速增大使肝包膜张力增加,或包膜下癌结节破裂,或肝癌结节破裂出血等所致,分别表现为持续钝痛、呼吸时加重和急腹痛。食欲缺乏常因肝功能损害、肿瘤压迫胃肠道等所致。腹胀则可因肿瘤巨大、腹水以及肝功能障碍引起。乏力、消瘦可由恶性肿瘤的代谢产物与进食少等引起。严重者可出现恶病质。腹块可表现为左肝的剑突下肿块和右肝的肋下肿块。中医《难经》中关于"息者""在右胁下,覆大如杯"的记载,与本症十分相似。发热可因肿瘤坏死、合并感染以及肿瘤代谢产物引起,如无感染证据者称为癌热。多不伴寒战。黄疸多为晚期表现,但亦可因胆道癌栓引起。晚期患者除肿瘤压迫肝胆管外还可合并肝细胞性黄疸。

此外,尚有出血倾向,如牙龈出血、鼻出血。

(二)体征

(1)肝大,伴或不伴结节、黄疸、腹水、脾大、肢肿及其他肝硬化表现(如肝掌、蜘蛛痣、红血管痣、腹壁静脉曲张)等为常见体征,但多属于晚期表现。右上肝癌可致肝上界上移,肋下肝大但无结节,右下肝癌常可直接扪及肿块,左叶肝癌表现为剑突下肿块。

(2)黄疸表现为巩膜黄染和皮肤黄染。通常一旦有黄疸,不论是梗阻性还是肝细胞性,不论肿瘤大小,均属晚期。

(3)腹水除量的多少外,还有腹壁紧张度之别。门静脉主干癌栓引起者腹水常迅速增长,为张力较大的腹水。单纯肝硬化引起者,其程度与张力常较轻。另外,有因肿瘤结节破裂引起的血性腹水以及癌浸润引起的癌性腹水。在腹水较多时或右上肝癌浸润横膈时,可出现右侧胸腔积液。

(4)脾大可因肝硬化门静脉高压或门静脉癌栓所致。肢肿亦常为病情较重的表现,可由低蛋白、腹水等引起。

四、临床检验与其他检查

(一)肝癌标志物与实验室检查

对血清肝癌标志物已有众多研究,不下二十种之多。主要有甲胎蛋白(AFP)及其异质体、各种血清酶、其他标志物(如异常凝血酶原、铁蛋白与酸性蛋白)等。迄今为止,在各种肝癌标志物中,敏感度尚无超过 AFP 者,尤其对早期诊断而言,AFP 已经过约 20 年的验证。但由于我国肝癌患者有 30%～40% 属于 AFP 阴性,为此,其他标志物在诊断 AFP 阴性肝癌时,仍有其应用价值。

1.AFP

AFP 存在于胚胎早期血清中,在出生后即迅速消失,如重现于成人血清中则提示肝细胞癌或生殖腺胚胎癌,此外妊娠、肝病活动期、继发性肝癌和消化道癌中的少数患者血清中,也能测得 AFP。

用放射免疫法测定,正常人的 AFP 为 $1～20\ \mu g/L$。

AFP 对肝细胞癌的诊断和临床价值,可归纳为:①为多种诊断方法中专一性仅次于病理检查的诊断方法。②为目前最好的早期诊断方法,可在症状出现前 6～12 月作出诊断。③为反应病情变化和治疗效果的敏感指标。④有助于检出亚临床期复发与转移。根据经验,凡无肝病活动证据,可排除妊娠和生殖腺胚胎癌,AFP$\geq$500 $\mu g/L$ 并持续 1 个月或 AFP$\geq$70 $\mu g/L$ 并持续 2 个月者,即可做出肝癌的诊断。2% 假阳性,主要来自胚肝、卵黄囊、胚胎、胃肠道有关的少数良恶性疾病。

2.异常凝血酶原(DCP)

γ 谷氨酸转肽酶同工酶Ⅱ、岩藻糖苷酶(AFU)、胎盘型谷胱甘肽 S-转氨酶(GST)等,对 AFP 阴性肝癌具有辅助性意义。

(二)影像学诊断

电子计算机与超声波、X 线、核素、磁共振等的结合导致 20 世纪 80 年代肝癌定位诊断的突飞猛进,而且对定性诊断也有重大帮助。

1.超声显像

超声显像是肝癌诊断国内最常用、最有效的方法。超声显像的价值可归纳为:①确定肝内有无占位性病变,好的超声仪和仔细地检查已能检出 1 cm 的肝癌。②提示占位性病变的性质,鉴别是液性或实质性占位,对实质性占位系良性血管瘤或恶性肝癌常可提供有价值的材料。③明确肝癌在肝内的具体位置及其与肝内重要血管的关系,以用于指导治疗方法的选择及手术的进行。④有助于了解肝癌在肝内以及邻近组织器官的播散与浸润。⑤有助于在超声导引下进行穿刺活检或作瘤内无水乙醇注射。

超声显像的优点:①属无创伤定位。②价格低廉。③可重复使用。④无放射性损害。⑤敏感度高。

2.电子计算机 X 线体层扫描(CT)

CT 已成为肝癌定位诊断的常用项目。CT 在肝癌诊断中的价值在于:①明确病灶的位置、数目、大小及其与重要血管的关系,通常 1 cm 为宽度。②提示病变性质,尤其是增强扫描后有助于鉴别肝血管瘤。③有助于放射治疗的定位。④有助于了解肝周围组织器官是否有癌灶。通常平扫下肝癌多为低密度占位,边缘有清晰或模糊的不同表现,部分有晕圈征,大肝癌常有中央坏死液化。

3.磁共振成像(MRI)

MRI 在肝癌定位诊断中有超过 CT 的趋势。与 CT 比较,其特点有:①能获得横断面、冠状面和矢状面 3 种图像。②对软组织的分辨优于 CT。③无放射线损害。④对良恶性肝内占位,尤其与血管瘤的鉴别,可能优于 CT。⑤无须增强即能显示门静脉和肝静脉的分支。

4.肝动脉造影

从 1953 年 Sediner 创用经皮穿刺股动脉插管的方法,行内脏血管造影以来,选择性或超选择性肝动脉造影已成为肝癌诊断中的重要手段。近年来,由于肝动脉化疗栓塞的应用,又进一步成为肝癌治疗的重要方法。但由于此法属侵入性技术,加上左肝显示略差,在定位诊断方面,多首选超声与 CT。原发性肝癌的肝动脉造影主要表现为:①肿瘤血管,出现于早期动脉相。②肿瘤染色,出现于实质相。③较大肿瘤可见肝内动脉移位、拉直、扭曲等。④肝内动脉受肝瘤侵犯可呈锯齿状、串珠状或僵硬状态。⑤动静脉瘘。⑥“池状”或“湖状”造影剂充盈区等。

5.放射性核素显像

放射性核素显像在 20 世纪 60 和 70 年代曾经是肝癌定位诊断的重要手段。但由于超声、CT、MRI 等显像技术的问世,核素显像在显示小病灶方面已落后于前者。近年来,由于单光子发射计算机断层仪(SPECT)的应用以及应用单克隆抗体作放射免疫显像,其重要性又重新受到重视。肝癌在通常的核素显像图示局限性、放射性缺损区,检出的低限为 2 cm,且难以定性。近年采用肝胆显像剂,约 60% 肝细胞癌可获得阳性显示。SPECT 显像可获三维图,断层数 10~16 层,对占位病变检出率较平面显像高 10% 以上。

6.腹腔镜和肝穿刺

腹腔镜可以直接窥视肝脏表面,了解病变分布情况,对原发性肝癌的诊断有一定价值,常能避免不必要的剖腹探查,在腹腔镜直视下取活检。可以肯定诊断但活检时要注意防止引起肝癌的出血。近年来,由于肿瘤标志物与显像技术的进步,腹腔镜已趋少用。肝癌的最后确定常需组织学证据,但肝穿刺因有针道种植和导致癌结节破裂出血的可能,现已不做常规使用。

五、诊断与鉴别诊断

(一)诊断

1.临床诊断

具有下列条件之一者。

(1)如无肝癌其他证据,甲胎蛋白对流免疫电泳法阳性或定量大于 500 ng/mL,持续 7 个月以上,并能排除妊娠、活动性肝病、生殖腺胚胎性肿瘤等。

(2)有肝癌临床表现,加上同位素扫描(或肝造影)、超声波、X 线横膈征、酶学检查中 3 项肯定阳性,并能排除继发性肝癌及肝良性肿瘤者。

(3)有肝癌临床表现,加上肯定的远处转移,如肺、骨、锁骨上淋巴结等,可血性腹水(或腹水中找到癌细胞),并能排除继发性肝癌者。

2.病理诊断

组织学证实为原发性肝癌。

3.临床分期

(1)分期。

Ⅰ期:无明确肝癌症状和体征者。

Ⅱ期:超过Ⅰ期标准而无Ⅲ期证据。

Ⅲ期:有明显恶病质、黄疸、腹水或远处转移。

(2)肝癌 TNM 分类。1987 年由 UICC 主编的《恶性肿瘤的 TNM 分类》第 4 版中对肝癌 TNM 分类。

T_1:单个结节,≤2 cm,无血管侵犯。

T_2:单个结节,≤2 cm,侵犯血管;或多个结节,局限一叶,≤2 cm,未侵犯血管;或单个,>2 cm,未侵犯血管。

T_3:单个结节,>2 cm,侵犯血管;或多个结节,局限一叶,≤2 cm,侵犯血管;或多个结节,伴或不伴血管侵犯。

T_4:多个结节,超出一叶;或侵犯门静脉主支或肝静脉。

N_1:有局部淋巴结转移。

M:有远处转移。

日本则进一步将肝癌分为Ⅰ期($T_0N_0M_0$)、Ⅱ期($T_1N_0M_0$)、Ⅲ期($T_1N_0M_0$ 或 $T_{1\sim3}N_1M_0$),Ⅳ期又分为Ⅳ$_a$($T_4N_{0\sim1}M_0$)、Ⅳ$_b$($T_{1\sim4}N_{0\sim1}M_1$)。

我国 TNM 分期与日本分期相同。

(二)鉴别诊断

临床上需与肝癌鉴别的有下列疾病。

1.继发性肝癌

肝脏血源丰富,全身其他系统的癌肿可经血液、淋巴液或直接蔓延而转移至肝脏,最多的是消化器官或腹内其他器官癌肿。与原发性肝癌相比,继发性肝癌症状一般较轻,发展较慢,多有原发癌灶相应的症状,除个别源于胃、胰的继发性肝癌病例外,AFP 多呈阴性。故凡肝癌者应注意检查胃肠道、呼吸系统、泌尿系统、乳腺等,以确定或排除转移性肝癌,以利于治疗。

2.肝硬化

病情发展缓慢,肝可不大或略大,质硬,表面较平或可有小结,边缘锐利、整齐,AFP阴性,同位素扫描、B超均能鉴别。

3.肝脓肿

尤其是阿米巴肝脓肿临床表现颇难与原发肝癌鉴别,但通过反复多次超声波检查可有液平反射,血清AFP阴性,必要时作诊断性肝穿刺。

4.其他

应考虑到其他上腹部肿物,如胰腺肿瘤或囊肿、肝或腹膜结核、胃癌等,可通过病史、体征及多种检查方法进行鉴别。

六、治疗

(一)基本治疗方案

肝癌治疗的目标,一为根治;二为延长生存期;三为减轻痛苦。从治疗角度结合国情,有几个因素与治疗息息相关:①肝功能代偿情况。②肿瘤累及半肝还是全肝。③肿瘤大于还是小于5 cm。④门静脉主干有无癌栓。对小肝癌而言,应争取在较小的肿瘤时作治疗,对大肝癌而言,应争取在门静脉主干发生癌栓时做出诊断与治疗。

对小于5 cm的小肝癌,如肝功能代偿,应力争切除,左叶者可酌情作局部切除、肝段或亚肝段切除;右叶或肝门区部,有肝硬化者宜局部切除,无肝硬化者可酌情作局部切除或肝叶切除;对不能切除的小肝癌,术中可作患侧肝动脉结扎(HAL)、肝动脉插管灌注药物(HAI),酌情合并或不合并局部治疗,如冷冻、激光、微波、无水乙醇瘤内注射(术后继续在超声引导下进行),术中未做HAL者亦可术后做经皮穿刺肝动脉栓塞治疗(TAE)。小肝癌伴肝功能失代偿者宜做超声导引无水乙醇注射,少数可谨慎试TAE。

大肝癌肝功能代偿者,单侧争取做根治性切除,无法根治性切除者可选择缩小后切除方案,术中或做HAL+HAI,或做冷冻、激光、微波、无水乙醇治疗,或酌情并用;如术前估计无切除可能,亦可进行TAE(反复多次)。经过姑息性外科和TAE后,以后还可酌情合并局部放射治疗、放射免疫治疗、生物反应调节剂(BRM)、中医药调理等。如肝瘤缩小到有切除可能时,则争取二期切除。对大肝癌累及双侧肝者,亦可做姑息性外科(主要为HAL+HAI)治疗,或做TAE,以后合并放射免疫治疗、BRM或中医药。大肝癌肝硬化功能失代偿者极少数尚可谨慎试TAE,多数只宜用BRM、中药或试用少量口服化疗药。

有门静脉主干癌栓者,小肝癌可试超声导引无水乙醇注射,大者可试TAE,然后合并使用BRM和中医药治疗。

有黄疸、腹水者通常只宜用BRM和中医药治疗,但个别因肝门区单个肿瘤压迫引起梗阻性黄疸而无腹水者,如肝功能代偿,可试TAE或手术作HAL+HAI,极个别甚或因此缩小而获切除。

对根治性切除后亚临床期复发或单个肺转移灶,均宜积极行再切除,如不能或不适切除,可做各种局部治疗。

对癌症疼痛可采取相应止痛药与中医药调理措施,以减轻患者痛苦。

临床上由于绝大多数患者无手术指征,而有赖于药物治疗,中药与化疗是药物治疗的两大支柱,而中医药的疗效不逊于全身化疗,并有其特点。故中西医结合治疗肝癌,效果最好,中西医结合治疗肝癌是我国的独创,是最常用的方法。

《中国肿瘤》邀请有关专家制订的肝癌中西医结合规范化方案如下:①$T_1N_0M_0$,手术切除,或放射治疗,或局部注射药物以及长期中药。②$T_2N_0M_0$,手术,或放射或局部注射治疗,结合长期中药或免疫治疗。③$T_3N_0M_0$可视情况,予手术,或放疗或介入治疗并长期服中药;其中,如为单个癌肿,直径>8 cm,可先介入治疗,再予放疗或手术切除,并长期服中药;如单个≥10 cm,则先行介入治疗,再放疗,并服中药。④$T_4N_0M_0$则以中药为主,或试放疗或介入治疗。⑤N_1如肝门淋巴结肿大,可予放射。⑥M_1患者,亦可予手术、放疗、介入治疗或全身化疗,并中药,或单予中药。⑦肝癌不论 T、N、M 属何种情况,如肝功能异常,或肝硬化严重则均以中药治疗为主。如有黄疸、腹水、则亦以中药为主,待黄疸、腹水控制后,再决定给予其他治疗。

目前除根治性切除有可能根治肝癌外,尚无其他特效治疗方法。近年来,研究表明,在寻找新的方法的同时,如能将旧的方法综合应用得当,可收到意想不到之效,即 1+1>2,如综合不当,则可能 1+1<2 或 1+1=0。综合治疗与序贯治疗原则上应使各种疗法取长补短,或各自针对不同环节,或弥补另一方法的不良反应等,根据不同患者的不同情况而灵活掌握,以达到最大限度杀灭肿瘤,又最大限度保存机体(尤其是肝功能、免疫功能及造血功能)。在总体设计上还要注意攻补兼顾,既注重消灭肿瘤的办法(如手术、放疗、化疗、导向治疗等)又注重支持与调动机体抗病能力的办法(如 BRM、中药扶正等)。

(二)中医治疗

目前临床确诊的肿瘤,80%以上是中晚期,仅有少数患者适宜手术切除。而肿瘤为全身病变的局部表现,不仅手术切除后的患者需用中医药治疗,不能手术切除的则更需要中医药或中西医结合治疗。中医药已成为治疗肝癌的最基本、应用最广泛的治疗方法。有学者指出中医药治疗肝癌,其疗效不逊于化疗。

1.辨证分型治疗

第三次全国中医肿瘤学术会议资料介绍肝癌证治的基本点为祛邪不伤正,扶正以达邪,辨病选方遣药须全面考虑。具体应用疏肝健脾、养阴益气、清热解毒、化痰软坚、理气活血等治则,能使部分肝癌患者基本消失,病情稳定,病灶缩小,同时还延长了生存期,使一半以上患者 1 年生存率达28.98%,2 年以上生存率达 13.51%,少数患者生存期达到了 3～6 年。

唐代孙思邈指出:"夫众病积聚,皆起于虚,虚生百病。"推出化积鳖甲煎丸,以参、芪、胶、桂、姜及柴胡、黄芩,扶正固本,平调寒热;鳖甲、蜂房、地虱、蜣螂,攻坚破积,以除虚热;大黄、桃仁、牡丹皮、赤硝、芍药、凌霄以活血化瘀;射干、葶苈子、厚朴、半夏、石韦、瞿麦以理气化湿。根据这一组方原则,补虚以扶正,软坚以攻积。基于有学者关于癌症患者之虚以阳虚为主的认识,故宜在化积鳖甲煎丸基础上酌加温阳药物,如炮附子、鹿茸、淫羊藿等药组成肝癌基本方。再根据临床具体病情分型论治,以辅助基本方之加减。

陈义文等老一辈专家从化积鳖甲煎丸中化裁出内消肿瘤丸基本方,应用于肿瘤临床,并随证加减。

(1)肝郁脾虚型(单纯或无硬化型肝癌):证见胸腹胀满,食后胀闷更甚,胃食欲缺乏,恶心,乏力,舌苔黄腻,脉弦细。用肝癌基本方辅以柴胡疏肝饮合参苓白术散或疏肝溃坚汤,疏肝解郁,温阳健脾化湿。

(2)肝热血瘀型(即炎症型肝癌):证见发热烦渴,胁下刺痛,黄疸加深,转氨酶增高,齿龈出血,甚则便血,舌苔黄腻而干,脉弦数。先用龙胆泻肝汤、救肝败毒散、黄连解毒汤等以清热解毒。

待热退后,再以肝癌基本方加减应用。

（3）肝肾阴虚型（即硬化型肝癌）：证见阴虚内热,低热不退,精神疲倦,四肢乏力,动则出汗,胃纳不佳,口干津少,舌苔少,脉细无力。此为肝癌肝肾阳虚,发展至又明显出现阴虚的时期。治疗宜肝癌基本方辅以六味地黄丸、大补阴丸或青蒿鳖甲汤等。可酌减温阳燥烈之药物或剂量,酌加滋阴佐以清虚热的药物,以达到温阳益气、滋阴清热。

肝区疼痛,加川楝子、延胡索、黄郁金;恶心呕吐者,加陈皮、竹茹、半夏;黄疸加深,加茵陈、栀子、郁金;腹胀,加厚朴、大黄、大腹皮;便血或黑便,加血余炭、茜草、仙鹤草、三七等。

以肝癌基本方为主,按以上分型论治,治疗原发性肝癌,取得了较好的疗效,如辅以静脉用华蟾素注射液、参麦注射液或参附注射液,疗效更加明显。

2.肝癌辨证的现代研究

肝癌的症状,特别是中期后,变化甚多。传统辨证,以其癌肿在肝,辨之为肝气郁滞;以其为有形之块,辨其为血瘀,以其有癌热,辨其或为表证或为里热。治疗有清热解毒、活血化瘀、软坚散结诸法,辨证不一,治疗各异,疗效亦差。

于尔辛教授为主的专家组,根据 1 000 多例原发性肝癌的临床分析,发现肝癌的症状,依次为上腹疼痛、上腹扪及肿块、上腹胀满、乏力、胃纳减退、恶心呕吐、发热、腹泻。据中医分析,腹胀、乏力、胃纳减退、恶心呕吐、腹泻都属于"脾胃"证候。其中,肝区疼痛、上腹肿块、发热,一般辨证判别差异较大,但均不作"脾胃"辨。有学者考查中医文献,发现后 3 种症状,亦应视作"脾胃"证候。如李东垣说："脾病,当脐有动气,按之牢若痛,动气筑筑然,坚牢如有积而硬,若似痛也,甚则亦大痛,有是则脾虚病也。"指出疼痛、腹块确可因脾病而致。李东垣又说："胃病,则气短,精神少而生大热",以及"有所劳倦,形气衰少,谷气不盛,上焦不行,下脘不通,而胃气热,热气熏胸中,故内热"。可见发热亦可因"脾胃"病而致。因此,有学者认为：虽然从西医学诊断来看,癌原发在肝而为肝癌,从中医辨证来看,则属于"脾胃"病,既不是肝病,也不是"血瘀"病。

慢性乙型肝炎、肝硬化,被认为是一种肝癌的前期病变,有学者发现,在这个阶段已经可以有脾虚的表现。20 世纪 70 年代,曾大规模地进行过甲胎蛋白普查以发现肝癌。当时,有一部分检测对象,甲胎蛋白已升高,但当时的影像诊断中未能发现肝区占位。这部分对象,在随访中,可以发现两年内肝癌出现率在 10% 以上。有学者用健脾法治疗一部分对象,该部分以后肝癌出现率可以显著下降,在 2.7% 左右。

这样,可以推断在肝癌形成前,已有较长时期的"脾胃"病存在。由于"脾虚",可以引起气滞,也可进一步引起血瘀。又由于脾虚,可以引起湿阻,阻而化热,成为湿热。脾胃既病,又可形成胃热。在这样的基础上,逐步癌变。因此,从西医诊断为肝癌,而从中医辨证,病虽在肝,而其本在"脾"。

抓住"脾胃"病这个核心进行治疗,就可能是治疗肝癌的"本"。肝癌的整体治疗,就可按这一思路进行。调整了脾胃,也就调整了整体,不仅可以改善症状,也应该可以提高疗效。

据上述思路和方法,有学者对 228 例大肝癌进行了治疗,放射总量>20 Gy组 157 例,按不同中医辨证分析。即健脾理气治疗者 92 例,1 年生存率为 86.67%±3.58%,3 年生存率为 55.25%±6.96%,5 年生存率为 42.97%±11.98%,中位 53.4 月。而按活血化瘀、清热解毒治疗者 65 例,1 年生存率为46.77%±6.34%,3 年生存率为 26.06%±6.85%,5 年生存率为14.48%±7.19%,中位生存期为11.1 个月。两组差别十分明显。各个癌肿都可以按照中医观点进行分析,明确他们各自的病"本"所在,辨证论治,作为整体治疗。

脾虚则宜健脾,健脾宜温阳健脾方才切中病机,故有学者认为于尔辛教授辨肝癌根本病机为"脾虚"与癌肿病根本病机为"阳气虚"并不矛盾,健脾理气之法再注重加用温阳之剂疗效更好。

上海第二医科大学对荷瘤脾虚鼠的实验观察总结如下:消化道癌肿是我国的常见癌肿。消化道癌肿中,最常见的"证"是脾虚。

有学者仿北京师大曾报告的方法,用大黄、芒硝等形成脾虚模型。荷瘤后,用健脾法治疗。然后探索某些疗效机制。

(1)脾虚鼠荷瘤以后,肿瘤的发展情况有这些特点:从移植到肿块出现的"潜伏期"短,肿瘤发展快,宿主全身情况差,宿主的生存期短。无论是小鼠、大鼠或裸鼠;也不论是移植 HAC、BERH-2 或者人体肝细胞肝癌,都有上述情况。

(2)用健脾药治疗后,则"潜伏期"长,肿瘤发展慢,宿主全身情况好,宿主生存期长。与临床所见相似。与未经治疗者比,差异十分明显。

(3)健脾药对癌细胞周期有影响。使 S 期比例降低,细胞增殖指数降低。在病理上也有一定改变。

(4)对免疫调节作用。使已下降的 T 细胞功能恢复并提高,使已激活的 T 抑制细胞功能下降,使 NK 细胞活性提高,在诱导 LAK 细胞时,降低 rIL-2 的用量而使 LAK 的活性提高。

(5)对脾虚荷瘤宿主的改变了的清蛋白/球蛋白、肝糖原、血液黏度等有恢复作用,有着整体的调节作用。

(6)与放疗、化疗合用,使对癌肿的控制最好,免疫功能恢复,宿主生存期最长,宿主全身情况恢复。

(7)以二乙基亚硝胺诱癌时,健脾药物对诱癌过程有阻断作用。还发现对诱癌中癌基因 *N-ras* 的过量表达,能使之接近正常。

(8)还发现,脾虚小鼠,只有用健脾药才能使之正常,并得以上结果。而清热解毒药,则使宿主更受损害,免疫功能更受抑制。

临床实践表明,偏用清热解毒、破气破血与泻下之品,易诱发出血及肝昏迷。

总之,健脾理气中药对脾虚小鼠肝癌模型可提高免疫水平、保护肝功能、改善体内代谢水平,对肝癌细胞也有一定影响;与放疗、化疗同用可增效,并有助于阻断癌变过程。这些实验结果均与临床结果相仿。从实验角度证实了肝癌根本病机为脾虚,或者脾阳虚。并宜用健脾药物,不能应用清热解毒药物治疗。

3.肝癌患者舌象与病机关系的研讨

20 世纪 60 年代,童国泉等发现原发性肝癌舌诊特征——肝瘿线,以后有关舌诊的研究报道逐渐增多。唐辰龙等分析了 100 例肝癌舌质与临床的联系时发现,舌质正常者多见于肝癌早期,肝功能相对稳定,肿瘤范围较小,合并肝硬化程度较轻,生存期较长,预后较好;红瘀舌正相反。李乃民对肝癌患者舌象与病情的关系进行了研究,发现以舌边两侧青紫和绛紫舌居多,并结合舌之瘀斑瘀点,条纹线隆起物及静脉迂曲色变的多少和轻重,一定程度上可反映肝癌的病变程度。青紫舌或绛紫舌者,肝脏肿瘤多数大于 5 cm,且易在肝内播散,手术切除率和切除后 AFP 转阴率低,易在短期内再发肿瘤常致死亡;舌质淡红或仅舌边红赤者,肝瘤多数小于 5 cm,一般无肝内播散,手术切除及术后 AFP 转阴率高,术后再发时间长,且二次或三次手术机会亦多,其预后也较好。刘浩江等对 103 例原发性肝癌的舌象观察表明,舌质以红绛为多,淡白次之,淡红更次之,深红较少,舌苔以白腻为多,黄腻次之,薄白更次之,薄黄较少。有学者指出青紫舌的病理因素可能与门静脉瘀血,血浆黏度增高或微循环瘀滞等有关。从中医角度来讲,则是寒与血瘀的表现。肝癌早期,舌象表现为舌质淡白或淡红,舌苔表现为薄白或白腻。寒与血瘀表现不明显,随着病情的发展,寒与血瘀则逐渐从舌象上表现出来。

舌质青紫或紫绛,舌苔黄腻或薄黄。病情的发展与青紫舌表现程度呈正相关系。同样经有学者的治疗,病情好转,青紫舌现象亦减轻。对青紫舌等的表现,中医认为是寒与血瘀,寒是根本,寒在此为阳气虚,阳虚则寒,阳虚则气不行,气不行则血瘀,所以应用肝癌基本方加用温阳药物,治疗肝癌是正确的,并在临床中取得了较好疗效。有学者在应用中观察到,应用肝癌基本方加用温阳药物的患者,其青紫舌现象较轻,病情减轻;如停用温阳药物或应用清热解毒类药物,患者青紫舌现象加重,病情加重;反之,好转。观察舌象的变化,成为临床指导用药的一项重要指标(比如根据舌象变化,可调整温阳及活血药物的种类及剂量),对临床治疗具有重要意义。

4.专方验方

(1)肝癌按"癥瘕积聚"论治。以疏肝活血类药物为主组方,主要适用于气滞血瘀,肿块明显者。浙江省中医院以柴胡、茯苓、赤芍、白芍、茜草、当归、郁金、香附、重楼、黄芩、莪术、瓜蒌、生鳖甲、虎杖、云南白药等组方,治疗19例肝癌,生存12年者5例,2~4年者2例,4~5年者1例,5年以上者6例,平均生存时间为17.4个月。

(2)柴胡12 g,陈皮10 g,杭菊9 g,当归9 g,丹参10 g,八月札20 g,红花6 g,茯苓12 g,半枝莲25 g,三棱20 g,虎杖30 g,牡丹皮10 g,蒲公英20 g,龙葵20 g,茵陈20 g。气虚,加党参、女贞子;阴虚,加墨旱莲、生鳖甲、生龟甲、生地黄;肝痛,加川楝子、乳香、没药;黄疸,加栀子;腹胀,加木香、厚朴;痞块,加白英;腹水,加牵牛子、泽泻、猪苓、半边莲、商陆。

(3)莪术20 g,九香虫20 g,柴胡10 g,山慈菇20 g,皂角刺10 g,重楼15 g,枳壳12 g,刘寄奴15 g,生牡蛎20 g,鳖甲15 g,木香10 g,陈皮10 g,丹参15 g,党参15 g。肌肤黄疸,重用茵陈蒿、板蓝根;肝区痛剧者,加乳香、没药、延胡索、郁金、白屈菜、川楝子、苏木、徐长卿;机体衰竭者,加白芍、生地黄、当归、鳖甲、牡丹皮、山药、生黄芪、墨旱莲、女贞子。

(4)夏枯草30 g,石见穿15 g,莪术30 g,丹参30 g,潞党参15 g,马鞭草15 g,重楼30 g,三棱15 g,虎杖15 g,土鳖虫15 g。

加减:腹水,加泽泻、猪苓、车前子;肝区疼痛,加延胡索、降香、川楝子;低热,加地骨皮、银柴胡、青蒿;高热,加寒水石、滑石、水牛角、生石膏。

5.中成药

(1)肝复乐片:由湖南中医药研究院潘敏求主任研制,主要成分是党参、鳖甲、重楼、沉香等多种中药,有化瘀散结、理气健脾、清热解毒功能。对控制肝癌肿物、改善临床症状取得良好疗效,有效率达74.55%。

(2)蟾龙粉:蟾酥10 g,蜈蚣、儿茶各50 g,白英、龙葵、山豆根、丹参、三七各500 g。共为细末,每次1 g口服,每天3次,用于肝癌热结者。

(3)复方木鸡冲剂:由云芝提取物、广豆根等组成,对甲胎蛋白持续低度阳性者有转阴作用,从而提示对肝癌有一定预防作用,并用于慢性乙肝及早中期原发性肝癌。该药的成分中含有核桃皮,对提高细胞免疫功能作用明显。

(4)斑蝥制剂:关于斑蝥对肝癌的治疗作用研究颇多,斑蝥剂型也较多,如斑蝥素片、羟基斑蝥胺片、复方斑蝥片、复方斑蝥素胶囊、斑蝥素注射液、羟基斑蝥胺注射液等。有些剂型属于中药西制,有效成分已被提纯,广泛应用于临床。

（5）金龙胶囊：由鲜动物中药研制的专门抗癌制剂，让鲜药在抗癌中发挥作用。这是李健生教授在中药应用中的一大特色。中药鲜用在加工、炮制、保存、制剂等方面都有独到之处，在疗效上也显示了良好的作用。

（6）莲花片：主要成分是重楼、半枝莲、山慈菇、莪术、三七等。每片 0.5 g，每次 6～8 片，可连服数月至一年。该药在各地应用较久，适用于肝热血瘀而正气未衰的肝癌患者。

（7）醒脑静脉滴注射液：由郁金、冰片、栀子等成分组成。主要作用为清热解毒，醒神退热，凉血活血，行气止痛。对发热、中枢神经系统疾病、肝昏迷、肝性脑病、中毒性脑病有一定作用。该药在肝癌患者治疗中应用机会较多，例如癌性发热、肝昏迷、凝血机制紊乱引起的出血、肝功能异常等均可试用本品，而且在肿瘤急诊抢救中常可发挥作用。该药有 2 mL/支、5 mL/支、10 mL/支等 3 种规格，可供肌内及静脉给药。一般多用本品 20 mL 加入 5％葡萄糖注射液 500 mL 中静脉滴注，每天 1～2 次。尚未发现明显毒副作用。

（8）蟾酥注射液：每次 6 mL，每天 1 次，静脉注射。连用 5 天休息 2 天为一周期，4 个周期为 1 个疗程。适用于膈下积聚之肝癌肿块型。

（9）鸦胆子注射液：每次 4 mL，每天 1 次，肌内注射，30 天为 1 个疗程。适用于肝癌黄疸者。

6.针灸及穴位注射

（1）主穴：百会、双侧胃区（头部皮针）、内关、三阴交。

（2）配穴：肝俞、肾俞、命门、阿是穴。将针刺入皮肤"得气"后，将针轮流捻转 3 次后即退针。

（3）穴位注射：取足三里、大椎、阿是穴，将 20％～50％胎盘注射液 2～4 mL 注入，每次可注射总量为10～16 mL，每天或隔天一次，15 次为 1 个疗程，休息 3～5 天，再开始下 1 个疗程，并配合中医辨证治疗。

取穴曲池、下巨虚，两侧交替。每次每穴注射维生素 K_3 4 mL，针刺深 2～3 cm，略做提插，得气注药，危重者每天 2～3 次，于每天上午 6～9 时阳明经开穴时间做穴位注射，并配合其他治疗，用于肝癌并发上消化道出血者。

7.外敷药物治疗

（1）癌痛散：山柰、乳香、没药、大黄、姜黄、栀子、白芷、黄芩各 20 g，小茴香、公丁香、赤芍、木香、黄柏各 15 g，蓖麻仁 20 粒。共研细末，加鸡蛋清适量，和匀成糊状，敷于期门穴，6～12 小时换药一次，配合内服中药汤剂。适用于肝癌疼痛者。

（2）消肿止痛膏药：龙胆草、铅丹、冰片、公丁香、雄黄、细辛各 15 g，生南星 20 g，制乳没、干蟾皮、密陀僧各 30 g，大黄、姜黄各 50 g，煅寒水石 60 g。各为细末，和匀。用时酌取药粉调入凡士林内，摊于纱布上，贴敷肝块部位，隔天一换。如局部出现丘疹或水疱则停止使用，待皮肤正常后再用。适用于肿块疼痛者。

（3）大黄、姜黄、黄柏、皮硝、芙蓉叶各 50 g，天花粉 100 g，雄黄 30 g，生南星、乳香、没药、冰片各 20 g。共研细末，和匀水调成厚糊状，摊于油纸上，外敷肝区疼痛处，隔天一次。

其他外治药方还有许多，可参考有关书籍。

（三）手术与中医药配合

（1）术前应给予当归地黄汤加减，以滋阴补血，如肝功能异常者（SGPT、GGT 显著增高）可酌情延长术前准备时间，并应用包括中药与护肝治疗。术前不宜用清热解毒、活血化瘀、破气破血的中药，大剂量化疗亦宜避免，以避免出血或诱发肝昏迷。

（2）以手术为主要治疗手段时，中药宜予温阳益气，健脾止血。常用当归地黄汤合桂附地黄汤加减：当归 12 g,生地黄 15 g,山药 12 g,山茱萸 12 g,泽泻 6 g,桂枝 9 g,炮附子 10 g,枸杞子 15 g,牡丹皮 9 g,茜草 6 g,仙鹤草 9 g,炙甘草 6 g,水煎服,每天 1 剂。

术后早期给予生脉散合调胃承气汤加减(人参、当归、麦冬、五味子、制大黄、枳壳、薏苡仁、仙鹤草等)。有学者在手术第 1 天经胃管注入调胃承气汤,术后 50 小时即排气排便。如术后脉数、苔黄、口干渴,可用生脉散。低热者用青蒿鳖甲汤和膈下逐瘀汤,并用抗生素,恢复后予以六君子汤加味,可使肝右叶切除者病情较平稳。

有学者认为术前、术后并用中医中药治疗,可望提高手术切除率,促进术后康复,提高 5 年生存率;一般术前可用补中益气汤等健脾益气药,以增强机体应激能力,术后可用小柴胡汤等,以促进机体及肝功能的恢复,此外还可根据患者不同情况,采用适当的多种方法综合治疗,以提高远期疗效。

(3)术后恢复期(包括非手术切除的治疗后),无论是否应用放疗或化疗,均应配合扶正固本、温阳、健脾、理气的中药调理,宜坚持 2 年以上,常收到满意疗效,放疗、化疗的患者,其治疗期间,亦应配合相应中药,以起到相辅相成的作用。

(四)化疗与中医药配合

应用化疗后可有胃肠道反应和骨髓抑制等毒副作用,一般可采用中药来补养气血、健脾和胃、滋补肝肾及清热解毒来减轻之。可采用以下治法。

1.补养气血

在化疗中气血双亏体弱虚寒者,治宜温补气血,常用药物如党参、太子参、红人参、全当归、熟地黄、鸡血藤、阿胶、三七、黄精、龙眼肉等。

2.健脾和胃

在化疗期中出现消化障碍者,常用药物有党参、焦白术、茯苓、甘草、陈皮、半夏、广木香、竹茹、黄连、麦冬、丁香、柿蒂、生姜、红枣等。常用中成药有舒肝丸、逍遥丸、保和丸、山楂丸、平胃散等。

3.滋补肝肾

凡体弱、乏力、精神不振、心悸气短、白细胞计数下降和血小板计数减少者,常用药物有枸杞子、女贞子、何首乌、山茱萸、菟丝子、补骨脂、墨旱莲、五味子等。

4.清热解毒

适用于化疗过程中,预防或治疗有高热的患者,常用药物有金银花、连翘、山豆根、板蓝根、蒲公英、黄连等药。

有专家认为西医用攻,中医则宜补法。应用补气养血、健脾和胃、滋补肝肾药物,可增强化疗药疗效,减轻毒副作用,抑制癌细胞转移,延长生存期。

七、饮食调养

(一)食疗以健脾理气为宜

肝癌患者,脾胃失运,食疗以健脾理气为宜。可选用苜蓿、鸡肫、鸭肫、豆腐、山楂、陈皮、赤豆粥、西瓜、蘑菇、香蕈之类。湿热者宜选苜蓿、田螺、鲤鱼;脾虚或气虚者首选赤豆、薏米、芋艿之类;水肿者食鲫鱼、黄色雌鸡加赤豆煮服;黄疸者选荸荠、莼菜或鸡汤莼菜;肝功能衰竭者以素食为宜;上消化道出血者,不能进粗糙食品,伴大吐血者需禁食,以后可酌情食流质、半流质,或取鲜藕汁、白萝卜汁、生梨汁、西瓜汁等。隔天饮。

（二）手术后饮食

术后患者气血大伤，宜以补气养血为主，可食牛奶、鸡蛋、猪肝、鲜蔬菜、鲜水果等。

（三）化疗时饮食

患者气血两伤，宜大补气血为主。可选用营养丰富、清淡爽口之食品为宜，如山药粉、杏仁霜、薏米粥、清炖圆鱼、鲫鱼、鹅肉、冬瓜、鲜水果、鲜蔬菜等。

（四）放疗时饮食

放疗期间，正气耗损，脾胃失运。宜以清淡开胃为好，选用营养丰富且滋润之食品为宜，如山药粉、杏仁霜、薏米粥、鲫鱼、鲜蔬菜、鲜水果等。

肝主疏泄喜调达，怒伤肝，肝癌患者要尽量保持心情舒畅，避免情志不适和劳欲过度，有利于患者的治疗及恢复。

八、预防

原发性肝癌的预防，宜采取综合措施，即防治肝炎，食物防霉去胺，改善饮水条件，改进食物加工保存方法等。采用中医药防治发生肝癌的高危人群，研究中医药治疗乙型肝炎以预防乙型肝炎癌变。避免饮酒过量，避免情志所伤和劳欲过度。

（李林洁）

第五节　结直肠癌

一、概述

结直肠癌是常见恶性肿瘤之一。结肠癌是指结肠黏膜上皮在环境或遗传等多种致癌因素作用下发生的恶性肿瘤。直肠癌是指发生于肛缘至直肠乙状结肠交界处之间的恶性肿瘤。临床以腹痛、大便带血、大便变细、腹泻等为主要表现，随病情的进展会出现转移所造成的临床表现。目前认为结直肠癌主要是环境因素与遗传因素综合作用的结果，其中高脂肪、高蛋白摄入和食物纤维摄入不足是重要的致病因素，过食煎炸食品也是导致结直肠癌的一个原因。据统计在20％～30％的结直肠癌患者中，遗传因素可能起着重要作用。结直肠癌患者的家族成员发生结直肠癌的危险性也较大。早期发现、早期诊断、早期治疗是结直肠癌取得良好疗效的重要前提。

在中医古籍文献中并无"肠癌"病名，结直肠癌属于"肠覃""积聚""脏毒""锁肛痔""肠风""下痢""肠癖"等疾病范畴。《灵枢·水胀》记述："肠覃何如？岐伯曰：寒气客于肠外与卫气相搏，气不得荣，因有所系癖而内著，恶气乃起，息肉乃生。"说明此病与外邪入侵、营卫失调有关。《外科大成》称："锁肛痔，肛门内外犹如竹节锁紧，形如海蛇，里急后重，粪便细而带扁，时流臭水。"这里中医所说"痔"不单是指现今的内痔、外痔、混合痔，还包括其他一些直肠、肛门病变。至清代《医宗金鉴》中论述脏毒时说："此病有内外阴阳之别。发于外者，由醇酒厚味，勤劳辛苦，蕴注于肛门，两旁肿突，形如桃李，大便秘结，小水短赤，甚者肛门重坠紧闭，下气不通，刺痛如锥……发于内者，兼阴虚湿热下注肛门，内结蕴肿，刺痛如锥……大便虚闭……"从以上叙述中，可以看到中医关于积聚、脏毒、锁肛痔等症状的描写与直肠癌、肛管癌很相似，同时指出其难治性和不良预后。

二、病因病机

结直肠癌的发生以正气虚损为内因,邪毒入侵为外因,两者相互影响。正气虚损,易招致邪毒入侵,更伤正气,且正气既虚,无力抗邪,致邪气留恋,气、瘀、毒留滞肠道,壅蓄不散,大肠传导失司,日久则积生于内,发为癌瘤。

(一)外感湿热

久居湿地,外感湿邪,导致水湿困脾,脾失健运,则内外之水湿日久不去,可引发本病。

(二)饮食不节

恣食膏粱厚味、酒酪之品,或过食生冷,或暴饮暴食,均可损伤脾胃,滋生水湿,水湿不去,化热而下迫大肠,与肠中之糟粕交阻搏击,日久成毒,损伤肠络而演化为本病。

(三)情志所伤

所愿不遂,肝气郁结,肝木太过克伐脾土,脾失健运,水湿内生,郁而化热,湿热合邪,下迫大肠,也可诱生本病。

(四)正气亏虚

先天不足或年高体虚之人,脾虚肾亏。肾为先天之本,脾为后天之本,两者与水湿的运化也有密切的关系,两脏虚损,导致水湿内停,日久也可导致本病的发生。

本病病位在肠,但与脾、胃、肝、肾的关系尤为密切。其病性早期以湿热、瘀毒邪实为主,晚期则多为正虚邪实,正虚又以脾肾(气)阳虚、气血两虚、肝肾阴虚多见。外感湿热或脾胃损伤导致水湿内生,郁久化热,是发病的重要原因;而湿热久羁,留连肠道,阻滞气机,热渐成毒,损伤脉络,致使气滞、湿热、毒聚、血瘀,在肠道结积成块是发病的主要病机环节。

三、诊断

(一)临床表现

1.症状

结直肠癌早期无明显症状,病情发展到一定程度才出现临床症状,主要有下列几个方面的表现。

(1)排便习惯与粪便性状改变:多以血便为突出表现,或有痢疾样脓血便伴里急后重;有时表现为顽固性便秘,大便形状变细。

(2)便血:肿瘤破溃出血,暗红或鲜红,量一般不多,间歇出现。肿瘤位置较高时,血与大便相混则呈柏油样大便。

(3)腹痛:多见于右侧结直肠癌,表现于右侧钝痛,或同时涉及右上腹、中上腹。

(4)腹部肿块:常以右半结肠癌多见(95%)。初期推之可活动,侵及周围组织后多固定。

(5)直肠肿块:多经直肠指诊发现,质地坚硬,表面呈结节状,常伴有肠腔狭窄。直肠指诊可检出低位直肠癌、肛管癌。

(6)全身情况:可有贫血、低热,多见于右侧结直肠癌,晚期患者有进行性消瘦、恶病质、腹水等。

2.体征

局部可以用直肠指检扪及、乙状结肠镜或纤维结肠镜看到肠腔肿块,腹部亦常扪及包块;全身检查可以发现贫血以及转移征象如锁骨上淋巴结肿大、肝肿块等。

(二)辅助检查

1.实验室检查

(1)便潜血检查:该检测为结直肠癌普查的初筛方法和诊断的辅助检查,20%～30%的结直肠癌患者大便潜血试验阳性,不到1/3的息肉病患者的大便中查到潜血。

(2)肿瘤标志物:癌胚抗原(CEA)为结直肠癌较为敏感的标志物,是一种结直肠癌细胞产生的糖蛋白,其分子表面具有不同的抗原决定簇,对结直肠癌诊断的敏感性及特异性不理想,除结直肠癌以外,在乳腺癌、肺癌、胚胎性肿瘤也可出现血清CEA水平增高,故该指标可作为诊断及肿瘤复发转移的监测指标。糖类抗原CA19-9是一种黏蛋白型的糖类蛋白肿瘤标志物,在结直肠癌患者检出阳性率为18%～58%,同时测定CEA可提高敏感度,并与肿瘤分期有关,因此可用来监测肿瘤的复发。

2.影像学检查

(1)结肠钡剂灌肠检查:目前结肠气钡双重对比造影是诊断大肠癌的常用方法。对于距肛门5 cm以上的结肠癌有重要的诊断意义,对直肠癌的诊断价值较小。此技术可清晰显示肠黏膜的肿物、溃疡和狭窄等病变,但小于0.5 cm的息肉有可能漏诊。该检查准确率较高,但容易发生假阴性,多发生在盲肠、脾曲和乙状结肠的悬雍垂部。

(2)内镜检查:检查前需做彻底的肠道准备,其优点是可弥补钡剂灌肠的不足,并对同时多发的病变和较小的病变有诊断价值。肠镜检查最常见的并发症是穿孔和出血,据美国内镜协会的资料,其穿孔发生率为0.2%～0.3%,出血发生率为0.07%～0.1%。肠镜检查也有局限性,如遇到其他原因或肿瘤所致的肠腔狭窄时,即不能继续进镜,有可能遗漏狭窄部位以上的多发肿瘤。因此在肠镜确诊肿瘤后,特别是在直肠和左半结肠癌管腔有狭窄而不能检查全结肠时,应辅助钡剂灌肠。此外结直肠癌有5%～10%为多发癌,且术后可发生第二原发结直肠癌,手术时可能遗漏同时存在的第二处癌,故术后3～6个月即应首次结肠镜检查。

(3)CT、MRI及PET-CT检查:CT、MRI检查可以很好地显示肿瘤的大小、部位、形态及其与周围组织的关系、是否有系膜淋巴结受累及远处脏器转移等,为判断肿瘤分期,了解周围组织转移情况,制订治疗计划和判断预后提供依据。PET-CT在肿瘤的定性及了解全身转移情况有重要意义,但价格昂贵,必要时可行该项检查。

(4)B超检查:普通超声检查可帮助发现结直肠癌肝转移和腹腔淋巴结转移的情况。直肠内B超检查,可检测肿瘤的范围及侵犯邻近脏器如膀胱、前列腺等的情况。

3.病理学检查

活检诊断为浸润性癌的病例进行规范性结直肠癌治疗。如因活检取材的限制,活检病理不能确定浸润深度,诊断为高级别上皮内瘤变的病例,建议临床医师综合其他临床情况,确定治疗方案。

4.基因学检测

包括粪便和癌组织的癌基因或癌基因产物的检测,据研究显示:结直肠癌患者往往存在P53和K-ras基因的阳性高表达,部分患者存在K-ras基因和B-raf基因的突变,因此基因检测为结肠癌的早期临床诊断提供了崭新的手段,同时为分子靶向药的治疗提供依据。

(三)临床分型

1.以肿瘤发生部位分型

我国结直肠癌一般以直肠为最多,约占结直肠癌的 60%。结肠癌中 20% 位于乙状结肠,其余依次为盲肠、升结肠、降结肠、横结肠。近年来,右半结肠癌的发病率有所增加而直肠癌发病率下降。

2.以组织学分型

(1)腺癌:①乳头状腺癌。②管状腺癌。③黏液腺癌。④印戒细胞癌。

(2)未分化癌。

(3)腺鳞癌。

(4)鳞状细胞癌。

(5)小细胞癌。

(6)类癌。

根据结直肠癌分化程度分为,①G_x:分级无法评估。②G_1:高分化。③G_2:中分化。④G_3:低分化。⑤G_4:未分化。

3.以病理形态学分型

分为早期结直肠癌和进展期结直肠癌,前者是指癌瘤局限于大肠黏膜及黏膜下层,后者是指肿瘤已侵入固有肌层。

早期结直肠癌:分以下 3 型。①息肉隆起型(Ⅰ型):肿瘤向肠黏膜表面突出形成有蒂、短蒂或广基底型的隆起,又可进一步分为有蒂型(Ip)、亚蒂型(Is)及广基型;此型多为黏膜内癌。②扁平隆起型(Ⅱ型):肿瘤如钱币状隆起于黏膜表面。此型多为黏膜下层癌。③扁平隆起伴溃疡型(Ⅲ型):肿瘤如小盘状,边缘隆起,中心凹陷。此型均为黏膜下层癌。

进展期结直肠癌分为 4 型。①隆起型:凡肿瘤主体向肠腔内凸出者均为此型。肿瘤与周围组织分界清楚,浸润较为表浅、局限。②溃疡型:肿瘤表面形成较深的溃疡者属此型。③浸润型:肿瘤向肠壁内各层弥漫浸润,常累及肠壁大部或全周,肠壁局部增厚,但表面常无明显溃疡或隆起。此型常有肠腔环状狭窄,预后差。④胶样型:肿瘤外形不一,或隆起,或并有溃疡形成,但外观及切面均呈透明胶冻状。此型多为黏液腺癌或印戒细胞癌,预后差。

四、治疗

(一)辨证论治

1.湿热积滞型

(1)主症:腹痛阵作,胀气肠鸣,大便黏溏,便中带血,肛门灼热,里急后重,身热胸闷,或恶心欲呕,舌苔黄腻,舌质红,脉滑数。

(2)治法:清热利湿。

(3)方药:白头翁汤、槐花地榆汤、葛根芩连汤加减。

(4)白头翁 10 g,黄柏 10 g,秦皮 10 g,地榆 10 g,槐花 10 g,败酱草 10 g,黄连 6 g,木香 6 g,葛根 10 g,赤芍 10 g,马齿苋 10 g,黄芩 10 g,甘草 6 g。

2.瘀毒蕴结型

(1)主症:腹中积块,腹痛持续,作胀不适,烦热口渴,泻下脓血,色紫量多,里急后重。舌苔薄,质暗或有瘀斑,脉细涩。

(2)治法:化瘀解毒。

(3)方药:桃红四物汤加减。

桃仁6 g,红花6 g,牡丹皮10 g,丹参10 g,栀子10 g,当归尾6 g,生地黄10 g,红藤20 g,藤梨根20 g,龙葵20 g,赤芍10 g,薏苡仁30 g,半枝莲20 g,炮甲片10 g。

3.脾虚湿胜型

(1)主症:大便泄泻,稀便溏泻,日行数次,完谷不化,或油脂漂浮,腹胀矢气,肛门作坠,饮食不香,神疲无力,面色少华。舌苔薄腻,舌质淡,脉细。

(2)治法:健脾化湿。

(3)方药:参苓白术散加减。

党参10 g,黄芪30 g,茯苓10 g,猪苓10 g,扁豆10 g,山药10 g,薏苡仁30 g,砂仁3 g,木香6 g,苍术10 g,法半夏10 g,陈皮6 g,鸡内金10 g,佩兰10 g,藿香10 g,焦三仙10 g。

4.脾肾阳虚型

(1)主症:面色淡白,身倦乏力,畏寒肢冷,腹泻频频,五更泄泻,肠鸣隐痛。舌苔薄白,舌胖,脉细沉无力。

(2)治法:温补脾肾。

(3)方药:理中汤、四神丸加减。

党参10 g,炒白术10 g,干姜6 g,制附子3 g,茯苓10 g,薏苡仁30 g,补骨脂10 g,吴茱萸3 g,肉豆蔻3 g,五味子10 g,陈皮6 g,山药10 g,甘草6 g。

5.阴虚血热型

(1)主症:放疗之后,肛门灼热,下坠不适,便意频频,或伴疼痛,反复便血,甚则量多,或便溏带血、或便干带血,贫血外貌,身觉内热,消瘦体虚。舌苔少,舌质红,脉细数。

(2)治法:养阴凉血。

(3)方药:黄连阿胶鸡子黄汤、二至丸、真人养脏汤等加减。

黄连6 g,阿胶10 g,龟甲胶10 g,女贞子10 g,墨旱莲10 g,诃子10 g,当归炭10 g,茜草炭10 g,白术10 g,白芍10 g,党参10 g,黄芪30 g,升麻6 g,木香6 g,地榆炭15 g,侧柏炭10 g,仙鹤草30 g,乌梅10 g,石榴皮15 g。

6.临床加减用药

(1)清热燥湿:黄芩、黄柏、黄连、苦参。

(2)清热利湿:猪苓、竹叶、瞿麦、木通。

(3)分利止泻:车前草、泽泻、腹皮、猪苓。

(4)化食导滞:山楂、焦三仙、鸡内金、熟大黄。

(5)固涩止泻:石榴皮、椿根皮、肉豆蔻、诃子肉、儿茶、赤石脂、禹余粮。

(6)止血消肿:地榆、槐花、仙鹤草、大小蓟、三七、血余炭、蜂房。

(7)止痛消胀:延胡索、白屈菜、生蒲黄、五灵脂、沉香、乳香、赤芍、莪术、腹皮、厚朴。

(8)里急后重:木香、槟榔、秦皮、延胡索。

(二)单方验方

1.扶正化瘀解毒散

黄芪30 g,白术15 g,薏苡仁30 g,白芥子10 g,墓头回15 g,莪术15 g,鸡血藤30 g,白花蛇舌草30 g,葛根10 g,仙鹤草30 g。随症加减:便血,加槐花炭、侧柏炭;里急后重,加广木香、枳壳;酸胀疼痛,加延胡索、川楝子;肛门坠胀,加葛根、升麻;大便不爽,加火麻仁、莱菔子;纳谷不馨,加鸡内金、谷麦芽等。水煎,每天1剂,分2次服用。

2.清藏固本汤

黄芪30 g,黄精15 g,鸡血藤30 g,女贞子15 g,仙鹤草15 g,白花蛇舌草30 g,半枝莲30 g,薏苡仁60 g,土茯苓15 g,败酱草30 g,丹参15 g,三七10 g。

3.参苓白术汤

党参15 g,黄芪20 g,白术30 g,茯苓15 g,炒薏苡仁30 g,砂仁10 g,山药30 g,扁豆10 g,陈皮10 g,半夏10 g,鸡内金15 g,炒麦芽30 g。若腹胀明显,加厚朴15 g,枳壳10 g,乌药10 g;睡眠差,加炒酸枣仁20 g,远志10 g等。

4.十济汤

青黛2 g,板蓝根15 g,虎杖10 g,苦参8 g,枸杞子12 g,斑蝥0.02 g,仙鹤草10 g,薏苡仁20 g,甘草5 g,百部10 g。

5.加味升血汤

生黄芪30 g,太子参30 g,鸡血藤30 g,白术10 g,茯苓10 g,枸杞子15 g,女贞子15 g,菟丝子15 g,补骨脂15 g,赤芍10 g,水蛭3 g。

6.健脾消瘤方

党参15 g,黄芪30 g,白术15 g,八月札15 g,茯苓30 g,薏苡仁30 g,菝葜30 g,莪术30 g,郁金15 g,土茯苓30 g,野葡萄藤30 g,蜈蚣2 g,天龙6 g,煅瓦楞30 g,天葵子12 g,黄精30 g,山茱萸15 g,淫羊藿15 g,菟丝子15 g,并随症加减,每天1剂,3个月为1个疗程。

7.健脾消积汤

党参(或太子参)15 g,白术12 g,茯苓12 g,甘草6 g,陈皮6 g,白花蛇舌草15 g,薏苡仁30 g,枳壳12 g,黄芪15 g,麦芽10 g。

(三)其他中医治法

1.中药外治法

中药外治法是指将药物配制加工成散剂(外用散剂)、膏药剂(又称硬膏)、油膏(又称软膏)、药捻、洗剂、栓剂、灌肠剂、雾剂、糊剂、滴剂等剂型,涂敷、粘贴、撒布、点滴、灌导、拭洗于体表穴位或病灶局部。在选用时,应在辨证论治原则指导下,根据病证不同而使用不同方药加以配制。中医外治法治疗结直肠癌形式多样,临床应用以灌肠居多,另有针灸、外敷等。临床研究表明,中医外治法对结直肠癌具有良好的治疗效果。

(1)中药灌肠疗法:中药灌肠法是将药液从肛门灌入或滴入肠道,达到治疗疾病的一种外治方法。有单独使用者,有配合化疗者,也有联合内服中药者。其方法简单,应用方便,通过辨证与辨病相结合用药,可治疗局部疾病,亦可用于治疗全身疾病。

注意事项:①肛门、直肠和结肠等手术后或大便失禁患者,不宜使用该疗法。②操作前先了解患者的病变部位,掌握灌肠的卧位和肛管插深度,一般视病情而定。③为减轻肛门刺激,宜选用小号肛管,压力宜低,药量宜小;为促进药物吸收,插入不能太浅,操作前须嘱排空大便,必要时先做不保留灌肠。④一般用量200 mL以内,小剂量药液灌肠时应加倍稀释,以增加吸收率。⑤灌肠筒、洗器用后应消毒灭菌。肛管尽量采用一次性用品。

(2)中药灌肠方。①中药灌肠治疗出血,组方成分:生大黄、地榆炭各15 g,三七、五倍子各10 g,白花蛇舌草、藤梨根各30 g。功能主治:收敛止血,可以有效控制出血。用法用量:浓煎至

100 mL,取汁放置后用纱布过滤,装入输液瓶内,温度保持在 38～41℃,导管插入肛门 15～30 cm,滴药速度为 30～40 滴/分,于每晚睡前行保留灌肠,1 剂/日。10 天为 1 个疗程,疗程间隔 3～5 天。②中药灌肠治疗癌性肠梗阻,组方成分:生大黄(后下)10 g,芒硝(分冲)9 g,枳实 12 g,厚朴 15 g,白花蛇舌草 30 g,半枝莲 30 g。功能主治:泄热通便解毒。用法用量:两次煎液后取 100～150 mL,2 次/天,药液温度 39～41℃,导管插入肛门 15～20 cm,快速导入。灌后嘱患者先左侧卧,后右侧卧,最后平卧 30 分钟,再起床,保留 1 小时以上。③中药灌肠配合化疗,组方成分:白花蛇舌草 30 g,半枝莲、虎杖、炒地榆各 20 g,山慈菇 15 g,炒大黄 6 g,延胡索 10 g。功能主治:减轻化疗不良反应。用法用量:1 剂/日,煎取 50～100 mL,早、晚用 50 mL 注射器、橡皮导尿管灌肠,温度以 38℃为宜。化疗:以 5-Fu 为主的常规化疗,对部分静脉化疗反应重者可将化疗药(如 5-Fu,每次 0.125 g)加入中药内灌肠。

(2)中药贴敷疗法:将药物贴敷于身体某部,病在内者贴敷要穴或循经取穴,病在局限浅表者贴于局部,通过药物透皮吸收,刺激穴位发挥作用,达到改善症状,调节免疫,控制病灶,以及康复保健等目的。

注意事项:①贴敷前要详细询问病史及皮肤过敏史。有皮肤溃烂及过敏者、慢性湿疹禁用外敷治疗。②穴位贴药时,敷贴穴位不宜过多,每穴药量宜小,敷贴面积不宜过大,时间不宜过久,以免引起其他不良反应。③注意温度要适当,避免过凉粘贴不牢,过热烫伤皮肤。

中药贴敷方:①降逆止吐贴,取穴:神阙、双足三里。药物:降逆止吐膏。(半夏、茯苓、泽泻、白豆蔻,各药粉按 1∶1∶1∶1 比例混合,用生姜汁、蜂蜜调如膏状)作用:化疗期间在神阙、双足三里进行穴位贴敷中药"降逆止吐膏",防治化疗引起的呕吐。用法:将穴位皮肤洗净,把中药膏 2 g 摊在磁疗贴上,立即贴附在穴位上,4～6 小时后揭去,每天 1 次。②行气通腑贴,取穴:神阙、双涌泉。药物:行气通腑膏。(生大黄粉 100 g,厚朴粉 100 g,冰片研粉 20 g,以食醋搅拌成糊状,分装成盒,每盒 10 g)作用:化疗期间在神阙、双涌泉进行穴位贴敷中药,防治化疗引起的便秘;也可以用于口服吗啡制剂引起的便秘。用法:将穴位皮肤洗净,把中药膏 2 g 摊在磁疗贴上,立即贴附在穴位上,4～6 小时后揭去,每天 1 次或中病即止。

2.针灸

针灸是针法和灸法的合称,针法是把毫针按一定穴位刺入患者体内,运用捻转与提插等针刺手法来治疗疾病;灸法是把燃烧着的艾绒按一定穴位熏灼皮肤,利用热的刺激来治疗疾病。循证医学研究表明,对于结直肠癌患者,针刺治疗可以改善肿瘤患者的临床症状,减轻放化疗不良反应,例如缓解疼痛,减轻化疗相关恶心呕吐。

(1)注意事项:①过度劳累、饥饿、精神紧张的患者,不宜立即针刺,需待其恢复后再治疗。②胸、背穴位应斜刺和浅刺,有重要血管均不宜深刺,避免做大幅度的提抽、捻转,针刺时患者不要转动体位。③局部皮肤有瘢痕、溃烂者均不宜针刺。

(2)针刺方案。①止痛,穴位组成:耳部的阿是穴。功能主治:镇痛。用于肿瘤本身或者治疗引起的周围性或中枢性神经源性疼痛。用法用量:耳针及耳穴局部 75% 乙醇溶液消毒,针直刺入穴 0.7 mm,持续按压 25～55 分钟,以局部微痛为度。②促进肠蠕动,穴位组成:足三里、上巨虚、内关。功能主治:促进肠蠕动。用于促进结直肠癌根治术后肠蠕动的恢复。用法用量:结直肠癌根治术后第 1 天开始,将电针针刺在以上穴位,电针治疗仪输出功率调至 1 挡位置,输出波为连续波,每天针刺 2 次(早、晚 8:00 各 1 次),每次每穴针 15 分钟。

(四)结直肠癌化学治疗

临床上,化学治疗大多应用于进展期、复发、转移性结直肠癌的治疗,且在临床治疗中已越来越显示出其在结直肠癌治疗中的作用和地位。

术后辅助化疗。①氟尿嘧啶(5-FU)为主的化疗方案:5-FU 为周期特异性药物,在人体内转化为其活性代谢物抑制胸腺嘧啶苷酸合成酶,阻断胸腺嘧啶脱氧核苷形成,干扰 DNA 形成,主要杀灭增殖周期 S 期细胞。以往有研究采用口服方法给药,认为无助于提高无瘤生存率和总的生存率,因为 5-FU 在每个患者的生物利用度有较大差异,缺乏可比性。②5-FU/醛氢叶酸(5-FU/LV)方案辅助化疗及 5-FU 用药时间的变化:通过改变给药方式、给药途径、分子结构以及生物修饰剂,使得 5-FU 的有效率大大提高。最具代表性的是 5-FU 的生物修饰剂醛氢叶酸(LV)。5-FU 加用 LV 后可增加细胞内叶酸盐浓度,使 5-FU 与胸腺嘧啶核苷合成酶的结合强度增加,由此可抑制 DNA 的合成,并加强药物对肿瘤的细胞毒性作用。5-FU 加用 LV 与单用 5-FU 相比其生存率可增加 4%～17%。③卡培他滨:2005 年 3 月,欧洲药品监管局批准了一种新的口服化疗药卡培他滨(希罗达,胸腺嘧啶磷酸化酶激活的 5-FU)用于结肠癌术后辅助化疗。④草酸铂:草酸铂(LOHP)是第 3 代铂类抗癌药,它的药理学特性与其他铂类药物相似,均以 DNA 为靶点,易与 DNA 链上 G 共价结合,并可能形成链内交联及 DNA 蛋白质联,使 DNA 损伤,破坏 DNA 复制,使细胞死亡。

(李林洁)

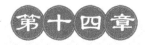

妇科疾病的辨证治疗

第一节 月 经 先 期

月经周期提前 7 天以上,甚则一月两次,连续两个月经周期以上者,称为"月经先期",亦称"经行先期""经期超前""经早"。如果每次只提前 3～5 天,或偶尔提前一次,下一周期又恢复正常者,均不做本病论。

一、中医病因病机

本病发生的机理主要是冲任不固,经血失于制约,月经先期而至。引起冲任不固的原因有气虚、血热之分。气虚之中又有脾气虚弱、肾气不固之分,血热之中又有实热、虚热之别。此外,尚有因瘀血阻滞,新血不安,而致冲任不固,月经先期者,临床亦不鲜见。

(一)脾气虚弱

体质虚弱,或饮食失节,或劳倦过度,或思虑过多,损伤脾气,脾伤则中气虚弱,不能摄血归源,使冲任不固,经血失于统摄而妄溢,遂致月经先期来潮,脾为心之子,脾气虚则夺母气以自救,日久则心气亦伤,发展为心脾气虚。

(二)肾气不固

青年肾气未充,或绝经前肾气渐衰,或多次流产损伤肾气,使肾气不固,冲任失于约制,经血下溢而为月经先期。肾气不足,久则肾阳亦伤,发为肾阳虚,如阳虚不能温运脾阳则脾阳亦衰,发用展为脾肾阳虚。

(三)阳盛血热

素体阳盛,或过食辛燥助阳之品,或外感邪热,或妇常在高温环境工作,以致热伏冲任,迫血下行,月经先期而至。

(四)肝郁血热

情志不畅,郁怒伤肝,木火妄动,下扰血海,冲任不固,血遂妄行,以致经不及期先来。此即《万氏女科·不及期而经先行》说:"如性急躁,多怒多妒者,责其气血俱热,且有郁也。"若肝气乘脾,脾土受制,则又可发展为肝脾气郁。

（五）阴虚血热

素体阴虚，或失血伤阴，或久病阴亏，或多产房劳耗伤精血，以致阴液亏损，虚热内生，热扰冲任，血海不宁，月经先期而下。《傅青主女科》说："先期而来少者，火热而水不足也。"正是指的此类病机。

（六）瘀血停滞

经期产后，余血未尽，或因六淫所伤，或因七情过极，邪与余血相结，瘀滞冲任，瘀血内停，则新血不安而妄行，以致先期而至。

二、诊断与鉴别诊断

（一）诊断要点

（1）本病以月经周期提前 7 天以上、14 天以内，连续两个或两个以上月经周期，既往月经基本规律，作为诊断依据。亦可伴有经期、经色、经质的改变。

（2）检查妇科内诊检查，排除炎性、肿瘤等器质性病变；测量基础体温；检测血中雌二醇、孕酮、促卵泡激素、促黄体生成素、体温的水平；B 超检查；诊断性刮宫取子宫内膜病检。

（二）鉴别诊断

本病以周期提前为特点。但若合并经量过多或经期延长，应注意与崩漏鉴别。若周期提前十多天一行，应注意与经间期出血鉴别。

1.崩漏

崩漏的诊断依据为月经不按周期妄行，出血量多如崩，或量少淋漓不尽，不能自止。

2.经间期出血

经间期出血常发生在月经周期的 12～16 天（但不一定每次月经中间均出血），持续 1～2 小时至2～3 天，流血量一般较少。而月经先期的量、色、质和持续时间一般与正常月经基本相同。

三、治疗

（一）中医辨证论治

本病辨证，着重于周期的提前及经量、经色、经质的情况，结合形、气、色、脉，辨其虚、实。一般以周期提前或兼量多（亦可有量经少），色淡，质稀薄，唇舌淡，脉弱的属气虚。如周期提前兼见量多，经色鲜红或紫红，质稠黏，量或多或少，唇舌红，脉数有力的属阳盛血热（实热）。质稠，排出不畅，或有血块，胁腹胀满，脉弦，属肝郁血热。周期提前，经量减少（亦可有量正常或增多），色红，质稠，脉虚而数，伴见阴虚津亏证候者属虚热。周期提前伴见经色暗红，有血块，小腹满痛，属血瘀。本病若伴经量过多，可发展为崩漏。临证时应重视经量的变化。

本病的治疗原则，应按其疾病的性属，或补或泻，或养或清。如虚而夹火，则重在补虚，当以养营安血为主。或脉证无火，而经来先期者，则应视病位所在，或补中气，或固命门，心脾同治，或脾肾双补，切勿妄用寒凉，致犯虚虚之戒。

1.脾虚型

证候特点：月经周期提前，经量或多或少，经色淡红，质清稀。神疲乏力，气短懒言，小腹空坠，纳少便溏，胸闷腹胀，舌质淡，苔薄白，脉细弱。

治法：补脾益气，摄血固冲。

方药：可选用补中益气汤、归脾汤。

（1）补中益气汤：人参、黄芪、甘草、当归、陈皮、升麻、柴胡、白术。

加减：若经血量多，去当归之"走而不守，辛温助动"，加炮姜炭、乌贼骨、牡蛎止血；腰膝酸软、夜尿频多，配用菟丝子、杜仲、乌药、益智仁益肾固摄；气虚失运，血行迟滞以致经行不畅或血中见有小块，酌加茜草、益母草、三七粉等活血化瘀。

（2）归脾汤：人参、白术、黄芪、茯神、龙眼肉、当归、酸枣仁、远志、木香、炙甘草、生姜、大枣。

2.肾气不固型

证候特点：月经提前，经量或多或少，舌暗淡，质清稀，腰膝酸软，夜尿频多，色淡，苔白润，脉沉细。

本证常见于初潮不久的少女或将近绝经期妇女。由于青春期肾气未盛，绝经前肾气渐衰，肾虚封藏失职，冲任不固，月经先期而潮。

治法：补肾气，固冲任。

方药：归肾丸、龟鹿补冲汤。

（1）归肾丸：熟地黄、山药、山茱萸、茯苓、当归、枸杞子、杜仲、菟丝子。

加减：经色暗淡、质清稀、肢冷畏寒者，宜加鹿角胶、淫羊藿、仙茅，温肾助阳，益精养血。量多，加补骨脂、续断、焦艾叶补肾温经，固冲止血。神疲乏力，体倦气短，加党参、黄芪、白术。夜尿频多，配服缩泉丸。

（2）龟鹿补冲汤：党参、黄芪、鹿角胶、艾叶、龟甲、白芍、炮姜、乌贼骨、炙甘草。

3.阳盛血热型

证候特点：月经提前，量多或正常，经色鲜红，或紫红，质稠黏，面唇色红，或口渴，心烦，小便短黄，大便干结，舌质红，苔黄，脉数或滑数。

治法：清热凉血，固冲调经。

方药：清经散、清化饮。

（1）清经散：牡丹皮、地骨皮、白芍、生地黄、青蒿、茯苓、黄柏。

加减：若经量甚多者去茯苓以免渗利伤阴，并酌加炒地榆、炒槐花、仙鹤草等凉血止血；若经来有块，小腹痛，不喜按者为热邪灼血成瘀，酌加茜草、益母草以活血化瘀。

（2）清化饮：白芍、麦冬、牡丹皮、茯苓、黄芩、生地黄、石斛。

加减：如经量过多者，酌加地榆、大小蓟、女贞子、墨旱莲清热养阴止血；量少、色鲜红、有块，小腹痛而拒按者为热结血瘀，加丹参、益母草活血化瘀止血。

4.肝郁血热型

证候特点：月经提前，量或多或少，经色深红或紫红、质稠，排出不畅，或有血块；烦躁易怒，或胸胁胀闷不舒，或乳房、小腹胀痛，或口苦咽干，舌质红，苔薄黄，脉弦数。

治法：疏肝清热，凉血固冲。

方药：丹栀逍遥散。

牡丹皮、栀子、当归、白芍、柴胡、白术、茯苓、煨姜、薄荷、炙甘草。

加减：如气滞而血瘀，经行不畅，或夹血块者，酌加泽兰、丹参或益母草活血化瘀；两胁或乳房、少腹胀痛，酌加川楝子炭、延胡索疏肝行气，活血止痛；经量过多去当归。

5.阴虚血热型

证候特点：月经提前。量少或正常（亦有量多者），经色深红、质稠。两颧潮红，手足心热，潮热盗汗，心烦不寐，或咽干口燥，舌质红苔少，脉细数。

治法:滋阴清热固冲。

方药:两地汤。

生地黄、地骨皮、玄参、麦冬、阿胶、白芍。

加减:若阴虚阳亢,兼见头晕、耳鸣者,可酌加刺蒺藜、钩藤、夏枯草、龙骨、牡蛎、石决明等平肝潜阳;若经量过多,可加女贞子、墨旱莲、炒地榆以滋阴清热止血。

6.血瘀型

证候特点:月经周期提前,经量少而淋漓不畅,色暗有块,小腹疼痛拒按,血块排出后疼痛减轻,全身常无明显症状。有的可见皮下瘀斑,或舌质暗红,舌边有瘀点,脉涩或弦涩。或小腹冷痛不喜揉按,肢冷畏寒,或胸胁胀满、小腹胀痛。

治法:活血化瘀,调经固冲。

方药:桃红四物汤、通瘀煎。

(1)桃红四物汤:当归、熟地黄、白芍、川芎、桃仁、红花。

加减:如经量增多,或淋漓不尽者,酌加三七粉、茜草炭、炒蒲黄等化瘀止血;小腹胀痛者,加香附、乌药行气止痛。

(2)通瘀煎:当归尾、山楂、香附、红花、乌药、青皮、木香、泽泻。

加减:瘀阻冲任,血气不通的小腹疼痛,加蒲黄、五灵脂化瘀止痛。小腹冷痛,不喜揉按,得热痛缓或肢冷畏寒者,宜加肉桂、小茴香、细辛温经散寒,暖宫止痛。如血量多,酌加茜草、大小蓟、益母草化瘀止血。血瘀而致月经先期,活血化瘀不宜选用峻猛攻逐之品,恐伤冲任,反致血海蓄溢紊乱,化瘀之剂亦不可过用,待月经色质正常,腹痛缓解,即勿再服。若瘀化而经仍未调,当审因求治以善其后。

(二)其他疗法

1.体针疗法

(1)曲池、中极、血海、水泉。针刺行泻法,不宜灸。适用于阳盛血热证。肝郁血热证可配行间、地机。

(2)足三里、三阴交、气海、关元、脾俞。针刺行补法,并施灸。适用于脾气虚弱证。

(3)肾俞、关元、中极、阴谷、太溪。针刺行补法,可灸。适用于肾气不固证。

(4)气海、三阴交、地机、气冲、冲门、隐白。针刺行泻法,可灸。适用于血瘀证。气滞血瘀者,加太冲、期门。因寒凝致瘀,重用灸法。

2.耳针

卵巢、肾、内分泌、子宫。

3.头针

双侧生殖区。适用于脾气虚弱及肾气不固证。

四、预后

本病治疗得当,多易痊愈。其中伴有经血过多者可发展为崩漏,使病情反复,久治难愈,故应积极治疗。

五、预防与调护

平素特别是经期、产后须注意适寒温,避免外邪人中,勿妄作劳,以免耗气伤脾保持心情舒畅,使血气安和,重视节制生育和节欲以蓄精养血。

月经先期又见量多者,经行之际勿操劳过度,以免加剧出血,亦不宜过食辛辣香燥,以免扰动阴血。对于情志所伤者,给予必要的关怀、体谅、安慰和鼓励,同时注意经期勿为情志所伤。经期用药,注意清热不宜过于苦寒,化瘀不可过用攻逐,以免凝血、滞血或耗血、动血之弊。

(李林洁)

第二节 月 经 后 期

月经周期延长 7 天以上,甚至 3～5 个月一行,连续出现两个周期以上者称为月经后期,亦称"月经错后""月经延后""经水过期""经迟"等。月经初潮后 1 年内,或进入更年期,周期时有延后,但无其他证候者,不做本病论。

月经后期,医籍记述较多,诸如汉代《金匮要略》称其为"至期不来",并用温经汤治疗。唐代《备急千金要方·妇人方》有"隔月不来""两月三月一来"的证治。宋代《妇人大全良方·调经门》据王子亨所论,认为"过于阴"或"阴不及",即阴寒偏盛或阴精亏虚均可引起月经后期。到了明代,对于月经后期的认识和治疗实践都有长足的发展,如《普济本事方·妇人诸疾》谓:"盖阴胜阳则胞寒气冷,血不运行……故令乍少,而在月后。"而寒邪之来,《景岳全书·妇人规》更明确提出既有"阳气不足,则寒从内生",又有"阴寒由外而入"。同时张景岳还认识到"阴火内烁,血本热而亦每过期者。此水亏血少,燥涩而然",说明血热阴伤,也可引起月经后期。《万病回春·妇人科》认为月经过期而来,紫黑有块者为气郁血滞。在这一时期,月经后期的治法方药也很丰富,如张景岳主张血少燥涩,治宜"清火滋阴",无火之证治宜"温养血气",寒则多滞,宜在温养血气方中,加"姜、桂、吴茱萸、荜茇之类"。薛己、万全等还提出了补脾养血、滋水涵木、开郁行气、导痰行气等治法。到了清代,《医宗金鉴·妇科心法要诀》《女科撮要》等,在总结前人经验的基础上,又有所发挥,使对月经后期病因病机的认识,以及辨证治疗渐臻完善。

西医学功能失调性子宫出血,出现月经错后可参照本病治疗。

一、病因病机

月经后期的发生有虚实之不同。虚者多因阴血不足,或肾精亏虚,使冲任不充,血海不能如期满溢而致;实者多因血寒、气滞等导致血行不畅,冲任受阻,血海不能按时满盈,而使月经错后。

(一)血虚

素体虚弱,营血不足,或久病失血,或产乳过多,耗伤阴血,或饮食劳倦,损伤脾胃,生化无源,均可致阴血不足,血海空虚,不能按时满溢,以使月经周期错后。

(二)肾虚

先天禀赋不足,或房劳多产,损伤肾精,精亏血少,冲任不足,血海不能如期满溢,以致月经后期。

(三)血寒

素体阳虚,或久病伤阳,寒从内生,脏腑失于温养,生化不及,气虚血少,冲任不足,血海不能按期满盈;或经期产后,寒邪内侵,或调摄失宜,过食生冷,或冒雨涉水,感受寒邪,搏于冲任,血为寒凝,经脉受阻,故月经后期。

(四)气滞

素多抑郁,或忿怒忧思,情志内伤,气机郁滞,血行不畅,阻滞冲任,血海不能按时满溢,则经行延迟。

二、诊断要点

(一)病史

可有情志不遂,饮冷感寒史,或有不孕史。

(二)症状

月经周期延后 7 天以上,甚至 3～5 个月一行,连续发生两个周期以上。

(三)妇科及辅助检查

妇科检查子宫大小正常或略小。基础体温、性激素测定及 B 超等检查有助于本病诊断。

三、鉴别诊断

本病应与早孕、月经先后无定期、妊娠期出血病证相鉴别。

(一)早孕

育龄期妇女月经过期,应排除妊娠。早孕者,有早孕反应,妇科检查宫颈着色,子宫体增大、变软,妊娠试验阳性,B 超检查可见子宫腔内有孕囊。

(二)月经先后无定期

月经先后不定期月经周期虽有延长,但又有先期来潮,而与月经后期仅月经延期不同。

(三)妊娠期出血病证

假如以往月经周期正常,本次月经延后又伴有少量阴道出血,或伴小腹疼痛者,应注意与胎漏、异位妊娠相鉴别。

四、辨证

月经后期的辨证,主要根据月经的量、色、质及全身症状辨其虚、实。若月经后期量少、色淡、质稀,头晕心悸者为血虚;量少、色暗淡、质清稀,伴腰酸腿软者为肾虚;量少、色暗或夹有血块,小腹冷痛喜温者为血寒;量少,色暗红,或夹有块,小腹胀痛而拒按为气滞。

(一)血虚

证候:经行错后,经血量少,色淡质稀,经行小腹绵绵作痛,面色苍白或萎黄,皮肤爪甲不荣,头晕眼花,体倦乏力,心悸失眠,舌淡苔薄,脉细弱。

分析:营血亏乏,冲任不充,血海不能按时满盈,则经行错后,经血量少、质稀、色淡;血虚胞宫、脉络失养,则小腹绵绵作痛;血虚不能上荣,则头晕眼花;血虚肌肤四肢失润,则面色苍白、萎黄,皮肤爪甲不荣;血虚气弱,则肢倦乏力;血虚心神失养,则心悸失眠。舌淡、脉细弱皆为血虚之征。

(二)肾虚

证候:月经周期延后,经量少,色暗淡,质清稀,或白带多而稀,腰膝酸软,头晕耳鸣,面色晦暗,舌淡,苔薄白,脉沉细。

分析:肾虚精亏血少,冲任不充,血海不能如期满溢,则月经周期延后,经量少;肾虚命门火衰,血失温煦,故色暗淡,质清稀;肾虚水失温化,湿浊下注,带脉失约,故白带清稀;肾虚外府失养,故腰膝酸软;精血亏虚,不荣于上,故头晕耳鸣,面色晦暗。舌淡,苔薄白、脉沉细均为肾虚之征。

(三)血寒

证候:经行错后,经血量少,色暗有块,经行小腹冷痛,喜温拒按,面色青白,畏寒肢冷,小便清长,舌暗红,苔白,脉沉紧或沉迟。

分析:阳虚寒盛,血少寒凝,经血运行不畅,则经行延迟,经血量少,色暗有块;寒凝阳伤,胞脉失煦,则少腹冷痛,喜温拒按;寒盛阳不外达,则面色青白,畏寒肢冷;膀胱失温,气化失常,则小便清长。舌脉均为寒盛之征。

(四)气滞

证候:月经延后,经血量少,色暗红有块,小腹胀痛,或胸胁、乳房胀痛不适,精神抑郁,喜太息,舌暗红,苔薄白或微黄,脉弦或涩。

分析:情志内伤,气机郁结,血为气阻,运行迟滞,则经行延后,经血量少,色暗有块;气机阻滞,气血运行不畅,则小腹、胸胁、乳房胀痛;情志所伤,气机不利,故精神抑郁,喜太息。舌脉所见为气机阻滞之征。

五、治疗

月经后期治疗以调整周期为主,应遵循"虚则补之,实则泻之,寒则温之"原则施治。虚证治以养血补肾,调补冲任,实证治以温经散寒,和血行滞,疏通经脉。

(一)中药治疗

1.血虚

治法:补血益气调经。

处方:大补元煎。

方中人参大补元气,气生则血长;山药、甘草补脾气,助人参以资生化之源;当归养血活血调经;熟地黄、枸杞、山茱萸、杜仲滋肝肾,益精血。诸药合用,大补元气,益精养血。若气虚乏力、食少便溏,去当归,加砂仁、茯苓、炙黄芪、白术以增强补脾和胃之力;心悸失眠,加炒枣仁、远志、五味子以宁心安神;血虚便秘,加肉苁蓉益精补血,润肠通便。

若阴虚血少,五心烦热,口干舌燥可用小营煎,滋养肝肾,补益精血。

2.肾虚

治法:补肾填精,养血调经。

处方:当归地黄饮。

方中以当归、熟地黄养血育阴;山茱萸、山药、杜仲补肾填精;牛膝通经血,强腰膝,使补中有行;甘草调和诸药。全方重在补益肾气,填精养血。若肾气不足,日久伤阳,症见腰膝酸冷者,可酌加菟丝子、巴戟天、淫羊藿等以温肾阳,强腰膝;白带量多者,酌加鹿角霜、金樱子温肾止带;若肾阴不足,精血亏虚,而见头晕耳鸣,加枸杞子、制首乌、龟甲、龙骨滋阴潜阳。本证也可服用肾气丸,每次 1 丸,每天 2~3 次。

3.血寒

治法:温经散寒,行血调经。

处方:温经汤。

方中肉桂温经散寒,当归养血调经,川芎行血中之气,三药温经散寒调经;人参甘温补元,助归、芎、桂宣通阳气而散寒邪;莪术、牡丹皮活血祛瘀,牛膝引血下行,加强活血通经之功;白芍、甘草缓急止痛。全方有温经散寒、益气通阳、行血调经之功。若经血量少,加卷柏、鸡血藤行血调经;腹痛明显,加五灵脂、蒲黄活血祛瘀止痛;若中阳不足便溏者,加白术、山药、神曲健脾益气;若阳虚较重,形寒肢冷者,加巴戟天、淫羊藿温肾助阳。

4.气滞

治法:理气行滞,活血调经。

处方:加味乌药汤加当归、川芎。

方中乌药、香附疏肝理气行滞;砂仁、木香健脾和胃消滞;延胡索、槟榔利气宽中止痛;甘草调和诸药;加当归、川芎和血通经。诸药共奏疏肝行气、活血调经、止痛之功。若经量过少,有血块者,加鸡血藤、丹参以活血调经;若胸胁、乳房胀痛明显者,酌加柴胡、川楝子、王不留行籽以疏肝解郁,理气通络止痛;若月经量多,色红,心烦者,为肝郁化火,行经期酌加茜草炭、地榆、焦栀子清热止血。

(二)针灸治疗

基本处方:气海,归来,血海,三阴交。

方中气海位于任脉,有调和冲任、补肾益气的作用;归来位于下腹部,可活血通经,使月水归来;血海和血调经;三阴交为足三阴经之会,益肾调血,补养冲任。

加减运用:肾虚加灸肾俞、太溪,补肾填精,养血调经,诸穴均针用补法;血虚者加足三里、脾俞、膈俞,调补脾胃以益生血之源,诸穴均针用补法;血寒者加天枢、中极灸之以温通胞脉,活血通经;气滞者加行间、太冲疏肝解郁,理气行血,诸穴均针用泻法。一般于经前5~7天开始治疗,至月经来潮,连续治疗3~5个周期。

另外,可选用耳针,取内分泌、肝、脾、肾、内生殖器等,每次取2~3穴,毫针刺,中等刺激,留针15~20分钟,隔天1次,也可用耳穴贴压法。另外,若为血寒者,可取气海、关元温针灸,或用太乙膏穴位贴敷。

(李林洁)

第三节 月 经 过 多

月经量较正常明显增多(大于80 mL),而周期基本正常者,称为"月经过多"或"经水过多"。本病可与周期、经期异常并发,如月经先期、经期延长、月经后期伴量多,尤以前两者多见。

西医学中的子宫腺肌病、子宫肌瘤、排卵障碍、子宫内膜原因,如子宫内膜炎和感染、全身凝血相关疾病及医源性和未分类等造成的月经过多均可参考本病治疗。

一、病因病机

月经过多的主要病机是冲任不固,经血失于制约。常见的病因有血热、气虚、血瘀。而本病在发展过程中,因病程日久,常致气随血耗,阴随血伤,或热随血泄而出现由实转虚,或虚实兼夹之象,如阴虚内热、气阴两虚或气虚夹瘀等证。

(一)血热

素体阳盛,或肝郁化火、过食辛躁动血之品,或外感热邪,热扰冲任,迫血妄行,则经量增多。与西医学子宫内膜原因中子宫内膜炎症、感染、炎性反应异常和子宫内膜血管生成异常、凝血异常的全身性疾病等所致月经过多相关。

(二)气虚

素体虚弱,或饮食不节,或过劳久思,或大病久病,损伤脾气,致使中气不足,冲任不固,血失统摄,以致经行量多。久之可使气血俱虚,又可致心脾两虚,或脾损及肾,致脾肾两虚。与西医学排卵障碍中黄体功能不足、甲状腺功能减退,凝血异常的全身性疾病等所导致的月经过多相关。

(三)血瘀

素体多抑郁,气滞而致血瘀;或经期产后余血未尽,感受外邪或不禁房事,瘀血内停。瘀阻冲任,血不归经,以致经行量多。与西医学子宫平滑肌瘤、子宫腺肌病以及医源性所致月经过多相关。

二、诊断

(一)病史
可有大病久病、精神刺激、饮食失宜、经期、产后感邪或房事不禁史,或宫内节育器避孕史。

(二)临床表现
月经量明显增多,超过 80 mL。月经周期、经期一般正常,或伴有月经提前或延后,或行经时间延长。亦可伴有癥瘕(子宫肌瘤、子宫腺肌病、盆腔炎性包块)、痛经、不孕等病症。病程长者可引起继发性贫血。

(三)检查
1.妇科检查

排卵障碍中的黄体功能不足、医源性中使用左炔诺孕酮宫内缓释系统、凝血异常的全身性疾病致月经过多者,妇科检查多无明显器质性病变;子宫肌瘤、子宫腺肌病、子宫内膜原因等引起月经过多者,多有宫体增大、压痛等体征。

2.辅助检查

卵巢功能测定、子宫内膜病理检查,有助于排卵障碍相关疾病的诊断;B超检查有助于盆腔器质性病变的诊断;宫腔镜检查可明确子宫内膜息肉、黏膜下子宫肌瘤的诊断。

三、鉴别诊断

中医当与崩漏的鉴别。

(一)周期
崩漏的阴道出血无周期性,而月经过多周期基本正常。

(二)经期
崩漏出血时间一般超过 2 周,而月经过多经期基本正常。

(三)经量
崩漏可量多如崩,亦可淋漓日久不尽,而月经过多经量明显超出正常范围的 30～50 mL,常大于 80 mL。

另有"经崩"者,月经如期来潮,但经行量多如崩,亦有别于月经过多。同时也应注意对引起月经过多的西医疾病之间的相互鉴别,以明确病因对症治疗。

四、治疗

本病辨证以经血量多为主要症状,结合经色、经质及全身症状进行辨证。血热证经血量多、色鲜红或紫红、质黏稠,伴心烦口渴;气虚证经血色淡、质稀,伴倦怠乏力;血瘀证经血色暗有块,伴经行腹痛拒按。若病程日久,证候转化,因果交织,可出现气虚血瘀或气阴(血)亏虚证。

对本病的治疗当分经期与平时,经期重在固冲止血、减少月经量,平时调理气血,辨证求因治本。止血之法,气虚者益气摄血,血热者凉血止血,血瘀者化瘀止血。以每个月经周期为1个疗程,重在经前、经期调经止血治疗。一般连续治疗 2~3 个月经周期。

(一)针灸

1.毫针

(1)取穴:曲池、太冲、三阴交、行间、通里。操作方法:穴位常规消毒。毫针刺,用泻法,得气后留针20~30分钟,每天1次,自经前5~7天开始,连续治疗7~10天。适应证:血热型月经过多。

(2)取穴:三阴交、足三里、气海、心俞、脾俞。操作方法:穴位常规消毒。毫针刺,用补法,得气后留针 20~30 分钟,每天 1 次,施术时间宜从经前5~7天开始,连续治疗 7~10 天。适应证:气虚型月经过多。

(3)取穴:通里、隐白、三阴交、丰隆、中脘、足三里。操作方法:穴位常规消毒,毫针刺,用泻法,得气后留针 20~30 分钟,每天 1 次,自经前5~7天开始,连续治疗 7~10 天。适应证:痰湿型月经过多。

(4)取穴:膈俞、合谷、血海、太冲、行间、三阴交、通里。操作方法:穴位常规消毒。毫针刺,用泻法,得气后留针 20~30 分钟,每天 1 次,自经前5~7天开始,连续治疗 7~10 天。适应证:血瘀型月经过多。

2.耳针

选取主穴取肾、子宫、附件、盆腔、内分泌、肾上腺、皮质下、卵巢。配穴取膈、肝、脾、心、腰痛点。操作方法:穴位皮肤常规消毒,将王不留行籽置于 0.5 cm×0.5 cm 胶布上,贴压于穴位上,主穴必贴,配穴随证选用。每次只贴一侧,左右交替。嘱患者每天按压 3~4 次,每次 10~15 分钟,以能耐受为度。隔天 1 次,15 次为 1 个疗程。

3.耳压法

选取主穴取肾、子宫、附件、盆腔、内分泌、皮质下、肾上腺。配穴取肝、膈、脾、心、腰痛点。操作方法:将王不留行籽贴压于诸主穴各 1 籽,配穴随症选用,贴压后按压 15~20 分钟,每天 3~4 次。每次取 1 侧耳穴,两侧交替,隔天贴 1 次,15 次为 1 个疗程,连续 2 个疗程。

4.子午流注法

选取隐白。操作方法:取隐白穴在辰、巳两个时辰(上午 7~11 时),先涂少许硼酸软膏,后在穴位上放置米粒大的艾炷,连灸 5 壮,每天 1 次。

(5)灸法:选取大敦、隐白。操作方法:取艾条点燃一端后,对隐白、大敦两穴位依次温和灸,左右各1小时,共 2 小时。每天 1 次。

(6)针刺断红穴:断红,经外奇穴名。位于手背部,当第 2、3 掌骨之间,指端下 1 寸,握拳取之。主治月经过多,崩漏。毫针针刺加灸法:沿掌骨水平方向刺入 1.5~2 寸,使针感上行至肩,留针 20 分钟。起针后灸之,以艾条行雀啄术灸法,灸 10～15 分钟,灸时患者自觉有一股热气直窜至肘者良。

(二)推拿治疗

取穴:八髎、足三里、三阴交、隐白、通里。操作方法:先用按揉法施治于八髎穴 5 分钟,再用指按法分别施治于双侧足三里、三阴交穴,每穴 5 分钟,用推法分别施治于双侧隐白、通里穴,每穴 2 分钟。气虚型月经量多者,加揉按双侧脾俞、肾俞各 5 分钟;血虚型月经量多者,加按双侧行间、太冲穴各 5 分钟,按双侧曲池穴 3 分钟;血瘀型月经量多者,加按双侧合谷、血海、膈俞穴各 5 分钟;痰湿型月经量多者,加推双侧丰隆穴 5 分钟。

五、转归与预后

本病是脏腑、气血功能失常影响到冲任的一种病症,为妇女常见月经病之一。该病以经量增多为主,一般无明显器质性病变,运用中医药辨证论治具有明显的优势,本病经积极治疗预后一般良好。但因误治或延治,可使病情加重而发展为崩漏甚至其他变证,导致病势缠绵难愈;或因失血过多致气阴(血)亏虚,故应针对病因,结合症状标本同治。

（李林洁）

第四节 月 经 过 少

月经过少属于中医"月经不调"范畴,是指以经量较正常明显减少,每次行经总量不超过 30 mL者,甚或点滴而净,或者经期不足 2 天,经量少为主症的一类病症,可有小腹不适、腰部酸软及头晕等伴随症状,亦称"经水涩少""经量过少"等。

一、病机

虚者多因精亏血少,冲任血海亏虚,经血乏源;实者多由瘀血内停,或痰湿内生,痰瘀阻滞冲任血海,血行不畅发为月经过少。

二、诊断要点

(1)月经量较正常明显减少,甚或点滴而净,或者经期不足 2 天,经量少,连续 2 个月经周期以上。

(2)功能失调性子宫出血、多囊卵巢综合征及卵巢早衰均有神经内分泌调节紊乱,如黄体功能减退,孕酮水平低,雌二醇相当于增生期早期和中期水平。

(3)部分疾病有特定诱发因素;如宫腔粘连常发生于人流术后;大出血常见于异位妊娠后出血、产后出血、手术出血等。

(4)功能失调性子宫出血、多囊卵巢综合征有多毛、肥胖、泌乳症状;多囊卵巢综合征亦见无排卵或稀发排卵,妇检可触及增大卵巢,可伴有高雄激素血症、高胰岛素血症、血催乳素升高。

(5)血管舒缩功能不稳定及神经精神症状见于卵巢早衰可伴有潮热、出汗、心悸、头晕、头痛、抑郁及易激动等。

三、辨证分型

(一)肝血亏虚证

月经量少或点滴即净,色淡无块,或伴头晕眼花,心悸怔忡,面色萎黄,小腹空坠,舌质淡红,脉细。

(二)肾阳亏虚证

月经量少,色淡红或暗红,质稀,腰脊酸软,头晕耳鸣,或小腹冷,夜尿多。舌质淡,脉弱或沉迟。

(三)瘀滞胞宫证

月经量少,色紫黑,有血块,小腹胀痛,拒按,血块排出后胀痛减轻。舌正常或紫暗,或有瘀点,脉细弦涩。

(四)痰湿阻滞证

月经量少,色淡红,质黏腻,形体肥胖,胸闷呕恶,或带多黏稠。苔白腻,脉滑。

四、治疗

(一)穴位

主穴:关元、中极、归来、肾俞、肝俞。

配穴:肝血亏虚证加足三里、脾俞,肾阳亏虚证加命门、三阴交,瘀滞胞宫证加期门、膈俞,痰湿阻滞证加丰隆、阴陵泉。功能失调性子宫出血病加气海、脾俞,多囊卵巢综合征加丰隆,卵巢早衰加神阙。

(二)药物

1.中药外敷

益母草 0.5 kg 加水煎 3 次,去渣过滤后混合,浓缩成糊状。取药膏适量,敷于神阙、肾俞、阴交、三阴交穴,覆盖玻璃纸、纱布,外以胶布固定。外加热敷,1 次 30 分钟,每天 1～2 次。

2.中药热熨

酒炒蚕砂(不拘多少)热熨腰部。

3.中药外洗

取益母草 120 g 水煎外洗小腹。

4.药枕

取云苓、菊花、钩藤、竹叶、灯芯草、琥珀、薄荷、玫瑰花,填入枕袋供睡眠枕用。

五、注意事项

天灸贴敷可有效增加月经血量,但症状易反复,注意巩固治疗及配合日常饮食调养。

(李林洁)

第五节 经间期出血

在两次月经中间,出现周期性的少量阴道流血者,称为"经间期出血"。其特点是阴道流血发生在经间期,即排卵之时,在基础体温(BBT)低温相与高温相交替期,一般在高温相时流血自止,少数可延续到高温相后数天,甚至至月经来潮,一般量甚少,也有流血较多者,甚至如平素经量;可偶然出现,也可反复发作,迁延多时。常与带下伴见。

排卵期中医称为"氤氲之时""的候""真机",明代王肯堂《证治准绳·女科·胎前门》引"袁了凡先生云:天地生物,必有氤氲之时。万物化生,必有乐育之时。此天然之节候,生化之真机也。……丹溪云:一月止有一日,一日止有一时。凡妇人一月经行一度,必有一日氤氲之候,……此的候也,……顺而施之则成胎矣。"已认识到此期是女子易受孕期,即"排卵期"。西医的围排卵期出血可参照本病治疗。

一、病因病机

本病的发生与月经周期中的气血阴阳消长转化有密切关系。主要病因病机是阴虚、湿热、血瘀或阳虚的因素,使阴阳转化不协调,损伤阴络,冲任不固,血溢脉外,遂发生经间期出血。

月经的周期演变是以月为准,《本草纲目·月水》中指出:"女子,阴类也,以血为主,其血上应太阴,下应海潮。月有盈亏,潮有朝夕,月事一月一行,与之相符,故谓之月水、月信、月经。经者常也,有常轨也。"《景岳全书·妇人规》亦指出:"月以三旬而一盈,经以三旬而一至,月月如期,经常不变,故谓之月经。"月经周期包括月经期(行经之时)、经后期(经净后至排卵前)、经间期(排卵期)、经前期(排卵后至行经前)。

月经周期中气血阴阳的消长转化具有月节律,周而复始,循环往复。月经的来潮标志着一个新的周期开始,因月经来潮后,阴血偏虚,故经后期是阴长之期,此期精血渐充(卵泡生长),阴血渐复(子宫内膜增生)。经间期即排卵期,此期精血已达充盛(卵泡成熟),阴长至极,达重阴之状(子宫内膜增厚疏松,宫颈黏液稀薄呈拉丝状),阴阳互根互用,重阴转阳,阳由阴生,气由精化,氤氲之状萌发,"的候"到来,卵子排出,是月经周期中阴阳转化的重要时期。此时,若阴阳顺利转化,则达到新的平衡;若转化不利,阴阳失衡,血海扰动,则有动血出血之虞。

(一)肾阴虚

先天禀赋不足,天癸未充,或欲念不遂,阴精暗耗,或房劳多产,精血耗损,肾阴不足,阴虚火旺,虚火偏盛,氤氲之时,阳气内动,虚火与阳气相燔(虚火借萌动之阳气之势),损伤冲任,扰动血海,迫血妄行,出现经间期出血。若阴虚日久,阴损及阳,统摄无权,血海不固,则反复发作。

(二)湿热

情怀不畅,肝气郁结,横逆犯脾,脾失运化,水湿停滞,流注下焦,蕴而生热,或感湿化热,或湿热侵袭,经间期阳气内动,引动湿热,损伤冲任,扰动血海,以致出血。

(三)血瘀

经期产后,失于调摄,瘀血内留,或寒凝血瘀,或热灼血瘀,或七情所伤,气机阻滞,血行不畅,久而成瘀,致瘀血阻滞冲任胞脉,氤氲之时,阳气内动,瘀血与之搏于冲任,血不循经,以致出血。

(四)肾阳虚

经间阴阳转化期阴精不足,阴虚及阳,或阴阳两虚而偏阳虚,则血液未能得到有力统摄。此外,肾阳不足无以蒸腾肾阴,化生肾气,影响胞宫的固藏,故致出血。

肾阴不足是经间期出血的基本病机,阴虚不能重阴转阳,排卵不利,可兼湿热及瘀血。

二、诊断要点

(一)病史

多为育龄期女性,可有月经不调史,如月经先期、经期延长,或堕胎、小产史。

(二)症状

在两次月经中间,一般是周期的第 12~16 天出现少量阴道流血,持续 2~3 天或数天则自止,也可迁延多日,甚至至月经来潮,或偶然出现,或反复发作,或点滴流血,或流血较多,甚至如平素经量。可伴带下增多,质黏透明如蛋清样,或赤白带下,腰酸,一侧少腹胀痛,乳房胀痛。

(三)检查

1.妇科检查

宫颈黏液透明,呈拉丝状,夹有血丝。

2.其他检查

测量基础体温,在低、高温相交替时出血,一般在基础体温升高后则出血停止,亦有高温相时继续出血,甚者至经潮者;血清雌、孕激素水平通常偏低。

三、鉴别诊断

本病属于西医的围排卵期出血。主要应与月经不调中的月经先期、月经过少,以及带下病中的赤带相鉴别。

(一)月经先期

月经先期的特点是月经周期的缩短,或经量正常,或伴有经量过多、过少,在基础体温由高温下降时出血;而经间期出血一般较月经量少,出血时间有规律地发生于基础体温低高温交替时。

(二)月经过少

月经过少的特点是每次月经量均明显减少,甚或点滴而下;经间期出血则发生在两次正常月经的中间,可与正常月经呈现为阴道流血量一次多一次少的规律。

(三)赤带

赤带主要指宫颈出血,无周期性,持续时间较长或反复发作。妇科检查可见宫颈接触性出血、宫颈赘生物等;经间期出血有周期性,一般 2~3 天可自行停止。

四、治疗

(一)辨证论治

本病的辨证要点是根据阴道流血的量、色、质,结合全身症状与舌脉辨虚实。若阴道流血量少,色鲜红,质黏者,多为肾阴虚证;若阴道流血量稍多,赤白相兼,质稠者,多为湿热证;若阴道流血量时多时少,色暗红,或紫黑如酱,则为血瘀证;若阴道流血量稍多,色淡红,质稀者,多为肾阳虚证。临证时还需参考体质情况。治疗原则以补肾阴,平衡肾中阴阳为主,促进阴阳的顺利转化。根据阴阳互根的关系,要注意阳中求阴,使阴得阳升而泉源不竭,补阴不忘阳,使阴精的充盛有阳气的蒸腾化生而源源不断。治疗时机重在经后期。一般以滋肾养血为主,虚者补之,热者清之,湿者除之,瘀者化之,出血时可适当配伍一些固冲止血药物。

1.肾阴虚证

(1)主要证候:两次月经中间阴道少量流血,色鲜红,质黏,头晕耳鸣,夜寐不宁,五心烦热,腰膝酸软,大便秘结。舌红,苔少。脉细数。

(2)证候分析:肾阴不足,阴虚火旺,虚火内生,经间期氤氲之时,阳气内动,虚火借萌动之阳气,损伤冲任,扰动胞宫,冲任不固,胞宫不宁,则阴道少量流血,虚火灼伤阴液,故阴道流血色鲜红而质黏;虚火上扰清窍,则头晕耳鸣;虚火扰心,则夜寐不宁,五心烦热;腰为肾之府,肾主骨,肾虚则腰膝酸软。舌红,脉细数为肾阴不足之征。

(3)治法:滋肾养阴,固冲止血。

(4)方药:两地汤(《傅青主女科》)合二至丸(《医方集解》)。

两地汤:生地黄,玄参,白芍,麦冬,阿胶,地骨皮。二至丸:女贞子,墨旱莲。

两地汤中生地黄、玄参清热养阴凉血,生地黄还能凉血止血,麦冬、白芍、阿胶滋阴养血,阿胶还能养血止血,地骨皮清虚火。二至丸中女贞子滋补肝肾之阴,清退虚热,墨旱莲养阴止血。两方合用,共奏滋肾养阴,清热凉血,固冲止血之效。

若阴虚及阳,阴阳两虚,经间期出血反复不愈,量稍多,色淡红,质稀,神疲乏力,夜尿频数,舌淡红,苔白,脉细者,治宜滋肾助阳,固摄止血。方用大补元煎(《景岳全书》)。

大补元煎:人参,山药,熟地黄,杜仲,当归,山茱萸,枸杞,炙甘草。

方中人参大补元气,熟地黄、山茱萸、山药肾肝脾三阴并补,枸杞补益肝肾,当归养血和血,人参与熟地黄相配,即是景岳之两仪膏的组成,大补精气,杜仲温肾助阳,甘草调和诸药。诸药配合,功能滋肾助阳,阴阳双补,固摄冲任以止血。

(5)临床研究:运用二至丸加减治疗经间期出血的临床研究较多,多为疗效观察的研究,或配合两地汤,或配合六味地黄丸,或配合逍遥散,或配合八正散,均取得较好疗效,也有运用两地汤合一贯煎治疗的临床疗效研究。对于阴虚体质者可用左归丸治疗。

2.湿热证

(1)主要证候:两次月经中间阴道少量流血,色深红,质黏腻,平时带下量多,色黄,小腹作痛,神疲乏力,胸胁满闷,口苦纳呆,溺黄便溏。舌红,苔黄腻。脉滑数。

(2)证候分析:湿热蕴结于任带下焦,经间期重阴转阳,阳气内动,引动湿热,扰动冲任,胞宫不宁,固藏失职,则阴道少量流血;湿热与血搏结,则色深红,质黏腻;湿热蕴结胞宫,气机阻滞,不通则痛,则小腹作痛;湿热下注,损伤任带,任带失约,则带下量多而色黄;湿性重浊,则神疲乏力;湿热熏蒸,则胸胁满闷,口苦纳呆。舌红,苔黄腻,脉滑数,均为湿热之象。

(3)治法:清利湿热。

(4)方药:清肝止淋汤(《傅青主女科》)去阿胶、红枣,加小蓟、茯苓。组成:当归,白芍,生地黄,牡丹皮,黄柏,牛膝,制香附,阿胶,黑豆,红枣。

方中当归、白芍、生地黄养血柔肝;牡丹皮清肝泻火;香附疏肝解郁;黄柏清热燥湿;黑豆补肾;阿胶、红枣养血,因其滋腻温燥,易恋湿生热,故去之;牛膝引药下行。加小蓟以清热止血,茯苓以利水渗湿,增强清利湿热止血之功。

若出血增多,宜去牛膝、当归,加侧柏叶、荆芥炭以止血;带下多而黄稠,则加马齿苋、椿根皮以清热化湿。

(5)临床研究:湿热证经间期出血的临床研究中,清肝止淋汤、易黄汤、八正散合二至丸均能取得较好疗效。

3.血瘀证

(1)主要证候:经间期出血量时或稍多,时或甚少,色暗红,或紫黑如酱,少腹胀痛或刺痛;情志抑郁,胸闷烦躁。舌暗或有瘀斑。脉细弦。

(2)证候分析:瘀血阻滞于冲任,经间期重阴转阳,阳气内动,与之相搏,损伤脉络,络伤血溢,血不循经,则经间期出血;瘀血内阻,则出血量时或稍多,时或甚少,色紫暗;血瘀气滞,不通则痛,则少腹胀痛或刺痛;气机不畅,故情志抑郁;舌暗或有瘀斑,脉细弦,均为血瘀之征。

(3)治法:化瘀止血。

(4)方药:逐瘀止血汤(《傅青主女科》)。组成:生地黄,大黄,赤芍,牡丹皮,当归尾,枳壳,桃仁,龟甲。

方中当归尾、桃仁、赤芍活血祛瘀;大黄、牡丹皮清热祛瘀;枳壳行气散结,生地黄、龟甲养阴止血。全方有活血祛瘀,养阴止血之效。

若出血偏多时,宜去赤芍、当归尾,合失笑散(蒲黄、五灵脂)以祛瘀止血,或大黄改大黄炭;若少腹痛甚,则加延胡索、香附以行气止痛;若兼湿热,带下黄者,加红藤、败酱草以清利湿热;若兼脾虚,纳呆便溏者,去生地黄、桃仁、大黄,加白术、陈皮、砂仁以健脾和胃;若兼肾虚,腰膝酸软者,加续断、桑寄生以补益肾气。

(5)临床研究:逐瘀止血汤治疗血瘀型经间期出血,可取得较好疗效。临床常用活血化瘀法与滋阴法、温肾法、清热法等配合治疗。

4.肾阳虚证

(1)主要证候:经间期出血,量少,色淡,质稀,腰痛如折,畏寒肢冷,小便清长,大便溏薄,面色晦暗,舌淡暗,苔薄白,脉沉弱。

(2)证候分析:经间期氤氲之时,重阴转阳,阳气欲动,然肾阳不足,命门偏弱,冲任不固,胞宫固藏失职,则阴道少量流血,色淡而质稀;腰为肾之府,阳虚则腰痛如折;阳气不足,失其温煦之功,则畏寒肢冷;肾阳虚,主司二便之功失健,则小便清长、大便溏薄。舌淡暗,苔薄白,脉沉弱为肾阳不足之征。

(3)治法:补肾益阳,固冲止血。

(4)方药:健固汤(《傅青主女科》)合二至丸加减。组成:人参,白术,茯苓,薏苡仁,巴戟天,女贞子,墨旱莲。

方解:方中人参、巴戟天温补肾阳;女贞子、墨旱莲养阴清热止血;白术、茯苓、薏苡仁健脾益气,以后天补先天,固摄冲任。全方共奏补益肾阳,固冲止血之效。

方药:肾气丸《金匮要略》。组成:干地黄,山药,山茱萸,茯苓,泽泻,牡丹皮,桂枝,附子(炮)。

方解:桂枝、炮附子温阳祛寒;地黄、山茱萸补益肾阴,以助重阴之功,得桂枝、炮附子辛热之性,重阴转阳,阳气萌动,桂附得地黄、山茱萸滋阴之功,引动阳气,促阴阳顺利转化;山药、茯苓健脾渗湿,泽泻泄肾中水邪;牡丹皮清肝胆相火;均使补而不滞。诸药合用,共成补肾益阳之效。

(5)临床研究:经间期出血属肾阳虚证的临床研究不多,主要为临床个案报道。

(二)中成药

1.六味地黄丸

适应证:肾阴虚型经间期出血。

2.左归丸

适应证:肾阴虚型经间期出血。

3.肾气丸

适应证:肾阳虚型经间期出血。

4.宫血宁胶囊

适应证:湿热型、血瘀型经间期出血。

5.云南白药胶囊

适应证:血瘀型经间期出血。

(三)针灸疗法

1.体针疗法

(1)主穴:关元,曲池,合谷,血海,阴陵泉,足三里,三阴交,公孙,太冲,内庭,隐白,肾俞,子宫穴。

(2)操作:三阴交、公孙、足三里,用补法,其余诸穴可用泻法,或平补平泻,留针 30 分钟,肾阳虚证可用灸法。月经中期前 1 周开始治疗,每天 1 次,7 天为 1 个疗程,连续 2 个疗程。

2.耳针疗法

取子宫、内分泌、卵巢、肝、脾、肾等。每次取 2～3 穴,中等刺激,留针 15～20 分钟,隔天一次,也可耳穴贴压。

3.三棱针疗法

(1)取穴:在阳关穴至腰俞穴间任选一点,以位置较低者为好。

(2)操作:用三棱针挑刺,挑刺深 0.1～0.15 cm,其范围不宜过大,挑治后用消毒敷料覆盖,每月1次,连续挑刺 3 次为 1 个疗程。

五、临证思路

经间期是月经周期中阴阳转化的重要阶段。此期阴长至重,阳气萌发,从而由阴转阳,呈氤氲之状,是受孕之真机的候。亦即排卵期。若阴阳不能顺利转化,氤氲之状加剧,则可导致这一时期出血。因此,经间期出血往往是阴未盛,阳偏亢,阴阳转化不顺之征。

若经间期出血仅见点滴,1～2 天即净,偶尔发生 1～2 次,且无其他症状者,对生育尚无影响。如果出现有规律地反复发生,迁延不愈,或出血稍多,时间稍长,并伴有其他症状,基础体温呈不典型双相,从低温相向高温相转变期体温波动较大,可影响生育,应进行积极调治。

对于经间期出血的治疗,其重要意义不在于止血,而是经间期之前预防调理,促进阴阳的顺利转化,亦即是促进顺利排卵,从而避免经间期再次发生出血。因经间期出血,一般出血不多,止血法不是主法和常法,只占次要地位,本病在临床上以肾阴虚证最为常见,经间期出血的阴虚是指阴分随着经后期的后移而不能逐步充盈达到最高峰,或即便能达到高峰,但不能维持。另外,在阴分高涨或持续高涨时,湿浊就显得较盛;祛除湿浊有利于冲任血气的活动和制约,所以利湿浊、调气血也是经间期出血的主要治法。只有气虚出血偏多者,才考虑运用止血的方法。

滋养肾阴,务求使阴精充盛,天癸按期而至,然补阴者,常须配伍补阳之品,所谓"善补阴者,必于阳中求阴,则阴得阳升而泉源不竭"。在滋阴之中,加入少许补气温阳益精之品,如菟丝子、鹿角霜等,以利于阴阳转化。血瘀证可单独出现,亦可与阴虚或阳虚证相兼并见。瘀阻冲任,多挟热而动血,调治奇经,须通涩并用,逐瘀止血汤中以龟甲养阴止血,大黄活血化瘀,即有此意。

湿热证有湿偏重或热偏重之别。湿浊偏重者,阻滞气机,影响气血的流畅,当以利湿化浊为主;热偏重者,易伤胞脉,当以清热养血为先,固冲止血。本病虽有阴虚、湿热、血瘀或阳虚等证候之别,却多有热象,且多种证候错杂出现,如阴虚的同时伴见湿热、血瘀,或阴虚的同时兼有阳虚、血瘀,故临证往往需多种治法灵活配合使用,不可拘于一法一方。其病因虽有不同,但往往受情志影响而发病,治疗过程中应注意情志疏导,舒缓紧张情绪。解郁清热可选加钩藤、莲子心、郁金等清心安神之品。饮食宜清淡,忌滋腻、辛燥,以提高疗效。该病的治疗可在经期或月经干净后开始治疗,并连续 3 个周期,以巩固疗效。

六、预后转归

本病经适当治疗,多数预后良好。若迁延日久,出血量增加、持续时间延长者,可发展为月经不调、崩漏,亦可影响受孕,引起不孕症。

（李林洁）

第六节 痛 经

凡在经期或经行前后出现周期性小腹疼痛,或痛引腰骶,甚至剧痛晕厥者,称为痛经,亦称"经行腹痛"。

汉代张仲景《金匮要略·妇人杂病脉证并治》曾有本病的相关描述,如"带下,经水不利,少腹满痛,经一月再见"。隋代巢元方《诸病源候论》立有"月水来腹痛候",已将本病作为一个独立病证进行论述。宋代以后,对本病的论述日臻完善,如宋代陈自明《妇人大全良方》说:"妇人经来腹痛,由风冷客于胞络冲任,……用温经汤。"简要阐述了本病的病因和治法。而明代张景岳《景岳全书·妇人规》则认为:"经行腹痛,证有虚实。实者或因寒滞,或因血滞,或因气滞,或因热滞;虚者有因血虚,有因气虚。然实痛者多痛于未行之前,经通而痛自减;虚痛者多痛于既行之后,血去而痛未止,或血去而痛益甚。大都可按可揉者为虚,拒按拒揉者为实。"张氏不仅较为详细地归纳了本病的常见病因,且提出了据疼痛时间、性质、程度"辨虚实之大法",对后世临证多有启迪。至清代,很多妇科专著,在此基础上又有所发展,如《医宗金鉴·妇科心法要诀》指出,痛经有寒、热、虚、实之不同,应加鉴别。其后《傅青主女科》认为痛经涉及肝、脾、肾三脏,病因主要有肝郁、寒湿、肾虚。治疗有解郁、化湿、补肾三大方法,并分别立宣郁通经汤、温脐化湿汤、调肝汤等,这些方剂今天仍为妇科临床所常用。

西医学将痛经分为原发性痛经和继发性痛经。原发性痛经又称功能性痛经,是指生殖器官无器质性病变者;继发性痛经则是由于生殖器官器质性疾病,如子宫内膜异位症、子宫腺肌症、盆腔炎、子宫发育异常、子宫过度前曲或后倾、宫颈狭窄、膜样排经等所导致。原发性痛经以青少年多见,继发性痛经则常见于育龄期妇女。本节讨论的痛经,包括西医学的原发性痛经和继发性痛经。

一、病因病机

痛经一证有情志所伤、起居不慎、六淫伤害等不同致病因素。在经期、经期前后特殊的生理状态下,受到上述致病因素的影响,导致冲任瘀阻或寒凝经脉,使气血运行不畅,胞宫气血流通受阻,"不通则痛";或冲任胞宫失于煦濡,"不荣则痛"。其病位在冲任、胞宫,病变在气血,表现为痛证。其所以随月经周期发作,是与经期及经期前后气血变化有关。经期或经期前后,血海由满盈而外溢,气血盛实而骤虚,冲任胞宫气血变化较平时急剧,致病因素乘时而作,即可发生痛经。其常见病机有气滞血瘀、寒湿凝滞、湿热瘀阻、气血虚弱、肝肾亏损等。

(一)气滞血瘀

平素性情抑郁或恚怒伤肝,肝郁气滞,血行失畅,瘀滞冲任;或因经期产后(包括堕胎小产),余血内留,蓄而成瘀,经行之际气血下注冲任,胞脉气血壅滞更甚,"不通则痛",于是发为痛经。诚如《张氏医通》所云:"经行之际……若郁怒则气逆,气逆则血滞于腰腿心腹背胁之间,遇经行时则痛而重。"

(二)寒湿凝滞

经期产后,感受寒邪,或过食寒凉生冷,或久居寒湿之地,寒湿客于胞中,与血相搏,以致气血凝滞不畅,临经气血下注,胞宫胞脉气血更加壅滞,而为痛经,此亦不通则痛。

(三)湿热瘀阻

素体温热内蕴,或经期产后,摄生不慎感受湿热,与血相搏,流注冲任,蕴结胞中,当经前经期气血下注之时,胞宫胞脉气血壅滞更甚,致使经行腹痛。

(四)气血虚弱

素体虚弱,气血不足;或大病久病,耗伤气血;或脾胃虚弱,化源匮乏,气血不足,经后冲任气血愈虚,不能濡养胞宫、胞脉,故使痛经,此所谓不荣作痛。《宋氏女科秘书》所说"经行后作痛者,气血虚也,治当调养气血",即指此类病证。

(五)肝肾亏损

先天肾气不足,或房劳过度,或多次堕胎小产,伤及肝肾,导致精血亏虚,冲任不足,经后血海愈加空虚,胞宫、胞脉失养,不荣则痛,因而痛经。故《傅青主女科》谓:"妇人有少腹疼于行经之后者,……是肾气之涸。"

综上所述,痛经的发病机理主要是气血失调,经脉不利。病位主要在冲任二脉、胞宫,与肝肾有关。病性有实有虚。虚者,主要因气血虚弱、肝肾亏损而起;实者主要由气滞血瘀、寒湿凝滞、湿热瘀阻所致。各种致病因素可单独成因,也可相兼为病,临证常见相互转化。发作时实证多虚证少,非发作期有实有虚,也有虚实夹杂者。

二、诊断要点

(一)病史

经行腹痛,随月经周期而发作。

(二)症状

经期或经行前后小腹疼痛,痛及腰骶,甚则晕厥。好发于青年未婚女子。

(三)检查

1.腹部触诊

腹软,一般无反跳痛。

2.妇科检查

功能性痛经者,妇科检查多无阳性体征,部分患者可有子宫极度屈曲或宫颈口狭窄。子宫内膜异位症多有痛性结节,子宫粘连、活动受限,或伴有卵巢囊肿;子宫腺肌症的患者子宫多呈均匀性增大,局部有压痛;慢性盆腔炎有盆腔炎症的征象。

3.辅助检查

基础体温测定呈双相曲线;血清前列腺素测定显示有异常增高;超声检查原发性痛经多无盆腔器质性病变;腹腔镜、子宫输卵管碘油造影、宫腔镜检查有助于明确痛经的原因。

三、鉴别诊断

(一)辨明原发性痛经与继发性痛经

原发性痛经多见于初潮后及青年未婚未育的女性,妇科检查无明显生殖器官器质性病变;继发性痛经多发于已婚或经产妇,以子宫内膜异位症引起者为多见。鉴别明确,有助于针对病因治疗。

(二)与异位妊娠相鉴别

若患者有短暂停经史,又见腹痛、阴道流血,应与异位妊娠鉴别。异位妊娠多有停经史和早孕反应,妊娠试验阳性;B超检查可见子宫腔外有孕囊或包块存在;后穹隆穿刺或腹腔穿刺阳性;内出血严重时,患者有休克、血色素下降。痛经可出现剧烈的腹痛,但无上述妊娠征象。

(三)与胎动不安相鉴别

胎动不安也有停经史和早孕反应,妊娠试验阳性。妇科检查,子宫体增大如停经月份,变软,B超检查可见子宫腔内有孕囊和胚芽,或见胎心搏动。痛经无停经史和早孕反应,妊娠试验阴性,妇科检查及B超也无妊娠征象。

痛经还须与发生在经期或于经期加重的内、外、妇诸科引起腹痛症状的疾病如急性阑尾炎、结肠炎、膀胱炎、卵巢囊肿蒂扭转等鉴别。尤其是患者疼痛之性质、程度明显有别于既往经行腹痛征象时,或腹部见肌紧张或反跳痛体征者,更需审慎,注意详问病史,结合妇科检查及相关辅助检查,作出诊断与鉴别。

四、辨证

痛经主要依据临床表现,结合疼痛性质及月经情况进行辨证。①首先辨痛经发生的时间:一般而言,痛在经前或经期,多属实证;痛在月经将净或经后,多属虚证。②继辨疼痛的性质、程度:若为隐痛、喜揉喜按者属虚;掣痛、绞痛、刺痛、拒按者属实;灼痛得热反剧属热,冷痛得热痛减属寒;痛甚于胀,持续作痛为瘀;胀甚于痛,时痛时止属气滞。③再辨痛之部位:痛在少腹多属气滞,病在肝;痛在小腹多与血瘀有关;若痛及腰脊多病在肾。④最后辨经量、经色、经质:经行不畅,色暗有块,块下痛减者为血瘀;经色淡、质稀为气血虚弱;经色深红、质稠多为湿热壅滞。此为辨证之大要,临证须结合兼症、舌脉及体质因素和病史,综合分析、详细审辨。

(一)气滞血瘀

证候:经前或经期小腹胀痛拒按,或伴乳胁胀痛,经血量少不畅,色紫暗有块,块下痛减,舌质紫暗或有瘀点,脉沉弦或涩。

分析:肝郁气滞,冲任胞宫气血瘀滞,经行之际气血下注冲任,胞脉气血壅滞更甚,故经前或经期小腹胀痛拒按,经血量少,行而不畅;经血瘀滞,故色紫暗有块;块下瘀滞稍通,故腹痛暂减;肝气郁滞,经脉不利,故乳胁胀痛。舌紫暗或有瘀点、脉沉弦或涩为气血瘀滞之征。

(二)寒湿凝滞

证候:经行小腹冷痛,得热则舒,经量少,色紫暗有块,或见形寒肢冷,小便清长,苔白,脉细或沉紧。

分析:寒湿伤及下焦,客于胞中,气血凝滞不畅,故经行小腹冷痛;寒得热化,瘀滞暂通,故得热痛减;血被寒凝,行而不畅,因而经血量少,色暗有块;寒邪内盛,阻遏阳气,故形寒肢冷,小便清长。苔白、脉细或沉紧为寒湿凝滞之候。

(三)湿热瘀阻

证候:经前或经期小腹疼痛,或痛连腰骶,或感腹内灼热,月经量多质稠,色鲜红或紫,有小血块,或伴小便短赤,带下黄稠,舌质红,苔黄腻,脉滑数。

分析:湿热蕴结冲任,气血失畅,经期气血下注冲任,胞宫、胞脉气血壅滞更甚,故经前或经期小腹疼痛,痛连腰骶,有灼热感;湿热伤于冲任,迫血妄行,故经量多,色鲜红或紫,质稠有血块;湿热下注,伤及带脉,则带下黄稠;湿热熏蒸下焦,故小便短少黄赤。舌红、苔黄腻、脉滑数均为湿热之象。

(四)气血虚弱

证候:经期或经后小腹隐痛喜按,经行量少质稀,形寒肢疲,头晕眼花,心悸气短,舌质淡,苔薄,脉细无力。

分析:气血本虚,经行后冲任气血更虚,胞宫、胞脉失养,故经期或经后小腹隐痛喜按;气血亏虚,冲任不足,血海不充,故经量少,色淡质清稀;气血亏虚,不能上荣头面、温养四肢,故形寒肢疲,头晕眼花;血虚心神失养,故心悸气短。舌淡、苔薄、脉细弱均为气血虚弱之象。

(五)肝肾亏损

证候:经期或经后小腹绵绵作痛,经行量少,色红无块,腰膝酸软,头晕耳鸣,舌淡红,苔薄,脉细弦。

分析:肝肾亏损,精血不足,行经之后,血海空虚,胞脉失养,故经期或经后小腹绵绵作痛;精亏血少,故经行量少,色红无块;肾虚精亏,清窍失养,故头晕耳鸣;腰为肾之府,膝为筋之府,肝肾亏虚,则腰膝酸软。舌淡红、苔薄、脉细弦为肝肾亏损之征。

五、治疗

(一)中药治疗

1.气滞血瘀

治法:理气行滞,化瘀止痛。

处方:膈下逐瘀汤。

方中香附、乌药、枳壳、延胡索行气止痛;五灵脂、当归、川芎、桃仁、红花、赤芍、牡丹皮活血化瘀;甘草调和诸药。痛甚,加血竭化瘀止痛;恶心呕吐,加吴茱萸、半夏、陈皮和胃降逆;若肝郁化热,见口苦、经质黏稠者,加夏枯草、栀子清泻肝火。

另外,可选用益母草膏,每次 10 g,每天 3 次。

2.寒湿凝滞

治法:温经散寒,化瘀止痛。

处方:少腹逐瘀汤。

方中官桂、干姜、小茴香温经暖宫;当归、川芎、赤芍活血祛瘀;蒲黄、五灵脂、没药、延胡索化瘀止痛。诸药合用,可温经散寒,活血祛瘀,使寒散血行,冲任、子宫血气调和流畅,自无疼痛之虞。若痛甚而厥、冷汗淋漓者,加附子、细辛回阳散寒;冷痛甚者,加艾叶、吴茱萸、沉香行气止痛;带多湿重者,宜加苍术、茯苓、薏苡仁以散寒除湿;恶心呕吐者,去没药,加藿香、半夏、陈皮和胃降逆。

若伴神疲气短、面色无华、痛欲呕恶、舌淡、脉沉等症,可用温经汤益气养血、温阳散寒。

另外,可选用痛经丸,每次6~9 g,每天1~2次。

3.湿热瘀阻

治法:清热利湿,化瘀止痛。

处方:清热调血汤加车前子、薏苡仁、败酱草。

方中黄连清热燥湿;牡丹皮、生地黄、白芍清热凉血;当归、川芎、桃仁、红花、莪术活血化瘀;延胡索、香附行气活血止痛;车前子、薏苡仁、败酱草以清热除湿。诸药合用,清热利湿,化瘀止痛。若经量多或经期长者,去莪术、川芎,酌加地榆、槐花、黄芩凉血止血;带下黄稠者,加黄柏、土茯苓、椿白皮清热除湿止带;若湿浊不化、口腻纳少,加佩兰、藿香、神曲等芳香化湿。

4.气血虚弱

治法:益气养血,调经止痛。

处方:圣愈汤加鸡血藤、桂枝、艾叶、甘草。

方中人参、黄芪补气生血;熟地黄、白芍、当归养血和血;川芎、鸡血藤、桂枝、艾叶温经止痛;炙甘草和中缓急。全方共奏补气养血、温经止痛之功。若腰酸不适,加菟丝子、杜仲补肾壮腰;纳呆、脘腹痞闷者,加木香、砂仁行气醒脾;疼痛明显者,加延胡索以行气止痛;精血虚甚者,加菟丝子、山茱萸、枸杞子补养精血。

另外,可选用八珍益母丸,每次9 g,每天2次。

5.肝肾亏损

治法:补益肝肾,养血止痛。

处方:调肝汤加黄芪、熟地黄。

方中巴戟天、山茱萸补肾益精;当归、熟地黄、阿胶滋肝养血;黄芪、山药补脾生血;白芍、甘草缓急止痛。诸药合用,共奏调肝补肾、益精养血、缓急止痛之效。腰骶酸痛,加菟丝子、桑寄生、杜仲补肾强腰;经血量少、色暗,加鹿角胶、枸杞子滋阴养血填精;头晕耳鸣,健忘失眠,酌加枸杞子、制何首乌、酸枣仁、柏子仁养血安神;夜尿多,小便清长者,加益智仁、桑螵蛸、补骨脂补肾固涩。若属先天不足,发育不良者,可选加减苁蓉菟丝子丸以益气养血、补肾益冲。

另外,可选用六味地黄丸,每次9 g,每天2~3次。

(二)针灸治疗

基本处方:关元、三阴交、地机、次髎。

关元属任脉经穴,为任脉与足三阴经交会穴,可温经散寒、行气活血、补益肝肾、调补冲任;三阴交为肝、脾、肾三经交会之处,可调理全身气血;地机是足太阴脾经郄穴,为血中之气穴,可调血通经止痛;次髎可调气活血,为治疗痛经的经验效穴。

加减运用:气滞血瘀加合谷、太冲,诸穴均用泻法,以调气活血,通经止痛;寒湿凝滞加水道,诸穴均用补法,并加灸法,可达散寒除湿、温经止痛之效;湿热瘀阻加中极、行间,诸穴均用泻法,以清湿热;气血虚弱加足三里、血海、脾俞、气海,诸穴均用补法,可加灸法,以补气血,益冲任;肝肾亏损加肾俞、肝俞、足三里,诸穴均用补法,以补肝肾,益精血,精血充沛,胞脉得濡而痛经可除。

痛经的治疗时间,一般宜在痛前3～5天开始,连续3个周期以上,平时应针对病因调理。

另外可选用以下几种疗法。①耳针:取内分泌、神门、内生殖器、交感、肾,每次选2～3穴,留针15～30分钟,留针期间,捻转1～3次,也可用耳穴埋针、耳穴贴压法。②穴位注射疗法:取关元、中极、三阴交、足三里、肾俞、次髎,每次选2～3穴,用当归、丹参、红花注射液或0.25％普鲁卡因注射液、维生素B_{12}注射液,每穴注药1～2 mL,每天1～2次。③灸法:取关元、气海、子宫,艾条灸,每穴10～20分钟。④腕踝针:取双下,留针20～30分钟,也可固定后留针1～2天。

(王爱霞)

第七节 闭 经

闭经分原发性闭经和继发性闭经。原发性闭经为女性年龄超过14岁,第二性征未发育;或者年龄超过16岁,第二性征已发育,月经还未来潮。继发性闭经为女性正常月经周期建立后,月经停止6个月以上;或按自身原有月经周期停止3个周期以上。按生殖轴病变和功能失调的部位分为下丘脑性闭经、垂体性闭经、卵巢性闭经、子宫性闭经以及下生殖道发育异常性闭经。按照发病原因,闭经又可分为生理性与病理性,生理性闭经有青春期前、妊娠期、哺乳期与绝经后。病理性闭经中,原发性闭经约占5％,以先天性疾病多见,如各种性发育异常等;继发性闭经多考虑后天发生的疾病。

本节讨论的闭经主要包括中枢神经、下丘脑、垂体、卵巢、子宫、子宫内膜或甲状腺等功能性病变引起的闭经;肿瘤等器质性病变所致闭经、生殖器官先天发育异常或后天损伤所致闭经不属本节重点讨论范围。

中医妇科与西医妇科的闭经概念基本相同,只是继发性闭经的诊断时间中医妇科既往以停经3个月为诊断依据,目的主要为早期诊断和治疗,满足患者需求。

一、病因病机

中医学认为闭经的病因有虚实之分,虚者主要是经血匮乏致胞宫胞脉空虚,无血可下;实者多为胞宫胞脉壅塞致经血的运行受阻,或经隧不通,或气血郁滞。虚实可单独为病,也可相兼为病。

(一)精血不足,血海空虚

1.肾气亏虚

禀赋不足、肾气未盛、精气未充,或多产、堕胎、房劳伤肾,或久病及肾,肾气亏虚,生精乏源,以致精血匮乏,冲任空虚。

2.肝肾阴虚

若素体肝肾阴虚,阴血不足,冲任血少,或多产房劳,肾精暗耗,肾阴虚损,肾水不足,肝木失养,肝肾阴虚,冲任血少,胞脉空虚。

3.气血虚弱

脾胃素弱,或饮食劳倦,或忧思过度,或谷食不足,或节食减重,以致气血化源不足;或吐血、下血、堕胎、小产失血,或哺乳过长过久,或患虫疾耗血,以致失血伤血而不足。

4.阴虚血燥

素体阴虚,或失血伤阴,或久病耗血伤阴,或过食辛燥伤阴,阴虚不足,虚热又生,热邪复伤阴,从而加重阴伤,营阴不足,阴血亏虚。

(二)冲任瘀阻,经血不泻

1.气滞血瘀

素性郁闷,或精神紧张,或七情内郁,或病久抑郁,肝郁不舒,气机郁滞,冲任气血瘀阻。

2.痰湿阻滞

素多痰湿,或嗜食肥甘厚味,酿生痰湿,或肥胖之人,多痰多湿,或脾虚失运,痰湿内生,下注冲任,冲任壅塞,气血运行受阻。

3.寒凝血瘀

素体阳虚,或过食生冷,或经产之时,血室正开,或冒雨涉水,寒邪外袭,或过用寒凉之品,或久病伤阳,寒从内生,血为寒凝,瘀滞冲任。

(三)虚实夹杂,脏虚血瘀

肾精匮乏,精不化血,血少气虚,血运不畅,冲任瘀滞;或肾阴虚亏,阴血不足,冲任涩滞;或肾阳素虚,寒从内生,虚寒滞血,冲任不畅;或肾气不足,行血无力,冲任瘀滞;或手术伤损冲任,不能传送脏腑化生气血,离经之血瘀滞冲任。冲任既虚且瘀,故经血不得泻。

从上可见,闭经的病因病机虚者多责之肾、肝、脾之虚损,精、气、血之不足,血海空虚,经血无源以泄;实者多责之气血、寒、痰之瘀滞,胞脉不通,经血无路可行;尚有虚实相兼为病的。本病虚多实少,虚实可并见或转换。

二、临床表现

(一)症状

1.主要症状

无月经或月经停闭。表现为女性年龄超过 14 岁,第二性征未发育;或者年龄超过 16 岁,第二性征已发育,月经还未来潮;女性正常月经周期建立后,月经停止 6 个月以上;或按自身原有月经周期停止 3 个周期以上。

2.伴随症状

常可见阴道干涩,带下量少,或有腰酸腿软,头晕耳鸣,畏寒肢冷,神疲乏力,汗多,睡眠差,心烦易怒,食欲缺乏,厌食,小腹胀痛或冷痛,大便溏薄或干结,小便黄或清长等全身症状。

3.与病因有关的症状

(1)宫颈宫腔粘连综合征闭经可见周期性下腹疼痛。

(2)垂体肿瘤闭经可见溢乳,头痛。

(3)空泡蝶鞍综合征闭经可见头痛。

(4)席汉综合征闭经可见无力、嗜睡、脱发、黏液水肿、怕冷。

(5)丘脑及中枢神经系统病变所致闭经可见嗅觉丧失、体重下降。

(6)多囊卵巢综合征闭经可见痤疮、多毛。

(7)卵巢早衰闭经可见绝经综合征的症状。

(二)体征

体质瘦弱或肥胖,第二性征发育不良,可有多毛、胡须、溢乳、皮肤干燥、毛发脱落、面目肢体浮肿等。

三、诊断要点

闭经是一种症状,其诊断需要结合病史,症状,辅助检查,寻找闭经原因,确定病变部位,再明确具体疾病所在。

(一)病史

根据原发性闭经和继发性闭经的不同了解相关情况。对于原发性闭经,应询问幼年时健康情况,是否曾患过某些严重急、慢性疾病,第二性征发育情况,家族情况等。对于继发性闭经,应询问既往月经情况(初潮年龄、月经周期、经期、经量、闭经期限及伴随症状等)、有无诱因(如精神因素、环境改变、体重增减、饮食习惯、运动、各种疾病及用药情况、手术史、职业等)、避孕药服用情况。已婚妇女询问生育史及产后并发症史等。

(二)症状

详见临床表现。

(三)辅助检查

1.体格检查

检查全身发育情况,尤其是第二性征发育状况以及内、外生殖器官有无畸形、缺陷等。

2.其他根据病因的检查

诊断性刮宫、子宫输卵管造影等用于了解子宫及子宫内膜状态与功能的检查;基础体温测定、阴道脱落细胞检查、宫颈黏液结晶检查、甾体激素测定、卵巢兴奋试验、B型超声监测等了解卵巢功能检查;垂体兴奋试验、催乳素及垂体促性腺激素测定、CT 及 MRI 等了解垂体功能检查;染色体,血 T_3、T_4、TSH 检查等其他检查。

四、鉴别诊断

闭经的鉴别诊断主要与生理性的闭经相鉴别。

(一)青春期停经

少女月经初潮后,可有一段时间月经停闭,此属正常现象。

(二)妊娠期停经

已婚妇女或已有性生活史妇女原本月经正常,突然停经、或伴晨吐、择食等早孕反应,妊娠试验阳性,脉多滑数。

(三)哺乳期停经

产后正值哺乳期,或哺乳日久,月经未潮,妊娠试验阴性,妇科检查子宫正常大小。

(四)自然绝经

已近更年期,原本月经正常或先有月经紊乱,继而月经停闭,伴有更年期综合征表现,妇科检查子宫正常大小或稍小,妊娠试验阴性。

(四)特殊月经生理

避年,月经一年一行,无不适,不影响受孕;暗经是终身无月经,但有生育能力。

五、治疗

闭经的治疗目的是建立或恢复正常连续自主有排卵的月经,或有周期规律的月经。对于育龄期妇女,尤其是有生育要求者,需中医或中西医结合方法促卵泡发育及促排卵,以达到根本治疗目的,对暂时无生育要求的育龄妇女,在治疗过程中要注意避孕。

(一)内治法

1.辨证治疗

闭经的辨证,首先根据局部及全身症状,结合闭经的病史、病程及诱因进行虚实辨证,在此基础上,再进行脏腑气血辨证。闭经的治疗原则,是根据病证的虚实寒热,虚者补而通之,或补益肝肾,或调养气血;实者泻而通之,或活血化瘀,或理气行滞,或化痰调经,如有实证,亦不可一味峻补,反而留邪,而阻滞精血。辨证要点如下:①辨虚证:特点为年逾16周岁尚未行经,或已行经而月经渐少、经色淡;或先有经期延后,继而停闭,伴或不伴全身其他症状;病程长者也多属虚;因骤伤精血、冲任损伤而月经突然停闭者也属虚(如刮宫太过、内膜基底层受损等)。属虚者多有先天不足或后天亏损或失血、房劳多产、多次人工流产刮宫病史,多见形体偏瘦,面色少华,伴见头晕失眠、疲倦乏力、纳食不佳、带下量少、阴道干涩、潮热汗出、烦躁等症,舌淡或红,脉细或弱,或细数。②辨实证:多为平素月经正常,骤然停闭,或伴有其他实象。属实者,有感寒饮冷、涉水、郁怒等诱因,尤出现在经前或行经之初,多见于形体壮实或丰腴,或伴胸胁胀满、腰腹疼痛或脘闷痰多等症,脉多有力。

闭经的辨证治疗,重点在于引经与调经的辨证治疗。

(1)肾气不足:年逾16周岁尚未行经,或初潮偏晚而常有停闭,或月经已潮而又后期量少至停闭,或体质纤弱,第二性征发育不良,或腰膝酸软,头晕耳鸣,或夜尿频多,或四肢不温,倦怠乏力,性欲淡漠,面色晦暗,眼眶暗黑,舌淡红,苔薄白,脉多沉弱。

治法:补肾益气,养血调经。

推荐方剂:加减苁蓉菟丝子丸加淫羊藿,紫河车。

(2)肝肾阴虚:经量减少,色鲜红,质黏稠,既往月经正常,由于堕胎、小产、分娩后,或大病久病后,或月经骤然停闭,或月经逐渐减少、延后以至停闭。或腰酸腿软,或足跟痛,或带下量少,或阴道干涩,或手足心热,心烦少寐,或形体瘦削,头晕耳鸣,两目干涩,面色少华,毛发脱落,神疲倦怠,舌暗淡,苔薄白或薄黄,脉弦细而数或沉细无力。

治法:补益肝肾,养血通经。

推荐方剂:育阴汤。

(3)阴虚血燥:月经周期延后,经量少,经色红、质稠,渐至停闭,潮热或五心烦热,颧红唇干,咽干舌燥,甚则盗汗骨蒸,形体消瘦,干咳或咳嗽咯血,大便燥结,舌红,苔少,脉细数。

治法:滋阴益血,养血调经。

推荐方剂:加减一阴煎加丹参,黄精,女贞子,制香附。

(4)气血虚弱:月经周期逐渐延长,月经量逐渐减少,经色淡而质薄,继而经闭。或有头晕眼花,心悸气短,食少,面色萎黄或苍白,神疲体倦,眠差多梦,毛发不泽或早见白发,舌淡,苔少或白薄,脉沉缓或细弱。

治法:益气养血,调补冲任。

推荐方剂:滋血汤加紫河车粉。

(5)气滞血瘀:既往月经正常,突然停闭不行,伴情志抑郁或烦躁易怒,胁痛及乳房胀满或小腹胀痛拒按,嗳气叹息,舌质正常或暗或有瘀斑,苔正常或薄黄,脉沉弦。

治法:理气活血,祛瘀通经。

推荐方剂:膈下逐瘀汤加川牛膝。

(6)痰湿阻滞:月经量少,延后渐至停闭,色淡,质黏稠,形体日渐肥胖,或面部生痤疮,或面浮肢肿,或带下量多色白质稠,或胸胁满闷,或呕恶痰多,或神疲倦怠,心悸短气,舌淡胖嫩,苔白腻多津,脉滑或沉。

治法:健脾燥湿化痰,活血调经。

推荐方剂:苍附导痰丸加皂角刺,菟丝子。

(7)寒凝血瘀:月经停闭半年以上,胞宫感寒,小腹冷痛拒按,得热则痛缓,形寒肢冷,面色青白,小便清长,舌紫暗,苔白,脉沉紧。

治法:温经散寒,活血调经。

推荐方剂:温经汤(《妇人大全良方》)。

(8)肾虚血瘀:月经初潮较迟,或月经后期量少渐至闭经,或有多次流产史,或无全身症状,或伴腰酸腿软、头晕耳鸣、性欲淡漠、带下量少或无、阴道干涩疼痛,舌淡暗,苔白或少苔,脉沉细。

治法:补肾化瘀。

推荐方剂:左归丸去鹿角胶、龟甲胶,加丹参、红花、生山楂。

经上述治疗后有首次月经来潮者,当根据患者出现的证候继续辨证调经治疗(参见辨证治疗),或施以周期治疗,以经后期滋补肾精、补养气血,经间期补肾活血、疏肝理气,经前期温补肾阳、健脾疏肝,经期行气活血、化瘀通经为法。

2.中成药

(1)少腹逐瘀丸:温经活血,散寒止痛。用于寒凝血瘀型闭经。口服,每次1丸,每天2次。

(2)血府逐瘀丸:活血祛瘀,行气止痛。用于气滞血瘀型闭经。口服,每次1丸,每天2次。空腹用红糖水送服。

(3)坤灵丸:调经养血,逐瘀生新。用于月经不调,或多或少,行经腹痛,子宫寒冷,久不受孕,习惯性流产,赤白带下,病久气虚,肾亏腰痛。口服,每次15丸,每天2次。

(4)八珍益母丸:益气养血,活血调经。用于气血两虚兼有血瘀证所致月经不调。每次1丸,每天3次。

(5)八宝坤顺丸(大蜜丸):益气养血调经。用于气血虚弱所致的月经不调、痛经。口服,每次1丸,每天2次。

(6)妇科金丸:调经活血。用于体虚血少,月经不调,腰酸背痛等症。每次1丸,每天2次。

(7)乌鸡白凤丸(大蜜丸):补气养血,调经止带。用于月经不调,疲乏无力,心慌气短,腰腿酸软,白带量多。口服,每次1丸,每天2次。

(8)艾附暖宫丸:理血补气,暖宫调经。用于子宫虚寒,月经量少,后错,经期腹痛,腰酸带下等。每次1丸,每天2次。

(二)外治法

1.针灸

(1)气血虚弱:选取关元、足三里、归来、气海、脾俞、胃俞。操作:手法宜轻柔。足三里直刺0.5~1寸,提插或捻转,补法,至局部酸胀感。关元、气海、归来直刺0.5寸,轻轻提插或徐徐捻转,至小腹部胀重感。脾俞、胃俞均斜刺0.5~1寸,捻转补法,至局部酸胀感。留针20分钟,隔天治疗一次。

(2)肝肾不足:选取关元、足三里、归来、肾俞、肝俞。操作:关元、归来直刺0.5~1寸,提插捻转补法,至小腹胀重感。足三里直刺0.5~1寸,提插或捻转,补法,至局部酸胀感。肾俞直刺1.5~2寸,提插捻转运针,至局部酸胀感。肝俞斜刺1寸,捻转补法,至局部胀感。留针20分钟,隔天治疗一次。

(3)阴虚血燥:选取关元、足三里、归来、太溪。操作:关元、归来直刺0.5~1寸,提插捻转补法,至小腹胀重感。足三里直刺0.5~1寸,提插或捻转,补法,至局部酸胀感。太溪直刺0.5~1寸,捻转补法,至局部胀感。留针20分钟,隔天治疗一次。

(4)气滞血瘀:选取中极、三阴交、归来、合谷、血海、太冲。操作:中极、归来直刺1寸,提插平补平泻法,至小腹部胀麻感。三阴交向上斜刺1~1.5寸,提插泻法,使针感沿小腿内侧向上放散。合谷直刺0.5~1寸,提插泻法,至局部胀重感或向指端放散。血海直刺1寸,提插或捻转泻法。太冲直刺0.5~1寸,提插泻法,至局部胀感向趾端放散。留针20分钟,间歇行针。

(5)痰湿阻滞:选取中极、三阴交、归来、阴陵泉、丰隆。操作:中极、归来直刺1寸,提插平补平泻法,至小腹部胀麻感。三阴交向上斜刺1~1.5寸,提插泻法,使针感沿小腿内侧向上放散。丰隆直刺1~1.5寸,提插泻法,使针感向足部放散。留针20分钟间歇行针。

2.按摩

全身推运,腰骶部加擦法,以透热为度;少腹部则震颤,摩腹,揉腹。取穴内关、合谷、肾俞、关元、中极、足三里、三阴交等。按摩垂体、甲状腺、肾上腺、生殖腺、子宫、腹腔神经丛等反射区。以上每天1次,15次为1个疗程。

3.穴位埋线

选取主穴:天枢、带脉、子宫、脾俞、胃俞、肾俞、足三里均为双侧,关元、中极、中脘。操作:取消毒的弯盘、剪刀、镊子、纱布、3-0医用羊肠线、7号注射针头、35 mm×40 mm针灸针。将羊肠线分别剪成长约1 cm的一小段放在95%的乙醇中,埋线时取出放在纱布上。局部皮肤消毒后,将针灸针穿入注射针头内,稍向后退少许,将羊肠线用镊子夹起,放进注射针头前端,羊肠线不要露出针头,然后倾斜地持注射针头及针灸针,快速将注射针头刺入皮内,针尖达患者肌肉层后,将注射针头稍向上提,同时将针灸针向下刺入,将羊肠线推入肌肉内,当针灸针下有松动感时,说明羊肠线已进入肌肉内,即可将注射针头及针灸针一起拔出,再用棉签按压针孔片刻至血止。1个月治疗1次,6个月为1个疗程。

六、预后与转归

长期闭经或不排卵,易于发生子宫内膜癌,且对生育功能及骨代谢有影响,如性生活障碍、不育、早绝经、骨质疏松等。近代研究还发现低雌激素与高胰岛素及高血脂密切相关,因此,长期闭经患者将来发生血管硬化、高血压、心脏疾病的概率远高于非闭经患者。

(王爱霞)

第八节　经前期综合征

经前期综合征又称为月经前后诸证,是指月经来潮前7~10天,部分妇女伴有生理上、精神上及行为上的改变,如头痛、乳房胀痛、全身乏力、紧张、压抑或易怒、烦躁、失眠、腹痛、水肿等一系列症状,影响正常生活和工作,月经来潮后症状即自然消失。

目前认为是一种心理神经内分泌疾病,其发生的原因尚不清楚,临床诊断亦无统一标准。

一、诊断

(1)必须发生在有排卵的月经周期时,症状必须在经前期(黄体期)出现,月经来潮后缓解消失,因为无实验室指标作为诊断依据,因此必须前瞻性地在月经日记卡上记录各种症状的出现与消退、严重程度及变化,连续2～3个周期以确认。

(2)应除外其他原因引起的精神心理异常。除外其他疾病或药物的影响。如痛经、乳腺疾病、子宫内膜异位症、偏头痛、精神病等。

二、辨证分型

(一)肝郁气滞证

经前乳胀、乳痛,胸胁小腹胀痛,抑郁不乐,烦躁易怒,发热,口苦。月经常伴见经行不畅,月经量多等。舌暗红,苔薄白或薄黄。脉弦滑或弦数。

(二)心肝火旺证

经前情志不宁,易哭忧郁,狂躁失眠,心悸,口舌糜烂。月经常伴见后期量少或量多。舌尖红,苔少或无苔,脉细数。

(三)气滞血瘀证

经前头痛剧烈,周身关节疼痛,身体肿胀,发热腹痛。常见月经量少或行而不畅,色暗有血块,舌质暗或边尖有瘀点,苔薄,脉沉细或弦涩。

(四)肝肾阴虚证

经前乳胀,头晕、头痛,心烦易怒,失眠,目暗,潮热,便血便燥。月经常伴先期、量少或经期延长。舌质红苔少,脉细弦。

(五)脾肾阳虚证

经前经行面目水肿,身体四肢肿胀,脘腹胀闷,大便稀溏。月经常伴见先后不定期,量多或量少,质稀薄。舌质淡,苔薄白或白腻,脉沉缓或濡细。

(六)心脾两虚证

头痛,心悸少寐,感冒发热,周身皮肤起风团或红疹,皮肤瘙痒,身痛麻木。月经常见量少,色淡红,质稀。舌质淡红,苔薄白,脉细弱。

三、治疗方案

经前期综合征由于临床表现繁多复杂,各有不同,故治疗亦无统一的疗法。各种治疗方法均有一定疗效。归纳起来有下列几种治疗方法:①中医辨证施治;②心理或精神疗法;③内分泌疗法;④矫正盐或水的失调;⑤对症治疗。轻、中度患者,应用中医辨证治疗及心理疏导、饮食治疗即可治愈,对严重患者,应中西医结合治疗。

(一)内治法

1.辨证治疗

本病的发生与冲脉之气有密切关系。在脏腑与肝、脾、肾三脏密切相关。肝为冲脉之本,故以肝尤为重要。治疗常以调肝为主,采取柔肝、疏肝等法。其他如脾虚者,法当健脾;肾阳虚者,治宜温肾扶阳;肝肾阴虚者,当滋补肝肾;阴虚阳亢者,又当滋阴潜阳;血虚气弱者,当养血益气;心脾两虚者,则宜养心益脾。

2.中成药

(1)经行乳胀。逍遥丸:功能疏肝健脾,养血调经。用于肝气郁结型经前乳胀。每次 6~9 g,每天 2~3 次。

(2)经行情志异常。补脑丸:功能滋补精血,安神镇惊。对经行情志异常疗效较好。每次2~3 g,每天 2~3 次。

(3)经行头痛。①八珍丸:功能补气益血。用于血虚型经行头痛。每次 6~9 g,每天 2~3 次。②杞菊地黄丸:功能滋阴清肝。用于阴虚肝旺型经行头痛。每次 6~9 g,每天 2~3 次。③正天丸:功能化瘀止痛。用于血瘀型经行头痛。每次 6 g,每天 2~3 次。

(4)经行发热。①二至丸:功能滋补肝肾,养精益血。用于阴虚型经行发热。每次 9 g,每天 3 次。②小柴胡颗粒:功能和解少阳,疏肝解热。用于肝郁型经行发热。每次 6~9 g,每天 3 次。

(5)经行泄泻。①香砂六君丸:功能健脾化湿。用于脾虚型经行泄泻。每次 6~9 g,每天2~3 次。②附子理中丸:功能温补脾肾。用于脾肾两虚型经行泄泻。每次 1 丸,每天 2 次。

(6)经行浮肿。济生肾气丸:功能温补肾阳,化气行水。用于肾虚型经行浮肿。每次 6 g,每天 2~3 次。

(二)外治法

1.经行乳胀

(1)针灸针刺屋翳、乳根、膻中、天宗、肩井,以疏肝理气止痛。均用平补平泻。

(2)耳针可选乳腺、神门、内分泌等耳穴,每次留针 2~3 小时,每天 1 次,10 次为 1 个疗程。可达到疏肝解郁的目的。

2.经行情志异常

(1)针灸取穴巨阙、膻中、神庭、神门、大陵、内关、三阴交,用补法,以安神定志。

(2)耳针取穴胃、肾上腺、神门、肾、皮质下透内分泌、脑点,心、肾、脑点透内分泌。3 组耳穴(双侧)交替使用,电针刺激,通电 10~15 分钟。必要时加百会、定神。

3.经行头痛

(1)针刺风池、太阳、百会、脾俞、肝俞、血海穴以补气养血。以补法为主,留针 15~30 分钟,轻刺激。

(2)针刺太冲、行间、风池、百会、合谷以柔肝平肝。以泻法为主,捻转提插 5~15 分钟,强刺激。

(3)针刺风池、百会、太阳、合谷、阿是穴以化瘀止痛。以泻法为主,持续提插捻转 5~10 分钟,阿是穴用三棱针放血。

4.经行发热

(1)针灸针刺大椎、内关、曲池、足三里、阳陵泉以扶正祛邪退热。采用泻法或平补平泻,重或中度刺激。

(2)耳针取肾上腺、皮质下、内分泌。毫针刺激或埋皮内针。隔天 1 次。

5.经行泄泻

(1)灸中脘、天枢、气海以温肾健脾,每次 20 分钟,每天 1 次。

(2)敷贴:丁香、胡椒各等量,共为细末,以水调和成小饼,敷肚脐上,一昼夜更换 1 次,连续

3～4次。功能温阳化湿,用于脾虚肾虚型经行泄泻。

四、注意事项

由于经前期综合征的确切病因尚未定论,各家说法不一。本病临床症状较轻微,仅有少数患者症状较重,如不及时治疗,可影响生活和工作。

（王爱霞）

第九节 绝经综合征

绝经是每个妇女生命进程中必经的生理过程。绝经是指妇女一生中最后一次月经,只能回顾性地确定。由于卵巢功能真正衰竭,以致月经最终停止达到12个月,方可判定绝经。绝经可分为自然绝经和人工绝经两种。前者指卵巢内卵泡用尽,或剩余的卵泡对促性腺激素丧失了反应,卵泡不再发育和分泌雌激素,不能刺激子宫内膜生长,导致绝经。我国城市妇女平均绝经年龄49.5岁,农村妇女47.5岁。后者是指手术切除双侧卵巢或用其他方法停止卵巢功能,如放射治疗和化疗等。单独切除子宫而保留一侧或双侧卵巢者,不作为人工绝经。判定绝经,主要根据临床表现和激素的测定。围绝经期是妇女自生殖年龄过渡到无生殖能力年龄的生命阶段,包括从出现与绝经有关的内分泌、生物学和临床特征起至最后一次月经后一年。

绝经综合征指妇女绝经前后出现性激素波动或减少所致的一系列躯体及心理症状。人工绝经者更易发生绝经综合征。绝经综合征临床表现为月经紊乱、血管舒缩症状、自主神经功能障碍症状、精神神经症状、泌尿生殖道症状、骨质疏松、阿尔茨海默病以及心血管病变等。主要由于绝经前后卵巢功能衰退,随后下丘脑-垂体功能退化引起的。

绝经综合征是妇科常见病,其发生率高达82.73%。约70%患者有潮热汗出等血管舒缩症状,70%～80%妇女有月经改变,并伴有不同程度自主神经系统功能紊乱为主的症状,但症状较轻,一般不影响日常生活和工作。只有10%～20%患者可出现严重症状,不能坚持正常的工作和生活,生活质量明显降低,需要积极治疗。部分患者症状持续时间较短,可以自我控制,有些则反复出现症状长达5～10余年。

本病属于中医学"经断前后诸证"的范畴,又称"绝经前后诸证"。既往历代医籍未见本病相关专题论述,也无此病名,但有关本病的病因病机、临床表现及治疗论述较多,散见于"老年血崩""百合病""脏躁""郁证""老年经断复来"等病证中。

一、病因病机

中医学认为,肾在女性月经和胎孕的生理功能中起主导和决定作用。早在《素问·上古天真论》中的记载:"女子七岁,肾气盛,齿更发长,二七而天癸至,任脉通,太冲脉盛,月事以时下,故有子……七七任脉虚,太冲脉衰少,天癸竭,地道不通,故形坏而无子也。"指出妇女的发育与衰老,月经的来潮与终止及生殖能力的盛衰均与肾有关。肾藏精,《素问·六节藏象论》"肾者主蛰,封藏之本,精之处也",又《医贯·内经十二官论》"肾有二,精所舍也",肾精包括禀受于父母的先天之精,即生殖之精,如《灵枢·本神》"生之来,谓之精";又包括脾胃所化生的水谷之精,即脏腑之精,后天之精,如《素问·上古天真论》"肾者主水,受五脏六腑之精而藏之"。天癸是肾中精气充盛到一定阶段的产物。肾精所化之气为肾气,肾气的盛衰主宰着天癸的至与竭。冲脉为血海,任脉为阴脉之海,冲任二脉相滋,血溢胞宫,月经来潮。《临证指南医案》也指出:"经水根于肾,旺于冲任。"妇女进入绝经前后,肾精亏虚,冲任二脉逐渐亏少,天癸将竭,精气、精血不足,月经渐少以至停止,生殖能力降低以至消失,这是妇女正常生理的衰退过程。在这种特殊的生理状态下,引起绝经综合征的发病机制常与下列因素有关。

（一）肾虚为致病之本

肾为先天之本,藏元阴而寓元阳,静顺润下,为"五脏六腑之本、十二经脉之根"。《景岳全书》指出:"五脏之阴气非此不能滋,五脏之阳气非此不能发。"说明肾气对人体各脏腑、组织、经络的濡养和温煦作用是十分重要的。

妇女在绝经前后,肾气渐衰,天癸将竭,冲任二脉逐渐亏虚,精血日趋不足,肾的阴阳易于失调,进而导致脏腑功能失调。多数妇女通过脏腑之间的调节能顺利度过这段时期。部分妇女由于体质较弱,以及产育、疾病、营养、劳逸、手术创伤、社会环境、精神因素等方面的差异,不能适应和调节这一生理变化,引起肾气衰退过早、过快、过甚,出现一系列脏腑功能紊乱、阴阳平衡失调的证候。如肾阴不足,阴虚火旺,则出现潮热面红、烘热汗出、五心烦热、失眠多梦等症;肾阴虚精亏则出现头晕耳鸣、腰膝酸软、脚跟作痛;阴虚血燥则肌肤失润,阴部干涩失荣,血燥生风则皮肤感觉异常,或麻木,或瘙痒,或如虫爬;肾气不足,冲任失固则月经紊乱,或提前量多,或崩中漏下。亦可由肾阴损及肾阳,出现阴阳俱虚之证,症见畏风怕冷,时而潮热汗出,腰酸膝软,头晕耳鸣,健忘,夜尿频数等。综上所述,本病的病因病机主要责之于肾,肾虚为致病之本。

（二）肾虚导致肝、心受累

肾是他脏阴阳之本,肾脏的阴阳失调必然累及到肝、心多脏,从而使本病出现本虚标实、虚实夹杂的复杂证候。

1.肾虚肝郁

肾藏精,肝藏血,精血同源,故肝肾同源。肾在五行属水,肝在五行属木,水生木,肾水虚,水不涵木,肝失肾水滋养而易疏泄功能失调。肝失疏泄,出现肝气郁结、甚而化火的证候。

2.心肾不交

肾藏精主水,心属火主血脉,心血畅旺,肾精充沛,心肾相交,水火互济,阴阳平衡,则身体健康,情绪调节功能正常。如果出现肾阴精亏虚,肾水虚不能上济心火,心火独亢,出现心火亢甚的证候。

绝经综合征主要病因病机以肾虚为本,阴虚为主,可阴损及阳而致阴阳俱虚;或是肝、心受累,虚实夹杂,本虚标实。但因妇女一生经、孕、产、乳,数脱于血,往往是"有余于气,不足于血",所以临床上以肾阴虚证居多。

二、临床表现

（一）症状

绝经综合征的症状分近期和远期症状。

1.近期症状

(1)月经的改变:月经紊乱,如月经先期,量多或少,经期延长,崩漏,或月经后期,闭经。

(2)血管舒缩症状:潮热、汗出。约3/4的自然绝经或人工绝经妇女可以出现。潮热起自前胸,涌向头颈部,然后波及全身,少数妇女仅局限在头、颈和乳房。在潮红的区域患者感到灼热,皮肤发红,紧接着爆发性出汗。持续数秒至数分钟不等,夜间或应激状态易促发。此种血管功能不稳定可历时1年,有时长达5年或更长。

(3)自主神经功能障碍症状:常出现如心悸、眩晕、头痛、失眠、耳鸣等自主神经功能障碍症状。

(4)精神神经症状:围绝经期妇女往往感觉注意力不集中,并且情绪波动大。表现为激动易怒、焦虑不安或情绪低落、抑郁、不能自我控制情绪等情绪症状。记忆力减退也较常见。

2.远期症状

(1)泌尿生殖系统症状:绝经后才出现,如阴道干涩、烧灼感,性交疼痛,性欲改变,尿频尿急,或压力性尿失禁,反复泌尿道感染。

(2)骨质疏松:绝经后期可出现肌肉、关节疼痛,腰背、足跟酸痛,易骨折等。

(3)阿尔茨海默病:是老年性痴呆的主要类型。绝经后期妇女比老年男性罹患率高,可能与雌激素水平降低有关。

(4)心血管病变:绝经后妇女动脉硬化、冠心病较绝经前明显增加,可能与雌激素低下和雄激素活性增强有关。

(5)皮肤、乳房的变化:皮肤干燥、瘙痒、弹性减退;皮肤感觉异常,如麻木、针刺感、蚁走感、虫爬感;色素沉着亢进,出现老年色素斑;口鼻腔黏膜干燥及眼结膜干涩。乳腺萎缩、松懈等。

(二)体征

本病无特异性体征。妇科检查绝经后期可见外阴及阴道萎缩,阴道分泌物减少,阴道皱襞消失,宫颈、子宫可有萎缩。乳腺萎缩,皮肤出现老年色素斑。

三、治疗

绝经综合征症状群复杂、多样,症状轻重程度不一。患者个体生理和心理素质存在差异,以及发病前后人体内外环境因素影响的不同,所以应对患者的治疗方法进行个体化选择。绝经综合征中医证候往往寒热错杂、虚实并存,涉及多个脏腑,在治疗时一般要同时兼顾,把握脏腑、气血二者的关系,重在调补肾阴肾阳。轻、中度绝经综合征可以单纯中医药进行治疗,重度绝经综合征应予中西医结合治疗,待病情缓解之后再用中医药进行调理以巩固疗效。

绝经期妇女处于特殊的年龄阶段,心身失调是绝经综合征的突出特点之一。在治疗绝经综合征过程中,药物治疗可改善躯体症状,并不能完全解决患者的心理失调,因此心理治疗或中医情志治疗是必不可少的。通过心理治疗或中医情志治疗,可有效缓解患者抑郁、焦虑、恐惧等心理障碍,建立良好的心理状态,从而达到减轻或缓解绝经综合征诸多精神神经症状的目的。

(一)内治法

1.辨证治疗

(1)肾虚肝郁:绝经前后烘热汗出,伴情志异常(烦躁易怒,或易于激动,或精神紧张,郁郁寡欢);腰酸膝软,头晕失眠,乳房胀痛,或胁肋疼痛,口苦咽干;或月经紊乱,量少或多,经色红;舌淡红,苔薄白,脉弦细。

治法:滋肾养阴,疏肝解郁。

推荐方剂:一贯煎《续名医类案》。

(2)心肾不交:绝经前后烘热汗出,心悸怔忡,腰膝酸软,头晕耳鸣,心烦不宁,失眠多梦;或情志异常,或月经紊乱,量少,色红;舌红,苔薄白,脉细数。

治法:滋阴降火,补肾宁心。

推荐方剂:六味地黄汤《小儿药证直诀》合黄连阿胶汤《伤寒论》。

(3)阴虚火旺:绝经前后烘热汗出,心烦易怒;手足心热,面部潮红,口干便秘,懊恼不安,坐卧不宁,夜卧多梦善惊,月经先期、量少,色红质稠;舌红,少苔,脉细数。

治法:滋阴降火宁神。

推荐方剂:知柏地黄汤《景岳全书》加减。

(4)肾阴虚:绝经前后烘热汗出,腰膝酸软;头晕耳鸣,口燥咽干,失眠多梦,或皮肤瘙痒,尿少便干,月经周期紊乱,先期量少或量多,或崩漏;舌红,少苔,脉细数。

治法:滋肾养阴。

推荐方剂:左归丸《景岳全书》加减。

(5)肾阴阳俱虚:绝经前后时而畏风怕冷,时而潮热汗出;腰酸膝软,头晕耳鸣,健忘,夜尿频数,月经紊乱,量少或多;舌淡红或偏红,苔薄白或薄黄,脉沉细。

治法:阴阳双补。

推荐方剂:二仙汤《妇产科学》加减。

2.中成药

(1)六味地黄丸:滋阴补肾。适用于肾阴虚证。对改善绝经综合征患者因自主神经紊乱而出现的潮热、失眠、焦躁、情绪不稳、性欲减退、头痛、头晕、乏力、耳鸣等症状有显著疗效。小蜜丸,每次 9 g,每天2次,早晚分服。

(2)杞菊地黄丸:滋肾养肝。适用于肝肾阴虚证。治疗肝肾阴亏,眩晕耳鸣,羞明畏光,迎风流泪,视物昏花等症。大蜜丸,每次 1 丸;水蜜丸,每次 6 g;小蜜丸,每次 9 g,均每天 2 次。

(3)更年安片:滋阴清热,除烦安神。适用于肝肾阴虚证。治疗潮热汗出,眩晕,耳鸣,失眠,烦躁不安,血压不稳等症。片剂,每次 6 片,每天 3 次。

(4)坤宝丸:滋补肝肾,镇静安神,养血通络。适用于阴虚火旺证。治疗月经紊乱,潮热多汗,失眠健忘,心烦易怒,头晕耳鸣,咽干口渴,手足心热,四肢酸软,关节疼痛及血压波动等绝经综合征症状。丸剂,每次 50 粒,每天 2 次。连服用 2 个月或遵医嘱。

(5)坤泰胶囊:滋阴清热,安神除烦。适用于心肾不交证。能滋阴清热,安神除烦,益气养阴,疏肝解郁,显著改善自主神经功能失调症状,使绝大部分围绝经期症状得到缓解。胶囊,每次 4 粒,每天 3 次,连续服用 1 个月。

(6)女珍颗粒:滋肾宁心。适用于肝肾阴虚、心肝火旺证。能滋肾,宁心,可有效改善烘热汗出,五心烦热,心悸,失眠等绝经综合征症状。颗粒剂,冲服每次 6 g,每天 3 次,连续服用 1 个月。

(二)外治法

1.中医情志治疗

在辨证服用中药及中成药的基础上配合中医情志治疗,情志治疗操作规范如下。

(1)诱导尽吐其情,了解病结所在。就诊第 1 周医师与患者"一对一"进行交流 15～20 分钟,通过心灵交流,找出病结所在。

(2)悲胜怒,引导宣泄。对患者"数问其情"后,引导患者通过述说或哭的方式宣泄不良情绪(必要时可组织观看悲剧片 15～20 分钟)。在就诊的第一周完成"悲胜怒"治疗。治疗过程中医师或护士注意适当控制患者的情绪变化。

(3)喜胜悲忧,发挥情志正性效应。在"悲胜怒"治疗的第 2 周开始,通过组织患者观看喜剧片,诱导患者开怀而笑,喜胜悲忧,平衡不良情绪。每次 15～20 分钟,每 2 周 1 次,连续治疗 2 次。治疗过程中医师或护士也要注意适当控制患者的情绪变化。

2.中医五音体感治疗

中医音乐疗法源于阴阳五行学说,中医"五音疗疾"中的五音——角、徵、宫、商、羽,对应五行——木、火、土、金、水,内应人体五脏——肝、心、脾、肺、肾,体现人的五志——怒、喜、思、忧、恐。五音与五脏的联系密切,按照中医辨证论治思想对情志病中的怒伤肝证选角音,喜伤心证首选徵音,思伤脾证首选宫音,忧伤肺证首选商音,恐伤肾证首选羽音。

3.针灸

(1)体针:选取太溪、太冲、关元、神门、三阴交、心俞、肾俞、肝俞。方法:平补平泻。留针20～30 分钟,中间用小幅度捻转手法行针 2 次,每天针刺 1 次,连续 6 天,中间休息 1 天,连续 4 周为 1 个疗程。加减:腰痛甚者配委中以止腰背疼痛;烦躁易怒、失眠不寐配内关、神门以镇静安神;外阴干涩、瘙痒配会阴以养阴止痒;体倦乏力、食少纳呆、食后腹胀配脾俞、关元以补脾益气。

(2)腹针:中脘、下脘、气海、关元,中极、气穴(双)。患者平卧位,暴露腹部,先在腹部从上至下触诊确无阳性体征,取穴并做好标记,对穴位的皮肤进行常规消毒,采用一次性管针,避开毛孔及血管把管针弹入穴位,针尖抵达预计的深度后,留针 20 分钟,无须行针。开始每天治疗 1 次,连续 3 天,以后隔 3 天治疗 1 次,共治疗 4 周。

(3)灸法。①直接灸:月经过多者灸断红穴(经外奇穴,在手背第二、三掌骨间,即八邪穴之上都穴取穴),一次 3～5 壮,每天 1 次。②隔药灸:选用葫芦壳、茯苓皮、泽泻、牵牛子、首乌、三棱、莪术、槟榔、茵陈、山楂、决明子、莱菔子、生大黄,按等量配比,碾极细末,以黄酒调和成直径为 20 mm、厚 6 mm 的药饼。穴位选取神阙、大赫、足三里。操作:患者仰卧,药饼置于穴位上,药饼上置 1.5 cm 艾条,从底部点燃。如患者感觉温度过高,医师将药饼来回轻移至艾条燃尽。每穴 2 壮,每天 1 次,每周治疗 5 次,4 周为 1 个疗程。

(4)梅花针叩击治疗:足部常规消毒后,用梅花针叩击双足底的肾上腺、肾、脑垂体、甲状腺、生殖腺反射区各 1 分钟,心、肝反射区各 2 分钟。以皮肤轻度潮红而不出血,无明显疼痛为度。每天 1 次,1 周为 1 个疗程,中间间隔 1 天,继续下 1 个疗程。

(5)耳针:取子宫、内分泌、交感、神门、肝、皮质下等穴进行耳针。可达到补肝肾,镇静安神的目的。方法:患者端坐,选准穴位,耳郭常规消毒,用 0.6 cm×0.6 cm 的粘有王不留行籽的医用胶布固定于耳穴上,3 天换 1 次,两耳交替。治疗期间每天按压 3～4 次,按压至耳郭发热或者烧灼感为止。10 次为 1 个疗程,连续 3～6 个疗程。

4.穴位贴敷

选好以下 5 组穴位:①关元,肾俞;②肝俞,太冲;③心俞,气海;④中极,太溪;⑤三阴交,足三里。

方法:将普通胶布剪成 2 cm 大小,穴位局部皮肤用 75% 酒精消毒,待皮肤干燥后,将白芥子泥丸置于穴位上,外用胶布贴上固定,敷贴后 2～4 个小时局部出现灼热瘙痒感时即除去药丸及胶布,此时局部充血但无溃破,每次选 1 组穴,依次轮换选用,隔天 1 次,10 次为 1 个疗程。

5.推拿按摩

点按百会穴、天柱穴和肩井穴疏导经脉,使气血运行顺畅。点按气之会穴膻中,再从手腕至肘部推拿按摩肺经、心包经和心经 3～5 遍。接着从足内踝开始往上至膝部的推拿按摩,顺经脉推拿足太阴脾经,足厥阴肝经和足少阴肾经3~5遍,三阴交穴、血海穴和膻中内关穴点按3~5遍。治疗结束。

6.拔罐

背部操作:患者俯卧位,医者立于一侧,先用双手掌循经推按督脉及背部膀胱经3~5遍,再用拇指点按背俞穴2~3遍,以酸胀感为度。然后双手掌直擦摩督脉、膀胱经,横擦摩肾俞、命门、八髎,以透热为度。然后在按摩部位涂抹适量万花油或按摩乳等按摩介质,用闪火法将中号玻璃罐吸附在风门穴上,一手绷紧皮肤,一手扶住罐底,由内向外,由上而下,慢慢来回推移,至腰骶部。反复操作4~6次,至皮肤潮红或轻度瘀血,然后在八髎、肾俞、肝俞、心俞、脾俞等处留罐5~10分钟。腹部及下肢操作:患者仰卧,医师站在患者右侧,先在中脘、气海、关元、中极、大横、归来、气冲等穴位,以一指禅揉按和点穴法按压,并顺时针摩腹3分钟左右。双手拿大腿内侧,拇指按压血海、足三里、三阴交。然后在腹部涂抹上万花油或按摩油,用较小的吸附力把火罐吸附在腹部,顺时针走罐3分钟,以热量深透腹部为度。

7.穴位埋线

选取肾俞(双)、关元、三阴交(双)。肝肾阴虚型配肝俞(双),脾肾阳虚型配足三里(双)、脾俞(双)。每次治疗除关元穴必选外,其余穴位皆左右交替使用。操作:先将3-0号外科医用羊肠线剪成1.0 cm装入消毒液中浸泡备用。施治时,在穴位处皮肤常规消毒,选用8号注射针头,28号毫针(1.5寸长)作针芯。先将针芯向外拔出约2 cm,镊取一段约1.0 cm已消毒的羊肠线从针头斜口植入,左手拇指、食指绷紧或捏起进针部位皮肤,右手持针快速刺入穴内,并上下提插,得气后,向内推针芯,同时缓慢将注射针头退出,将羊肠线植入穴位深处,检查羊肠线断端无外露,无出血,按压针孔片刻,敷上创可贴。埋线区当天不得触水,以防感染,指导患者埋线2天后,每天睡前自行按压穴位10~20分钟。穴位埋线,左右交替,每周施治1次,连续4次。

(王爱霞)

第十节　功能失调性子宫出血

功能失调性子宫出血(简称功血)是指由于神经内分泌机制失常引起的异常子宫出血,需排除全身及内外生殖器官器质性病变存在,或指下丘脑-垂体-卵巢轴调节功能失常导致异常子宫出血,而非直接由全身及内外生殖器器质性病变引起的异常子宫出血。功血是妇科常见病,可发生于月经初潮至绝经间的任何年龄。临床主要表现为月经周期、经期、经量的异常,如月经周期长短不一、经期延长、经量过多或不规则阴道流血。临床分为无排卵性功血和排卵性功血两类,无排卵性功血约占80%,其中90%见于青春期和绝经前期,即生殖功能开始发育和衰退过程中生殖内分泌功能波动大的两个阶段,少数发生于生育期,如流产后、产后需要重新恢复排卵功能的阶段。无排卵性功血的特点为月经周期和月经量的异常,表现为月经周期紊乱、经期延长、经量多或淋漓不净。排卵性功血多见于育龄期妇女,常需与器质性病变相鉴别。其月经周期相对有规律,主要表现为月经周期缩短、经量异常增多、经期延长、经间期出血等。

功血属中医"崩漏""月经先期""月经过多""经期延长""经间期出血"范畴,排卵性功血和无排卵性功血均可伴见"不孕"。

一、病因病机

该病病因较为复杂,但可概括为虚、热、瘀三个方面;其主要发病机制是劳伤血气,脏腑损伤,血海蓄溢失常,冲任二脉不能约制经血,以致经血非时而下。常见有血热、肾虚、脾虚、血瘀等。

(一)血热

包括阴虚血热、阳盛实热、肝经郁热、湿热等。素体阴虚,或久病失血伤阴,阴虚内热,虚火内炽,扰动血海,加之阴虚失守,冲任失约,故经血非时妄行;失血则阴愈亏,冲任更伤,以致病情反复难愈。素体阳盛,感受热邪,或过服辛温香燥助阳之品,或素性抑郁,肝气郁久化火,或热伏冲任,扰动血海,迫血妄行。久居湿地,素体阳热,湿而化热,或过食湿热之品,湿热阻滞冲任,扰动血海而无以制约经血。

(二)肾虚

包括肾气虚、肾阴虚、肾阳虚等。少女禀赋不足,天癸初至,肾气稚弱,冲任未盛;育龄期因房劳多产伤肾,损伤冲任胞脉;绝经期天癸渐竭,肾气渐虚,封藏失司,冲任不固,不能调摄和约制经血。若房劳多产,经、乳数脱于血,肾阴亏损,则阴虚失守,虚火内生,扰动冲脉血海,迫血妄行。若体质虚寒,久病不愈,或过食寒凉耗阳之品,或房劳多产,伤及肾阳,阳虚火衰,胞宫失煦,不能制约经血。

(三)脾虚

素体禀赋弱,忧思过度,或饮食劳倦损伤脾气,脾气亏虚,统摄无权,冲任失固,不能约制经血而成崩漏。如《妇科玉尺·崩漏》云:"思虑伤脾,不能摄血,致令妄行"。

(四)血瘀

情志所伤,肝气郁结,气滞血瘀;或经期、产后余血未尽又感受寒、热邪气,寒凝热灼而致血瘀,瘀阻冲任,旧血不去,新血难安。也有因元气虚弱,无力行血,血运迟缓,因虚而瘀或久漏成瘀者。

该病病因可概括为:热、虚、瘀,三者或单独成因,或复合成因,或互为因果,最终导致冲任损伤,不能制约经血。

二、临床表现

(一)症状

无排卵性功血最常见的症状是子宫不规则出血,其特点是月经周期紊乱,经期长短不一,经量时多时少,甚至大量出血。有时停经数周或数月后阴道流血,往往出血较多;有时开始即阴道不规则流血,量少淋漓不净。出血量多或时间长者可继发贫血,短期大量出血可导致休克。

排卵性功血月经症状如下。

(1)黄体功能不足主要表现为月经周期明显缩短,月经频发。有的月经周期虽然在正常范围内,但卵泡期延长、黄体期缩短,可导致患者不易受孕或孕早期流产。或由于黄体过早衰退,不能支持子宫内膜,或子宫内膜反应不良,以至于经前数天即有少量出血,然后才有正常的月经来潮。

(2)子宫内膜不规则脱落多见于育龄期妇女,表现为月经周期正常,但经期延长,可长达9～10天,且出血量多。症状以经期延长为主,可伴出血量多。

以上两种功血,若病程日久,或出血量多时可出现头晕、乏力、易疲倦、心慌、气短、浮肿、食欲下降、失眠等虚弱症状。

(二)体征

妇科检查:子宫大小多属正常。

(三)常见并发症

1.贫血

病程久、出血量多时出现贫血,表现为头晕、乏力、易疲倦、心慌、气短、浮肿、食欲下降、失眠等。

2.失血性休克

失血性休克可见于大出血的无排卵性功血患者,表现为意识障碍,面色苍白,四肢冷,皮肤湿冷,口唇青紫,脉搏细数,血压低。

3.不孕

无排卵性功血患者小卵泡发育,但无卵泡成熟及排卵;排卵性功血患者黄体期孕激素分泌不足或黄体过早衰退,以致患者不易受孕。

4.盆腔炎

功血患者出血时间过长,容易并发盆腔感染,而致盆腔炎。

三、实验室和其他辅助检查

(一)妊娠试验

有性生活者应行妊娠试验,排除妊娠及妊娠相关疾病。

(二)血液学检查

包括血常规、凝血功能、血清铁蛋白检查,必要时需行骨髓穿刺检查,排除血液系统疾病。轻度贫血者,血红蛋白 $91 \sim 110$ g/L;中度贫血者,血红蛋白 $61 \sim 90$ g/L;重度贫血者,血红蛋白<60 g/L。感染者,白细胞计数$>10.0 \times 10^9$/L。

(三)激素测定

青春期无排卵性功血患者血中 FSH、LH 水平可稍低,血雌二醇(E_2)水平偏低或正常。绝经期无排卵性功血患者血 FSH、LH 可正常或稍高,血 E_2 水平可正常或稍高,血睾酮(T)水平可正常或略高。排卵性功血在 BBT 上升后第 7 天血中孕酮(P)水平偏低。测定血清催乳素水平及甲状腺功能排除其他内分泌疾病。

(四)B 型超声波

无排卵功血可见小卵泡发育,但无卵泡成熟及排卵;有排卵功血有卵泡发育,卵泡或成熟或不成熟,均有排卵。

(五)基础体温测定

无排卵性功血患者基础体温呈单相型曲线,提示无排卵;黄体功能不足的排卵性功血患者基础体温呈双相型者提示有排卵,但高温相持续小于 11 天;子宫内膜不规则脱落的排卵性功血患者基础体温高温相下降缓慢。

(六)阴道细胞学检查

无排卵功血表现为中、高度雌激素影响。

(七)宫颈黏液结晶检查

无排卵功血仅有羊齿植物状结晶,尤其是经前出现羊齿植物状结晶。有排卵功血经后为羊齿植物状结晶,排卵后及经前可见椭圆形结晶。

(八)诊断性刮宫

可了解子宫内膜有无病变,同时也可起到止血作用。年龄＞35 岁,药物治疗无效或存在子宫内膜癌高危因素的异常子宫出血患者,应行诊断性刮宫,明确子宫内膜病变。不规则阴道流血或大量阴道出血时可随时行诊断性刮宫,诊断性刮宫时必须搔刮整个宫腔,尤其是两个宫角,并注意宫腔形态、大小,宫壁是否平滑,刮出物性质和数量。疑有子宫内膜癌时行分段诊断性刮宫。

(九)子宫内膜活检

为了解卵巢排卵情况及黄体功能,应在经前期或月经来潮 6 小时内刮宫;若怀疑子宫内膜脱落不全,则应在月经来潮第 5 天刮宫。

无排卵功血子宫内膜的病理改变如下。

1.增殖期子宫内膜

见于月经周期后半期甚至月经来潮后,提示未排卵。

2.子宫内膜增生症

(1)单纯性增生(旧称腺囊型增生)。

(2)复杂性增生(旧称腺瘤型增生)。

(3)不典型增生:为癌前期病变。癌变率为 10％～15％,已不属于功血范畴。

3.萎缩型子宫内膜

萎缩型子宫内膜见于绝经期。

有排卵功血子宫内膜的病理改变:有排卵而黄体不健者分泌期子宫内膜落后于正常内膜 2 天以上,有排卵而黄体萎缩不全者月经来潮第 5 天子宫内膜仍有分泌相。

(十)宫腔镜检查

宫腔镜检查可提高宫腔病变如子宫内膜息肉、子宫黏膜下肌瘤、子宫内膜癌的诊断率。

(十一)腹腔镜检查

用以排除盆腔内器质性病变。

四、诊断要点

功血的诊断应采用排除法。主要依据病史、体格检查及辅助检查做出诊断。

(一)病史

详细询问患者的年龄、月经史、婚育史、避孕措施、激素类药物使用史,是否受环境和气候变化、精神紧张、劳累过度等因素的影响,或存在营养不良、代谢紊乱等因素。了解子宫出血的经过,如发病的时间,目前出血情况,出血前有无停经史及以往治疗经过(尤应注意以往内分泌治疗的情况),特别注意过去有无月经过多、月经频发、子宫不规则出血等病史。

(二)症状

1.无排卵性功血月经表现

(1)月经过多:周期规则,但经量过多(＞80 mL)或经期延长(＞7 天)。

(2)月经过频:周期规则,但短于 21 天。

(3)子宫不规则过多出血:周期不规则,经期延长,经量过多。

(4)子宫不规则出血:周期不规则,经期延长而经量正常。

2.排卵性功血的月经异常表现

主要为月经周期缩短,有时月经周期虽在正常范围内,但卵泡期延长,黄体期缩短,以致患者不易受孕或在孕早期流产。或表现为月经周期正常,但经期延长,长达9~10天,且出血量多。

(三)体格检查

1.一般情况

应注意患者的精神、营养、发育状况,有无贫血及其程度,第二性征、乳房的发育及毛发分布,有无泌乳等。

2.妇科检查

子宫大小多属正常。

(四)辅助检查

1.诊断性刮宫

结果显示分泌反应至少落后2天者,提示有黄体功能不足可能;在月经周期的第5~6天诊断性刮宫,显示子宫内膜仍呈分泌期反应,且与出血期及增生期内膜并存,提示有子宫内膜不规则脱落可能。

2.B超

了解子宫大小、形状、子宫内膜厚度,宫腔内有无赘生物及血块等,有助于排除其他疾病;动态观察卵泡发育、优势卵泡大小及排卵情况。

3.宫腔镜检查

可在宫腔镜直视下选择病变区进行活检,有助于诊断子宫内膜息肉、子宫黏膜下肌瘤及子宫内膜癌等宫腔内病变。

4.凝血功能测定

通过血小板计数,出、凝血时间,凝血酶原时间等了解凝血功能。

5.血红细胞计数及血红蛋白

了解贫血情况。

6.BBT测定

无排卵性功能失调性子宫出血BBT呈单相型,黄体功能不足者BBT呈双相型,但黄体期不足11天;子宫内膜不规则脱落者BBT呈双相改变,但下降缓慢。

7.宫颈黏液检查

经前宫颈黏液见羊齿植物状结晶,提示有雌激素作用但无排卵,见成排出现的椭圆体,提示有排卵。

8.阴道脱落细胞涂片检查

一般表现为中、高度雌激素影响。

9.女性生殖内分泌激素测定

血清孕酮为卵泡期低水平则提示无排卵;雌二醇可反映体内雌激素水平;催乳素及甲状腺激素有助排除其他内分泌疾病;高雄激素应考虑多囊卵巢综合征。

五、鉴别诊断

必须排除由生殖器官病变或全身性疾病所引起的子宫出血,应注意与下列疾病相鉴别。

(一)病理妊娠或妊娠并发症

如流产、异位妊娠、滋养细胞疾病、产后子宫复旧不全、胎盘残留等,可通过 HCG 测定、B 超检查或诊断性刮宫等协助鉴别。

(二)生殖道感染

如急性或慢性子宫内膜炎、子宫肌炎等,妇科检查可有带下增多,或子宫附件压痛。

(三)生殖道肿瘤

如子宫内膜癌、子宫肌瘤、卵巢肿瘤等,通过 B 超或诊断性刮宫可鉴别。宫颈病变可通过妇科检查结合宫颈细胞学检查、宫颈活检等有助鉴别。

(四)全身性疾病

血液病通过血液及骨髓检查可诊断;肝功能损害通过 B 超及肝功能检查有助于鉴别。甲状腺功能亢进或低下通过检测甲状腺功能有助于鉴别。

(五)性激素类药物使用不规范

含孕激素的避孕器,如节育器、阴道环、皮下埋置剂,由于持续释放低剂量孕激素,可使子宫内膜不规则脱落,表现为阴道不规则出血。

(六)生殖道损伤

妇科检查可诊断。

六、辨证治疗

功血的治疗应根据出血的缓急之势、出血时间的久暂、患者的年龄及体质情况等决定治疗方案。功血的一线治疗是药物治疗。出血期首先是止血,出血时间长者注意预防感染。根据青春期、育龄期、绝经期等不同阶段的特点,治疗目的之差异,进行个体化治疗。青春期及生育年龄无排卵性功血以止血、调整周期、促排卵为主;绝经过渡期功血以止血、调整周期、减少经量,防止子宫内膜病变为治疗原则。

出血期的治疗原则是急则治其标,缓则治其本,急缓指出血之势而言,对于异常出血,首当止血;非出血期的治疗,或调整月经周期至正常,或止血固冲。应结合病史,根据阴道出血期、量、色、质的变化及其全身证候辨明寒、热、虚、实;同时结合兼证及体质状况、舌脉特点,辨其病在何经何脏,或在气在血;患者的不同年龄阶段亦是功血辨证施治时的重要参考。血止后固本善后,即恢复正常的月经周期是治疗的关键,月经的调节是肾气-天癸-冲任-胞宫协调作用的结果。根据中医的基本理论辨证调经,采用中医药周期疗法,以恢复正常的月经周期。

(一)治崩三法

根据病情三法可单独使用,也可相兼使用。

1.塞流

即是止血。暴崩之际,急当止血防脱,首选补气摄血法。或大补元气,摄血固脱,或回阳救逆,固脱止血。血势不减者,宜输血救急。血势渐缓应按不同证型塞流与澄源齐头并进,采用健脾益气止血,或养阴清热止血,或养血化瘀止血治法。出血暂停或已止,则谨守病机,行澄源结合复旧之法。

2.澄源

即正本清源,根据不同证型辨证论治。切忌不问缘由,概投寒凉或温补之剂,专事止涩,致犯"虚虚实实"之戒。

3.复旧

即固本善后,调理恢复。但复旧并非全在补血,而应及时地调补肝肾、补益心脾以资血之源,安血之室,调经固本。视其病势,于善后方中寓治本之法。调经治本,其本在肾,故总宜填补肾精,补益肾气,固冲调经,使本固血充,则周期可望恢复正常。

(二)辨证论治

1.无排卵性功血

(1)肾阳虚具体如下。

证候特点:经血非时而下,淋漓不断,色淡质稀;面色晦暗,腰膝无力,畏寒肢冷,小便清长,浮肿,眼眶暗,五更泄泻,精神萎靡,性欲减退;舌淡暗,苔白滑,脉沉迟无力或弱。

治法:温肾固冲,止血调经。

推荐方剂:右归丸(《景岳全书》),止血加赤石脂,补骨脂,炮姜,艾叶。

基本处方:鹿角胶15 g(烊化),熟制附子9 g,肉桂6 g(冲服),杜仲15 g,枸杞子10 g,菟丝子15 g,熟地黄15 g,山茱萸12 g,山药10 g,当归10 g,赤石脂10 g,补骨脂10 g,炮姜9 g,艾叶10 g。水煎服,每天1剂。

加减法:出血量多、色淡、无块者,加党参20 g、黄芪20 g、菟丝子15 g以温肾止血。

(2)肾阴虚具体如下。

证候特点:经血非时而下,量少淋漓或量多,色鲜红,质稍稠;头晕耳鸣,腰膝酸软,口干舌燥,尿黄便干,五心烦热,失眠健忘;舌质红,少苔,脉细数。

治法:滋肾益阴,固冲止血。

推荐方剂:左归丸(《景岳全书》)合二至丸(《医方集解》)。

基本处方:熟地黄15 g,鹿角胶10 g(烊化),龟甲胶10 g(烊化),枸杞子10 g,山茱萸10 g,菟丝子12 g,怀山药10 g,牛膝10 g,女贞子10 g,墨旱莲10 g。水煎服,每天1剂。

加减法:出血量多加仙鹤草15 g、乌贼骨15 g以固涩止血;出血淋漓不断加生蒲黄15 g(包煎)、生三七粉3 g(冲服)以化瘀止血。

(3)脾虚具体如下。

证候特点:经血非时而下,量多,色淡,质清稀,暴崩之后,经血淋漓;面色苍白,精神萎靡,气短乏力,语音低微,小腹空坠,食欲缺乏;面浮肢肿,手足不温,便溏;舌淡体胖,边有齿痕,苔薄白,脉缓弱。

治法:补气健脾,摄血固冲。

推荐方剂:固本止崩汤(《傅青主女科》)去当归,加五倍子,海螵蛸,煅龙骨,煅牡蛎。

基本处方:党参15 g,白术15 g,黄芪15 g,熟地黄10 g,炮姜6 g,五倍子10 g,海螵蛸10 g,煅龙骨15 g(先煎),煅牡蛎15 g(先煎)。水煎服,每天1剂。

加减法:兼血虚者,加制首乌20 g、白芍15 g以养血止血;心悸失眠,加酸枣仁15 g、五味子10 g以宁心安神。

(4)虚热具体如下。

证候特点:经血非时而下,量少淋漓,或量多势急,色鲜红而质稠;伴见心烦失眠,面颊潮红,咽干口燥,潮热汗出,小便黄少,大便燥结;舌红,少苔,脉细数。

治法:养阴清热,固冲止血。

推荐方剂:保阴煎(《景岳全书》)加阿胶,海螵蛸,仙鹤草,藕节。

基本处方:生地黄 12 g,熟地黄 12 g,白芍 10 g,山药 10 g,续断 10 g,黄柏 9 g,黄芩 9 g,甘草 5 g,阿胶 10 g(烊化),海螵蛸 10 g,仙鹤草 15 g,藕节 10 g。水煎服,每天 1 剂。

加减法:心烦、失眠少寐,加柏子仁 15 g、酸枣仁 15 g、夜交藤 20 g 以养心安神,或加龟甲 20 g(先煎)、生牡蛎 20 g(先煎)、生龙骨 20 g(先煎)以重镇安神。

(5)实热具体如下。

证候特点:经血非时而下,量多如崩,或淋漓不断,色深红,质稠,有血块;口渴烦热,小腹或少腹疼痛,腹部拒按,面红目赤,渴喜冷饮,口苦咽干,小便黄或大便干结;舌红,苔黄,脉滑数。

治法:清热凉血,固冲止血。

推荐方剂:清热固经汤(《简明中医妇科学》)。

基本处方:黄芩 10 g,栀子 10 g,生地黄 15 g,地骨皮 12 g,地榆 10 g,藕节 10 g,阿胶 10 g(烊化),龟甲 15 g(先煎),生牡蛎 15 g(先煎),棕榈炭 10 g。水煎服,每天 1 剂。

加减法:热瘀互结,见腹痛有块,去棕炭、牡蛎,加益母草 20 g、枳壳 10 g、生三七粉 3 g(冲服)以加强活血化瘀,加夏枯草 10 g 以清热。

(6)血瘀具体如下。

证候特点:经乱无期,量时多时少,时出时止,经行不畅,色紫暗有块,质稠,小腹疼痛拒按,或痛经;舌质紫暗,有瘀点瘀斑,苔薄白,脉涩。

治法:活血化瘀,固冲止血。

推荐方剂:逐瘀止血汤(《傅青主女科》)。

基本处方:大黄 10 g,生地黄 10 g,当归 10 g,赤芍 15 g,牡丹皮 12 g,枳壳 12 g,龟甲 15 g(先煎),桃仁 12 g。水煎服,每天 1 剂。

2.排卵性功血

(1)肾气虚具体如下。

证候特点:月经先期,经期延长,量少,色淡暗,质稀;伴面色晦暗,腰膝酸软,性欲减退,夜尿频数;舌淡暗,苔薄白,脉沉细无力。

治法:补肾益气,固冲止血。

推荐方剂:归肾丸(《景岳全书》)。

基本处方:熟地黄 15 g,山药 12 g,山茱萸 12 g,枸杞子 12 g,当归 10 g,茯苓 10 g,菟丝子 15 g,杜仲 15 g。水煎服,每天 1 剂。

加减法:出血量多加党参 20 g、黄芪 20 g、白术 15 g 以补后天以益先天,补益肾气。

(2)脾虚具体如下。

证候特点:月经先期,经期延长,淋漓不断,量多,色淡,质稀;面色苍白,精神萎靡,神疲肢倦,气短懒言,小腹空坠,食少纳呆,便溏;舌淡胖,边有齿痕,苔薄白,脉细弱或缓弱。

治法:补气健脾,摄血固冲。

推荐方剂:固本止崩汤(《傅青主女科》)去当归,加五倍子,海螵蛸,龙骨,牡蛎。

基本处方:党参 15 g,白术 15 g,黄芪 15 g,熟地黄 10 g,炮姜 6 g,五倍子 10 g,海螵蛸 10 g,煅龙骨15 g(先煎),煅牡蛎 15 g(先煎)。水煎服,每天 1 剂。

加减法:出血量多、色淡、无块,加补骨脂 15 g、赤石脂 15 g、仙鹤草 15 g 以固涩止血。

(3)阴虚血热具体如下。

证候特点:月经先期,经期延长,量少,色鲜红,质稠;面颊潮红,五心烦热,潮热盗汗,心烦失眠,咽干口燥,小便黄少,大便燥结;舌红有裂纹,少苔,脉细数。

治法:养阴清热,固冲止血。

推荐方剂:两地汤(《傅青主女科》)合二至丸(《医方集解》)。

基本处方:生地黄15 g,地骨皮12 g,玄参12 g,麦冬10 g,阿胶10 g(烊化),白芍10 g,女贞子10 g,墨旱莲10 g。水煎服,每天1剂。

加减法:兼有瘀血,症见小腹疼痛,经行不畅,色暗有块等,加炒蒲黄15 g(包煎)、炒灵脂10 g、丹参10 g、赤芍10 g以活血化瘀止血。

(4)阳盛血热具体如下。

证候特点:月经先期,经期延长,量多,色深红,质黏稠;面红颧赤,口渴欲饮,小便短赤,大便干结;舌红,苔黄,脉滑数。

治法:清热凉血,固冲止血。

推荐方剂:清热固经汤(《简明中医妇科学》)。

基本处方:黄芩10 g,栀子10 g,生地黄15 g,地骨皮12 g,地榆10 g,藕节10 g,阿胶10 g(烊化),龟甲15 g(先煎),生牡蛎15 g(先煎),棕榈炭10 g。水煎服,每天1剂。

加减法:血热伤阴者,加墨旱莲15 g、玄参10 g以清热养阴;郁热互结,加牡丹皮15 g、赤芍15 g以凉血化瘀。

(5)肝郁血热具体如下。

证候特点:月经先期,经期延长,量或多或少,经行不畅,经色深红,质稠有块;烦躁易怒,小腹胀痛,口苦咽干,胁肋胀痛,小便黄,大便干结;舌红,苔薄黄,脉弦数。

治法:疏肝清热,凉血固冲。

推荐方剂:丹栀逍遥散(《女科撮要》)。

基本处方:当归10 g,白芍10 g,柴胡10 g,薄荷6 g,白术10 g,茯苓15 g,炮姜6 g,炙甘草5 g,牡丹皮15 g,焦栀子10 g。水煎服,每天1剂。

加减法:出血量多者,加地榆15 g、贯众15 g以清热凉血止血。

(6)血瘀具体如下。

证候特点:经血非时而下,量或多或少,时下时止,或淋漓不净,血色紫暗有块;质稠,小腹疼痛拒按,或痛经;舌质紫暗,舌有瘀点瘀斑,苔薄白,脉涩。

治法:活血化瘀,固冲止血。

推荐方剂:逐瘀止血汤(《傅青主女科》)。

基本处方:大黄10 g,生地黄10 g,当归10 g,赤芍15 g,牡丹皮12 g,枳壳12 g,龟甲15 g(先煎),桃仁12 g。水煎服,每天1剂。

加减法:瘀久化热,口干苦,血色红,量多,加黄芩10 g、地榆15 g、夏枯草10 g以清热凉血止血。

(7)湿热具体如下。

证候特点:经期延长或淋漓不断,或经间期出血,质黏稠;小腹疼痛,胸脘满闷,白带色黄秽臭,质黏稠;舌红,苔黄腻,脉滑。

治法:清热利湿,凉血止血。

推荐方剂:清肝止淋汤(《傅青主女科》)加减。

基本处方:牡丹皮12 g,黄柏10 g,当归10 g,白芍10 g,地黄10 g,黑豆10 g,香附9 g,牛膝

12 g,阿胶 10 g(烊化),大枣 6 g。水煎服,每天 1 剂。

加减法:湿重,加薏苡仁 20 g、泽泻 10 g 以利湿化浊;热重,加黄芩 10 g、大小蓟各 15 g、椿根皮 10 g 清湿热、凉血止血。

七、中成药

(一)出血期用药

1.益宫宁血口服液

补气养阴,固肾止血。用于功血气阴两虚证。每次 20 mL,每天 3 次。

2.益母草流浸膏

活血调经,用治血瘀之崩漏,经血淋漓不尽等。每次 5～10 mL,每天 3 次。

3.云南白药

有止血、抗炎、兴奋子宫等作用。用于治疗功血证属血热实证或气血瘀滞者。散剂,口服每次 0.2～0.3 g,每次不超过 0.5 g,4 小时服 1 次,可视出血情况连服多次。胶囊剂,口服每次 0.25～0.5 g,每天 4 次。

4.紫地宁血散

清热凉血,收敛止血。用于功血血热证。每次 8 g,每天 3～4 次,凉开水或温水调服。

5.宫宁颗粒

化瘀清热,止血固经。用于瘀热证所致的月经过多、经期延长;宫内节育器引起出血不良反应见上述证候者。温开水冲服。每次 1 袋,每天 3 次,饭后服用。用于经期过长、月经过多,于月经来潮前 1～3 天开始服用,服用 5～7 天有效者服用 3 个月经周期可防止复发。

6.归芪益气养血口服液

益气养血,调补肝肾。用于气血虚弱,肝肾不足所致的月经量多,经期延长,经行小腹隐痛。口服,每次 10～20 mL,每天 2 次。糖尿病患者慎用,孕妇禁用。

7.妇康宁片

调经养血,理气止痛。用治气滞血瘀崩漏等。每次 4 片,每天 2～3 次。

(二)非出血期用药

1.紫河车胶囊

温肾补精,益气养血。用于功血肾精不足,或虚劳消瘦,骨蒸盗汗,咳嗽气喘,食少气短。温黄酒或温开水送服,每次 15 粒,每天 2 次。

2.鹿胎膏

补气养血,调经散寒。用于气血不足,虚弱消瘦,月经不调,行经腹痛,寒湿带下。口服,每次 10 g,每天 2 次,温黄酒或温开水送下。孕妇忌服。

3.复方阿胶浆

补气养血。用于功血气血两虚,头晕目眩,心悸失眠,食欲缺乏及白细胞减少症和贫血。每次 20 mL,每天 3 次。

4.定坤丹

滋补气血,调经舒郁。用于功血气血两虚兼有郁滞者。大蜜丸 9 g,每次半丸至 1 丸,每天 2 次。

5.四物合剂

养血调经。用于血虚所致的面色萎黄、头晕眼花、心悸气短及月经不调。口服,每次 10～15 mL,每天 3 次。

6.乌鸡白凤口服液

补气养血,调经止带。用于功血气血两虚型。每次 10 mL,每天 2 次。

7.生脉饮

益气复脉,养阴生津。用于功血气阴两伤型。实证、实热之邪未尽及表证未解者禁用。每次 10 mL,每天 3 次。

8.归脾丸

益气健脾,养血安神。用于心脾气虚型功血出血期,或用于止血后调理。水蜜丸,每次 6 g,每天 3 次。大蜜丸 9 g,每次 1 丸,每天 3 次。

八、外治法

(一)针灸

1.体针

取穴:关元,隐白,足三里,三阴交。操作方法:用毫针针刺上述穴位,针用平补平泻手法,留针 30 分钟;隐白穴用温针灸,灸 2 壮。每天 1 次,10 次为 1 个疗程,疗程间休息 3 天。

2.腹针

针刺冲脉配关元,取关元、气海旁开 5 分,左右各取一点。常规消毒后,取 0.4 mm×75 mm 毫针,垂直快速刺入皮肤后,缓缓进针,根据患者胖瘦不同进针 1.5～2.5 寸,当患者出现强烈针感后停止进针,不提插,禁乱捣,可轻微小幅度捻转或弹针以加强刺激。要求针感下传至整个下腹部,有时向会阴部放散,甚至双侧腰骶部出现酸麻胀痛感。强烈时感觉整个下腹部、双侧腰部、骶和会阴部有明显抽搐感。出现此种现象后立即停止进针,留针 30～40 分钟,可获最佳效果。每天 1 次,7 次为 1 个疗程。

3.经外奇穴

针刺"断红"穴,"断红"穴是经外奇穴,位于手指第 2、3 掌指关节间前 1 寸,相当于八邪穴之上都穴。患者取仰卧位或坐位,两手掌面向下,自然半屈状态,常规消毒后,取 3.5 寸毫针,沿掌骨水平方向刺入皮肤后,缓慢进针 1.5～2 寸,平补平泻法,使针感向上传导,上升至肩部为好,出现强烈针感后,停止进针,留针 20～25 分钟。每天针刺 2 次。

4.耳针

取穴:子宫、卵巢、内分泌、肝、肾、神门。操作:每次选用 3～4 个穴,每天或隔天 1 次,中等刺激,留针 30～60 分钟,也可耳穴埋针。

5.艾灸

(1)艾灸隐白穴:把艾条做成米粒大小圆锥形 6 炷,分别置于两足隐白,点燃,待快燃尽时用拇指按压艾炷,每天灸 3～4 次。待出血停止后可再继续灸 1～2 天。

(2)艾灸百会、隐白、关元、八髎:崩者在针刺完毕后用艾条悬灸百会、隐白、关元各 30 分钟;对于漏者必用重灸法,在灸百会、隐白、关元的基础上重灸八髎,即用 5 根艾条捆在一起重灸八髎,以局部皮肤充血起红晕、小腹有温热感为度。每天艾灸 1 次,至血止。

(二)穴位注射

1.断红穴

患者取坐位或平卧位,双手半握拳,取断红穴注射。断红穴位于 2、3 掌骨间,指端下 1 寸。先针后灸,有减少血量的作用。取 0.5～2 mL 酚磺乙胺 1 支,用 5 mL6 号针注射器抽取酚磺乙胺 1 mL,常规消毒后刺入穴位,待针下有酸、麻、胀等得气感后,回抽无血后将药液注入,每穴 0.5 mL。一般在注射后 2 小时后流血量明显减少或停止,个别患者至次日方见效。一般 1 次即可,流血量较多、注射 1 次后血不止者,次日再注射 1 次。

2.常规穴位

子宫穴(耳穴)、内分泌(耳穴)、关元、肾俞(双侧)、三阴交。随症加减:实热加血海、水泉;阴虚加内关、太溪;气虚加脾俞、足三里;虚脱加百会、气海。药物:酚磺乙胺注射液、参麦注射液。方法:用 10 mL 注射器,5 号半注射针头,抽取酚磺乙胺注射液 4 mL,参麦注射液 4 mL,共得复合注射液 8 mL。在常规穴位局部消毒后,子宫(双侧)各注射 0.1 mL,内分泌(双侧)各注射 0.1 mL,三阴交穴各注射 0.3 mL,关元穴注射 1 mL,肾俞(双侧)各注射 3 mL,每天 1 次,15 次为 1 个疗程。共 4 个疗程。

3.耳穴压豆

主穴:子宫、卵巢、脑点、肝、脾、肾。配穴:内分泌,膈穴。方法:选光滑饱满的王不留行籽贴在 0.5 cm×0.5 cm 的胶布中心,用血管钳送至耳穴,贴紧后加压力,患者感到酸、麻、胀痛或发热或躯体有经络传感为度。两耳轮隔天交换治疗 1 次。嘱患者每天饭后、睡前、起床后自行按压所贴穴位 1 次,按压约 15 分钟左右,10 次为 1 个疗程。

4.穴位敷贴

取穴:耳穴子宫、卵巢、输卵管、盆腔、皮质下、内分泌、肾上腺、神门、脑干、肝、脾、胃、肾。将王不留行籽用胶布贴压于上述耳穴,每次按压 3～5 分钟,每天 3～4 次,出血重者,隔天换药,换药 3～5 次后改为每周 1 次。双耳交替。连续 1～4 周有效。

九、预后与转归

青春期以无排卵性功血多见,患者多数随年龄增长,性腺轴功能将会逐渐发育成熟,其间经过适当的治疗,最终可建立正常排卵的月经周期,少数患者病程长,药物治疗反应差则难以治愈,或易由某些诱因而复发。

育龄期无排卵性功血患者主要为对症止血、恢复或建立正常排卵周期,有生育要求者,必要时促排卵治疗,一般多能见效;严重的无排卵性功血,应注意饮食和激素的使用。过多食用饱和脂肪酸食物会刺激雌激素的过度分泌,同时晚婚、晚育、无正常婚育、哺乳期短、环境污染等多种因素,都往往使女性长期受到雌激素的影响。子宫内膜受到长期的雌激素刺激,有可能导致子宫内膜增生和子宫内膜癌的发病增多或年龄提前。育龄期有排卵性功血多表现为经期延长或经间期出血,排除身体器质性病变后,多有自愈趋势,预后较好。

围绝经期功血病程相对较短,以止血及对症治疗,促进顺利绝经为主,疗效一般尚可,但该时期也是恶性病变的高发阶段,应加强监测,否则预后一般。

十、预防与调护

(一)预防

重视经期卫生,尽量避免或减少宫腔手术,及早治疗月经过多、经期延长、月经先期等出血倾向的月经病,防止发展为功血。

(二)调护

1.生活调护

(1)阴道出血量多时,应卧床休息,不宜进行剧烈运动和重体力劳动。注意观察阴道出血量、色、质及伴随症状的变化,观察血压、脉搏等情况,防止亡血伤阴,出现虚脱危候。

(2)出血期间禁止性生活或游泳,注意阴部清洁,防止下生殖道感染。

(3)注意保暖,避免淋雨或感寒,注意劳逸结合,保证充足睡眠时间,不熬夜。

(4)平时应采取有效的避孕措施,避免或减少宫腔手术次数。

2.饮食调养

宜高蛋白富于营养食品,忌辛辣燥热和寒凉之品,宜进食补气养血之品。以下食疗可供参考。

(1)鲜河蚌肉白果仁汤:鲜河蚌肉 60 g,白果仁 15 g,黄芪 15 g,党参 12 g,血余炭 10 g(布包),红糖适量,炖汤服。每天 1 剂,共服 7～8 剂。用于功血气不摄血证。

(2)乌鸡桂圆肉汤:乌鸡 1 只,去毛和内脏后洗净。当归、熟地黄、桂圆肉、白芍各 5 g,炙甘草 10 g,洗净后塞入鸡膛内,一起放入砂锅中用文火蒸煮 1.5 个小时。食肉,喝汤。用于功血表现为月经周期缩短,月经量多、色淡、清稀,倦怠,惊悸,小腹下坠感者。

(3)老丝瓜茶:白茅根 15 g,老丝瓜 9 g,墨旱莲 9 g,煎水代茶饮。每天 1 剂,连服 4～5 天。用于功血血热妄行证。

(4)炒鲜芹菜莲根:鲜芹菜 120 g,鲜藕 120 g,洗净后切成小块,锅中加入生油 15 g 后加热,放入芹菜和藕,加适量盐,炒 5 分钟,再加味精适量即成。用于功血周期缩短,月经量多、色紫、质黏稠者。

(5)黑木耳糖水:黑木耳 30 g,用微火炒制出木耳香气后,加入 500 mL 水,煮好后同砂糖 15 g 调和,喝汤食木耳。用于功血月经量多,过时不止,色暗或紫,黏稠,偶有血块。腰腹胀痛,烦躁,口渴,尿黄者。

(6)益母草鸡蛋汤:益母草 50～60 g,香附 15 g,鸡蛋 2 个,加水适量同煮,熟后剥去蛋壳取蛋再煮片刻,去药渣,吃蛋饮汤。每天 1 剂,连服 4～5 天。用于功血气滞血瘀证。

(7)木耳藕节猪肉炖冰糖:木耳 15 g,藕节 30 g,冰糖 15 g,猪肉 100 g,同放入砂锅中,加水炖熟。每天 1 剂,分 2 次服用,连服 5～7 剂。用于功血肝肾阴虚证。

(8)醋豆腐:醋 100 mL 和豆腐 150 g 同煮。饭前一次吃完。每天 1 次,连服 7～10 天。忌辛辣刺激性食物。

3.精神调理

避免精神刺激,保持心情舒畅,积极乐观向上。

(王爱霞)

第十一节 乳腺增生症

乳腺增生症是临床上最常见的乳房疾病,其发病率占乳房疾病的 75% 以上,本病好发于 25~45 岁的中青年妇女,以乳房疼痛伴有肿块为临床特点,有一定的癌变率,尤其是非典型增生被认为是癌前病变。乳腺良性肿瘤中最常见的乳腺纤维瘤,多见于 25 岁左右青年女性,以乳房无痛性肿块、活动好为临床特点。

乳腺增生症属于中医乳癖范畴。乳腺纤维瘤属于中医"乳核"范畴。上述乳房疾病与中医气滞血瘀有明显的相关性。合理运用活血化瘀方药对乳腺增生症有很好的疗效和预防其癌变作用。对不适合手术的乳腺纤维瘤患者采用中药治疗亦具有一定的疗效。

一、病因病机

肿块性乳房疾病,多因忧思郁怒,肝脾受损,气滞痰凝;或肝肾不足,冲任失调所致。

(一)七情失调

七情失调是乳腺病发病的重要因素。情志不遂,或急躁恼怒,导致肝气郁结,气机阻滞于乳房胃络,经脉气血阻滞运行不畅,不通则痛;肝气郁久化热,热灼津液为痰,气滞痰凝血瘀即可形成乳房肿块。

(二)劳倦内伤

禀赋不足,或劳欲过度,导致肝肾不足,冲任失调,致使气血瘀滞,而致乳房结块、疼痛,常伴月经不调。

二、临床表现

两侧乳房胀痛或刺痛,可累及一侧或两侧乳房,以一侧偏重多见,疼痛严重者不可触碰,影响日常生活及工作。疼痛以乳房肿块处为主,可向患侧腋窝、胸胁或肩背部放射;有些则表现为乳头疼痛或痒。肿块可发于单侧或双侧乳房内,单个或多个,好发于乳房外上方。肿块形状有片块状、结节状、条索状、颗粒状等,其中以块状为多见。肿块边界不明显,稍硬韧,能推动,与周围组织无粘连,常有触痛。肿块大小不一,小的像枣,大的像核桃,每遇生气、心烦发怒,精神紧张或劳累后肿块增大。

三、诊断要点

(1)多见于青中年妇女,常伴有月经失调、流产史。常同时或相继在两侧乳房内发生大小不一肿块,其形态不规则,或圆或扁,质韧,分散于整个乳房,或局限乳房一处。

(2)肿块与周围组织分界不清,与皮肤无粘连,推之移动,腋下淋巴结不肿大。常感乳房胀痛,在月经前 3~4 天更甚,经后痛减或消失。有时乳头溢出黄绿色、棕色或血性液体。

(3)相关检查:B 超可显示乳腺增生部位不均匀的回声区,以及无回声的囊肿。查 X 线造影示:各级乳管失去正常树枝样结构,管网大小不均、紊乱和异位,大乳管有囊状扩张,但无充盈缺损。乳头溢液者取分泌物做涂片检查,可帮助排除癌变可能。对疑为癌变肿块应取活体组织做病理切片检查。

四、证候分型

(一)肝郁痰凝型

乳房胀痛或刺痛,乳房肿块随喜怒消长,伴胸闷胁胀,善郁易怒,失眠多梦,舌质淡红,苔薄白,脉弦和细涩。

(二)冲任失调型

乳房肿块或胀痛,经前加重,经后缓减,伴腰酸乏力,神疲倦怠,头晕,月经先后失调,量少色淡,甚或经闭,舌淡,苔白,脉沉细。

五、治疗

(一)内治

1.肝郁痰凝证

治法:疏肝解郁,化痰散结。

方药:逍遥蒌贝散加减。常用柴胡、当归、白芍、瓜蒌、山慈菇、丹参、郁金、茯苓、牡蛎、浙贝母、半夏、玄参等。

2.冲任失调证

治法:调摄冲任。

方药:二仙汤合四物汤加减。常用仙茅、淫羊藿、当归、巴戟天、黄柏、知母、熟地黄、川芎、白芍、香附等。

3.血瘀痰凝证

治法:疏肝活血,化痰散结。

方药:逍遥散合桃红四物汤加减。常用柴胡、当归、白芍、丹参、川芎、莪术、三棱、乳香、没药、郁金、茯苓、山慈菇、海藻、瓜蒌等。

(二)推拿治疗

1.治则

疏肝理气,调畅气机。肝气郁结治以疏肝理气,散结;气滞血瘀治以行气活血,散结;肝肾不足治以滋补肝肾,调摄冲脉。

2.手法

按法、揉法、擦法、振法、拿法等。

3.取穴

膈俞、肝俞、肾俞、膻中、三阴交、曲池、合谷等。

4.操作方法

(1)患者仰卧位,术者位于其一侧,先用食、中及无名指并拢,从天突下沿胸骨向下至剑突,上下往返按揉治疗3~5分钟,继之按揉中府、云门、膻中、乳房、乳根诸穴,反复操作2~3分钟。然后用掌揉法施于乳房周围,反复操作2~3分钟,再用掌振法施于乳房及其周围,持续治疗3~5分钟。

(2)患者俯卧位,术者位于一侧,先施于脊背部沿两侧膀胱经路线,从上而下反复操作3~5遍。然后用双手拇指分别按揉两侧厥阴俞、膈俞、肝俞诸穴,反复按揉2~3分钟,均以有酸胀为度。

（3）患者坐位，术者位于一侧，先用掌平推法施于前胸部，沿肋间隙由内向外平推，先一侧，后另一侧，反复平推各 1～2 分钟。继之术者转至背后用双手掌擦法分别于两侧胁肋由后向前斜擦，上下往返操作3～5 遍，并用食、中两指点揉期门、章门穴片刻，以酸胀感为度。再拿按曲池、合谷、内关、三阴交、阴陵泉诸穴，点揉太冲，反复治疗 2～3 分钟，均以酸胀感为佳。

（于菲菲）

第十二节 盆 腔 炎

盆腔炎指女性上生殖道及其周围组织的炎症，主要包括子宫内膜炎、输卵管炎、输卵管卵巢脓肿、盆腔腹膜炎等，最常见的是输卵管炎、输卵管卵巢炎。以小腹或少腹疼痛拒按或坠胀，引及腰骶，或伴发热、白带增多等为主要表现。按其发病过程、临床表现可分为急性盆腔炎与慢性盆腔炎两种。

一、病因病机

中医认为该病多因先天禀赋不足、平时养护不慎、阴户不洁或劳倦过度、外邪入侵所致。如《妇人良方》载："妇人月经瘀塞不通，或产后余血未尽，因而乘风取凉，为风冷所乘，血得冷则为瘀血也。瘀血在内，则时时体热面黄。瘀久不消，则为积聚癥瘕矣。"

二、诊断

（一）急性盆腔炎

1.典型临床表现

有急性感染病史，下腹隐痛、肌肉紧张、有压痛及反跳痛，伴有心率快、发热，阴道有大量脓性分泌物。病情严重时可有高热、头痛、寒战、食欲缺乏、大量的黄色白带有味、小腹胀痛、压痛、腰部酸痛等；有腹膜炎时出现恶心、腹胀、呕吐、腹泻等；有脓肿形成时，可有下腹包块及局部压迫刺激症状，包块位于前方可有排尿困难、尿频、尿痛等，包块位于后方可致腹泻。

2.体征

子宫常呈后位，活动受限或粘连固定。若为输卵管炎，则在子宫一侧或两侧触到增粗的输卵管，呈条索状，并有轻度压痛。若为输卵管积水或输卵管卵巢囊肿，则在盆腔一侧或两侧摸到囊性肿物，活动多受限。若为盆腔结缔组织炎时，子宫一侧或两侧有片状增厚、压痛，宫骶韧带增粗、变硬、有压痛。

3.妇科检查

阴道、宫颈充血，有大量脓性分泌物，宫颈举痛明显。子宫压痛，活动受限，输卵管炎时可触及子宫一侧或两侧条索状增粗，压痛明显。结缔组织炎时，子宫一侧或两侧片状增厚，宫骶韧带增粗，触痛明显。盆腔脓肿形成时，可触及边界不清的囊性肿物，压痛。

4.血常规检查

白细胞 10×10^9/L 以上，以中性粒细胞升高为主。

5.B超检查

示盆腔内有渗出或炎性包块。

根据以上五点即可诊断为急性盆腔炎,如后穹隆穿刺抽出脓液,即可进一步确诊。有条件者可作血、宫颈分泌物培养或脓液培养,查明病原体,为临床诊断和治疗提供帮助。

(二)慢性盆腔炎

根据病史、典型的症状和体征,一般即可做出慢性盆腔炎的诊断。

1.主要症状

腰骶部疼痛或下腹痛,或因长时间站立、过劳、性交或经前期加重,重者影响工作。或有白带增多、月经紊乱、经血量多、痛经、输卵管阻塞、不孕等。日久或有体质虚弱,精神压力大,常合并神经衰弱。

2.主要体征

子宫多后倾、活动受限或粘连固定,或输卵管增粗压痛,或触及囊性包块,或子宫旁片状增厚压痛等。

三、治疗

(一)中药治疗

1.辨证论治

(1)瘀热互结(多见于慢性盆腔炎急性发作或急性盆腔炎):发热或高热,小腹疼痛拒按,痛有定处,或经行不畅,或量多有块,带下量多如脓,臭秽,尿黄便秘。舌质暗红有瘀斑,苔黄,脉滑数或弦数。

主要治法:清热解毒,活血化瘀。

推荐方剂:五味消毒饮(出自《医宗金鉴》)合血府逐瘀汤(出自《医林改错》)加减。

推荐处方:金银花、野菊花、蒲公英、紫花地丁、天葵子、桃仁、红花、当归、生地黄、枳壳、赤芍、柴胡、桔梗、川芎、牛膝、生甘草。

(2)湿热血瘀(多见于慢性盆腔炎急性发作或急性盆腔炎):低热,小腹疼痛灼热感,带下量多色黄质稠,或赤黄相兼,小腹胀痛,口苦,口干不欲饮,小便混浊,大便干结,舌暗红,苔黄腻,脉弦滑或弦数。

主要治法:清热祛湿,活血化瘀。

推荐方剂:四妙丸(出自《成方便读》)合桃红四物汤(出自《医宗金鉴》)加减。

推荐处方:苍术、黄柏、牛膝、生薏苡仁、桃仁、红花、当归、生地黄、赤芍、川芎。

(3)冲任虚寒(常见于慢性盆腔炎):小腹冷痛,喜暖喜按,带下量多、色白质稀,畏寒肢冷,舌质淡,苔薄白,脉沉细。

主要治法:温经化瘀,调理冲任。

推荐方剂:艾附暖宫丸(出自《仁斋直指附遗》)加减。

推荐处方:艾叶炭、香附、吴茱萸、肉桂、当归、川芎、白芍、生地黄、黄芪、续断、莪术、炮甲片。

2.中成药

(1)少腹逐瘀颗粒:由小茴香、干姜、延胡索、没药、当归、川芎、官桂、赤芍、蒲黄、五灵脂等组成。功效:活血祛瘀,温经止痛,适用于寒瘀阻络证。一次1袋,一天3次。

(2)桂枝茯苓丸:由桂枝、茯苓、牡丹皮、桃仁、芍药各等分组成。功效:化瘀生新,调和气血,适用于慢性盆腔炎盆腔有包块者。一次 1 丸,一天 2 次。

3.中药保留灌肠

可选用酒大黄、蒲公英、败酱草、红花等中药,将一剂中药浓煎 100 mL,每晚睡前保留灌肠,药液温度以 39～41 ℃为宜。

(二)针灸治疗

以病痛局部穴为主,结合循经及辨证取穴。以任脉、足太阴经腧穴为主。主穴:带脉、归来、天枢、中极、关元、三阴交、次髎。配穴:瘀热互结加血海、膈俞、太冲;湿热下注加蠡沟、阴陵泉。耳针穴位:子宫、内分泌、卵巢、盆腔、内生殖器、皮质下。

操作:毫针刺,天枢、中极、三阴交、血海针刺得气后可接脉冲电针治疗仪,疏密波,强度以患者能耐受舒适为度。冲任虚寒配合相应的灸法。可用皮肤针叩刺腰骶部足太阳经、夹脊穴和下腹部相关腧穴、侧腹部足少阳经腧穴,中度刺激,以皮肤潮红为度。耳穴毫针中度刺激,也可埋针或王不留行籽贴压,两耳交替。

(于菲菲)

第十三节　阴　道　炎

阴道炎是指阴道黏膜及黏膜下结缔组织的炎症,是妇科常见疾病,各年龄组均可发病。正常健康妇女由于解剖及生理生化特点,阴道对病原体的侵入有自然防御功能。当阴道的自然防御功能遭到破坏,则病原体易于侵入,导致阴道炎症。外阴阴道与尿道、肛门毗邻,局部潮湿,易受污染;生育年龄妇女性活动较频繁,且外阴阴道是分娩、宫腔操作的必经之道,容易受到损伤及外界病原体的感染;绝经后妇女及婴幼儿雌激素水平低下,局部抵抗力下降,也易发生感染。

阴道炎临床常见的有滴虫阴道炎(trichomonal vaginitis,TV)、外阴阴道假丝酵母菌病(vulvovaginal candidiasis,VVC,亦称外阴阴道念珠菌病)、细菌性阴道病(bacterial vaginosis,BV)、老年性阴道炎。

阴道炎属于中医学的"带下病""阴痒"等病范畴。

一、病因病机

(一)滴虫阴道炎的病因病机

本病主要多因湿邪为病,湿热蕴结,虫蚀阴中所致。

1.湿热下注

湿热之邪有内外之分。如久居湿地等致湿邪外侵,郁而化热,或经期、产后,湿热邪毒乘虚而入,此为外感湿热。若素体脾气虚弱,或肝气郁结,木旺乘脾土,脾失健运,水湿内留,停注下焦,蕴而化热,则为内生湿热。湿热蕴结,任带不固,则带下增多、色黄。下焦湿热,膀胱失约则并发淋证。

2.肾虚湿盛

湿邪浸淫日久成毒,素体不足或久病、房劳多产致肾气亏虚,气化失常,水湿内停,而致湿邪蕴积下焦,湿腐生虫,或摄生不慎,虫邪直犯阴器,虫蚀阴中则阴痒。

(二)外阴阴道假丝酵母菌病的病因病机

本病多因湿浊蕴结,感染邪毒所致。

1.湿浊蕴结

郁怒伤肝,或忧思不解,损伤脾气,运化失常,水谷之精微聚而成湿,流注下焦;或因久居湿地,感受湿邪,湿浊蕴结,流溢下焦,则带下黏着,犯及阴部,湿腐生虫而阴痒;或摄生不慎,忽视卫生,虫体邪毒直犯阴器致阴痒。

2.肝肾阴虚

房劳产众,久病或孕后阴血亏虚,肝肾不足,不能濡养窍道,湿邪乘虚而入,湿浊下注,湿腐生虫而致带下、阴痒之症。故临床上消渴及妊娠者易屡患此疾。

(三)细菌性阴道病的病因病机

本病的发生,中医多责之于肝、脾、肾三脏及风、寒、湿、热之邪。

1.肝肾阴虚

外阴、阴道为经络丛集之处,宗筋聚集之所。肝藏血,主筋;肾藏精,主前后二阴。若素体肝肾不足,或房劳过度,或育产频多,精血耗伤;或七七之年,肾阴亏虚,天癸竭绝,阴精耗伤,阴血不足,不能濡养阴户,而致阴痒。张三锡《医学准神六要·前阴诸病》云:"瘦人燥痒,属阴虚坎离为主。"

2.肝经郁热:

足厥阴肝经绕阴器,若内伤七情,肝郁气滞,郁久化热,热灼经络。肝郁克脾,脾虚湿盛,湿热蕴结,注于下焦,直犯阴部,而生阴痒、带下等证。《校注妇人良方·妇人阴痒方论》薛己按:"妇人阴内痒痛,内热倦怠,饮食少思,此肝脾郁怒,元气亏损,湿热所致。"

3.湿热下注

湿热为病,有内生和外感之分。内生者多与脾虚肝郁或恣食膏粱厚味有关。外感者,常因经行产后胞室空虚,湿热之邪乘虚而入。

(四)老年性阴道炎的病因病机

本病主要发病机制为肝肾阴虚,湿热下注。

1.肾阴亏虚

年老体衰或手术切除卵巢后,精血不足,肝肾亏虚,冲任虚衰,带脉失约,津液渗漏于下则带下量多。阴虚火旺,灼伤脉络,迫血外出,则带下夹血,阴中灼热而痛。阴血不足,阴窍失养,生风化燥则阴痒。

2.湿热下注

年老精血亏虚,阴窍失养,湿邪乘虚而入,或脾虚湿阻,与体内虚火相胶结,湿热下注而致带下、阴痒、淋证等诸病。

二、临床表现

(一)滴虫阴道炎

潜伏期一般为4~28天,25%~50%的患者患病初期可无任何症状。

1.症状

主要是稀薄脓性、黄绿色、泡沫状白带增多及外阴瘙痒,可伴有烧灼感、疼痛和性交痛,如伴尿道感染时,有尿频、尿急、尿痛或血尿。

2.体征

检查可见阴道与宫颈黏膜充血水肿,常有散在的红色斑点,或草莓状突起,阴道内有大量白带,呈黄白色、灰黄色稀薄泡沫样液体或为黄绿色脓性分泌物。

3.常见并发症

可引起继发性细菌感染,往往与其他阴道炎并存。阴道毛滴虫能吞噬精子,并能阻碍乳酸生成,影响精子在阴道内存活,因此可并发不孕症。此外,最近有报道:滴虫感染增加人乳头瘤病毒(HPV)传染及感染的危险。

(二)外阴阴道假丝酵母菌病

1.症状

外阴瘙痒,有较多的白色豆渣样白带是该病的主要症状。可伴有外阴瘙痒、烧灼感,尿急、尿痛和性交痛。症状严重时坐卧不宁,痛苦异常。

2.体征

检查见外阴肿胀,表皮可剥脱,可有抓痕。小阴唇内侧及阴道黏膜附有白色膜状物,擦除后可见阴道黏膜红肿或糜烂面及浅表溃疡。严重者小阴唇肿胀粘连。典型的白带为白色豆渣样,可呈凝乳状,略带臭味。

3.临床分类

目前根据本病的流行情况、临床表现、微生物学、宿主情况分为单纯性 VVC 和复杂性 VVC。

(三)细菌性阴道病

1.症状

临床 10%～40% 患者临床无症状,多数患者外阴和阴道黏膜无充血及红斑等炎症表现。有症状者主要表现为阴道分泌物增多,呈稀薄均质状或稀糊状,为灰白色或灰黄色,有鱼腥臭味。性交后加重,可伴有轻度外阴瘙痒或烧灼感。

2.体征

检查见阴道黏膜无充血等炎症改变,阴道分泌物可增多,分泌物呈灰白色,均匀一致,稀薄,常黏附于阴道壁,但黏度很低,容易将分泌物从阴道壁拭去。

3.常见并发症

常与妇科宫颈炎、盆腔炎同时发生,也常与滴虫阴道炎同时发生,有报道滴虫培养阳性妇女中有 86% 的妇女合并本病。此外在妊娠期细菌性阴道病常可引起围生期不良结局如绒毛膜羊膜炎、羊水感染、胎膜早破、早产及剖宫产后或阴道分娩后子宫内膜感染等。

(四)老年性阴道炎

1.症状

主要为外阴灼热不适、瘙痒及阴道分泌物增多,稀薄,呈淡黄色,严重者呈脓血性白带,可伴有性交痛。

2.体征

检查可见阴道黏膜呈萎缩性改变,皱襞消失,上皮菲薄并变平滑,阴道黏膜充血,有散在小出血点或点状出血斑,有时见浅表溃疡。溃疡面可与对侧粘连,严重时造成阴道狭窄甚至闭锁,炎性分泌物引流不畅形成阴道积脓或宫腔积脓。

三、实验室和其他辅助检查

(一)滴虫阴道炎

1.悬滴法

检查滴虫最简便的方法是悬滴法。在玻璃片上加一滴温生理盐水,于后穹隆处取少许阴道分泌物,混于玻璃片上的盐水中,即刻在低倍显微镜下寻找滴虫。若有滴虫,可见其呈波状运动而移移位置,亦可见到周围白细胞等被推移。冬天检查必须保温,否则滴虫活动力减弱而辨认困难。对于有症状的患者,悬滴法的阳性率可达80%~90%。

2.培养法

阳性率高。若临床症状可疑而悬滴法检查阴性时,可作培养,检出率达98%左右。

(二)外阴阴道假丝酵母菌病

1.悬滴法

取阴道分泌物置玻片上,加一小滴10%氢氧化钾溶液或0.9%氯化钠溶液,显微镜下找假丝酵母菌的芽孢及菌丝。由于10%氢氧化钾溶液可溶解其他细胞成分,检出率高于0.9%氯化钠溶液。

2.涂片染色法

分泌物作涂片固定后,革兰氏染色,置油镜下观察,可见革兰氏染色阳性的孢子及菌丝。

3.培养法

若有症状而多次涂片检查为阴性,或为顽固病例,为确诊是否为非白假丝酵母菌感染,可采用培养法,并可行药敏试验。

(三)细菌性阴道病(BV)

1.寻找线索细胞

在湿的生理盐水涂片上见成熟的阴道上皮细胞,表面由于加德纳氏杆菌的黏附,呈点状或颗粒状细胞,边缘呈锯齿形。

2.阴道分泌物酸碱度检查

pH>4.5,多为5~5.5。

3.阴道分泌物细菌培养

用血-琼脂混合特殊培养基培养。

4.阴道分泌物胺试验

分泌物加10%KOH后释放鱼腥样氨味,即为胺试验阳性。

5.胺试纸法

取3支洁净试管,标明实验管、阳性、阴性对照管。实验管加入被检子宫颈分泌物生理盐水液0.5 mL,阳性管加入0.5 mL氯化铵标准液,阴性管加0.5 mL无氨生理盐水。然后各瓶加入10%KOH液一滴,摇匀,用胺试纸一片盖在管口上,以玻片压住,在25~35 ℃,10分钟后看结果,因加德纳菌产氨,使管口上胺试纸出现圆形均匀紫色为阳性,不变色为阴性。

6.革兰氏染色法

棉拭子直接涂片标本,常规革兰氏染色,观察革兰氏阳性菌(乳酸杆菌)和革兰氏阴性菌的比例,细菌性阴道病显微镜下的特点是乳酸杆菌缺乏,而被革兰氏阴性杆菌所替代。

7.脯氨酸氨肽酶测定

即用酶联免疫测定法测定脯氨酸氨肽酶的活性,如标本变为枯黄色或红色即为阳性,如保持为黄色,则为阴性。

8.唾液酸酶法

最新研究表明,细菌性阴道病患者阴道分泌物中唾液酸酶的活性与其有一定量的关系。将取样棉拭子浸入测试管溶液中,盖上瓶盖置于 37 ℃水浴 10 分钟,然后加 1 滴显色剂至测试管溶液中并轻摇混匀,在 3 分钟内溶液或棉拭子头呈蓝色即为阳性,显示唾液酸酶活性增高。

(四)老年性阴道炎

阴道细胞学检查可见阴道涂片中缺乏成熟细胞,大多为中层及旁基底细胞,甚至底层细胞,根据涂片中不同细胞的比例,可以了解内源性雌激素缺乏的程度。因任何阴道炎都可引起白带增多与黏膜充血,故阴道分泌物中的滴虫、真菌检查都是必要的。

四、诊断要点

(一)滴虫阴道炎

1.症状

外阴瘙痒,稀薄泡沫状白带增多。

2.体征

阴道黏膜有散在红色斑点,后穹隆有大量液性泡沫状或脓性泡沫状分泌物。

3.实验室检查

在阴道分泌物中找到滴虫,即可确诊。

(二)外阴阴道假丝酵母菌病

1.症状

外阴瘙痒、烧灼感,白带增多,排尿烧灼感。

2.体征

妇科检查发现阴道黏膜充血,白带增多呈豆腐渣样或凝乳样或膜样覆盖阴道黏膜。

3.实验室检查

分泌物镜检发现真菌菌丝和孢子。

(三)细菌性阴道病

下列 4 项中有 3 项阳性即可临床诊断为本病。

(1)均质、稀薄、白色阴道分泌物,常黏附于阴道壁。

(2)线索细胞阳性。

(3)阴道分泌物 pH＞4.5。

(4)胺臭味试验阳性。

(四)老年性阴道炎

1.病史

绝经后老年妇女;或手术切除双侧卵巢,或放疗治疗使卵巢失去功能,或卵巢功能早衰以及药物性闭经病史。

2.症状

阴道分泌物增多,呈脓黄色,严重者可有血样脓性白带。外阴有瘙痒或灼热感。

3.体征

阴道呈老年性改变,上皮萎缩,皱襞消失,上皮变平滑、菲薄,阴道黏膜充血,有小出血点,有时有表浅溃疡。

4.实验室检查

取阴道分泌物排除滴虫性及念珠菌性阴道炎,常规宫颈刮片,排除恶性肿瘤。

五、治疗

阴道炎是一种常见病、多发病,随着我国对外开放的深入发展,本病发病率呈直线上升趋势。由于涉及人群广泛,近几年对本病的治疗研究也在向纵深发展。临床主要表现为白带增多及阴部瘙痒,其发病机制有很多共同之处,西药抗生素治疗是其常用手段,但其不良反应较大,使用时间长,易致细菌耐药而无效或导致二重感染,且有高复发性特点。中医临证时须结合全身症状,审因论治,做出正确的辨证论治。中医治疗着重调理肝、肾、脾的功能,并注意"治外必本诸内"的原则,根据患者不同的证候和体质,整体与局部相结合进行辨证,采用内服与外治中医特色方法进行治疗。中医治疗虽见效较慢,但疗效较稳定,复发率低,不良反应小。采用中西医结合治疗,能发挥中医、西医各自的优势,避免长期不良反应,提高疗效。

(一)内治法

1.辨证治疗

(1)滴虫阴道炎:本病每与湿热蕴蒸,腐蚀生虫有关,治疗以清热祛湿杀虫为主,湿热为病,常缠绵难愈,而致虚实夹杂,此时应注意扶正祛邪,勿犯虚虚实实之戒。内服药的同时每配合中药外洗,以期取得更佳效果。

湿热下注具体如下。

证候特点:带下量多,色黄,质稠或如泡沫状,其气腥臭,阴部灼热瘙痒,尿黄,大便溏而不爽,口腻而臭,舌质偏红,苔黄厚腻,脉滑数。

治法:清热利湿,杀虫止痒。

推荐方剂:龙胆泻肝汤加减。

基本处方:龙胆草 10 g,黄芩 10 g,栀子 10 g,车前子 15 g(布包),生地黄 15 g,泽泻 15 g,柴胡 10 g,当归 5 g,甘草 5 g。每天 1 剂,水煎服。

加减法:痒甚者,加苦参 15 g,百部 10 g,苍术 10 g 以燥湿杀虫;伴见尿黄、尿痛、排尿淋漓不尽者,可加萆薢、瞿麦各 15 g 以利湿清淋;便结者,加大黄 10 g(后下)以泄热通腑。

肾虚湿盛具体如下。

证候特点:带下量多,色白质稀,泡沫状,外阴瘙痒,腰酸,尿频,神疲乏力,舌质淡红,苔薄腻,脉细。

治法:补肾清热利湿。

推荐方剂:肾气丸合萆薢渗湿汤加减。

基本处方:萆薢 15 g,薏苡仁 15 g,黄柏 10 g,赤茯苓 10 g,牡丹皮 10 g,泽泻 15 g,滑石 10 g,山茱萸 15 g,桂枝 5 g,车前子 15 g。每天 1 剂,水煎服。

加减法:腰痛如折,加杜仲 15 g,覆盆子 15 g 以加强补肾;小腹胀痛加延胡索 10 g、香附 10 g 以理气止痛。

(2)外阴阴道假丝酵母菌病:本病多因湿浊蕴结,感染邪毒所致,治宜除湿杀虫为主。本病轻症者可单用外治法即能收效,待经净后宜巩固治疗,治疗期间应注意换洗内裤,防止反复感染。怀孕期间应注意固护胎元,治病与安胎并举。

湿浊蕴结具体如下。

证候特点:阴痒,坐卧不安,心烦失眠,带下量多,质稠如豆渣样,色白或淡黄,脘腹胀满,舌质正常,苔薄白腻,脉濡缓。

治法:利湿,杀虫止痒。

推荐方剂:萆薢分清饮加减。

基本处方:萆薢 20 g,石菖蒲 10 g,黄柏 6 g,茯苓 15 g,白术 10 g,丹参 15 g,车前子 15 g,鹤虱 10 g,白鲜皮 10 g,贯众 5 g。每天 1 剂,水煎服。

加减法:若兼神疲乏力,气短懒言,舌淡胖等脾虚之证者,加山药 15 g、太子参 10 g 以健脾。

肝肾阴虚具体如下。

证候特点:带下量或多或少,豆渣样或水样,或夹有血丝,阴痒或灼痛,反复发作,伴五心烦热,夜寐不安,口干不欲饮,尿赤涩频数,舌红,少苔,脉细数。

治法:滋阴清热,杀虫除湿。

推荐方剂:六味地黄汤加减。

基本处方:生地黄 15 g,山药 15 g,山茱萸 15 g,牡丹皮 10 g,丹参 10 g,蛇床子 10 g,泽泻 10 g,茯苓 15 g,白花蛇舌草 15 g。每天 1 剂,水煎服。

加减法:若带下色赤,可加大小蓟各 10 g 以凉血止血;五心烦热者,可加淡竹叶 10 g 以清心火。

(3)细菌性阴道病:临证时应"标本兼顾",阴痒者应兼以止痒,带下多者应酌加止带。同时酌情结合熏洗、纳药等外治之法,则效果更佳。

肝肾阴虚具体如下。

证候特点:阴道干涩灼热或疼痛,潮红,带下量少或量多,色黄或淡红或赤白相间,质稀如水或黏稠,伴心烦少寐,手足心热,咽干口燥,腰酸耳鸣,或头晕眼花,烘热汗出,小便黄少或短赤涩痛,舌红少苔而干,脉细数。

治法:滋阴清热。

推荐方剂:知柏地黄汤加减。

基本处方:生地黄 15 g,山药 15 g,山茱萸 15 g,茯苓 10 g,牡丹皮 10 g,泽泻 10 g,盐知母 10 g,盐黄柏 10 g。每天 1 剂,水煎服。

加减法:若头晕耳鸣、心烦,宜加鳖甲 20 g(先煎)、龟甲胶 15 g(烊化)以滋阴潜阳;若神疲、食欲缺乏、便溏,宜加党参 10 g、白术 10 g 以健脾益气。

肝经郁热具体如下。

证候特点:阴部胀痛或灼热,甚者痛连少腹、乳房;带下量多、色黄、质稠或有臭气,伴烦躁易怒,胸闷太息,口苦,食欲缺乏,舌红,苔薄白腻或黄腻,脉弦滑数。

治法:疏肝清热,健脾除湿。

推荐方剂:丹栀逍遥散加减。

基本处方:牡丹皮 15 g,栀子 12 g,柴胡 10 g,白术 10 g,当归 9 g,白芍 12 g,薄荷 5 g(后下),甘草 5 g,车前子 10 g,茵陈蒿 15 g。每天 1 剂,水煎服。

加减法:若伴大便溏薄,可加益智仁 15 g、怀山药 15 g 以健脾止泻;带下黄稠味臭者,可加黄柏10 g、金银花15 g、连翘10 g以燥湿清热解毒;胸闷纳呆者,加豆蔻6 g(后下)、砂仁6 g(后下)以醒脾化湿。

湿热下注具体如下。

证候特点:带下量多,色黄,质黏稠,有臭气,阴道肿痛、潮红或有溃疡,尿黄或尿频、涩痛,口腻,纳呆,舌红,苔黄腻,脉滑数。

治法:清热利湿。

推荐方剂:龙胆泻肝汤加减。

基本处方:龙胆草10 g,栀子10 g,柴胡10 g,茯苓10 g,车前子10 g,泽泻10 g,生地黄15 g,当归10 g,甘草5 g。每天1剂,水煎服。

加减法:热盛伤阴出现口干、便结等症状者,去燥热之柴胡,加白茅根15 g、芦根15 g以清热养阴生津;湿热蕴毒,阴道肿痛,带下腥臭者,可加金银花15 g、连翘10 g、野菊花10 g等以清热解毒。

(4)老年性阴道炎:本病主要因肝肾不足,任带不固,外阴失养所致。亦有因湿热下注,任带失约者。但后者亦每有肝肾不足,虚中夹实者多见。治以滋养肝肾,清热止带为主。夹湿热者,佐以利湿。若湿热较盛,则急者治其标,待热清湿祛后,缓以补其肝肾。

肾阴亏虚具体如下。

证候特点:带下色黄或赤,清稀如水或稠,量常不多,阴中灼热、疼痛、瘙痒、干涩,头晕,耳鸣,心烦易怒,腰膝酸软,咽干,舌红,少苔,脉细数。

治法:滋补肝肾,清热止带。

推荐方剂:知柏地黄汤加减。

基本处方:熟地黄15 g,山药15 g,山茱萸15 g,茯苓10 g,牡丹皮10 g,泽泻10 g,黄柏10 g,知母10 g。每天1剂,水煎服。

加减法:若烘热汗出形寒,为阴阳两虚,加仙茅10 g、淫羊藿10 g以温补肾阳,阴阳并治;若心悸失眠烦躁,为心肾不交,加柏子仁10 g、五味子10 g以宁心安神;若带下量多不止者,加煅牡蛎30 g(先煎)、芡实15 g、莲须10 g以固涩止带。

湿热下注具体如下。

证候特点:带下量或多或少,色黄或黄赤,有臭味,有时为脓带,阴痒灼热,口苦口干,尿黄,苔黄腻,脉细滑或细弦。

治法:清热利湿止带。

推荐方剂:止带方加减。

基本处方:猪苓15 g,车前子10 g,泽泻15 g,茵陈蒿10 g,赤芍10 g,黄柏10 g,栀子10 g,薏苡仁15 g。每天1剂,水煎服。

加减法:若湿毒壅盛,阴道或宫腔积脓,身热者,宜加野菊花15 g、蒲公英15 g、紫花地丁10 g、龙葵10 g、败酱草15 g以加强清热解毒之功。

2.中成药

(1)龙胆泻肝丸:清肝胆,利湿热。用于肝胆湿热,头晕目赤,耳鸣耳聋,胁痛口苦,尿赤,湿热带下。每次6~9 g,每天2次。

(2)妇科止带片:清热燥湿,收敛止带。用于湿热证。每次5片,每天3次。

(3)金刚藤胶囊:清热解毒、化湿消肿。用于湿热下注证。每次4片,每天3次。

（4）知柏地黄丸：滋阴清热，用于肝肾不足证。每次 1～2 丸，每天 2 次。

（5）白带丸：清热，除湿，止带。用于湿热下注证。每次 1 丸，每天 2 次。

（6）加味逍遥丸：疏肝清热，健脾养血。用于肝郁脾虚证。每次 6～9 g，每天 2 次。

（二）外治法

1.中药外治法

（1）坐浴法：苦参 30 g，蛇床子 30 g，白鲜皮 20 g，狼牙草 20 g。煎水坐浴，每天 1 次。可用于滴虫阴道炎、外阴阴道假丝酵母菌病。

（2）阴道塞药法：紫金锭片（山慈菇、红大戟、雄黄、朱砂、千金子霜、五倍子、麝香等），每次 5 片，研为细末，用窥阴器扩开阴道上药，每天 1 次，5 天为 1 个疗程，治疗滴虫阴道炎。

（3）熏洗法：黄柏、苦参、白鲜皮、川椒各 150 g。将上药适量水煎煮 2 次，合并两次煎煮液过滤，药物浓缩至 1∶1 备用，用时稀释。熏洗阴部，每天 2 次。主治外阴阴道假丝酵母菌病。

（4）敷脐法：醋炙白鸡冠花 3 g，酒炒红花 3 g，荷叶 3 g，白术 3 g，茯苓 3 g，净黄土 30 g，车前子 15 g，白酒适量。先将黄土入锅内，继之将诸药研成粉末并倒入黄土同炒片刻，旋以白酒适量注入烹之，待半干时取出，做成一个药饼，取药饼烘热，湿敷患者脐窝内，外用纱布覆盖，胶布固定，每天换药 1 次，通常敷脐 5～7 天可痊愈。适用于脾虚夹实证。

2.针灸

（1）滴虫性阴道炎具体如下。

毫针：取气海、归来、复溜、太溪、阴陵泉等穴。阴痒重者，加风市、阳陵泉；分泌物为脓血味腥臭者，加大敦。均采取泻法。

耳针：取内分泌、外生殖器、肾上腺、肾、三焦、脾等耳穴。毫针中等刺激，每天 1 次。埋豆法，每周 3 次。

（2）外阴阴道念珠菌病具体如下。

毫针：取气海、曲骨、归来、风市、太冲、阴陵泉等穴。奇痒难忍者，加神门、三阴交。毫针中等刺激，每次选 4～5 个穴，每天 1 次。

耳针：取神门、内分泌、肝、胆、皮质下、外生殖器、三焦等耳穴。耳穴埋针法，每次选 3～4 个穴，隔天 1 次。

电针：①曲骨、太冲；②归来、阴陵泉；③气海、阳陵泉；每次选用一组，接电针仪，选密波，中等强度，通电 20 分钟，每天 1 次。

（3）细菌性阴道病具体如下。

毫针：取穴：中极、曲骨、横骨、地机。身热者，加合谷、大椎；阴道分泌物为脓血性者，加大敦；小腹坠胀明显者，加气海、关元俞。均采取泻法。

耳针：取穴：外生殖器、肝、肾、肾上腺、三焦、耳背静脉。急性期宜用毫针中等刺激，耳背静脉放血，每天 1 次。慢性期者，可用埋豆法，每周 2～3 次。

穴位注射：取穴：曲骨、横骨、三阴交、地机。选用红花注射液、鱼腥草注射液等。每次取腹部及下肢各 1 穴，每穴注入 1～2 mL，隔天 1 次。

（4）老年性阴道炎具体如下。

毫针：取气海、曲骨、归来、风市、太冲、阴陵泉。配穴：奇痒难忍者，加神门、三阴交，均采取平补平泻法。

耳针：取神门、内分泌、肝胆、皮质下、外生殖器、三焦。毫针中等刺激，每次选 4～5 个穴，每天 1 次。耳穴埋针法,每次选 3～4 个穴,隔天 1 次。

电针:取穴:①曲骨、太冲;②归来、阴陵泉;③气海、阳陵泉;每次选用 1 组,接电针仪,选密波,中等强度,通电 20 分钟,每天 1 次。

六、预后与转归

阴道炎是妇科常见病,大多数经规范治疗后可痊愈。但由于个体免疫、身体基础疾病、卫生、性生活等多方面的原因,有部分形成复发性阴道炎。复发性阴道炎会给患者的生活带来较大的影响,严重的可能影响生育。

七、预防与调护

阴道炎的主要致病原因主要包括不注重个人卫生、接触性感染、药物和自然生理变化后病菌滋生等几方面产生,在不经意中侵袭女性的健康。为从源头上防范病菌的传播,将预防与调护作为首要措施。

(一)预防

具体的做法则可从以下几个方面展开。

(1)加强相关卫生知识的宣传教育,提高全民对此类疾病的认识,讲卫生,培养良好的社会公德。

(2)加强公共卫生设施的管理工作,对所有公共设施定期消毒,防止疾病的传播。

(3)讲究个人卫生,科学护理阴部,不使用没有经过消毒的卫生纸或卫生巾。定期进行体格检查,包括配偶的检查,及时发现疾病,及早治疗。要在医师指导下合理用药,不乱用抗生素和糖皮质激素类药物。

(4)为减少医源性和患者的交叉感染机会,医疗卫生部门应对检查和治疗按操作规程严格要求。

(5)应加强对婴幼儿和更年期妇女这两类生理易感人群的预防工作。

(6)饮食有节,不要过食辛辣、甘甜食品。

(7)加强体育锻炼,增强机体的抵抗力,生活有规律,起居有常,不熬夜,避免睡眠不足导致免疫力下降,减少病毒侵害。

(二)调护

1.生活调护

(1)注意个人卫生,正确清洗外阴,保持外阴清洁干燥,浴巾、内裤等贴身物品使用后均应消毒后再使用,不可与他人共用各种洗浴用具。

(2)接受医护人员的指导,避免随意冲洗阴道,以防人为地破坏了阴道内相互制约关系,造成适得其反的结果。

(3)房事有节,防止不洁性交,避免病原体直接带入而致病,尤其治疗期间禁止性交,防止交叉感染。月经期间宜避免阴道用药及坐浴。反复发作者应检查伴侣身体状况,发现问题应一并治疗。

(4)忌食辛辣肥甘之物,避免因饮食不当而致病。

(5)对特定人群的调护:如孕妇、婴幼儿、绝经后妇女和糖尿病患者均属易感人群,应针对她们的个人卫生、生活起居、用药、饮食等方面悉心照顾,防止处理失当而感染疾病。

（6）要保持良好的精神状态，避免精神紧张等不好的情绪刺激，要经常锻炼身体，增加免疫能力和抵抗能力。

（7）保持好个人的生活好习惯，不要吸烟、饮酒，在饮食方面要控制好，少吃或不吃有辛辣刺激性的或容易发生过敏的食物，可适度摄取含乳酸饮料，如酸奶等，有利于维持阴道酸性环境，减少细菌感染。

2.饮食调养

饮食是维持生命的物质基础和人体带血的能量来源。不同的饮食会产生不同的影响，均衡饮食，多进食富含维生素、营养丰富，易于吸收和消化的清淡食品。忌肥甘厚味、辛辣刺激性食物。以免助湿生浊，酿生湿热或耗伤阴血。常用食疗方如下。

（1）白果黄芪乌鸡汤：白果 30 g，黄芪 50 g，乌鸡 1 只，米酒 50 mL。文火熬汤代茶饮。健脾补气、利湿，适用于脾虚湿困。

（2）芡实核桃粥：芡实粉 30 g，核桃肉 15 g，红枣 7 枚煮粥加糖食用。温补肾阳，固涩止带，适用于肾阳虚型。

（3）萸肉山药粥：山茱萸 50 g，山药 50 g 共煮成粥。益肾滋阴，清热止带，适用于肾阴虚。

（4）银花绿豆粥：金银花 20 g，绿豆 50 g，粳米 100 g，白糖调味煮粥共食。健脾益气，清热解毒，除湿止带，适用湿热型。

（5）木棉花粥：木棉花干品 30 g，大米 50 g。木棉花加水煎，去渣取汁加入大米煮成粥，日服 1 剂，连服 7 天。清热利湿，适用于湿热下注。

3.精神调理

（1）阴道炎患者心理上恐惧不安，治疗时给予患者关心体贴，适时的基本知识宣教和说服解释工作，消除患者因疾病困扰而产生的焦虑心理，要树立信心，积极配合检查，有助于疾病的诊断和正确用药，按医嘱坚持治疗及时复查是可以治愈的。

（2）由于局部不适影响到工作，休息与性生活。家庭尤其是配偶应予以关爱，稳定其情绪，配合治疗。

（3）根据患者发病诱因采取相应措施，指导患者加强锻炼，增强体质，提高自身免疫功能。消除诱发因素，有助于治愈生殖器官各种炎症。

（4）提高人们对该病的认知度，不应歧视患者，利于患者生活在轻松的社会环境中。

（于菲菲）

第十四节　子宫内膜异位症

具有生长功能的子宫内膜组织出现在子宫以外身体其他部位时，称子宫内膜异位症。本病是女性不孕的主要原因之一，属中医学"不孕""痛经""月经不调""癥瘕"等范畴。由于其病变所在部位及病变轻重不同，临床症状差异很大，不孕是其临床主要表现之一。本病临床症状以痛经、不孕、月经紊乱等为典型表现，多发生在 25～45 岁的育龄妇女。文献报道，本病的发病率占育龄妇女的 7%～50%，不孕发生率高达 40%。上海医科大学妇产科医院研究报道，因不孕或盆腔痛就诊的妇女中有 80%伴发子宫内膜异位症；无症状生育期妇女行输卵管结扎术时，发现

22％的妇女伴发子宫内膜异位症。有证据提示,子宫内膜异位症具有自限性,约58％的患者的异位病灶能自行退缩和消失,而另一部分患者病变却呈进行性发展。

一、病因病机

内膜异位症以痛经,癥为其主要症状和体征。引起痛经和癥的基本病理为气血瘀阻,经络不通,不通则痛;瘀阻日久,成癥。导致气血阻滞的原因或由经期,产后感受寒湿,阻滞脉络致血流不畅而腹痛;或由七情所伤,肝脾失调,肝郁气滞以致邪滞经脉;或由手术创伤如剖宫产,人工流产手术等导致气滞血瘀而腹痛,中医辨证为正虚邪实。

二、诊断要点

(一)病史

(1)发病于中青年妇女。

(2)月经史:初潮早,经期延长,周期缩短,伴原发性痛经,是内膜异位症的危险因素。

(3)妊娠和不孕:不孕是危险因素,妊娠有保护作用。

(4)手术史:可能有刮宫、剖宫取胎、肌瘤剥出术、剖宫产、会阴侧切手术史。

(5)遗传因素:有家族性发病倾向,和遗传基因有关。

(二)临床表现

(1)20％～30％的患者可无症状。

(2)痛经为主要症状,多为继发性痛经,呈进行性加剧,发生在经前、经时及经后1～2天,呈周期性。但亦有表现为非周期的慢性盆腔痛。

(3)原发或继发不孕:不孕可能由于粘连等机械因素、卵巢功能障碍、合并未破裂卵泡黄素化综合征及自身免疫因素等所致。

(4)月经失调:主要表现为周期缩短,经期延长。经前2～3天点滴出血。亦可为经量增多,少数为经量减少。

(5)性交疼痛。

(6)肠道症状:腹泻或便秘、里急后重、便血等。

(7)泌尿道症状:尿急、尿频、尿痛或血尿等。

(8)妇科检查:子宫位置正常或呈后位,活动或固定,大小正常或稍增大。病变累及卵巢者,可在一侧或两侧扪及囊性肿块,壁稍厚,张力高,与子宫、阔韧带、盆腔、后腹膜粘连而固定。典型体征是在后陷凹或宫骶韧带部位触及1个或多个大小不等质硬的结节,伴或不伴触痛。月经期结节增大,压痛更明显。

三、辨证要点

子宫内膜异位症辨证可分为6型。

(一)气滞血瘀证

可见婚久不孕。经前或经期少腹胀痛、拒按,痛引腰骶,或会阴、肛门下坠,或伴胸胁乳房胀痛,或经量少,或经行不畅,经色紫暗有块,块出痛减。舌质紫暗,或有瘀点、瘀斑、苔薄白、脉弦滑。妇科检查:子宫略大,较固定,后穹隆、子宫骶骨韧带等处有触痛性结节,或附件粘连包块,月经前后肿块有明显大小之变化。子宫内膜异位症不孕患者表现高催乳素血症者,临床辨证以气滞血瘀型多见。

（二）寒凝血瘀证

可见婚久不孕。经前或经期下腹冷痛，痛引腰骶、会阴及肛门，得热痛减，经量少，经色暗有块，形寒肢冷，苔薄白，边有瘀点，脉沉细。妇科检查：后穹隆、子宫骶韧带等处触及痛性结节。

（三）痰湿血瘀证

可见婚久不孕。经前或经期小腹掣痛，经色紫暗，而质稀，带下量多。形体肥盛，头晕沉重；或呕恶痰多；胸闷纳呆，或有泄泻；苔多厚腻，脉沉涩。

（四）湿热血瘀证

可见婚久不孕，平时少腹时痛，经前或经期少腹疼痛加重。经行腹痛灼热拒按，或痛引腰骶、会阴及肛门；经血量多，经色深红，质稠有块；低热起伏；带下黄稠；小便短黄；大便有时干结；舌质红，舌尖有瘀点或瘀斑，苔黄而腻，脉弦数。该证型以子宫内膜异位症合并感染而致不孕者多见。

（五）气虚血瘀证

可见婚久不孕，痛经，以经期及经后为甚，伴肛门坠胀，里急后重。月经量多，色淡；神疲肢倦；纳呆便溏；面色㿠白；舌质淡胖，有瘀点瘀斑，苔薄白，脉细涩。

（六）肾虚血瘀证

可见婚久不孕，盆腔结节包块，经行腹痛，腰脊酸软。月经先后不定期，量或多或少；神疲，头晕；面部色素沉着；性欲减退；舌淡暗，苔薄白，脉沉细。子宫内膜异位症不孕以未破裂卵泡黄素化综合征、黄体功能不全等表现排卵内分泌障碍的患者，临床辨证以该证型相对多见。

四、治疗

子宫内膜异位症治疗的目的是减灭和消除病灶、缓解并解除疼痛、改善和促进生育、减少和避免复发。

（一）内治法

1.辨证治疗

子宫内膜异位症诸多症状表现与"血瘀"相关，而"血瘀"又有寒热虚实之区别。临床治疗在立足于基本病机的基础之上，又应当辨其虚实夹杂，特别是针对其临床主要的症状表现，结合适当的辨病与辨证相结合，或补肾、活血化瘀以调经，或补肾活血促排卵助孕，或活血化瘀散结消癥。

（1）气滞血瘀：渐进性痛经，经前或经期小腹呈胀痛，痛处固定，经来不畅，淋漓不尽，或经来量多，血色紫暗有块，块下则痛减，胸胁、乳房作胀，或腹中有块，固定不移，经期肿块胀痛明显，舌质紫暗，舌边或有瘀点，脉弦涩或弦缓。

治法：理气活血，逐瘀止痛。

推荐方剂：膈下逐瘀汤。

（2）寒凝血瘀：经前或经期小腹冷痛，或经期绞痛，喜温，得热则舒，经行不畅，淋漓不尽，或经行量少，经色暗有块，面色苍白，肢冷，畏寒，舌淡，苔薄白或白腻，脉沉紧。

治法：温经散寒，活血祛瘀止痛。

推荐方剂：少腹逐瘀汤。

（3）气虚血瘀：常有多产或堕胎、人流史，月经先期、量多、色淡，月经延长，或崩漏伴小瘀块，小腹坠痛，会阴及肛门坠感，经来二便意频，或便溏，舌淡胖有齿印，脉细缓。

治法:益气活血,去瘀止痛。

推荐方剂:举元煎合失笑散加三七。

(4)瘀热互结:经前或经行发热,小腹灼热疼痛拒按;月经提前、量多、色红质稠有块或淋漓不净;烦躁易怒,溲黄便结;盆腔结节包块触痛明显;或不孕,舌红有瘀点,苔黄,脉弦数。

治法:清热凉血,活血化瘀。

推荐方剂:小柴胡汤合桃核承气汤加牡丹皮、红藤、败酱草。

(5)肾虚血瘀:婚久不孕,月经推后或量少、淋漓不尽,色暗淡,有血块,经期、经后小腹、腰骶、少腹坠胀作痛,平素头晕耳鸣、腰膝酸软、眠少多梦,纳呆便溏,舌质紫暗,或舌边尖有瘀斑、瘀点,脉沉细弦。

治法:补肾养血,活血化瘀。

推荐方剂:补肾活血方。

2.中成药

(1)散结镇痛胶囊:功效软坚散结,化瘀定痛。用于子宫内膜异位症(痰瘀互结兼气滞证)所致的继发性痛经、月经不调、盆腔包块、不孕等。口服,每次4粒,每天3次。于月经来潮第一天开始服药,连服3个月经周期为1个疗程。

(2)桂枝茯苓丸:功能活血化瘀、化痰散结、清热解毒、疏肝止痛。用于瘀血阻滞证所引起的子宫肌瘤、卵巢囊肿、子宫内膜异位症、慢性盆腔炎、子宫腺肌病等症。口服,每次6g,每天3次,连服3个月经周期为1个疗程。

(二)外治法

1.中药保留灌肠

药物组成:三棱10g,莪术10g,丹参20g。

用法:以上三药浓煎至100 mL,保留灌肠,每天1次,非经期使用,10~14天为1个疗程。

功效:活血化瘀,消癥散结。

另外,亦可选用丹参、赤芍、牡丹皮、三棱、莪术、紫草根、延胡索、川楝子、红藤、败酱草、白芷等浓煎至100 mL,保留灌肠,每天1次。对卵巢子宫内膜异位囊肿、盆腔粘连患者效果更佳。

2.中药外敷下腹部

药物组成:大黄1 000 g,薄荷、黄柏、泽兰各500 g,侧柏叶1 000 g,共研细末。

用法:取以上细末200 g,用开水、蜜糖调成膏,外敷下腹部,每天1次,10~14天为1个疗程。

功效:祛瘀止痛,清热解毒。

此方本为瘀热郁结肢体诸痛之外用方。故方中以侧柏叶清热凉血止血,黄柏清热解毒,共为主药,辅以大黄清泄瘀热,凉血解毒,泽兰活血祛瘀,薄荷疏风消肿,使瘀祛热清,红肿疼痛可除。现妇科临床适用于盆腔炎、盆腔子宫内膜异位症及其有盆腔包块形成者。

3.针灸

(1)体针:①针刺行间、中极、气海、次髎、地机、血海。每天1次或隔天1次,15次为1个疗程。可调气活血,行瘀止痛。②针刺气海、关元、中极、脾俞、肾俞,加灸关元。疗程同上。功能温经化瘀。③针刺肾俞、命门、关元、大赫、足三里,加灸中脘。疗程同上。功能补气益血。④针刺中极、关元、三阴交、气海。每周1次,提插平补平泻,进针10分钟行运针提插,留针20分钟。用于子宫内膜异位症痛经。⑤针刺三阴交、归来、天枢、血海,平补平泻,留针30分钟。用于子宫内膜异位症痛经。

（2）腹针：取穴引气归元（中脘、下脘、气海、关元），中极，外陵，双侧下风湿点。外陵中刺，余穴均针刺至地部，留针 30 分钟。用于子宫内膜异位症痛经。

（3）灸法：隔姜灸神阙、关元、三阴交，中等艾炷 5～7 壮。隔天 1 次。用于寒凝血瘀者。

4.穴位注射

复方丹参注射液 4 mL 与生理盐水 6 mL 混合后，注入双侧次髎穴各 5 mL，隔天 1 次，20 天为 1 个疗程。适用于子宫内膜异位症气滞血瘀型。

5.耳针

取子宫、卵巢、内分泌、皮质下、肝、脾、肾、神门等，每次 2～4 个穴位，将皮内针刺入穴位并固定，贴压王不留行籽，每天按压 2～3 次，左右交替。可于经期起止痛作用。

（于菲菲）

第十五节　不　孕　症

凡生育年龄的妇女，配偶生殖功能正常，婚后同居一年以上，未采取避孕措施而未能受孕者；或曾经受孕而一年又不再受孕者，称为不孕症。前者称为原发性不孕；后者称为继发性不孕。

"不孕"一词早在两千多年前的中医经典著作《内经》中已有论述，《素问·骨空论》曰："督脉者……此生病……其女子不孕。"《山海经》中称为"无子"，《备急千金要方》中称"全无子"，又称"断绪"。历代医家对不孕症的论述，散见于"求嗣""种子""子嗣""嗣育"等。

一、病因病机

《妇科玉尺·求嗣》中引万全曰："男子以精为主，女子以血为主，阳精溢泻而不竭，阴血时下而不愆，阴阳交畅，精血合凝，胚胎结而生育滋矣。"由此可见，生殖的根本是以肾气、天癸、男精女血作为物质基础。

《备急千金要方》指出夫妇双方的疾病可致不孕："凡人无子，当为夫妇具有五劳七伤，虚羸百病所致，故有绝嗣之殃。"女性不孕原因复杂。《石室秘录·子嗣论》云："女子不能生子，有十病。"十病者为：胞宫冷、脾胃寒、带脉急、肝气郁、痰气盛、相火旺、肾水衰、督脉病、膀胱气化不利、气血虚。《圣济总录》记有："女子所以无子者，冲任不足，肾气虚寒也。""胞络者系于肾""肾者，主蛰，封藏之本，精之处也""肾主冲任，冲为血海，任主胞胎"，故肾虚是不孕症的重要原因。由于脏腑经络之间的生克制化，寒、湿、痰、热、瘀之间的相互影响及其转化，临床上有多种病因，产生不同的证候，这些原因导致肾和冲任的病变，不能摄精受孕而致病。结合前人的认识和临床实际，导致不孕症的常见证候有：肾虚、血虚、肝郁、痰湿、湿热、血瘀等，六个证候临床上常单一出现，亦可多元复合出现，最终导致不孕症。

二、诊断要点

导致不孕症的原因较多且复杂。临床诊断上，通过各种检查手段和方法，查找出不孕的原因是治疗不孕症的关键。检查需要按计划、有步骤地进行。

(一)病史

应详细询问年龄、婚育史、同居时间、性生活情况、避孕情况、月经史、结核病史、生殖道炎症病史、其他内分泌疾病史、手术史、免疫性疾病史、既往病史、家族史及以往诊治经过,特别检查记录,均应详细记录。

(二)症状

婚后夫妇同居,性生活正常,配偶生殖功能正常,未避孕未孕 1 年;或曾孕育过,未避孕又 1 年以上未再受孕。

(三)体征

注意身高与体重,生长发育,第二性征发育情况,有无泌乳,甲状腺大小,毛发分布情况等。注意下丘脑、垂体、肾上腺、甲状腺等内分泌失调所引起的体态变异或皮肤色素异常等。

(四)妇科检查

检查内、外生殖器发育情况,外阴有无畸形及炎症;处女膜有无闭锁及阴道口是否存在狭小或特敏感情况等;阴道是否通畅,有无隔膜、肿瘤、炎症,黏膜颜色是否正常;有无子宫颈口狭小、炎症、糜烂、息肉、赘生物等,同时做真菌、滴虫、pH 检查;必要时做涂片检查有无致病菌,或做淋菌、支原体、衣原体培养。检查子宫发育情况,大小、位置是否异常,有无畸形、增大、变硬、压痛,是否存在可疑肌瘤;有无子宫细小或无子宫或双子宫。子宫直肠陷凹及宫骶韧带处有否触及结节或瘢痕性增厚,子宫颈向前提托时有无疼痛。探测子宫腔深度和弯曲方向,子宫壁是否光滑,子宫颈与子宫体比例,是否存在纵隔或单角子宫畸形。卵巢是否增大,输卵管有无增厚、变硬、扭曲、积水,有无压痛。盆腔内有无囊性或实性肿块,有无压痛等。

三、治疗

借鉴历代医籍对不孕症的理论指导,结合临床实际,不孕症的中医治疗应以补肾气、益精血、养冲任、调月经为总原则。但由于证有虚实,虚者又有阴阳之别,实者亦有痰湿、瘀血、肝郁之别,又有虚中夹实,故当临证细审,治疗因人而异。同时可根据不同病因辅以手术治疗及西医治疗。此外,尚需情志舒畅,房事有节,起居有常。

(一)内治法

1.辨证治疗

(1)肾阳虚:婚久不孕,月经后期、量少、色淡,或闭经,少腹冷坠,面色晦暗无华,腰酸肢冷,小便清长或夜尿,性欲淡漠,舌质淡,脉沉迟。

治法:温肾暖宫,益冲种子。

推荐方剂:右归丸合二仙汤加减。

(2)肾阴虚:婚后不孕,月经先期或后期,月经色红、无血块、量少,或闭经,头晕眼花,五心烦热,舌红,苔少,脉细。

治法:滋肾益精,养冲种子。

推荐方剂:左归丸合二至丸加减。

(3)气血虚弱:婚后不孕,月经后期、量少、色淡,或闭经,头晕眼花,心悸怔忡,肌肤不润,面色白无华或萎黄,舌淡,苔白,脉细弱。

治法:益气养血,调经种子。

推荐方剂:毓麟珠加减。

（4）肝气郁结：婚后多年不孕，月经先后无定期，月经色暗、有血块，经前乳胀，精神抑郁，心烦易怒，舌淡暗，苔薄白，脉弦。

治法：疏肝解郁，调冲种子。

（5）气滞血瘀：婚久不孕，经行腹痛，月经失调，经色瘀暗夹块，瘀块排出后痛减，乳胀，或宿有癥瘕，舌暗边有紫斑，脉弦。

治法：理气活血，化瘀种子。

代表方剂：膈下逐瘀汤加减。

（6）寒凝血瘀：婚久不孕，面色白，肢冷，少腹冷，经色淡暗有块，常伴痛经，舌质淡暗，脉沉涩。

治法：温通散寒，化瘀种子。

推荐方剂：少腹逐瘀汤加减。

（7）瘀热互结：婚久不孕，少腹痛，痛有定处，灼热感或低热起伏，伴带下量多、色黄，口干口苦，大便结，舌暗红，苔黄，脉弦略数。

治法：活血化瘀，清冲种子。

推荐方剂：解毒活血汤加减或血府逐瘀汤加减。

（8）气虚血瘀：婚久不孕，面色白无华，神疲肢倦，小腹坠痛，月经量多、有块，舌淡暗，苔白，脉细弱。

治法：补益气血，化瘀种子。

推荐方剂：当归补血汤加味。

（9）湿热蕴结：婚久不孕，带下量多、色黄、质稠或有臭气，或伴阴痒，舌红，苔黄厚腻，脉濡。

治法：化湿解毒，清冲种子。

推荐方剂：五味消毒饮加减。

（10）痰湿：多年不孕，肥胖多痰，月经不调，带下量多、色白如涕，面色白，胸脘闷胀，倦怠乏力，舌淡，苔白腻，脉滑。

治法：健脾燥湿，化痰种子。

推荐方剂：苍附导痰丸。

2.中成药

（1）滋肾育胎丸：治疗脾肾亏虚的自然流产、月经不调、女性排卵障碍性不孕及免疫性不孕以及围绝经期疾病、男性不育症。适用于脾肾两虚证。小蜜丸，每次 6 g，每天 3 次。

（2）参茸鹿胎丸：治疗月经不调，行经腹痛，四肢无力，子宫寒冷，赤白带下，久不受孕，骨蒸劳热，产后腹痛。适用于肾阳虚证。大蜜丸，每次 1 丸，每天 1～2 次，早晚服。

（3）女宝：治疗月经不调，行经腰腹疼痛，四肢无力，带下，产后腹痛。适用于肾虚血瘀证。胶囊，每次 4 粒，每天 3 次。

（4）归肾丸：治疗肾阴不足，精衰血少，腰酸脚软，形容憔悴，阳痿遗精。适用于肝肾阴虚证。大蜜丸，每次 1 丸，每天 2 次，早晚服。

（5）左归丸：治疗自汗盗汗，头晕眼花，耳聋失眠，口燥舌干，腰酸腿软，遗精滑泄，舌红少苔，脉细。适用于肝肾阴虚证。大蜜丸，每次 1 丸，每天 2 次，早晚服。

（6）女金丹：治疗子宫寒冷，经期不准，腹痛腰酸，四肢无力。适用于气血两虚证。大蜜丸，每次 1 丸，每天 2 次，早晚服。

（7）逍遥丸：治疗肝气不舒，胸胁胀痛，头晕目眩，食欲减退，月经不调。适用于肝郁脾虚证。

小蜜丸,每次 6～9 g,每天 3 次。

(8)艾附暖宫丸:治疗血癖,子宫虚寒,经血不调,小腹时痛,赤白带下。适用于胞宫虚寒证。小蜜丸,每次 1 丸,每天 3 次。

(9)参桂鹿茸丸:治疗体质虚弱,腰膝酸软,头晕耳鸣,自汗盗汗,失眠多梦,肾寒精冷,宫寒带下,月经不调。适用于气虚血亏,肝肾不足证。大蜜丸,每次 1 丸,每天 2 次,早晚服。

(二)外治法

1.针灸

(1)用于无排卵型不孕:取穴第一次:关元、归来、三阴交;第二次:中极、气海、足三里;第三次:命门、承浆、血海。分别于月经周期的第 12、13、14 天针刺为 1 个疗程,中等刺激,可诱发排卵。

(2)用于无排卵型不孕:取穴关元、中极、子宫、三阴交;或取穴肝俞、第十七椎下、三阴交;平补平泻,两组交替,留针 20～30 分钟,每周 3 次,连续 3 个月为 1 个疗程。

(3)高催乳素血症:能使催乳素的分泌减少,有助于排卵功能的恢复。针刺双侧三阴交、足三里及大椎,平补平泻。

(4)用于子宫内膜异位症不孕。选取穴位分两组:①关元、中极、子宫(双)、血海(双);②八髎、三阴交(双)。于月经干净后,每天选取一组穴位交替使用,连续针灸 10 天,间歇 5 天再行针灸,至月经来潮为止,经期不针灸。根据病情,治疗 3～9 个周期。均采用捻转泻法,以活血化瘀,调理冲任。

(5)用于输卵管不通所致不孕:第一组取三阴交、血海、肾俞;第二组取肝俞、足三里、脾俞。每天 1 次,两组交替,均用泻法,并服中药通经散。

(6)用于子宫后位所致不孕症:第一组取三阴交(双)、气海、关元、中极、子宫(双);第二组取八髎、肾俞。于经净后 1～3 天取第一组穴,经净后 4 天取第 2 组穴,2 组穴用完为 1 个疗程,均用平补平泻法连续治疗 2 个疗程,每次留针 20～30 分钟。

(7)用于黄体功能不全所致不孕:取穴关元、神阙、气门、子宫穴、三阴交。治疗方法:①艾条灸:每穴5～10 分钟,每天 1 次;②隔姜灸:中等艾炷 3～5 壮,隔天 1 次;③神阙隔盐灸,中、大等艾炷 3～5 壮,隔天 1 次。

2.穴位敷贴

(1)取穴关元,中药外敷方:生附子 30 g,透骨草 60 g,丹参 120 g,吴茱萸 60 g,小茴香 30 g,芒硝 50 g,路路通 30 g,桂枝 60 g,艾叶 30 g。用法:将上药用白酒浸透,拌匀,装入 20 cm×8 cm 的纱布袋内,入蒸笼中蒸 1 小时,取出用干毛巾包住,置于关元穴上,保温热敷 60 分钟,以下腹部微汗出为佳,经来第 1 天放置,每晚 1 次,连敷 15 天。3 个月为 1 个疗程。敷药期间注意避孕。

(2)取巴戟天 6 g,鹿角霜 6 g,王不留行籽 5 g,公丁香 3 g,小茴香 3 g,研为细末,醇酒调湿,作成钱币大薄饼,于经净后第二天敷贴于中极、会阴、长强、命门等穴,药饼干后加酒湿润再敷,连敷 10 天为 1 个疗程。敷药期间禁性生活。

3.耳针

取穴:内分泌、肾、子宫、皮质下、卵巢等耳穴。

(1)毫针刺法:中等刺激,每天 1 次,每次选上穴 2～3 个。

(2)埋针:上穴选 2～3 个,每周 1 次,双耳交替使用。

(3)耳穴贴压:每周 2 次,双耳交替使用。亦可达到协助治疗不孕症的目的。

4.中药保留灌肠疗法

(1)用于急慢性盆腔炎:复方毛冬青灌肠液含毛冬青、大黄、黄芪、莪术等,制成药液 50 mL,加温水至 100 mL 保留灌肠,每天 1 次,可连续应用,月经期暂停。

(2)用于子宫内膜异位症:莪棱灌肠液含莪术、三棱、丹参等,制成药液 50 mL,加温水至 100 mL保留灌肠,每天 1 次,可连续应用,月经期暂停。

(3)用于急慢性盆腔炎。康宁汤含紫花地丁、蒲公英、败酱草、白花蛇舌草、苦参,浓煎 100 mL保留灌肠,每天 1 次,可连续应用,月经期暂停。

5.中药外敷

(1)四黄水蜜:用于输卵管炎性不孕、子宫内膜异位症不孕。用四黄散(含大黄、黄芩、黄柏、黄连)适量,加温开水拌匀搅成饼状,表面涂以蜜糖,用保鲜膜包好,药物面外敷下腹部,每天 1～2 次,10 次为 1 个疗程,可连续应用,月经期暂停。

(2)双柏水蜜:用于输卵管炎性不孕、子宫内膜异位症不孕、输卵管妊娠切开取胎术后或保守治疗后不孕。用双柏散(含侧柏叶、大黄、黄柏、泽兰、薄荷)适量加温开水拌匀搅成饼状,表面涂以蜜糖,用保鲜膜包好,药物面外敷下腹部,每天 1～2 次,10 次为 1 个疗程,可连续应用,月经期暂停。

(3)妇炎散:用于输卵管炎性不孕、子宫内膜异位症不孕、输卵管妊娠切开取胎术后或保守治疗后不孕。药用大黄、姜黄、败酱草、丹参、赤芍、乳香、延胡索、羌活、独活、千年健、透骨草,切细末温水加酒调成糊状敷下腹,每天 1～2 次,10 次为 1 个疗程,可连续应用,月经期暂停。

(于菲菲)

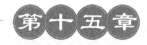

儿科疾病的辨证治疗

第一节 化脓性脑膜炎

一、概述

化脓性脑膜炎是一种由化脓菌通过血行侵入或由邻近组织感染扩散引起的软脑膜和蛛网膜弥漫性炎症,脑血管病变,缺血缺氧、脑实质炎症、脑水肿、颅内压增高及乳酸堆积所致中毒性脑病变。临床上主要表现为发热、头痛、呕吐、惊厥、意识障碍、脑膜刺激征及脑脊液呈化脓性改变。中医属"十瘟病"或"瘟疫"范畴。

二、病因病机

中医认为小儿藩篱稀疏,卫外不固,风温合至或疫疬毒邪,多由口鼻而入,侵袭肺卫,毒邪凶猛,逆传心包,而致神明失主;热入营血,气血两燔则神昏、谵语、斑疹隐露;心肝郁热而项强,四肢抽搐;热耗肝肾阴血,筋脉失养于上,则耳、目失灵;气血不能达于四末而肢体不用。

三、病理

在细菌毒素和多种炎症相关细胞因子作用下,形成以软脑膜、蛛网膜和表层脑组织为主的炎症反应,表现为广泛性血管充血、大量中性粒细胞浸润和纤维蛋白渗出,伴有弥漫性血管源性和细胞毒性脑水肿。在早期或轻型病例,炎性渗出物主要在大脑顶部表面,逐渐蔓延至大脑基底部和脊髓表面。严重者可有血管壁坏死和灶性出血,或发生闭塞性小血管炎而致灶性脑梗死。

四、诊断要点

(一)病前症状

常见上呼吸道感染、消化道感染、中耳炎、脐炎、皮肤及各种化脓感染灶等;既往有反复感染、免疫缺陷病、营养不良、长期应用激素、再发化脑等病史。

（二）起病症状

起病大多急骤，发热、呕吐（常呈喷射性）、烦躁、头痛、惊厥、精神萎靡、嗜睡、甚至昏迷，少数伴感染性休克。

（三）神经系统体征

脑膜刺激征阳性，常伴不同程度的颅内压增高，甚至脑疝。重者可出现脑实质受损的体征，如肢体瘫痪、颅神经麻痹、锥体束征等。

（四）年龄特点

（1）新生儿及 3 个月以下小儿，患化脑后可无热，甚至体温不升。全身中毒症状重而脑膜刺激征不明冠，易激惹、嗜睡、拒乳、黄疸、呼吸不规整。

（2）婴儿易激惹，脑性尖叫、惊厥，两眼凝视，前囟膨满，颅缝裂开，布鲁津斯基征常阳性，其他脑膜刺激征及颅内压增高征可不明显。

（3）2 岁以上小儿症状及体征渐趋典型，颈强直及克氏征突出，惊厥较婴儿少见。注意检查颈枕及胸背中线部位有无脊膜膨出及皮毛窦。

（五）实验室检查

（1）脑脊液（CSF）：是确诊本病的重要依据。典型化脑的 CSF 压力增高，外观混浊，甚至呈脓性，流出困难。白细胞增高＞$1\,000\times10^6$/L，糖定量明显减低，个别甚至达 0，蛋白定量增加，氯化物偏低或正常。涂片及培养可找到病原菌，细菌培养同时要做药敏。对流免疫电泳法（CIE）可快速确定脑脊液中流感嗜血杆菌、肺炎双球菌等感染。乳胶颗粒法较 CIE 更敏感。脑脊液中 C-反应蛋白及肿瘤坏死因子（TNF）等增高，可辅助诊断。

（2）外周血象：白细胞明显增高，可达$(20\sim40)\times10^9$/L，中性粒细胞可达 90％以上。严重感染时白细胞总数反而减少。

（3）常规做血培养是明确病原菌的一种方法。伴化脓灶及呼吸道感染者可取脓汁、咽拭子或痰液等做细菌学检查。

（4）如疑似化脑合并硬膜下积液，可先做颅骨透照，必要时做颅脑 B 超检查。

（5）疑有内耳先天畸形有脑脊液耳鼻漏者，可拍许麦位，疑有上颌窦炎者拍克瓦位片。

（6）疑并发脑积水、脑脓肿、脑梗死、脑萎缩者可做头颅 CT，有条件时最好做头颅核磁共振（MRI）检查。如疑及先天性皮毛窦、脊髓损伤，平面定位后可做相应节段的脊髓 MRI 检查，以发现皮样或上皮样囊肿，为手术提供依据。

（7）化脑病后 2 周应查脑干听觉诱发电位，以便早期发现听力障碍。

具备病前症状、起病症状、神经系统体征和年龄特点即高度怀疑本病；加脑脊液典型改变即可临床诊断；细菌学检查可进一步明确病原诊断。

五、鉴别诊断

（一）结核性脑膜炎

该病亚急性起病，大多有结核接触史，PPD 或 OT 实验阳性。脑脊液呈毛玻璃样，白细胞数小于500×10^6/L，分类以淋巴细胞为主，薄膜涂片或分枝杆菌培养可找到结核杆菌。

（二）病毒性脑膜炎

其临床表现与化脑相似，病程有自限性，脑脊液清亮，白细胞$(0\sim数百)\times10^6$/L，以淋巴细胞为主,糖含量正常,脑脊液特异性抗体阳性可助诊断。

(三)隐球菌脑膜炎

该病临床及脑脊液与结核性脑膜炎相似,但病情进展更缓慢,头痛及颅压增高更持续和严重,脑脊液涂片墨汁染色和培养可找到隐球菌。

六、治疗

(一)辨证论治

1.肺卫同病,逆传心包型

主证:发热,口渴,头痛,身痛,呕吐,嗜睡,时有躁动,囟门饱满,双目直视等。舌红苔黄,脉浮数。

治法:清热解表,解毒息风。

方药:银翘散合白虎汤加减。银花、连翘、竹叶、薄荷、知母、生石膏、钩藤、全蝎。毒热炽盛,加野菊花、蒲公英;呕吐重,加竹茹、黄连;发惊,抽搐,加僵蚕、全蝎、羚羊角粉;高热不退,加紫雪丹或牛黄抱龙丸。

2.气血两燔,心肝郁热型

主证:壮热神昏,项强抽搐,角弓反张,斑疹隐隐,热深厥逆,舌质红绛,脉滑数。

治法:清热凉血,息风宁心。

方药:清瘟败毒饮合羚角钩藤汤加减。黄芩、知母、栀子、连翘、犀角(水牛角代)、生地黄、牡丹皮、玄参、白芍、生石膏、钩藤、黄连、竹叶,羚羊角粉(冲服)。热甚,加菊花、银花;抽搐不止,加全蝎、蜈蚣;痰盛,加胆南星、天竺黄;神昏,加石菖蒲、郁金或安宫牛黄丸、局方至宝丹;斑疹不退,加紫草、赤芍。

3.真阴耗竭,虚风内动型

主证:神倦,抽搐,汗出如油,低热不解或夜热早凉,筋脉拘急不展或耳失聪,目不明,肢体不用,失语等,舌绛少苔,脉细数。

治法:滋阴清热,柔肝息风。

方药:大定风珠加减。生地黄、麦冬、麻仁、五味子、阿胶(烊)、鸡子黄(煎好后兑入)、白芍、甘草、龟板、鳖甲、牡蛎。抽动不止,加地龙、僵蚕;低热不解,加青蒿、白薇;痰声辘辘,加半夏、天竺黄;神昏,加石菖蒲、远志。

(二)针灸疗法

1.针刺疗法

取穴:人中(水沟)、大椎、合谷、内关、印堂、曲池、涌泉等。

方法:一般用泻法,强刺激,不留针。

2.三棱针放血

取穴:印堂、十宣等穴。

方法:点刺放血。

(李敬涛)

第二节 病毒性脑炎

一、概述

病毒性脑炎是由多种病毒引起的脑实质受损的中枢神经系统感染性疾病。其中以疱疹病毒脑炎最为常见，其余如柯萨奇病毒、埃可病毒、巨细胞病毒等均可引起。急性或亚急性起病，发热、头痛剧烈是突出的临床表现，可伴有恶心、呕吐、精神症状、意识障碍及颈项强直等脑膜刺激征表现，多数患儿有腱反射亢进和双侧巴氏征阳性。前驱期多有全身感染症状或不适，少数患儿可发现病毒感染皮疹，如红斑、水疱等。本病可以通过脑脊液中病毒抗原和特异性抗体的检测来确诊。如治疗不及时，损害脑实质，可致死或致残。本病在中医学里原没有对应的病名，根据疾病的病程和表现，多散见于"痉病""厥病"中，在温病学出现后，可以归为"温病"范畴。

二、病因病机

（一）外邪侵袭

对本病主要症状发热、痉、厥的论述，早在《素问·至真大要论》中就有："诸暴强直，皆属于风。"《素问·刺热》："痉筋之病，寒则反折筋急"，"热而痉者死"。"肝热病者，小便先黄，腹痛，多卧，身热，热争则狂言及惊，胁满痛，手足躁，不得安卧；庚辛甚，甲乙大汗，气逆则庚辛死。刺足厥阴少阳。其逆则头痛员员，脉引冲头也。"《素问·厥论》："阳气盛于上，则下气重上，而邪气逆，逆则阳气乱，阳气乱则不知人也。"《灵枢·热病》："风痉身反折。"《金匮要略》在继承了《黄帝内经》理论的基础上，不仅将表实无汗与表虚有汗分为刚痉、柔痉，还提出了误治致痉理论，即表证过汗、风病误下复发汗、疮家误汗等导致津液受伤，筋脉失养而发痉。为后世医家提出内伤致痉的理论奠定了基础。《金匮要略·痉湿暍病脉证治》："太阳病，发热无汗，反恶寒者，名曰刚痉""太阳病，发热汗出，而不恶寒，名曰柔痉""太阳病，发热，脉沉而细者，名曰痉，为难治""太阳病，发汗太多，因致痉""夫风病，下之则痉，复发汗，必拘急""疮家虽身疼痛，不可发汗，汗出则痉""病者身热足寒，颈项强急，恶寒，时头热，面赤目赤，独头动摇，卒口噤，背反张者，痉病也。若发其汗者，寒湿相得，其表益虚，即恶寒甚。发其汗已，其脉如蛇，暴腹胀大者，为欲解，脉如故，反伏弦者，痉。夫痉脉，按之紧如弦，直上下行""痉病有灸疮，难治"。以上所论痉病、厥证，根据其病因和症状表现，其中就包含了病毒性脑炎的情况。说明了本病的发生主要与热、湿、风、寒之邪侵犯人体、人体气津耗伤有关。

（二）湿温、温毒内陷心包

温病学派兴起后，对本病的论述和治疗更加的完善和系统。继承《素问·至真大要论》"诸痉项强，皆属于湿"，"诸病狂越，皆属于火"，对痉、厥以及本病神志症状的论述主要集中在湿温、温毒的致病上，其中以薛生白《湿热病篇》论之最详。清代叶天士《温热论·各论·温病大纲》"温邪上受，首先犯肺，逆传心包""湿与温合，蒸郁而蒙蔽于上，清窍为之壅塞，浊邪害清也"提出了温邪与湿热相合可以侵犯心包，可以上冲而壅塞清窍。清代王士雄《温热经纬·薛生白湿热病篇》云："湿热证，三四日即口噤，四肢牵引拘急，甚则角弓反张，此湿热侵入经络脉隧中""木旺由于水亏，故得引火生风,反焚其木,以致痉厥""湿热证壮热口渴,舌黄或焦红,发痉神昏,谵语或笑,邪灼心包,营血已耗……""湿热证发痉神昏笑妄……""湿热证数天后,汗出热不除,或痉,忽头痛不止者,营液大亏……""湿热证发痉撮空,神昏笑妄……"等叙述,重点论述了湿温病深入,引起的神昏惊厥、角弓反张、头痛等情况,与现在的病毒性脑炎表现颇为一致。

三、诊断要点

一般说来,病毒性脑炎的临床经过较脑膜炎严重,重症脑炎更易发生急性期死亡或后遗症。

(一)病毒性脑膜炎

急性起病,或先有上感或前驱传染性疾病。主要表现为发热、恶心、呕吐、软弱、嗜睡。年长儿会诉头痛,婴儿则烦躁不安,易激惹。一般很少有严重意识障碍和惊厥。可有颈项强直等脑膜刺激征。但无局限性神经系统体征。病程大多在1~2周。

(二)病毒性脑炎

起病急,但其临床表现因主要病理改变在脑实质的部位、范围和严重程度而有不同。

(1)弥漫性大脑病变,见于大多数患儿,表现为发热、反复惊厥发作、不同程度意识障碍和颅压增高症状。惊厥大多呈全身性,但也可有局灶性发作,严重者呈惊厥持续状态。患儿可有嗜睡、昏睡、昏迷、深度昏迷,甚至去皮质状态等不同程度意识改变。若出现呼吸节律不规则或瞳孔不等大,要考虑颅内高压并发脑疝的可能性。部分患儿尚伴偏瘫或肢体瘫痪表现。

(2)主要累及额叶皮层运动区,以反复惊厥发作为主要表现,伴或不伴发热。多数为全部性或局灶性强直-阵挛或阵挛性发作,少数表现为肌阵挛或强直性发作。皆可出现痛性发作持续状态。

(3)主要累及额叶底部、颞叶边缘系统,患者则主要表现为精神情绪异常,如躁狂、幻觉、失语以及定向力、计算力与记忆力障碍等。伴发热或无热。多种病毒可引起此类表现,但由单纯疱疹病毒引起者最严重,该病毒脑炎的神经细胞内易见含病毒抗原颗粒的包涵体,有时被称为急性包涵体脑炎,常合并惊厥与昏迷,病死率高。

(4)其他还有以偏瘫、单瘫、四肢瘫或各种不自主运动为主要表现者。不少患者可能同时兼有上述多种类型表现。当病变累及锥体束时出现阳性病理征。

病毒性脑炎病程大多2~3周。多数完全恢复,但少数遗留癫痫、肢体瘫痪、智能发育迟缓等后遗症。

(4)辅助检查。①血常规:白细胞多为正常,少数偏低。②脑脊液:多数为无色透明或微浊,压力增高或正常,细胞数多在100×10^6/L以内,个别高达300×10^6/L,以淋巴细胞为主;糖和氯化物多为正常;蛋白增高占50%,多不超过1.0 g/L。③脑电图(EEG):病毒性脑炎急性期多呈弥漫性异常,部分患儿在弥漫异常的背景上有局灶改变。EEC对早期诊断病脑有帮助。④病原学及血清学检查:如脑脊液血、尿、便病毒分离及血清中病毒IgG抗体、PCR检测,有助于明确病原。⑤头部CT多见额颞顶叶不规则低密度灶,增强扫描可见脑回样或花边样增强效应。特别是脑水肿表现为广泛低密度,脑室系统变小。⑥头部MRI见脑皮质或白质区T_1WI、T_2WI异常信号,尤其对脑干、颅后凹及脑白质病变优于头部CT。

大多数病毒性脑膜炎或脑炎的诊断有赖于排除颅内其他非病毒性感染、Reye综合征等常见急性脑部疾病后确立。少数患者若明确地并发于某种病毒性传染病,或脑脊液检查证实特异性病毒抗体阳性者,可直接支持颅内病毒性感染的诊断。

四、鉴别诊断

(一)化脓性脑膜炎

临床表现类似。脑脊液压力增高,外观浑浊甚至脓样,细胞数明显增加,多在 $1\,000\times10^6$/L 以上,甚至高达 $10\,000\times10^6$/L 以上,分类以中性粒细胞占绝大多数。糖含量减低,蛋白定量增高。涂片查菌可以发现病原菌。

(二)结核性脑膜炎

发病稍慢。脑脊液细胞数。一般在 100×10^6/L 左右,以淋巴细胞为主。蛋白增多,糖及氯化物减少。涂片及培养可找到结核杆菌。结核菌素试验可做参考。

五、治疗

(一)辨证论治

1.肺卫同病,初见逆传

主证:发热,头痛,呕吐,嗜睡,烦躁,发惊,面红,口渴,项强,舌红苔白或黄,脉浮数或滑数。

治法:清热解毒,祛风透表。

方药:银翘散加减。金银花、连翘、荆芥、薄荷、竹叶、牛蒡子、芦根、桔梗、甘草、豆蔻。壮热者,加知母、生石膏;发惊时,加天麻、钩藤;头痛,加菊花、蔓荆子;呕吐,加竹茹;高热昏迷者,加紫雪丹。

2.热入营血,陷于心包

主证:壮热、头痛、口渴、嗜睡、烦躁、昏迷、发疹、抽搐等,舌红绛,脉数。

治法:清热凉营,解毒清心。

方药:清宫汤合白虎汤加减。犀角(水牛角代)、连翘、莲子心、竹叶卷心、玄参、麦冬。春季发病,加金银花、青蒿;夏季发病,加藿香、佩兰;秋季发病,加桑叶、菊花;冬季发病,加葛根、防风;壮热不解,加大青叶、重楼;抽风不止,加钩藤、全蝎、羚羊角粉(冲服);大便燥结,加大黄、芒硝;神昏不省人事,加安宫牛黄丸。

3.湿热合邪,上蒙清窍

主证:发热不解,神昏,谵语,不省人事,恶心呕吐,惊厥,腹泻等,舌红,苔腻,脉滑数。

治法:清热化湿,开窍醒神。

方药:神犀丹合葛根芩连汤加减。金银花、葛根、淡豆豉、犀角(水牛角代)、连翘、紫草、菖蒲、黄芩、板蓝根、川黄连、生地黄、玄参、天花粉。热甚,加大青叶、苦丁茶;湿重,加白蔻仁、薏苡仁;有皮疹,加蝉蜕、赤芍;腹泻,加车前草、神曲;神昏抽搐,加局方至宝丹。

4.余热未清,正气已伤

主证:低热,汗出,食欲缺乏,乏力。舌红苔少,脉细数。

治法:清热养阴,扶正祛邪。

方药:竹叶石膏汤合栀子豉汤加减。竹叶、生石膏、麦冬、沙参、淡豆豉、炒栀子、麦芽、芦根、甘草。汗多,加五味子;低热,加青蒿、地骨皮。

5.阴枯血耗,筋脉失养

主证:低热,心烦,神志呆迟,肢体抽动或不用,耳不聪,目不明,肌肉萎缩或失语等,舌红苔少,脉细数。

治法:益阴养血,活血通络。

方药:三甲复脉汤加减。芍药、甘草、生地黄、麦冬、阿胶(烊)、牡蛎、鳖甲、龟板。便秘,加麻仁、枳实;心烦,低热,加青蒿、栀子;失眠失明,加菖蒲、远志;肢体抽动,加珍珠母、蜈蚣;肢体萎缩不用,加伸筋草、鸡血藤。

(二)针灸疗法

1.针刺疗法

(1)急性期取穴。

高热惊厥:大椎、合谷、曲池。

痰涎壅盛:丰隆、中脘、膻中。

呼吸衰竭:会阴、膻中、中府、肺俞。

吞咽困难:天突、内庭、合谷、廉泉。

失语:哑门、廉泉、通里、合谷、涌泉。

面瘫:地仓透颊车,眉梢透阳白,四白透迎香,鱼腰透眉梢,均可配下关、合谷、太阳、后溪、廉泉等穴。每次选1~2对透穴及远端配穴。

震颤:手三里、间使、合谷、涌泉等。

上肢瘫痪:瘫三针、养老、臂臑等。

下肢瘫痪:环跳、承扶、阳陵泉透阴陵泉、昆仑透太溪。

尿闭:中极、阴陵泉,或按压利尿穴(神阙与曲骨穴连线中点)持续1~2分钟。

二便失禁:关元、太溪。

(2)方法:强刺激,留针15~30分钟。

2.耳针疗法

取穴:心、脑干、皮质下、神门等。

方法:常规针刺,留针20~30分钟。

(三)按摩

取穴:同体针。

方法:采用舒、散、滚、揉等法,使肢体被动运动。

(四)刮痧

取穴:风池、哑门、曲池、阳陵泉、绝骨、太冲。

(李敬涛)

第三节 脑 积 水

一、概述

脑积水是指脑脊液分泌、吸收、循环异常而导致脑脊液容量的增加。临床上主要表现为颅内压增高的一系列症状及体征。中医属"解颅"范畴。

二、病因病机

(1)中医认为该病多系先天不足,胎禀怯弱,肾气不足,或生后久病虚损所致;也有后天失调、脾虚湿泛,肝火上炎,髓热毒壅,水积脑络而成。先天肾气不足,肾虚则骨弱,髓海空虚,水液无以气化,清气不能上升,浊阴不能下降,浊液上冲,弥漫顶巅则颅内积水。

(2)肾之精血不足,水不涵木,则肝阳上亢,水不制火而髓热,风水上泛,火气上升则头颅开解。

(3)真阳不能温煦脾土,或后天脾胃失调,脾虚不能制水,水湿不化,积久成痰,水湿痰浊乘虚上泛于脑,则囟缝宽裂。

(4)外感时邪,热毒壅滞上攻于脑,导致脑络不通,气血运行不畅,则头颅开解不合。

三、诊断要点

(一)病史

脑积水常由于先天性脑及脊柱畸形、感染、出血、肿瘤、维生素 A 中毒等原因产生,其中以颅内感染者多见。

(二)临床表现

颅缝裂开、增宽、增长,前囟饱满、凸出,头皮静脉扩张,叩诊有破鼓音;眼部常见落日目、眼肌麻痹、眼球震颤及视盘水肿;精神方面表现为烦躁、尖叫、嗜睡、昏迷、智力减退、惊厥;呕吐;腱反射亢进或减退,四肢肌张力增高。严重者有血压增高,呼吸节律异常。

(三)辅助检查

(1)颅骨透照阳性,B 超或 CT 检查可见脑室扩大、脑沟增宽,酚红试验可确定交通性与阻塞性脑积水。

(2)多次测量头围发现增长过速可协助诊断;侧脑室穿刺及腰椎穿刺可见脑脊液压力增高。根据病史、临床表现高度怀疑本病,加辅助检查可以确诊。

四、鉴别诊断

(一)佝偻病

该病头颅增大多为方形,并有佝偻病的其他症状,但头颅 CT 检查脑室不大。

(二)未成熟儿

头颅增大较快,有类似脑积水,但头颅 CT 脑室不大。

五、治疗

(一)辨证论治

1.肾气亏损

主证:面色苍白,囟门平或凹陷,自汗,肢冷,畏寒,唇淡,舌胖嫩,苔白滑,脉沉迟或微弱,指纹淡。

治法:补肾益髓,温壮元阳。

方药:补肾地黄丸加减。熟地黄、山茱萸、茯苓、山药、牛膝、鹿角胶、丹参、地龙等。囟门凸出明显者合五苓散温阳利水以治其标;头大颈软不支者,加杜仲、续断、五味子;眼球震颤、斜视者,加枸杞子、菟丝子、决明子、菊花等;四肢拘急痉挛者,加生牡蛎、白芍、天麻、钩藤、羚羊角;阳气馁弱日著者,加紫河车、鹿茸等。

2.阴虚髓热

主证:面色萎黄,午后潮红,盗汗,恶热,烦躁,口干舌燥,手足心热,便秘,舌暗红,苔微黄少津,脉细数,指纹紫暗或青。

治法:补肾填髓,滋阴降火。

方药:六味地黄丸加减。熟地黄、山药、山茱萸、泽泻、茯苓、龟板胶、五味子等。伴发热者,加栀子、黄芩、黄连、大黄;惊悸者,加琥珀粉、珍珠母;便秘者,加当归、制首乌、麦冬;脑室梗阻者,加丹参、桃仁、红花、川芎、地龙;阴虚火旺而肾阳告乏者,可用河车大造丸。

3.脾虚水泛

主证:面色萎黄或苍白,睡时露睛,纳呆,腹胀,大便稀溏,小便不利,舌淡胖,苔薄白或白腻,脉沉细或缓而无力,指纹色淡。

治法:健脾祛湿,通阳利水。

方药:附子理中汤合五苓散加减。人参、白术、干姜、附子、猪苓、茯苓、泽泻、桂枝。食滞者,加生山楂、焦麦芽、焦神曲;便溏者,加车前子、山药、菟丝子;呕吐者,加半夏、竹茹、鲜生姜;脑室梗阻者,加丹参、桃仁、川芎、地龙。

4.热毒壅结

主证:囟门高凸,头颅日渐增大,发热无汗,面赤唇红,大便干,小便黄,甚则惊厥,神昏,两目斜视,舌绛苔黄,脉滑数或疾,指纹紫滞。

治法:清热解毒,化瘀通络。

方药:犀地通络饮加减。犀角(水牛角代替)、生地黄、连翘、灯芯草、牡丹皮、赤芍、桃仁、白茅根、姜汁等。胸闷欲吐,舌红苔黄者,加瓜蒌皮、黄连、贝母(即小陷胸汤);大便秘结者,加生大黄;肝经盛热,惊跳目青者用泻青丸;脑室梗阻者,加水蛭、麝香、冰片;抽搐者,加全蝎、钩藤、白芍。

(二)针灸疗法

取穴:百会透四神聪,风府透哑门,风池透大杼,大椎,三焦俞透肾俞,三阴交透复溜。

方法:平补平泻,每次 2~3 组穴,隔天 1 次分组轮换,10 次为 1 个疗程。

（李敬涛）

第四节　脑性瘫痪

一、概述

脑性瘫痪(简称脑瘫)是指在生前至生后 1 个月内各种原因造成的非进行性脑损伤,临床表现为中枢性运动障碍和姿势异常。本病并不少见,发达国家患病率在 1‰~4‰,我国 2‰左右。中医属"五迟""五软"范畴。

二、病因病机

(1)中医认为该病主要病因为父母精血不足,胎元不充;孕期患病,胎元失养;产伤、难产、导致瘀血阻于脑络;热病耗阴损及髓海。

(2)年少纵淫多欲;孕期保养失慎;临产之时气血乖张而难产等。精来之于父,血来之于母,精不足脑髓空虚,血不足不能濡养于心,而致小儿元神不足,失聪失明;精血不达四肢,而肢体不用,项强无能等。

三、诊断要点

(一)病史

有受孕前或后与孕妇相关的环境异常、遗传因素与疾病。凡在宫内、分娩时或生后1个月内能造成脑缺氧、颅内出血、核黄疸、感染(风疹、巨细胞病毒及弓形虫等)、早产、脑发育不良等病因均可致脑瘫发生;孕早期绒毛膜、羊膜及胎盘炎症、双胎等多种因素所致妊高征,亦越来越受重视。应特别询问小儿精神、运动、发育状况,如抬头、坐、站、走、认人、初语等情况。重要的是早期发现、早期治疗。

(二)临床表现

1.基本表现

以出生后非进行性运动发育异常为特征,一般都有以下4种表现。

(1)运动发育落后和瘫痪肢体主动运动减少:患儿不能完成相同年龄正常小儿应有的运动发育进程。

(2)肌张力异常:痉挛型表现为肌张力增高;肌张力低下型则表现为瘫痪肢体松软,但仍可引出腱反射;而手足徐动型表现为变异性肌张力不全。

(3)姿势异常:可出现多种肢体异常姿势,因此影响其正常运动功能的发挥。体检中将患儿分别置于俯卧位、仰卧位、直立位,以及由仰卧牵拉成坐位时,即可发现瘫痪肢体的异常姿势和非正常体位。

(4)反射异常:多种原始反射消失延迟。痉挛型脑瘫患儿腱反射活跃,可引出踝阵挛和阳性Babinski征。

2.临床类型

(1)运动障碍性质分类。①痉挛型:最常见,主要因锥体系受累,表现为上肢肘、腕关节屈曲,拇指内收,手紧握拳状。下肢内收交叉呈剪刀腿和尖足。②手足徐动型:表现不自主运动和无目的的运动、手足徐动等,于睡眠中症状可消失。③肌张力低下型:可能因锥体系和锥体外系同时受累,导致瘫痪肢体松软但腱反射存在。④强直型:全身肌张力显著增高僵硬,锥体外系受损症状。⑤共济失调型:小脑性共济失调。特点是婴儿期首先表现肌张力低下,腱反射不易引出,逐渐出现步态不稳、意向性震颤、眼震较少,智能有轻度障碍。⑥震颤型:多为锥体外系相关的静止性震颤。⑦混合型:任何两型或两型以上同时存在,临床上以痉挛型与共济失调型混合者多见。

(2)按瘫痪累及部位分类:可分为四肢瘫(四肢和躯干均受累)、双瘫(也是四肢瘫,但双下肢相对较重)、截瘫(双下肢受累,上肢躯干正常)、偏瘫、三肢瘫和单瘫等。

3.伴随症状

和疾病作为脑损伤引起的共同表现,一半以上脑瘫患儿可能合并智力低下、听力和语言发育障碍,其他如视力障碍、过度激惹、小头畸形、癫痫等。有的伴随症状如流涎、关节脱位则与脑瘫自身的运动功能障碍相关。

(三)辅助检查

为查找病因适当选择头部 CT 或 MRI、颅脑超声(囟门未闭者)。有抽搐发作可做脑电图检查。

一般根据病史及临床表现基本可做临床诊断,特殊检查有助于诊断。诊断脑瘫同时,需对患儿同时存在的伴随症状和疾病如智力低下、癫痫、语言听力障碍、关节脱位等做出判断,为本病的综合治疗创造条件。

四、鉴别诊断

(一)脑白质营养不良

该病与痉挛型脑瘫临床表现相似,其临床症状呈进行性加重,而脑瘫随生长发育有逐渐好转趋势。

(二)婴儿型脊髓性肌萎缩

该病与肌张力低下型脑瘫临床表现相似,但该病智力正常,腱反射消失。

五、治疗

(一)辨证论治

1.元气不足型

主证:神气怯弱,表情呆滞,形羸自汗,不语少言,耳失聪,目不明,肢体拘挛不用,关节屈伸不利等,舌苔白或舌体胖,脉细无力。

治法:大补元气,疏经通络。

方药:补阳还五汤加减:黄芪、当归尾、川芎、赤芍、桃仁、红花、地龙等。

2.瘀血阻络型

主证:面色晦暗,肌肤甲错,青筋暴露,筋脉拘急,上肢屈曲,下肢僵直或伴有疼痛,舌质紫暗或有瘀点,脉细而涩。

治法:活血化瘀,通经开窍。

方药:通窍活血汤加减。桃仁、红花、赤芍、老葱、麝香等。

3.真阴亏耗型

主证:先天真阴不足或后天热邪耗伤而见神倦乏力,腰酸腿软,健忘少眠,烦急易怒,盗汗便干,手足心热等。舌红体瘦或有裂纹,苔少,脉细数。

治法:滋阴益气,温通筋脉。

方药:补益地黄丸加减:鹿角、肉苁蓉、巴戟天、菟丝子、桂心、熟地黄、牛膝、木瓜等。

4.脾气虚弱型

主证:面色萎黄,倦怠懒言,四肢痿弱,手不能举,足不能立,咀嚼无力,食少流涎,大肉陷下等,舌质淡,舌体胖边有齿痕,脉细而弱。

治法:益气健脾,升阳通络。

方药:补中益气汤加减:黄芪、人参、白术、升麻、柴胡、当归、甘草、陈皮等。

(二)针灸疗法

1.针刺疗法

取穴:①智力低下:百会、风池、四神聪。②语言障碍:通里、廉泉、金津、玉液。③颈项软瘫:天柱、大椎(或身柱)。④上肢瘫:合谷、外关、曲池、肩髃。⑤下肢瘫:环跳、髀关、伏兔、足三里。⑥腰部软瘫:肾俞、腰阳关。⑦肘部拘紧:手三里、支正。⑧足外翻:三阴交、太溪(或照海)、承山内1寸。⑨足内翻:绝骨或昆仑或承山外1寸。⑩足下垂:解溪、商丘、丘墟。⑩剪刀步:风市、阳陵泉、绝骨。

方法:均每天1次,1个月为1个疗程。

2.耳针疗法

取穴:耳前交感、神门、脑干、皮质下、心、肝、肾、肾上腺、小肠、胃;耳背脊髓1、脊髓2、上背、中背、下背。上肢软瘫加肩、肘、腕;下肢软瘫加髋、膝、踝关节。

方法:用王不留行籽压于耳穴,每次只贴1侧耳穴,隔天1次,双耳交替,15次为1个疗程。

3.头针疗法

取穴:运动区、足运感区、平衡区。

方法:局部消毒后用0.5~1寸针迅速刺入皮下,深度最好至帽状腱膜下,然后将针体与皮肤平行送至所需刺激区,不捻针,留针2~4小时。留针期间患者可自由活动。

按症取穴:①上肢瘫痪:对侧颞前斜线中2/5。②下肢瘫痪:对侧顶颞前斜线上1/5及顶旁线。③面瘫、流涎及失语:对侧顶颞前线下2/5。④感觉障碍:对侧顶颞后斜线。⑤小脑病变:枕下旁线。⑥精神失常:情感区。⑦手功能障碍:运动区。

4.水针疗法

常用穴:足三里、大椎、阳陵泉、曲池。

方法:常用10%葡萄糖注射液、维生素B_1、维生素B_{12}等。10%葡萄糖注射液在肌肉丰厚处可注射10 mL,其他药液用量依病情增减。每次选2~4穴,每次0.5~1 mL,每天或隔天1次,10~20次为1疗程。

(三)推拿疗法

患儿俯卧:沿脊椎方向从至阳至命门的督脉诸穴顺序点按,再加叩打;按、揉脊柱旁开1.5寸的足太阳膀胱经诸穴。有补肾健脾,强筋壮骨的作用。

患儿背对施术者正坐,按、揉、摩、点风池、哑门、天柱、脑户等枕部穴位,以及百会、络却、后顶、强间等顶枕部穴位。术者要意守、注气。有健脑益精,通脉活络的作用。

患儿仰卧,按揉、捏、拿四肢。①下肢:在点阳陵泉穴基础上,顺序拿、揉外侧肌群;或在点委中穴的基础上拿揉后部肌群直至跟腱;或在点环跳穴的基础上拿、揉内收肌群。②上肢:在点中府穴基础上拿揉上臂肌群;或在点曲池穴基础上拿、揉前臂的前后肌群等。有舒筋活络,强筋壮骨的作用。

加减手法:痉挛型多用揉法、摩法,以使内收肌

屈肌群放松为主。剪刀步态者揉剪穴(血海后1.5寸,上4.5寸)。迟缓型,多用拿法、提法,以至接法、叩打法,以刺激肌群,提高肌张力为主。僵直、震颤、手足徐动、共济失调,多用揉法、摩法,广泛放松内收、外展肌群,协调其运动。

(李敬涛)

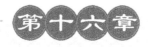

产科疾病的针灸治疗

第一节 胎位不正

胎位不正是指妊娠 30 周后,胎儿在子宫内的位置不正而言,又称胎位异常。正常胎位为枕前位,即胎头向下、后枕部向前,除此之外均为异常胎位,如臀位、横位、斜位等。本病是引起难产的一个重要因素,应及时治疗,以保证临产时的母婴安全。

中医学根据异常胎位的不同情况,有多种名称,如足位称倒生、逆生,臀位称坐生、坐臀生等。

一、病因病机

本病原因复杂,可能与子宫腔大或子宫畸形、骨盆狭窄、羊水过多、腹壁松弛、胎儿因素等有关。中医认为本病由孕妇、胎儿两方面原因所致。

(一)气血虚弱

孕妇素体虚弱,或脾虚气血不足,胞中胎儿亦弱,无力转头向下,而致胎位异常。

(二)气机郁滞

孕妇孕期多食,胞中胎儿过大,胎头下移受限;或情志不畅,气机受阻,而致胎位不正。

二、辨证

证候:妊娠 30 周后发生胎位不正,对孕妇来说并无自觉症状,经产前检查方能明确诊断。若气血虚弱者,或兼见气短,神疲乏力,面色不华,食少便溏,舌淡脉弦。气机郁滞者,或兼见精神抑郁,急躁易怒,胸胁胀满,嗳气,苔薄,脉弦。

治法:调理胎位。

三、针灸治疗

(一)刺灸

取穴:至阴。

随症配穴:气血虚弱者,加足三里、血海。气机郁滞者,加太冲、阳陵泉。

刺灸方法:艾条灸至阴,余穴针用平补平泻法。

方义:至阴为足太阳膀胱经之井穴,与肾经相连,胞络者系于肾,灸至阴可调节少阴之气,以矫正胎位。配足三里、血海益气养血。取太冲、阳陵泉疏通气机。

(二)电针

取至阴、足三里,针刺后通脉冲电流,以密波刺激 30 分钟,每天或隔天 1 次。

四、推拿治疗

取穴:膻中、气海、关元、肾俞、命门、腰阳关、三阴交、至阴等。

手法:揉、振、按、点等法。

操作:患者仰卧位,膝关节屈曲,腹部外露以确定胎头位置和胎心位置。先施掌揉法于腹部,然后,一手托住腰部,一手按于腹部施振法,使腹部透热为度。再轻轻按揉膻中、气海、关元、三阴交等穴。患者侧卧位,施掌揉法于肾俞、命门、腰阳关,再点按足三里、三阴交、至阴。患者仰卧位,一手按准胎儿头部,一手按准胎儿臀部,双手同时施振法。可配用妇科外倒转术,使胎位趋于正常。

(王中兴)

第二节 滞 产

滞产是以总产程超过 24 小时为主要表现的产科疾病。若处理不及时,往往可导致母子双亡,或产后留下严重后遗症。滞产主要因产力异常、产道异常、胎儿或胎位异常所引起。所谓产力,主要是指促使胎儿自宫内娩出的一种动力,包括子宫收缩力及腹压两方面的力量,其中以子宫收缩力为主。如果子宫收缩乏力、收缩不协调或收缩过强,则可导致滞产。

本证主要指西医学中由产力异常所致的异常分娩。

一、病因病机

本证多与产妇气血虚弱、气机郁滞等有关。

(一)气血虚弱

孕妇素体虚弱,正气不足;或产时用力过早,耗伤精力;或临产胞水早破,浆干血竭,以致滞产。

(二)气滞血瘀

临产过度紧张,心怀忧惧;或产前过度安逸,以致气不运行,血不流畅;或感受寒邪,寒凝血滞,气机不利,以致滞产。

二、辨证

(一)气血虚弱

证候:腹部阵痛微弱,宫缩时间短,间歇时间长,产程进行缓慢,或下血量多而色淡,面色苍白,神疲肢软,心悸气短,舌淡苔薄,脉大而虚或沉细而弱。

治法:益气补血催产。

(二)气滞血瘀

证候:腰腹疼痛剧烈,宫缩虽强,但间歇不匀,产程进行缓慢,或下血量少暗红,面色紫暗,精神紧张,胸脘胀闷,时欲呕恶,舌暗红,苔薄,脉弦而至数不匀。

治法:理气活血催产。

三、针灸治疗

(一)刺灸

1.气血虚弱

取穴:足三里、三阴交、合谷、复溜、至阴。

随症配穴:精神疲惫者,加灸气海、关元。心悸气短者,加内关、神门。

刺灸方法:针用补法。

方义:补足三里、三阴交强壮脾胃,化生气血。合谷配三阴交可催产下胎。用复溜以补肾,助其产力。至阴为足太阳膀胱经之井穴,为催产之经验穴。

2.气滞血瘀

取穴:合谷、三阴交、太冲、独阴。

随症配穴:胸胁胀满者,加内关、肩井。

刺灸方法:针用泻法,可加灸。

方义:合谷配三阴交可理气行血,催产下胎。太冲为足厥阴肝经之原穴,泻之可疏肝理气,以助行血之功。独阴为经外奇穴,有催产的作用,灸之可引产。

(二)耳针

取内生殖器、皮质下、内分泌、肾,毫针中度刺激,每隔3～5分钟捻转1次。

四、推拿治疗

(一)基本治法

取穴:关元、气海、子宫、中脘、合谷、三阴交、足三里、太冲等。

手法:一指禅推、摩、按、揉、拿、振、搓等法。

操作:患者屈膝仰卧位,先用摩法在其腹部操作,手法宜平稳和缓、节律均匀,时间约15分钟,然后,以一指禅推法或揉法施于气海、关元、天枢、子宫、中脘等穴,最后施振法于腹部。

(二)辨证加减

气血虚弱者,加按揉合谷、三阴交、足三里,手法刚柔相济。气滞血瘀者,加拿合谷、三阴交,掐揉太冲、至阴,手法由轻而重。一指禅推水道、归来,然后搓摩胁肋。

(王中兴)

第三节　缺　乳

产妇在哺乳期乳汁分泌量少或乳汁全无,称为产后缺乳,亦称产后乳不下、产后乳不足。本证可出现在产后及整个哺乳期。如哺乳期由于再度妊娠或妇人先天无乳,皆不能作产后缺乳论。

本证相当于西医学中由于内分泌障碍、营养不良及精神因素导致的产后乳汁分泌过少或无乳。

一、病因病机

本证多因身体虚弱、气血生化之源不足,或因肝郁气滞、乳汁运行受阻所致。

(一)气血亏虚

素体脾胃虚弱,或分娩失血耗气,或孕期产后调摄失宜,或产后思虑过度伤脾,气血生化之源不足,导致乳汁缺乏。

(二)肝气郁滞

产后情志抑郁,肝失条达,气机不畅,经脉壅滞,乳汁运行受阻,发为缺乳。

二、辨证

(一)气血亏虚

证候:产后乳少甚或全无,乳汁清稀,乳房柔软无胀感,面色少华,唇爪苍白,神疲食少,舌淡,脉细弱。

治法:益气补血通乳。

(二)肝气郁滞

证候:产后乳汁甚少或全无,乳汁稠,乳房胀满而痛,情志抑郁,胸胁胀痛,食欲减退,舌暗红或尖边红,苔薄黄,脉弦细或弦数。

治法:疏肝解郁下乳。

三、针灸治疗

(一)刺灸

1.气血亏虚

取穴:乳根、膻中、脾俞、足三里、少泽。

随症配穴:食少便溏者,加天枢、中脘。血虚甚者,加膈俞、三阴交。

刺灸方法:针用补法,可加灸。

方义:乳房为阳明所过,取乳根可疏通阳明经气而催乳。气会膻中益气调气,以助催乳。脾俞、足三里健运脾胃,益气补血。少泽为催乳效穴。

2.肝气郁滞

取穴:膻中、乳根、内关、太冲、少泽。

随症配穴:胸胁胀满者,加肝俞、期门。乳房胀满而痛者,加合谷、梁丘。

刺灸方法:针用泻法,可加灸。

方义:膻中、乳根调气通络催乳。内关与太冲分属手足厥阴经,可疏肝解郁,理气通络。少泽为通乳效穴。

(二)耳针

取胸、内分泌、交感、肝、脾、肾,每次选2～4穴,毫针中度刺激,留针15～20分钟,隔天或每天1次。

(三)艾灸

取膻中、乳根,以艾条温和灸 10～20 分钟,每天 2 次。

(四)穴位注射

取膻中、乳根、肝俞、合谷,用 0.5％普鲁卡因 20 mL 加入维生素 B_1 100 mg,每穴注射 3～5 mL,每天2次,3 日为 1 个疗程。

(五)皮肤针

扣打肺俞至三焦俞、天宗、膻中、乳房周围,根据证候虚实分别给予轻、重刺激。

四、推拿治疗

(一)基本治法

取穴:膻中、乳根、天宗、厥阴俞、膏肓、足三里、太冲、合谷、少泽等。

手法:一指禅推、按、揉、推、抹、掐等法。

操作:患者仰卧位,一指禅推膻中、乳根,在患者胸部乳房周围轻轻按揉数次,沿乳腺分布由乳根向乳头推抹。按揉足三里、太冲,以酸胀为度。

患者俯卧位,按揉天宗、厥阴俞、膏肓、合谷,掐少泽。

(二)辨证加减

气血亏虚者,加一指禅推中脘、气海、膈俞、足三里,横擦脾俞、胃俞,透热为度。肝气郁滞者,加一指禅推章门、期门,按揉内关、肝俞,斜擦两胁。

(王中兴)

第四节　子　痫

妊娠期或临产时及新产后,眩晕头痛,突然昏不知人,两目上视,牙关紧闭,四肢抽搐,角弓反张,少顷可醒,醒后复发,其则昏迷不醒者,称子痫或妊娠痫证,常见于初产妇。如发病前见患者下肢水肿、头痛、眩晕、上腹不适、胸闷恶心等,称子痫先兆。子痫一旦发生,严重威胁母婴生命。

本证相当于西医学的重度妊娠高血压综合征。

一、病因病机

本证主要由肝阳上亢、肝风内动,或痰火上扰、蒙蔽清窍所致。

(一)肝风内动

素体阴虚,孕后精血养胎,肾精益亏,肝血愈虚,血不荣筋,肝风内动;或精不养神,心火偏亢,风火相煽,遂发子痫。

(二)痰火上扰

阴虚热盛,灼津成痰,痰热互结;或肝气郁结,气郁痰滞,蕴而化火,痰火交织;或脾虚生湿,聚湿生痰,郁久化热,以致痰火上蒙清窍,神志昏冒。

二、辨证

(一)肝风内动

证候:妊娠晚期,或临产时及新产后,头痛眩晕,突发昏仆,两目上视,牙关紧闭,四肢抽搐,角弓反张,时作时止,或久作不省,手足心热,颧赤息粗,舌红或绛,苔无或花剥,脉弦细而数。

治法:平肝熄风,养阴清热。

(二)痰火上扰

证候:妊娠晚期或临产时及新产后,头痛胸闷,突然昏仆,两目上视,牙关紧闭,口流涎沫,面浮肢肿,息粗痰鸣,四肢抽搐,角弓反张,时作时止,舌红,苔黄腻,脉弦滑而数。

治法:清热开窍,豁痰熄风。

三、针灸治疗

(一)刺灸

1.肝风内动

取穴:太冲、三阴交、太溪、风池、百会。

随症配穴:昏仆不醒者,加水沟、涌泉。牙关紧闭者,加下关、颊车。四肢抽搐者,加阳陵泉。

刺灸方法:针用补泻兼施法。

方义:太冲平肝熄风。三阴交、太溪育阴潜阳,配风池可养阴清热熄风。百会醒神开窍。

2.痰火上扰

取穴:百会、劳宫、丰隆、中脘、行间。

随症配穴:痰涎盛者,加天突、上脘。昏仆不醒、牙关紧闭、四肢抽搐者,配穴同"肝风内动"型。

刺灸方法:针用补泻兼施法。

方义:百会、劳宫清热开窍,安神镇惊。丰隆、中脘清热化痰,配行间可泄热熄风。

(二)耳针

取肝、肾、神门、交感、皮质下、枕,每次选2~4穴,毫针中度刺激,每天1~3次。

四、推拿治疗

(一)基本治法

取穴:水沟、涌泉、风池、百会、合谷、三阴交、足三里、丰隆等。

手法:掐、按、揉、拿等法。

操作:发作时令患者仰卧位,掐水沟、涌泉直至苏醒。苏醒后患者坐位,五指拿从头顶拿至风池数次,按揉风池、百会、曲池、合谷、神门、三阴交、太溪、足三里、丰隆等穴。

(二)辨证加减

肝风内动者,加按揉肾俞、太冲、行间,擦涌泉。痰火上扰者,加摩腹,按揉中脘、膻中、章门、期门、肝俞、脾俞、胃俞、内关,头颞侧扫散法。血压高或不稳定者,推双侧桥弓10~20次。

(王中兴)

第五节 妊娠恶阻

妊娠恶阻是指妊娠早期冲脉之气上逆、胃失和降,出现呕吐、厌食,甚至食入即吐的病证,古称子病、病儿、病食、阻病。一般在妊娠 6 周至 12 周发生,多见于精神过度紧张的年轻初孕妇女。

本证西医学称为妊娠呕吐,亦称妊娠剧吐、恶性妊娠呕吐。

一、病因病机

本证的病因多与素体虚弱、情志不舒、痰湿阻滞等因素有关。

(一)脾胃虚弱

孕妇脾胃素虚,受孕之后,经血不泻,冲脉之气较盛,冲气上逆犯胃,胃失和降,发为呕恶。

(二)肝胃不和

孕后阴血聚以养胎,肝血不足,肝失所养,肝火偏旺,肝气肝火夹冲气犯胃;或情志不舒,肝气郁结,肝失疏泄,上逆犯胃,胃失和降。

(三)痰湿阻滞

脾虚失运,痰湿内生,阻于中焦,冲脉之气夹湿上涌,而致呕恶。

二、辨证

(一)脾胃虚弱

证候:妊娠初起,恶心呕吐,或食入即吐,或吐清水,头晕体倦,脘痞腹胀,舌淡,苔薄白,脉缓无力。

治法:健脾和胃,降逆止呕。

(二)肝胃不和

证候:妊娠初期,呕吐酸水或苦水,恶闻油腥,脘闷,胁痛,心烦口苦,嗳气叹息,情志不畅,头胀而晕,苔薄黄,脉弦滑。

治法:泄肝和胃,降逆止呕。

(三)痰湿阻滞

证候:妊娠早期,呕吐痰涎,口淡乏味,不思饮食,胸腹满闷,舌胖,苔白腻,脉滑。

治法:化痰除湿,和胃降逆。

三、针灸治疗

(一)刺灸

1.脾胃虚弱

取穴:足三里、中脘、内关、公孙。

随症配穴:腹胀者,加天枢、阴陵泉。

刺灸方法:针用补法,可加灸。

方义:胃之下合穴足三里配胃募中脘,可健脾和胃,降逆止呕。八脉交会穴内关配公孙,可增强健脾和胃、降逆平冲之功。

2.肝胃不和

取穴:内关、太冲、中脘、足三里。

随症配穴:呕吐苦水者,加阳陵泉。胁痛者,加章门、膻中。

刺灸方法:针用泻法。

方义:内关为八脉交会穴,可理气和胃止呕。太冲为足厥阴肝经原穴,可疏肝泻火以和胃。中脘、足三里和胃降逆。

3.痰湿阻滞

取穴:阴陵泉、丰隆、足三里、中脘、内关。

随症配穴:胸闷者,加膻中。

刺灸方法:针用平补平泻法,可加灸。

方义:脾经合穴阴陵泉配胃经络穴丰隆,可健脾除湿,理气豁痰。足三里、中脘、内关和胃降逆止呕。

(二)耳针

取胃、肝、神门、交感,每次选2～4穴,毫针轻刺激,留针15分钟,每天1次。也可埋籽刺激。

(三)皮肤针

取中脘、胃俞、脾俞、梁丘、足三里、内关、太冲,轻度叩刺,每天1次,5～10次为1个疗程。

(四)穴位注射

取足三里、至阳、灵台、肝俞、脾俞,每次选2穴,每穴注射生理盐水2 mL或维生素 B_6 注射液0.5 mL,每天1次,轻症隔天1次。

(五)穴位敷贴

生姜6 g烘干,研为细末,过筛,以水调成糊状,敷内关或神阙穴,外用伤湿止痛膏固定。

(六)艾灸

取上脘、足三里、大敦、公孙,用艾条施雀啄灸法,每天2次,每次每穴灸5～10分钟。

四、推拿治疗

(一)基本治法

取穴:膻中、中脘、天枢、脾俞、胃俞、内关、足三里等。

手法:一指禅推、按、揉、摩、擦等法。

操作:患者仰卧位,一指禅推中脘,揉膻中,摩中脘,按揉内关、足三里。患者俯卧位,一指禅推脾俞、胃俞。

(二)辨证加减

脾胃虚弱者,加轻手法按揉中脘、神阙、关元,横擦脾俞、胃俞,微透热为度。肝胃不和者,加一指禅推或揉天突、膻中、中脘,按揉章门、阳陵泉、太冲,搓两胁。痰湿阻滞者,用轻摩法施于中脘、天枢、气海,按揉丰隆、三焦俞。

(王中兴)

第六节　胞衣不下

胞衣又称胎衣、胎盘,胎儿娩出后,胎盘经长时间不能娩出者,称为胞衣不下,又称胎衣不下、儿衣不下、息胞。本证多伴有阴道出血不止。

西医学中的胎盘滞留等可据本节辨证治疗。

一、病因病机

本证主要与气虚、血瘀、寒凝等因素有关。

(一)气虚

产妇体质素虚,元气不足;或产程过长,用力过度,分娩后气血两虚,无力送出胞衣而致。

(二)血瘀

多由产时调摄失宜,败血恶露,瘀滞胞中,胞衣不出。

(三)寒凝

临产或产时感受寒邪,外寒乘虚搏于血分,致气血凝滞,胞衣不能及时排出。

二、辨证

(一)气虚

证候:产后胞衣不下,少腹微胀,按之有块,不痛不坚,恶露量多色淡,面色苍白,神疲肢怠,心悸气短,舌淡苔薄,脉细无力。

治法:补气养血祛瘀。

(二)血瘀

证候:产后胞衣不出,小腹疼痛拒按,腹部坚硬有块,恶露量少,色暗红,面色暗紫,舌紫,脉细涩。

治法:行气活血祛瘀。

(三)寒凝

证候:产后胞衣不下,小腹冷痛拒按,得热痛减,恶露甚少,色淡暗,面色青白,舌淡苔白,脉沉迟或紧。

治法:温经活血祛瘀。

三、针灸治疗

(一)刺灸

1.气虚

取穴:关元、三阴交、独阴。

随症配穴:阴道出血多者,加隐白。神疲肢怠者,加足三里。

刺灸方法:针用补法,可加灸。

方义:关元为元气交关之所,属任脉而通于胞宫,配三阴交则益气养血。独阴为经外奇穴,是治疗胎衣不下的经验效穴。

2.血瘀

取穴：肩井、中极、合谷、三阴交、昆仑。

随症配穴：小腹疼痛拒按者，加天枢、阴交。

刺灸方法：针用泻法，可加灸。

方义：肩井有活血利气、催下胎衣的作用。中极属任脉，通胞宫。合谷、三阴交行气活血，祛瘀止痛。配昆仑治胞衣不下。

3.寒凝

取穴：神阙、气海、三阴交、独阴。

随症配穴：小腹冷痛甚者，加灸肾俞、关元。

刺灸方法：针用泻法，可加灸。

方义：神阙与气海均为任脉穴，通于胞宫，灸之可散寒活血，温经通络。三阴交通经活血，以下胞衣。独阴是治疗胎衣不下的经验效穴。

（二）电针

取合谷、三阴交，毫针刺入后，以高频脉冲电流刺激30分钟。

（三）穴位敷贴

以巴豆1粒，蓖麻籽1粒，麝香0.3 g，捣碎外敷神阙、涌泉。

（王中兴）

第七节　产后血晕

产妇分娩后突然头晕目眩，不能坐起，或心胸满闷，恶心呕吐，痰涌气急，心烦不安，甚则口噤神昏，不省人事，称"产后血晕"，为产后急重症之一，"血晕"即因产后失血过多或停瘀或气血虚脱引起的上述症状。产后血晕始载于《经效产宝》，全称"产后血晕闷绝"。

一、病因病理

中医学认为，导致产后血晕的病因病机，有虚实二端。虚者，乃属阴血晕亡，心神失守，多由产后血崩发展而来。实者，则为瘀血上攻，扰乱心神所致。产妇素体气血虚弱，复因产时失血过多，以致营阴下夺，气失依附，阳气虚脱。或因产后胞脉空虚，感受寒邪，血为寒凝，瘀滞不行，加因产后元气亏虚，气血运行失度，以致血瘀气逆，并走于上，扰乱心神，而致血晕。

二、临床表现

产妇分娩后突然头晕目眩，不能坐起，或心胸满闷，恶心呕吐，痰涌气急，心烦不安，甚则口噤神昏，不省人事。血虚气脱型表现为产时产后流血过多，突然晕眩，心悸烦闷不适，甚则昏不知人。面色苍白，眼闭口开，手撒肢凉，冷汗淋漓，舌淡无苔，脉微欲绝或浮大而虚。瘀阻气闭型表现为产妇刚分娩后，恶露不下或量少，少腹阵痛拒按，甚至心下急满，气粗喘促，神昏口噤，不省人事，两手握拳，牙关紧闭，面色青紫，唇舌紫暗或舌边尖瘀斑，脉涩。

三、诊断要点

(1)发病以新产后数小时内多见。

(2)产妇分娩后突然头晕目眩,不能坐起,或心胸满闷,恶心呕吐,痰涌气急,心烦不安,甚则口噤神昏,不省人事。

(3)体格检查:多为出血量多及急性贫血症状,血压下降或测不到血压。

四、针灸治疗

(一)针刺

(1)处方一:三阴交、人中、内关、中极、支沟、十宣。

操作:中极施捻转泻法,三阴交、支沟施提插泻法,人中施提插泻法,内关施提插捻转之平补平泻法,每穴均留针 15～30 分钟。十宣则用三棱针点刺放血。本法适宜于瘀阻气闭型。

(2)处方二:三阴交、足三里、合谷。

操作:针刺以上穴位,施捻转补法,每穴连续捻补 5～8 分钟或更长时间。本法适宜于血虚气脱型。

(3)处方三:阴交、三阴交、支沟、中极、公孙。

操作:用毫针刺以上穴位,施捻转泻法,另可加灸这些穴位。本法适宜于血瘀气逆型。

(4)处方四:百会、关元、人中、内关、足三里、三阴交、气海。

操作:毫针刺,人中施提插泻法,内关施提插捻转之平补平泻法。余穴均施捻转补法,留针 15～30 分钟,但是百会用艾条悬灸。本法适宜于血虚气脱型。

(5)处方五:胃俞、膏肓俞、脾俞,肺俞、足三里、中脘。

操作:毫针刺,施捻转补法,留针 20～30 分钟,诸穴均加用艾条悬灸法,约 30 分钟。每天 1 次,7～10 次为 1 个疗程。本法适宜于肺脾气虚型。

(二)耳针

(1)处方一:内生殖器、交感、神门、肾上腺、心、肝。

操作:毫针强刺激以上穴位,间歇运针,留针 30～60 分钟。

(2)处方二:子宫、下脚端、神门、下屏尖、肝、心。

操作:局部消毒,毫针刺之,强刺激,留针 1～2 小时,或留针至神清识人。

(3)处方三:脑、心、脾、肝、肺、肾、下屏尖、平喘、神门、下脚端。

操作:每次选 3～6 穴,每天或隔天针 1 次,每次留针 30～60 分钟。或采用耳穴压籽法,每 3 日 1 次,10 次为 1 个疗程。

(三)灸法

处方:百会、神阙、足三里、关元。出血过多者,加隐白;心悸者,加神门;抽搐者,加太冲;牙关紧闭者,加颊车。

操作:以上穴位轮番用艾条灸,灸至神清为度。

(四)穴位注射

处方:三阴交、足三里。

操作:将催产素 1～2 U,或麦角 0.1～0.2 mL,用 0.5％普鲁卡因稀释到 1～2 mL,进针得气后,每穴注入 0.5 mL。本法适宜于血虚气脱型。

(五)电针

处方:中脘、关元、脾俞、肾俞、膻中、三阴交、太溪、足三里。

操作:每次选 2～4 穴,每次通电 20～30 分钟,每天 1 次,10 次为 1 个疗程。

(六)皮肤针

处方:五脏俞、夹脊穴、背部足太阳膀胱经第一侧线。

操作:在以上部位,用梅花针中等刺激,以皮肤潮红为度,每天 1 次,7 次为 1 个疗程。

五、推拿治疗

(1)处方一:关元、气海、八髎、肾俞、中脘、百会、足三里、脾俞、胃俞。

操作:摩小腹 6 分钟,揉关元、气海各 2 分钟,按八髎、肾俞,以酸胀为度;然后按揉百会 2 分钟,直擦背部督脉,以透热为度,揉中脘 2～3 分钟,揉足三里、脾俞、胃俞各 1 分钟。本法适宜于气随血脱型。

(2)处方二:膻中、印堂、太阳、百会、水沟、承浆、关元、膈俞、肝俞、心俞、脾俞、血海、中极、八髎、太冲。

操作:患者仰卧位,先用拇指掐承浆、水沟,再按揉印堂、百会,分抹印堂至太阳。按揉中脘、膻中、内关、三阴交、支沟等穴。然后患者俯卧位,按揉膈俞、脾俞、肝俞、心俞。最后按揉中极、血海、太冲,擦八髎,以透热为度。本法适宜于血瘀气逆型。

(3)处方三:关元、中脘、气海、心俞、肺俞、脾俞、肾俞、命门、三阴交、足三里、合谷、内关。

操作:一指禅推或揉关元、中脘、气海,一指禅推心俞、肺俞、脾俞、肾俞,擦命门,捏脊,按揉三阴交、足三里。最后,按揉内关,拿合谷。

(王中兴)

第八节　产后恶露不绝

恶露是指产妇分娩后由阴道排出的败血和浊液,产后 1～2 周属正常现象,产后恶露持续 3 周以上仍淋漓不断者,称产后恶露不绝,又称恶露不尽或恶露不止。

本证类似于西医学中的产后感染、胎盘胎膜残留或滞留、产后宫缩乏力所致的产后出血。

一、病因病机

本证多与气虚下陷、血热内扰、气血瘀滞致冲任不固有关。

(一)脾虚气陷

体质素虚,正气不足,或产后失血耗气,或产后操劳过早,劳倦伤脾,脾虚气陷,导致冲任不固,摄血不能,以致恶露不断。

(二)血热内扰

素体阴虚,复因产时失血,阴液亏耗,阴虚生内热;或产后过食辛辣助阳之物,或邪热内扰,或情志不畅,肝郁化火,以致热扰冲任,迫血妄行。

(三)气血瘀滞

产后胞脉空虚,寒邪乘虚而入,血为寒凝;或肝气郁结,气血瘀滞;或胞衣残留,阻滞冲任,以致瘀血不去,冲任失畅,血不归经,恶露不绝。

二、辨证

(一)脾虚气陷

证候:产后恶露过期不止,量多或淋漓不断,色淡红,质稀薄,无臭味,小腹空坠,神倦懒言,面色淡白,舌淡,脉缓弱。

治法:健脾益气摄血。

(二)血热内扰

证候:产后恶露过期不止,量较多,色深红,质稠黏臭秽,面色潮红,口燥咽干,舌红,脉虚细而数。

治法:育阴清热止血。

(三)气血瘀滞

证候:产后恶露淋漓涩滞不爽,量少,色紫暗有块,小腹疼痛拒按,舌紫暗或边有瘀点,脉弦涩或沉而有力。

治法:活血化瘀止血。

三、针灸治疗

(一)刺灸

1.脾虚气陷

取穴:关元、足三里、三阴交、百会。

随症配穴:恶露量多者,加脾俞、隐白。小腹下坠者,加中脘、子宫。

刺灸方法:针用补法,可加灸。

方义:关元属任脉,益气而调理冲任。足三里、三阴交健脾摄血,补益中州。百会居于高巅,用于升提阳气以举陷。

2.血热内扰

取穴:中极、次髎、中都、行间、阴谷。

随症配穴:口舌干燥者,加照海。面色潮红者,加太溪。邪热甚者,加曲池、合谷。

刺灸方法:针用补泻兼施法,可用三棱针点刺出血。

方义:中极属任脉,通胞宫,配次髎清泻胞宫之热。中都为足厥阴肝经郄穴,有疏肝清热的作用。行间为足厥阴肝经之荥穴,泻之可清胞宫血热。配足少阴肾经合穴阴谷用于育阴清热止血。

3.气血瘀滞

取穴:气海、中极、血海、地机。

随症配穴:小腹冷痛拒按者,加灸关元、归来。

刺灸方法:针用泻法,可加灸。

方义:气海、中极均属任脉,用于调理冲任气血。血海、地机属足太阴脾经,能活血化瘀,使瘀去新血归经。

（二）耳针

取内生殖器、内分泌、交感、肝、脾、肾、皮质下、神门,每次选 2～4 穴,毫针中度刺激,留针 15～20 分钟,每天 1 次。

（三）艾灸

取神阙,用艾条灸 30 分钟,每天 1 次。

（王中兴）

第九节　产后恶露不下

胎儿娩出后如宫内瘀血和浊液留滞不下,或虽下甚少,称为产后恶露不下,又称恶露不来、恶露停结。本证以新产后多见。如恶露虽少,但腰腹不痛、全身状况良好者,不做本病论。

西医学中的产后感染粘连、胎盘胎膜残留或滞留、产后宫缩乏力、产后子宫过度后倾后屈等影响恶露排出的疾病,可参此治疗。

一、病因病机

本证多与情志不畅、寒邪侵袭有关。

（一）气滞血瘀

情志不畅,肝气郁结,气机不利,血行受阻,气滞血结,致恶血留滞,瘀阻胞宫。

（二）寒凝胞宫

感受寒邪,饮食生冷,恶露为寒所凝,瘀结不下。

二、辨证

（一）气滞血瘀

证候:产后恶露不下或所下极少,色紫暗,小腹胀痛拒按,胸胁胀满,舌紫苔薄白,脉沉弦或沉涩。

治法:理气活血祛瘀。

（二）寒凝胞宫

证候:产后恶露不下或所下甚少,小腹冷痛拒按,喜热熨,畏寒肢冷,舌淡苔白,脉沉迟。

治法:温经活血祛瘀。

三、针灸治疗

（一）刺灸

1.气滞血瘀

取穴:气海、中极、地机、太冲。

随症配穴:胸胁胀满者,加期门、膻中。小腹疼痛者,加阴交、气冲。

刺灸方法:针用泻法,可加灸。

方义:气海与中极属任脉,通于胞宫,能调理冲任。地机为足太阴郄穴,用于活血化瘀,再配足厥阴原穴太冲疏肝理气,共奏行气活血化瘀之功。

2.寒凝胞宫

取穴:关元、气冲、地机。

随症配穴:小腹冷痛者,加灸神阙。

刺灸方法:针用泻法,可加灸。

方义:关元通于胞宫,针并加灸能温经通络,调理冲任。气冲为足阳明和冲脉的交会穴,可活血祛瘀,通经下血。地机可活血化瘀。

(二)耳针

取内生殖器、内分泌、肝、肾、神门,每次选2~4穴,毫针强刺激,留针30分钟,每天1次。

(三)皮肤针

扣打腰椎至尾椎、下腹部任脉、腹股沟部、下肢足三阴经,强刺激。

(王中兴)

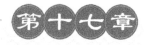

常见疾病的康复治疗

第一节 脑 卒 中

脑卒中是脑中风的学名,是一种突然起病的脑血液循环障碍性疾病,又叫脑血管意外。其中缺血性脑卒中又称为脑梗死,包括脑血栓形成、脑栓塞和腔隙性脑梗死等。出血性脑卒中包括脑出血和蛛网膜下腔出血。

由于脑损害的部位、范围和性质不同,脑卒中发病后的表现不尽相同,多见一侧上下肢瘫痪无力,肌肤不仁,口眼㖞斜,时流口水,面色萎黄,舌强语謇。久之,则肢体逐渐痉挛僵硬,拘急不张,甚则肢体出现失用性强直、挛缩,进而导致肢体畸形和功能丧失等。可分为运动功能障碍、感觉功能障碍、言语功能障碍、认知障碍和心理障碍以及各种并发症,其中运动功能障碍以偏瘫最为常见。

中医认为,本病的发生主要在于患者平素气血亏虚。心、肝、肾三脏阴阳失调,兼之忧思恼怒,或饮酒饱食,或房室劳累,或外邪侵袭等因素,以致气血运行受阻,经脉痹阻,失于濡养;或阴亏于下,肝阳暴涨,阳化风动,血随气逆,夹痰夹火,横窜经络,蒙闭清窍而卒然仆倒,半身不遂。

传统康复疗法主要以针灸、推拿、中药和传统运动疗法等为手段,从而减轻结构功能缺损(残损)程度,在促进患者的整体康复方面发挥重要作用。

一、康复评定

(一)现代康复评定方法

1.整体评定内容

(1)全身状态的评定:包括患者的全身状态、年龄、并发症、主要脏器的功能状态和既往史等。

(2)功能状态的评定:包括意识、智能、言语障碍、神经损害程度及肢体伤残程度等。

(3)心理状态的评定:包括抑郁症、焦虑状态和患者个性等。

(4)患者本身素质及所处环境条件的评定:包括患者爱好、职业、所受教育、经济条件、家庭环境、患者与家属的关系等。

(5)其他:对其丧失功能的自然恢复情况进行预测。

2.具体康复评定

脑卒中康复评定是脑卒中康复的重要内容和前提,它对康复治疗目标和康复治疗效果起着决定作用,且有利于评估其预后。原则上,在脑卒中早期就应进行评定,之后应定期评定。康复评定涉及的内容包括脑损害严重程度、脑卒中的功能障碍、言语功能、认知障碍、感觉、心理、步态分析、日常生活活动能力等。

(二)传统康复辨证

1.病因病机

中医认为本病的发生多因肝肾阴虚,肝阳偏亢。肝风内动为其根本,当风阳暴涨之际,夹气、血、痰、火,上升于巅,闭塞清窍,以致猝然昏迷,横窜经络,气血瘀阻,形成脑卒中。

2.辨证分型

临床上常将本病分为中脏腑与中经络两大类。中脏腑者,病位较深,病情较重,主要表现为神志不清,半身不遂,并且常有先兆及后遗症状出现。中经络者,病位较浅,病情较轻,一般无神志改变,仅表现为口眼㖞斜,语言不利,半身不遂。具体证型如下。

(1)风痰入络:肌肤不仁,手足麻木,突然发生口眼㖞斜,语言不利,口角流涎,舌强语謇,甚则半身不遂,或兼见手足拘挛,关节酸痛等症,舌苔薄白,脉浮数。

(2)阴虚风动:平素头晕耳鸣,腰酸,突然发生口眼㖞斜,言语不利,甚或半身不遂,舌红苔腻,脉弦细数。

(3)气虚血瘀:半身不遂,肢软无力,或见肢体麻木,患侧手足水肿,语言謇涩,口眼㖞斜,面色萎黄,或暗淡无华,舌色淡紫,瘀斑瘀点,苔白,脉细涩无力。

(4)风阳上扰:平素头晕头痛,耳鸣目眩,突然发生口眼㖞斜,舌强语謇,或手足重滞,甚则半身不遂等症,舌红苔黄,脉弦。

二、康复治疗

(一)康复策略

1.目标

脑卒中康复目标是采用一切有效的措施预防脑卒中后可能发生的残疾和并发症(如压疮、泌尿道感染、深静脉血栓形成等),改善受损的功能(如运动、语言、感觉、认知等),提高患者的日常活动能力和适应社会生活的能力。

2.治疗原则

(1)只要患者神志清楚,生命体征平稳,病情不再发展,48小时后即可进行康复治疗。

(2)康复治疗注意循序渐进,需脑卒中患者的主动参与及家属的配合,并与日常生活和健康教育相结合。

(3)采用综合康复治疗,包括物理因子治疗、运动治疗、作业治疗、言语治疗、心理治疗、传统康复治疗和康复工程等。

(4)康复与治疗并进。脑卒中的特点是障碍与疾病共存,故康复应与治疗同时进行,并给予全面的监护与治疗。

(5)重建正常运动模式。在急性期,康复运动主要是抑制异常的原始反射活动(如良好姿位摆放等),重建正常运动模式;其次才是加强肌力的训练。脑卒中康复是一个改变"质"的训练,旨在建立病人的主动运动,保护患者,防止并发症的发生。

（6）重视心理因素。严密观察脑卒中患者有无抑郁、焦虑情绪，它们会严重影响康复治疗的进行和效果。

（7）预防复发，即做好二级预防工作，控制危险因素。

（8）根据患者功能障碍的具体情况，采取合理的药物治疗和必要的手术治疗。

（9）坚持不懈，康复是一个持续的过程，重视社区及家庭康复。

偏瘫恢复的不同阶段治疗方法不同。软瘫时以提高患侧肌张力、促进随意运动产生为主要治疗原则；痉挛时要注意降低肌张力，而在本阶段不恰当的针刺治疗易引起肌张力增高，故应特别注意。

（二）治疗方法

脑卒中的传统康复疗法包括针灸、推拿、中药内服、中药熏洗和气功疗法等，既可单独使用，也可联合应用。多种康复疗法的综合应用，可以优势互补，提高疗效。药物与针灸结合是最常用的康复疗法，体针和头针结合也得到了普遍认可。推拿疗法在改善痉挛状态方面有独特的优势。在康复过程中应特别重视针灸对肌张力的影响。故传统康复技术与现代康复技术的配合应用，可提高脑卒中康复治疗的有效率。

1.推拿治疗

以舒筋通络、行气活血为原则，病程长者须辅以补益气血、扶正固本。重点选取手、足阳明经脉及腧穴。推拿对于抑制痉挛、缓解疼痛、防止关节挛缩以及促进随意运动恢复都有良好作用。

在偏瘫的不同阶段，应采用不同的推拿手法。如在偏瘫弛缓期，多采用兴奋性手法提高患肢肌张力，促使随意运动恢复。可在肢体上进行㨰、揉、捏、拿、搓、点、拍等手法。痉挛期，则多采用抑制性手法控制痉挛，一般用较缓和的手法，如揉、摩、捏、拿、㨰、擦手法，治疗时间宜长，使痉挛肌群松弛。但不恰当的手法可能会增强肌张力，进一步限制肢体功能的恢复，须特别注意。操作方法如下。

（1）患者取俯卧位（若不能俯卧或较久俯卧者可改为侧卧位，患侧在上），医师立于患侧。从肩部起施以掌根按揉法，自肩后、上背、经竖脊肌而下至腰骶部，上下往返多次按背腰部肌肉。在按压背俞穴基础上，重点按压膈俞、肝俞、三焦俞、肾俞等及督脉大椎、筋缩、腰阳关等穴，约5分钟。

（2）继以上体位，在患侧臀部施掌根按揉法和按压环跳、八髎等穴相结合，并配合做髋关节内、外旋转的被动运动。按压承扶、殷门、委中、承山等穴，掌根按揉股后、腘窝、小腿后屈肌群，重点是拿、捻跟腱并配合踝关节背伸的被动运动，共5～6分钟。

（3）患者仰卧位，医师立于患侧。先掌根按揉三角肌，指揉肩三穴，拿三角肌、肱二头肌、肱三头肌，以肱三头肌为主，并配合肩关节外展、外旋、内旋、内收、前屈等被动运动。继而指揉曲池、手三里，拿前臂桡侧肌群和前臂尺侧肌群，配合肘关节屈伸的被动运动。再指揉外关、阳池，拿合谷，按揉大、小鱼际肌，指揉掌侧骨间肌和背侧骨间肌，配合腕关节屈伸、尺偏、桡偏的被动运动。捻、摇诸掌指、指间关节，总共约5分钟。

（4）继以上体位，先在股前、外、内三侧分别施掌根按揉法，按压髀关、伏兔、风市、血海诸穴，拿股四头肌、股后肌群和股内收肌群，并配合髋关节屈伸和环转的被动运动。以掌根按揉股骨，指揉内外膝眼、阳陵泉、足三里、绝骨、太溪、昆仑诸穴，拿小腿腓肠肌，配合膝关节屈伸的被动运动。再指揉解溪、涌泉及诸骨间肌，抹、捻诸足趾，并配合踝关节及诸足趾的摇法，共5～6分钟。

（5）继以上体位，抹前额，扫散两侧颞部，按揉百会、四神聪，拿风池结束治疗。

2.针灸治疗

以疏通经络、调畅气血、醒脑开窍为原则,可选用体针或头皮针法。

(1)体针法:①对中风脑出血闭证,以取督脉、十二井穴为主,用毫针泻法及三棱针点刺井穴出血。口眼㖞斜者,初起单取患侧,久病取双侧,先针后灸,选地仓、颊车、合谷、内庭、承泣、阳白、攒竹等穴。半身不遂者初病可单刺患侧,久病则刺灸双侧,初病宜泻,久病宜补,选肩髃、曲池、合谷、外关、环跳、阳陵泉、足三里。②阳闭痰热盛者选穴,水沟、十二井、风池、劳宫、太冲、丰隆,十二井穴点刺放血,其他穴针用泻法,不留针。③阴闭痰涎壅盛者选穴,丰隆、内关、三阴交、水沟,针用泻法,每天 1 次,留针 10 分钟。④中风,并发高热、血压较高者选穴,十宣、大椎、曲池。十宣点刺放血,其他穴针用泻法,每天 1 次,不留针。⑤血压较高者选穴,曲池、三阴交、太冲、风池、足三里、百会,针用泻法,每天 1 次,留针 10~20 分钟。⑥语言不利选穴,哑门、廉泉、通里、照海,强刺激,每天 1 次,不留针。⑦口眼㖞斜者选穴,翳风、地仓、颊车、合谷、牵正、攒竹、太冲、颧髎,强刺激,每天 1 次,留针 20~30 分钟。⑧石氏醒脑开窍法,主穴,双侧内关、人中,患侧三阴交;副穴,患肢极泉、尺泽、委中;配穴,根据合并症的不同,配以不同的穴位。吞咽障碍配双侧风池、翳风、完骨;眩晕配天柱等。操作:主穴,先针刺内关,直刺 0.5~1 寸,采用提插捻转结合的手法,施手法 1 分钟;继刺人中,向鼻中隔方向斜刺 0.3~0.5 寸,采用雀啄手法,以流泪或眼球湿润为度;再刺三阴交,沿胫前内侧缘与皮肤呈 45°角斜刺,进针 0.5~1 寸,采用提插针法。针感传到足趾,下肢出现不能自控的运动,以患肢抽动 3 次为度。副穴,极泉穴,原穴沿经下移 2 寸的心经上取穴,避开腋毛,术者用手固定患侧肘关节,使其外展,直刺 0.5~0.8 寸,用提插泻法,患者有麻胀并抽动的感觉,以患肢抽动 3 次为度;尺泽穴,取法应屈肘,术者用手拖住患侧腕关节,直刺 0.5~0.8 寸,行提插泻法,针感从肘关节传到手指或手动外旋,以患肢抽动 3 次为度;委中穴,仰卧位抬起患侧下肢取穴,医师用左手握住患者踝关节,医者肘部顶住患肢膝关节,刺入穴位后,针尖向外 15°,进针 1.0~1.5 寸,用提插泻法,以下肢抽动 3 次为度;印堂穴向鼻根方向进针 0.5 寸,同样用雀啄泻法,最好能达到两眼流泪或湿润,但不强求;后用 3 寸毫针上星透百会,高频率(>120 转/分钟)捻针,有明显酸胀感时留针;双内关穴同时用捻转泻法行针 1 分钟。每周三次。

治疗时可结合偏瘫不同时期的特点采用不同的治疗方法。如偏瘫 Brunnstrom 运动功能恢复分期,在出现联合反应之前,采用巨刺法,即针刺健侧;出现联合反应但尚无自主运动时,采用针刺双侧的方法;当患肢出现自主运动之后,则采用针刺患侧。巨刺法可促进联合反应和自主运动的出现。但有些脑卒中患者病变范围较广,巨刺法虽可诱发出联合反应,然而促使其出现明显的自主运动仍然比较困难。

(2)头皮针法:选择焦氏头针,按临床体征选瘫痪对侧的刺激区。运动功能障碍选运动区,感觉障碍选感觉区,下肢感觉运动功能障碍选用足运感区,肌张力障碍选舞蹈震颤控制区,运动性失语选言语一区,命名性失语选言语二区,感觉性失语选言语三区,完全性失语取言语一至三区,失用症选运用区,小脑性平衡障碍选平衡区。操作方法:消毒,针与头皮呈 30°角斜刺,快速刺入头皮下推进至帽状腱膜下层,待指下感到不松不紧而有吸针感时,可行持续快速捻转 2~3 分钟,留针 30 分钟或数小时,期间捻转 2~3 次。行针及留针时嘱患者活动患侧肢体(重症患者可做被动活动)有助于提高疗效。急性期每天 1 次,10 次为 1 个疗程,恢复期和后遗症期每天或隔天 1 次,5~7 次为 1 个疗程,中间休息 5~7 天再进行下 1 个疗程。

不管是体针还是头针治疗,均可加用电针以提高疗效,但须注意选择电针参数。一般软瘫可选断续波,电流刺激后可见肌肉出现规律性收缩为度。痉挛期选密波,电流强度以患者耐受且肢体有细微颤动为度。通电时间面部 10～20 分钟,其他部位 20～30 分钟为宜。灸法、皮肤针法、拔罐疗法等也可用于偏瘫治疗,但临床上应用相对较少。

3.传统运动疗法

中风先兆或症状较轻者,可选择练习八段锦、易筋经、五禽戏等功法(具体操作可参考第六章传统运动疗法相关内容)。通过躯体活动促进气血的运行,调畅气机,舒缓病后抑郁情绪。运动量可根据各人具体情况而定,一般每次练习 20～30 分钟,每天 1～2 次,30 天为 1 个疗程。

4.其他传统康复疗法

包括中药疗法、刮痧疗法等。

(1)中药疗法:包括中药内服、中药外治和中医养生保健等方法。

中药内服:络脉空虚,风邪入中,选用大秦艽汤加减;肝肾阴虚,风阳上扰,选用镇肝熄风汤加减;气虚血瘀,脉络瘀阻,可选补阳还五汤加减;肝阳上亢,痰火阻络,选用天麻钩藤饮加减;邪壅经络,选用羌活胜湿汤加减;痰火阻络,选用涤痰汤加减;肝风内动,选用四物汤合芍药甘草汤加减;气血两虚,选用八珍汤加减;风痰阻络,选用解语汤,也可选用大活络丸、人参再造丸、消栓再造丸、华佗再造丸、脑络通胶囊和银杏叶片等中成药。

中药外治:①中药熏洗经验方,制川乌、制草乌、麻黄、桂枝、海桐皮各 15 g,泽兰、伸筋草、艾叶、透骨草、牛膝、鸡血藤、千年健各 30 g,大黄粉后下 20 g,生姜 60 g,芒硝 90 g,肉桂 6 g。使用方法:将上方约加水 3000 mL 煎成 500 mL 药液兑入浴缸中进行药浴,或放入熏蒸床局部熏蒸,水温应保持在 42 ℃左右。②中药热敷法,取“温经散寒洗剂”(每 1000 mL 药液中含千年健、川芎、红花、当归、桂枝各 100 g,乳香、没药、苏木各 60 g)适量,用清水稀释 3 倍后,放入毛巾煮沸。待湿毛巾温度下降到 41～43 ℃时,将其敷于患侧肢体,外包裹塑料薄膜保温,10 分钟后更换1次毛巾(治疗后配合被动运动疗效更佳)。每天 1 次,20 次为 1 个疗程。

中医养生保健:①药补,可选服一些有助降压、降脂及提高机体免疫功能的中药和中成药,如山楂、枸杞子、冬虫夏草等。中成药有杞菊地黄丸、六味地黄丸、华佗再造丸等。②食补,新鲜蔬菜、水果、豆制品、萝卜、海带及含丰富蛋白质的鸡、鸭、鱼类等。③生活起居,注意劳逸结合,起居要有规律,要保证有效地休息和充足的睡眠,保持心情舒畅,情绪稳定,要顺应气候变化,注意冷暖变化而随时更衣。

(2)刮痧疗法:患者取坐位或侧卧位。治疗师以中等力度刮头部整个区域,即从前发际刮至后发际,从中间至两侧,5～10 分钟;项背部、上肢部、下肢部涂上刮痧介质,项背部刮风池至肩井穴区域,上肢部刮肩髃、曲池、手三里、外关至合谷穴,下肢部刮环跳至阳陵泉、足三里、解溪、太冲穴,刮痧力度适中,刮至局部潮红为度。每天刮治 1 次,20 次为 1 个疗程。

三、注意事项

(1)推拿操作时力量应由轻到重,强度过大或时间过长的手法有加重肌肉萎缩的危险。在软瘫期,做肩关节活动时,活动幅度不宜过大,手法应柔和,以免发生肩关节半脱位。对于肌张力高的肢体切忌强拉硬扳,以免引起损伤、骨折或骨化性肌炎。

(2)针刺治疗包括电针时,应注意观察患者肌张力的变化。如果发现肌痉挛加重,应调整治疗方法或停止针刺。对于体质瘦弱者,针刺手法不宜过强。针刺眼区、项部的风府等穴及脊柱部的腧穴,要掌握一定的角度,不宜大幅度的提插、捻转和长时间留针,以免伤及重要组织器官。胸胁腰背部腧穴,不宜深刺、直刺。电针时电流调节应逐渐从小到大,不可突然增强,以免造成弯针、折针、晕针等情况。应避免电针电流回路经过心脏。安装心脏起搏器者禁用电针。

（3）灸法操作时应防止因感觉障碍而造成皮肤的烧烫伤。

（闫丽霞）

第二节　特发性面神经麻痹

特发性面神经麻痹又称面神经炎或 Bell 麻痹。多由病毒感染、面部受凉、神经源性病变、物理性损伤或中毒等引起一侧或者双侧耳后乳突孔内急性非化脓性面神经炎，受损的面神经为周围性，故在此以"周围性面神经麻痹"作重点介绍。本病以口眼㖞斜为主要特点，常在睡眠醒来时发现一侧面部肌肉板滞、麻木、瘫痪，额纹消失，眼裂变大，露睛流泪，鼻唇沟变浅，口角下垂歪向健侧，病侧不能皱眉、蹙额、闭目、露齿、鼓颊。部分患者初起时有耳后疼痛，还可出现患侧舌前 2/3 味觉减退或消失，听觉过敏等症。病程迁延日久，可因瘫痪肌肉出现挛缩，口角反牵向患侧，甚则出现面肌痉挛，形成"倒错"现象。发病急骤，以一侧面部发病为多，双侧面部发病少见。无明显季节性，多见于冬季和夏季，好发于 20～40 岁青壮年，男性居多。

本病属中医学之"口僻""面瘫""吊线风""口眼㖞斜""歪嘴风"等病证范畴。中医认为，"邪之所凑，其气必虚"。本病多由脉络空虚，风寒侵袭，以致经气阻滞，气血不和，淤滞经脉，导致经络失于濡养，肌肉纵缓不收而发作。

颅内炎症、肿瘤、血管病变、外伤等多种病变累及面神经所致的继发性面神经麻痹与前者不同，不是本节讨论的对象。

一、康复评定

（一）现代康复评定

1.病史

起病急，常有受凉吹风史，或有病毒感染史。

2.表现

一侧面部表情肌突然瘫痪，患侧额纹消失，眼裂不能闭合，鼻唇沟变浅，口角下垂，鼓腮，吹口哨时漏气，食物易滞留于患侧齿颊间，可伴患侧舌前 2/3 味觉丧失，听觉过敏，多泪等。

3.损害部位

耳后乳突孔以上影响鼓索支时，则有舌前 2/3 味觉障碍；若镫骨肌支以上部位受累时，除味觉障碍外，还可出现同侧听觉过敏；损害在膝状神经，可有乳突部疼痛，外耳道和耳郭部的感觉障碍或出现疱疹；损害在膝状神经节以上，可有泪液、唾液减少。

4.脑 CT、MRI 检查

脑部 CT 及 MRI 检查均正常。

5.实验室检查

急性感染性（风湿、骨膜炎等）面神经麻痹者可有①外周血白细胞及中性粒细胞计数升高；②血沉增快；③大多数患者脑脊液检查正常，极少数患者脑脊液的淋巴细胞和单核细胞计数增多。

6.电生理检查

肌电图(EMG)可显示受损的面肌运动单位对神经刺激的反应,测知面神经麻痹程度及有无失神经反应,对确定治疗方针和判定预后及可能恢复的能力很有价值。通常可进行动态观察,在发病2周左右,应列为常规检查。神经传导速度(MCV)是判断面神经受损最有意义的指标,它对病情的严重程度、部位以及鉴别轴索与脱髓鞘损害均有很大帮助。此外,电变性检查对判定面神经麻痹恢复时间更为客观,发病早期即病后5～7天,采用面神经传导检查,对完全性面瘫的患者进行预后判定,患侧诱发的肌电动作电位M波波幅为健侧的30%或以上时,则2个月内可望恢复;如为10%～30%,常需2～8个月恢复,并有可能出现合并症;如仅为10%或以下,则需6～12个月才能恢复,甚至更长时间,部分患者可能终生难以恢复,并多伴有面肌痉挛及联带运动等后遗症。病后3个月左右测定面神经传导速度有助判断面神经暂时性传导障碍还是永久性的失神经支配。

7.功能障碍评定

面神经炎患侧功能障碍和面肌肌力的康复评定(表17-1和表17-2)。

表 17-1　功能障碍分级

分级	肌力表现
0 级	相当于正常肌力的0%,嘱患者用力使面部表情肌收缩,但检查者看不到表情肌收缩,用手触表情肌也无肌紧张感
1 级	相当于正常肌力的10%,让患者主动运动(如:皱眉、闭眼、示齿等动作),仅见患者肌肉微动
2 级	相当于正常肌力的25%,面部表情肌做各种运动虽有困难,但主动运动表情肌有少许动作
3 级	相当于正常肌力的50%,面部表情肌能做自主运动,但比健侧差,如皱眉比健侧眉纹少或抬额时额纹比健侧少
4 级	相当于正常肌力的75%,面部表情肌能做自主运动,皱眉、闭眼等基本与健侧一致
5 级	相当于正常肌力的100%,面部表情肌各种运动与健侧一致。

表 17-2　肌力分级

分级	功能障碍情况
Ⅰ	正常
Ⅱ	轻度功能障碍,仔细检查才发现患侧轻度无力,并可察觉到轻微的联合运动
Ⅲ	轻、中度功能障碍,面部两侧有明显差别,患侧额运动轻微运动,用力可闭眼,但两侧明显不对称
Ⅳ	中、重度功能障碍,患侧明显肌无力,双侧不对称,额运动轻微受限,用力也不能完全闭眼,用力时口角有不对称运动
Ⅴ	重度功能障碍,静息时出现口角㖞斜,面部两侧不对称,患侧鼻唇沟变浅或消失,额无运动,不能闭眼(或最大用力时只有轻微的眼睑运动),口角只有轻微的运动
Ⅵ	全瘫,面部两侧不对称,患侧明显肌张力消失,不对称,不运动,无连带运动或患侧面部痉挛

(二)传统康复辨证

1.病因病机

中医对本病多从"内虚邪中"立论,认为"经络空虚,风邪入中,痰浊淤血瘀阻经络,以致经气运行失常,气血不和,经筋失于濡养,纵缓不收而发病"。

2.辨证

(1)风寒侵袭:见于发病初期,面部有受凉史。症见口眼㖞斜,伴头痛、鼻塞、面肌发紧,舌淡,苔薄白,脉浮紧。

(2)风热入侵:见于发病初期,多继发于感冒发热,症见口眼㖞斜,伴头痛、面热,面肌松弛、耳后疼痛,舌红,苔薄黄,脉浮数。

(3)气血不足:多见于恢复期或病程较长的患者。症见口眼㖞斜,日久不愈,肢体困倦无力,面色淡白、头晕等,舌淡,苔薄白,脉细无力。

二、康复治疗

面神经炎的中医治疗方法日趋多样化,有针灸、推拿、中药内服、外敷、皮肤针、电针、刺络拔罐、穴位注射、割治、埋线等。在临床中应注意诊断,及早治疗,充分发挥中医各种治法的优势,标本兼顾,内外治疗,并中西医结合,各取所长,以达到提高疗效、缩短病程、降低费用的良好效果。

(一)一般治疗

(1)治疗期间,可在局部用热毛巾热敷,每次10分钟,每天2次。

(2)眼睑闭合不全者,每天点眼药水2～3次,以防感染。

(3)患者应避免风寒侵袭,戴眼罩、口罩防护。

(4)患者宜自行按摩瘫痪的面肌,并适当地进行功能锻炼。

(5)治疗期间,忌长时间看电视、电脑,以防用眼过度,导致眼睛疲劳,影响疗效。

(二)针灸治疗

1.毫针法

治则:活血通络,疏调经筋。

处方:以面颊局部和手足阳明经腧穴为主。

主穴:阳白、四白、颧髎、攒竹、颊车、地仓、合谷(双)、翳风(双)。

随证配穴:风寒证加风池穴祛风散寒,风热证加曲池疏风泻热,鼻唇沟平坦加迎香,人中沟㖞斜加人中、口禾髎,颏唇沟㖞斜加承浆,味觉消失、舌麻加廉泉,乳突部疼痛加风池、外关,恢复期加足三里补益气血、濡养经筋。

2.电针法

取地仓、颊车、阳白、瞳子髎、太阳、合谷(双)等穴,接通电针仪,以断续波刺激10～20分钟,强度以患者面部肌肉微微跳动且能耐受为度。每天1次。适用于恢复期(病程已有2周以上)的治疗。

3.温针法

取地仓、颊车、阳白、四白、太阳、下关、牵正、合谷(双)等穴,将剪断的艾条(每段1～1.5 cm)插到针柄上,使艾条距离皮肤2～3 cm,将艾条点燃,持续温灸10～20分钟,注意在艾条与皮肤之间放置一小卡片(4 cm×5 cm),防止烧伤皮肤,温度以患者有温热感且能耐受为度。每天1次。

操作要求:①初期,亦称"急性期",为开始发病的第1～7天,此期症状有加重趋势,此乃风邪初入,脉络空虚,正邪交争,治以祛风通络为主。此期宜浅刺,轻手法,不宜使用电针法过强刺激。②中期,亦称"平静期",为发病第7～14天,此期症状逐渐稳定,乃外邪入里,络阻导致气血瘀滞,故治当活血通络。此期宜用中度刺激手法,可用电针法、温针法等强刺激手法。毫针法处方、随证配穴、操作等具体方法见上。其中电针法、温针法、穴位敷贴、穴位注射、皮肤针、耳针法等均可酌情选用。③后期,又称"恢复期",为发病16天至6个月,此后症状逐渐恢复,以调理气血为主。此期浅刺多穴多捻转有助促进面部微循环,营养面神经及局部组织,同时激活神经递质冲动,利于松肌解痉,恢复面肌正常运动,类似"补法",有别于初期浅刺泄邪之"泻法"。若辅以辨证配穴,补气益血、祛风豁痰,则更显相得益彰。毫针法处方、随证配穴、操作等具体方法见上。可酌情选用电针法、温针法、穴位敷贴、穴位注射、皮肤针、耳针法等。④联动期和痉挛期,发病6个月以上(面肌连带运动出现以后),此期培补肝肾、活血化瘀、舒筋养肌、息风止痉。采用循经取穴配用面部局部三线法取穴针灸治疗。在电针法、温针法、穴位敷贴、穴位注射、皮肤针、耳针法无效下可选择手术治疗。

(三)推拿治疗

1.治则

疏通经络,活血化瘀。

2.取穴

印堂、风池、阳白、太阳、四白、睛明、迎香、地仓、颧髎、颊车、下关、听宫、承浆、合谷、翳风。

3.主要手法

一指禅推法、按揉法、抹法、揉法、擦法、拿法。

4.操作方法

以患侧颜面部为主,健侧做辅助治疗。首先患者取仰卧位,医者用一指禅推法自印堂穴开始,经阳白、太阳、四白、睛明、迎香、地仓、颧髎、下关至颊车,往返5～6遍。用双手拇指抹法自印堂穴交替向上抹至神庭穴,从印堂向左右抹至两侧太阳穴,从印堂穴向左右抹上下眼眶,自睛明穴向两侧颧骨抹向耳前听宫穴,从迎香穴沿两侧颧骨抹向耳前听宫穴,治疗约6分钟。指按揉牵正、承浆、翳风,每穴约1分钟。用大鱼际揉面部前额及颊部3分钟左右。在患侧颜面部向眼方向用擦法治疗,以透热为度。然后患者取坐位,用拿法拿风池、合谷穴各1分钟。

(四)中药治疗

根据中医辨证论治施以相应汤药,辅助针灸治疗,针药结合。

治则:祛风通络,化痰开窍。

方药:牵正散加减。白附子6 g、僵蚕20 g、全蝎8 g、蜈蚣2条、法夏12 g、地龙15 g。

随证加减:风寒侵袭者,加防风6 g、羌活12 g、荆芥10 g、紫苏叶6 g;风热入侵者,加金银花15 g、板蓝根15 g、菊花12 g、泽泻12 g;气血不足者,加黄芪15 g、党参15 g、当归10 g、天麻15 g。

用法:水煎,每天1剂,分两次服。忌辛辣、生冷食物。

(五)其他传统疗法

1.拔罐疗法

适应于风寒袭络证各期患者。选取患侧的阳白、下关、巨髎、颧髎、地仓、颊车等穴位。采用闪火法,于每穴位区域将火罐交替吸附及拔下约1秒钟,不断反复,持续5分钟左右,以患侧面部穴位处皮肤潮红为度。每天闪罐1次,每周治疗3～5次,疗程以病情而定。根据病情,亦可辨证选取面部以外的穴位,配合刺络拔罐治疗。

2.穴位敷贴

选地仓、颊车、阳白、颧髎、太阳等穴。将马钱子锉成粉末 1～2 分,然后贴于穴位处,5～7 天换药 1 次;或用蓖麻仁捣烂加麝香少许,取绿豆粒大一团,敷贴穴位上,每隔 3～5 天更换 1 次;或用白附子研细末,加冰片少许做面饼,敷贴穴位,敷药后面部即有紧抽、牵拉、发热的感觉,一般持续 2～4 小时,以痊愈为度。恢复期可取嫩桑枝 30 g,槐枝 60 g,艾叶、花椒各 15 g,煎汤频洗面部,先洗患侧,后洗健侧。

3.穴位注射

用维生素 B_1、维生素 B_{12}、胞二磷胆碱、辅酶 Q 等注射液注射翳风、牵正等穴,每穴 0.5～1 mL,每天或隔天一次,以上穴位可交替使用。

4.皮肤针

用皮肤针叩刺阳白、太阳、四白、牵正等穴,以局部潮红为度。每天 1 次。适用于发病初期,或面部有板滞感觉等面瘫后遗症。

5.耳针法

取神门、交感(下脚端)、内分泌、口、眼、面颊区、下屏尖(肾上腺)等穴,毫针刺法,留针 20～30 分钟,每天 1 次,适用于面瘫的各期。

三、注意事项

(1)多食新鲜蔬菜、粗粮、黄豆制品、大枣、瘦肉等。

(2)平时面瘫患者需要减少光源刺激,如电脑、电视、紫外线等。

(3)需要多做功能性锻炼,如:抬眉、鼓气、双眼紧闭、张大嘴等。

(4)每天需要坚持穴位按摩。

(5)睡觉之前用热水泡脚,有条件的话,做些足底按摩。

(6)面瘫患者在服药期间,忌辛辣刺激食物。如白酒、大蒜、海鲜、浓茶、麻辣火锅等。

(7)用毛巾热敷脸,每晚 3～4 次,勿用冷水洗脸,遇到寒冷天气时,需要注意头部保暖。

(8)应注意保持良好心情。心理因素是引发面神经麻痹的重要因素之一。面神经麻痹发生前,有相当一部分患者存在身体疲劳、睡眠不足、精神紧张及身体不适等情况。所以保持良好的心情,就必须保证充足的睡眠,并适当进行体育运动,增强机体免疫力。

(9)要注意面神经麻痹只是一种症状或体征,必须仔细寻找病因,如果能找出病因并及时进行处理,如重症肌无力、结节病、肿瘤或颞骨感染,可以改变原发病及面瘫的进程。面神经麻痹也可能是一些危及生命的神经科疾病的早期症状,如脊髓灰质炎或 Guillian-Barre 综合征,如能早期诊断,可以挽救生命。

(闫丽霞)

参 考 文 献

[1] 沈宇峰.中医方法论[M].北京:中医古籍出版社,2018.

[2] 刘善军.实用中医内科基础与临床[M].北京:科学技术文献出版社,2020.

[3] 蒋燕.中医基础理论[M].北京:中国盲文出版社,2020.

[4] 李桂.中医临床精要[M].北京:中医古籍出版社,2021.

[5] 邹丽妍.中医内科临床实践[M].长春:吉林科学技术出版社,2020.

[6] 余小萍,方祝元.中医内科学第3版[M].上海:上海科学技术出版社,2018.

[7] 宋恩峰.常见疾病中医特色疗法[M].武汉:湖北科学技术出版社,2018.

[8] 梁湛聪.中医基础与临床[M].广州:中山大学出版社,2018.

[9] 周艳艳.中医妇科学[M].太原:山西科学技术出版社,2020.

[10] 冯宗文.中医妇科诊治辑要[M].北京:中国中医药出版社,2018.

[11] 徐承德.实用中医内科诊疗学[M].上海:上海交通大学出版社,2018.

[12] 黄甡,李晓峰.中医儿科学[M].太原:山西科学技术出版社,2020.

[13] 周仲瑛.中医临证技巧[M].北京:中国中医药出版社,2021.

[14] 苏小军.新编中医内科学[M].上海:上海交通大学出版社,2018.

[15] 周仲瑛.中医内科汇讲[M].北京:中国中医药出版社,2021.

[16] 马宁.现代中医内科诊疗进展[M].长春:吉林科学技术出版社,2020.

[17] 宁云红.中医特色专科诊疗研究[M].北京:科学技术文献出版社,2018.

[18] 张迎春,张花.中医妇儿诊疗常规[M].武汉:华中科技大学出版社,2021.

[19] 赵秀花.现代中医内科学[M].上海:上海交通大学出版社,2018.

[20] 步运慧.现代中医内科诊治精要[M].北京:科学技术文献出版社,2020.

[21] 秦华佗,刘格,陈苑珠.中医临证经验与方法[M].长春:吉林科学技术出版社,2020.

[22] 王玉,蔡鸿彦.实用中西医结合肺病学[M].北京:中医古籍出版社,2020.

[23] 刘明军,张欣.中医经典背诵手册[M].北京:中国中医药出版社,2020.

[24] 王一东.中医内科临床实践[M].武汉:湖北科学技术出版社,2018.

[25] 吕允涛,李青.临床中医诊疗应用[M].北京:科学技术文献出版社,2018.

[26] 魏伟.黄斑病变的中医治疗[M].北京:科学出版社,2020.

[27] 金瑛.头痛中医特效疗法[M].北京:中国科学技术出版社,2019.

［28］张广宇.中医内科学［M］.济南：山东科学技术出版社,2020.

［29］冯翠军.实用中医内科诊疗［M］.天津：天津科学技术出版社,2018.

［30］陈梅.现代康复医学诊疗实践［M］.开封：河南大学出版社,2021.

［31］郭光爱.中医肿瘤研究［M］.天津：天津科学技术出版社,2020.

［32］吴勉华,王新月.中医内科学第9版［M］.北京：中国中医药出版社,2020.

［33］董翠兰.疑难病中医诊治与康复［M］.成都：四川科学技术出版社,2020.

［34］张巧俊.脑卒中康复临床实践［M］.西安：陕西科学技术出版社,2021.

［35］谢萍.中医妇科外治法［M］.成都：四川科学技术出版社,2018.

［36］梁培干,罗秋平.现代岭南名医肺系医案收集整理概况［J］.世界最新医学信息文摘,2019(54)：174-175.

［37］詹杰,邓丽金,翁慧.中医辨证的原则［J］.天津中医药,2020,37(4)：394-397.

［38］李灿东,翁慧,魏佳.中医诊断的思维原理［J］.天津中医药,2020,37(1)：14-17.

［39］王济国,李娟.中医学中的免疫学思想［J］.当代医药论丛,2021,19(9)：157-159.

［40］张双鹤,李春辉.老年脑卒中的康复治疗［J］.实用老年医学,2019,33(8)：738-740.